国内名院、名科、知名专家临床诊疗思维系列丛书

风湿免疫科疾病临床诊疗思维

主 编　古洁若

副主编　鲍春德　苏 茵　李小峰　林 进　陶 怡　李 娟

编 者　（以姓氏笔画为序）

于 飞　于清宏　万 伟　王 双　王 轶　王 雪　王友莲　王吉波　王庆文
王兴强　王妍华　王国春　王美美　王晓非　文 静　方勇飞　方霖楷　尹玉峰
毋 静　古洁若　厉小梅　石连杰　叶珊慧　田 真　白云静　冯学兵　巩 路
吕 青　朱俊卿　伍沪生　任立敏　向 阳　向诗非　刘 琪　刘 毅　刘升云
刘冬舟　刘翠莲　齐文成　祁 军　孙 玥　严 青　严青然　苏 茵　杜 芳
李 龙　李 芹　李 洁　李 洋　李 娟　李 媛　李 慧　李小峰　李小霞
李天旺　李忆农　李占全　李兴福　李志军　李美玲　李彩凤　李鸿斌　杨 敏
杨吉娟　杨念生　杨程德　肖卫国　吴华香　吴炜戎　吴春玲　吴海娟　吴琛琛
吴碧青　何 岚　何东仪　何伟珍　余毅恺　汪国生　沈 杰　张 育　张 婷
张志毅　张学武　张建瑜　张俊梅　张缪佳　陈世贤　陈进伟　武丽君　林 禾
林 进　林智明　罗采南　罗晓红　竺 红　金 欧　周京国　郑 毅　孟 娟
赵 铖　赵东宝　赵进军　赵丽珂　胡绍先　钟 兵　钟淑萍　侯丽君　施 青
施春花　姜林娣　姜德训　袁舒茵　莫颖倩　顾 镭　柴克霞　铁 宁　徐 建
徐丽玲　徐建华　高 飞　高丽霞　郭兴华　涂柳丹　陶 怡　黄 琴　黄文辉
黄慈波　曹 恒　龚书适　梁安琪　彭 翔　董 静　谢 希　谢 雅　谢长好
谢静仪　谢戬芳　靳洪涛　雷红韦　蔡 静　谭淳予　樊 萍　潘云峰　霍永宝
戴 冽　戴晓敏　魏 蔚

学术秘书　谢 雅

人民卫生出版社

图书在版编目（CIP）数据

风湿免疫科疾病临床诊疗思维/古洁若主编. —北京：人民卫生出版社，2020

（国内名院、名科、知名专家临床诊疗思维系列丛书）

ISBN 978-7-117-27494-4

Ⅰ. ①风… Ⅱ. ①古… Ⅲ. ①风湿性疾病－免疫性疾病－诊疗 Ⅳ. ①R593.21

中国版本图书馆 CIP 数据核字（2018）第 223585 号

| 人卫智网 | www.ipmph.com | 医学教育、学术、考试、健康，购书智慧智能综合服务平台 |
| 人卫官网 | www.pmph.com | 人卫官方资讯发布平台 |

风湿免疫科疾病临床诊疗思维

主　　编：古洁若
出版发行：人民卫生出版社（中继线 010-59780011）
地　　址：北京市朝阳区潘家园南里 19 号
邮　　编：100021
E - mail：pmph @ pmph.com
购书热线：010-59787592　010-59787584　010-65264830
印　　刷：北京机工印刷厂有限公司
经　　销：新华书店
开　　本：787 × 1092　1/16　印张：42　插页：10
字　　数：1075 千字
版　　次：2020 年 6 月第 1 版　2022 年 10 月第 1 版第 2 次印刷
标准书号：ISBN 978-7-117-27494-4
定　　价：132.00 元
打击盗版举报电话：010-59787491　E-mail：WQ @ pmph.com
质量问题联系电话：010-59787234　E-mail：zhiliang @ pmph.com

"如果我们将学过的东西忘得一干二净时，最后剩下的东西就是教育的本质了。"最后剩下的东西可以称为"学习力"或"悟性"。而对于一名临床医学生来说，科学缜密的临床诊疗思维是这种"学习力"或"悟性"的重要组成部分。就目前的国内医学教育（包括长学制学生和五年制学生等）而言，前期课堂教学阶段主要是基本知识、基本理论和基本技能的培养。而临床实践阶段则需要注重学生临床诊疗主动思维能力和创造能力的培养，为了更好地引导医学生或低年资医师建立起主动的临床诊疗思维，人民卫生出版社邀请了国内名院、名科的知名专家（主编大多来自中华医学会或医师协会各专业分会的主任委员或副主任委员，编委大多来自国家重点学科的学科带头人）编写了这套临床诊疗思维系列丛书。

该套书以各学科临床常见病、多发病病例为基础，围绕"接诊时病人的主诉；根据病人的主诉进一步询问（为什么询问这方面的内容）；初步的体格检查（为什么选择做这些体检，目的是什么）；进一步的实验室或特殊检查（为什么选择这些检查，这些检查与其他相关检查相比的优缺点）；初步诊断；初步的治疗方案（理论依据，常见药物的选择）；治疗过程中遇到的新问题，围绕出现的新问题需要做哪些进一步的检查（为什么）；治疗过程中治疗方案的调整（为什么）；治疗过程中需要注意的问题（为什么）；疗程结束后需要哪些方面的随访（为什么）；对于治疗失败的病例，教训和经验的总结"等展开内容。侧重点不仅仅是对病史、体格检查、辅助检查结果的分析，还着重为读者展现了作者逐步获取这些诊疗信息的思维过程。

国内名院、名科、知名专家临床诊疗思维系列丛书目录

医生的诊疗水平和医疗质量是现今医疗改革永恒的主题。对医生而言，不仅需要有高尚的医德，还要阅读大量的书籍和文献，了解医学发展的动态；临床实践中，面对无论是复杂还是简单的疾病，医生在诊治过程中均需经历从感性认识到理性认识、从理论知识到实践认识的过程；不断积累丰富的临床经验，掌握风湿免疫性疾病的诊断技巧，是提高自身诊疗水平的必经之路。对疾病而言，无论哪种疾病的诊治过程，都会在临床诊疗中逐渐形成和发展出具有其特色的专科知识系统、临床思维方法和多学科查房及会诊等临床制度。其中临床思维能力的体现和精准经验的积累，是任何现代检测手段都不能取代的。

《风湿免疫科疾病临床诊疗思维》作为各学科临床思维系列丛书之一，以引导建立科学的临床诊疗思维为宗旨，旨在指导我国医学生和年轻医生如何在医疗实践中应用科学的思维去分析患者的病情。对于已步入风湿免疫科临床实践阶段的高等医学院校临床医学生、临床型研究生及住院医师而言，如何将前期课堂教学阶段学习的基本知识和基本思维方法运用于患者的诊治，即提高自身临床诊疗主动思维能力和创造能力十分重要。

本书根据风湿免疫病临床特点，以风湿免疫科临床常见病为基础，精选了20余种常见和疑难的风湿免疫性疾病病例共93份。病例包括以风湿免疫病或以风湿免疫病样表现入院和/或门诊的患者，病种也涵盖了从局部到全身，尤其侧重容易漏诊、误诊的风湿病。每个病种有典型与不典型的，轻的和/或重的，早期和/或晚期的病例。描述的临床诊疗过程包括病史的询问和临床资料的收集、分析以及做出初步的诊断和治疗、对病情发展和变化的观察，并以此验证诊治正确与否或是否需要修正，对病例进行分析从提出问题到解决问题等阶段，医生的描述把他们的临床思维贯穿于这一过程的各个阶段。虽然风湿免疫性疾病的症状主要包括关节炎的疼痛、肿胀、关节活动受限和肌肉皮肤等表现，体征的辨认也不十分复杂，但这些临床表现的不同组合或不同方式组合常常提示不同的疾病或严重程度。对此能够做出正确的判断则需要科学缜密的临床诊疗思维，这就是《风湿免疫科疾病临床诊疗思维》编写的目的——通过有经验的医生对患者的实际诊治过程的学习和经验的分享，提高读者正确的临床诊疗主动思维能力。

参与本书撰写的作者分别从病历摘要、分析与讨论、心得与体会等多个方面进行论述。本书共剖析了百余位全国风湿免疫科有丰富的医疗、教学和科研经验的医学专家诊疗真实病例时如何将科学的临床思维、渊博的医学知识及丰富的临床经验融合在一起，深入浅出的全部思维和处理的完整过程，以期有助于启发和引导读者形成科学缜密的临床思维方式。在此对所有参编者的辛勤劳动表示衷心感谢；以及感谢我的团队中的每位医生和学生对本书作出的无私奉献。

　　本书的撰写方式，是一种新的尝试，希望对各级医院的风湿免疫科医生和专业相关的人员提高诊疗水平有所帮助。由于作者的水平有限，书中难免存在不妥之处，希望读者批评指正。

主编　古洁若

2020 年 1 月 5 日

目　录

病例 1　双膝关节痛 5 年,加重伴右膝关节肿胀 2 天

女,55 岁,家庭妇女,2015 年 12 月 1 日来诊。

一、主诉

双膝关节痛 5 年,加重伴右膝关节肿胀 2 天。

二、病史询问

(一)初步诊断思路及问诊目的

患者主要症状是膝关节痛,近日加重并出现关节肿胀。病史的询问应围绕关节相关症状进行。询问有无关节痛的诱因及缓解因素、疼痛程度、是否合并晨僵及其持续时间,是否有其他部位的关节症状,关节疼痛随时间演变的过程、就诊经过及治疗情况,同时应该询问伴随症状以及有鉴别意义的阴性症状等。

(二)问诊主要内容及目的

1. **关节痛的特点**　询问关节痛的特点至关重要,与鉴别诊断密切相关,常可提示是哪一类的关节疾病可能性大。首先应明确是否为关节炎,若关节出现肿胀或压痛,则称之为关节炎,关节炎预示疾病的意义远大于关节痛。其次明确关节痛或关节炎的部位、数目、是否对称、起病急缓、持续时间以及诱发和缓解因素。骨关节炎多发生在负重关节,如膝及髋关节,此外手远端及近端指间关节、第一腕掌关节亦是好发部位。银屑病性关节炎好发于手远端指间关节,而类风湿关节炎为对称性多关节炎,常累及手近端指间及掌指关节,很少影响手远端指间关节。血清阴性脊柱关节炎多为下肢非对称性大关节炎。骨关节炎、类风湿关节炎等多慢性起病,急性痛风性关节炎起病迅速,常是骤然发作,下肢关节尤其第一跖趾关节是最常见的受累部位。急性痛风性关节炎常有自限性,且呈间歇性发作,类风湿关节炎、骨关节炎多呈慢性持续性发作。最后还应明确发病前有无感染、外伤、高嘌呤饮食、过度运动等诱因。

2. **晨僵**　应询问关节痛或关节炎是否伴随有关节晨僵感。晨僵是关节休息或静止不动后再次活动时出现的胶着样感觉,常出现在清晨,关节活动后晨僵可减轻或消失。同时应询问晨僵时间,其持续时间与炎症程度相关。骨关节炎晨僵往往数分钟,一般不超过 30 分钟,活动期类风湿关节炎晨僵时间常大于 1 小时。

3. **伴随症状**　是否伴随有发热、皮疹、腰痛、口腔溃疡、口干、眼干及肌痛等症状。

4. **既往史及个人史的询问**　包括有无慢性病史,吸烟、饮酒史、传染病史、药物过敏史、职业等。

（三）问诊结果及思维提示

1. 患者 5 年前出现双膝关节痛，右膝较明显，不伴有关节肿胀，起初出现在上下楼梯或蹲起时，后长时间平地行走时亦出现双膝痛，休息后可缓解。久坐后双膝有僵硬感，活动数分钟后僵硬感可好转。曾就诊于当地医院，给予布洛芬等消炎镇痛药，膝关节疼痛有所好转。无其他关节肿胀疼痛。近 1 个月大部分时间均有膝关节疼痛。

2. 2 天前外出旅游后出现右膝关节疼痛加重，伴肿胀、伸屈受限，自行服用布洛芬，症状略为缓解，为求进一步诊治就诊。

3. 患者有轻度口干，无发热、皮疹、腰痛、口腔溃疡、无眼干、外伤及肌痛等症状。自发病来，患者精神好，睡眠佳，大小便无异常。

4. 患者高血压病史 5 年，药物控制血压平稳。否认糖尿病及冠心病史。否认肝炎结核史。否认药物过敏史。否认消化道溃疡及出血史。否认外伤史。生于北京，否认疫区旅游居住史，不吸烟，不饮酒。适龄婚育，育有一子。

> **思维提示**
>
> 患者病史分为两个阶段，主要特点为双膝关节痛，负重或活动后加重，休息后缓解，有逐渐加重趋势，有轻度口干，无其他伴随症状，服非甾体抗炎药有一定效果。近两日过度活动后出现单侧膝疼痛加重伴肿胀。

三、体格检查

（一）重点检查内容及目的

根据问诊的结果，症状主要集中在关节，尤其表现在膝关节，据此应重点进行查体。检查各关节有无肿胀、压痛、骨性膨大、关节局部皮肤有无红肿、关节有无畸形、关节的运动范围是否受限，检查膝关节伸屈时有无骨擦音、浮髌试验。此外还应检查皮肤黏膜有无皮疹、皮下结节、口腔溃疡等，并进行生命体征、身高体重以及重要器官如心、肺、腹部的体格检查。

（二）体检结果及思维提示

体温（T）：36.5℃，脉搏（P）：65 次/min，呼吸（R）：18 次/min，血压（BP）：125/80mmHg，体重指数（BMI）：31kg/m²。神清，精神好，肥胖体型，皮肤黏膜未见溃疡及皮下结节。心、肺、腹部查体未见异常。双膝关节骨擦音（+）、内侧压痛（+），右膝轻度肿胀，皮温不高，浮髌试验（±），双膝无骨性膨大，无畸形，伸屈活动不受限。双下肢无水肿。脊柱无畸形，骶髂关节无压痛，双侧 4 字试验阴性。肌肉无压痛，肌力正常。

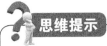

思维提示

　　患者肥胖体型，膝关节骨擦音（+）、内侧压痛（+），右膝轻度肿胀，皮温不高，浮髌试验（±）。提示膝关节存在关节炎，双膝有软骨损伤的骨擦音体征。

四、实验室和影像学检查结果

（一）初步检查内容及目的

　　1. 常规检查　血常规、尿常规、生化全项等了解患者基本情况。

　　2. 炎症指标　血沉、C 反应蛋白（CRP）。

　　3. 免疫指标　类风湿因子、抗环瓜氨酸肽（CCP）抗体、抗核抗体（ANA）、可提取性核抗原（ENA）、免疫球蛋白。

　　4. 影像学　膝关节 X 线片（图 1-1），了解膝关节有无骨面硬化、骨赘形成，关节间隙是否正常等。

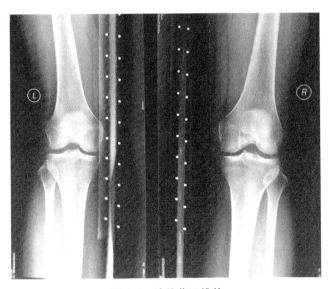

图 1-1　膝关节 X 线片

（二）检查结果及思维提示

　　1. 常规检查　血常规白细胞（WBC）：6.55×10^9/L，中性粒细胞（NE）%：73.7%，血红蛋白（Hb）：124g/L，血小板（PLT）：267×10^{12}/L。尿、便常规正常。生化、肝肾功能正常。谷丙转氨酶（ALT）：9U/L，谷草转氨酶（AST）：12U/L，肌酐（CREA）：58μmol/L，血尿酸：306μmol/L。

　　2. 炎性指标　血沉：23mm/ 第 1 小时末。C 反应蛋白：4.35mg/L。

　　3. 免疫指标　类风湿因子 <20U/L，抗环瓜氨酸肽抗体、抗核周因子、抗角蛋白抗体、ANA、抗核糖核蛋白（RNP）、抗 Sm、抗 SSA、抗 SSB、抗 Scl-70 均阴性；免疫球蛋白正常。

4. 双膝 X 线片　诸骨形态结构如常，关节对位良好，胫骨平台软骨下骨增生硬化、髁间嵴变尖，双膝关节间隙未见明显变窄。

> **思维提示**
>
> 患者常规检查均正常，C 反应蛋白正常，仅血沉稍快，类风湿关节炎相关抗体 [如类风湿因子(RF)、抗 CCP] 以及其他结缔组织疾病(如干燥综合征等)相关自身抗体均为阴性，患者除轻度口干以外，亦无其他系统损害表现，基本可排除此类疾病。重点考虑以关节炎为主要表现的疾病。患者中老年女性，体重超重，慢性病程，以负重膝关节疼痛为主要症状，关节痛特点为上下楼膝关节负重明显时及活动后出现疼痛，休息后则减轻，晨僵时间短，查体双膝有骨擦音，均符合膝骨关节炎的疼痛特点及体征。膝关节 X 线片亦显示软骨下骨有增生硬化。近期患者出现右膝疼痛加重，并伴有肿胀，之前有膝关节过度活动史，膝骨关节可能出现间断的急性关节炎，首先考虑此可能性最大。但应鉴别是否存在其他急性关节炎，如痛风、感染性关节炎，但患者无发热、血白细胞及血尿酸均正常，故可排除这两种关节炎。此外，本病例为下肢非对称大关节炎，还应鉴别血清阴性脊柱关节病，如反应性关节炎、银屑病性关节炎、强直性脊柱炎及肠病性关节炎。

（三）进一步检查结果及思维提示

1. 人类白细胞抗原(HLA)-B27 阴性。
2. 骶髂关节加角度 X 线片　骶髂关节面光滑、未见骨侵蚀，关节间隙无增宽或狭窄。

> **思维提示**
>
> 患者无前驱感染史，否认银屑病及银屑病家族史，无慢性腹泻史，无眼炎，无指趾炎，结合 HLA-B27 及骶髂关节加角度片检查结果，可以排除血清阴性脊柱关节病。患者膝骨关节炎诊断明确。

五、治疗方案及理由

1. 一般治疗　对患者进行疾病宣教，尽量避免骨关节炎的危险因素，如减轻体重。日常生活注意保护膝关节功能，避免膝关节过度负荷，如提重物、久站、下蹲、上下楼等。适度的功能锻炼，待关节肿胀消退后，日常可进行散步、游泳、股四头肌锻炼等。

2. 药物治疗　给予减轻膝关节肿痛的药物，非甾体抗炎药布洛芬缓释胶囊 0.3g，每日 2 次，及关节腔注射得宝松(复方倍他米松注射液)1ml。后期长期治疗给予氨基葡萄糖 1.5g/d，有一定缓解症状及保护关节软骨的作用。

3. 理由　本次患者主要问题是右膝关节肿痛加重，为急性关节炎，此时关节滑膜炎的表现明显，症状突出，局部关节腔的糖皮质激素治疗可快速起效，迅速达到消炎止痛的效果。

六、治疗效果及思维提示

治疗后膝关节疼痛很快缓解，右膝关节肿胀好转。

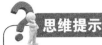

思维提示

治疗方案非常有效。患者症状基本缓解。

最终诊断：骨关节炎（双膝）。

七、本疾病最新指南解读

我国最新的骨关节炎指南是中华医学会风湿病分会 2010 年发布的《骨关节炎诊断和治疗指南》。该指南指出骨关节炎的治疗目的在于缓解疼痛、阻止和延缓疾病进展、保护关节功能、改善生活质量。治疗方案应个体化，充分考虑患者的患病危险因素、伴发病等具体情况。治疗原则以非药物治疗联合药物治疗为主，必要时手术治疗。主要治疗内容包括：

1. 非药物治疗　患者教育、物理治疗、运动及生活指导。

2. 药物治疗

（1）控制症状的药物：①口服止痛剂如对乙酰氨基酚、非甾体抗炎药、曲马多。②注射糖皮质激素、透明质酸。③局部治疗如关节腔注射长效激素、透明质酸。

（2）改善病情药物及软骨保护剂：氨基葡萄糖、双醋瑞因等。

3. 外科治疗（关节镜、整形外科手术）　国外有多个版本的诊治指南。最近较有影响的指南有 2012 年美国风湿病学会（ACR）在 *Arthritis Care & Research* 发表的手、髋、膝骨关节炎非药物和药物治疗推荐和 2014 年国际骨关节炎研究学会（OARSI）在 *Osteoarthritis Cartilage* 发表的膝骨关节炎非外科治疗推荐。

非药物治疗对所有膝骨关节炎患者都适用，包括生物力学干预、地面和水中锻炼、自我管理和教育、力量训练、体重管理、物理疗法及使用步行手杖等。

药物治疗方面均推荐使用对乙酰氨基酚、非甾体抗炎药（NSAIDs）口服或外用、关节内注射糖皮质激素类药物，并指出使用 NSAIDs 时应注意其胃肠道及心血管方面的安全性。OARSI 指南认为对有相关合并疾病的高危患者，外用药物，如辣椒素更适合应用。

关节腔局部注射透明质酸治疗骨关节炎的分析结果不一致，致使这两个指南未给出推荐意见或列为不确定类。阿片类药物有缓解骨关节炎症状的作用，但不良事件发生率高，如恶心、呕吐等，仅适合其他药物效果不佳或有禁忌时。

对于软骨保护剂，2012 年 ACR 指南不推荐使用氨基葡萄糖，原因是氨基葡萄糖在北美如美国、加拿大不作为药品，而是以膳食补充剂供应市场，缺乏达到药品质量要求的氨基葡萄糖及相应高质量的临床研究证据。而双醋瑞因并未在美国上市，因此指南未提及。2014 年 OARSI 指南将氨基葡萄糖列为疗效"不确定"，尽管系统回顾分析显示氨基葡萄糖缓解疼痛有效，且风险低，但最终推荐意见级别为不确定，同时专家也指出"不确定"不等同于"不推荐"，即并非不同意处方氨基葡萄糖。因此，临床上这类药物的使用需要医师与患者充分沟通，根据患者病情决定是否使用。

八、结合指南对本病例的思考

本病例是比较简单的骨关节炎病例，但骨关节炎是最常见的关节疾病之一，在我国患者人数众多，故在临床诊疗中应给予重视，积极给予宣教，开展规范化及个体化的综合治疗。

（任立敏　苏　茵）

病例2　对称性多关节肿痛1年，皮肤紫癜3个月

女，41岁，银行职员，2010年7月9日来诊。

一、主诉

对称性多关节肿痛1年，皮肤紫癜3个月。

二、病史询问

(一) 初步诊断思路及问诊目的

从症状上看，患者主要症状集中在关节及皮肤组织，病史的询问应围绕关节肿痛的部位、性质、程度及持续时间、皮肤紫癜的部位、性质、随时间进展的变化过程、相应的治疗措施和治疗后病情的变化情况进行展开，同时应该询问有无其他伴随症状，如口腔溃疡、光过敏、皮疹及雷诺现象等有鉴别意义的症状。

(二) 问诊主要内容及目的

1. 关节肿痛的诱因、部位、性质、持续时间及缓解方式　需详细询问关节肿痛的发生是否有诱因，比如受凉、感染、劳累、产后或外伤后等。关节肿痛的部位很关键，能够提示可能的疾病倾向，远端指间关节提示可能是骨关节炎、银屑病关节炎等，近端指间关节（PIP）和掌指关节（MCP）提示类风湿性关节炎等。进一步关注关节肿痛的性质，如钝痛、隐痛或锐痛；关节肿痛是单发或多发，是否具有对称性；关节肿痛持续的时间或呈间断反复性发生；关节肿痛的加重或缓解因素。此外，还要注意是否伴有晨僵及持续时间；是否伴有低热盗汗、口眼干、龋齿、腮腺肿大等伴随症状。

2. 皮肤紫癜的部位、颜色、大小及变化情况　皮肤黏膜出血常见原因包括血管壁功能异常、血小板异常和凝血功能障碍。皮肤紫癜发生的诱因、出现的部位、皮疹的颜色、大小（是针尖样或片状等），是否伴有牙龈出血、鼻腔出血、月经量过多、尿色加深以及内脏出血（如腹痛等）等表现。应询问是否有家族史，并应注意有无面部红斑、口腔溃疡、脱发、光过敏、雷诺现象等伴随症状。

3. 既往史的询问　包括有无慢性病史，吸烟、饮酒史、传染病史、个人史等。

(三) 问诊结果及思维提示

1. 患者1年前分娩后出现多个关节肿痛，先后累及双侧腕关节、近端指间关节、双膝和双足跖趾关节，疼痛不可自行缓解，拧瓶盖等动作不能完成，伴明显晨僵，时间超过1小时，

经休息和保暖后症状可略有缓解，但反复发作并逐渐加重。发病以来，无乏力、盗汗，无明显口干、眼干，无猖獗龋齿、无反复腮腺肿大。

2. 3 个月前出现双下肢散在皮肤紫癜，呈小片状，直径约 2~3mm，无其他部位出血迹象，偶有口腔溃疡，无发热、面部皮疹、光过敏、雷诺现象等表现。外院查血常规：WBC 3.19×10^9/L，Hb 95g/L，PLT 60×10^9/L，为进一步诊治遂转至我院住院治疗。自发病来，患者精神弱，睡眠欠佳，食欲可，二便正常，体重较前无明显改变。

3. 否认高血压、糖尿病及冠心病史。否认肝炎结核史。否认外伤史。否认药物过敏史。否认吸烟饮酒史。生于北京，否认疫区旅居史。适龄婚育，育有一子。

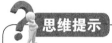

思维提示

　　患者病史分为两个阶段，主要特点为多关节对称性肿痛，未积极治疗，反复加重，伴下肢皮肤紫癜，为进一步诊治收入院。

三、体格检查

（一）重点检查内容及目的

　　根据问诊的结果，症状主要集中在多个关节和双下肢皮肤，应重点据此进行查体。检查关节情况，包括肿胀部位及程度、有无压痛及疼痛程度，有无关节畸形等。应鉴别关节肿痛的原因，类风湿关节炎所引起的关节肿痛多呈对称性，且常累及近端指间关节（梭形肿胀）与掌指关节。骨关节炎与银屑病关节炎所致的关节肿痛多累及远端指间关节，且银屑病关节炎常伴特殊皮疹（银屑病）。其他疾病所致的关节肿痛，如干燥综合征、痛风、系统性红斑狼疮、结核性关节炎等都常伴随其他特殊体征，应注意鉴别。患者伴发皮肤紫癜，应考虑紫癜发生的部位、颜色、面积大小、查体时压之是否褪色等，是否伴有瘙痒，有无软组织出血，有无新发紫癜等。注意患者有无舌体干燥、口腔溃疡、面部红斑等表现。此外，考虑患者问诊时所述症状，结合外院化验显示白细胞减少，应注意腹部触诊，注意有无腹部压痛及反跳痛，初步判断肝脾是否明显肿大。

（二）体检结果及思维提示

　　T：36.5℃，P：102 次 /min，R：22 次 /min，BP：125/80mmHg。神清、精神弱。双肺呼吸音轻，未闻及干湿啰音。心律齐，心音有力，各瓣膜区未闻及杂音。腹软，平坦，肝、脾肋下未及，肾区无叩击痛。双腕关节肿胀（+）、压痛（+），双手Ⅱ~Ⅴ手指 PIP、MCP 呈梭形肿胀，压痛（+）。双膝关节肿胀（+）、压痛（+），右膝关节浮髌试验（+），余关节无肿胀压痛。双下肢皮肤可见散在色素沉着，未见鲜红皮疹，无网状青斑等。

思维提示

　　患者青年女性，隐匿起病，对称性多关节肿痛，累及近端指间关节和掌指关节为主，无脱屑样皮疹病史，无明显口眼干表现，暂不考虑骨关节炎、干燥综合征及银屑病关节炎。反复双下肢皮肤紫癜，但无网状青斑、雷诺现象以及其他血管炎表现，结合患者外院血常规结果，提示原因可能为血小板减少所致的皮肤紫癜样出血点。

四、实验室和影像学检查结果

（一）初步检查内容及目的

1. 血常规、尿常规、生化全项、凝血四项 + D-二聚体（D-dimer） 了解患者基本情况。
2. 免疫球蛋白、补体、血沉、CRP 了解患者自身免疫炎症状态。
3. 类风湿因子、抗 CCP 抗体、抗角蛋白抗体、抗核周因子抗体、抗核抗体、抗双链 DNA（dsDNA）抗体、抗 SSA 抗体、抗 SSB 抗体、抗 α 胞衬蛋白抗体等自身抗体协助诊断并指导治疗。
4. 双手双膝平片 了解关节及局部组织受累情况（图 2-1、图 2-2）。

（二）检查结果及思维提示

1. 血常规 外周血 WBC：2.422×10^9/L；NE：1.872×10^9/L；Hb：79.2g/L；PLT：60×10^9/L。
2. 尿常规 尿蛋白（-），尿红细胞镜检 0/μl，尿白细胞 20/μl。
3. 血生化 AST：9U/L，ALT：4U/L，γ-谷氨酰转肽酶（GGT）：31U/L，肌酸激酶（CK）：74U/L，乳酸脱氢酶（LDH）：185U/L，白蛋白（ALB）：39.6g/L，直接胆红素（DBIL）：1.1μmol/L，间接胆红素（IBIL）：7.3μmol/L，血尿素氮（BUN）：6.34μmol/L，CREA：391μmol/L，尿酸（URIC）：210μmol/L。
4. 凝血四项 凝血酶原时间（PT）：20.70s，PT%：45.6%，国际标准化比值（INR）：1.75，部分凝血活酶时间（APTT）：38.5s，凝血酶时间（TT）：18.70s。
5. 血沉 58mm/h。
6. CRP 134mg/L。

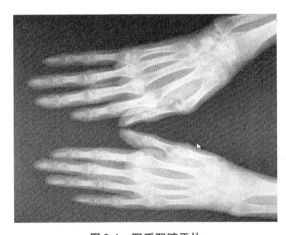

图 2-1 双手双腕平片
双手骨密度减低，双手指间关节、掌指关节及双腕关节相对关节面致密硬化、粗糙，关节间隙狭窄，周围软组织肿胀

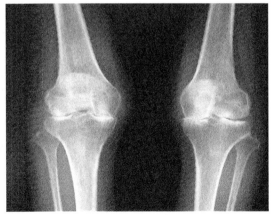

图 2-2 双膝平片
双膝骨密度减低，双膝关节致密硬化，关节间隙明显狭窄甚至消失，周围软组织肿胀

7. IgG: 23.4g/L，IgA: 3.72g/L，IgM: 2.69g/L，C3: 1.29g/L，C4: 0.177g/L。

8. 自身抗体　RF: 73.8IU/ml，抗 CCP 抗体: 316RU/ml，抗角蛋白抗体(−)，抗核周因子(−)，抗核抗体(−)，抗 Sm 抗体(−)，抗 SSA 抗体(−)，抗 SSB 抗体(−)，抗 dsDNA 抗体(−)，抗 α 胞衬蛋白抗体(−)。

9. X 线片。

思维提示

依据患者的临床表现及化验结果 RF、抗 CCP 抗体明显升高，考虑类风湿关节炎（rheumatoid arthritis，RA）。同时患者有皮肤紫癜的病史，血常规检查显示三系减少，可行骨髓穿刺等进一步检查，关节痛伴三系减少需鉴别系统性红斑狼疮等疾病，查 Coombs 试验并结合骨髓穿刺结果进行判断。同时应进行腹部 B 超，检查肝脏、脾脏情况，了解类风湿关节炎患者的系统受累情况。

（三）进一步检查结果及思维提示

1. 骨髓穿刺提示　骨髓增生活跃，巨核细胞形态及数量等大致正常。

2. Coombs 试验　阴性。

3. 腹部 B 超　脾脏厚约 5.2cm，长径约 15.3cm，实质回声均匀，彩色血流分布未见明显异常，余肝脏、胆囊、胰腺及双肾未见明显异常（图 2-3）。

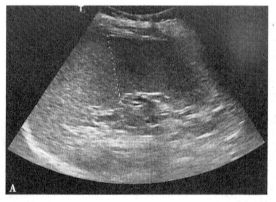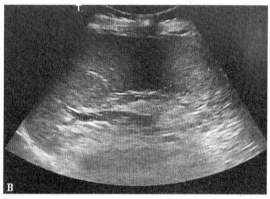

图 2-3　腹部 B 超结果

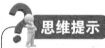

思维提示

患者病情复杂，应首先尝试用一元论解释诊断。患者符合 1987 年 RA 的分类诊断标准 7 条中的 6 条：晨僵，≥3 个以上关节区关节炎，手关节炎，对称性关节炎，类风湿结节，RF 阳性，影像学表现；同时符合国内早期 RA 分类诊断标准的全部 5 条，因此考虑 RA 诊断明确。但患者有皮肤紫癜，化验提示三系减少伴中性粒细胞减少，腹部 B 超提示脾脏中度肿大，且 ANA、抗 dsDNA 抗体及 Coombs 试验均阴性，排除系统性红斑狼疮可能。虽然多数 RA 患者伴有血小板增多，但如合并 Felty 综合征时可出现血小板减少，故仍考虑血象改变为 RA 累及血液系统表现，符合 Felty 综合征的诊断标准，即 RA 伴有中性粒细胞减少和脾大，有的甚至伴贫血和血小板减少。

五、治疗方案及理由

治疗应采取积极治疗，首先评估患者的病情活动度，根据患者的表现，计算疾病活动度评分（DAS）28 指数，该患者红细胞沉降率（ESR）为 58mm/h，28 个关节区中有 12 个关节压痛阳性，12 个关节肿胀阳性，因此其 DAS28-ESR 评分为 6.14 分，属于重度疾病活动，同时出现了血液系统受累。治疗原则应是改善症状、控制病情进展，最终目标为达到疾病的完全缓解。

患者教育：要与患者及其家属充分交流沟通，使其认识疾病的本质、树立战胜疾病的信心、配合治疗与观察。

对症治疗：首先需要快速缓解患者的临床症状，因患者三系减少，不建议首先给予非甾体抗炎药，可给予锝[^{99}Tc]亚甲基二膦酸盐注射液静滴一个疗程抗炎镇痛；同时右膝关节腔穿刺抽液并局部注射甲氨蝶呤（MTX）联合糖皮质激素以改善局部症状；如关节肿痛不能缓解，再考虑可短期（< 3 个月）口服小剂量糖皮质激素，如泼尼松 < 10mg/d 等；可适当使用局部外用药物治疗，如辣椒碱、青鹏软膏及双氯芬酸乳胶剂等交替使用以缓解局部症状。此外，可给予口服维生素 D 及钙剂，特别是如果使用糖皮质激素需同时给予艾伦磷酸钠等抗骨质疏松药物；因患者三系较低，原发病控制之前，需给予对症治疗，如口服的升白药、升血小板药物等。

控制病情药物：因患者病情属于重度疾病活动，可酌情给予改善病情抗风湿药（DMARDs）联合或联合生物制剂；因患者主要问题为多关节肿胀疼痛、皮下紫癜和三系减少，除给予上述治疗外，在血小板检查不低于 50×10^9/L 的情况下，给予 MTX 联合生物制剂控制病情，如肿瘤坏死因子（TNF）-α 抑制剂，用药前需进一步查纯蛋白衍生物（PPD）、胸片、血 T-SPOT、肿瘤筛查及感染筛查。用药期间需定期（1～2 周）监测血尿常规及肝肾功能的变化。

六、治疗效果及思维提示

1. 根据诊断思路，考虑 RA 合并 Felty 综合征、骨关节炎及骨质疏松，给予右膝关节腔穿刺抽液，局部注射 MTX 和激素治疗，并给予一个疗程的锝[^{99}Tc]亚甲基二膦酸盐注射液治疗，同时给予维生素 D 及钙片等治疗。

2. 入院第 3～4 天患者关节疼痛有所减轻，右膝关节肿胀消失，经升高白细胞药物等治疗外周血三系未再下降，血小板略有回升，给予 MTX 10mg 每周 1 次；同时生物制剂用药前筛查结果正常，给予联合 TNF-α 受体融合蛋白治疗。用药期间每周复查血常规，白细胞及血小板呈上升趋势。

3. 经 12 天的治疗，患者的关节肿痛明显缓解，血象逐渐恢复，查血常规 WBC：3.7×10^9/L，NE：2.15×10^9/L，Hb：106g/L，PLT：100×10^9/L；复查腹部 B 超：脾脏较前减小，出院时患者生物 DAS28-ESR 评分为 3.94 分，故建议出院继续维持原方案治疗。

4. 出院建议风湿科门诊复查，监测血尿常规及肝肾功能的变化（每2～4周）。根据病情调整治疗方案。

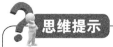 **思维提示**

治疗方案非常有效。患者关节肿痛症状明显缓解，血象呈逐步上升趋势，脾脏大小恢复正常，结合病例特点，考虑为 RA 累及血液系统所致，因此随着 RA 病情的控制，各项异常指标逐渐恢复。

最终诊断：类风湿关节炎伴 Felty 综合征、骨关节炎、重度骨质疏松。

七、本疾病最新指南解读

2015 年 ACR 关于 RA 治疗的最新指南更新。该指南是目前关于 RA 治疗的最新指南，与2012 年的指南相比，采用了国际公认的方法——GRADE 系统（推荐分级的评价、制定与评估系统），并通过 PICO（患者、干预、对照、结局）原则收集更可信的循证医学证据。

在总体原则上，专家小组以疾病活动度为选择治疗方案的主要考虑因素，不再单独考虑预后不良等因素，并指出治疗费用为考虑因素之一。此外，对于早期 RA 及长病程 RA 患者的治疗，无论是低疾病活动度还是中/高疾病活动度，均明确推荐首选 DMARDs（甲氨蝶呤）单药，单药治疗后仍然是中/高疾病活动度的患者，推荐给予 DMARDs 联合或 TNF 抑制剂或非TNF 抑制剂（联合或不联合甲氨蝶呤），而不是继续使用 DMARDs 单药，并强调联合治疗的推荐不分先后。

指南将 RA 患者主要划分为三类：早期 RA、长病程 RA 及具有高危因素 RA 患者，其中针对长病程 RA 的推荐意见表 2-1。

表 2-1 针对长病程 RA 患者的推荐意见

	针对长病程 RA 患者的推荐意见	证据水平	推荐强度
1	无论疾病活动度如何，均采取目标治疗策略而不是非目标治疗策略	中度	强烈推荐
2	既往未用 DMARDs 的低疾病活动度患者，DMARDs 单药治疗（首选甲氨蝶呤）优先于 TNF 抑制剂	低度	强烈推荐
3	既往未用 DMARDs 的中高度活动度患者：DMARDs 单药治疗（首选甲氨蝶呤）优于托法替尼；DMARDs 单药治疗（首选甲氨蝶呤）优于 DMARDs 联合用药	高度 中度	酌情推荐
4	若 DMARDs 单药治疗后仍处于中高度活动度，则应联合 cDMARDs 或加用 TNF 或非 TNF 抑制剂或托法替尼（无先后之分，可联合或不联合甲氨蝶呤），而非继续 DMARDs 单药治疗	中至极低度	强烈推荐
5	TNF 抑制剂治疗后仍处于中高度活动度，且未同时服用 DMARDs 的患者，应联合一种或两种 DMARDs，而非继续 TNF 抑制剂单药治疗	高度	强烈推荐
6	单一 TNF 抑制剂治疗仍处于中高度活动度：非 TNF 抑制剂优于另一种 TNF 抑制剂，可联合或不联合甲氨蝶呤； 非 TNF 抑制剂优于托法替尼，可联合或不联合甲氨蝶呤	低至极低度 极低度	酌情推荐

	针对长病程RA患者的推荐意见	证据水平	推荐强度
7	单一非TNF抑制剂治疗仍处于中高度活动度的患者，推荐使用非TNF抑制剂优先于托法替尼，可联合或不联合甲氨蝶呤	极低度	酌情推荐
8	先后使用两种及以上TNF抑制剂治疗仍处于中高度疾病活动度的患者，应首选非TNF抑制剂，而非另一种TNF抑制剂或托法替尼，可联合或不联合甲氨蝶呤	极低度	酌情推荐
9	使用多种TNF抑制剂治疗仍处于中高度疾病活动度的患者，如果不选择非TNF抑制剂，托法替尼优于另一种TNF抑制剂，可联合或不联合甲氨蝶呤	低度	酌情推荐
10	至少使用过一种TNF抑制剂和一种非TNF抑制剂后仍处于中高度活动度的患者：首选另一种非TNF抑制剂优先于托法替尼，可联合或不联合甲氨蝶呤；托法替尼优先于另一种TNF抑制剂，可联合或不联合甲氨蝶呤	极低度 低度	酌情推荐
11	使用DMARDs、TNF抑制剂、非TNF抑制剂治疗后仍处于中高活动度的患者，应加用短疗程、小剂量糖皮质激素	高至中度	酌情推荐
12	DMARDs、TNF或非TNF抑制剂治疗时疾病复发的患者，应加用最短疗程、最小剂量糖皮质激素	极低度	酌情推荐
13	若患者病情缓解：DMARDs治疗逐渐减量； TNF抑制剂、非TNF抑制剂、托法替尼逐渐减量 （请同时参考第15条推荐意见）	低度 中至极低度	酌情推荐
14	若疾病活动度低：继续DMARDs治疗； 继续TNF抑制剂、非TNF抑制剂、托法替尼治疗而非停用药物	中度 高至极低度	强烈推荐
15	即使患者病情缓解，仍不能停止治疗	低度	强烈推荐

注：指南采用GRADE证据质量分级，证据水平分为高度、中度、低度、极低度；推荐强度分为强烈推荐、酌情推荐

八、结合指南对本病例的思考

本例患者参照2015年ACR关于类风湿关节炎治疗的最新指南进行治疗，患者病程大于6个月，诊断符合长病程类风湿关节炎；受累关节区较多，且关节肿痛明显，采用锝[99Tc]亚甲基二膦酸盐注射液静滴协助快速改善患者症状；因右膝关节肿胀明显，浮髌试验阳性，故采用关节腔穿刺抽液并局部注射MTX联合糖皮质激素可明显减轻局部症状。患者同时有皮肤紫癜表现，合并三系减少，应排除其他如系统性红斑狼疮等疾病，行相关检查提示其他自身抗体、Coombs试验及骨穿结果均正常，但腹部B超提示脾中度肿大，排除其他自身免疫病，考虑RA合并Felty诊断明确。因患者入院后查血小板达60×10^9/L，且无新发皮下出血点，故暂不考虑输血小板或激素冲击等治疗。考虑积极治疗原发病，患者为重度疾病活动且血液系统受累，故建议使用生物制剂联合MTX快速控制病情。与患者充分沟通后，排查感染、肿瘤等风险因素后立即开始生物制剂治疗，最终患者关节症状得到明显改善，血象逐步恢复正常。综上所述，对于以关节肿痛为主要症状的患者，出现其他特殊表现时应将RA的特殊类型考虑在内，并排除可能的其他疾病，以指南为基础结合临床实际情况给予合理个体化有效的治疗。

（徐丽玲　苏　茵）

病例 3　双眼视力下降 1 周

男,42 岁,公司职员,2013 年 4 月 6 日来诊。

一、主诉

双眼视力下降 1 周。

二、病史询问

(一)初步诊断思路及问诊目的

从症状上看,患者主要症状集中在眼部,病史的询问应围绕视力下降的诱因、速度、程度、相应的治疗和治疗后病情的变化进行展开,同时应该询问伴随症状以及有鉴别意义的症状等。

(二)问诊主要内容及目的

1. 视力下降的诱因、速度、程度及伴随的眼部其他症状　视力下降的发生是否有诱因,要详细询问。了解患者视力下降的速度、程度,初步评估病情严重程度。此外,特别要注意询问是否有伴随的眼部其他症状,如有畏光、眼痛、流泪等表现往往提示虹膜或角膜病变,而无上述症状则倾向考虑眼底病变。

2. 其他眼外症状　头痛提示可能存在血压或眼压增高;反复口腔、生殖器溃疡提示贝赫切特综合征;合并关节痛可能存在炎性关节病等。

3. 既往史的询问　包括有无慢性病史,吸烟、饮酒史、传染病史、个人史等。

(三)问诊结果及思维提示

1. 患者 1 周前无明显诱因出现视力下降,1 周内逐渐加重,至目前仅能数手指,伴畏光、流泪,无眼痛。

2. 追问病史,患者发病前半年有反复口腔溃疡及生殖器溃疡病史,每月发作 2～3 次,为痛性溃疡,未予重视,自行涂抹外用药物处理;无关节痛,否认不明皮疹。

3. 否认既往高血压、糖尿病及冠心病等慢性病史。否认既往血栓或脉管炎病史,否认肝炎结核史。否认慢性肾脏病史。阑尾切除术后。否认外伤史。否认药物过敏史。生于江苏,否认疫区旅居史,吸烟 20 余年,10 支 /d,不饮酒。适龄婚育,育有一子。

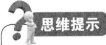

思维提示

患者病史分为两个阶段，主诉为眼部症状，追问病史时发现反复口腔溃疡及生殖器溃疡病史。眼部症状为视力损伤，为严重器官损伤症状，也是处理重点，既往溃疡症状提示眼部症状的可能原因。

三、体格检查

（一）重点检查内容及目的

根据问诊的结果，症状主要集中在眼部以及口腔、生殖器黏膜，应重点据此进行查体。检查眼部各项体征，包括裂隙灯、眼压及眼底检查，对患者的处理及预后至关重要。

（二）体检结果及思维提示

T：36.5℃，P：76 次 /min，R：18 次 /min，BP：125/80mmHg。神清，精神可。可完成数手指，双眼结膜睫状充血，角膜尘状角膜后沉着物（KP）（+），前房积脓 2mm，细胞（+++），玻璃体大量炎性细胞，眼底黄斑区水肿、出血、渗出，眼压稍高。舌左侧可见直径约 0.5cm 椭圆形溃疡一枚，上覆白苔。双肺呼吸音清，未闻及干湿啰音。心律齐，未闻及杂音。腹平软，无压痛、反跳痛及肌紧张，肝脾肋下未及，肠鸣音正常。双下肢无水肿，右侧阴囊可见愈合溃疡一枚。全身关节未及明显肿痛，4 字试验（-），骶髂关节叩击痛（-）。

思维提示

双眼结膜睫状充血，提示眼内层病变；角膜尘状 KP（+），前房积脓 2mm，细胞（+++），玻璃体大量炎性细胞，眼底黄斑区水肿、出血、渗出，提示全眼炎症；结合眼底出血，需考虑血管炎存在。

四、实验室和影像学检查结果

（一）初步检查内容及目的

1. 血常规、尿常规、生化全项、凝血四项＋D-dimer、血沉、CRP　了解患者基本情况。
2. B27、自身抗体　明确诊断。

（二）检查结果及思维提示

1. 血常规　WBC：10.55×10^9/L，NE%：70.7%，Hb：128g/L，PLT：116×10^{12}/L。
2. 生化　ALB：35.7g/L，球蛋白（GLB）：35.3g/L，AST：14U/L，ALT：9U/L，GGT：71U/L，DBIL：8.5μmol/L，IBIL：8.7μmol/L，CREA：81.1μmol/L，URIC：276.9μmol/L，Na^+：139.8mmol/L，

K^+: 4.4mmol/L。

3．凝血四项　PT：10.70s，APTT：38.5s，Fbg：4.42g/L。

4．尿常规　正常。

5．ESR：70mm/h，CRP：60.3mg/L。

6．B27、ANA、ENA、dsDNA、CCP、RF、抗中性粒细胞胞质抗体（ANCA）等自身抗体均阴性。

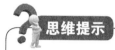

思维提示

患者除炎症指标外无明显阳性发现。符合贝赫切特综合征血清学阴性的特点。炎症指标明显升高与血管炎症活动相关，提示疾病高度活动。

五、治疗方案及理由

1．治疗　针对眼部病变需重拳出击，予足量的全身免疫治疗。

2．理由　视力损伤为严重脏器损伤，须积极控制病情，改善预后。眼科检查提示患者有全眼广泛炎症，有明确的眼底血管炎表现，符合典型贝赫切特综合征眼病表现，综合提示眼部病变严重，且起病较急，应当立即予全身免疫治疗。视力严重损伤者更需早期应用环孢素或生物制剂等积极治疗措施。

六、治疗效果及思维提示

予泼尼松 60mg/d + 硫唑嘌呤 + 环孢素治疗，3 周后患者视力恢复至 0.25。用药 4 周后患者激素逐渐减量；用药 6 周后出现肝损害、高血压，遂停用环孢素，改用英夫利昔单抗继续治疗。患者病情稳定，未再次出现眼部症状，溃疡发作显著减少。

最终诊断：贝赫切特综合征、白塞病眼病。

七、本疾病最新指南解读

贝赫切特综合征最经典的诊断标准为国际贝赫切特综合征研究组于 1989 年制定的诊断标准（黑体部分为该患者符合条目）：

反复口腔溃疡	由医生观察到或患者诉说有阿弗他溃疡。1 年内反复发作至少 3 次
加以下任何 2 项	
反复外阴溃疡	由医生观察到或患者诉说外阴部有阿弗他溃疡或瘢痕
眼病变	前和 / 或后色素膜炎、裂隙灯检查时玻璃体内有细胞出现或由眼科医生观察到视网膜血管炎
皮肤病变	由医生观察到或患者诉说的结节性红斑、假性毛囊炎或丘疹性脓疱；或未服用糖皮质激素的非青春期患者出现痤疮样结节
针刺试验阳性	以 20 号或 22 号无菌针头斜行刺入皮内约 5mm，4 小时后由医生判定在针眼处有 >2mm 的结节性红斑

此标准应用方便,特异性较好,但敏感性不够:并非所有贝赫切特综合征患者均能满足上述标准,诸如关节痛或关节炎、皮下栓塞性静脉炎、深部静脉栓塞、动脉栓塞和 / 或动脉瘤、中枢神经病变、消化道溃疡、附睾炎等表现并未被纳入此标准,这类患者并不能通过此标准获得诊断。因此,此诊断标准并不能完全替代具体患者的临床诊断,临床工作中仍需灵活分析。

2014 年贝赫切特综合征国际标准修订小组制定了贝赫切特综合征国际标准(ICBD)。该诊断纳入了更多临床表现,但应用相对不便(黑体部分为该患者符合条目):

2014 年贝赫切特综合征的国际标准评分系统: 得分 ≥4 提示诊断贝赫切特综合征	
症状 / 体征	分数
眼部损坏	2
生殖器溃疡	2
口腔溃疡	2
皮肤损害	1
神经系统表现	1
血管表现	1
针刺实验阳性	1*
* 针刺试验是非必需的,最初的评分系统未包括其在内;但如果进行了针刺试验,且结果为阳性,则加上额外的 1 分	

对于此患者来说,追问病史中发现,痛性口腔溃疡(aphthous ulceration,阿弗他溃疡),是其首发症状,这也是多数患者为首发症状。溃疡可以发生在口腔的任何部位,可为单发,也可成批出现,圆形或椭圆形,边缘清楚,深浅不一,底部有黄色覆盖物,周围为一边缘清晰的红晕,大约 1~2 周后自行消退而不留瘢痕。复发性口腔溃疡是诊断本病的最基本必备症状。

约 75% 患者出现生殖器溃疡,病变与口腔溃疡基本相似,但出现次数少。溃疡深大,疼痛剧烈,愈合慢。受累部位为外阴、阴道、肛周、宫颈、阴囊和阴茎等处。有患者可因溃疡深而致大出血。

约 50% 患者有眼炎,双眼各组织均可累及。表现为视物模糊、视力减退、眼球充血、疼痛、畏光流泪、异物感、头痛等,致盲率可达 25%,是本病致残的主要原因。典型眼部病变为色素膜炎、裂隙灯检测是玻璃体内有细胞出现以及视网膜血管炎,该患者上述表现均有出现。其中后葡萄膜炎和视网膜炎可影响视力,更需高度重视。

本病目前尚无公认的有效根治办法。多种药物均可能有效,但停药后易复发。治疗的目的在于控制现有症状,防治重要脏器损害,减缓疾病进展。根据 2008 年欧洲抗风湿病联盟的指南,贝赫切特综合征的治疗仍依临床表现不同而采取不同的方案。

1. 眼病 任何贝赫切特综合征炎症性眼病的治疗均推荐全身应用糖皮质激素和早期应用硫唑嘌呤。硫唑嘌呤是贝赫切特综合征眼病的首选免疫制剂,在随机对照试验(RCT)研究中,2.5mg/(kg·d)硫唑嘌呤能有效减少葡萄膜炎发作次数、稳定视力。但是,当严重眼病视力下降 ≥2 级和 / 或有视网膜病变时,建议在糖皮质激素 + 硫唑嘌呤的基础上联合环孢素或生物制剂治疗(目前有循证医学证据的为英夫利昔单抗);同时单用干扰素 α 或联用激素也有肯定的疗效。该患者同时出现严重视力下降和视网膜病变,因此采用了全身糖皮质激素 + 硫唑嘌呤并先后联合环孢素及生物制剂的治疗方案,获得了快速缓解。

2. 大血管病变　目前尚无充分对照研究的证据指导贝赫切特综合征大血管病变的治疗。急性深静脉血栓推荐使用糖皮质激素联合免疫抑制剂，如硫唑嘌呤、环磷酰胺、环孢素。周围动脉瘤有破裂风险，可采用手术联合免疫抑制剂治疗。肺动脉瘤手术病死率较高，主要用免疫抑制剂治疗，紧急情况可试行动脉瘤栓塞术。

3. 胃肠道病变　除急症需手术外，应首先使用糖皮质激素、柳氮磺吡啶（SASP）、硫唑嘌呤。难治性病例可选用TNF-α拮抗剂或沙利度胺。必要时行回肠结肠部分切除术，但术后复发率和二次手术率高。硫唑嘌呤可用于术后的维持治疗以减少二次手术率。

4. 神经系统病变　脑实质损害可使用糖皮质激素、甲氨蝶呤、硫唑嘌呤、环磷酰胺、干扰素-α和TNF-α拮抗剂。急性期需大剂量糖皮质激素冲击（常用静脉甲泼尼龙1 000mg/d冲击3～7次）后口服糖皮质激素维持治疗2～3个月。联合应用免疫抑制剂可防止复发和减缓疾病进展。

5. 黏膜皮肤病变　可进行专科局部治疗。难治性皮肤黏膜病变可使用硫唑嘌呤、沙利度胺、生物制剂。

本病一般呈慢性，缓解与复发可持续数周或数年，甚至长达数十年。在病程中可发生失明、腔静脉阻塞及瘫痪等。本病由于中枢神经系统、心血管系统、胃肠道受累偶有致死。

（严青然　鲍春德）

病例 4　产后反复低热 1 个月余,腹痛 1 周

女,29 岁,职员,2016 年 4 月 29 日就诊。

一、主诉

产后反复低热 1 个月余,腹痛 1 周。

二、病史询问

(一)初步诊断思路及问诊目的

从症状上看,患者主要症状主要在消化系统,病史的询问应围绕发热的时间、热型、程度以及腹部疼痛、程度、部位,随时间演变的过程、相应的治疗和治疗后病情的变化进行展开,同时应该询问伴随症状以及有鉴别意义的症状等。

(二)问诊主要内容及目的

1. 发热的诱因、程度、热型,伴随症状　发热是否有诱因,要详细询问分娩后发热的情况,是否与手术相关,手术切口状况;是否使用退热药物,以及药物效果等。

2. 腹痛的诱因、部位、程度　腹痛的发生是否有诱因,要详细询问。腹痛的部位很关键,能够判断内脏病变部位,上腹疼痛提示胃部病变,脐周腹胀提示小肠病变,相应肠道部位的疼痛提示不同部位的病变,特别需要排除胆囊、胰腺、阑尾的病变。此外,还要注意有无恶心、呕吐、腹痛、腹泻等伴随症状,以及是否予以治疗,治疗后的反应,要全程跟踪该症状在整个病程中的变化情况。

3. 既往史的询问　包括有无慢性病史,吸烟、饮酒史、传染病史、个人史等。

(三)问诊结果及思维提示

1. 患者 1 个月前行剖宫产术后出现发热,最高温度在 38～39℃,不能自行缓解,没有咽痛、咳嗽、咳痰等上呼吸道感染症状,及尿频、尿痛等尿路感染症状。曾自认为"上呼吸道感染",未予以重视。

2. 1 周前出现腹痛,右下腹为著,伴中上腹疼痛,自感排便次数较前减少,于当地医院检查,排除阑尾炎,对症治疗后稍好转。当地医院查血常规 WBC:2.87×10^9/L,NE%:71.8%,Hb:82g/L,PLT:310×10^9/L,血清肌酐(Scr):67μmol/L;腹部 B 超:肝脏、胆囊、肾脏、胰腺未见明显异常。胸部 CT:右肺底斑片影,考虑增殖灶。给予抗感染和对症治疗效果欠佳。

3. 产前检查曾发现梅毒实验假阳性,未予特殊处理。

4. 否认高血压、糖尿病及冠心病史。否认肝炎、结核等传染性疾病史。有剖宫产术一次。否认外伤史。否认药物过敏史。生于原籍，否认疫区旅居史，否认吸烟及饮酒史。适龄婚育，育有一子。

思维提示

患者病史分为两个阶段，主要特点为产后发热伴腹部疼痛，治疗后病情未见明显改善，有梅毒实验假阳性史，为明确诊断收入我科病房。

三、体格检查

（一）重点检查内容及目的

根据问诊的结果，症状主要集中在消化道，应重点据此进行查体。检查腹部各项体征，如腹部触诊、腹膜刺激征、胃肠型和蠕动波、肠鸣音、移动性浊音、腹部血管杂音等。患者发热，应考虑手术后是否存在腹腔感染或呼吸道感染，听诊肺部啰音，还应鉴别各种发热的原因。

（二）体检结果及思维提示

T: 38.5℃，P: 102 次 /min，R: 22 次 /min，BP: 125/80mmHg。神清，精神可。双肺呼吸音粗，未闻及明显干湿啰音。心律齐，心音有力，未闻及杂音。腹软，可见手术瘢痕，右下腹压痛、无反跳痛及肌紧张，肝脾肋下未及，肠鸣音弱，未见胃肠型及蠕动波，移动性浊音阴性，双下肢无水肿。

思维提示

右下腹压痛，无反跳痛，阑尾炎待排。

四、实验室和影像学检查结果

（一）初步检查内容及目的

1. 血常规、血沉、尿常规、便常规、肝肾功能、凝血功能、D-dimer、CRP、降钙素原（PCT）　了解患者基本情况。

2. 腹部增强 CT　了解腹部脏器的情况（图 4-1）。

（二）检查结果及思维提示

1. 血常规　白细胞计数：3.09×10^9/L，网织红细胞百分比：2.0%，血红蛋白：91g/L，中性粒细胞百分比：68.4%，血小板计数：121×10^9/L。血沉：72mm/h，CRP：24mg/L。

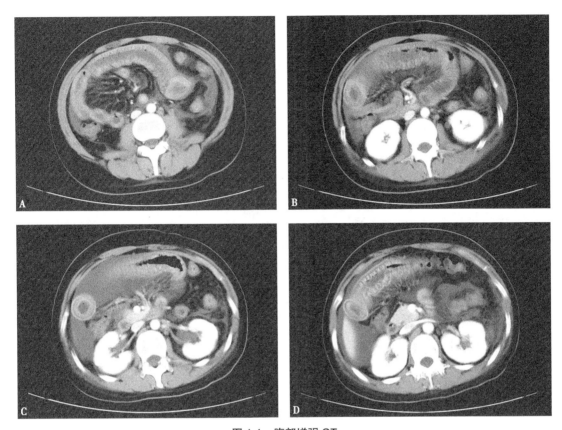

图 4-1　腹部增强 CT

2．血气分析　pH：7.431，二氧化碳分压（PCO_2）：22.8mmHg，氧分压（PO_2）：81.6mmHg，血氧饱和度（SaO_2）：94.9%，碱剩余（BE）：−7.0mmol/L。

3．生化　肌酐：52.0μmol/L，尿素氮：7.42mmol/L，尿酸：242.00μmol/L，总蛋白：66.2g/L，白蛋白：35.9g/L，丙氨酸氨基转移酶：139U/L，天冬氨酸氨基转移酶：77U/L，乳酸脱氢酶：235U/L，γ-谷氨酰转肽酶：123.00U/L，总胆红素：5.9μmol/L，直接胆红素：1.6μmol/L，甘油三酯：3.84mmol/L，空腹血糖：4.18mmol/L，球蛋白：30.3g/L。

4．出凝血系列　凝血酶时间：16.5s，TT：正常参比 15.0s，凝血酶原时间：8.80s，凝血酶原：（INR）0.82，PT：正常参比 10.8s，纤维蛋白原：3.13g/L，部分凝血活酶时间：32.4s。

5．尿常规　尿蛋白：（++），白细胞：75.5/μl，红细胞（镜检）：19.8/HP，白细胞（镜检）：13.6/HP，管型（镜检）：0/LP。

6．便常规＋潜血　阴性

7．抗核抗体谱：均质型，1：1 280；抗 U1 核糖核蛋白（U1RNP）阴性，抗 SSA/Ro 阳性，抗 SSB/La 阴性，抗组氨酰 tRNA 合成酶（Jo-1）阴性，抗 Sc1-70 阴性，抗核糖体阴性，抗心磷脂抗体阳性，抗 Sm 阴性，抗核小体检测 4.69RU/ml（正常＜20RU/ml），抗双链 DNA 抗体：370.26IU/ml（正常＜70IU/ml）。

8．抗 beta2 抗体 IgG 型阳性，髓过氧化物酶（MPO）-ANCA 阴性，蛋白酶 3（PR3）-ANCA 阴性。

9．类风湿因子（RF）：＜10.60IU/ml，抗环瓜氨酸肽（CCP）抗体阴性。

10．免疫球蛋白 M：1.76g/L，免疫球蛋白 A：2.54g/L，免疫球蛋白 G：14.30g/L，补体 C3：0.449g/L，补体 C4：0.095g/L。

11．狼疮抗凝物质　狼疮筛选时间：26.70s，狼疮筛选比值：0.84%，狼疮确认时间：22.60s，标准化狼疮比值：1.00，狼疮确认比值：0.84%。

12．24h 尿蛋白：629.5mg/24h。

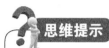

> 　　患者多项检查有阳性发现：白细胞减少伴贫血，网织红细胞比例增高，血沉增快，有蛋白尿，抗核抗体阳性，补体减低，抗核小体抗体阳性，抗双链 DNA 抗体阳性。诊断符合系统性红斑狼疮（systemic lupus erythematosus，SLE）的分类标准。腹痛可能与 SLE 疾病有关，应行腹部增强 CT 进一步了解腹腔内情况。血液系统方面，血红蛋白低，可行 Coombs 试验。患者持续发热，需与感染性疾病相鉴别。

（三）进一步检查结果及思维提示

腹部增强 CT　局部小肠肠管局部水肿，伴少量腹腔积液，提示肠系膜血管炎。

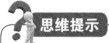

> 　　患者病情较短，为年轻女性，产后发病的初发 SLE。患者符合 SLE 的诊断标准：WBC、Hb 减少，高滴度抗核抗体，抗 dsDNA 抗体阳性，低补体水平。符合诊断标准中临床标准中的两条和实验室标准中的四条，且有腹部疼痛，考虑累及肠道的血管炎。患者同时有尿蛋白阳性，提示疾病累及肾脏，但 24 小时尿蛋白定量尚未到达 1g，暂时未行肾脏活检。

五、治疗方案及理由

1．治疗　给予糖皮质激素治疗原发病，同时给予对症支持治疗。

2．理由　患者主要问题为以肠系膜血管炎起病的初发系统性红斑狼疮，同时处于围产期，需严密监测生命体征，减少并发症。

六、治疗效果及思维提示

1．前 5 天给予甲泼尼龙 240mg 冲击联合丙种球蛋白治疗，同时给予护胃、补充维生素 D$_3$ 和钙剂预防骨质疏松、低分子肝素钙注射液（速碧林）抗凝治疗。激素治疗当天患者体温降至正常，胃痛较前改善。

2．第 6 天复查血常规、血沉均较前有改善。

3．经治疗，患者症状得到有效控制，后激素逐渐减量，同时使用羟氯喹（HCQ）联合霉酚酸酯控制病情，3 周后予以出院随访。

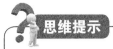 **思维提示**

　　糖皮质激素在治疗SLE方案中起效快，患者发热和腹痛症状缓解也支持为原发疾病造成。在较短时间内控制疾病活动程度，保护重要脏器的功能是急性期治疗的主要目标，应选择大剂量糖皮质激素，同时可以根据病情和患者情况选择免疫抑制剂如环磷酰胺、霉酚酸酯，以利于激素减量时控制疾病的进展。

最终诊断：系统性红斑狼疮、胃肠道血管炎、狼疮性肾炎、低蛋白血症。

七、本疾病最新指南解读

2009年美国ACR对SLE的分类修订标准（表4-1）：

表4-1　2009年美国ACR对SLE的分类修订标准

临床标准：

（1）急性或亚急性皮肤狼疮表现；

（2）慢性皮肤狼疮表现；

（3）口腔或鼻咽部溃疡；

（4）非瘢痕性秃发；

（5）关节滑膜炎，并可观察到2个或更多的外周关节有肿胀或压痛，伴晨僵；

（6）浆膜炎；

（7）肾脏病变：尿蛋白＞0.5g/d或出现红细胞管型；

（8）神经病变：癫痫发作或精神病，多发性单神经炎，脊髓炎，外周或脑神经病变，脑炎；

（9）溶血性贫血；

（10）白细胞减少（至少1次白细胞计数＜$4.0×10^9$/L）或淋巴细胞减少（至少1次细胞计数＜$1.0×10^9$/L）；
血小板减少症（至少1次细胞计数＜$100×10^9$/L）

免疫学标准：

（1）ANA滴度高于实验室参考标准（LRR）；

（2）抗dsDNA抗体滴度高于LRR（ELISA法测需2次高于LRR）；

（3）抗Sm抗体阳性；

（4）抗磷脂抗体：狼疮抗凝物阳性/梅毒血清学试验假阳性/抗心磷脂抗体是正常水平2倍以上或抗β2糖蛋白I（β2GPI）中滴度以上升高；

（5）补体减低（C3、C4、CH50）；

（6）有溶血性贫血但Coombs试验阴性

确诊条件：①肾脏病理证实为狼疮肾炎并伴ANA或抗dsDNA阳性；②以上临床及免疫指标中有4条以上符合（至少包含1项临床指标和1项免疫学指标）。该标准敏感性94%，特异性92%

　　该标准是根据不同脏器受累数量和程度，进行评估后制订治疗方案。目前通用的几个SLE疾病活动度判断标准包括：英国狼疮评估小组（BILAG）、SLE疾病活动指数（SLEDAI）、系统性红斑狼疮活动程度检测（SLAM）等。其中SLEDAI最为常用（表4-2）。

表 4-2 临床 SLEDAI 积分表

积分	临床表现
8	癫痫发作:最近开始发作的,除外代谢、感染、药物所致
8	精神症状:严重紊乱干扰正常活动。除外尿毒症、药物影响
8	器质性脑病:智力的改变伴定向力、记忆力或其他智力功能的损害并出现反复不定的临床症状,至少同时有以下两项: 感觉紊乱、不连贯的松散语言、失眠或白天嗜睡、精神运动性活动↑或↓,除外代谢、感染、药物所致
8	视觉障碍:SLE 视网膜病变,除外高血压、感染、药物所致
8	脑神经病变:累及脑神经的新出现的感觉、运动神经病变
8	狼疮性头痛:严重持续性头痛,麻醉性止痛药无效
8	脑血管意外:新出现的脑血管意外,应除外动脉硬化
8	脉管炎:溃疡、坏疽、有触痛的手指小结节、甲周碎片状梗塞、出血或经活检、血管造影证实
4	关节炎:2 个以上关节痛和炎性体征(压痛、肿胀、渗出)
4	肌炎:近端肌痛或无力伴肌酸磷酸激酶(CPK)↑,或肌电图改变或活检证实
4	管型尿:Hb、颗粒管型或红细胞(RBC)管型
4	血尿:>5RBC/HP,除外结石、感染和其他原因
4	蛋白尿:>0.5g/24h,新出现或近期↑
4	脓尿:>5WBC/HP,除外感染
2	脱发:新出现或复发的异常斑片状或弥散性脱发
2	新出现皮疹:新出现或复发的炎症性皮疹
2	黏膜溃疡:新出现或复发的口腔或鼻黏膜溃疡
2	胸膜炎:胸膜炎性胸痛伴胸膜摩擦音、渗出或胸膜肥厚
1	发热:体温大于或等于 38℃,排除感染原因
1	血小板减少:小于 100×10^9/L
1	白细胞减少:小于 3.0×10^9/L,排除药物原因

SLEDAI 积分对 SLE 病情的判断:0～4 分基本无活动,5～9 分轻度活动,10～14 分中度活动,≥15 重度活动

八、结合指南对本病例的思考

由于 SLE 可以累及各个器官,有多系统受累表现(具备上述两个以上系统的症状)和有自身免疫的证据,应警惕 SLE。虽然妊娠是系统性红斑狼疮发生的危险因素,本例患者在分娩后出现发热,同时既往有梅毒实验假阳性,仍需要警惕是否存在自身免疫疾病的可能性。由于 SLE 临床表现复杂多样,早期不典型 SLE 可表现为:原因不明的反复发热,抗炎退热治疗往往无效;多发和反复发作的关节痛和关节炎,往往持续多年而不产生畸形;持续性或反复发作的胸膜炎、心包炎;抗生素或抗结核治疗不能治愈的肺炎;不能用其他原因解释的皮疹,网状青紫,雷诺现象;肾脏疾病或持续不明原因的蛋白尿;血小板减少性紫癜或溶血性贫血;不明原因的肝炎;反复自然流产或深静脉血栓形成或脑卒中发作等,均需要提高警惕,避免诊断治疗的延误。综上所述,初发 SLE 的诊断难点在于可能出现各个脏器的受累,这需要一定的临床经验的积累,自身抗体的检测极其重要,根据指南结合临床实际灵活运用,是控制疾病的

关键。而系统性红斑狼疮肠系膜血管炎（LMV）属于重症 SLE，累及消化道，临床特点是 SLE 突发腹部疼痛，程度剧烈且定位不明确，需要和多种急腹症，如：急性胃肠炎、胃肠道溃疡、急性胰腺炎、胆囊炎、阑尾炎等相鉴别。迅速诊断是关键。LMV 的发病机制包括免疫复合物沉积、补体激活、局部小血管炎症和血栓形成所造成的肠道组织水肿、缺血和坏死。增强 CT 是诊断所必需的，包括典型的"靶症、梳齿症"。抗磷脂抗体阳性或抗内皮细胞抗体阳性患者是发生 LMV 的高风险人群。足量、足疗程的激素治疗和免疫抑制剂的积极使用是治疗的关键。

（杜　芳　鲍春德）

病例5　口干、多饮6年,加重伴乏力、低血钾1个月

女,57岁,工人,2013年2月25日来诊。

一、主诉

口干、多饮6年,加重伴乏力、低血钾1个月。

二、病史询问

(一)初步诊断思路及问诊目的

从症状上看,患者主要症状集中在内分泌系统及神经肌肉系统,病史的询问应围绕口干、多饮、乏力、低血钾的程度、随时间演变的过程、相应的治疗和治疗后病情的变化进行展开,同时应该询问伴随症状以及有鉴别意义的症状等。

(二)问诊主要内容及目的

1. 口干、多饮的诱因、程度　口干、多饮的发生是否有诱因,要详细询问有无口腔系统疾病,有无服用可能引起口干的药物(如阿托品、莨菪碱、颠茄)、有无放疗史等。口干、多饮的程度如何,每日进水量、尿量如何,体重变化,是否监测血糖,是否予以治疗,治疗后的反应,要全程跟踪该症状在整个病程中的变化情况。

2. 乏力、低血钾的程度　乏力的诊断依靠详细的病史询问,全面的体格检查。病史询问上,要了解乏力的病程,诱发因素,每次发作的时段、持续时间、程度;要询问患者日常生活起居规律,家庭、婚姻和工作状况,了解疾病和用药史;还要关注既往身体情况,乏力的伴随症状等;低血钾有无诱因,如摄入减少或者丢失过多,近期是否使用可能影响血钾的药物,常见的如利尿剂。低血钾的程度,是否伴有高血压和其他伴随症状,如有无心律失常、有无肌无力、肌痛,有无神志异常等。是否予以治疗,治疗后的效果如何。

3. 既往史的询问　包括有无心血管系统(如高血压,此病用利尿剂常见,可能加重低钾)、代谢性疾病、消化系统疾病(如慢性腹泻也可能引起丢钾、乏力)等慢性病史,吸烟、饮酒史、传染病史、个人史等。

4. 家族史的询问　有无内分泌系统或者其他系统的家族史。

(三)问诊结果及思维提示

1. 患者6年前无明显诱因出现口干、多饮、多尿,日饮水量约4 000ml,尿量与饮水量相当,夜尿2~3次/晚,无尿频、尿急、尿痛,无其他不适,未诊治。近几年口干症状加重,以白

天明显，讲话需频繁饮水，进食固体食物需用水送下。多次体检查血糖在正常范围。病程中无关节肿痛，无皮疹、脱发、口腔溃疡、雷诺现象。

2. 1个月前无明显诱因出现持续性乏力，无肌无力、肌痛症状，1周前于门诊查血钾最低为2.0mmol/L，服用枸橼酸钾后血钾可升至3.0mmol/L，目前持续服用补钾药物。自发病来，患者精神弱，睡眠、进食可，大、小便正常，体重无明显改变。

3. 脑供血不足病史12年，间断输注血塞通注射液。冠心病病史1年，规律服用硝酸酯类药物，近期心绞痛未发作。发现甲状腺弥漫性病变、右叶结节1年。否认糖尿病、高血压及其他慢性病病史。否认肝炎、结核史。腹部白线疝修补术后。否认外伤史。否认药物过敏史。生于北京，否认疫区旅居史，否认烟酒嗜好。适龄婚育，育有一子三女。

思维提示

患者为中年女性，出现口干多饮、多尿，伴有乏力及低钾血症，既往有甲状腺弥漫性病变，甲状腺右叶结节，应注意排除内分泌疾病如糖尿病、甲状腺疾病、原发性醛固酮增多症，泌尿系统疾病、同时还应注意排除免疫系统疾病干燥综合征可能。但患者既往监测血糖、血压均处于正常范围，故醛固酮增多症及糖尿病可能性较小，需完善体格检查及实验室检查进一步鉴别。

三、体格检查

（一）重点检查内容及目的

根据问诊的结果，症状主要集中在内分泌系统和免疫系统，应重点据此进行查体。营养状况、体型、皮肤温度及湿度，有无皮疹、关节有无压痛，精神状态有无淡漠、亢奋。有无结膜炎、角膜炎、视物模糊、突眼；口唇干燥程度，口腔津液分泌状况，有无龋齿、腮腺炎、舌面干裂。检查甲状腺的大小、活动度，有无触痛、血管杂音；心脏听诊心率、心律、心界大小；肌力、肌张力检查。

（二）体检结果及思维提示

T：36.2℃，P：62次/min，R：17次/min，BP：117/60mmHg。神清，精神弱。颈部可触及多枚肿大淋巴结，最大的直径约1.5cm，质韧，活动度可，与周围组织无粘连，无压痛。余浅表淋巴结未触及肿大。口腔津液减少，口唇、舌面干裂，龋齿4枚，多枚牙齿部分缺失，腮腺无肿大。甲状腺Ⅰ度肿大，右叶可触及一枚黄豆大小结节，质韧，无压痛，活动度可。双肺呼吸音粗，右下肺可闻及velcro啰音（爆裂音）。心律齐，心音有力，未闻及杂音。腹软，无压痛、反跳痛及肌紧张，肝脾肋下未及，肾区无叩击痛，移动性浊音阴性。双下肢无水肿。四肢肌力正常，肌张力未见异常，双侧膝腱反射正常，双侧巴宾斯基（Babinski）征阴性。

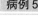 **思维提示**

口干、龋齿、舌面干裂应警惕干燥综合征，完善自身抗体和免疫指标检查；甲状腺肿大，完善甲状腺功能及甲状腺超声检查；有乏力、低钾血症，尚不能排除是否有肾脏疾病，完善泌尿系统超声、尿常规、肾功能、24小时尿液分析等检查，同时对于不明原因的低钾血症均需进行血气分析检查，以明确有无酸碱失衡。血压正常范围，既往无高血压病史，暂不考虑醛固酮增多症引起低血钾可能；患者颈部可触及多枚淋巴结，必要时可行淋巴结活检明确病变性质；肺部听诊有velcro啰音，完善胸部影像学检查协助明确病因。

四、实验室和影像学检查结果

（一）初步检查内容及目的

1. 血常规、血气分析、尿常规、生化全项、血沉、CRP、甲状腺功能、免疫指标、抗核抗体 了解患者基本情况。

2. 泌尿系统超声 明确有无结石。

3. 胸部CT 了解肺部听诊出现velcro啰音的原因。

（二）检查结果及思维提示

1. 血常规 WBC: 2.51×10^9/L, NE%: 38.2%, Hb: 96g/L, PLT: 167×10^9/L。

2. 血气分析 pH: 7.331, PCO_2: 30.3mmHg, PO_2: 95.9mmHg, SaO_2: 97.3%, BE: −10.2mmol/L, HCO_3^-: 17.1mmol/L。

3. 血生化 AST: 48U/L, ALT: 24U/L, 葡萄糖（GLU）: 4.6mmol/L, 尿素（UREA）: 3.47μmol/L, CREA: 87μmol/L, Na^+: 146mmol/L, K^+: 2.5mmol/L, Cl^-: 123mmol/L, Ca^{2+}: 2.06mmol/L, CO_2: 19.9mmol/L。

4. 尿常规 pH: 7.0, 蛋白（PRO）: 0.3g/L, 比重（SG）: 1.030, 白细胞（LEU）: 5～7/HP, 潜血（OB）: 0～1/HP; 24小时尿定量: 蛋白: 0.72g/24h, 尿钠: 120mmol/24h, 尿钾: 54.3mmol/24h, 尿钙: 3.98mmol/24h。

5. 甲状腺功能 游离三碘甲状腺原氨酸（FT_3）: 2.2pg/ml, 游离甲状腺素（FT_4）: 0.74ng/dl, 促甲状腺激素（TSH）: 1.58μIU/ml, 抗甲状腺球蛋白抗体（TGAb）: 33.2IU/ml, 抗甲状腺过氧化物酶抗体（TPOAb）: 36.0IU/ml。

6. 免疫指标 ESR: 36mm/h, CRP: 0.13mg/dl, IgG: 2 000mg/dl, IgA: 254mg/dl, IgM: 170mg/dl, RF: 728IU/ml, C3: 56mg/dl, C4: 13mg/dl。

7. 抗核抗体 颗粒型1:160; 抗核抗体谱: 抗SSA抗体（+）, 抗SSB抗体（+）, 抗Ro-52抗体（+）。

8. 甲状腺超声 甲状腺增大，内回声明显不均匀，双叶可见数个低回声区，边界不清，较大的位于右叶，大小约1.2cm×0.5cm, 甲状腺弥漫性病变，双叶甲状腺实性结节。

9. 泌尿系统超声　未见明显异常。

10. 胸部 CT　右肺中叶、下叶内后基底段及左肺上叶下舌段、下叶后基底段轻度支气管扩张;两肺下叶胸膜少许索条影、磨玻璃影及胸膜下线状影。两肺少许间质性改变;轻度支气管扩张;甲状腺体积增大。

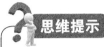

　　患者血糖、尿糖、尿酮体均正常,可排除糖尿病所致口干多饮、多尿。甲状腺Ⅰ度肿大,无怕热、多汗,甲状腺功能提示低 T_3、T_4 综合征可能性大,暂不考虑甲状腺疾病引起低钾可能。血电解质和酸碱平衡紊乱:血钾低,而血氯化物高,有代谢性酸中毒、碱性尿,尿钾排出增多,符合Ⅰ型肾小管酸中毒,可解释患者的乏力、低钾血症,但肾小管酸中毒的病因需进一步明确。辅助检查血液系统白细胞低,血红蛋白低,可行骨髓细胞学检查明确病因。患者有口干、高球蛋白血症、多种自身抗体(RF、ANA、抗 Ro-52 抗体、抗 SSA 抗体和抗 SSB 抗体)均为阳性,考虑是否为干燥综合征,需进一步行泪液分泌试验,唇腺活检。患者脏器功能损害,肾小管酸中毒、肺间质性改变,是否能用干燥综合征解释。

(三)进一步检查结果及思维提示

1. 眼科检查　双眼角膜荧光染色(+);泪膜破裂时间右眼(OD):4s,左眼(OS):3s;Schirmer 试验阳性。

2. 腮腺造影　双侧腮腺摄取功能、排泄功能减低;双侧腮腺导管通畅。

3. 唇腺活检病理结果　间质可见散在或呈簇状淋巴浆细胞浸润,部分小叶可见灶性浸润(>50 个淋巴、浆细胞 /4mm²);间质轻度硬化,小导管轻度扩张。

4. 骨髓细胞学检查结果　骨髓增生活跃,各阶段细胞比值大致正常;巨核细胞形态及数量大致正常。

5. 骨密度　腰椎 T score-1.4,股骨颈 T score-1.2。

6. 淋巴结活检示　淋巴结反应性增生,滤泡及间区均增生,淋巴窦开放,间区可见较多浆细胞。免疫组化结果:CD20(B 区 ++),CD3(T 区 ++),Bcl-2(滤泡内 -),Bcl-6(滤泡内 +),CD10(滤泡内 +),CD30(散在 +),CD15(-),CD138(散在 +),Kappa(+),Lambda(+),CD23(滤泡树突网 +),CD21(滤泡树突网 +),CD5(T 区 ++),MUM1(散在 +)。

　　患者有口干、眼部体征 Schirmer 试验、角膜染色、泪膜破裂时间(BUT)均为阳性;腮腺造影、唇腺活检均为阳性,有不明原因的高免疫球蛋白,抗 SSA 和 SSB 抗体为阳性,符合 2002 年干燥综合征国际分类标准。SS 是一种侵犯外分泌腺、具有淋巴细胞浸润为特征的自身免疫结缔组织病,常见的以泪腺和唾液腺为代表,其他外分泌腺如皮肤、呼吸道黏膜、胃肠道黏膜、阴道黏膜以及内脏器官的具有外分泌腺体结构的组织（如肾小管、胆小管、胰腺管等）均可受累。干燥综合征除了口眼干燥表现，还可出现系统受累表现。SS的血液系统损害可累及所有血细胞，主要机制是自身抗体与血细胞结合并破坏，可有贫血或白细胞、血小板减少。同时SS患者淋巴肿瘤的发生率约为健康人群的40多倍。此患者出现颈部淋巴结肿大，应警惕淋巴瘤。但患者淋巴结活检为反应性增生，余化验检查暂不支持淋巴系统肿瘤。至此结合本例患者，考虑干燥综合征累及肾脏、肺、血液系统，出现了肾小管酸中毒、间质性肺病、血细胞减少。

五、治疗方案及理由

1. 治疗　患者教育（保持口腔清洁、勤漱口等），予茴三硫、氨溴索片刺激腺体分泌，减轻口干症状；枸橼酸钾补钾，碳酸氢钠碱化尿液改善低钾血症、肾小管酸中毒；脏器损害予硫酸羟氯喹和甲泼尼龙片；同时予保护胃黏膜、预防骨质疏松药物处理。

2. 理由　肾小管酸中毒的患者主要是替代疗法，系统治疗的药物主要包括：羟氯喹、糖皮质激素和免疫抑制剂。国外研究表明羟氯喹可改善患者口眼干、关节痛的症状，可降低血沉、免疫球蛋白、类风湿因子。白芍总苷具有抗炎和免疫调节作用，可用于无脏器受累的轻型患者，或作为其他治疗的辅助治疗。此例患者合并有肾小管酸中毒、轻度肺间质病变，血细胞低下，在使用羟氯喹和白芍总苷基础上加用口服激素，暂不加用免疫抑制剂。定期复查相关指标，如治疗效果欠佳，可考虑加用免疫抑制剂。

六、治疗效果及思维提示

1. 前5日根据诊断思路完善检查，期间予枸橼酸钾补钾，碳酸氢钠碱化尿液改善低钾血症、肾小管酸中毒；监测血钾波动在3mmol/L。

2. 第5日至第14日诊断明确，评估脏器受累情况，予以茴三硫25mg，每日3次，氨溴索片30mg，每日3次，改善口干症状；乙酰半胱氨酸0.6g，每日3次，防治肺间质病变；予硫酸羟氯喹0.2g，每日2次，甲泼尼龙片16mg/d，口服治疗脏器损害；同时予保护胃黏膜、预防骨质疏松药物治疗。

3. 经治疗，复查指标如下　血常规 WBC: 7.03×10^9/L, NE%: 72.3%, Hb: 97g/L, PLT: 206×10^9/L。

生化 AST: 25U/L, ALT: 30U/L, GLU: 4.4mmol/L, UREA: 6.8μmol/L, CRE: 84μmol/L, Na^+: 139.7mmol/L, K^+: 4.3mmol/L, Cl^-: 100.5mmol/L, Ca^{2+}: 2.14mmol/L, CO_2: 28mmol/L。

动脉血气（未吸氧）pH: 7.436, PCO_2: 39.1mmHg, PO_2: 85.4mmHg, SaO_2: 97.1%, BE: 1.6mmol/L, HCO_3^-: 25.6mmol/L。

尿常规 pH: 6.5, SG: 1.030。

4. 患者门诊长期随访，激素逐渐减量，1年后颈部淋巴结消退，复查胸部CT提示两肺下叶胸膜下磨玻璃影及索条影，间质性改变较前稍有进展，加用口服环磷酰胺50mg/d。目前口服茴三硫25mg，每日3次，乙酰半胱氨酸0.6g，每日3次，甲泼尼龙片4mg/d，环磷酰胺50mg/d（每周使用5日），病情稳定。

治疗方案是非常有效的。患者口干症状有所改善，电解质紊乱及酸碱失衡被纠正。但干燥综合征的治疗是长期的，目前尚无法根治，在治疗过程中需要定期随诊复查，一方面了解血液中自身免疫异常的程度及治疗过程中的变化，另一方面了解有无新发内脏器官的损害，已发生的内脏损害有无改善或者加重，需要根据化验检查的情况调整治疗药物剂量或者种类，部分患者病情可以得到控制并长期完全缓解。

最终诊断：干燥综合征、Ⅰ型肾小管酸中毒、继发性血液系统受累、继发性肺间质病变。

七、本疾病最新指南解读

干燥综合征（SS）诊断及治疗指南（2010），该指南是目前最新的指南。指南指出干燥综合征患者血清免疫学检查常见的抗体：①抗 SSA 抗体，是本病中最常见的自身抗体，约见于 70% 的患者；②抗 SSB 抗体，有称是本病的标记抗体，约见于 45% 的患者；③类风湿因子，约见于 70%～80% 的患者，且滴度较高常伴有高球蛋白血症；④高免疫球蛋白血症，均为多克隆性，约见于 90% 患者。

目前对 SS 的治疗目的主要是缓解患者症状，阻止疾病的发展和延长患者的生存期，尚无可以根治疾病的方法。对 SS 的理想治疗不但是要缓解患者口、眼干燥的症状，更重要的是终止或抑制患者体内发生的异常免疫反应，保护患者脏器功能，并减少淋巴瘤的发生。SS 的治疗包括 3 个层次：①涎液和泪液的替代治疗以改善症状；②增强 SS 外分泌腺的残余功能，刺激涎液和泪液分泌；③系统用药改变 SS 的免疫病理过程，最终保护患者的外分泌腺体和脏器功能。

口、眼干燥的对症治疗包括：保持口腔清洁，勤漱口，减少龋齿和口腔继发感染的可能，并且停止吸烟、饮酒及避免服用引起口干的药物如阿托品等。还可以使用含氟的漱口液漱口，以减少龋齿的发生。也可使用人工涎液减轻口干，但效果不是很理想。干燥性角结膜炎可予人工泪液滴眼，可以减轻眼干症状，预防角膜损伤，减少眼部并发症。某些药物如利尿剂、抗高血压药、雷公藤可以加重口、眼干燥，应尽量避免使用。当使用涎液或泪液替代治疗效果不满意时，可使用毒蕈碱胆碱能受体激动剂刺激外分泌腺分泌，改善外分泌腺体功能。毛果芸香碱、茴三硫片（正瑞）、溴己新片（必嗽平）和盐酸氨溴索片（沐舒坦）等也可以增加外分泌腺的分泌功能。

系统损害者应根据受损器官及严重程度进行相应治疗。指南推荐对肌肉、关节痛患者，可用非甾体抗炎药，不必常规使用改善疾病的抗风湿药物，但羟氯喹可用于缓解 SS 患者的疲劳、关节痛和肌痛等症状，在少见的情况下，可能需要短程使用小剂量糖皮质激素以缓解关节剧痛等症状。对合并有重要脏器损害者，如神经系统病变、肾小球肾炎、肺间质性病变、肝脏损害、血细胞减少尤其是血小板减低、肌炎等要给予糖皮质激素联合免疫抑制剂治疗，必要时采用大剂量激素冲击治疗，常用的免疫抑制剂包括甲氨蝶呤、硫唑嘌呤、环孢素、环磷酰胺，其中环磷酰胺最常用。对于出现神经系统受累或血小板减少的患者可静脉用大剂量免疫球蛋白。

SS疾病早期以B细胞增生为主，因此高免疫球蛋白血症是SS免疫学异常的一个重要特点，常提示疾病可能处在活动进展期，所以很多医师认为对于高免疫球蛋白血症，而无系统损伤的患者同样应给予全身积极的免疫抑制治疗，包括糖皮质激素和免疫抑制剂的治疗，以免疾病进展出现系统受损。但是关于血清免疫球蛋白达到什么样的水平才给予治疗这一问题的意见却无法达成一致。

自身反应性B细胞的异常激活是SS发病的重要因素之一。目前有越来越多的临床试验表明，使用抗CD20和抗CD22抗体进行B细胞清除治疗可以改善SS病情。利妥昔单抗最早被用于B细胞淋巴瘤的治疗，后在自身免疫病的治疗中也取得了一定的疗效。它对SS常规治疗效果不佳，且有严重的关节炎、严重的血细胞减少、周围神经病变以及相关的淋巴瘤的患者均有较好的疗效。研究报道，利妥昔单抗375mg/m²，每周1次治疗SS患者，12周后患者主观症状显著缓解，涎腺有残余功能的患者涎液流率也有明显增加。SS患者使用利妥昔单抗发生血清病样不良反应的概率较高，同时使用较大剂量的糖皮质激素有可能减少这种不良反应的发生。利妥昔单抗能否最终改变SS病程，消除SS外分泌腺体中的异常免疫反应，还需要更长时间、更大样本的观察。

2012年美国风湿病学会ACR的干燥综合征分类标准：①血清抗SSA/Ro和/或抗SSB/La抗体（+），或者类风湿因子RF阳性同时伴ANA≥1：320；②有干燥性角结膜炎，角膜染色积分≥3分（患者目前未每日使用治疗青光眼的滴眼液、过去5年未进行过角膜手术或眼睑的美容手术）；③唇腺病理活检示淋巴细胞灶≥1个/4mm²（4mm²组织内至少有50个淋巴细胞聚集）。以上三项满足两项或者两项以上，且除外颈、头面部放疗史、丙型肝炎病毒感染、获得性免疫缺陷病、结节病、淀粉样变性、移植物抗宿主病、IgG4相关疾病，即可诊断为干燥综合征。此分类标准与2002年分类标准相比，突出特点是仅包括客观指标，未涉及任何干燥症状的描述，更注重了可靠的客观检查结果。

八、结合指南对本病例的思考

本例患者初发症状不典型，表现为口干多饮、乏力及低血钾，但询问病史及查体可以发现有干燥综合征典型的口干、舌干、龋齿等唾液腺分泌功能受损症状及体征，为我们的诊断提供了线索。此例患者有多个脏器受累的表现：肾小管酸中毒、间质性肺病、高免疫球蛋白血症、血细胞减少，所以在对症治疗的同时加用激素，之后复查患者口干及乏力症状明显缓解，长期服用补钾药物，血钾波动在正常范围。1年后因监测肺间质病变有进展，加用免疫抑制剂，之后多次监测肺部病变未见明显进展，病情稳定。综上所述，不典型症状干燥综合征的诊治，难点在于诊断及诊断后治疗方案的选择，是否加用激素和免疫抑制剂，何时加用，激素使用剂量、使用疗程，免疫抑制剂的选择都是至关重要的。使用激素和免疫抑制剂的同时需要密切监测药物的不良反应，结合随诊检查结果及患者症状及时调整药物剂量或者治疗方案。

（赵丽珂　黄慈波）

病例6 双手遇冷变色6年,气短3个月,间断发热1个月

女,47岁,家庭妇女,2016年3月21日来诊。

一、主诉

双手遇冷变色6年,气短3个月,间断发热1个月。

二、病史询问

(一)初步诊断思路及问诊目的

从主诉上看,患者此次就诊的主要目的是医治发热,然而发热的原因较多,主要分为感染性发热和非感染性发热。患者为女性,主要症状除发热外,还有双手遇冷变色和气短。病史的询问应围绕双手遇冷变色的次序,气短的程度,加重及缓解因素,体温增高情况,热型,随时间演变的过程、相应的治疗和治疗后病情的变化进行展开,同时应该询问伴随症状以及有鉴别意义的症状等。

(二)问诊主要内容及目的

1. 双手变色的诱发因素、变色的范围、持续时间、皮肤颜色变化的次序等,都需详细询问。变色的诱发因素除冷刺激外,应询问是否与情绪有关。变色的范围及持续时间长短提示病情的严重程度。颜色变化次序提示是否有雷诺现象。典型的雷诺现象以皮肤变白、变紫、变红为特征,提示血管先收缩,继而舒张导致淤胀的过程。此外,还要注意是否有手指麻木、刺痛和活动困难,是否发生指端变尖、指甲扭曲变形,是否出现局部溃疡、硬指以及坏疽。针对上述症状是否已予以治疗,治疗后的反应,密切关注病情的进展变化情况。

2. 气短的程度,诱发及缓解因素及伴随症状 气短是突然发生、缓慢发生,还是渐进发生或者有明显的时间性。气短的程度,如是安静状态下即有气短,还是活动后气短。气短与活动、体位是否相关。伴随症状,如有无咳嗽、咳痰、咯血、胸痛、心慌等。

3. 既往史的询问 包括有无慢性病史,吸烟、饮酒史、传染病史、个人史及家族遗传病史等。

(三)问诊结果及思维提示

1. 患者6年前就已经出现双手遇冷变白、变紫、变红的症状,并逐渐出现双手指的肿胀,手指局部皮肤粗糙,弹性减低。曾就诊于当地医院,遵循医嘱加强保暖,并间断应用改善循环药物,病情处于进展与缓解相交替中。

2. 3个月前自觉活动后气短、乏力，休息后症状可缓解，于当地医院就诊，行胸部X线检查，未见明显异常。心电图提示：正常心电图，故未用药治疗。病情缓慢进展，气短加重，活动耐力进一步下降，与体位无明显相关，夜间可平卧，睡眠尚可。逐渐出现咳嗽，无痰，自服平喘止咳药物，症状无明显改善。

3. 1个月前出现发热，体温最高38.6℃，无明显寒战，伴有咳嗽，咳少量白痰，伴肌肉酸痛、乏力，无尿频、尿急、尿痛，无腹痛腹泻。于社区门诊就诊，予头孢类抗生素治疗5天，发热未得到有效控制。遂就诊于当地医院，实验室检查发现：白细胞（WBC）3.16×10^9/L，淋巴细胞比率12%；胸部X线提示：透过度减低。抗病毒治疗无效，为进一步诊治转入我院。

4. 既往史　高血压病史2年，血压最高180/100mmHg，目前应用盐酸贝那普利10mg每天一次口服治疗，血压控制良好。甲状腺功能减退症2个月，左甲状腺素钠片50μg每天一次口服治疗中。否认糖尿病及冠心病病史。否认肝炎、结核史。否认慢性肾脏病史。否认外伤史。否认药物过敏史。生于铁岭，否认疫区旅居史。否认吸烟及饮酒史。适龄婚育，育有一子。

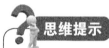
思维提示

患者病史分为3个阶段，主要特点为双手遇冷变白、变紫、变红，对症改善循环治疗后，尚未阻止病情进展，出现活动后气短，由于未对病情给予充分的重视，没有及时找到病因，给予适当的治疗，继而出现发热、气短加重，入我院诊治。

三、体格检查

（一）重点检查内容及目的

根据问诊的结果，症状主要表现于四肢、肺部及心脏，应据此重点查体。患者气短伴咳嗽，应检查肺部及心脏各项体征，如胸廓活动度，呼吸音有无异常，是否有干湿啰音。应听诊心脏心音强弱的变化，节律是否正常，有无心脏杂音等。患者发热，应鉴别发热的原因，感染性发热还是非感染性发热。肺内炎症引起的发热可听到水泡音，感染性心内膜炎引起的发热可闻及心脏杂音。非感染性发热多有其他伴随体征，如：皮疹、口腔溃疡、牛肉舌、猖獗龋齿、淋巴结肿大、手指肿胀、关节压痛等。患者有肌肉酸痛、乏力，应检查肌肉是否有握痛以及肌力情况。患者有双手遇冷变白、变紫、变红，符合雷诺现象特点。雷诺现象分为原发性和继发性，后者继发于其他疾病，需仔细全面地查体，寻找诊断线索。

（二）体检结果及思维提示

T: 37.8℃，P: 108次/min，R: 18次/min，BP: 144/91mmHg。神清语明，颜面无皮疹，结膜略苍白，巩膜无黄染，口腔无溃疡，颈部未触及肿大淋巴结。胸廓活动度正常，双肺呼吸音粗，肺底可闻及少许帛裂音。心律齐，心音有力，未闻及病理性杂音。腹平软，无压痛、反跳痛及肌紧张，肝脾肋下未触及。双手指肿胀，指端皮肤粗糙，弹性差。双下肢无水肿。四肢肌肉握痛可疑阳性，肌力Ⅴ级。

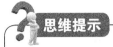

思维提示

　　结膜略苍白，考虑存在轻度贫血。胸廓活动度正常提示无呼吸肌受累。肺底可闻及少许帛裂音，应注意肺间质性病变。心脏无杂音，暂不考虑感染性心内膜炎。双手肿胀，伴可疑肌肉握痛，结合雷诺及慢性发热病史，应考虑弥漫性结缔组织病的可能性。

四、实验室和影像学检查结果

（一）初步检查内容及目的

　　1. 血常规、尿常规、血气分析、生化全项、凝血四项、D- 二聚体，了解患者基本情况。

　　2. 支原体抗体、T-SPOT、肥达 - 外斐反应、军团菌抗体、真菌抗原、布病抗体、血清降钙素原、血沉、CRP、类风湿因子、免疫球蛋白、补体、抗核抗体、ENA 谱检测等，鉴别发热原因。

　　3. 肺 HRCT　明确肺部病变情况，是否存在肺内炎症及肺间质病变，是否有胸腔积液，纵隔淋巴结是否有肿大。

　　4. 心脏超声心动图　了解心脏形态、瓣膜状况、心功能情况，间接估测肺动脉压。

（二）检查结果及思维提示

　　1. 血细胞分析　白细胞计数 WBC：2.76×10^9/L，中性粒细胞 %：70%，淋巴细胞 %：17%，血红蛋白浓度 Hb：95g/L，血小板计数 PLT：185×10^9/L。

　　2. 血气分析　未见明显异常。

　　3. 生化检测　肝功能 ALB：30.6g/L，余未见异常。肾功能：正常。心肌酶 CK：261U/L，LDH：445U/L。

　　4. 凝血四项　纤维蛋白原（Fbg）：3.15g/L，PT、APTT、INR 均正常。

　　5. 尿常规　正常。

　　6. 支原体抗体、T-SPOT、肥达 - 外斐反应、军团菌抗体、真菌抗原及布病抗体均为阴性，PCT：0.03μg/L。

　　7. 血沉：42mm/h，CRP：1.85mg/L，RF：159IU/L，IgG：21.2g/L，IgA：2.98g/L，IgM：0.83g/L，C3：1.05g/L，C4：0.24g/L，ANA：1∶80（++），ENA 谱：抗 U1RNP 抗体：（+++）。

　　8. 肌电图　未见肌源性损害。

　　9. 肺功能　轻度弥散功能降低。

　　10. 肺 HRCT　扫描显示胸廓对称，双肺下叶透过度减低，呈磨玻璃密度影。双肺可见索条影及钙化点，各级支气管通畅，无扩张与狭窄。双侧肺门不大，纵隔居中，其内未见肿大淋巴结。心脏大小正常，双侧胸腔积液（图 6-1）。

　　结论：双肺下叶间质性改变；双肺陈旧病变；双侧胸腔积液。

　　11. 心脏超声　各心腔内径在正常范围，左室各壁向心运动良好，未见节段性运动异常。射血分数 EF：56%。各瓣膜开放良好，各瓣口前向血流速度在正常范围，二、三尖瓣探及微量反流，间接估测肺动脉收缩压约 38mmHg。心包腔未见液性暗区。

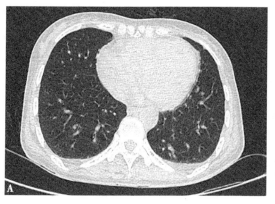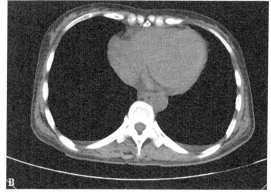

图 6-1 肺 HRCT

 思维提示

　　患者各项检查提示有异常改变。双肺下叶透过度减低，呈磨玻璃密度影，考虑为肺间质病变。双侧胸腔积液，提示浆膜腔炎症。心脏超声间接估测肺动脉收缩压约 38mmHg，提示患者合并了轻度的肺动脉高压。血液系统方面，白细胞减少，结合患者病史较长，且曾抗病毒治疗无效，故排除病毒感染，考虑免疫性因素引起的可能性大。贫血需明确原因，查 Coombs 试验、网织红细胞比例、血清铁蛋白、叶酸、维生素 B_{12} 等。血象两系减少，应进一步行骨穿检查，排除血液系统原发病。肌酸激酶增高提示肌炎改变。实验室检查多种病原体抗体检测均为阴性，PCT、CRP 均在正常范围内，且影像学检查亦不支持感染诊断，故考虑非感染性发热。免疫学检查提示血沉增快，RF 增高，IgG 增高，ANA 阳性，抗 U1RNP 抗体阳性，考虑为弥漫性结缔组织病所致，但需排除其他系统疾病，如肿瘤性疾病。

（三）进一步检查结果及思维提示

1. Coombs 试验：阴性；网织红细胞计数：正常；血清间接胆红素：正常。
2. 血清铁蛋白：93μg/L，叶酸：12nmol/L，维生素 B_{12}：216pmol/L。
3. 肿瘤标记物检测均在正常范围内。
4. 骨穿 正常骨髓象。

 思维提示

　　患者此次就诊为发热原因待查。病史较长，发热时间超过 4 周，为慢性发热。通过检查未找到感染病灶，也没有查到病原体，考虑非感染性发热。影像学及实验室检查也未找到肿瘤性疾病证据，且患者有雷诺、肺间质受累、浆膜炎、肺动脉高压、贫血等多系受累表现，故考虑为弥漫性结缔组织病，免疫学检测提供了进一步的证据。结合患者的病史、症状和体征，符合混合性结缔组织病（MCTD）的诊断，依据为：①手指肿胀；②雷诺现象；③肌炎；④抗核抗体及抗 U1RNP 抗体高滴度阳性。符合 Kahn 标准中血清学标准加上雷诺现象及剩下临床标准中的 2 条。气短考虑与肺间质病变及轻度的肺动脉高压有关。贫血，但网织红细胞正常，Coombs 试验阴性，且胆红素不高，诊断溶血性贫血证据不足；血清铁蛋白、叶酸、维生素 B_{12} 均正常，诊断缺铁贫或巨幼贫亦证据不足；贫血的原因考虑与慢性疾病性贫血有关。文献报道，约 75% 的 MCTD 患者出现白细胞减少，主要累及淋巴细胞，且与疾病活动性有关。50% 的患者 RF 阳性。此患者的临床表现均可以用 MCTD 来解释。

五、治疗方案及理由

1. 治疗

（1）一般性治疗：保暖、避免指外伤，避免应用 β 受体拮抗剂、禁烟。

（2）药物治疗：应用激素及改善病情药（DMARDs）治疗原发病，同时使用钙离子拮抗剂、辅酶类药物、抗氧化剂等对症治疗。

2. 理由　患者的病情主要由 MCTD 所导致，雷诺现象、肺间质病变、胸腔积液、肺动脉高压、肌酶增高及发热均与免疫因素相关，应用激素能够有效抑制自身免疫反应，阻止病情进展，同时具有较强的抗炎作用，能够有效改善发热、肌痛症状，提高患者生活质量。然而激素不宜长期大量应用，DMARDs 不仅能够进一步抑制各种抗体及炎性细胞因子的产生，达到改善病情的作用，而且能够在激素减量时发挥控制病情的作用。此外，对症治疗也很重要。钙离子拮抗剂（如硝苯地平）可以扩张外周血管，改善雷诺症状；辅酶类药物可以稳定细胞膜，减少肌细胞破坏，降低激酶释放；抗氧化剂（如乙酰半胱氨酸）可以用来辅助治疗间质性肺疾病。

六、治疗效果及思维提示

入院后，根据诊断思路完善检查，在检查结果未回报前，给予非甾体抗炎药洛索洛芬钠，钙离子拮抗剂硝苯地平缓释片对症治疗。体温有下降趋势，但不能完全控制在正常水平。检查结果回报后，确诊为混合性结缔组织病。给予糖皮质激素甲泼尼龙 80mg 每天一次静滴，并停用非甾体抗炎药，3 天后体温降至正常，肌痛及气短症状有所缓解。复查白细胞计数 WBC：5.20×10^9/L，红细胞计数 RBC：3.38×10^{12}/L，血红蛋白浓度 Hb：101g/L，CK：128U/L，LDH：235U/L。激素减量至泼尼松 30mg 每天一次口服，并加用改善病情药硫酸羟氯喹 200mg 每天二次口服，环磷酰胺 100mg 隔天一次口服。同时辅以胃黏膜保护及补钙治疗，预防激素副作用。观察一周无不良反应，患者出院。嘱其继续用药，激素规律减量，定期随访。一个月后门诊复查，体温正常，血常规 Hb：105g/L，WBC 和 PLT 均正常，肝肾功、心肌酶、血沉、C 反应蛋白正常，IgG：17.5g/L。胸腔积液消失，间接估测肺动脉压：32mmHg。病情平稳，患者持续定期随访中。

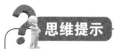

思维提示

　　治疗方案是非常有效的。患者在未使用抗生素治疗的情况下，应用激素，体温恢复正常，减量后未再复发，间接证实为非感染性发热。白细胞减少，激酶增高考虑与免疫相关，激素治疗后迅速好转。浆膜炎症及肺动脉高压在激素和免疫抑制剂的治疗下，也得到了不同程度的改善。由于激素和免疫抑制剂副作用较多，需密切随访，预防不良反应的发生。雷诺现象、贫血、肺间质病变为慢性改变，短期内很难得到改善，需要长时间的治疗。

最终诊断：混合性结缔组织病、继发间质性肺疾病、结缔组织病相关性肺动脉高压。

七、本疾病最新指南解读

　　关于混合性结缔组织病（MCTD），目前 ACR 尚未提出明确的诊治指南。2011年中华医学会风湿病学分会发布了混合性结缔组织病的诊断和治疗指南。该指南是目前我国最新的指南，分为概述、临床表现、诊断要点和治疗方案与原则四部分，详尽阐述了混合性结缔组织病的临床特征，并结合我国国情，为临床诊断和治疗提供了依据。

　　指南首先对 MCTD 进行概述，指出 MCTD 是一种血清中有高滴度的斑点型抗核抗体（ANA）和抗 U1RNP（nRNP）抗体，临床上有雷诺现象、双手肿胀、多关节痛或关节炎、肢端硬化、肌炎、食管运动功能障碍、肺动脉高压等特征的临床综合征。部分患者随疾病的进展可成为某种确定的弥漫性结缔组织病，如系统性硬化病（SSc）、系统性红斑狼疮（SLE）、多发性肌炎/皮肌炎（PM/DM）、类风湿关节炎（RA）。其病因及发病机制尚不明确。

　　MCTD 患者可表现出各种结缔组织病（SLE、SSc、PM/DM 或 RA）的临床症状，然而各种重叠表现很少同时发生，多在数月或数年间序贯出现。不同的患者表现亦不尽相同，而雷诺现象几乎是所有患者的一个早期临床特征。在该病早期与抗 U1RNP 抗体相关的其他常见临床表现是双手肿胀、关节炎、炎性肌病和指端硬化等。不明原因发热可能是 MCTD 最显著的临床表现和首发症状。本病可累及关节、皮肤黏膜、肌肉、肺脏、心脏、消化系统、神经系统、血管、血液系统等多个器官系统。

　　目前尚无 MCTD 的美国风湿病学会（ACR）诊断标准，但对照研究显示：Alarcon-Segovia（1986年）和 Kahn（1991年）提出的2个诊断标准敏感性和特异性最高（分别为62.5%～81.3%和86.2%），见表6-1 MCTD 的诊断标准。

　　本病的治疗以 SLE、PM/DM、RA 和 SSc 的治疗原则为基础。①疲劳、关节和肌肉痛者，可应用非甾体抗炎药、抗疟药、小剂量泼尼松（<10mg/d）。②以关节炎为主要表现者，轻者可应用非甾体抗炎药，重症者加用抗疟药或甲氨蝶呤或肿瘤坏死因子（TNF）抑制剂。③雷诺现象：注意保暖，避免手指外伤和使用 β- 受体阻滞剂、戒烟等。应用二氢吡啶类钙通道阻滞剂，如硝苯地平（30mg/d）；α- 受体阻滞剂，如哌唑嗪。④急性起病的指坏疽：局部药物性交感神经阻断（受累指趾局部利多卡因浸润）、抗凝、局部应用硝酸盐类药物；输注前列环素；可使用内皮素受体拮抗剂，如波生坦。⑤以肌炎为主要表现者，给予泼尼松 1～1.5mg/（kg·d），难治

表6-1　MCTD的诊断标准

项目	Alarcon-Segovia标准	Kahn标准
血清学标准	抗u1RNP≥1∶1600（血凝法）	存在高滴度抗u1RNP抗体，相应斑点型ANA滴度≥1∶1200
临床标准	1. 手肿胀 2. 滑膜炎 3. 肌炎（生物学或组织学证实） 4. 雷诺现象 5. 肢端硬化	1. 手指肿胀 2. 滑膜炎 3. 肌炎 4. 雷诺现象
确诊标准	血清学标准及至少3条临床标准，必须包括滑膜炎或肌炎	血清学标准加上雷诺现象及剩下临床标准中至少2条

者加用甲氨蝶呤、静脉滴注免疫球蛋白（IVIG）治疗。⑥肺动脉高压是MCTD患者致死的主要原因，应该早期、积极治疗原发病。无症状的肺动脉高压：试用糖皮质激素和环磷酰胺、小剂量阿司匹林和血管紧张素转换酶抑制剂（ACEI）如卡托普利12.5～25mg，每天2～3次；酌情使用内皮素受体拮抗剂，口服波生坦。伴有症状的肺动脉高压：静脉注射前列环素、应用ACEI、抗凝、内皮素受体拮抗剂，口服波生坦；酌情使用西地那非。⑦肾脏病变者、膜性肾小球肾病：轻型不需要处理；进展性蛋白尿者试用ACEI或小剂量阿司匹林联合双嘧达莫；严重者酌情使用泼尼松15～60mg/d，加环磷酰胺冲击治疗每月1次或苯丁酸氮芥每天给药。肾病综合征：单独应用肾上腺皮质激素通常效果不佳；小剂量阿司匹林联合双嘧达莫预防血栓形成；ACEI减少蛋白丢失；试用泼尼松15～60mg/d，加环磷酰胺冲击治疗每月1次或苯丁酸氮芥每天给药。必要时进行透析。⑧食管功能障碍者，吞咽困难：轻者无需治疗；伴反流者应用质子泵抑制剂，严重者使用抑酸与促动药联合治疗；内科治疗无效者，可采取手术治疗。肠蠕动减退：使用胃肠促动药，如甲氧氯普胺。小肠细菌过度繁殖可应用四环素、琥乙红霉素。胃灼热、消化不良：升高床的头部、戒烟、减轻体质量、避免咖啡因；应用H_2受体阻断药、质子泵抑制剂；酌情使用甲氧氯普胺和抗幽门螺杆菌药物。⑨心肌炎：试用糖皮质激素和环磷酰胺，避免应用地高辛。不完全心脏传导阻滞避免应用氯喹。在使用上述药物时应定期查血、尿常规，肝、肾功能，避免不良反应。

八、结合指南对本病例的思考

本例患者完全符合MCTD的诊断标准，血清中检测到高滴度的抗核抗体和抗U1RNP抗体，且有雷诺现象，并伴有手指肿胀和肌炎。起始给予非甾体抗炎药和抗疟药治疗发热、肌痛，钙通道阻滞剂治疗雷诺，完善检查确诊后给予激素和环磷酰胺治疗。结缔组织病相关的间质性肺疾病和肺动脉高压是预后不良的重要原因，需早期诊断，早期治疗。及时应用激素和环磷酰胺通常可取得较好的疗效，能有效控制疾病进展。同时激素可以迅速改善自身免疫因素引起的血细胞减少，避免因白细胞减少而引发的并发症，同时对体温的控制疗效颇佳。综上所述，MCTD的表现多种多样，需对临床表现进行综合分析和判断，做出正确的诊断，最终给出适宜的治疗方案，这需要一定的临床经验的积累。结合临床实际，遵循诊治指南，并灵活掌握，运用于临床实践中，这是最终成功治愈的关键。

（吴春玲　肖卫国）

病例 7 反复发热、皮疹、四肢关节疼痛 4 年，加重半个月

女，44岁，工人，2016年2月10日就诊。

一、主诉

反复发热、皮疹、四肢关节疼痛4年，加重半个月。

二、病史询问

（一）初步诊断思路及问诊目的

从症状上看，患者的主要症状集中在反复发热、皮疹、关节痛。病史询问应围绕发热的特点、诱因、伴随症状及随时间演变的过程、相应的治疗和治疗后病情的变化进行展开，同时应该询问有鉴别意义的症状，从而进行发热疾病的鉴别诊断。

（二）问诊主要内容及目的

1. 发热
（1）起病时间、季节、起病情况（缓急）、病程、程度（热度高低）、频率（间歇性或持续性）、诱因。
（2）有无畏寒、寒战、大汗或盗汗。
（3）询问其他多系统症状，如是否伴有咳嗽、咳痰、咯血、胸痛；腹痛、呕吐、腹泻；尿频、尿急、尿痛；皮疹、出血、头痛、肌肉关节痛等。
（4）患病以来一般情况，如精神状态、食欲、体重改变、睡眠及大小便情况。
（5）诊治经过（药物、剂量、疗效）。
（6）传染病接触史、疫水接触史、手术史、流产或分娩史、服药史、职业特点等。
2. 皮疹　询问皮疹出现与消失的时间、发展顺序、分布部位、形态大小、颜色、压之是否褪色、平坦或隆起、有无瘙痒及脱屑等，是否与发热相伴随，热退皮疹是否消散。
3. 关节症状　询问关节症状出现的时间，与发热的时间先后顺序，关节累及的部位、程度、活动情况、有无疼痛及肿胀情况。
4. 既往史　询问有无慢性病史，吸烟、饮酒史、传染病史、个人史等。

（三）问诊结果及思维提示

1. 患者2011年11月开始无明显诱因下出现发热，体温最高可达39.2℃，伴有畏寒、咽痛，无明显寒战，未予处理，体温能自行下降至正常。后反复间断出现发热，伴有畏寒、偶有

寒战，多次在当地医院就诊，给予对症处理（具体不详），效果不佳。

2. 患者 2011 年 12 月仍发热，体温最高可达 39.7℃，伴有背部及腹部多发细小丘疹，咽痛，双侧扁桃腺 I 度肿大，在当地医院住院检查，曾发现转氨酶轻度升高（ALT：113U/L，AST：57U/L），血培养结果提示表皮葡萄球菌阳性，查 T 细胞亚群、肿瘤指标、输血前八项、凝血功能、EB 病毒 DNA、呼吸道感染病原体 IgM 抗体全套、结核效应 T 细胞、尿培养均未见异常。腹部 B 超提示"肝脂肪浸润"，妇科 B 超提示"宫颈潴留囊肿、子宫内膜稍增厚"，甲状腺 B 超提示"右叶低回声区，结节可能"。两次骨髓细胞学检查结果均为"骨髓增生明显活跃，以粒系增生为主，细胞胞质颗粒增多"。院外考虑"1. 败血症，2. 感染后变态反应"，先后给予"万古霉素、氨曲南、头孢哌酮舒巴坦、莫西沙星"治疗，后复查血培养阴性，同时给予醋酸泼尼松 10mg，每日 3 次处理。后体温恢复正常，醋酸泼尼松规律减量，于 2012 年 2 月停用醋酸泼尼松。患者在停用醋酸泼尼松 1 个月后，再次无明显诱因出现四肢肌肉酸痛，全身乏力，伴右侧腕关节肿胀、疼痛，并出现咽部疼痛，体温波动在 38.6～39℃，查白细胞 14.25×10⁹/L，CRP 62.2mg/L，于 2012 年 3 月 2 日入住我院风湿科治疗。患者入院后给予非甾体抗炎药（洛索洛芬）后，热峰有所下降，但仍有发热，右侧腰背出现隐约皮疹，伴瘙痒，因曾有血培养结果提示表皮葡萄球菌，故给予"万古霉素 0.5g 每 8 小时一次 + 莫西沙星 400mg/d"联合抗感染一周，仍有间断发热，热峰最高达 39.3℃，并出现关节游走性疼痛，抗感染药物改为"替考拉宁 400mg 每 12 小时一次 + 复方磺胺甲噁唑 2 片每日 3 次"治疗 3 周，本院复查骨髓培养及血培养均阴性，同时加用醋酸泼尼松 20mg，每日 2 次，患者体温恢复正常，于 2012 年 4 月出院。后患者醋酸泼尼松逐渐停用，病情平稳。

3. 2016 年 1 月底，患者无明显诱因再次出现四肢肌肉酸痛，伴双膝关节疼痛，无关节晨僵和肿胀。全身乏力，双侧下肢红色丘疹，并出现畏寒，患者稍咳嗽，少量白色黏痰。体温 38.2℃，查血沉 110mm/h，CRP 72mg/L，当地医院先后给予"头孢唑肟""莫西沙星""依替米星"抗感染治疗后，自诉症状好转。但患者自诉受凉后再次发热，伴有四肢关节酸痛，查血常规白细胞 15.58×10⁹/L，伴有面部及颈前区双侧对称针点样红色丘疹，无瘙痒等不适，于 2016 年 2 月 10 日再次收住我院。患者病程中有畏寒，多汗，无头疼、恶心、呕吐，无腹痛、腹泻，无脱发、口干及口腔溃疡、眼干或眼痛，无牙龈出血，无尿频、尿急、尿痛，无背痛，无食欲下降，饮食睡眠可，大小便正常，体重无明显的减轻。

4. 患者既往体健，否认有高血压、糖尿病、冠心病等慢性病史，否认病毒性肝炎、结核等传染病史，无输血史，无食物、药物过敏史。否认疫区旅居史，无吸烟饮酒等不良嗜好。适龄婚育，育有一子。

? 思维提示

患者的病史中，反复发热为主要特点，常有高热。起病之初有咽痛，伴有关节、肌肉酸痛及皮疹，病程较长，曾有一次血培养阳性，抗生素治疗足疗程、足量且抗菌谱覆盖面广，但效果均不佳，仍然间断发热，对激素治疗较敏感。

三、体格检查

(一)重点检查内容及目的

根据问诊的结果,症状主要集中在反复发热,并伴有关节、肌肉酸痛以及皮疹,因而体格检查应重点进行与发热相关的鉴别诊断的全面查体。尤其是注意检查全身浅表淋巴结大小、质地,以及是否有肿大及其部位;关节肿痛累及的部位、程度、活动情况;皮疹的分布部位、形态大小、颜色、压之是否褪色、平坦或隆起、有无瘙痒及脱屑,以及与发热时间的关系等;患者发热,也需考虑是否有肺部感染及心瓣膜感染,应听诊肺部是否有啰音,以及心脏是否有杂音。腹部各项体征中,尤其注意是否有肝脾肿大,以及是否存在中枢神经系统感染的体征。

(二)体检结果及思维提示

T:39.0℃,P:100 次/min,R:22 次/min,BP:130/82mmHg。神清,精神一般,发育正常,营养中等,步入病房,自主体位,应答切题。面部及颈前区可见对称红色丘疹,皮肤划痕症(+),其余皮肤黏膜无瘀点、瘀斑及皮下出血。颈后部可触及肿大淋巴结数枚,质地软,无粘连,无触痛。头颅无畸形,眼球无突出,结膜无充血,双侧瞳孔等大等圆,对光反射灵敏。外鼻无畸形,鼻中隔无偏曲,鼻翼无扇动,口唇无发绀,咽部充血,扁桃腺未见肿大。颈软,气管居中,甲状腺未及肿大。胸廓无畸形,两侧呼吸运动度相等,触觉语颤对称,叩诊清音,双肺呼吸音清,未闻及干湿啰音。心前区无隆起,心尖搏动在正常范围内,心律齐,心音有力,未闻及病理性杂音。腹部稍膨隆,未见腹壁静脉曲张,腹软,无压痛、反跳痛及肌紧张,肝脾肋下未及,未见胃肠型及蠕动波,肠鸣音正常,移动性浊音阴性。脊柱四肢无畸形,四肢关节无明显压痛及红肿,双下肢无水肿。生理反射存在,病理反射未引出,脑膜刺激征阴性。

思维提示

患者体检可见皮疹,应注意某些病毒、细菌感染后可出现皮疹,以及结缔组织病,如系统性红斑狼疮、原发性干燥综合征、混合性结缔组织病、血管炎也可出现皮疹,但皮疹的特点各有不同:感染导致的败血症的皮疹常为出血性皮疹,系统性红斑狼疮典型皮疹为颜面部对称蝶形红斑、光敏性皮疹、肢端血管炎皮疹,原发性干燥综合征主要因高球蛋白血症而易出现下肢紫癜样皮疹,血管炎皮疹可出现皮肤紫癜样皮疹或网状青斑、结节性坏死性皮疹。患者目前皮疹的特点与上述疾病常见的皮疹不同,患者皮疹为躯干、四肢片状斑疹或斑丘疹,常随体温的改变而消散,皮肤划痕症(+)。患者发现有淋巴结肿大,同时伴有发热,需排查恶性肿瘤的可能。

四、实验室和影像学检查结果

（一）初步检查内容及目的

1. 常规检查　血常规、尿常规、血沉、急性期反应蛋白（C反应蛋白及铁蛋白）、生化全项、凝血指标、D-二聚体。

2. 排查感染性疾病的相关检查　降钙素原、EB病毒DNA、巨细胞病毒DNA、输血前八项、血培养＋药物敏感试验、骨髓培养＋药物敏感试验、中段尿培养＋药物敏感试验、肺部CT、腹部B超或CT、心脏二维超声（可排查心瓣膜病及感染情况）。

3. 排查结缔组织病的相关检查　风湿三项、甲状腺功能、抗核抗体、抗ENA多肽、抗dsDNA抗体、抗心磷脂抗体、抗中性粒细胞胞浆抗体、抗CCP抗体、免疫五项、抗角蛋白抗体。

4. 排查恶性肿瘤的相关检查　血清铁蛋白、血清肿瘤指标[CEA＋AFP＋CA199＋神经元特异性烯醇化酶（NSE）＋CA125等]、全身PET-CT，淋巴结肿大建议淋巴结活检，男性建议查前列腺特异肿瘤抗原检查。

（二）检查结果及思维提示

1. 常规检查　血常规 WBC：$17.4×10^9/L$，NE%：91.7%，Hb：80g/L，PLT：$191×10^9/L$；血沉：95mm/h；CRP：102mg/L；血清铁蛋白：673.5ng/ml；生化 ALT：8.0U/L，AST：11.7U/L，GGT：22U/L，LDH：276U/L，ALB：33.2g/L，GLB：35.3g/L，DBIL：2.1μmol/L，IBIL：2.1μmol/L，BUN：3.87μmol/L，CREA：46.3μmol/L，URIC：311.2μmol/L，Na^+：140.1mmol/L，K^+：3.6mmol/L，阳离子间隙（AG）：19.9mmol/L；纤维蛋白原、D-二聚体正常；甲状腺功能：正常；心电图：正常。

2. 排查和感染相关疾病的检查　血清结核抗体：阴性；血清γ-干扰素：11pg/ml；T-SPOT检查（－）；抗链球菌溶血素O（－）；EB病毒DNA定量及巨细胞病毒DNA定量（－）；输血前八项（乙肝五项＋丙型肝炎抗体＋HIV抗体＋梅毒螺旋体抗体）：均阴性；血培养（双侧双瓶共3次）：阴性；骨髓培养：阴性；曲霉菌试验（－）；降钙素原0.104ng/ml。

3. 排查和结缔组织疾病相关的检查　抗核抗体（－）；抗ENA多肽抗体（－）；抗dsDNA抗体（－）；免疫五项 IgG：16.3g/L，IgA：2.66g/L，IgM：1.87g/L，C3：1.57g/L，C4：0.192g/L；直接及间接的Coombs试验（－）；抗心磷脂抗体（－）；RF：10.1IU/ml；抗CCP抗体（－）；抗角质蛋白抗体（－）；抗中性粒细胞抗体（－）；HLA-B27（－）。

4. 排查和肿瘤相关疾病的检查　肿瘤指标（CEA＋AFP＋CA199＋NSE＋CA724＋CA125）：正常范围；T淋巴细胞亚群：CD3：80.2%；$CD4^+CD3^+$：（＋＋＋）：59.9%；$CD8^+CD3^+$：18.4%；$CD3^-CD16^+56^+$：6%；$CD19^+$：10.9%。

5. 特殊检查　多排CT胸部平扫：两侧胸廓对称，气管、支气管开口通畅，双侧腋窝多发淋巴结肿大；心脏二维彩超：心内结构未见明显异常；腹部B超：轻度脂肪肝，脾脏稍大；双侧颈部B超：双侧颈部未见明显包块图像。

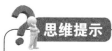

思维提示

患者的临床表现为反复发热,病程长,因而各项检查需要针对发热原因进行排查。发热的原因主要为感染性发热和非感染性发热,感染性发热需要排查细菌、病毒及特殊病原体的感染以及是否有局部脏器感染,非感染性发热主要排查结缔组织病及肿瘤,特别需要警惕血液系统肿瘤,尤其伴有淋巴结肿大的患者,要排查是否有淋巴瘤可能,浅表淋巴结肿大的应淋巴结活检,深部淋巴结肿大需胸部、腹部CT进一步了解胸腔、腹腔深部淋巴结情况,有条件可行PET-CT检查。血液系统方面,可进行骨髓检查,排除血液系统肿瘤,并因为有发热,同时可查骨髓培养+药物敏感试验。患者的检查指标中发现有中度贫血,轻度低蛋白血症,考虑长期发热消耗所致,不排除缺铁性贫血或溶血性贫血,可行血清Coombs试验及血清铁、血清铁蛋白检查。

(三)进一步检查结果及思维提示

1. PET-CT 双侧颈部、锁骨窝、腋窝、脾门、腹主动脉旁、双侧髂血管旁、双侧盆壁及双侧腹股沟多枚大小不等肿大淋巴结(2.7cm×1.7cm),较大者位于左侧腋窝,FDG代谢不同程度增高(SUV 3.11～1.6),建议腋窝淋巴结活检定性。轻度脂肪肝,脾脏体积稍大,密度未见异常,FDG代谢弥漫性增高(SUV最大值5.9)。全身骨髓FDG代谢弥漫性增高(SUV 5.7)。左侧上颌窦、两侧筛窦轻度炎症。部分椎体不同程度轻度骨质增生。

2. 淋巴结活检 (左腋下)查及淋巴结六枚,考虑反应性增生,免疫组化CD3(+),CD20(+),CD79a(+),CD43(+),CD21(滤泡网+),CD23(滤泡网+),Ki-67散在(+),结合HE切片,本例符合慢性炎症伴淋巴组织增生。

思维提示

患者病情较为复杂,主要表现为:①不明原因反复发热,体温及症状对激素比较敏感;②位于躯干与颜面的斑丘疹,与发热伴行,热退可消散;③有咽痛、关节痛;④血常规中白细胞计数显著升高(>15×10⁹),且主要为中性粒细胞升高(>80%);⑤血沉增快、C反应蛋白及铁蛋白升高;⑥血培养、骨髓培养阴性,使用抗生素治疗无效;⑦免疫学检查提示ANA谱、ANCA、RF等均阴性;⑧PET-CT检查发现有多处淋巴结肿大,为排除淋巴瘤,该患者进行淋巴结活检,病理检查及免疫组化提示慢性炎症伴淋巴组织增生,无淋巴瘤依据。根据患者以上临床特征及实验室结果,患者可诊断为成人斯蒂尔病。

五、治疗方案及理由

1. 治疗 非甾体抗炎药(NSAIDs)、糖皮质激素、改善病情抗风湿药物(DMARDs),首选甲氨蝶呤（MTX）。同时在治疗期间，尤其是发病初期，在发热、炎症指标升高时而经验性抗感染治疗过程中，应避免使用一些容易引起过敏、皮疹的抗感染药物，同时加强支持治疗，减少病情对机体的消耗。

2．理由 患者主要表现为发热、血清炎性指标升高，血液中白细胞升高，中性粒细胞计数升高、血清降钙素原升高。在疾病的初期阶段，感染导致发热不能被排除，而血培养＋药物敏感试验及骨髓培养＋药物敏感试验这两项检查都需要5～7日才能有结果，因而常常经验性抗感染治疗。患者血常规中白细胞显著升高，尤其是中性粒细胞，因而抗感染主要以覆盖 G^+ 菌的抗生素为主，同时兼顾覆盖 G^- 菌，如疑有耐甲氧西林的葡萄球菌感染的可能，可选用万古霉素。如有病毒感染或真菌感染的依据，则需要抗病毒或抗真菌治疗。但需注意，该病患者常对多种药物有过敏反应，如导致皮疹加重，或导致药物热时，需及时停药。一旦明确诊断后可使用非甾体抗炎药、糖皮质激素、改善病情抗风湿药物，主要为控制体温、抗炎，以及抑制炎症因子释放、抗原递呈等免疫反应。

六、治疗效果及思维提示

1．患者入院第1～6日，根据诊断思路完善各项检查，但由于发热伴有白细胞增高，且中性粒细胞比例增高，感染导致的发热，尤其 G^+ 细菌感染的可能性不能被排除，给予"莫西沙星"经验性抗感染治疗。

2．患者入院第7日，仍然有发热，体温最高达39.5℃，骨髓检查为"粒系、红系、巨核系增生活跃，血小板成簇可见"，由于患者有咳嗽、咯黄痰，2012年患者骨髓培养曾出现"葡萄球菌"，本次骨髓培养结果未至，血清降钙素原较正常有所升高，血常规中血红蛋白下降，考虑和发热、感染性疾病消耗有关。因而，抗感染药物改为"万古霉素"。

3．患者入院第10日，仍然间断发热，抗感染效果不佳，且骨髓细菌培养未见异常，免疫学指标均未提示结缔组织疾病，体检有淋巴结肿大，因而进行 PET-CT 检查，排除肿瘤，同时给予乐松（洛索洛芬）控制体温。

4．患者 PET-CT 提示有多处淋巴结肿大，尤其腋窝淋巴结肿大，为排除淋巴瘤，请外科给予淋巴结活检。一周后，病理及免疫组化的结果提示慢性炎症改变。至此，可排除感染、结缔组织病、肿瘤，考虑成人斯蒂尔病，给予醋酸泼尼松10mg，每日3次，以及甲氨蝶呤10mg，每周1次。患者体温控制良好，皮疹消失，无关节痛。

思维提示

　　治疗方案是非常有效的。患者体温、关节症状好转，血红蛋白逐步上升也证实患者消耗症状减少。成人斯蒂尔病虽然病因尚不清楚，但认为和自体炎症活化有一定关系，如若上述药物效果不佳，可进一步调整糖皮质激素的用量，使用较为强效的免疫抑制剂，如环磷酰胺、环孢素等。

最终诊断：成人斯蒂尔病。

七、本疾病最新指南解读

斯蒂尔病本是指系统型起病的幼年型关节炎，但相似的疾病也可发生于成年人，称为成人斯蒂尔病（adult onset Still's disease，AOSD）。本病曾有过许多名称，国内有人长期沿用"变应性亚败血症"，1987年以后统一称为成人斯蒂尔病。

本病病因尚不清楚，临床特征为发热、关节痛和/或关节炎、皮疹、肌痛、咽痛、淋巴结肿大、中性粒细胞增多以及血小板增多，严重者伴有系统损害。由于无特异诊断标准，常常需排除感染、肿瘤后才考虑其诊断。因此，临床上诊断成人斯蒂尔病十分困难。某些患者即便诊断为成人斯蒂尔病，还需要在治疗中密切随诊，以进一步排除感染和/或肿瘤的发生。本病男女罹病率相近，散布世界各地，无地域差异，患病年龄多在16～35岁，高龄发病也可见到。

（一）临床表现

1.症状和体征

（1）发热是本病最常见、最早出现的症状。其他一些表现如皮疹、关节肌肉症状、外周血白细胞增高等表现可能在发热出现数周甚至数月之后才陆续表现出来。80%以上的患者发热呈典型的峰热（spiking fever），通常于傍晚体温骤然升高，伴或不伴寒战，体温39℃以上，但未经退热处理次日清晨体温可自行降至正常。通常，热峰每日1次，每日2次者少见。

（2）皮疹是本病的另一主要表现，约见于85%以上患者，通常典型皮疹为橘红色斑疹或斑丘疹，有时皮疹形态多变，有的患者可呈荨麻疹样皮疹。皮疹主要分布于躯干、四肢，也可见于面部。本病皮疹的特征是常与发热伴行，常在傍晚开始发热时出现，次晨热退后皮疹常消失，呈时隐时现特征。另外，皮肤异常约1/3患者是由于衣服、被褥摩擦的机械刺激或由于热水浴，受刺激相应部位皮肤呈弥漫红斑并可伴有轻度瘙痒，这一现象即Koebner现象。

（3）关节及肌肉症状：几乎100%患者表现有关节疼痛，有关节炎者也占90%以上。易受累的关节为膝、腕关节，其次为踝、肩、肘关节。近端指间关节、掌指关节及远端指间关节亦可受累。发病早期受累关节少，为少关节炎，以后受累关节增多呈多关节炎。不少患者受累关节的软骨及骨组织可被侵蚀破坏，故晚期关节有可能僵直、畸形。肌肉疼痛也很常见，约占80%以上，多数患者发热时出现不同程度肌肉酸痛，部分患者出现肌无力及肌酶轻度增高。

（4）咽痛：多数患者有咽痛，常在疾病早期出现，有时存在于整个病程中，发热时咽痛出现或加重，退热后缓解。咽部出血，咽后壁淋巴滤泡增生，扁桃体肿大，咽拭子培养阴性，抗生素治疗对咽痛无效。

（5）其他临床表现：成人斯蒂尔病可有其他表现，如周围淋巴结肿大、肝大、腹痛（少数似急腹症）、胸膜炎、心包积液、心肌炎、肺炎。较少见的有肾及中枢神经异常、周围神经损害。少数患者可出现急性呼吸衰竭、充血性心衰、心包填塞、缩窄性心包炎、弥漫性血管内凝血（DIC）、严重贫血及坏死性淋巴结病。

2.实验检查

（1）血常规：90%以上患者中性粒细胞增高，80%左右的患者血白细胞计数≥$15×10^9$/L。约50%患者血小板计数升高，嗜酸性粒细胞无改变。可合并正细胞正色素性贫血。几乎100%患者血沉增快。

（2）部分患者转氨酶轻度增高。

（3）血液细菌培养阴性。

（4）类风湿因子和抗核抗体阴性，少数人可呈阳性，但滴度低。血补体水平正常或偏高。

（5）血清铁蛋白（serum ferritin, SF）：本病 SF 水平增高，且其水平与病情活动相关。因此 SF 不仅有助于本病诊断，而且对观察病情是否活动及判定治疗效果有一定意义。

（6）滑液和浆膜液白细胞增高，呈炎性改变，其中以中性粒细胞增高为主。

3. 放射学表现　在关节炎者可有关节周围软组织肿胀，关节骨端骨质疏松。随病情发展，关节软骨可破坏，关节间隙变窄，此在腕关节最易见到这种改变。软骨下骨也可被破坏，最终可致关节僵直、畸形。

（二）诊断及鉴别诊断

1. 诊断要点　对出现下列临床表现及相关的检查结果，应考虑本病。

（1）发热是本病最突出的症状，出现也最早，典型的热型呈峰热。一般每日 1 次。

（2）皮疹于躯干及四肢多见，也可见于面部，呈橘红色斑疹或斑丘疹，通常与发热伴行，呈一过性。

（3）通常有关节痛和 / 或关节炎，早期呈少关节炎，也可发展为多关节炎。肌痛症状也很常见。

（4）外周血白细胞显著增高，主要为中性粒细胞增高，血培养阴性。

（5）血清学检查，多数患者类风湿因子和抗核抗体均为阴性。

（6）多种抗生素治疗无效，而糖皮质激素有效。

2. 诊断标准

（1）目前最常用的标准是日本标准，敏感性达 93%，符合以下 5 条（其中 2 条主要标准）者并排除其他疾病者可诊断成人斯蒂尔病。

主要标准：①发热超过 39℃持续 1 周；②关节痛或关节炎至少 2 周；③躯干或四肢非瘙痒、消散性、橙红色斑丘疹；④白细胞增高（$>10×10^9$/L）。

次要标准：①咽喉痛；②淋巴结肿大；③肝肿大或脾肿大；④肝功能异常；⑤ RF 和 ANA 阴性。

（2）2002 年 Fautrel 等修订标准的敏感性和特异性分别是 80.6% 和 98.5%。符合以下 4 个主要标准，或符合 3 个主要标准 2 个次要标准：

主要标准：①发热超过 39℃；②关节痛；③消散性皮疹；④咽喉痛；⑤中性粒细胞增高（$>80%$）；⑥糖基化铁蛋白（$<20%$）。

次要标准：①典型皮疹；②白细胞总数 $>10×10^9$/L。

3. 鉴别诊断　在诊断成人斯蒂尔病之前应与下列疾病相鉴别：

（1）感染性疾病：病毒感染（乙肝病毒、风疹、微小病毒、柯萨奇病毒、EB 病毒、巨细胞病毒、人类免疫缺陷病毒等），亚急性细菌性心内膜炎、脑膜炎球菌菌血症、淋球菌菌血症及其他细菌引起的菌血症或败血症，结核病、莱姆病（Lyme 病）、梅毒和风湿热等。

（2）恶性肿瘤：白血病、淋巴瘤、免疫母细胞淋巴结病。

（3）结缔组织病：系统性红斑狼疮、原发干燥综合征、混合性结缔组织病等。

（4）血管炎：结节性多动脉炎、韦格纳肉芽肿病、血栓性血小板减少性紫癜、大动脉炎等。

（5）其他疾病：血清病、结节病、原发性肉芽肿性肝炎、克罗恩病（Crohn 病）等。需要关注的是自身炎症性疾病。自身炎症性疾病是一组非常新的疾病，主要由固有免疫系统细胞和分子介导,包括单基因病和多基因病。其中单基因自身炎症性疾病以家族性地中海热(FMF)、肿瘤坏死因子受体相关周期性综合征(TRAPS),临床症状与AOSD非常类似。但FMF、TRAPS通常孩提时发病,疾病的家族分布及明显的临床特征可鉴别诊断。可疑的患者可通过基因分析明确诊断。

(三)治疗原则及方案

本病尚无根治方法,但如能及早诊断,合理治疗可以控制发作,防止复发。用药方法同类风湿关节炎。常用的药物有非甾体抗炎药(NSAIDs)、肾上腺糖皮质激素、改善病情抗风湿药(DMARDs)、生物制剂等。

1. 非甾体抗炎药(NSAIDs) 急性发热炎症期可首先使用NSAIDs。近年,根据环氧化酶同功异构体理论,又将NSAIDs区分为选择性COX-2抑制剂(如昔布类等)与非选择性NSAIDs。前者能明显减少严重胃肠道等不良反应。在选择使用NSAIDs时,有胃肠、肝、肾及其他器官疾病的患者应优先选用选择性COX-2抑制剂。无论使用哪一种NSAIDs都应遵循个体化和足量原则;不宜两种NSAIDs联合使用;一种NSAIDs足量使用1~2周无效可更换另一种。成人斯蒂尔病患者约有1/4左右经合理使用NSAIDs可以控制症状,使病情缓解,通常这类患者预后良好。

肾上腺糖皮质激素对单用NSAIDs不起效,症状控制不好,或减量复发者,或有系统损害、病情较重者应使用糖皮质激素。常用泼尼松1~2mg/(kg·d)。待症状控制、病情稳定1个月以后可逐渐减量,然后以最小有效量维持。病情严重者可用甲泼尼龙冲击治疗。通常剂量500~1 000mg/次,缓慢静滴,可连用3日。必要时1~3周后可重复,间隔期和冲击后继续口服泼尼松。长期服用激素者应注意感染、骨质疏松等并发症。及时补充抗骨质疏松的相关药物,如抑制破骨细胞的二磷酸盐、调整钙、磷代谢剂及钙剂。

2. 改善病情抗风湿药物(DMARDs) 用激素后仍不能控制发热或激素减量即复发者;或关节炎表现明显者应尽早加用DMARDs。使用DMARDs时,首选甲氨蝶呤(MTX),剂量7.5~15mg/周。病情较轻者也可用羟基氯喹。对较顽固病例可考虑使用硫唑嘌呤、环磷酰胺及环孢素。使用环磷酰胺时,有冲击疗法及小剂量用法,两者相比较,冲击疗法副作用小。临床上还可根据病情在使用MTX基础上联合使用其他DMARDs。当转入慢性期以关节炎为主要表现时,可参照类风湿关节炎DMARDs联合用药,如MTX+SASP、MTX+HCQ、MTX+青霉胺、MTX+金制剂。在多种药物治疗难以缓解时也可MTX+CTX。如患者对MTX不能耐受可换用来氟米特(LEF),在使用LEF基础上可与其他DMARDs联合。用药过程中,应密切观察所用药物的不良反应,如定期观察血象、血沉、肝肾功能。还可定期观察铁蛋白(SF),如临床症状和体征消失,血象正常、血沉正常,SF降至正常水平,则提示病情缓解。病情缓解后首先要减停激素,但为继续控制病情防止复发,DMARDs应继续应用较长时间,但剂量可酌减。

3. 生物制剂 由于TNF-α、IL-1、IL-6参与AOSD的发病机制,因而生物制剂可用于治疗难治性AOSD患者。抗肿瘤坏死因子-α(英夫利昔、依那西普、阿达木单抗)治疗AOSD有效,在国内外已有应用。IL-1的抑制剂,如重组IL-受体拮抗剂(IL-1Ra、阿那白滞素)、单克隆抗IL-1β抗体(卡纳单抗)、可溶性IL-1TRAP融合蛋白(利洛纳塞)中,阿那白滞素临床较常用,并能迅速控制全身症状。针对IL-6受体的单克隆抗体(妥珠单抗),也可诱导难治性AOSD缓解。血浆置换、静脉内注射丙种球蛋白尚有争议。

4. 植物制剂　部分中草药制剂，已在多种风湿性疾病治疗中应用，如雷公藤多苷片。

（四）预后

不同患者病情、病程呈多样性，反映本病的异质性。AOSD 出现三种转归：①少部分患者一次发作缓解后不再发作，有自限倾向；②多数患者缓解后易反复间断发作，每次发作的间歇期一般在两个月以上；③慢性持续活动的类型，最终出现慢性关节炎，有软骨和骨质破坏，酷似类风湿关节炎。严重的 AOSD 患者可出现威胁生命的并发症-巨噬细胞活化综合征（MAS），表现为发热、肝脾肿大、淋巴结肿大、全血细胞减少、凝血障碍以及中枢神经系统、肺脏、肾脏损害，骨髓检查可见噬红细胞现象作为诊断依据。

需强调指出的是成人斯蒂尔病的诊断是一种排除性诊断，至今仍无特定的统一诊断标准，即使在确诊后，仍要在治疗、随访过程中观察患者病情转归，并经常注意排除感染、肿瘤和其他疾病，从而修订诊断，改变治疗方案。

八、结合指南对本病例的思考

本例患者是一例发热待查的患者，病程长，病情反复，临床表现如疑似成人斯蒂尔病时，需要完全按照 2012 年疾病指南，在诊断该疾病时需非常慎重，需要排查感染、免疫性疾病、肿瘤，是一个排他性的诊断。经验性抗感染方面可遵从足量、覆盖全面等原则。非甾体抗炎药可早期酌情使用，改善患者的症状。一旦诊断明确，糖皮质激素可使用半衰期长的中效激素甲泼尼龙或醋酸泼尼松，同时根据病情轻重，及早加用免疫抑制剂或生物制剂，有利于激素随疗程逐渐递减。综上所述，遵照指南原则积极排查疾病，结合临床实际灵活运用药物，是最终成功诊断与治疗的关键。

（顾　镭　张缪佳）

病例 8　双手遇冷变色、硬紧 9 年，乏力憋气半个月余

女，51 岁，农民，2016 年 3 月 18 日来诊。

一、主诉

双手遇冷变色、硬紧 9 年，乏力憋气半个月余。

二、病史询问

（一）初步诊断思路及问诊目的

从最初表现看，患者主要症状集中在皮肤系统，之后出现乏力憋气，病史的询问应围绕皮肤如何遇冷变色、皮肤硬紧的表现是什么样的，并同时注意患者的手部及面部，憋气一般会与呼吸、心血管系统有关，注意随后询问；乏力的原因非常多，需要询问乏力的程度，治疗前和治疗后病情的变化等，同时应该询问伴随症状以及有鉴别意义的症状等。

（二）问诊主要内容及目的

1. 遇冷变色是否是雷诺现象　雷诺现象指因寒冷或情绪等因素诱发的发作性肢端缺血，典型患者出现苍白、发绀、潮红三相颜色反应，其中苍白是最为可靠体征，其时间长短和肢端缺血硬化有相关性。此外，雷诺现象通常为某几个手指或手指的末端变色，而非正常人的遇冷后均匀变色。雷诺现象通常不对称，也可以双手大多数手指都受累。

2. 皮肤硬紧的询问　皮肤硬紧的范围，同时要观察患者是否出现了皮肤硬紧，并同时触摸。皮肤硬紧的问诊有两个要点：一是皮肤硬紧的范围，从而区分是局限性硬皮病还是系统性。局限性硬皮病（localized scleroderma）皮肤病变扩展到前臂后皮肤硬化进展相对停止，按皮损形态及分布又可分为：滴状硬皮病、片状硬皮病、带状硬皮病及泛发性硬皮病；系统性硬化病（systemic sclerosis，SSc）按受累范围，又可分为肢端型硬皮病及弥漫型硬皮病，弥漫型硬皮病皮肤硬化范围从前臂继续向上臂、肩部、前胸、背部、腹部、下肢发展。二是结合体格检查结果问诊皮肤硬紧的病程：系统性硬化病通常为持续性逐渐加重，临床上皮肤病变可分为水肿期、硬化期和萎缩期。水肿期皮肤呈非可凹性肿胀，触之有坚韧的感觉；硬化期皮肤呈蜡样光泽，紧贴于皮下组织，不易捏起；萎缩期浅表真皮变薄变脆，表皮松弛。

3. 乏力憋气的询问要考虑到多个系统　心血管疾病通常是伴有心慌胸痛或者心前区不适，血压改变等，通常与活动劳累有关；呼吸系统以憋气为主，有时会伴有咳嗽咳痰、气喘、胸痛等表现；贫血等所致的乏力通常以无力为主，单纯贫血一般不伴有憋气。有时神经系统疾病甚至消化系统疾病也可以伴有乏力憋气等非特异表现，但通常伴有相应系统的其他表现。

询问病史时注意鉴别是以哪一个系统为主。

4. 既往史的询问　包括职业、有无接触化学制剂、毒物等,之前有无感染等诱因,有无慢性病史,吸烟、饮酒史、传染病史、个人史等。此外,精神创伤、劳累、寒冷等因素在结缔组织病的发生、发展过程中,也起到一定的作用,注意询问。

(三)问诊结果及思维提示

1. 患者7年前在我科诊断为系统性硬化病,曾2次住院治疗。首次住院是2012-02-25,当时查体:颜面部、双上肢皮肤硬紧,右上肢、左肩部片状色素脱失,检查抗核抗体:阳性,抗SSA抗体(+++),抗SSB抗体(+),抗硬皮病-70抗体(+++);完善检查后诊断为系统性硬化病、肺间质纤维化、慢性胃炎,予甲泼尼龙、硫唑嘌呤、阿司匹林、雷公藤多苷、法舒地尔等治疗后,好转出院。出院后患者规律服药,原发病控制可。于2013-10-14因"口唇周围皮肤硬紧加重"再次入住我科,入院3个月前自行将硫唑嘌呤加量至50mg/d,入院前20天患者出现全身乏力明显,伴有心慌,上下楼梯困难,2天前出现咳嗽,无痰,检查血常规WBC:10.49×10^9/L,Hb:52g/L,RBC:2.93×10^{12}/L,PLT:535×10^9/L,转氨酶无异常,诊断"系统性硬化病、重度贫血",给予输血、激素、中成药活血等治疗,病情好转出院。该次出院后,患者规律服药,一直服用甲泼尼龙片8～12mg/d,以及铁剂、钙剂等,免疫抑制剂方面因重度贫血停用硫唑嘌呤,先后应用环孢素、霉酚酸酯等治疗,患者贫血较前好转,但皮肤硬肿缓慢进展,并一直有轻度乏力憋气、轻度吞咽困难。

2. 半个月前患者感颜面部硬紧加重,全身乏力明显,行走10米左右需要休息,伴心慌,视物模糊,活动后憋气,腹泻频繁,5～6次/d,无头晕、头痛,无胸痛,无发热,于我院门诊就诊,门诊以"系统性硬化病"收住我院。患者自发病以来,精神可,饮食睡眠差,反复腹泻,小便正常,体力较前下降,体重未有明显增减。

3. 40余年前曾患"脑膜炎",20年前曾患"急性肝炎",2年前因"急性心肌梗死"于当地行冠脉支架植入术。否认高血压史,否认糖尿病、脑血管疾病、精神疾病史,久居本地,无疫区、疫情、疫水接触史,无牧区、矿山、高氟区、低碘区居住史,无化学性物质、放射性物质、有毒物质接触史,无吸毒史,无吸烟史,无饮酒史,无冶游史。经量多,无痛经现象,经期规则。妊娠4次,顺产2胎,流产2胎。

> **思维提示**
>
> 患者病史长,为持续性,反复发作,进行性加重,主要特点为皮肤硬紧,同时伴反复乏力憋气、心慌、轻度吞咽困难,既往有心脏、肺脏、血液、消化道等多系统受累,病情复杂,需要进一步寻找此次憋气原因,并且多年来病情呈进行性加重,需要进一步调整有效的免疫抑制剂及治疗方案,故以"系统性硬化病"收住院。

三、体格检查

(一)重点检查内容及目的

根据问诊的结果,症状广泛,累及系统较多,主要集中在皮肤、呼吸、心血管、消化道、血液,应重点对这些系统进行查体,因结缔组织病是全身性疾病,同时应对患者进行其他系统的详细查体。

（二）体检结果及思维提示

T: 36.7℃,P: 88次/min,R: 20次/min,BP: 96/60mmHg。神志清,精神弱,双手皮温低,手指、手背发亮、紧绷,手指褶皱消失,双手拇指指末端皮肤破溃结痂。面部、上臂、颈部、前胸部皮肤硬紧。面部硬化、口周出现放射性沟纹,口唇变薄,鼻端变尖。受累皮肤有色素沉着或色素脱失。心音低钝,双肺下部较多韦氏啰音。腹软,无压痛及反跳痛,肠鸣音活跃。双下肢轻度凹陷性水肿。

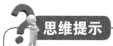
思维提示

　　皮肤弥漫性硬肿,提示系统性硬化病,手指、手背发亮、紧绷,手指褶皱消失,面部、上臂、颈部、前胸部受累。面部硬化、口周出现放射性沟纹,口唇变薄,鼻端变尖,为硬皮病典型的面具样面容。该病患者胸上部和肩部可有紧绷的感觉,颈前可出现横向厚条纹,让患者仰头,患者会感到颈部皮肤紧绷,其他疾病很少有这种现象。受累皮肤有色素沉着或色素脱失,这些都是硬皮病的特点。双肺下部韦氏啰音,提示肺间质纤维化。

四、实验室和影像学检查结果

（一）初步检查内容及目的

1. 血常规、尿常规、便常规加潜血、生化全项、血沉、CRP 了解患者基本情况。ANA滴度、ENA酶谱、免疫球蛋白、抗心磷脂抗体以进一步确诊硬皮病或是否合并其他自身免疫病。血气分析了解有无缺氧及呼吸衰竭。

2. 肺部CT 了解肺间质病变的程度,并与以前的对比,分析是否是憋气的主要原因(图8-1)。胸部CT平扫结果:胸廓基本对称,纵隔居中,气管及主支气管未见明显狭窄及梗阻。双肺可见多发网格状、索条状高密度影,以双下肺胸膜下为著。纵隔未见明显肿大淋巴结影。心影大小形态未见明显异常。所示食管扩张,甲状腺体积增大,密度不均。结论:符合双肺间质性肺炎表现,食管扩张,甲状腺改变。

3. 心电图及心脏彩超 了解有无心肌缺血及急性心梗,并了解心功能情况,分析是否是憋气的主要原因(图8-2、图8-3,见文末彩图)。心脏彩超示冠状动脉支架植入术后,左室壁节段性运动异常,左房扩大、左室扩大,二尖瓣反流(轻微)、三尖瓣反流(轻度)、左室舒张功能减低、肺动脉高压(轻度)。

4. 泌尿及消化系统超声 了解有无其他脏器受累,消化系统超声示慢性肝病,肝实质轻中度损害。泌尿系统超声示左肾输尿管结石可能,左肾积水(表8-1)。

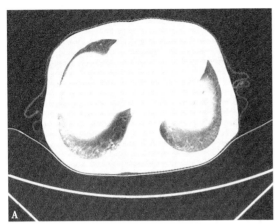
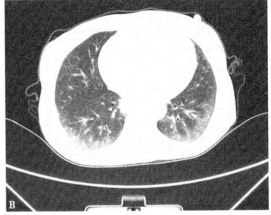

图 8-1 肺 CT

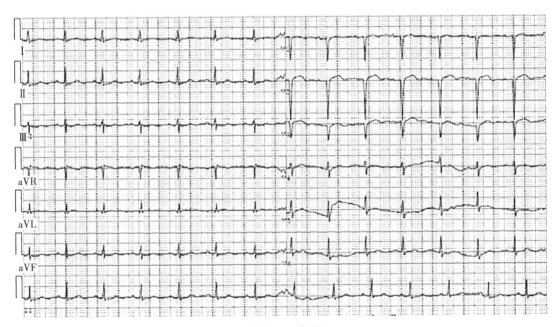

图 8-2 心电图

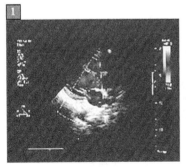
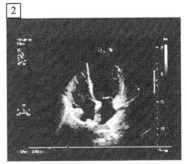
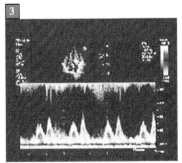

图 8-3 心脏彩超

表 8-1　泌尿及消化系统超声

双侧肾上腺未见肿大，双侧肾上腺区未见明显肿块；

双肾正常大小，表面光滑，皮质回声均匀，髓质回声均匀，右肾窦无分离扩张；左肾盂分离扩张，宽约 2.1cm，左输尿管上段距肾门 4.2cm 腔内隐约见 2 枚强回声，大小 0.5cm×0.4cm、0.5cm×0.3cm，受肠气干扰显示欠清，其上输尿管扩张，内径 0.8cm；

右输尿管无扩张；

膀胱充盈可，黏膜光滑，腔内无结石；

右肾叶间动脉 Vs 32cm/s，阻力指数（RI）0.60；

左肾叶间动脉 Vs 35cm/s，阻力指数（RI）0.60；

双肾动脉主干管腔未见明显狭窄及扩张，腔内未见明显异常回声，CDFI：管腔内血流通畅，频谱未见明显异常

超声提示：左输尿管可疑强回声，结石可能，建议进一步检查；

　　　　　左肾积水

（二）检查结果及思维提示

1. 血常规　WBC：$5.3×10^9$/L，粒细胞（GR）%：58.8%，RBC：$3.41×10^{12}$/L，Hb：70g/L，PLT：$366×10^9$/L。

2. 血气分析　氧分压：95.0mmHg，二氧化碳分压：34.0mmHg，pH：7.44，氧饱和度：93.7%。

3. 生化　ALB：34.3g/L，GLB：24.1g/L，AST：14U/L，ALT：9U/L，GGT：71U/L，DBIL：8.5μmol/L，IBIL：8.7μmol/L，BUN：27.58μmol/L，CREA：581.1μmol/L，URIC：598.9μmol/L，Na^+：139.8mmol/L，K^+：5.4mmol/L，AG：19.9mmol/L，CK：48.0U/L，肌酸磷酸激酶同工酶 MB 型（CK-MB）：20.1U/L。

4. 免疫指标　抗核抗体阳性（核型 1 均质型，滴度 1∶3 200；核型 2 核仁型，滴度 1∶1 000），ENA 抗体谱：抗 SSA 抗体弱阳性（+），抗硬皮病 -70 抗体阳性（+++）。补体、抗心磷脂抗体、类风湿因子、免疫球蛋白无异常。

5. 其他指标　便常规及菌群分析、尿液分析、血沉、CRP、PCT、血凝、传染病四项无异常。甲功五项游离 T_3：3.14pmol/L，其余正常。

6. 辅助检查　胸部 CT 平扫：符合双肺间质性肺炎表现，食管扩张，甲状腺改变。心脏彩色多普勒超声：冠状动脉支架植入术后，左室壁节段性运动异常，左房扩大、左室扩大，二尖瓣反流（轻微），三尖瓣反流（轻度），左室舒张功能减低，肺动脉高压（轻度）。消化系统超声：慢性肝病，肝实质轻中度损害。泌尿系统超声：左输尿管可疑强回声，结石可能，左肾积水。

思维提示

　　患者各项辅助检查均有阳性发现，心超示左室壁节段性运动异常，左房扩大、左室扩大，EF 59%，心功能不佳，心电图提示陈旧心梗并心肌缺血，推测在贫血的情况下，加剧了心功能不全，故贫血和心功能不全可能是憋气的主要原因，可以行 B 型钠尿肽测定判断有无心衰。肺 CT 较发病时有所进展，但与近期 CT 相比无明显加重，并且血气分析没有缺氧情况，故呼吸系统引起此次憋气的可能性小。血液系统方面，贫血、血小板升高，可行骨穿明确原因，并排除有无骨髓本身造血障碍。患者多

年腹泻，为系统性硬化病常见表现，主要由于肠蠕动缓慢，微生物在肠液中过度增长所致菌群失调引起腹泻。同时患者有多年吞咽困难，因系统性硬化病极易累及食管，下一步可行胃镜进一步明确诊断。左输尿管可疑强回声及左肾积水的原因不清，但应该不是憋气的原因，而且既往已经存在，请泌尿外科会诊协助下一步诊治。

（三）进一步检查结果及思维提示

1. B型钠尿肽测定　446.90pg/ml。
2. 胃镜　镜下诊断：①食管溃疡，性质？②慢性萎缩性胃炎。③胃多发息肉。病理诊断：（食管）黏膜慢性炎伴溃疡形成，局灶复鳞上皮轻度不典型增生，请结合临床及内镜（图8-4，见文末彩图）。

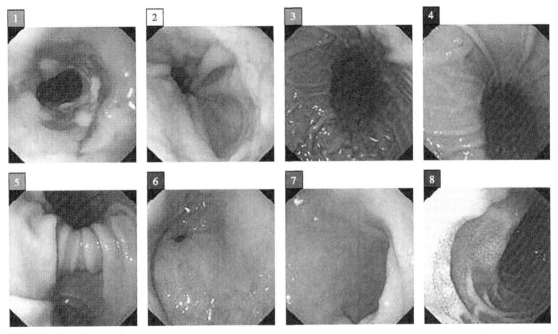

图8-4　胃镜

3. 骨髓穿刺　增生骨髓象，粒红比降低，巨核数可，血小板可见。

思维提示

　　患者有典型皮肤改变、抗硬皮病-70抗体阳性（+++），系统性硬化病诊断明确。但累及全身多个系统，包括肺脏、食管、胃肠道、心脏、血液系统、泌尿系统、内分泌系统（甲状腺），并且每个系统的临床表现均较重，如此典型的病例在临床并不多见。此次入院的乏力憋气的加重考虑主要与贫血有关，因心肺功能均不佳，可能贫血加重了憋气症状。分析贫血原因，一是与原发病有关，二是严重贫血出现在应用硫唑嘌呤之后，不除外硫唑嘌呤的骨髓抑制，在以后的病程中，贫血一直存在但呈逐渐恢复倾向，此次骨髓穿刺没有发现骨髓抑制，故此次发病为原发病所致可能大。

五、治疗方案及理由

1. 治疗　给予甲泼尼龙片 8mg/d，对症支持治疗，贫血进一步加重，红细胞计数：3.18×10^9/L，血红蛋白：66g/L，血细胞比容：25.00%，红细胞平均体积：78.60fl，平均血红蛋白含量：20.80pg，平均血红蛋白浓度：264.00g/L。行骨髓穿刺排除了骨髓造血障碍，输注红细胞 4U，加大激素量，甲泼尼龙静滴 20mg/d，给予环孢素 50mg/d，同时予补钙、护胃等对症支持治疗，止泻，调节肠道菌群等。请消化内科会诊加用米曲菌胰酶片（慷彼申）、匹维溴铵片（得舒特），请泌尿外科会诊，加用排石合剂促进结石排出。

2. 理由　患者主要问题为乏力憋气、贫血并心功能不全，虽然血红蛋白（66g/L）并不够输血标准，但考虑到患者心肺均已经受累，贫血加重可能会导致憋气症状，不能按照对其他患者处理贫血的思路，故给予输血，同时继续给予小剂量激素及环孢素治疗。

六、治疗效果及思维提示

患者在输血后乏力憋气症状迅速缓解，继续口服小剂量激素及环孢素治疗，复查脑钠肽（BNP）：333.10pg/ml，红细胞计数：3.80×10^{12}/L，血红蛋白：84g/L，好转出院。

> **思维提示**
>
> 治疗方案有效，因大剂量激素与硬皮肾危象风险增加相关，故我们未给予大剂量激素治疗，给予了甲泼尼龙片 8mg/d，但考虑到贫血持续加重，故后来又给予加大激素用量，但因患者心肺功能均不佳，仍不能采用大剂量激素，而是给予 20mg/d 甲泼尼龙这样一个偏小剂量。贫血呈小细胞低色素性，结合患者长期腹泻、营养不良，诊断缺铁性贫血可能性大，但应考虑同时合并慢性病贫血，故给予输血治疗及控制原发病治疗。输血后病情迅速好转，BNP 下降，心功能改善，结合病程特点，考虑憋气的主要原因为贫血诱发的心功能不全可能性大。因免疫抑制剂起效较慢，并且患者慢性胃炎较重，长期腹泻，对大剂量药物耐受性差，故住院期间先给予了小剂量环孢素治疗，将在患者出院后视患者耐受情况逐渐加大环孢素用量。

最终诊断：系统性硬化病、贫血、肺间质纤维化、冠状动脉粥样硬化性心脏病、陈旧性心肌梗死、食管溃疡并狭窄、慢性胃炎、左输尿管结石并左肾积水、甲状腺功能减退。

七、本疾病最新指南解读

目前临床上常用的标准是 1980 年美国风湿病学会（ACR）提出的 SSc 分类标准，该标准包括以下条件：

主要条件：近端皮肤硬化，手指及掌指（跖趾）关节近端皮肤增厚、紧绷、肿胀。这种改变可累及整个肢体、面部、颈部和躯干（胸、腹部）。次要条件：①指硬化；②指尖凹陷性瘢痕或指垫消失，由于缺血导致指尖凹陷性瘢痕或指垫消失；③双肺基底部纤维化，在立位胸部 X 线片上，可见条状或结节状致密影。以双肺底为著，也可呈弥漫斑点或蜂窝状肺，但应除外原发性肺病所引起的这种改变。

判定：具备主要条件或 2 条或 2 条以上次要条件者，可诊为 SSc。雷诺现象、多发性关节炎或关节痛、食管蠕动异常、皮肤活检示胶原纤维肿胀和纤维化、血清有抗核抗体、抗 Scl-70 抗体和抗着丝点抗体阳性均有助于诊断。

2013 年 ACR/EULAR 对 1980 年 ACR 发布 SSc 分类标准进行了首次修订，新标准弥补了原分类标准在诊断早期 SSc 和局限性皮肤型 SSc 方面敏感性方面的不足，见表 8-2。

表 8-2　2013 年 ACR/EULAR 制定的 SSc 分类标准

分类	亚项	权重 / 分数
向掌指关节近端延伸的双手手指皮肤增厚（充分条件）	—	9
手指皮肤增厚（只计算较高分）	手指肿大	2
	手指指端硬化（掌指关节远端到近端间关节近端）	4
指间病变（只计算较高分）	指尖溃疡	2
	指尖凹陷性瘢痕	3
毛细血管扩张	—	2
甲襞毛细血管异常	—	2
肺动脉高压和 / 或间质性肺病（最高得分为 2）	肺动脉高压	2
	间质性肺病	2
雷诺现象	—	3
SSc 相关自身抗体 [抗着丝点抗体、抗拓扑异构酶 I（anti-Scl-70）抗体、抗核糖核酸聚合酶Ⅲ抗体]（最高得分为 3）	抗着丝点抗体 抗拓扑异构酶 I（anti-Scl-70）抗体 抗核糖核酸聚合酶Ⅲ抗体	3

此分类体系进行了项目分类并简化了权重。累计权重 / 分数≥9 分即可诊断 SSc。根据新标准，手指皮肤硬化并延伸至掌指关节近端即足以对 SSc 患者做出诊断；否则，需用其他不同权重的 7 个条目进行评估：手指皮肤增厚、指尖损害、毛细血管扩张、甲襞微血管异常、间质性肺疾病或肺动脉高压、雷诺现象及与 SSc 相关的自身抗体。新的分类标准验证样本的敏感性及特异性分别是 91%、92%，均高于 1980 年 ACR 分类标准（75%、72%）。根据新的分类标准，所有依照 1980 年 ACR 分类标准归类为 SSc 的患者均符合新标准，而且新标准能使更多患者得到早期诊断，适用于任何可疑患有 SSc 的患者，但不适用于能用 SSc 样改变解释的临床疾病和仅皮肤增厚而无手指病变的患者。

中华医学会风湿病学分会于 2011 年在《中华风湿病学杂志》发表了系统性硬化病诊断及治疗指南，其中指出：虽然近年来 SSc 的治疗有了较大进展，但有循证医学证据的研究仍然很少。皮肤受累范围及程度、内脏器官受累的情况决定其预后。早期治疗的目的在于阻止新的皮肤和脏器受累。而晚期治疗的目的在于改善已有的症状。治疗措施包括抗炎及免疫调节治疗、针对血管病变的治疗及抗纤维化治疗 3 个方面。主要治疗药物有糖皮质激素、免疫抑制剂、血管病变的治疗、抗纤维化治疗、其他脏器受累的治疗。但糖皮质激素对本症效果不显著,通常对于皮肤病变的早期(水肿期)、关节痛、肌肉病变、浆膜炎及间质性肺病的炎症期有一定疗效。常用的免疫抑制剂有环磷酰胺、环孢素、硫唑嘌呤、甲氨蝶呤等,有报道其对皮肤、关节或肾脏病变可能有效,与糖皮质激素合用,常可提高疗效和减少糖皮质激素用量。甲氨蝶呤对改善早期皮肤硬化有效,而对其他脏器受累无效。因本例患者存在肺脏受累,故选用了环孢素。指南指出,虽然纤维化是 SSc 病理生理的特征性表现,但迄今为止尚无一种药物(包括 D 青霉胺)被证实对纤维化有肯定的疗效。转化生长因子 TGF-β 在 SSc 的纤维化发病机制中起重要作用,但 TGF-β 拮抗剂对 SSc 纤维化是否有效尚有待进一步研究。故本病例未给予抗纤维化药物。

八、结合指南对本病例的思考

本例患者按照 2011 年《中华风湿病学杂志》的系统性硬化病诊断及治疗指南进行诊治,但患者有自己的特点,因心肺功能均不佳,且多脏器已经受累,其处理是综合性的,其中处理贫血是关键,这在指南中并未提及,这提示我们风湿性疾病通常是很复杂的,需要根据患者的具体情况进行治疗,特别有了并发症情况下,治疗并发症是非常重要的,这需要我们结合临床灵活运用指南原则,而不能生搬硬套。

(董 静 王吉波)

病例 9 头晕、乏力、血尿 2 年，四肢皮肤紫癜 20 天

女，19 岁，学生，2013 年 10 月 28 日来诊。

一、主诉

头晕、乏力、血尿 2 年，四肢皮肤紫癜 20 天。

二、病史询问

（一）初步诊断思路及问诊目的

从症状上看，患者为慢性病程，急性加重，主诉中涉及全身性症状及器官特异性症状（泌尿系统及皮肤出血）。对于年轻女性，有头晕、乏力，应鉴别是贫血所致还是神经系统症状，理清各系统之间的关系，尽量用一元论解释病情。病史询问应围绕各症状的诱因、性质、程度、伴随及有鉴别诊断意义的症状、相应的治疗和治疗后病情的变化进行展开，同时应该注意患者的生活环境、饮食习惯，询问有无传染病及疫区接触史等。

（二）问诊主要内容及目的

1. 头晕、乏力的诱因、与体位的关系、程度、伴随症状　该病例主诉主要表现为出血症状，因此要注意鉴别头晕、乏力为出血后贫血所导致的继发性症状抑或是神经系统病变所致。①对于年轻女性，最常见导致贫血的原因为偏食和月经量过多，注意询问这两方面内容。②神经系统方面，需询问有无其余神经系统伴随症状，如头痛、言语不清、一侧肢体活动障碍等。③头晕、乏力的性质，询问该症状的程度，与体位改变有无关系，使症状减轻或加重的因素等。

2. 出血情况的问诊　此为重点询问内容，包括血尿和皮肤紫癜两方面。①血尿的性状、程度及伴随症状：包括尿液的颜色，肉眼血尿、洗肉水样还是酱油样尿，初始段血尿、全程血尿还是终末血尿，有无伴尿频、尿急、尿痛、腰痛，有无发热，可初步判断是否有溶血、泌尿系统炎症，以及发生血尿的部位。②皮肤紫癜：紫癜出现有无诱因，自发性还是对皮肤血管有机械性损害，有无过敏因素，大小范围，有无鼻出血、关节血肿畸形、腹痛等，并询问有无家族史。

3. 其他各系统症状的问诊　患者为年轻女性，症状涉及多系统，尚需排除风湿性疾病，应注意询问还有无其他系统症状，包括脱发、面部红斑、光过敏、口腔溃疡、指端遇冷变色、关节肿痛等。

4. 诊疗过程　起病后有无就诊用药，以及相关的检测结果、疗效等。该病例尤其要询问血、尿常规结果。

5. 一般情况　精神状态、食欲、体重改变等。

6. 既往史　包括有无慢性病史、传染病史，以及个人史等。

（三）问诊结果及思维提示

1. 患者 2 年前无明显诱因出现头晕、乏力、全程淡红色肉眼血尿，无发热、尿路刺激症状、神经系统定位症状，无其余伴随症状。

2. 当时于我科住院，查 ANA：（+++，均质型），ENA 系列中核小体抗体：（++），TRUST 假阳性，Coombs 试验阳性，抗心磷脂抗体 IgG、IgM：1∶1 阳性。肾穿刺活检示肾小球基底膜增厚，伴肾小球系膜增生，Fib（+～++），C3（+），C1q（±～+），结合临床，考虑狼疮肾炎Ⅳ-G（A）。头颅 MRI 示"右侧基底节区及右半卵圆中心腔梗"。

3. 曾予"甲泼尼龙＋吗替麦考酚酯＋羟氯喹"诱导缓解治疗，症状好转。后因眼毒性停用羟氯喹治疗。

4. 20 余天前于云南旅行后出现四肢皮肤多处紫癜、瘀斑。我院门诊查尿 RBC：250 个 /μl，尿蛋白：阴性，血常规 PLT：5.8×10^9/L，C4：0.07g/L。

5. 既往体健，否认药物过敏史。无生育妊娠史。

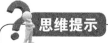
思维提示

　　患者慢性病程，既往有头晕、乏力，血尿时已经肾穿刺病理明确诊断为"系统性红斑狼疮、狼疮肾炎Ⅳ型"。本次云南旅游后出现皮肤出血症状，需鉴别为原发病表现还是另外一种疾病，如传染病或血液系统疾病。

三、体格检查

（一）重点检查内容及目的

根据问诊的结果，了解原发病情况，并排查传染病和血液系统疾病。检查时注意查看患者有无面部红斑、口腔溃疡、关节肿胀畸形，重点检查网状淋巴系统，是否触及肿大的肝脾及浅表淋巴结。

（二）体检结果及思维提示

T：36.2℃，P：64 次 /min，R：20 次 /min，BP：115/94mmHg。神清，胸骨无压痛，心肺检查未见异常。肝脾肋下未触及，四肢、躯干皮肤可见多处片状紫癜、瘀斑，压之褪色，最大直径 3cm×3cm，无面部蝶形红斑、盘状红斑，无甲周红斑、口腔溃疡，四肢关节无压痛、红肿，双下肢无水肿。

思维提示

　　患者本次入院自觉症状不明显，体格检查除皮肤紫癜、瘀斑外，无其余阳性体征，重点关注实验室及影像学检查结果。

四、实验室和影像学检查结果

（一）初步检查内容及目的

1. 血常规、尿常规、便常规、生化全项　了解患者一般情况。
2. 免疫学指标、血沉、CRP、补体等　评估患者原发病情况。
3. 凝血四项＋D-dimer、抗凝血酶Ⅲ、蛋白 C、蛋白 S 等　了解有无凝血异常。
4. 腹部 B 超　了解有无肝脾、深部淋巴结肿大。

（二）检查结果及思维提示

1. 血常规　入院后即查 PLT：12×10^9/L，WBC、RBC 及 Hb 正常。多次复查血小板仍维持在 10×10^9/L。
2. 尿常规　同门诊结果。
3. 便常规　正常。
4. 血生化　正常。
5. 免疫学指标　抗心磷脂抗体（ACA）-IgG＋：1∶4，ACA-IgM＋：1∶4，ACA-IgA$^+$：1∶1，ANA（+++，均质型）、胞浆型，组蛋白抗体：(+++)，TRUST 假阳性。ESR、CRP、补体 C3、C4、β2 糖蛋白、抗 dsDNA 抗体、抗 DNP 抗体、ANCA、抗内皮细胞抗体均正常或阴性。
6. 凝血功能　D-dimer：0.87，狼疮抗凝物（LA）53s（正常为 34.4～40.4s），APTT（43.9s）稍延长，PT、抗凝血酶Ⅲ、蛋白 C/S、纤维蛋白原正常。
7. 腹部及泌尿系 B 超　正常。

> **？思维提示**
>
> 患者血小板计数显著下降，可解释其皮肤紫癜、瘀斑及凝血时间延长，但综合各项检查结果，评价狼疮活动的 SLEDAI 评分 5 分（血尿、血小板减少），就 SLEDAI 评分而言，原发病活动度并不高。为判断血小板下降是否与 SLE 原发病相关，可进一步行骨髓穿刺术检查。由于梅毒筛查试验是以心磷脂为抗原的血清试验，而以心磷脂为靶抗原的抗体至少包括 ACA、梅毒血清反应素及 LA 等，因此 TRUST 假阳性的 SLE 患者需注意排除抗磷脂综合征（APS）。另一方面，患者曾有轻微脑梗死证据，两次入院检查均有抗心磷脂抗体阳性，此次特别是 ACA-IgG 高滴度，狼疮抗凝物也阳性，提示存在抗磷脂综合征。

（三）进一步检查结果及思维提示

骨髓穿刺：继发性特发性血小板减少性紫癜，巨核细胞增生活跃。

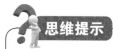 **思维提示**

　　患者骨髓象巨核细胞增生活跃，成熟障碍，脾不大，符合免疫性血小板减少症，因此考虑血小板减少为原发病病情活动所致。

五、治疗方案及理由

　　1. 治疗　糖皮质激素及丙种球蛋白冲击治疗，并予促血小板生长、抗凝、吗替麦考酚酯（MMF）及环孢素（CsA）免疫抑制治疗。

　　2. 理由　患者为年轻女性，有肾脏、血液系统受累，TRUST 假阳性，既往肾穿刺病理结果已提示为狼疮肾炎，诊断系统性红斑狼疮、狼疮肾炎明确。两年来病情稳定，本次因四肢皮肤紫癜入院，多次查血常规示 PLT 显著下降，抗心磷脂抗体 IgG、IgM、IgA 均阳性，狼疮抗凝物阳性，结合既往有脑梗死证据，诊断考虑为抗磷脂综合征，继发于 SLE。虽 SLEDAI 评分不高，但血小板计数显著低下易出现危及生命的情况（如自发性颅内出血、梗死），仍需积极治疗，故予甲泼尼龙 500mg/d 及丙种球蛋白 0.4g/（kg·d）冲击治疗，以达到快速抗炎及封闭抗体的作用，同时予促血小板生长、MMF 及 CsA 抑制免疫治疗。

六、治疗效果及思维提示

　　1. 予大剂量糖皮质激素及丙种球蛋白冲击治疗后，患者血小板仍进行性下降，皮肤紫癜增多、瘀斑范围扩大，但未见内脏出血及梗死表现。

　　2. 10 月 31 日护士抽血送检时意外发现血液抽出后立即凝固，当天血小板计数降至 1×10^9/L。

　　3. 考虑患者处于高凝状态，检查结果只反映循环中尚未凝集的血小板数目，并非其真实水平，因此尽管 PLT 极低，APS 的患者仍需要抗凝治疗。予依诺肝素（0.4ml 每 12 小时一次）抗凝，进一步加大激素用量，利妥昔单抗（500mg/ 周，共 4 周）去除 B 细胞，同时联系血浆，随时准备血浆置换。

　　4. 患者平素月经规律，周期 28 天，末次月经为 10 月 7 日，即将月经来潮，为避免肝素抗凝导致月经量过大，需注射黄体酮暂时阻止月经来潮。

　　5. 静脉使用质子泵抑制剂（PPI），积极护胃，以防消化道出血的发生。

　　6. 11 月 8 日开始 PLT 回升至 16.5×10^9/L，11 月 12 日恢复正常水平（153×10^9/L）。

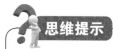 **思维提示**

　　实践证明治疗方案是非常有效的。患者治疗过程中未出现其余内脏出血并发症，血小板从极低水平平稳恢复正常。PLT 的下降与抗凝治疗看似矛盾，但却是这种"背道而驰"的治疗起了扭转局面的作用。面对检查结果，临床医生需要分析清楚其前因后果，才能找出治疗的关键。

最终诊断：系统性红斑狼疮、狼疮肾炎、抗磷脂综合征。

七、本疾病最新指南解读

2006 年 Sydney（ISTH）修正的抗磷脂综合征（APS）诊断分型标准：该指南是目前最新的指南，是在 1999 年 Sapporo 标准的基础上，进一步完善实验室标准，表明我们对 APS 认识的不断深入。

指南首先对 APS 进行明确定义，指出 APS 是以动脉或静脉血栓和 / 或妊娠并发症为主要临床表现，且患者血浆中存在抗磷脂 - 蛋白自身抗体的一种自身免疫性疾病。

原发性 APS 的病因目前尚不明确，可能与遗传、感染等因素有关。多见于年轻人。继发性 APS 多与风湿免疫性疾病有关，如 SLE、RA。此外，还有一种少见的恶性 APS（catastrophic APS），表现为短期内进行性广泛血栓形成，造成多器官功能衰竭甚至死亡。男女发病比率为 1：9，女性中位年龄为 30 岁。

APS 的临床表现：①动、静脉血栓形成。临床表现取决于受累血管的种类、部位和大小，可以表现为单一或多个血管累及。静脉血栓形成比动脉血栓形成多见。②产科表现。原因为胎盘血管的血栓导致胎盘功能不全，与抗心磷脂抗体（anti cardiolipin antibody，ACA）的滴度无关。③血小板减少。④ APS 相关肾病。⑤网状青斑、心脏瓣膜病变等。

在实验室检查方面重点提出了抗 β2-糖蛋白 1（β2-GP1）抗体，该抗体与血栓的相关性比 ACA 强，假阳性低，对诊断原发性 APS 的敏感性与 ACA 相近。

APS 诊断标准仍然为一项以上临床标准（血管栓塞、病态妊娠）和实验室标准（LA、ACA、抗 β2-GP1，2 次以上阳性，每次间隔至少 12 周）。

指南中对治疗方案作了明确建议。一般不需用激素或免疫抑制剂治疗，除非对继发性 APS；对原发性 APS 的治疗主要是对症处理、防止血栓和流产再发生；对无症状的抗体阳性患者不宜进行抗凝治疗。APS 伴中高度 ACA 患者的治疗方案见表 9-1。

表 9-1　2006 年悉尼 ISTH 标准中 APS 伴中高度 ACA 患者的治疗方案

临床情况	治疗
无症状	不治疗，或阿司匹林 75mg/d
可疑血栓	阿司匹林 75mg/d
反复静脉血栓	华法林，INR 2.0～3.0，无限期
动脉血栓	华法林，INR 2.0～3.0，无限期
初次妊娠	不治疗，或阿司匹林 75mg/d
反复流产，或 10 周以后流产，无血栓	妊娠全过程及产后 6～12 周小剂量肝素（5 000U，每日 2 次）
反复流产，或 10 周以后流产，有血栓	妊娠全过程小剂量肝素治疗，产后华法林
网状青斑	不治疗，或阿司匹林 75mg/d
血小板计数 > $50×10^9$/L	不治疗
血小板计数 < $50×10^9$/L	泼尼松 1～2mg/kg

对于恶性 APS，除联合血浆置换、免疫吸附和静脉注射免疫球蛋白，还可使用抗 CD20 抗体。

八、结合指南对本病例的思考

本病例充分体现了抗磷脂抗体综合征的严重性、复杂性及临床决策的困难性。APS 可以是原发性的，也可以继发于肿瘤、其他风湿免疫性疾病，其中继发于 SLE 的占 30.7%。因此对于 SLE 患者，发生血小板减少时除考虑疾病活动外，仍需警惕 APS 的可能，注意完善抗心磷脂抗体、抗 β2-糖蛋白 1、狼疮抗凝物等检查；对于育龄期妇女，尚需问诊有无异常妊娠史及服用避孕药等加重疾病的因素。本例患者病情复发的唯一症状为皮肤紫癜，SLEDAI 评分不高，但予激素及丙种球蛋白冲击治疗，血小板仍进行性下降，说明 SLE 患者在临床症状不明显以及与之活动相关的实验室指标正常或阴性的情况下，仍然可以发生严重的 APS。根据 APS 的发病机制，虽然血小板计数减少，但出血风险未必增加，血栓才是 APS 的致命风险，发生率高达 40%，抗凝是有效阻止 APS 血栓形成的不可替代的一线治疗手段，急性期建议用低分子肝素，缓解期予华法林治疗，因此血小板减少并非是 APS 治疗的禁忌证。同时，血浆置换与利妥昔单抗可有效地去除循环中的抗体。除诊断外，APS 对临床医生的考验还在于治疗的决策上，面对极低水平的血小板仍需做出抗凝治疗的决定实属不易，这其中首先需要医生真正掌握其发病机制，有一定的临床经验的积累，胆大心细，再加上良好的医患沟通、配合才是最终成功的关键。

（霍永宝　陶　怡）

病例 10 四肢关节肿痛 5 个月，呼吸困难 2 个月

女性，23 岁，2013 年 3 月 4 日就诊。

一、主诉

四肢关节肿痛 5 个月，呼吸困难 2 个月。

二、病史询问

（一）初步诊断思路及问诊目的

症状集中在结缔组织及呼吸系统。考虑患者为年轻女性，结缔组织病可能性较大，呼吸系统可能存在结缔组织病的继发疾病。问诊主要集中在关节肿痛的数目、部位，呼吸系统的相关症状，同时应该询问伴随症状以及有鉴别意义的症状等。

（二）问诊的主要内容及目的

1. 关节肿痛的程度、部位、数目、对称性　主要累及小关节的多关节肿痛首先考虑类风湿关节炎、手骨关节炎；非对称性多关节肿痛可能与系统性红斑狼疮、银屑病关节炎、干燥综合征等有关；下肢慢性寡关节炎多见于骨关节炎、血清阴性脊柱关节病等，急性多见于痛风；游走性大关节炎见于风湿热。

2. 呼吸系统相关症状　呼吸困难伴有明显咳嗽咳痰或发热考虑为肺部疾患，如细菌性肺炎、活动性肺结核、间质性肺病等；单纯活动后呼吸困难可见于心功能不全、贫血、甲亢、COPD等；阵发性呼吸困难可见于心功能不全、哮喘等。呼吸困难伴声音变化要考虑喉部及附近结构病变，如喉部水肿、咽喉肿瘤、喉软骨病变等。

3. 结缔组织病的伴随症状　如脱发、口腔溃疡、皮疹及光过敏、口眼干燥、肌肉无力等均对结缔组织病的鉴别有一定帮助。

4. 既往史的询问　包括有无慢性病史、吸烟史、饮酒史、传染病史、个人史、月经史等。

（三）问诊结果及思维提示

1. 患者诉 5 个月前无明显诱因出现四肢多关节红肿、疼痛，主要累及右腕、右掌指关节、左膝关节，疼痛晨起时明显，伴双下肢水肿，伴晨僵，持续时间为 30 分钟。

2. 2 个月前出现渐进性呼吸困难、声音嘶哑，双耳郭疼痛、肿胀。1 个月前呼吸困难进一步加重，伴有鼻骨塌陷，双耳轻度肿胀、耳郭皮肤发红，无听力下降及耳道异常分泌物。无咳嗽、咳痰及发热等。

3．无发热、皮疹及光过敏，无口干、眼干，无口腔溃疡，无胸闷等。

4．否认其他慢性病病史及药物过敏史；无嗜烟、嗜酒史；月经规律；适龄婚育，育有一子。

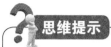

思维提示

　　患者年轻女性，主要症状是多关节肿痛及新近出现的呼吸困难，从问诊结果看呼吸困难主要与喉部病变有关，且出现鼻骨塌陷后呼吸困难进一步加重，而无咳嗽咳痰等下呼吸道症状。故可认为呼吸困难由上呼吸道病变所致。结合患者既往无任何病史，若按一元论解释，首先可考虑弥漫性结缔组织病：①类风湿关节炎（RA），患者表现为多关节肿痛，伴有晨僵，但关节受累不具对称性，且RA少见引起上呼吸道病变。②系统性红斑狼疮（SLE），可引起关节肿痛，也可引起上呼吸道、耳鼻病变等。③系统性血管炎（肉芽肿性多血管炎），可出现鼻部病变，甚至鼻骨破坏，也可出现声门狭窄而出现呼吸困难，但较多患者同时存在下呼吸道及肾脏损害。④淋巴瘤、结节病等致上呼吸道病变，暂不能排除。

三、体格检查

（一）重点检查内容及目的

　　目前初步考虑弥漫性结缔组织病可能性较大，故除了皮肤、关节的检查外，也应全面系统地检查心肺、腹系统，注意有无皮下结节、皮疹、溃疡；有无浅表淋巴结肿大等。

（二）体检结果及思维提示

　　T：36.5℃，P：83次/min，R：18次/min，BP：111/81mmHg。神清，精神弱，全身皮肤无皮疹、紫癜、结节等。未触及肿大淋巴结；双耳轻度肿胀、皮肤发红，双侧外耳郭松弛、稍塌陷，鼻骨塌陷。双肺呼吸音粗，可闻及吸气相哮鸣音。心腹未见异常。四肢肌力正常。右腕、右掌指关节、左膝关节肿胀，压痛，活动轻度受限。

思维提示

　　阳性发现除了关节肿胀之外，还有鼻骨及外耳郭病变，肺部闻及吸气相哮鸣音。提示病变集中于关节及上呼吸道。应根据前述的可能诊断，进一步完善实验室及影像学检查。

四、实验室和影像学检查结果

（一）初步检查内容及目的

1．血常规、尿常规、生化全项、凝血四项、ESR、CRP、ENA抗体、ANCA、肿瘤标记物　了解基本情况。

2. CCP 抗体、RF、抗角蛋白抗体（AKA）、手部 X 线　明确 RA 诊断是否成立。

3. 鼻骨 X 线　明确鼻部病变。

4. 胸部 X 线　了解是否有肺部受累，有助于排除淋巴瘤、结节病等。

5. 腹部 B 超　了解腹部脏器，有助于排除淋巴瘤、腹部实体瘤等。

（二）检查结果及思维提示

1. 血常规　WBC：12.5×10^9/L，GR%：90%，RBC：3.8×10^{12}/L。

2. 尿常规　pH 6.3，PRO（－），酮体（KET）（－）。

3. 生化全项　白蛋白：31g/L，肝功能/肾功能（－）。

4. 凝血四项　APTT、PT、TT、INR 均正常范围。

5. ESR/CRP　ESR：33mm/h（第 1 小时），CRP：39mg/L。

6. 免疫球蛋白及补体　IgG、IgA、IgM、IgE 均正常范围，补体 C3、C4 正常。

7. 肿瘤标记物　甲胎蛋白（AFP）、癌胚抗原（CEA）、CA19-9、CA72-4、CA12-5 均正常范围。

8. ANA/ENA　均阴性，ANCA 阴性，RF/AKA/CCP 均正常范围。

9. 手部 X 线　双手关节无异常。

10. 鼻骨 X 线　鼻骨塌陷。

11. 胸部 X 线及腹部 B 超无异常。

？思维提示

仅发现轻度的白细胞升高，ESR/CRP 炎症指标升高，但 RA 相关抗体均阴性，手部 X 线未见关节病变，而且 RA 不应累及鼻骨、外耳郭，故 RA 基本可排除。SLE 相关抗体均阴性且缺乏典型症状，也可排除。ANCA 均阴性，且未见肺部、肾脏受累证据，系统性血管炎可能性小。而淋巴瘤及结节病等目前均无依据。前所述的诊断考虑目前似乎都可排除。再总结患者目前的疾病特点：①多关节受累；②双侧外耳郭炎症；③鼻软骨炎，鼻骨塌陷；即关节与多部位软骨同时受累，故应考虑一种少见风湿病——复发性多软骨炎（RP）。其主要表现为耳、鼻、咽喉、气管、支气管、眼球和全身软骨反复发作性炎性破坏病变，属于一种自身免疫病，发病机制可能为软骨基质受外伤、炎症等因素的影响暴露出抗原性，导致机体对软骨局部或有共同基质成分的组织（如葡萄膜、玻璃体、心瓣膜、气管黏膜下基底膜、关节滑膜和肾小球及肾小管基底膜等）产生免疫反应。此病缺乏特征性血清学标记，易与其他结缔组织病、结核感染、淋巴瘤及结节病等混淆。下一步检查围绕该病作为突破口，寻找相关证据。

（三）进一步检查结果及思维提示

1. CT 容积再现成像（VRT）　气管上段狭窄。

2. 眼科会诊　双眼无异常。

3. 耳鼻喉科会诊　外耳郭软骨炎，内耳功能正常。

4. 纤维支气管镜检查　气管上段局限性狭窄，软骨环破坏，充血水肿，内见肉芽肿样改变。

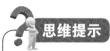
思维提示

　　根据以上结果，患者目前存在：双耳软骨炎、非侵蚀性多关节炎、鼻软骨炎及气管软骨炎，已满足 1975 年 McAdam 的 RP 诊断标准。患者症状典型，支气管镜见肉芽肿样改变，不需要行软骨活检即可做出临床诊断。该病在我国属于少见病，非常容易漏诊、误诊，尤其以关节炎起病的更容易误诊为 RA 等。但该病的显著特点是多处发生、系统性、对称性的软骨炎。而其他结缔组织病，如血管炎、SLE、干燥综合征等导致的软骨病变无此特点。

五、治疗方案及理由

　　1. 治疗　塞来昔布 200mg，每天 2 次；泼尼松片 50mg/d，并逐渐减量；环磷酰胺 400mg 静滴，每周 1 次。

　　2. 理由　非甾体抗炎药可缓解关节肿痛症状；因患者存在呼吸道支气管受累，为避免病情进一步加重及复发，使用中等剂量的泼尼松 1mg/（kg·d），病情好转后可逐渐减量，同时使用免疫抑制剂环磷酰胺可尽快控制病情，也有利于激素减量。

六、治疗效果及思维提示

　　1. 通过上述治疗，患者呼吸困难减轻，鼻骨塌陷未加重。外耳郭松弛、塌陷程度未加重，红肿逐渐消失。关节肿痛亦较快缓解，好转带药出院。

　　2. 出院后长期随访，泼尼松逐渐减量，随访 4 个月时环磷酰胺累积剂量达 6g 时停用，改为甲氨蝶呤 10mg/ 周，停用塞来昔布，至随访 6 个月时，患者泼尼松减为 10mg/d，复查炎性指标 CRP 等已逐渐恢复正常，仅述活动后轻度气促感。

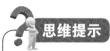
思维提示

　　治疗方案有效，患者症状均很快缓解。RP 患者对激素及免疫抑制剂的治疗大多反应良好，但气管受累的 RP 若诊断错误延误治疗，则可能造成气管软骨广泛塌陷引起重度呼吸困难，而需要行气管切开，此外由于气管阻塞可引起呼吸道分泌物滞留而继发肺部感染，预后不佳，提示对 RP 早期诊断治疗是非常重要的。此外，RP 正如其名称所述，有慢性反复发作的倾向，所以应密切随访，监测药物减量过程中可能出现的病情复发，在低剂量的糖皮质激素（≤15mg/d）时更应注意缓慢减量，长期维持（1～2 年）。同时也应注意监测药物的不良反应。

　　最终诊断：复发性多软骨炎。

七、本疾病最新指南解读

2011 年复发性多软骨炎诊断和治疗指南（中华医学会风湿病学分会）：RP 是一种软骨组织复发性退化性炎症，表现为耳、鼻、喉、气管、眼、关节、心脏瓣膜等器官及血管等结缔组织受累。病因目前尚不清楚，实验证据提示和自身免疫反应有密切关系。多发于 30～60 岁。发病初期为急性炎症表现，经数周至数月好转。以后为慢性反复发作，长达数年。

RP 可隐匿起病，也可急性发病或病情突然加重。活动期可有发热、局部疼痛、疲乏无力、体质量减轻和食欲不振等。其常见临床表现如下：

耳软骨炎：是最常见的临床表现。病变多局限于耳郭软骨部分。有时可侵犯外耳道，常对称性受累。初期仅表现为耳郭红、肿、热、痛、有红斑结节，可反复发作，久之耳郭塌陷畸形。耳郭软骨炎可导致耳松软、变形，出现结节、外耳道萎缩、外耳道狭窄、中耳炎症、咽鼓管阻塞可致传导性耳聋。后期可累及内耳，表现为听觉或前庭功能损伤。

鼻软骨炎：约 3/4 的患者有鼻软骨炎。在急性期表现为局部红肿、压痛，常突然发病，颇似蜂窝织炎，数天后可缓解。反复发作可引起鼻软骨局限性塌陷，发展为鞍鼻畸形。患者常有鼻塞、流涕、鼻出血、鼻黏膜糜烂及鼻硬结等。

关节病变：RP 的关节损害特点是外周关节非侵蚀性、非畸形性多关节炎。大小关节均可受累，呈非对称性分布。当 RP 合并 RA 时，则可出现对称性、侵蚀性畸形性关节炎。

呼吸系统病变：约半数患者累及喉、气管及支气管软骨。表现为声音嘶哑、刺激性咳嗽、呼吸困难。喉和会厌软骨炎症可导致上呼吸道塌陷，造成窒息，需急诊行气管切开术。在疾病的晚期，炎症、水肿及瘢痕形成可导致严重的局灶性或弥漫性的气道狭窄。由于呼吸道分泌物不能咯出，继发肺部感染可导致患者死亡。

心血管病变：约 30% 的患者受累，表现为心肌炎、心内膜炎或心脏传导阻滞，主动脉瓣关闭不全，大、中、小血管炎。主动脉瓣关闭不全是常见而严重的心血管并发症，通常是由于主动脉炎症、主动脉瓣环和主动脉进行性扩张所致。在主动脉瓣听诊区可闻及程度不同的舒张期杂音。其他的表现包括升主动脉和降主动脉动脉瘤。

血液系统：亦常受累。据报道半数患者发生贫血、血小板减少。活动期的患者多有白细胞增高。有的患者脾脏肿大，还可并发骨髓异常增生综合征（MDS）。也可有黄疸、网织红细胞增加等表现。

皮肤病变：无特异性，受累率约 25%。可表现为结节性红斑、紫癜、网状青斑、结节、皮肤角化、溢脓、色素沉着等。

肾脏病变：有显微镜下血尿、蛋白尿或管型尿，反复发作可导致严重肾炎和肾功能不全。肾动脉受累可发生高血压。肾脏活检有肾小球性肾炎的组织学证据。

实验室检查方面，急性活动期大多数患者有轻度正色素性贫血及白细胞中度增高，ESR 升高。少数患者有蛋白尿、血尿或管型尿。约 20%～25% 的患者抗核抗体阳性及类风湿因子阳性。少数患者梅毒血清学反应假阳性或狼疮细胞阳性。总补体、C3、C4 多正常，偶有升高。IgA、IgG 在急性期可暂时性增高。

X 线检查常有耳软骨钙化，喉断层摄影可见有气管狭窄。胸部 X 线显示有肺不张、肺炎、程度不等的纤维化。气管支气管体层摄影可见气管、支气管普遍性狭窄。关节 X 线检查示关节旁的骨密度降低，可有关节腔狭窄，但无侵蚀性破坏。纤维支气管镜检查可发现气管、支气管普遍狭窄，软骨环消失，黏膜增厚、充血水肿及坏死，内有肉芽肿样改变或黏膜苍白萎缩。由于气道狭窄或塌陷等改变肺功能测定显示阻塞性通气障碍。

RP 的诊断，目前沿用 1975 年 McAdam 的诊断标准：①双耳软骨炎；②非侵蚀性多关节炎；③鼻软骨炎；④眼炎，包括结膜炎、角膜炎、巩膜炎、浅层巩膜炎及葡萄膜炎等；⑤喉和 / 或气管软骨炎；⑥耳蜗和 / 或前庭受损，表现为听力丧失、耳鸣和眩晕。具有上述标准 3 条或 3 条以上者可以确诊，并由活检组织病理学证实可以确诊；如临床表现明显也可不做软骨活检进行诊断。

鉴别诊断主要与慢性感染、系统性血管炎、系统性红斑狼疮或其他结缔组织病、血清阴性脊柱关节病、慢性阻塞性肺疾病、淋巴瘤或结核引起的肉芽肿、局灶性肋软骨病变等鉴别。

本病的治疗主要使用以下药物：①非甾体抗炎药，可用于减轻关节疼痛。②糖皮质激素，糖皮质激素可抑制病变的急性发作，减少复发的频率及严重程度，开始剂量为：泼尼松 30～60mg/d。重度急性发作的病例如喉、气管及支气管、眼、内耳受累时剂量可酌情增加，甚至行甲泼尼龙冲击治疗。临床症状好转后逐渐减量。剂量在 15mg/d 以下时可维持 1～2 年。③免疫抑制剂，环磷酰胺 400mg 静脉注射每周 1 次，或 200mg 静脉注射每周 2 次，病情稳定后减量。甲氨蝶呤 10～20mg 每周 1 次，也可选用硫唑嘌呤等免疫抑制剂口服。④氨苯砜及生物制剂，疗效尚未肯定，还有待进一步临床研究证实。

此病一般预后良好，重症患者常死于喉和气管软骨支持结构塌陷所致的窒息，或心血管病变（大动脉瘤、心脏瓣膜病变）导致的循环系统功能不全。

八、结合指南对本病例的思考

本例患者临床表现满足 1975 年 McAdam 的诊断标准中的 4 项。也有学者认为满足 3 项即可做出临床诊断而不用活检证实。在治疗上，完全遵循指南的建议，给予糖皮质激素联合环磷酰胺治疗。此患者预后较好与支气管软骨受累较轻、早期得到正确诊断与治疗密不可分。RP 并没有特异的实验室指标，甚至也没有特征性的活组织病理改变（其病理改变亦可见于其他慢性疾病，如肉芽肿性多血管炎），加之其属于疑难少见病，故临床上极易漏诊误诊，所以医师应掌握该病多发性、复发性、系统性、对称性软骨受累的临床特征，利用实验室及影像学检查手段等与其他疾病鉴别，尽早正确的治疗可显著改善此病预后。

（刘　琪　黄文辉　陶　怡）

病例11 发热、咽痛伴心悸9天

女性,30岁,务农,2016年3月7日就诊。

一、主诉

发热、咽痛伴心悸9天。

二、病史询问

(一)初步诊断思路及问诊目的

患者症状不具有特异性,主要集中在呼吸系统及心血管系统,病史的询问应围绕发热的热型、热峰、伴随症状,心悸的程度、伴随症状、心悸与发热的关系,院外的治疗等展开。

(二)问诊的主要内容及目的

1. 发热的热型、热峰、伴随症状　热型及伴随症状等对发热的鉴别诊断有一定意义,如弛张热多见于败血症、风湿热、化脓性炎症、重症肺结核;不规则热多见于支气管肺炎、风湿热、结核病等;稽留热见于大叶性肺炎、伤寒。发热伴有明显寒战可见于细菌性炎症,伴咽痛、流涕需考虑上呼吸道感染、链球菌感染;发热伴胃肠道症状可见于伤寒等。

2. 心悸的程度、伴随症状及与发热的关系　轻度心悸若与发热相关,则可能为发热引起的正常反应,明显心悸伴胸痛、胸闷等要考虑心肌炎、急性冠脉综合征、心肌病、心包炎、胸膜炎等;若无胸痛等症状可能为其他系统疾病,如甲亢等。

3. 院外的治疗情况及院外使用的药物　如抗生素、皮质激素等的治疗效果对诊断有一定帮助。

4. 既往史的询问　包括有无慢性病史,既往有无慢性发热史、有无动物接触史、林区访问史、吸烟史、饮酒史、传染病史、个人史等。

(三)问诊结果及思维提示

1. 患者9天前出现发热,自感体温波动幅度较大,但全天均有发热,曾自测体温最高39.5℃,发热时全身酸痛、疲乏明显,但无咳嗽咳痰、无明显寒战及流涕、腹泻等;发热明显时感显著咽痛,甚至难以做吞咽动作。

2. 患者自感活动后心悸,无胸痛及气紧等,但心悸程度不重,与体温高低有关。

3. 起病初自服"感冒药、退热药",体温仅可短时下降至正常;起病前4天曾门诊就诊,予"克拉霉素、左氧氟沙星"静滴共3天,但体温无明显下降。

4. 3 年前有"慢性发热、咽痛"病史，持续 3 个月，经抗感染治疗后好转（具体不详）。否认其他慢性病病史及药物过敏史；无嗜烟嗜酒史；适龄婚育，育有一子。

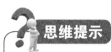

思维提示

患者主要病史为高热、明显咽痛伴轻度心悸，症状上看似乎与呼吸系统有关，但患者为年轻女性，无其他病史，普通急性上呼吸道感染在数天即可痊愈，所以需要考虑下呼吸道感染，如细菌性肺炎，但患者无咳嗽咳痰等与此不符，所以同时也应注意排查心脏疾患；患者门诊已行广谱抗生素抗感染而无效，也应考虑到其他原因引起的发热，如耐药菌感染、风湿性疾病、恶性肿瘤等。

三、体格检查

（一）重点检查内容及目的

根据问诊结果尚不能明确具体的系统疾患，对于不明原因发热的患者，体检必须全面，除了心、肺、腹等系统的全面检查，也应注意皮肤有无结节、皮疹、溃疡；有无浅表淋巴结肿大、关节肿胀。

（二）体检结果及思维提示

T：38.5℃，P：102 次 /min，R：22 次 /min，BP：115/80mmHg。神清，精神弱，全身皮肤无皮疹、紫癜、结节等。未触及肿大淋巴结；双侧扁桃体Ⅱ°肿大，表面见散在乳白色脓点；双肺呼吸音粗，未闻及干湿啰音。心律齐，心音有力，未闻及杂音。腹软，无压痛、反跳痛及肌紧张，肝脾肋下未及，肠鸣音正常，未见胃肠型及蠕动波，移动性浊音阴性。下肢无水肿，全身无关节肿胀及变形。

思维提示

阳性发现有体温升高、扁桃体肿大、化脓及心率轻度增快。前已述普通引起扁桃体化脓的病毒性上呼吸道感染有短期自限性，因而需考虑其他特定性感染，如溶血性链球菌感染引起的风湿热，但其他系统疾病目前无法排除，如细菌性肺炎、心肌炎、弥漫性结缔组织病等。

四、实验室和影像学检查结果

（一）初步检查内容及目的

1. 血常规、尿常规、生化全项、凝血四项、血沉、CRP　了解患者基本情况。

2. 抗链球菌溶血素 O（ASO）、抗 DNA 酶 B　明确是否存在近期链球菌感染。

3. 血培养排查感染性疾病。

4. 骨髓涂片排查血液系统疾病、败血症。

5. ANA/ENA/ANCA　排查弥漫性结缔组织病、系统性血管炎。

6. 胸部 X 线明确是否存在肺部感染等。

7. 心电图（ECG）/ 心脏超声明确是否存在心脏疾患（风湿热常累及心脏，引起心脏炎）。

8. 腹部 B 超了解并排查可能的腹部脏器疾患。

（二）检查结果及思维提示

1. 血常规　WBC：10.58×10^9/L，RBC：3.3×10^{12}/L，Hb：87g/L。

2. 尿常规　pH：6.5，PRO：（−），KET：（−）。

3. 生化全项白蛋白：31g/L，肝功能 / 肾功能：（−）。

4. ASO/ 抗 DNA 酶 B　ASO 377U/ml，抗 DNA 酶 B 365U/ml。

5. ESR/CRP　ESR：90mm/h，CRP：75.8mg/L。

6. ANA/ENA　均阴性。

7. ANCA　阴性。

8. 血培养共 3 次，均为阴性。

9. 骨髓培养阴性。

10. 胸部 X 线双下肺炎症，双侧胸腔少量积液。

11. ECG　ST 段轻度压低，T 波改变，结合临床。

12. 心脏超声未见异常。

13. 腹部 B 超未见异常。

思维提示

患者 ASO/ 抗 DNA 酶 B 明显升高，血象轻度升高，结合患者咽炎表现，需考虑链球菌感染后风湿热可能，但患者未见关节炎、无环形红斑及舞蹈病表现、无 ECG 及 B 超发现的心脏受累，目前无法诊断"风湿热"。患者年轻，普通抗生素治疗效果不佳，血沉及 CRP 明显升高，胸片提示双肺炎症及双侧胸腔积液，需考虑"肺结核"可能，且目前基本可排除结缔组织病、血管炎及恶性疾病等。下一步追查结核证据，同时可以考虑短期诊断性抗结核治疗观察效果。

（三）进一步检查结果及思维提示

1. PPD-5u 试验阴性。

2. T-SPOT 试验阴性。

3. 胸部 CT　双下肺少许炎症，双侧胸腔少量积液。

4. ASO 复查　383U/ml。

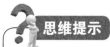

思维提示

予"异烟肼、利福平、乙胺丁醇"诊断性抗结核治疗1周,患者发热症状无改善,期间出现双膝、双踝关节红肿及疼痛,程度较重,难以活动及行走。结合患者PPD/T-SPOT均阴性,目前基本可除外"肺结核"。患者反复查ASO升高,咽痛一直未见明显缓解,可确定存在"链球菌感染",入院后再出现多发性关节炎表现,结合ESR/CRP明显升高,虽无心脏瓣膜受累的确定证据,但考虑ECG提示ST-T改变,且患者主诉心悸不适,提示可能存在轻症心脏炎。以上满足风湿热的Jones诊断标准,故可诊断"风湿热"。患者既往3年前曾有"慢性发热伴咽痛"病史数月,所以此次发病也可能风湿热再次感染链球菌后复发。

五、治疗方案及理由

1. 治疗 患者仍然高热,并见腰背部、臀部、上臂处可见红色丘疹、伴有瘙痒,考虑药物过敏,停用抗结核药物,予阿奇霉素口服5天后,再予苄星青霉素120万单位肌注一次,甲泼尼龙40mg静滴3次后改口服泼尼松并逐渐减量,双氯芬酸钠75mg/d。

2. 理由 风湿热的治疗首先需要抗链球菌感染,而青霉素是目前公认的最有效药物,对青霉素不过敏的患者应作为首选。但该患者出现皮疹(后证实是利福平过敏),考虑当时患者处于超敏状态,故先予阿奇霉素治疗,再注射苄星青霉素。中低剂量的皮质激素可以抑制链球菌感染后的机体免疫反应,可尽快缓解风湿性心脏炎的症状,防止心脏炎进一步加重,另外也可缓解患者的高热状态。合用低剂量非甾体抗炎药(NSAIDs)可有效缓解患者关节肿痛。

六、治疗效果及思维提示

1. 治疗1周后患者体温完全恢复至正常,咽痛消失,自感无不适,精神改善。查体见扁桃体明显缩小,脓点基本消失;心率80次/min,律齐,无杂音。继续治疗观察1周后带药出院。

2. 出院后口服泼尼松逐渐减量,出院后苄星青霉素肌注每3周1次。出院后2个月泼尼松口服减为10mg/d,期间未再有发热、咽痛、关节痛等表现。复查血常规、ASO/ESR/CRP均为正常,复查ECG正常。

思维提示

治疗方案显效,症状消失。随访中复查ASO及炎症指标恢复正常,ECG正常。印证了"风湿热"的诊断。且心电图的变化支持"风湿性心脏炎"的存在。有学者发现Jones诊断标准中的PR间期延长阳性率只有13.6%,而心脏超声对瓣膜病变的敏感性亦不高,故认为快速型心律失常、期前收缩、ST-T改变等对风湿性心脏炎有一定参考价值,与此病例相符。

最终诊断：风湿热。

七、本疾病最新指南解读

2011 年风湿热诊断和治疗指南（中华医学会风湿病学分会）：风湿热（rheumatic fever，RF）是一种由咽喉部感染 A 组乙型溶血性链球菌后反复发作的急性或慢性的全身结缔组织炎症，主要累及关节、心脏、皮肤和皮下组织。临床表现以关节炎和心脏炎为主，可伴有发热、皮疹、皮下结节、舞蹈病等。

本病多发于冬春阴雨季节，寒冷和潮湿是重要的诱因。可见于任何年龄，最常见为 5～15 岁的儿童和青少年。链球菌咽部感染是本病发病的必要条件。近 20 年风湿热的临床表现发生了一些变异，暴发型少，隐匿型发病较多，轻度或不典型病例增多。

临床表现上，在典型症状出现前 1～6 周。常有咽喉炎或扁桃体炎等上呼吸道链球菌感染表现，如发热、咽痛、颌下淋巴结肿大、咳嗽等症状。轻、中度发热较常见，亦可有高热。但发热无诊断特异性。

风湿热有 5 个主要表现：游走性多发性关节炎、心脏炎、皮下结节、环形红斑、舞蹈病。这些表现可以单独出现或合并出现。皮肤和皮下组织的表现不常见，通常只发生在已有关节炎、舞蹈病或心脏炎的患者中。

关节炎是最常见的临床表现，呈游走性、多发性关节炎。以膝、踝、肘、腕、肩等大关节受累为主，局部可有红、肿、灼热、疼痛和压痛。关节疼痛通常在 2 周内消退。常反复发作，可继气候变冷或阴雨而出现或加重，水杨酸制剂对缓解关节症状疗效颇佳。

心脏炎亦较常见，患者常有运动后心悸、气短、心前区不适主诉。二尖瓣炎时可有心尖区高调、收缩期吹风样杂音或短促低调舒张中期杂音。主动脉瓣炎时在心底部可听到舒张中期柔和吹风样杂音。窦性心动过速常是心脏炎的早期表现，风湿热的心包炎多为轻度，超声心动图可测出心包积液，心脏炎严重时可出现充血性心力衰竭。轻症患者可仅有无任何风湿热病理或生理原因可解释的进行性心悸、气促加重（心功能减退的表现），或仅有头晕、疲乏、软弱无力等。在初次发病的有关节炎的风湿热患者中大约 50% 有心脏炎。

环形红斑与皮下结节较为少见，发生率低于 20%。环形红斑为淡红色环状红斑。骤起。数小时或 1～2 天消退，分布四肢近端和躯干。常在链球菌感染之后较晚才出现。皮下结节为稍硬、无痛性小结节，位于关节伸侧的皮下组织，尤其肘、膝、腕、枕或胸腰椎棘突处，常与心脏炎同时出现，是风湿活动的表现之一。

舞蹈病常发生于 4～7 岁儿童，为一种无目的、不自主的躯干或肢体动作，面部可表现为挤眉眨眼、摇头转颈，肢体表现为伸直和屈曲、内收和外展、旋前和旋后等无节律的交替动作，需与风湿热神经系统的舞蹈症相鉴别。国内报道发生率 3% 左右。

实验室检查主要包括链球菌感染的证据、炎症指标与心脏炎的检查。链球感染中，咽拭子培养的链球菌阳性率在 20%～25%；抗链球菌溶血素 O（ASO）阳性在感染后 2 周左右出现，以往急性风湿热患者 ASO 阳性率在 75% 以上，另外抗 DNA 酶 B 阳性率与 ASO 阳性率无明显差异，但两者联合阳性率可提高到 90%。但以上检查只能证实患者在近期内有 A 组乙型溶血性链球菌有感染，不能提示体内是否存在 A 组乙型溶血性链球菌感染诱发的自身免疫反应。

炎症指标里，急性期红细胞沉降率（ESR）和 C 反应蛋白（CRP）阳性率较高，可达 80%。

非特异性免疫指标如免疫球蛋白（IgM、IgG）、循环免疫复合物（CIC）和补体C3增高约占50%～60%。抗心肌抗体（AHRA）用间接免疫荧光法和酶联免疫吸附测定（ELISA）法测定阳性率分别为70%，抗A组链球菌壁多糖抗体（ASP）阳性率70%～80%，外周血淋巴细胞促凝血活性试验（PCA）阳性率在80%以上，后者有较高的敏感性和特异性。

另外，心电图检查有助于发现窦性心动过速、PR间期延长和各种心律失常。超声心动图可发现早期、轻症心脏炎以及亚临床型心脏炎，对轻度心包积液较敏感。心肌核素检查（ECT）可检测出轻症及亚临床型心肌炎。

风湿热的诊断，一直沿用的是美国心脏协会1992年修订的Jones诊断标准（表11-1），主要依靠临床表现，辅以实验室检查。需要说明的是，该标准只能指导诊断，并不意味着它是"金标准"。近年来，风湿热的临床表现不典型、轻症心脏炎增多，心脏形状改变不明显，导致漏诊率居高不下。

表 11-1　修订的 Jones 诊断标准

主要表现	次要表现	链球菌感染证据
1. 心脏炎	1. 临床表现	1. 近期患猩红热
（1）杂音	（1）既往风湿热病史	2. 咽拭子溶血性链球菌阳性
（2）心脏增大	（2）关节痛 [a]	3. ASO或风湿热抗链球菌抗体增高
（3）心包炎	（3）发热	
（4）充血性心力衰竭		
2. 多发性关节炎	2. 实验室检查	
3. 舞蹈症	（1）ESR增快，CRP阳性	
4. 环形红斑	白细胞增多，贫血	
5. 皮下结节	（2）心电图 [b]：PR间期延长，QT间期延长	
诊断初发风湿热需要：	2项主要表现或1项主要及2项次要表现加上前驱的A组链球菌感染证据	
诊断复发性风湿热且未患有风湿性心脏病需要：	2项主要表现或1项主要及2项次要表现加上前驱的A组链球菌感染证据	
诊断复发性风湿热且患有风湿性心脏病需要：	2项次要表现加上前驱的A组链球菌感染证据	

注：a. 若关节炎列为主要表现，则关节痛不可作为次要表现；b. 若心脏炎列为主要表现，则心电图不可作为次要表现

对于不典型或轻症风湿热，临床上往往达不到上述标准。近年来，有学者针对不典型或轻症风湿热提出了"可能风湿热"的诊断方案，步骤如下：

（1）确定有无主要或次要表现。如轻症的心脏炎常表现为逐渐加重的心悸、气短。

（2）有条件可作特异性免疫指标检查。如AHRA、ASP和PCA阳性高度提示风湿性心脏炎存在。

（3）彩色多普勒超声心动图、心电图和心肌核素检查可发现轻症及亚临床型心脏炎。

（4）排除风湿热可能的疾病，应与下列疾病鉴别：①类风湿关节炎，关节炎呈持续性，伴晨僵，类风湿因子效价升高，骨及关节损害明显；②反应性关节炎，有肠道或泌尿道感染史，以下肢关节炎为主。伴肌腱端炎、腰痛，人类白细胞抗原HLA-B27阳性；③结核感染过敏性关节炎（Poncet病），有结核感染史，结核菌素皮试阳性，非甾体抗炎药疗效不佳，抗结核治疗有效；④亚急性感染性心内膜炎，有进行性贫血、瘀斑、脾肿大、栓塞、血培养阳性；⑤病毒性

心脏炎,有鼻塞、流涕、流泪等病毒感染前驱症状,病毒中和试验、抗体效价明显增高。有明显及顽固的心律失常。排除性诊断是确诊风湿热的一个不可缺少的诊断步骤。近年来,越来越多的风湿病学者提倡,把超声心动图作为急性风湿热的一个次要诊断标准,它对早期、轻症心脏炎以及亚临床型心脏炎有很好的诊断价值。

风湿热的治疗目标是清除链球菌感染,去除诱发风湿热病因;控制临床症状,使心脏炎、关节炎、舞蹈病及风湿热症状迅速缓解;处理各种并发症。治疗上分为一般治疗、抗链球菌治疗及抗风湿治疗。

一般治疗主要是注意保暖,避免潮湿和受寒。有心脏炎者应卧床休息,至 ESR、体温正常后开始活动。

抗链球菌是去除风湿热病因的重要措施. 否则本病将会反复发作或迁延不愈。无论是否有咽炎症状,均要用青霉素抗菌治疗,疗程不少于 10 天,若患者对青霉素过敏,可使用大环内酯类抗生素代替。

抗风湿治疗:对单纯关节受累首选非甾体抗炎药,如阿司匹林、吲哚美辛等。对已发生心脏炎者,一般采用糖皮质激素治疗,常用泼尼松。对病情严重,如有心包炎、心脏炎并急性心力衰竭者可静脉滴注地塞米松 5~10mg 或氢化可的松 200mg/d,至病情改善后,改口服激素治疗。疗程对关节炎为 6~8 周,心脏炎疗程最少 12 周。如病情迁延,可延长疗程至病情完全恢复为止。

亚临床心脏炎的处理:既往无心脏炎病史,近期有过风湿热,只需定期追踪及坚持长效青霉素预防。对曾患心脏炎或现患风湿性心脏病者根据实验室检查(如 ESR、AHRA、ASP、PCA 等)、超声心动图、心电图及体征的变化而确定治疗措施:①仅有轻微体征改变而上述检查正常者无需抗风湿治疗;②如实验室检查变化明显,可试行 2 周的抗风湿治疗(一般用阿司匹林),复查如实验室检查仍不正常,可继续抗风湿治疗。③实验室检查、心电图、超声心动图均有明显的改变,虽无明显症状,应作进一步观察及应用 1 个疗程抗风湿治疗。

风湿热的初级预防和二级预防能够明显减少风湿热和风湿性心脏病的患病率。初级预防即是预防"危险因子",即加强儿童、青少年的保健和卫生宣教工作,通过阻断 A 组乙型溶血性链球菌感染的传播,以阻止风湿热的发生。二级预防是预防风湿热复发或继发性风湿性心脏病。可每 3~4 周肌内注射苄星青霉素 1 次,儿童体重 <30kg 可肌内注射苄星青霉素 60万单位 / 次,体重在 30kg 以上或成人 120 万单位 / 次。至链球菌感染不再反复发作后,可改为每 4 周肌内注射 1 次。对青霉素过敏或耐药者,可改用红霉素、林可霉素、头孢类或喹诺酮类亦可。继发预防期限:应根据患者年龄、链球菌易感程度、风湿热发作次数、有无瓣膜病遗留而定。年幼患者、有易感倾向、反复风湿热发作,有过心脏炎或遗留瓣膜病者,预防期限应尽量延长,最少 10 年或至 40 岁,甚至终生预防;对曾有心脏炎,但无瓣膜病遗留者,预防期限最少 10 年;对单纯关节炎,预防期限可稍缩短,儿童患者最少持续 8 年,成人患者最少 5 年。

八、结合指南对本病历的思考

按照 1992 年修订的 Jones 诊断标准,本病例符合 1 条主要标准(多发性关节炎)及 2 条次要标准(发热及 ESR/CRP 升高),且存在链球菌感染的证据(ASO 维持高滴度),故可诊断为风湿热。在诊断性抗结核治疗 1 周无效果后及时回归到正确的诊断,并使用苄星青霉素及皮质激素及时控制了症状,也印证了风湿热的诊断。近年来不典型、轻症风湿热病例增多,给临床诊断增加了难度。再者，至今也没有对风湿性心脏炎诊断有特异性的检查，即使行动态心电图检查，阳性率也只有50%～60%，心脏超声对发现瓣膜病变有优势，但敏感性也不高；而且心脏炎的表现并不一定会在风湿热的早中期出现。如本病例，仅出现心电图的ST-T变化，而心脏超声无阳性发现，难以确定是否存在心脏炎或是仅有轻微心脏炎。而链球菌细胞壁抗体、抗链球菌M蛋白抗体由于技术设备等原因难以推广，故目前风湿热的诊断仍靠临床症状与多指标的综合判断。

（刘　琪　黄文辉　陶　怡）

病例 12　关节痛、口干 1 年，双下肢水肿半个月

女性，26 岁，未婚，广西梧州人，教师。

一、主诉

关节痛、口干 1 年，双下肢水肿半个月。

二、病史询问

（一）初步诊断思路及问诊目的

从症状来看，口干可能属于主观症状或与口腔局部病变、代谢性疾病、风湿病等相关，而关节症状较多与风湿性疾病有关。水肿的原因较多，可涉及心血管、肝脏、肾脏、内分泌代谢等系统。病史的询问应围绕口干的程度及伴随症状，关节肿痛的程度、部位、数目，水肿的程度、伴随症状如气促、胸闷、排尿情况及相应的治疗和治疗后病情的变化进行展开，同时应该询问有鉴别意义的症状等。

（二）问诊的主要内容及目的

1. 口干的程度及伴随症状　口干受主观感觉影响大，轻度、间断性口干可能与活动量及气候相关，明显口干可见于口腔局部疾患：单纯老年性口干症、扁桃体切除后口干、放疗后口干症；内分泌疾病：糖尿病、甲亢；或是风湿病中的干燥综合征。

2. 关节肿痛的程度、部位、数目　对称性并主要累及小关节的多关节肿痛首先考虑类风湿关节炎、手骨关节炎；非对称性多关节肿痛可能与系统性红斑狼疮、银屑病关节炎等有关；寡关节炎需要考虑系统性红斑狼疮、干燥综合征等结缔组织病、血清阴性脊柱关节病等；下肢慢性寡关节炎多见于骨关节炎、反应性关节炎等、急性多见于痛风；游走性大关节炎见于风湿热。

3. 水肿的程度、伴随症状等　水肿可涉及多个系统，心源性水肿常起始于肢体下部，伴有劳力性气促甚至夜间端坐呼吸；肝源性水肿多能发现既往乙肝感染、嗜酒等病史，皮肤常见黄染及色素沉着；肾源性水肿颜面水肿常见，可伴有少尿。代谢性疾病如甲亢、甲减引起的水肿有相应的伴随症状，如食欲、体重改变，性情变化等。

4. 既往史的询问　包括有无慢性病史，吸烟、饮酒史、传染病史、个人史等。

（三）问诊结果及思维提示

1. 患者 1 年来感口干明显，夜间需数次起床饮水，每日饮水量 3～4L，自感较以往明显增多，不伴眼干、发热及口腔溃疡；无放疗病史及扁桃体切除史。

2. 近1年前开始出现双手近端指间关节、掌指关节对称性肿胀、疼痛，伴晨僵（时间大于30分钟）。程度渐重。但未有关节变形且关节活动度尚正常。

3. 半个月前出现双下肢水肿，但程度不重，局限于踝部以下。晨起时有颜面水肿，活动后减轻。病程中无气促、胸闷、无皮肤改变，自感尿量较前有所减少，无食欲及体重的明显变化。

4. 曾于外院检查RF阳性，予以"双氯芬酸、羟氯喹、沙利度胺、来氟米特"等药物治疗，症状好转。但出现皮疹及发热后自行停药，症状再度加重。

5. 既往体健，无吸烟嗜酒史，无输血史。月经规律。

 思维提示

病史特点为长期口干及关节痛，但近期出现双下肢水肿，从患者症状看，心源性或肝源性水肿可能性较小。结合患者年龄，需考虑肾源性或内分泌代谢性疾病，但若按一元论解释，考虑到抗风湿治疗后一度有改善，比较合理的推断为风湿性疾病：①类风湿关节炎（RA），患者表现为对称性多关节肿痛，RF阳性，但RA不常累及肾脏引起水肿，单纯RA也不应出现口干表现；②干燥综合征（SS），亦常伴眼干，但出现的关节炎多为一过性，一般不出现关节结构破坏，可累及肾脏，主要表现为肾小管酸中毒。其他系统疾病，如内分泌代谢疾病：糖尿病及甲状腺疾病等一般不引起关节炎。

三、体格检查

（一）重点检查内容及目的

根据问诊的结果，目前症状主要集中在结缔组织与泌尿系统。应重点据此查体。同时注意排查心肺、肝脏方面疾患。结缔组织疾病的判断需要细致查体，包括有无皮疹、紫癜、淋巴结肿大或皮下结节、关节肿胀、压痛及活动度以及黏膜溃疡等检查。

（二）体检结果及思维提示

T：36.3℃，P：81次/min，R：16次/min，BP：136/80mmHg。精神可，全身无皮疹及皮下结节、无紫癜；眼睑轻度水肿，口腔黏膜无溃疡；双侧呼吸运动对称，呼吸运动和呼吸频率正常，双肺呼吸音稍粗，未闻及干湿啰音。心尖搏动范围正常，心前区无震颤及心包摩擦感，心脏相对浊音界正常，心率（HR）：81次/min，心律齐，未闻及杂音；腹平软，无压痛，肝脾不大，肾区无叩击痛；双下肢踝部以下凹陷性水肿，四肢肌力正常；双手部分近端指间关节与掌指关节红肿压痛，伴轻度活动受限。

 思维提示

患者的心肺腹均无阳性体征，主要发现为眼睑与下肢的水肿以及局限于手部小关节的对称性关节炎。故与前述考虑相符，诊断主要考虑RA以及SS，其他结缔组织病，如SLE等亦不排除。下一步应完善RA与SS及其他结缔组织病的相关实验室及影像学检查，同时也应考虑到 RA 可以继发 SS，即两者重叠的情况。但是，RA 或 SS 较少引起肾脏受累出现水肿，应排查引起患者水肿的原因，并考虑到是否有结缔组织病以外的疾病合并出现。

四、实验室和影像学检查结果

（一）初步检查内容及目的

1. 血常规、尿常规、生化全项、凝血四项、血气分析、BNP、心肌酶学、ESR、CRP、ANA、ENA 抗体、ANCA、肿瘤标记物了解基本情况。

2. CCP 抗体、RF、AKA、手部 X 线明确 RA 诊断是否成立。

3. 唇腺活检、唾液腺 ECT、并眼科会诊明确 SS 诊断是否成立。

4. 24 小时尿蛋白测定了解肾脏是否受累。

（二）检查结果及思维提示

1. 血常规 WBC：9.14×10^9/L，嗜酸性粒细胞（EO）%：0.1%，Hb：104g/L，PLT：299×10^9/L。

2. 尿常规 pH：6.5，PRO：3.0g/L。

3. 生化全项 LDH：140U/L，AST：13U/L，ALT：7U/L，ALB：14.8g/L，GLB：22.86g/L，CREA：78μmol/L，C3：0.3g/L，C4：0.19g/L。

4. 凝血四项 PT：19.3s，INR：1.35，APTT：37.5s。

5. 血气分析 pH：7.39，PCO_2：29.8mmHg，PO_2：81.6mmHg，SaO_2：97.9%，BE：−7.0mmol/L。

6. BNP 及 cTnI BNP：82.1ng/L，心肌肌钙蛋白 I（cTnI）：0.03μg/L。

7. CRP 及 ESR CRP：51.2mg/L，ESR：56mm/h（第 1 小时）。

8. 自身抗体 ANA（+，斑点型），ds-DNA（−），SSA/Ro-52（++++），SSB（+），Sm（−），ANCA（−），ACA（−）。

9. CCP/AKA/RF-IgM CCP：11U/ml，AKA：（−），RF-IgM：（−）。

10. 24 小时尿微量蛋白 3 149mg/24h。

11. 手部 X 线 双手未见骨质破坏，关节及间隙正常。

12. 唾液腺 ECT 双侧腮腺及颌下腺功能下降。

13. 唇腺活检 见较多淋巴 - 单核样细胞和浆细胞浸润（＞50 个），小血管未见明显病变，符合 SS 改变。

14. 眼科检查 未发现干眼症。

15. 胸 X 线及心脏、腹部 B 超等无阳性发现。

思维提示

患者存在明确口干，检查发现 SSA/Ro-52（++++）、SSB（+），唾液腺发射计算机断层显像（ECT）示腺体功能下降，结合唇腺活检发现多量淋巴细胞浸润，足够条件诊断为 SS，目前问题是 RA 是否存在，患者虽然曾查出 RF 阳性，但入院后查 CCP/AKA/RF-IgM 均阴性，且手部 X 线未发现关节间隙狭窄或骨质破坏等，详细追问病史患者最先出现口干，后再逐渐出现关节肿痛，再考虑到 SS 本身可以出现关节肿痛及 RF 阳性，所以可以合理地设想基础疾病为单一的 SS，当然 RA 在此情况下是无法完全排除的，有待治疗的后续观察，SS 引起的关节炎一般对治疗反映良好，且为暂时性、非侵蚀性，这与 RA 不同。另外，检查发现尿蛋白明显升高，提示肾小球肾炎存在，与患者症状相符，可以判定为肾源性水肿，但是 SS 患者的肾损害以远端肾小管酸中毒为主，引起的水肿、蛋白尿的情况较少，而该患者血气分析及尿常规正常可排除酸中毒，所以在此情况下更要注意 SLE 引起狼疮肾炎（LN）的可能，但目前血清学结果不支持 SLE，所以需要进一步行肾脏病理。

（三）进一步检查结果及思维提示

肾脏活检 HE 染色，可见 11 个肾小球中 1 个球形硬化，肾小球毛细血管开放良好，部分见分叶核细胞浸润，肾小球系膜基质轻度增多及肾小球基底膜轻度增厚。部分肾小管上皮颗粒变性，少数肾小管萎缩。间质轻度灶性淋巴 - 单核细胞散在浸润。未见明显的血管病变。Masson 染色、PAS 及 PASM 染色无特殊发现。免疫荧光：颗粒荧光沉积于肾小球毛细血管，IgM ++，IgA、C3：（+～++）+，C1q +，IgG（+/-），考虑继发性肾炎 - 微小病变型。

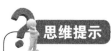

思维提示

　　该患者已经排除了高血压、糖尿病等其他继发性肾炎的情况，肾脏活检提示为肾小球损害，继发性肾炎 - 微小病变型。虽然少见，但 SS 仍可出现肾小球损害，表现为轻微病变、膜性肾病、局灶节段性硬化、膜增生性 GN 等不同类型。但仍要注意患者的肾脏病理提示较多的免疫复合物沉积，亦不能除外狼疮肾炎（LN）的可能，综合前述检查结果，SLE 无法完全排除，所以虽然 SS 的诊断是成立的，但是否为原发性亦或是继发于 SLE 暂无法确定，考虑到患者水肿的症状在口干症状之后发生，可设想肾炎为 SS 的继发病变，但需要随访观察是否会转变为典型的 SLE 与 LN。

五、治疗方案及理由

1. 治疗　甲泼尼龙 40mg/d 静脉滴注、吗替麦考酚酯 0.5g，每日 2 次，塞来昔布 0.2g 每日 2 次，并以 ACEI 减少尿蛋白、护胃、补钙等对症处理。

2. 理由　患者主要表现为关节肿痛及肾脏受累，虽然肾脏病理属于相对较轻的微小病变型，但尿蛋白升高明显，所以选用了 1mg/（kg•d）泼尼松的起始剂量，同时考虑到患者的生育需求，合用了对肾脏受累效果较好且对性腺抑制作用较小的吗替麦考酚酯以利肾炎的治疗和后续的激素减量。同时以上药物联合 NSAIDs 即可迅速缓解关节肿痛。用药期间应监测血尿常规、肝肾功能，避免不良反应。

六、治疗效果及思维提示

1. 治疗后患者关节肿痛及下肢水肿均逐渐消退，出院后继续予泼尼松 35mg/d，并逐渐减量以及吗替麦考酚酯治疗，未再出现下肢水肿，复查尿蛋白逐步减少。出院后 1 个月门诊复诊 24 小时尿微量蛋白 900mg/24h。

2. 出院后第 3 个月复诊，泼尼松减至 10mg/d，已无关节痛及水肿，但口干缓解不明显，复查 24 小时尿微量蛋白 300mg/24h。随诊复查 RF/CCP 均阴性。

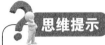

思维提示

治疗方案非常有效，且治疗过程未出现不良反应。与该患者肾小球肾炎得到早期诊断及治疗有关，但 SS 的口干症状即使在充分的免疫抑制剂治疗后也往往较难缓解，可考虑采用人工泪液或勤漱口、保持口腔清洁。另外治疗后复查患者 RF 转阴而 CCP 持续阴性有利于排除 RA 的存在。随访过程中监测尿蛋白水平变化，若尿蛋白加重可复查肾活检，观察是否会转变为典型的 LN。

最终诊断：①干燥综合征、继发性肾小球肾炎 - 微小病变型；②系统性红斑狼疮、狼疮性肾炎（待观察）。

七、本疾病最新指南解读

2011 年干燥综合征诊断及治疗指南（中华医学会风湿病学分会）：干燥综合征（Sjögren's syndrome，SS）是一种主要累及外分泌腺体的慢性炎症性自身免疫病。临床除有涎腺和泪腺受损功能下降而出现口干、眼干外，尚有其他外分泌腺及腺体外其他器官受累而出现多系统损害的症状。

本病分为原发性和继发性两类，前者指不具另一诊断明确的结缔组织病（CTD）的 SS（pSS）。后者是指发生于另一诊断明确的 CTD，如系统性红斑狼疮（SLE）、RA 等的 SS。

临床表现上，分为局部表现与系统表现。

局部表现中，首先是因涎腺病变，使涎液黏蛋白缺少而引起的口干燥症，发生率 70%～80%，严重者进固体食物时必须伴水或流食送下，有时夜间需起床饮水，猖獗性龋齿是本病的特征之一，发生率约 50%；另外也常见间歇性腮腺炎及口腔溃疡等。眼受累表现为因泪腺分泌的黏蛋白减少而出现眼干涩、异物感、泪少等症状。严重者欲哭无泪。少见其他浅表部位的腺体受累，如鼻、硬腭、气管及其分支、消化道黏膜及阴道黏膜的外分泌腺体。

系统表现中，可见全身症状如乏力、发热等。2/3 的患者出现以下系统损害：

皮肤：病变的病理基础为局部血管炎。包括：①过敏性紫癜样皮疹，多见于下肢，为米粒大小边界清楚的红丘疹，压之不褪色，分批出现。可自行消退而遗有褐色色素沉着。②结节红斑较为少见。③雷诺现象，多不严重，不引起指端溃疡或相应组织萎缩。

骨骼肌肉：关节痛较为常见。仅小部分表现有关节肿胀，但多不严重，且呈一过性。关节炎一般为非侵蚀性而有别于RA。肌炎见于约5%的患者。

肾：国内报道约有30%～50%患者有肾损害，主要累及远端肾小管，表现为因I型肾小管酸中毒而引起的低血钾性肌肉麻痹，严重者出现肾钙化、肾结石及软骨病。表现为多饮、多尿的肾性尿崩亦常出现于肾小管酸中毒患者。近端肾小管损害较少见。对肾小管酸中毒的患者在有条件的情况下最好做肾脏病理检查，以了解肾脏病变，通过对病理的了解可以正确地指导治疗。在这些患者中。小部分出现较明显的肾小球损害，临床表现为大量蛋白尿、低白蛋白血症甚至肾功能不全。

肺：大部分患者无呼吸道症状。肺部的主要病理为间质性病变，部分出现弥漫性肺间质纤维化。少数人可因此导致呼吸功能衰竭而死亡。另有小部分患者出现肺动脉高压。有肺纤维化及重度肺动脉高压者预后不佳。

消化系统：因其黏膜层的外分泌腺体病变而出现萎缩性胃炎、胃酸减少、消化不良等非特异性症状。约20%患者有肝脏损害，特别是部分患者合并自身免疫性肝炎或原发性胆汁性肝硬化。

血液系统：本病可出现白细胞减少和/或血小板减少，血小板低下严重者可伴出血现象。本病淋巴肿瘤的发生率约为健康人群的44倍。

诊断方面，指南推荐使用2002年干燥综合征国际分类（诊断）标准（表12-1）。

表12-1 干燥综合征分类标准的项目

Ⅰ. 口腔症状：3项中有1项或1项以上
　　1. 每日感口干持续3个月以上
　　2. 成年后腮腺反复或持续肿大
　　3. 吞咽干性食物时需用水帮助
Ⅱ. 眼部症状：3项中有1项或1项以上
　　1. 每日感到不能忍受的眼干持续3个月以上
　　2. 有反复的沙子进眼或砂磨感觉
　　3. 每日需用人工泪液3次或3次以上
Ⅲ. 眼部体征：下述检查有1项或1项以上阳性
　　1. Schirmer I试验（+）（≤5mm/5min）
　　2. 角膜染色（+）（≥4 van Bijsterveld 计分法）
Ⅳ. 组织学检查：下唇腺病理示淋巴细胞灶≥1（指4mm² 组织内至少有50个淋巴细胞聚集于唇腺间质者为1灶）
Ⅴ. 涎腺受损：下述检查有1项或1项以上阳性
　　1. 涎液流率（+）（≤1.5ml/15min）
　　2. 腮腺造影（+）
　　3. 涎腺同位素检查（+）
Ⅵ. 自身抗体：抗SSA抗体或抗SSB抗体（+）（双扩散法）

原发性干燥综合征：无任何潜在疾病的情况下，有下述2条则可诊断：
　　A. 符合表中4条或4条以上，但必须含有Ⅳ（组织学检查）和/或Ⅵ（自身抗体）
　　B. Ⅲ、Ⅳ、Ⅴ、Ⅵ4条中任3条阳性
继发性干燥综合征：患者有潜在的疾病（如任一结缔组织病），而符合表中的Ⅰ和Ⅱ中任1条，同时符合条目Ⅲ、Ⅳ、Ⅴ中任2条
* 必须除外：颈头面部放疗史，丙型肝炎病毒感染、艾滋病、淋巴瘤、结节病、格雷夫斯病、抗乙酰胆碱药的应用（如阿托品、莨菪碱、溴丙胺太林、颠茄等）

由于该诊断标准中包含了较多患者的主观症状，美国风湿病学会经过大样本量、国际多中心研究后，重新制定 SS 新的诊断标准，并在 2012 年发布（2012 年 ACR 标准）。该标准包含 3 项条目，条目 1 为血清学检查[SS-A/Ro 抗体阳性与／或 SS-B/La 抗体阳性或（RF 阳性与 ANA 滴度≥1∶320）]，条目 2 为唇腺活检（唇唾液腺活检发现灶性淋巴细胞性涎腺炎），条目 3 为角结膜染色（干燥性角膜结膜炎，眼染色分数≥3），确诊需要至少满足两条标准。3 项条目均为客观检查项目，简单、易用且不同医师应用该标准的可重复性较高。本研究通过在北京大学口腔医院收集的 SS 患者中验证，得出的敏感度和特异度分别为 90.37% 和 88.46%。

SS 的治疗，目的主要是缓解患者症状，阻止疾病的发展和延长患者的生存期，尚无可以根治疾病的方法。

对症治疗中，对于口眼干燥，减轻口干较为困难，人工涎液的效果很不理想，实用的措施是保持口腔清洁，勤漱口，减少龋齿和口腔继发感染的可能，并且停止吸烟、饮酒及避免服用引起口干的药物如阿托品等。另外患者还可以使用含氟的漱口液漱口，以减少龋齿的发生。对于干燥性角结膜炎，予人工泪液滴眼可以减轻眼干症状，预防角膜损伤，减少眼部并发症。

对于肾小管酸中毒合并低钾血症的患者需行钾盐的代替疗法，大部分患者需终身服用。对于肌肉、关节痛，可用非甾体抗炎药，如布洛芬、吲哚美辛等治疗，由于侵蚀性关节病变罕见，所以没有必要常规使用改善疾病的抗风湿药物，对关节肿痛严重者可能需要短程使用小剂量糖皮质激素以缓解关节剧痛等症状。

出现系统损害者应根据受损器官及严重程度进行相应治疗。对合并有神经系统、肾小球肾炎、肺间质性病变、肝脏损害、血细胞减少尤其是血小板减低、肌炎等要给予糖皮质激素治疗，糖皮质激素剂量应根据病情轻重决定。剂量与其他结缔组织病治疗用法相同。

对合并有重要脏器损害者，宜在应用糖皮质激素的同时加用免疫抑制剂，常用的免疫抑制剂包括甲氨蝶呤 0.2～0.3mg/(kg•w)，硫唑嘌呤 1～2mg/(kg•d)，环孢素 2.5～5mg/(kg•d)，环磷酰胺 1～2mg/(kg•d) 或 0.5～1g/(m^2•4w)，其中环磷酰胺最常用。对于出现神经系统受累或血小板减少的患者可静脉用大剂量免疫球蛋白（IVIG）0.4g/(kg•d)，连用 3～5 日，需要时可以重复使用。如果出现由 pSS 导致的中枢神经系统病变，应该采用大剂量糖皮质激素静脉冲击治疗，同时应用环磷酰胺。

由于自身反应性 B 细胞的异常激活是 SS 发病的重要因素之一，研究证明使用利妥昔单抗（rituximab，抗 CD20 单克隆抗体）对 pSS 常规治疗效果不佳的患者，且有严重的关节炎、严重的血细胞减少、周围神经病变以及相关的淋巴瘤均有较好的疗效。生物制剂的治疗还需要更长时间、更大样本的观察，新的生物制剂可能是将来 SS 治疗的希望。

八、结合指南对本病例的思考

依据 2002 年 SS 的国际分类（诊断）标准，该患者存在口干、高滴度 SSA/SSB 抗体、组织学改变及唾液腺 ECT 阳性，符合 SS 的诊断。对于 SS，因其往往继发于 RA 或 SLE 等其他结缔组织病，所以在诊断时需要全面排查相关疾病，但有时 SS 与其他结缔组织症状上有重叠而对诊断产生困难。治疗原则上大体同其他结缔组织病相似，在力求缓解症状的同时，针对脏器受累选择皮质激素与免疫抑制剂。该患者病程 1 年余，应继续密切随访，注意其有否骨关节破坏以及演变成 SLE、LN 等的可能。

（刘　琪　黄文辉　陶　怡）

病例 13　发热 10 余天

男,53 岁,无业,2015 年 3 月 28 日来诊。

一、主诉

发热 10 余天。

二、病史询问

(一)初步诊断思路及问诊目的

从症状上看,该患者急性起病,为发热查因病例,病史的询问应围绕发热的诱因、程度、热型、伴随症状及有鉴别诊断意义的症状、相应的治疗和治疗后病情的变化进行展开,同时应该注意患者的年龄、发病季节、职业环境、询问有无传染病及疫区接触史等。

(二)问诊主要内容及目的

1. **诱因**　发热有无诱因,如感冒、淋雨、受凉、药物服用史等。
2. **程度**　体温属于低、中、高还是超高热。
3. **热型**　通过询问发热的频度、体温升降的缓急及持续时间、热峰等,判断患者热型,如稽留热、弛张热、间歇热、波状热、回归热、不规则热。
4. **伴随症状**　①全身症状:发热前有无畏寒、寒战,是否伴有疲乏、盗汗;②呼吸系统:有无咽痛、鼻塞、流涕、咳嗽、咳痰、喘息、咯血,若有,询问各症状的性质;③心血管系统:有无胸闷、胸痛、气促、下肢水肿;④消化系统:有无恶心、呕吐,排便情况;⑤泌尿系统:有无尿频、尿急、尿痛、肉眼血尿等;⑥肌肉骨骼系统:有无关节肿痛、肌无力、肢体活动受限;⑦网状内皮系统:有无淋巴结、肝脾肿大;⑧皮肤:有无皮疹,尤其注意特征性皮疹,如水痘的多形性皮疹、伤寒的玫瑰疹等,是否伴有瘙痒、脱屑,皮疹部位,有无皮下结节、皮肤黏膜出血点。
5. **诊疗过程**　起病后有无就诊用药,以及相关的检测结果,疗效等。该病例主要症状为发热,尤其要询问胸部 X 线及血象情况。
6. **一般情况**　精神状态、食欲、体重改变等。
7. **既往史**　包括有无慢性病史,吸烟、传染病史、个人史等。

(三)问诊结果及思维提示

1. 患者 10 余天前受凉后出现发热,伴畏寒、寒战、头痛、双下肢肌肉酸痛,间有胸闷,不

86

伴咽痛、鼻塞、流涕，无咳嗽、咳痰、喘息、咯血，无乏力、盗汗等其余伴随症状。

2. 发热多于晚上出现，以低热为主（37.3～37.8℃），热峰 38.5℃。

3. 自服头孢类抗生素后可退热，但发热仍反复。

4. 我院门诊查血常规正常，予"奥司达韦"抗病毒、"对乙酰氨基酚"对症治疗，效果欠佳。进一步查胸片提示双肺门增大（淋巴结肿大？），建议 CT 检查。

5. 既往体健，否认药物过敏史。否认传染病及疫区接触史，无吸烟史。

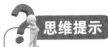

思维提示

　　患者起病急、病程短，临床症状不多，看似普通病毒导致的上呼吸道感染，但胸片却提示双肺门增大，此时需从发热、肺门增大为切入点综合考虑。

三、体格检查

（一）重点检查内容及目的

　　根据问诊的结果，症状主要集中在呼吸系统，应重点据此进行查体。患者为中年男性，低热为主，肺门增大，重点排查肺结核及肺癌。检查时注意听诊肺部啰音，查看有无杵状指，是否触及肿大淋巴结。

（二）体检结果及思维提示

　　T: 37.2℃，P: 103 次 /min，R: 20 次 /min，BP: 118/76mmHg。神清，全身无皮疹、皮下结节。全身浅表淋巴结未及肿大。咽无充血，双侧扁桃体无肿大。气管居中，胸廓对称无畸形，双肺语颤对称，双肺叩诊呈清音，听诊呼吸音粗，未闻及干湿性啰音。心律齐，心音有力，未闻及杂音。腹平软，无压痛、反跳痛，肝脾肋下未及，肠鸣音正常。四肢无畸形，关节无红肿，双下肢无水肿。

思维提示

　　患者体格检查无明显阳性体征，重点关注其实验室及影像学检查结果。

四、实验室和影像学检查结果

（一）初步检查内容及目的

　　1. 血常规、尿常规、便常规、血气分析、生化全项、凝血四项 +D-dimer、肿瘤指标、ESR　　了解患者基本情况。

　　2. 痰找抗酸杆菌、T-SPOT、PPD 试验　　了解有无结核分枝杆菌感染。

3. 痰培养　寻找致病菌。

4. 胸部 CT　进一步了解肺部情况，初步判断其病变性质（图 13-1）。

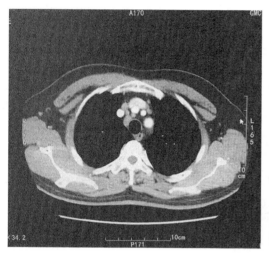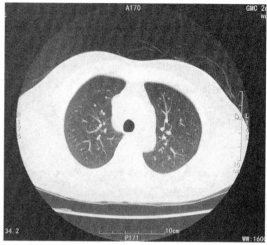

图 13-1　胸部 CT 平扫及增强

（二）检查结果及思维提示

1. 血常规　WBC: 6.3×10^9/L, GR%: 66.9%, Hb: 121g/L, PLT: 308×10^9/L。

2. 尿常规、便常规　正常。

3. 血气分析　pH: 7.409, PCO_2: 37mmHg, PO_2: 90.4mmHg, SaO_2: 98.3%, BE: -1.0mmol/L。

4. 生化　正常，Ca^{2+}: 2.03mmol/L。

5. 凝血四项　正常。

6. ESR　28mm/h（第 1 小时）。

7. 肺癌指标　CEA: 2.35μg/L, 鳞状上皮细胞癌抗原: 0.4μg/L, 细胞角蛋白 19 片段: 1.25μg/L, 神经元特异烯醇化酶: 17.01μg/L。

8. 痰找抗酸杆菌　未检出。

9. T-SPOT 试验　阳性（结果处于临界值）。

10. PPD 试验　阴性。

11. 痰培养　各种口腔菌群生长。

12. 肺炎支原体抗体　阴性。

13. 胸部 CT　右肺中叶、下叶可见不规则片状阴影，边缘模糊，双肺纹理增多、增粗，肺门影增大，见多个结节影，略强化。纵隔结构清楚，腔静脉后、血管前，主动脉窗、隆突前下可见肿大淋巴结。考虑右肺中叶、下叶感染。纵隔、肺门淋巴结肿大，淋巴瘤？结节病？

14. 腹部及泌尿系 B 超　正常。

15. 全腹部 CT　符合脂肪肝声像，肝左叶多发囊肿。

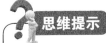

思维提示

患者各项血液学检查未有明显阳性发现，无结核分枝杆菌感染证据。胸部 CT 提示双肺门增大，纵隔多发淋巴结肿大。由于肺部病灶为多发、对称性，肺癌指标不高，不考虑肺部原发肿瘤；其余各系统亦未见占位，不支持肺部转移瘤。根据影像学结果，主要鉴别淋巴瘤及结节病，而这两者病理上有截然不同的表现，故进一步可取结节 / 淋巴结活检。

（三）进一步检查结果及思维提示

1. 超声胃镜　食管上段甲状腺后方见一最大切面约 0.57cm×0.54cm 类圆形稍高回声肿物，食管中段左心房后方及主动脉旁见三个椭圆形稍高回声肿物，食管中下段多发肿物性质待查：淋巴结？

2. 胸腔镜右上纵隔淋巴结活检　（冰冻病理）肉芽肿性炎，伴广泛机化。（石蜡病理）肉芽肿性炎，形态符合结节病。CD68 及 CD163（组织细胞）+，CK（-），Ki-67（约 5%+），PAS 及 PAM 染色（-），抗酸染色（-），TB-DNA（-）。

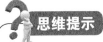

思维提示

患者症状单一，主要累及呼吸和淋巴系统，无明显阳性体征。在诊断依据不多的情况下，抓住主要阳性发现获取组织学证据，为明确诊断的关键所在。

五、治疗方案及理由

1. 治疗　糖皮质激素（泼尼松 30mg/d 持续 1 个月，后每 2～3 周减量 5mg，3 个月后 10mg/d 维持）及免疫抑制治疗（硫唑嘌呤 0.05g 每天 2 次及甲氨蝶呤 10mg 每周 1 次）。

2. 理由　根据淋巴结活检结果，结节病诊断明确。患者有发热、胸闷、肺门淋巴结肿大，为糖皮质激素使用的相对适应证。至于非糖皮质激素治疗中，① MTX 能直接抑制肺泡巨噬细胞、淋巴细胞的活性，减少肺泡巨噬细胞产生 TNF-α 炎症介质，有利于控制结节病的活动，对肺泡炎和皮肤损害有效；②硫唑嘌呤则主要抑制 T 淋巴细胞的增生和活化，对慢性结节病的疗效与糖皮质激素相当，故两者均可用于结节病的治疗。考虑到患者 X 线分期仅为 Ⅱ期，肺功能尚可，无高钙血症等不良因素，小剂量的 MTX 及硫唑嘌呤（AZA）治疗，可较平稳地减低糖皮质激素的用量，减少药物副作用。

六、治疗效果及思维提示

1. 获取淋巴结病理结果前，予抗感染治疗效果欠佳，仍有低热。

2. 明确诊断后改用糖皮质激素（泼尼松 30mg/d）及免疫抑制治疗（硫唑嘌呤 0.05g 每天 2 次及甲氨蝶呤 10mg 每周 1 次），患者热退，一般情况良好，无胸闷、咳嗽、气促等不适。

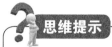

思维提示

　　该病的治疗目的在于控制结节病活动,保护重要脏器功能。治疗方案效果良好。文献报道,50% 以上的结节病可获自行缓解,预后良好,复发率低;在症状、肺功能或胸部 X 线片进展需要治疗时,治疗总疗程达 18 个月的长程治疗者可能获利更大。因此,本例患者采用的是糖皮质激素的长程治疗方案。

最终诊断:结节病。

七、本疾病诊治进展

　　关于结节病最早的描述,是在 1877 年欧洲的皮肤科医生 Hutchinson 首先报道,称为 Hutchinson 病。后逐渐认识到该疾病可侵害全身多个系统,故将其命名为类肉瘤病。直至 1940 年才正式命名为 sarcoidosis,即结节病,并沿用至今。

　　结节病是一种病因未明,以非干酪样坏死性上皮细胞肉芽肿为病理特征,主要影响肺和淋巴系统的全身性疾病。临床表现多样、严重程度各异,可自愈亦可呈慢性进展。好发于 20～40 岁,有 2 个发病高峰,一个是青年期,另一个是 50 岁以上中年期,女性略多于男性。

　　由于其发病率低,人们对其发病机制认识不深入,目前尚无针对结节病的国际性指南。

　　大多数学者认为,细胞免疫功能和体液免疫功能紊乱是结节病的重要发病机制,T 细胞的活化在肉芽肿的形成和发展中是关键所在。

　　第六届世界结节病及其他肉芽肿疾病会议提出:结节病的诊断需要临床表现、非干酪样上皮样肉芽肿病理改变及排除其他肉芽肿疾病。由于无特异性临床表现,本病易被误诊和漏诊。胸内结节病容易误诊为肺门淋巴结结核和淋巴瘤。而且结节病患者可同时患有结核,结节病患者伴发的结核可能是局灶性肺结核、播散性肺结核以及浸润性肺结核。因此,在诊断结节病前必须要首先除外结核,特别是增殖性结核,如果从病理上不能区别,应如实反映患者的病理特征,结合临床进行其他多项检查,来进一步鉴别。

　　根据胸部 X 线表现分为 5 期。0 期:无异常 X 线所见。Ⅰ 期:肺门淋巴结肿大,肺部无异常。Ⅱ 期:肺部弥漫性病变,同时有肺门淋巴结肿大。Ⅲ 期:肺部弥漫性病变,不伴肺门淋巴结肿大。Ⅳ 期:肺纤维化。

　　至于该病的治疗,尚存在争议。症状明显或进行性发展的结节病应首选糖皮质激素,至于免疫抑制剂的使用,如甲氨蝶呤、硫唑嘌呤、环孢素、环磷酰胺、沙利度胺等,均有研究报道有效。临床医生应该根据不同的病情、不同的类型,权衡利弊来决定。

　　总体而言,本病是一种自限性疾病,大多数患者预后良好。急性炎症几周至几个月内缓解,Ⅰ 期 69%～80% 自然缓解,Ⅱ 期 50%～60% 自然缓解,Ⅲ 期自然缓解较少,激素疗效不确定,Ⅳ 期有不可逆的肺损害,预后差。

八、对本病例的思考

　　本例患者以发热为首发表现,无阳性体征,看似普通的上呼吸道感染,但予一般抗感染治疗无效。此时应考虑特殊病原菌，如结核分枝杆菌感染，但 PPD 试验阴性，T-SPOT 临界值，若为原发综合征，多为儿童，且不会两侧肺门同时受累，依据依然不足。若为实体肿瘤，原发者一般病灶单一，转移者病灶多在肺野外侧，亦不符合。在诊断不明确的情况下，应该积极获取病理组织学证据，才能为诊断提供一个豁然开朗的局面。值得注意的是，结节病诊断无"金标准"，仍然是一个排除性诊断。

（霍永宝　陶　怡）

病例 14 消瘦、活动后气促伴关节肿痛 10 个月

女, 20 岁, 无业, 2015 年 12 月 14 日来诊。

一、主诉

消瘦、活动后气促伴关节肿痛 10 个月。

二、病史询问

(一) 初步诊断思路及问诊目的

从症状来看, 消瘦属于全身症状, 特异性较差, 但消瘦的程度对鉴别诊断有一定意义。气促主要与呼吸系统、心血管系统有关, 而关节症状较多与风湿性疾病有关。病史的询问应围绕消瘦的程度; 气促的程度、诱因、伴随症状; 关节肿痛的程度、部位、数目、相应的治疗和治疗后病情的变化进行展开, 同时应该询问有鉴别意义的症状等。

(二) 问诊的主要内容及目的

1. 消瘦的程度 许多疾病可引起消瘦, 包括感染性疾病、肿瘤性疾病、风湿性疾病、肾脏病、内分泌疾病等。总体来说, 非常明显的消瘦多见于慢性消耗性疾病或慢性炎症性疾病。同时要注意伴随症状, 如有无发热、乏力、食纳下降等。伴发热常提示感染、肿瘤或炎症性疾病等。若伴显著乏力感要考虑到可能存在肌肉病变, 如肌炎、皮肌炎等。若不伴食纳下降则需考虑到代谢性疾病, 如糖尿病、甲亢等。

2. 气促的诱因、程度、伴随症状 活动后气促未伴有慢性咳嗽、喘息等提示心功能不全、限制性肺疾病、肺动脉高压等; 伴长期喘息、咳嗽、咳痰者往往由于慢性阻塞性肺病导致。夜间气促、出现端坐呼吸者提示严重心功能不全; 气促往往由情绪激动诱发或伴有胸闷、胸痛者要考虑冠心病。

3. 关节肿痛的程度、部位、数目 对称性并主要累及小关节的多关节肿痛首先考虑类风湿关节炎、手骨关节炎; 非对称性多关节肿痛可能与系统性红斑狼疮、银屑病关节炎等有关; 寡关节炎需要考虑系统性红斑狼疮、肌炎、硬皮病、血清阴性脊柱关节病等; 下肢慢性寡关节炎多见于骨关节炎、反应性关节炎等; 急性多见于痛风; 游走性大关节炎见于风湿热。

4. 既往史的询问 包括有无慢性病史, 吸烟、饮酒史、传染病史、个人史等。

(三) 问诊结果及思维提示

1. 患者于 10 个月前开始出现食纳下降、乏力明显, 无腹胀腹痛、恶心呕吐、无发热, 曾在

当地医院按"胃病"治疗，效果不佳；近 10 个月体重减轻 10kg。

2. 稍微活动后（步行 200m 左右）即感明显气促，且程度逐渐加重，但休息后即可缓解，近 2 个月来间有胸闷感，无胸痛、无夜间端坐呼吸；既往无慢性咳嗽咳痰、喘息史。

3. 10 个月前开始左腕及左肘关节肿痛，晨僵时间＞30 分钟，程度渐重。近半个月来左肘关节变形，无法伸直。既往天气变冷时发现双手有时遇冷变苍白、青紫而后潮红，间有双手指部分关节肿胀，可自行缓解。

4. 既往体健，无吸烟史，月经规律。

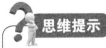

思维提示

病史主要特点为进行性的消瘦、气促并关节肿痛，病程中存在雷诺现象。考虑的病变定位在心血管、呼吸系统及结缔组织，若按一元论解释，比较合理的诊断推测为系统性疾病：①风湿病，如系统性红斑狼疮、类风湿关节炎等弥漫性结缔组织病；②恶性消耗性疾病，实体瘤或血液系统肿瘤等；③结核感染不完全排除。

三、体格检查

（一）重点检查内容及目的

根据问诊的结果，症状集中在心血管、呼吸系统及结缔组织，应重点据此进行查体。心血管方面，注意心尖搏动、心率及心律、杂音、是否存在心音分裂、心包摩擦音及心浊音界大小，帮助判断有无心功能不全、心包炎症、瓣膜病变或肺动脉高压等情况。呼吸系统，注意胸廓活动度、呼吸运动及节律、叩诊是否存在实音、浊音或过清音、听诊有无啰音（尤其是 velcro 啰音）等，帮助判断是否存在肺部炎症（包括肺间质炎症）、胸膜炎症、限制性肺通气功能障碍或是阻塞性病变等。结缔组织疾病的判断需要细致查体，包括皮疹、紫癜、淋巴结或皮下结节、关节肿胀、压痛及活动度的检查，以及黏膜溃疡等。

（二）体检结果及思维提示

T: 36.5℃，P: 130 次 /min，R: 20 次 /min，BP: 86/51mmHg。神清，精神欠佳，全身无皮疹及皮下结节、紫癜；右耳前触及一 1.5cm×1.5cm 大小淋巴结、右侧颈后可触及多个 1cm×1cm 大小淋巴结，质硬、活动度差，无压痛；口腔黏膜无溃疡；双侧呼吸运动对称，呼吸运动和呼吸频率正常，双肺呼吸音稍粗，未闻及干湿啰音。心尖搏动范围正常，心前区无震颤及心包摩擦感，心相对浊音界正常，HR: 130 次 /min，心律齐，可闻及 S1 分裂，P2＞A2，未闻及杂音；双下肢无水肿；左腕关节及左肘关节肿胀，压痛（+），左肘关节伸直受限，双手手指见轻微肿胀。双下肢肌力Ⅳ级，双侧股四头肌压痛，下蹲起立动作稍受限。

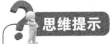

思维提示

心率明显增快，心脏听诊闻及 S1 分裂，P2＞A2，需要考虑肺心病、先心病、肺动脉高压等情况导致右心功能不全,但结合患者既往体健,无慢性咳嗽咳痰喘息等,基本可除外慢性阻塞性肺疾病及先心病,另外要注意青少年在生理情况下也可出现 P2＞A2,心脏超声及肺部影像学为必需检查。患者呈现上肢非对称性多关节炎,符合系统性红斑狼疮等弥漫性结缔组织病表现,且结缔组织病可以出现心肺受累。下肢肌力下降并有双侧股四头肌压痛,考虑是否存在肌炎。另外体检发现多发浅表淋巴结肿大,结合症状需要注意淋巴瘤可能。

四、实验室和影像学检查结果

(一)初步检查内容及目的

1. 血常规、血气分析、尿常规、生化全项、凝血四项、BNP、心肌酶谱、血沉、CRP。
2. ANA、dsDNA、ENA 抗体、ANCA、CCP、RF、肿瘤标记物 了解基本情况。
3. ECG、胸部 X 线、心脏彩超 了解心肺病变情况。
4. 浅表淋巴结 B 超及腹部、盆腔淋巴结 B 超 了解浅表淋巴结肿大情况及有无深部淋巴结肿大。
5. 肌电图 帮助判断肌肉病变情况。

(二)检查结果及思维提示

1. 血常规 WBC: 14.1×10^9/L, NE%: 81.7%, Hb: 124g/L, PLT: 140×10^9/L。
2. 血气分析 pH: 7.39, PCO_2: 29.8mmHg, PO_2: 81.6mmHg, SaO_2: 97.9%, BE: −7.0mmol/L。
3. 生化 ALB: 36.7g/L, ALT: 56U/L, AST: 58U/L, CK: 299U/L, CK-MB: 25U/L, LDH: 374U/L, Na^+: 136mmol/L, K^+: 4.5mmol/L, CREA: 77μmol/L, IgG: 34.8g/L。
4. 凝血四项 PT: 13.70s, INR: 1.75, APTT: 38.5s, Fbg: 2.47g/L, TT: 17s。
5. 尿常规 PRO: 0.2g/L, KET: (+)。
6. BNP 及 cTnI BNP: 832.2ng/L, cTnI: 0.03μg/L。
7. CRP 及血沉 ESR: 28mm/h, CRP: 8.5mg/L。
8. CCP/RF 均为阴性。
9. 抗核抗体谱及 ANCA ANA: 1:10 000(斑点型), U1RNP: (++++), SM: (−), Jo-1: (−), dsDNA: (−), ANCA: (−)。
10. 甲状腺功能 TSH: 2.49mIU/L, FT_4: 15.6pmol/L, FT_3: 3.67pmol/L。
11. 5u-PPD 皮试以及 T-SPOT 均为阴性。
12. ECG 窦性心动过速,右心室大。
13. 胸部 X 线 左心室、右心室增大。
14. 心脏彩超 右心增大,肺动脉高压(约 60mmHg);重度三尖瓣关闭不全并反流;少量心包积液。
15. 颈部及腹部、盆腔 B 超 右耳前见肿大淋巴结约 2cm×2cm,无粘连活动可;右颈后 3 个淋巴结,大小 0.5cm×0.5cm～0.5cm×1.0cm,无粘连,活动可;腹部及盆腔 B 超正常。

消瘦、活动后气促伴关节肿痛 10 个月 病例 14

> **思维提示**
>
> 患者肌酶 CK 升高,但肝酶、CK-MB 与 cTnI 正常,提示骨骼肌损害,结合患者下肢乏力表现要考虑炎性肌病;BNP 升高,结合心脏超声所示,考虑为肺动脉高压并右心衰竭。患者无血液受累及肾脏受累,U1RNP 强阳性而其他包括 SM、dsDNA 在内的风湿病抗体均阴性,故基本除外系统性红斑狼疮等某种确定的弥漫性结缔组织病,而要考虑混合型结缔组织病(MCTD)的诊断,因为 U1RNP 是 MCTD 的特征性抗体,且肺动脉高压及肌炎、雷诺现象均是 MCTD 的常见表现。患者肌电图未见特殊,但考虑即使在典型的多发性肌炎患者中仍有 10%~15% 的肌电图为阴性,故下一步考虑行肌肉活检以确证存在肌炎。患者影像学检查未见病灶,炎症指标不升高,5u-PPD 皮试以及 T-SPOT 均为阴性,故结核感染可排除。但本患者具有多个浅表淋巴结肿大,需要考虑到淋巴瘤本身可模拟风湿性疾病,并可与风湿性疾病并发,应当将淋巴瘤进一步排除,可行淋巴结活检、骨髓穿刺。

(三)进一步检查结果及思维提示

1. 肌肉活检 肌纤维大小不一,部分变性、坏死,炎性细胞包绕和浸润至非坏死肌内膜;血管周可见炎性细胞浸润。
2. 淋巴结活检 颈部淋巴结反应性增生。
3. 骨髓穿刺 骨髓增生活跃,巨核细胞形态及数量大致正常,网织红细胞比例正常。

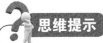

> **思维提示**
>
> 患者年轻女性,存在多系统损害,应该首先用一元论进行解释。肌肉活检结果及 CK 异常提示确定患者存在肌炎,结合患者 U1RNP 强阳性、多关节肿胀(滑膜炎)及雷诺现象,按照 1991 年的 Kahn 标准,符合血清学标准及 3 条临床标准,可以诊断为 MCTD,根据淋巴结活检及骨穿结果,淋巴瘤依据不足,结核等其他消耗性疾病亦可排除。

五、治疗方案及理由

1. 治疗 告予病重,甲泼尼龙 40mg/d 静滴共 14 天,后续予泼尼松片 40mg/d、羟氯喹 200mg 每天 2 次、甲氨蝶呤片 10mg 每周 1 次抑制免疫、华法林 1.25mg/d 抗凝、西地那非(万艾可)0.05g 每天 2 次控制肺动脉高压、速尿片 20mg/d 及螺内酯 20mg/d 利尿改善心功能;余予改善循环、控制心室率、补钙及支持处理。

2. 理由 出现进展性肺动脉高压的 MCTD 预后较差,可因右心衰竭急性加重或急性肺栓塞、恶性心律失常等危及生命,临床医师需要警惕,首要治疗目标是及早控制肺动脉高压,激素及免疫抑制剂的使用应足量，该患者存在肌炎及关节炎表现，免疫抑制剂选择羟氯喹联合甲氨蝶呤较为适合；目前对于有症状的肺动脉高压患者，指南推荐首选波生坦，备选西地那非，同时给予抗凝治疗，该患者因经济原因最终使用了价格相对低廉的西地那非。治疗期间应监测血尿常规、肝肾功能，避免不良反应。

六、治疗效果及思维提示

1. 治疗后第 10 天，患者气促症状稍有缓解，精神及下肢肌力改善；查体 HR 90 次/min，S1 分裂基本消失，复查 BNP：369ng/L，INR：3.28，为避免出血风险将华法林改为阿司匹林 100mg/d。

2. 治疗后第 15 天，患者气促已明显改善，关节肿痛部分缓解，复查心脏超声肺动脉压力降至 45mmHg，BNP：90ng/L、INR：1.53，患者出院。

3. 出院后第 2 个月门诊复诊，泼尼松减至 20mg/d，羟氯喹、甲氨蝶呤及西地那非维持同前剂量。患者仅述较剧烈活动后轻微气促，余无不适。彩超复查肺动脉压力 35mmHg。

？ 思维提示

　　治疗方案是非常有效的，患者肺动脉压力持续下降，症状均改善，治疗过程中未出现不良反应。MCTD 首位死因是肺动脉高压，不存在肺动脉高压的患者预后普遍较好，提示对合并肺动脉高压的患者应引起重视，及早控制肺动脉压力是关键。治疗上需要使用足量糖皮质激素联合免疫抑制剂治疗原发病，以及波生坦或是西地那非改善肺动脉高压。但大多数肺动脉高压患者常继发于肺间质纤维化，推测该患者治疗效果好除了早期合适的治疗方案外，可能与未合并明显的肺间质纤维化有关。

最终诊断：混合性结缔组织病、肺动脉高压、肺源性心脏病、右心增大、心功能Ⅲ级。

七、本疾病最新指南解读

2011 年混合性结缔组织病诊断及治疗指南（中华医学会风湿病学分会，2011）：指南首先定义混合性结缔组织病（mixed connective tissue disease，MCTD）是一种血清中有高滴度的斑点型抗核抗体（ANA）和抗 U1RNP 抗体，临床上有雷诺现象、双手肿胀、多关节痛或关节炎、肢端硬化、肌炎、食管运动功能障碍、肺动脉高压等特征的临床综合征。其病因和发病机制目前不明，U1RNP 抗体可能参与发病。

临床表现上，患者可表现出组成本疾病的各种结缔组织病（SLE、SSc、PM/DM 或 RA）的临床症状，然而 MCTD 具有的多种临床表现并非一定同时出现。在该病早期的常见临床表现是不明原因发热、疲劳、关节炎、雷诺现象、炎性肌病和指端硬化等。其中雷诺现象是最为常见的，常伴手指肿胀或全手肿胀，有些患者表现为狼疮样皮疹。关节症状常为典型的关节炎表现，可出现与 RA 类似的尺侧偏斜、天鹅颈和纽扣花畸形等，也可出现骨侵蚀和 RF 阳性。而 MCTD 相关的炎性肌病在临床和组织学方面与特发性炎性肌病（IIM）相似，兼有累及血管的 DM 和细胞介导的 PM 病变特点。

在内脏损害方面，心脏全层均可受累。20% 的患者心电图（ECG）不正常，最常见的改变是右心室肥厚、右心房扩大和心脏传导异常。心包炎是心脏受累最常见的临床表现，见于 10%～30% 的患者。其中一些患者的心肌受累是继发于肺动脉高压，而肺动脉高压在早期阶段常无症状。对存在劳累性呼吸困难的患者，应注意筛查肺动脉高压。

肺脏方面，75% 的患者出现肺部受累，早期通常没有症状。30%～50% 的患者可发生间质性肺病，早期症状有干咳、呼吸困难、胸膜炎性胸痛。未经治疗的间质性肺病通常会进展，4 年随访中 25% 的患者可发展为严重肺间质纤维化。而肺动脉高压是 MCTD 最严重的肺并发症。

肾脏方面，25% 患者有肾脏损害。但高滴度的抗 U1RNP 抗体对弥漫性肾小球肾炎的进展有相对保护作用。故弥漫性肾小球肾炎和肾实质间质性病变很少发生，通常为膜性肾小球肾炎，有时也可引起肾病综合征，但大多数患者没有症状。

在消化系统，胃肠道受累约见于 60%～80% 患者。表现为上消化道运动异常，食管上段和下段括约肌压力降低，食管远端 2/3 蠕动减弱，进食后发噎和吞咽困难。并可有腹腔出血、胆道出血、十二指肠出血、巨结肠、胰腺炎、腹腔积液、蛋白丢失性肠病、原发性胆汁性肝硬化、自身免疫性肝炎、吸收不良综合征等。

在血液系统，75% 的患者有贫血。60% 的患者 Coombs 试验阳性，但溶血性贫血并不常见。75% 的患者可有以淋巴细胞系为主的白细胞减少，这与疾病活动有关。

血管方面，中小血管内膜轻度增生和中层肥厚是 MCTD 特征性的血管病变，也是本病肺动脉高压和肾血管危象的特征性病理改变。血管造影显示 MCTD 患者中等大小血管闭塞的发生率高，且大多数患者的甲襞毛细血管显微镜检查血管襻扩张和缺失的模式与 SSc 患者的表现相同。抗 U1RNP 抗体可诱导内皮细胞释放致炎细胞因子，在血管病变中起致病作用。

另外相对少见的有中枢神经系统病变，如三叉神经病、头痛、癫痫发作、脑卒中等；还可有干燥综合征（SS）、慢性淋巴细胞性甲状腺炎（桥本甲状腺炎）表现，少部分患者全身淋巴结肿大、肝脾肿大。

在诊断上，指南根据对照研究的结果，推荐 1991 年的 Kahn 标准，其包括血清学标准：存在高滴度的 U1RNP 抗体；临床标准包括：手指肿胀、滑膜炎、肌炎与雷诺现象。确诊需要符合血清学标准与至少 3 项临床标准。MCTD 的鉴别诊断 MCTD 首先应与 SLE、SSc、PM、DM、RA、SS 6 种弥漫性结缔组织病鉴别。但 MCTD 可能在某一时期以 SLE 样症状为主要表现，在另一时期又以 SSc 或 PM/DM、RA 样症状为主要表现，或最终转为某一特定的结缔组织病。因此，即使对已确诊为 MCTD 的患者，仍要密切观察病情发展。此外 MCTD 还应与其他重叠综合征或未分化结缔组织病鉴别。

治疗方面，指南指出本病的治疗以 SLE、PM/DM、RA 和 SSc 的治疗原则为基础。①疲劳、关节和肌肉痛者，可应用非甾体抗炎药、抗疟药、小剂量泼尼松。②以关节炎为主要表现者，应用非甾体抗炎药、抗疟药或甲氨蝶呤或肿瘤坏死因子（TNF）抑制剂。③雷诺现象：注意保暖。应用二氢吡啶类钙通道阻滞剂，如硝苯地平。④急性起病的指坏疽：局部药物性交感神经阻断、抗凝、局部应用硝酸盐类药物；可使用内皮素受体拮抗剂，⑤以肌炎为主要表现者，给予泼尼松 1～1.5mg/（kg·d），难治者加用甲氨蝶呤、静脉滴注免疫球蛋白（IVIG）治疗。⑥肺动脉高压是 MCTD 患者致死的主要原因。应该早期、积极治疗原发病。其中无症状的肺动脉高压：试用糖皮质激素和环磷酰胺、小剂量阿司匹林和血管紧张素转换酶抑制剂（ACEI）；酌情使用内皮素受体拮抗剂，口服波生坦。伴有症状的肺动脉高压：静脉注射前列环素、应用 ACEI、抗凝、口服波生坦或使用西地那非。⑦肾脏病变者：伴有明显蛋白尿者予糖皮质激素联合环磷酰胺。⑧其他如食管功能障碍者主要予对症治疗，严重者留置胃管。

大多数 MCTD 患者预后相对良好，与早期诊断、早期治疗有关。进展性肺动脉高压和心脏并发症是 MCTD 患者死亡的主要原因。Sharp'S 研究组随访 47 例 MCTD 患者 29 年，62% 的患者预后良好，死亡的 11 例（23%）患者中 9 例与肺动脉高压相关。

八、结合指南对本病例的思考

依据 1991 年 Kahn 提出的弥漫性结缔组织病诊断标准，该患者存在高滴度 U1RNP 抗体、肌炎、滑膜炎及雷诺现象，符合 MCTD 的诊断。因患者合并肺动脉高压，治疗上遵从了足量使用糖皮质激素［泼尼松 1～1.5mg/（kg·d）］联用免疫抑制剂，同时给予西地那非等控制肺动脉高压、利尿抗心衰等。在治疗过程中，要监测患者症状及肺动脉压力的变化、药物的不良反应，及时调整药物剂量。

（刘　琪　黄文辉　陶　怡）

病例 15　颈肩部疼痛伴乏力 1 年，加重伴发热 1 个月

女，66 岁，退休，2015 年 10 月 18 日来诊。

一、主诉

颈肩部疼痛伴乏力 1 年，加重伴发热 1 个月。

二、病史询问

（一）初步诊断思路及问诊目的

从症状上看，患者主要症状表现在骨骼肌肉系统以及发热和乏力的非特异性全身症状，病史的询问应该围绕运动系统症状和发热待诊以及相应的治疗和治疗后病情的变化进行展开，应该注意伴随症状以及鉴别诊断的症状等。

（二）问诊主要内容及目的

1. 颈肩部疼痛的性质特点　是否有诱因、起病急缓、发生的部位、疼痛性质、疼痛发作频次、有无牵涉 / 放射痛、有无加重缓解因素以及伴随症状（阳性伴随症状及重要的阴性伴随症状）。要详细询问颈肩部疼痛的发生是否有诱因，这对于鉴别是否有外伤、疾病前驱因素有重要意义。疼痛的部位需要明确，颈肩部疼痛究竟是关节疼痛、肌肉疼痛、肌肉附着部位疼痛或其他？是一个疼痛点还是疼痛区域都需要问诊清楚。询问疼痛的性质判断是否为自发性疼痛，有无压痛；疼痛性质和发作频次提示疼痛的剧烈程度；加重缓解因素对于疼痛的性质补充非常重要。此外，还要注意有无发热、皮疹、口腔溃疡、躯体运动功能障碍、体重改变等伴随症状，是否在病程中就医并给予治疗，治疗后症状是否有改变。

2. 乏力的程度　乏力属于非特异性的症状，在很多消耗性疾病中都会存在不同程度的乏力。在问诊中需要询问乏力发生的时间、持续时间、加重缓解因素及伴随症状，需要鉴别乏力和肌力下降。

3. 发热的性质　发热是诊断学中涉及面最广的临床症状。问诊中首先要明确患者主诉发热是否为真正意义的发热（如经过测定体温已明确体温升高还是自觉发热而无客观证据）；关于发热需要询问是否存在诱因、热型、加重缓解因素、伴随症状（包括阳性伴随症状及重要阴性伴随症状）。发热的热型非常重要，需要详细询问峰值温度、持续时间、间隔时间等。

4. 既往史的询问　包括有无慢性病史，肝炎结核等传染病史；烟酒史、个人史、家族史等。

（三）问诊结果及思维提示

1. 1 年前患者无明显诱因逐渐出现双侧颈肩部肌肉持续性酸胀痛，伴压痛、伴双手晨僵，无牵涉痛，活动后或热水冲洗颈肩部后可缓解，受凉、劳累可加重；症状缓慢加重，渐伴梳头、穿衣受限，晨僵持续时间逐渐延长至半日；不伴关节疼痛、手足麻木、皮疹、口腔溃疡、吞咽呛咳。

2. 1 个月前颈肩部肌肉酸胀痛加重，延伸至背部酸胀痛，晨起翻身困难，无法独立完成起床穿衣，无行走困难、关节肿胀、伴乏力、颞顶部闷胀痛、双手关节疼痛、发热，自测体温波动于 37.3～38.2℃，多于晨起及上午发热，可自行退热，无畏寒、寒战、皮疹、流涕、咳嗽、咳痰、腹胀、腹泻、尿频、尿急、尿痛；外院查血沉 85mm/h，双手及肩部 X 线片未见异常；自服"青霉素"及"头孢类"药物，症状缓解不明显，服用"布洛芬（芬必得）"疼痛及发热可稍缓解；为求进一步诊治入院。

3. 自患病以来，精神欠佳，食欲下降，睡眠时间减少，由 7～8 小时 / 夜减为 5～6 小时 / 夜，易因肩颈部不适而觉醒；二便正常，体重减少 4kg。

4. 既往史　10 年前体检见血压升高"150/90mmHg"诊断高血压，长期服用"硝苯地平"治疗，血压波动于 120～140/70～90mmHg；否认糖尿病及冠心病史。否认肝炎结核等传染病史。否认外伤史。否认药物过敏史。42 年前因"难产"行剖宫产手术，术后恢复良好。

5. 个人史　生于成都，否认疫区旅居史，否认烟酒史。22 岁结婚，24 岁生育，育 1 子 1 女。配偶及子女体健，无家族遗传病史。

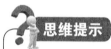

思维提示

　　患者病史分为 2 个阶段，主要特点为渐进性颈肩部肌肉酸胀痛，伴晨僵，逐渐影响上肢运动功能，伴低～中热，外院查见血沉升高，抗生素治疗无效，NSAIDs 药物治疗可稍缓解，病情反复。

三、体格检查

（一）重点检查内容及目的

根据问诊的结果，症状首先主要集中在颈肩部，应重点据此进行查体。检查颈肩部关节、肌肉、关节附着点及周围组织。确定患者受累部位主要为肌肉疼痛后，要检查有无肌肉压痛、肌力及肌张力改变；确定患者有关节受累表现后，需要检查有无关节局部炎症表现：肿胀、皮温升高、压痛、功能障碍。接着，要围绕发热待诊的思路进行全面查体，搜查全身有无感染、肿瘤等证据。

（二）体检结果及思维提示

T：38.2℃，P：98 次 /min，R：21 次 /min，BP：125/80mmHg。神志清楚，精神欠佳，轻度贫血貌，眼、耳、口、鼻、咽查体未见异常，浅表淋巴结未触及肿大。双肺呼吸音清，未闻及干湿啰音。心界不大，律齐，未闻及异常心音及病理性杂音。腹膨隆，全腹软，无压痛、反跳痛及肌紧张，肝脾肋下未及，双肾未触及，移动性浊音（−）。双下肢不肿。运动系统查体：双侧颈部肌肉及肩周肌肉压痛、双侧肩关节、踝关节压痛；四肢肌力正常、肌张力正常。神经系统未查见阳性体征。

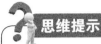

思维提示

　　双侧颈部肌肉及肩周肌肉压痛、双侧肩关节、踝关节压痛；考虑患者存在肌肉及关节受累，需要进一步完善影像学检查及实验室检查明确有无炎症。中热，未见明显感染及肿瘤体征，需考虑是否由关节肌肉病变引起。

四、实验室和影像学检查结果

（一）初步检查内容及目的

　　1. 血常规、生化全项、尿常规、血沉、CRP、免疫指标、肿瘤标志物、PCT 等了解患者基本情况。
　　2. 双肩关节平片、双肩双手关节彩超、肌电图　了解肩部关节肌肉酸痛的原因。

（二）检查结果及思维提示

　　1. 血常规　WBC：8.24×10^9/L，NE%：75.3%，Hb：110g/L，PLT：294×10^9/L。
　　2. 生化　ALT：18U/L，AST：27U/L，CK：102U/L，LDH：6U/L，羟丁酸脱氢酶（HBDH）：111U/L，ALB：37.7g/L，GLB：32g/L。
　　3. 免疫学检查　RF、CCP、ANA、ENA、ANCA、ACA 均为阴性，IgG：17g/L，CRP：28mmol/L，ESR：88mm/h。
　　4. 大小便常规、肿瘤标记物及 PCT 未见异常。
　　5. 双肩 X 线片　双肩未见异常。
　　6. 双肩双手关节彩超　双腕关节滑膜炎。
　　7. 肌电图　未见异常。

思维提示

　　患者常规检查项目中除了查见急性时相炎症指标升高以及双腕关节滑膜炎改变外，未有阳性发现。考虑患者存在全身炎症，肌肉酸痛缺乏肌肉损伤的直接证据。应行肌肉活检，搜集肌肉病变证据。

（三）进一步检查结果及思维提示

　　肌肉活检：未见炎性细胞浸润，少许Ⅱ型肌纤维萎缩。

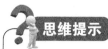

思维提示

　　肌肉活检依然不具有特异性，根据现有的临床证据分析：患者大致符合风湿性多肌痛的诊断标准：①年龄大于 50 岁；②颈、肩带及盆带部位至少 2 处肌肉疼痛及晨僵，时间≥4 小时；③实验室及检查示有全身炎症反应，ESR 和 / 或 CRP 升高；④对小剂量糖皮质激素（泼尼松≤15mg/d）治疗反应甚佳；⑤受累肌群无肌力减退或肌萎缩及肌肉红、肿、热；⑥排除其他类似表现的病变如类风湿关节炎、肌炎、肿瘤及感染；此标准要符合六条方能确诊风湿性多肌痛，我们在前期进行实验室检查时并未对患者病情进行小剂量激素干预。目前患者相关检查中并未发现其他自身免疫疾病、感染及肿瘤的证据，基于此，在后续治疗中改 NSAIDs 药物为泼尼松 15mg/d 进行观察及验证诊断。

五、治疗方案

　　根据对病历资料分析，停止使用布洛芬，给予泼尼松 15mg/d，同时监测血压、进行胃肠黏膜保护及补钙。

六、治疗效果及思维提示

　　使用泼尼松 15mg/d 第 2 日，体温正常，晨僵明显缓解，自觉颈肩部肌肉酸痛及手关节疼痛缓解（VAS 评分从 9 分降至 4 分）；使用 3 日后，自觉症状缓解（VAS 评分为 2 分），查体颈肩部压痛明显缓解，复查 CRP：7.3mmol/L、ESR：35mm/h；3 周后肌肉及关节疼痛症状稳定（VAS 评分 1 分），复查 CRP：5.65mmol/L、ESR：28mm/h，泼尼松减量至 12.5mg/d；之后规律随访，规律调整激素用量，现服用泼尼松 7.5mg/d 维持 3 个月，症状稳定无复发。

思维提示

　　泼尼松治疗方案是非常有效的。患者全身炎症迅速缓解，并且有效维持缓解。结合治疗反应，患者风湿性多肌痛诊断明确。

最终诊断：风湿性多肌痛（PMR）。

七、本疾病最新指南解读

　　2015 年欧洲抗风湿病联盟 / 美国风湿病学会关于风湿性多肌痛管理建议：该指南是目前最新的指南，主要以文献证据和专家共识为依据，采用 GRADE（grading of recommendations, assessment, development and evaluation）方法作为研究框架，制定出了 8 条关于 PMR 管理原则以及 10 条具体的管理建议，囊括了 PMR 患者治疗基线期和随访期调查评估、危险因素评估、患者临床路径及专科医生建议、治疗策略如糖皮质激素（GCs）初始剂量以及后续减药方案、肌内注射甲泼尼龙及 DMARDs 的应用、NSAIDs 及非药物干预措施的作用等。该建议适用于全科医师、内科医师和风湿科医师，将为这些临床医生在治疗 PMR 患者时提供最佳指导意见。

2015 年 EULAR/ACR 关于 PMR 管理建议总结如下：

1. 目标人群　基于现有诊断或分类标准，临床诊断为 PMR 的患者。

2. PMR 患者管理的原则

（1）采用可靠、特异的方法确定 PMR 定义：临床应排除类似疾病状态（如非炎性疾病、炎性疾病、药物相关性、内分泌相关性、感染性和肿瘤性疾病）。

（2）开始药物治疗之前，每个 PMR 患者应进行以下评估（全科或内科医师）：①记录患者基本的实验室数据，有助于排除类似疾病并与治疗中的情况进行监测比较。应包括 RF 和 / 或抗 CCP 抗体、CRP 和 / 或 ESR、血细胞计数、血糖、血肌酐、肝功能、骨代谢（包括血钙、碱性磷酸酶）和尿液分析。附加检查应考虑蛋白电泳、促甲状腺激素（TSH）、肌酸激酶和维生素 D 水平。②根据患者临床症状和体征所提示的其他诊断的可能性，可考虑进行其他的血清学检查，如 ANA、ANCA 及结核试验等以排除其他类似疾病，临床医生还可根据情况考虑进行其他检查，如胸部 X 线片以排除其他诊断。③明确有无合并症，尤其是高血压、糖尿病、糖耐量异常、心血管疾病、血脂异常、消化性溃疡、骨质疏松症（特别是有近期骨折病史）、白内障或青光眼（或存在危险因素）、慢性或复发的感染、合并应用 NSAIDs、其他可能增加 GCs 不良反应的药物及危险因素。在低或中等质量的研究提示，女性出现糖皮质激素不良反应的风险更高。④提示疾病复发和需要长期治疗的危险因素尚不清楚。在低或中等质量研究提示，与 PMR 高复发率和 / 或延长治疗相关的基线因素包括：女性、ESR 升高（>40mm/h）以及外周炎性关节炎。然而，另一些等同的低或中等质量的研究并没有证实这些因素与复发和 / 或延长治疗相关。

（3）应考虑专科医生建议，尤其是对于症状不典型的病例（如外周炎性关节炎、系统性症状、低炎症指标及年龄 <60 岁），或曾有治疗相关不良反应以及存在治疗相关不良反应高危因素、对 GCs 治疗抵抗的 PMR 患者和疾病复发 / 延长治疗的患者。

（4）PMR 的治疗目标在于获得最佳治疗，并必须基于患者与医生共同的决定。

（5）对患者遵循个体化的治疗方案。在 GCs 初始用量以及后续减药方案的选择过程中，应考虑患者的观点或意愿。

（6）患者应接受关于 PMR 疾病危害、治疗（包括合并症和疾病预测因素）以及针对个体所制定的锻炼计划的教育。

（7）每个接受全科或内科医师治疗的 PMR 患者均应监测以下指标：GCs 不良反应的相关危险因素和证据、伴发疾病、其他相关药物的应用、疾病复发 / 延长治疗的证据和危险因素。在给予 GCs 治疗时，应对临床和实验室数据进行连续监测。建议第 1 年每 4～8 周随访 1 次，第 2 年每 8～12 周随访 1 次，与疾病复发或泼尼松减量或停药的患者一致。

（8）对于患者来说，在病情变化（如复发或不良事件）时，能从医生、护士或训练有素的医疗保健人员获得直接快速的建议至关重要。

3. PMR 患者管理建议　专家组强烈推荐在 PMR 患者治疗中应用 GCs 代替 NSAIDs，除患者合并其他原因引起的疼痛需短期应用 NSAIDs 和 / 或镇痛药。目前尚无关于镇痛药应用的具体建议。

专家组强烈推荐制订 GCs 治疗最短的、有效的个体化疗程。

专家组酌情推荐使用最小有效剂量的 GCs 作为 PMR 的初始治疗：在等同于泼尼松 12.5～25mg/d 的剂量范围内，对于有病情复发高危因素且不良事件发生率较低的情况下，应选择该范围内较高的激素用量，而对于合并有其他疾病（如糖尿病、骨质疏松症、青光眼等）和存在激素相关不良反应的高危因素时，推荐使用该范围内的较小剂量。

专家组酌情不推荐 GCs 初始剂量≤7.5mg/d，强烈不推荐起始剂量＞30mg/d。

专家组强烈推荐制订个体化的激素减量方案，前提是定期监测患者的病情活动性、实验室指标以及不良反应。激素减量原则建议如下：①初始减量，在 4～8 周内减至口服 10mg/d 泼尼松剂量或等效剂量；②复发治疗，口服泼尼松加量至复发前用量，并逐渐（在 4～8 周内）减至复发时的剂量；③缓解后减量（在初始和复发治疗后），每 4 周减 1mg 口服泼尼松（或以 1.25mg 逐渐减量，如 10mg/7.5mg 交替治疗减药方法），在保证维持临床缓解下直至停药。

专家组酌情推荐肌内注射甲泼尼龙可作为替代口服 GCs 的治疗。口服 GCs 或肌内注射甲泼尼龙的用药选择需要医生酌情决定。在一项临床试验中，应用每 3 周 1 次的肌内注射 120mg 甲泼尼龙作为初始治疗剂量。

专家组酌情推荐 GCs 用药应单次口服而非分次服用，除特殊情况如夜间疼痛明显而 GCs 已减至低剂量（＜5mg/d）时。

专家组酌情推荐除 GCs 外，应考虑早期使用甲氨蝶呤，尤其对于有高危复发和 / 或需要延长治疗的患者，以及存在 GCs 相关不良反应的危险因素、合并症及合并用药时。对复发患者随访治疗、对激素反应不足患者或出现激素相关不良事件的患者也应考虑应用甲氨蝶呤。在临床试验中，甲氨蝶呤的口服剂量为 7.5～10mg，每周 1 次。

专家组强烈不推荐应用 TNF-α 拮抗剂治疗 PMR。

专家组酌情推荐制订 PMR 患者个体化的锻炼计划，旨在维持肌肉质量和功能、降低跌倒风险，尤其对长期应用 GCs 的老年患者以及体质较差患者。

专家组强烈不推荐应用中草药制剂和胶囊治疗 PMR。

需要额外说明的是，当 PMR 患者同时合并有巨细胞动脉炎（GCA）、RA 时，或临床某些情况表现为 PMR 临床特征或出现 PMR 类似表现时，不适用于此建议。

八、结合指南对本病例的思考

按照 2015 年欧洲抗风湿病联盟 / 美国风湿病学会关于风湿性多肌痛管理建议来看，本例患者具有女性、ESR 升高（＞40mm/h）以及外周炎性关节炎这一系列与高复发率和延长治疗相关的因素，因此患者在激素减量维持缓解期间，应关注疾病复发的风险及适时加用免疫抑制剂。另外在整个疾病的诊断和治疗过程中都需进行鉴别诊断。综上所述，风湿性多肌痛诊断主要依靠临床表现、激素治疗反应，这需要一定的临床经验的积累，遵照指南原则，结合临床实际灵活运用，是最终成功的关键。

（谭淳予　刘　毅）

病例 16 反复右膝关节肿痛 1 年,加重半年

男性,39 岁,维吾尔族,农民,2012 年 7 月 27 日来诊。

一、主诉

反复右膝关节肿痛 1 年,加重半年。

二、病史询问

(一)问诊及初步诊断

患者以单关节炎为主要表现,问诊应围绕可能引起单关节炎的疾病进行,需要询问关节炎的诱因、程度、发生时间、持续时间、缓解时间、缓解因素、伴随症状和治疗后病情变化,应注意询问对诊断及鉴别诊断有意义的病史和症状等。

(二)问诊主要内容及目的

1. 关节肿痛发生前是否有咽痛、腹泻、尿频、尿痛等前驱感染症状,之前是否有进食高嘌呤饮食和饮酒史,是否有关节创伤史;有无关节局部皮肤破溃;关节肿痛发生的时间、程度、是否为持续性痛;有何伴随症状,如晨僵、关节表面红和热,是否有发热、皮疹、黏膜溃疡,是否有过结膜炎或虹膜炎,是否有腰背部、臀区疼痛或不适。此次症状加重是否有诱因。

2. 询问既往史和家族史 包括家中有无类似患者,是否有长期腰痛、驼背者,是否有银屑病患者,有无慢性病、传染病史,有无不良生活习惯等个人史。

(三)问诊结果及思维提示

1. 患者自诉 1 年前无诱因突然出现右膝关节疼痛、肿胀,无局部红、热,活动后疼痛加重,行动受限,休息后稍缓解。在当地医院给予关节腔注射药物(具体不详)治疗,症状缓解,3 个月后再次出现关节疼痛,轻度肿胀,自行口服非甾体抗炎药物可缓解,未诊治。近半年来右膝关节肿痛加重,表现为发作次数增多,约每月 1 次,每次持续 10~20 天,关节腔注射药物、口服止痛药物均不能完全缓解。

2. 于 2 个月前在我院骨科就诊,查 HLA-B27(+),完善骨盆平片,结果提示未见异常。我科会诊,询问病史,患者诉 1 年中有过腰背部疼痛,夜间明显,严重时翻身困难,久站、久坐后疼痛加重,活动后缓解,当地医院曾给予非甾体抗炎药对症治疗,症状可缓解,后腰背痛偶有发作,症状较轻,未予重视。会诊后怀疑"脊柱关节炎",建议在风湿科进一步检查治疗。

3. 患者否认发热、咽痛、腹泻,否认尿频、尿痛等病史,否认皮疹、黏膜溃疡病史,否认眼

炎、足跟痛等病史。发病以来，患者精神可，饮食、睡眠如常，大小便正常，体重无明显变化。

4. 否认家族中有类似患者，否认家族中有腰背痛、驼背者，否认家族中有银屑病患者。否认糖尿病、冠心病、高血压等慢性疾病病史，否认高尿酸血症病史，否认手术、外伤史，否认药物过敏史，否认冶游史。生于新疆阿克苏，否认疫区旅居史，无烟酒嗜好。适龄婚育，育 2 子 2 女。

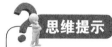

思维提示

患者有反复关节炎发作，出现过腰背痛，HLA-B27+，初步诊断符合 2009 年国际脊柱关节炎评估工作组（ASAS）提出的 SpA 的分类标准，但不能明确是强直性脊柱关节炎、银屑病关节炎、反应性关节炎或其他分类，虽然治疗原则大致相同，但仍需根据疾病的严重程度、疾病活动情况，关节受累情况，及是否合并其他器官、系统疾病受累制订治疗方案。

三、体格检查

（一）重点检查内容及目的

根据问诊结果，患者有过中轴关节和外周关节受累，应重点对脊柱、骶髂关节、四肢关节和肌腱附着点进行查体，如脊柱曲度、活动度、椎旁及棘突压痛、胸廓扩张度、Schober 实验、骨盆按压实验、下肢 4 字实验等。检查是否有银屑病皮损、是否有皮肤黏膜溃疡、结节红斑等，可鉴别其他原因引起的关节症状。

（二）体格检查结果及思维提示

T：36.8℃，P：80 次/min，R：20 次/min，BP：90/70mmHg。神清，精神可，跛行步态。双眼结膜无充血、水肿，全身皮肤黏膜未见皮疹及溃疡。双肺呼吸音清，未闻及干湿啰音。心律齐，心音有力，各瓣膜听诊区未闻及杂音。腹软，无压痛、反跳痛及肌紧张，肝脾肋下未触及。脊柱生理弯曲存在，活动度正常，枕壁试验阴性，胸廓扩张度正常，Schober 试验阴性，骨盆挤压试验阴性，双侧 4 字试验阴性，脊柱各椎体椎旁及棘突无压痛，双侧骶髂关节无压痛。右膝关节肿，有压痛，浮髌试验阳性，屈伸活动受限，余关节未触及肿、压痛。

四、实验室和影像学检查结果

（一）初步检查内容及目的

1. 血常规、血沉、CRP、生化全项、尿常规、便常规 了解患者基本情况。
2. 完善关节及肌腱附着点超声，完善骶髂关节 CT、骶髂关节 MRI 了解关节、骶髂关节病变情况。
3. 完善胸片、甲乙丙肝、HIV、梅毒检测 排除感染相关的关节炎。
4. 完善关节炎相关抗体 明确是否有其他自身免疫疾病引起关节受累。

（二）检查结果及思维提示

1. 血常规　WBC：7.44×10^9/L，Hb：144g/L，PLT：260×10^{12}/L，NE%：60.1%，血沉：30mm/h，CRP：9.73mg/L。

2. 生化　AST：37U/L，ALT：27U/L，ALB：31.3g/L，GLB：29.7g/L，BUN：7.8μmol/L，CREA：69μmol/L，URIC：312μmol/L，碱性磷酸酶（ALP）：106U/L，K^+：3.57mmol/L。

3. 尿常规　SG：1.027，pH：7，LEU：4～6/HP，尿隐血（BLD）（-），PRO（+），细菌计数：484 个 /μl（正常 0～400 个 /μl），便常规：正常。

4. RF＜20IU/ml，ANA（-），dsDNA（-），AKA（-），CCP（-）。

5. 关节超声　右膝关节大量积液（图 16-1）；跟、膝间超声未见异常；骶髂关节 CT、MR未见异常（图 16-2～图 16-4）。

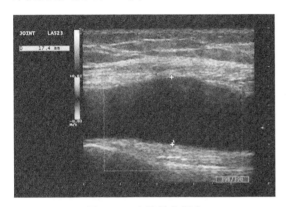

图 16-1　右膝关节超声

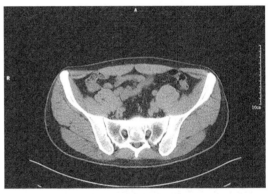

图 16-2　骶髂关节 CT

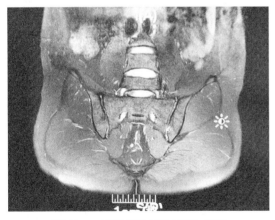

图 16-3　骶髂关节 MRI STIR 序列

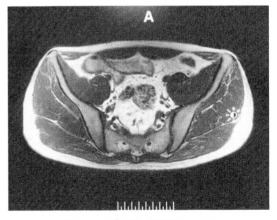

图 16-4　骶髂关节 MRI T_1 序列

6. 胸片正常，甲、乙、丙肝全套（-），HIV（-），梅毒（-），病毒全套（-）。

思维提示

患者骶髂关节 CT 及 MRI 均未有阳性发现，ESR、CRP 等炎性指标正常，尿常规发现白细胞、细菌计数均高于正常，考虑可能存在尿路感染，虽然此次入院患者否认尿频、尿急、尿痛等症状，但仍不能排除泌尿系感染引起的关节炎可能。应复查尿常规，排除标本污染原因，进一步完善尿培养、泌尿系 B 超等检查。

（三）进一步检查结果及思维提示

1. 复查尿常规　SG：1.035，pH：7.5，LEU：3～5/HP，BLD（－），PRO（＋），细菌计数 475.5/µl。
2. 泌尿系 B 超　双肾小结晶。
3. 该患者拒绝尿培养、尿道分泌物涂片检查。

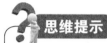

思维提示

患者尿常规复检仍有白细胞、细菌计数升高，需要进一步做尿培养明确病原体及药敏实验，合理选用抗生素治疗。目前患者诊断"反应性关节炎"，但该患者病史较长，之前有关节症状反复发作，虽否认既往有相关感染史，但仍需反复确认。

五、住院期间病情变化及思维提示

1. 患者给予非甾体抗炎药治疗后关节肿痛减轻，入院 1 周后因受凉出现咽痛、发热，体温最高时 38.6℃。热退后出现右膝关节肿痛加重，并出现尿急、尿痛、尿道分泌物增多。
2. 再次追问病史，患者诉 1 年前有过不洁性生活史，之后出现尿急、尿痛间断发作，每次出现小便不适症状，均有右膝关节肿痛发作及加重。
3. 多次尿道分泌物涂片　支原体（＋），滴虫（＋）。

思维提示

综合病史及各项检查，患者有外周关节炎、有感染史且有实验室证据，排除了其它脊柱关节病、感染性关节炎等、HLA-B27 阳性，诊断符合 1996 年 Kingsley 与 Sieper 提出的 ReA 分类标准。且目前有病原体证据，可给与针对性治疗。

六、治疗方案及理由

1. 治疗　给予阿奇霉素联合甲硝唑抗感染，针对关节炎给予甲氨蝶呤 10mg/ 周，柳氮磺吡啶 1.0g 每天 2 次控制病情，保持外阴部清洁，多饮水。
2. 理由　患者主要问题为泌尿系感染引起的反应性关节炎，因隐瞒病史未及时治疗导致泌尿系症状及关节炎反复发作，故治疗上应以控制感染为主。另外患者长期服用非甾体抗炎药，关节症状控制不理想，且关节症状长期反复存在，此次检查提示有关节滑膜增厚，故给予慢作用抗风湿药物，预防关节炎反复发生，防止关节破坏，避免晚期影响关节功能。

七、治疗效果及思维提示

1．抗生素使用5天后，患者尿痛、尿急症状较前缓解，尿道分泌物减少。阿奇霉素由静脉给药改为口服。

2．患者无关节腔穿刺禁忌证，确诊后给予右膝关节穿刺抽液并注射糖皮质激素处理，关节症状缓解。

3．治疗2周后复查血常规、肝肾功能、尿常规均正常，尿道分泌物涂片　支原体、滴虫、淋球菌均为阴性。

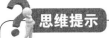

思维提示

治疗方案有效，患者泌尿系症状和关节症状均得到缓解。患者近一年有反复泌尿生殖道感染，应建议其配偶同时进行检查和治疗，避免再次感染引发关节症状。文献报道，对于获得性反应性关节炎，治疗尿道感染可能会减少患者关节炎复发的风险。故对于此类患者，有效的控制感染和防止再感染对于疾病的控制和预后也有重要的作用。

最终诊断：反应性关节炎。

八、疾病诊治指南解读

反应性关节炎（reactive arthritis，ReA）是一种发生于某些特定部位（常为肠道或泌尿生殖道）感染后的无菌性关节炎，属于脊柱关节炎的范畴。对于该疾病的诊断，主要依靠病史及临床特点。因此，对于具有以下肢为主的非对称性寡关节炎或少关节炎的患者，因注意询问和寻找前驱感染的证据。

目前临床上多沿用Kingsley和Sieper在1996年提出的ReA的诊断标准。该标准包括：典型的外周关节炎，前驱感染证据和排除诊断。感染的实验室检查，包括尿、便、生殖道分泌物培养等对诊断有重要意义。1999年，Sieper和Braun发表了其研究团队在第三次国际反应性关节炎研讨会上建议的诊断标准，该标准更加强调了对于前驱感染的实验室检查，即：①临床上在出现关节炎2～4周前有腹泻或尿道炎。②便培养阳性。③泌尿生殖道拭子或第一段晨尿检查到沙眼衣原体。④抗耶尔森或抗沙门菌的脂多糖或其他特异性抗原的抗体（IgG＋IgA，或IgG＋IgM亚型）阳性。IgG、IgM和IgA型抗沙眼衣原体抗体阳性（敏感性和特异性一般较低）。⑤PCR检测关节内有衣原体DNA。对于肠道感染，急性期可能从粪便中培养出病原微生物，感染自然缓解后，仅能依靠在患者血清中找到相关抗体从而发现可能存在既往感染。对于无症状的泌尿生殖道感染，在临床上较难发现，如果怀疑沙眼衣原体感染，由于其与肺炎衣原体存在交叉性，因此血清中抗沙眼衣原体抗体的应用有限，则需要行尿液样本PCR或泌尿道拭子检查明确。故对于感染的证据，需要通过多方面的检测获得。

通过性接触感染引起的反应性关节炎又被称为性获得性反应性关节炎（sexually acquired

reactive arthritis，SARA）。HLA-B27 阳性可增加 SARA 的易感性，且该基因与疾病的严重程度和慢性病程相关。2014 年发布的欧洲性获得性反应性关节炎诊治指南中关于该疾病的诊断同样强调了典型的关节炎症状和泌尿生殖道感染的病史和证据。对于怀疑 SARA 的患者，需要全面的筛查性传播的病原菌。

对于反应性关节炎的治疗包括针对感染的治疗和关节炎和 / 或关节外症状的治疗。对于实验室检查有病原学证据的患者，应根据病原菌及药敏实验进行抗生素治疗。ReA 有复发倾向，肠道、泌尿生殖道和呼吸道感染是复发的直接诱因，故需患者尽量避免。2014 年美国疾病控制与预防中心关于性传播疾病的指南中对于尿道炎的治疗随访建议：患者在完成治疗后，仍需要定期随访检查，以评估症状是否持续或感染是否复发，并且患者的性伴侣也需要同时检查和治疗。

关节炎的治疗，包括休息、制动等一般治疗。药物治疗包括非甾体抗炎药物，关节腔内注射糖皮质激素及改善病情的抗风湿药物治疗，其中最为常用的是柳氮磺吡啶，对于不缓解病例和慢性期患者，可给予甲氨蝶呤治疗。有报道提示硫唑嘌呤和环孢素对于慢性反应性关节炎患者有效，另外一些小样本的病例报道表明肿瘤坏死因子拮抗剂对于 ReA 可能有效。

九、结合指南对本病例的思考

本例患者病程较长，在当地医院初次就诊时忽略了对个人史的询问，可能也未重视患者当时存在的感染状况，并且接诊医生对疾病的认知缺乏，导致患者未及时进行治疗，关节炎反复发作。患者在我科住院时刻意隐瞒病史，虽当时无尿道炎症状，但尿常规结果异常，故对于无尿道炎症状患者，临床上表现为典型的单关节炎应注重追问病史和完善病原学的检查，避免漏诊、误诊的发生。该患者既往关节炎发作时几乎都因感染诱发，根据指南要求建议配偶同时治疗并且症状消失仍需随访复查。综上，对于典型的 ReA，临床上不难确诊，该病例中患者隐瞒病史，入院时为慢性病程，且有过中轴关节症状，易干扰诊断，根据 ReA 指南明确前驱感染对于诊断有重要意义。

（罗采南　武丽君）

病例 17 肌无力、肌痛 3 个月

男，31 岁，职员，2016 年 3 月 2 日来诊。

一、主诉

肌无力、肌痛 3 个月。

二、病史询问

（一）初步诊断思路及问诊目的

患者主要症状为肌无力和肌肉疼痛，病史的询问围绕具体哪些肌肉出现无力，伴随症状，有鉴别意义的阴性症状，相应的治疗和治疗后肌力的变化。

（二）问诊主要内容及目的

1. 肌肉无力起病缓急、时间、病程，是否有诱因，具体哪些肌肉出现无力都要详细询问。是否伴随有吞咽困难、咳嗽、胸闷憋气等症状，是否有头晕头痛等与脑血管疾病鉴别症状。以及诊治过程以及治疗后缓解情况。还需要询问传染病接触史、服药史以及职业特点。

2. 既往史的询问　包括有无慢性病史，吸烟、饮酒史、个人史、家族史等。

（三）问诊结果及思维提示

1. 3 个月前出现肌痛，后逐渐出现肌肉无力，上楼梯以及下蹲起立困难，上肢不能持重物，抬起困难；颈部无力，抬头困难；饮水呛咳，吞咽困难。偶有干咳，无咳痰，无胸闷憋气，无呼吸困难，无晨轻暮重，无睁眼困难，无心慌，无腹泻，无发热。在当地医院查心肌酶谱：CK 5 500U。

2. 否认甲亢病史，否认低钾血症病史。否认高血压、糖尿病、高脂血症病史。否认肝炎结核病史。否认外伤史。否认他汀类药物用药史，否认药物过敏史。生于天津，否认疫区旅居史，否认吸烟、饮酒史。未婚。

思维提示

患者主要特点为亚急性起病，主要表现为肌肉无力，四肢以近端肌肉无力为主要表现，同时肌酸激酶明显增高。

111

三、体格检查

（一）重点检查内容及目的

根据问诊的结果，患者主要症状是肌无力。体检重点检查具体哪些肌肉肌力下降，肌力水平。间质性肺炎常与多发性肌炎伴发，因此需要注意肺部听诊。多发性肌炎常需要与神经肌肉疾病鉴别，应进行详细神经系统查体。甲状腺疾病也可以引起肌肉无力，因此应触诊甲状腺。

（二）体检结果及思维提示

T：36.3℃，P：74 次 /min，R：12 次 /min，BP：120/70mmHg。神清，全身未见皮疹，浅表淋巴结未触及肿大，甲状腺未触及肿大，双肺听诊呼吸音清晰，未闻及干湿性啰音。肌力：肱二头肌、三角肌 3+ 级，颈屈肌 3 级，股四头肌、臀大肌、臀中肌 3 级，腕伸屈肌以及足背屈肌 4 级。双侧病理征阴性。

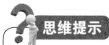
思维提示

患者主要体征为肌力下降，需要完善肌酶谱、肌炎抗体谱、肌电图、肌肉 MRI、肌肉活检病理明确诊断。

四、实验室和影像学检查结果

（一）初步检查内容及目的

1. 血常规、肝肾功能、尿常规、便常规、生化全项、凝血四项＋D-dimer、血沉、CRP、心电图、腹部 B 超了解患者基本情况。完善甲状腺功能检查除外甲状腺疾病。同时需要注意电解质，是否有低钾。

2. 心肌酶谱、ANA 谱、免疫球蛋白、肌炎抗体谱、肌电图、肌肉 MRI（图 17-1）以及肌肉活检病理。

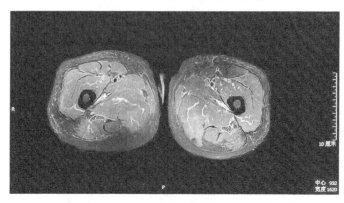

图 17-1　肌肉 MRI

3. 胸部CT（图17-2）明确是否伴随有肺间质改变。

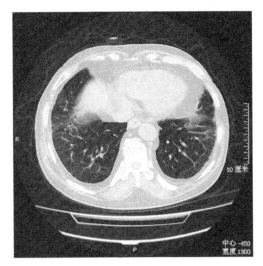

图 17-2　胸部 CT

（二）检查结果及思维提示

1. 常规检查　血常规 WBC：4.12×10^9/L，NE%：85.7%，Hb：119g/L，PLT：143×10^9/L；便常规：正常；尿常规：正常；生化 ALT：124IU/L，AST：143IU/L，K^+：4.5mmol/L；ESR：20mm/h；CRP：1.52mg/dl；甲状腺功能：正常。

2. 肌炎相关检查　心肌酶谱 CK：5 655U/L，CK-MB：78U/L，LDH：536U/L，HBDH：440U/L；ANA 谱 ANA：1∶80；肌炎抗体谱：Jo-1（+）。

肌电图：静息时插入自发电活动增多，有纤颤电位，轻收缩时运动单位电位时限缩短、波幅降低、多相波百分比增加，重收缩时出现低波幅干扰相。常规神经传导检测正常。提示为肌源性损害。

肌肉 MRI：四肢肌肉可见短时反转恢复序列可见弥漫高信号。

肌肉活检病理：普通 HE 染色可见肌纤维大小不一、变性、坏死、再生及炎性细胞浸润。免疫组化检测可见肌细胞表达 MHC- I 分子，浸润的炎性细胞主要为 $CD8^+T$ 淋巴细胞，呈多灶状分布在肌纤维周围及肌纤维内。

胸部 CT：双肺外带弥漫性间质改变。

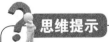

思维提示

　　患者四肢主要表现近端肌肉无力，CK 增高，肌炎抗体谱 Jo-1 阳性，肌电图提示肌源性损害，肌肉 MRI 提示肌肉内炎症导致弥漫性水肿，肌肉活检病理提示免疫介导肌炎，考虑多发性肌炎。因此患者多发性肌炎诊断成立。而且患者无他汀类降脂药用药史，无外伤史，甲状腺功能正常，血钾正常，排除药物性肌病、内分泌性肌病以及低钾引起的肌无力、肌酶增高。同时肌肉活检病理也排除了肌营养不良等神经肌肉病。

五、治疗效果及思维提示

给予足量激素 1mg/kg，免疫抑制剂可考虑给予环磷酰胺。

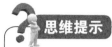
思维提示

　　患者为典型多发性肌炎，早期应给予足量激素、足疗程治疗，因合并有肺间质改变，可考虑加用免疫抑制剂环磷酰胺。激素治疗后肌酶明显下降，肌力逐渐恢复。

最终诊断：多发性肌炎。

六、本疾病最新指南解读

　　2015 年中国多发性肌炎诊治共识：多发性肌炎（polymyositis，PM）是特发性炎性肌病的一个临床亚型，主要见于成人。疾病呈亚急性或隐匿性起病，在数周或数月内进展。最常受累的肌群为颈屈肌及四肢近端肌，表现为平卧位抬头费力、举臂及抬腿困难，远端肌无力相对少见。严重的可累及延髓肌群和呼吸肌，出现吞咽、构音障碍及呼吸困难。PM 很少累及面肌，通常不累及眼外肌。约 30% 的患者有肌肉疼痛。PM 除骨骼肌受累外，尚可有疲乏、发热和体重下降等全身症状；有关节痛和／或关节炎等关节表现；有间质性肺炎、胸膜炎等肺部表现；有心律失常、心肌炎等心脏表现；还可有消化道受累和肾脏受累等表现以及周围血管受累的雷诺现象等。骨骼肌外受累较多见于肌炎特异性抗体（MSAs）阳性的患者。

　　PM 活动期血清肌酶均升高，其中肌酸激酶最为敏感，可高达正常上限的 5～50 倍，甚至更高。随访肌酸激酶变化可部分反映患者的治疗效果及是否复发，但肌酸激酶的增高程度并不完全与肌无力程度平行。肌酸激酶改变常先于肌力改变。急性期可出现红细胞沉降率、C 反应蛋白水平升高。

　　特发性炎性肌病的抗体包括肌炎特异性抗体和肌炎相关抗体两大类，前者包括各种抗氨基酰 tRNA 合成酶抗体，如组氨酰 tRNA 合成酶（Jo-1）、苏氨酰 tRNA 合成酶（PL-7）、丙氨酰 tRNA 合成酶（PL-12）、异亮氨酰 tRNA 合成酶（OJ）、甘氨酰 tRNA 合成酶（EJ）、天冬氨酰 tRNA 合成酶（KS）等，以及 Mi-2 抗体、信号识别颗粒（SRP）抗体、MDA5 抗体等，后者包括 SSA 抗体、PM-Scl 抗体、Ro-52 抗体和 Ku 抗体等。对于 MSAs，最新的荟萃分析发现 PM 中抗合成酶抗体阳性率最高，为 29%，其中 Jo-1 抗体阳性率为 21%，临床常有发热、间质性肺炎、关节炎、雷诺现象和"技工手"等特点，称为抗合成酶综合征（ASS）。抗合成酶抗体并非 PM 所特有，皮肌炎中阳性率亦高达 20%。

　　针极肌电图显示患者存在活动性肌源性损害，包括：①静息时插入和自发电活动增多，有纤颤电位和正锐波，偶尔有复杂性重复放电；②轻收缩时，运动单位电位（MUP）时限缩短、波幅降低、多相波百分比增加；③重收缩时，出现低波幅干扰相。常规的神经传导检测通常正常，在严重弥漫肌无力患者中可出现复合动作电位（CMAP）波幅降低。除辅助诊断外，肌电图对于 PM 治疗过程中肌无力加重是源于疾病本身还是药物所致的类固醇肌病具有鉴别价值,若肌电图发现较多的异常自发电活动通常提示疾病本身加重。另外,随病情减轻自发电活动会减少或消失,MUP参数也会随之改善,肌电图表现可以正常。

肌肉病理是PM最为重要的诊断和鉴别诊断依据,应在免疫治疗前完成。PM的病理显示肌源性损害。PM的特征性病理改变为肌纤维膜有MHC-Ⅰ异常表达CD8$^+$T细胞围绕在形态正常的表达MHC-Ⅰ的肌纤维周围,或侵入和破坏肌纤维。

肌肉MRI常表现为肢体肌肉MRI的短时间反转恢复序列像可见因炎症所致的弥漫或灶性水肿。

PM特别是MSAs阳性的PM常伴随其他脏器受累,所以需要常规进行肺部CT、心电图和心脏超声等检查。另外,尽管PM伴发肿瘤的机会低于皮肌炎,但略高于普通人群,因此有必要进行肿瘤筛查。

目前大部分临床医生对于PM的诊断仍然沿用1975年Bohan和Peter的诊断标准,此标准简单、操作性强且敏感度高,但特异度不够,会把IBM和部分肌营养不良纳入。欧洲神经肌肉疾病中心在2004年提出的IIMs分类诊断标准是目前较为公认的诊断标准。PM需要和其他特发性炎性肌病、代谢性肌病、肢带型肌营养不良、药物性肌病、横纹肌溶解、内分泌肌病和风湿性多肌痛等鉴别。

PM临床少见,因此缺乏较大规模的随机对照研究,目前的免疫治疗方案多来源于回顾性研究和专家经验。目前,糖皮质激素仍然是治疗PM的首选药物,但用法尚不统一,常用方法为:初始泼尼松1.0～1.5mg/(kg·d),晨起顿服,维持4～8周左右开始递减,减量速度通常是高剂量时每1～2周减5mg,至30～40mg/d以下时每1～2个月减2.5～5.0mg,根据情况调整减药速度,可减停或小剂量维持。激素疗程一般在2～3年甚至更长。对病情反复或激素治疗无效的患者应加用免疫抑制剂如硫唑嘌呤、甲氨蝶呤、环磷酰胺、环孢素、霉酚酸酯等以及静脉注射免疫球蛋白治疗。环磷酰胺多建议用于伴间质性肺炎的PM,一般使用方法为每月1次静脉滴注,剂量为0.8～1.0g/m^2,连续6个月。

七、结合诊治共识对本病例的思考

本例患者为典型多发性肌炎病例,临床症状以及辅助检查均符合典型多发性肌炎表现。患者有明显肺间质改变,因此免疫抑制剂我们选择环磷酰胺。虽然多发性肌炎较皮肌炎合并肿瘤概率低,我们仍然需要筛查肿瘤,以及定期检查。

(王国春)

病例 18　反复发热,肌无力 1 年,皮疹伴下肢水肿 1 个月

男,59 岁,务农,2015 年 12 月 29 日来诊。

一、主诉

反复发热,肌无力 1 年,皮疹伴下肢水肿 1 个月。

二、病史询问

(一)初步诊断思路及问诊目的

从症状上看,患者主要症状为发热、肌无力、皮疹以及下肢水肿,病史的询问应围绕发热、热型、伴随症状,有鉴别意义的阴性症状,相应的治疗和治疗后发热的变化。

(二)问诊主要内容及目的

1. 发热起病时间、起病缓急、病程、发热程度、是否有诱因,都要详细询问。是否伴随有寒战、畏寒、盗汗或者大汗。以及伴有多系统症状询问,如咳嗽、咳痰,腹痛、腹泻、呕吐,尿频、尿急,头痛,肌肉、关节痛等可能与感染相关症状。口腔溃疡、脱发、皮疹等可能与结缔组织疾病等相关症状。体重下降、乏力等肿瘤相关症状。以及诊治经过。还需要询问传染病接触史、手术史、服药史以及职业特点。

2. 肌肉无力起病时间,仔细询问具体哪些肌肉有无力的表现,是否为对称性无力,是否伴有肌肉疼痛。

3. 皮疹是否有诱因,起病时间,皮疹分布情况,皮疹与发热的关系,是否伴有瘙痒。

4. 水肿出现时间,起病急缓,开始出现水肿的部位,是否为对称性,是否可凹性,与体位是否有关。是否有心、肾、肝、内分泌及过敏性疾病。

5. 既往史的询问　包括有无慢性病史,吸烟、饮酒史、传染病史、个人史等。

(三)问诊结果及思维提示

1. 患者 1 年前无诱因出现发热,体温最高达 39℃,伴有寒战,有肌肉疼痛,肌无力,上臂抬举困难,不能持重物,上楼梯困难,有口腔溃疡,无咳嗽咳痰,无腹泻腹痛,无尿频尿急,无关节痛,无脱发,无皮疹,在院外查血常规 WBC:2.6×10⁹/L,心肌酶谱:CK:517U/L,CK-MB:37U/L,LDH:494U/L,HBDH:373U/L,肌电图提示肌源性损害,肌肉 MRI 提示右上臂肌肉可见信号增强,少量渗出,部分肌肉萎缩,考虑多发性肌炎,给予泼尼松 30mg 治疗,体温下降正常。后激素逐渐减量至 5mg 口服,未使用免疫抑制剂。

2. 1个月前患者面部水肿，睑周紫肿，颈前、耳郭及腹部红色皮疹，耳郭皮疹伴有鳞屑，无瘙痒，双侧下肢出现可凹性水肿，左侧明显，无下肢疼痛，无活动后气短，无胸闷胸痛，无泡沫尿。

3. 1个月前再次出现发热，体温波动在37～38℃，午后发热为主，有肌肉疼痛以及肌肉无力，无盗汗。当地医院给予抗感染治疗，体温仍然波动在38℃左右。

4. 10岁患中耳炎，听力下降。否认糖尿病及冠心病史，否认肝炎结核病史，否认慢性肾脏病史。否认外伤史。否认药物过敏史。生于江西，否认疫区旅居史，否认吸烟、饮酒史。适龄婚育，育有2子。

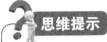

思维提示

患者病史分为2个阶段，主要特点为发热、肌肉无力，治疗后病情反复，再次出现发热以及新出皮疹、下肢水肿。

三、体格检查

（一）重点检查内容及目的

根据问诊的结果，患者主要症状为发热，与发热相关的鉴别诊断都应详细检查。如应触诊全身浅表淋巴结，检查咽部是否有充血、脓点，肺部听诊啰音，心脏听诊杂音，腹部压痛点，腹膜刺激征。患者有肌肉无力，应检查肌力情况，以及神经系统检查，生理反射，病理征。皮疹应注意检查皮疹分布。应鉴别下肢水肿的原因，下肢水肿是否为可凹性，检查是否有眼睑、颜面部的水肿，注意检查心脏、甲状腺以及下肢血管搏动等。

（二）体检结果及思维提示

T：39.6℃，P：100次/min，R：20次/min，BP：122/80mmHg。神清，右侧眼睑水肿，睑周紫肿，面部、耳郭以及颈部可见红色皮疹，左侧腹部、肘关节以及左下肢可见数个硬币大小红色皮疹，高出皮面，无鳞屑，颈部可触及黄豆大小淋巴结，质软，边界清楚，咽部无充血以及脓性分泌物，双肺呼吸音粗，未闻及干湿啰音，心律齐，心音有力，未闻及杂音。腹膨隆，无压痛、反跳痛及肌紧张，肝脾肋下未及，双下肢中度可凹性水肿，左下肢明显，双下肢动脉搏动一致，双侧上肢肌力5⁻级，下肢肌力5级，病理征阴性。

思维提示

患者查体发现睑周紫肿以及颈前红色皮疹，四肢肌力减弱，结合既往病史，院外曾有肌酶增高，肌电图为肌源性损害，激素治疗有效，首先考虑炎性肌病，目前出现皮疹考虑皮肌炎。但仍需要完善肌酶谱，肌炎抗体谱，四肢肌肉MRI，肌肉活检病理以及复查肌电图明确诊断。目前发热是否与皮肌炎有关，需要进一步完善检查。但患者长期应用激素，免疫功能低下，需完善感染相关检查。双下肢水肿，但为非对称性，左侧明显，需要进一步辅助检查明确原因。

四、实验室和影像学检查结果

(一)初步检查内容及目的

1. 血常规、肝肾功能、心肌酶谱、尿常规、便常规、生化全项、凝血四项 + D-dimer、血沉、CRP、心电图、腹部 B 超,了解患者基本情况。

2. ANA 谱、免疫球蛋白、肌炎抗体谱、肌电图、肌肉 MRI(图 18-1)以及肌肉活检病理,明确皮肌炎诊断是否成立。

3. T-SPOT、PPD、G 试验、半乳甘露聚糖(GM)试验、PCT 以及病毒抗体、胸部 CT(图 18-2)、超声心动等,除外感染引起发热。

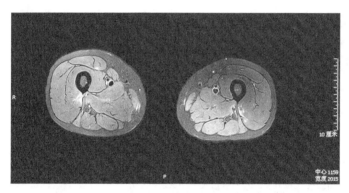

图 18-1　肌肉 MRI

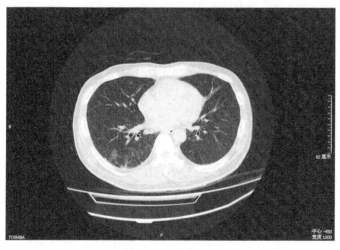

图 18-2　胸部 CT

4. BNP、超声心动、肾功能、尿常规及血清白蛋白等检查明确下肢可凹性水肿原因,且患者下肢水肿为非对称性,需要性下肢静脉 B 超,除外下肢静脉血栓。

(二)检查结果及思维提示

1. 常规检查　血常规 WBC: 5.18×10^9/L, NE%: 72%, Hb: 127g/L, PLT: 181×10^9/L; 便常

规：正常；尿常规：正常，尿蛋白阴性；生化 ALT：74IU/L，AST：63IU/L，CK：361IU/L，LDH：808IU/L，HBDH：430IU/L，ALB：31g/L。

T 细胞亚群 CD3$^+$：253cell/μl，CD3$^+$CD4$^+$：123cell/μl，CD3$^+$CD8$^+$：113cell/μl。

凝血六项 PT：14.9s，PT%：80%，INR：1.15，APTT：50.2s，Fbg：2.16g/L，TT：18.7s，纤维蛋白原降解产物（FDP）：3.59μg/ml。

ESR：5mm/h，CRP：3.25mg/dl，铁蛋白：1 607ng/ml。

2. 肌炎相关检查　ANA 谱 ANA：1∶80 核颗粒型，Jo-1：阴性；肌炎抗体谱：核蛋白转录中介因子 -γ（TIF-γ）阳性；肌电图：提示肌肉源性损害；肌肉 MRI：肌肉内弥漫性异常信号，炎症性渗出改变。

肌肉活检：肌束内细胞大小不等，肌细胞呈圆形，束周萎缩，肌内膜、肌束膜散在较多炎症细胞浸润，肌束膜和肌筋膜内小血管周围大量炎性细胞灶性浸润。肌细胞膜普遍表达 MHC-I 类分子阳性，肌内膜、肌束膜和血管周围大量 CD3、CD4、CD8 和 CD68 阳性细胞浸润，部分肌细胞膜和毛细血管壁 MAC 表达阳性，考虑皮肌炎。

3. 感染相关检查　病原学相关 PCT：0.17ng/ml，T-SPOT 结核感染 T 细胞斑点试验 A4，结核感染 T 细胞斑点试验 B5；血培养：需氧菌培养阴性，厌氧菌培养阴性；G 试验：正常；GM 试验：0.13；肺炎支原体 IgM，衣原体 IgM：阴性；腺病毒 IgM，呼吸道合胞病毒 IgM：阴性；甲型流感病毒 IgM，乙型流感病毒 IgM：阴性；EB 病毒 IgM 阴性，EB 病毒核酸：阴性。

胸部 CT 肺部间质改变。纵隔内未见明显肿大淋巴结影。心包及两侧胸腔未见明确积液。

超声心动：左房稍大，主动脉瓣、二尖瓣、三尖瓣轻度反流。

4. 水肿相关检查　甲状腺功能：正常。下肢动脉超声：双下肢动脉粥样硬化，未见血栓。下肢静脉超声：双下肢静脉血流通畅。尿常规：正常，未见尿蛋白。血清白蛋白：31g/L。

？ 思维提示

患者 CK 增高，肌炎抗体谱 TIF-γ 阳性，肌电图提示肌源性损害，肌肉 MRI 提示炎性渗出性改变，肌肉活检病理符合皮肌炎表现，因此患者皮肌炎诊断成立。目前再次出现发热是在激素减量过程中出现，同时伴有新出皮疹和肌力下降，考虑发热与皮肌炎复发有关。目前患者症状及体征，感染相关实验室检查以及胸部 CT 等不支持感染。患者反复出现白细胞减低，无使用免疫抑制剂病史，病毒检查均为阴性，需要进一步行骨髓穿刺排除血液系统疾病。下肢可凹性水肿常见于肾脏及肝脏引起的白蛋白减低以及心功能不全，但白蛋白、尿常规、超声心动图均正常，下肢静脉 B 超未发现静脉血栓，需要进一步检查明确水肿原因。

（三）进一步检查结果及思维提示

1. 骨髓细胞形态学　增生活跃，粒系活跃，早幼粒细胞增多，红系增生，分类以中、晚幼红细胞为主，巨核细胞及血小板不少。

骨髓活检：三系可见，粒系居多，以分叶核细胞为主，红系及巨核系未见特殊。

2. 腹股沟区淋巴结 B 超　盆腔左侧髂血管旁见 2.7cm×1.3cm 的低回声，边界清晰，内血流信号丰富。

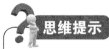

　　腹股沟区淋巴结 B 超提示盆腔左侧髂血管旁有淋巴结肿大，考虑左下肢水肿由于肿大淋巴结压迫影响回流引起。皮肌炎高伴发肿瘤，而且淋巴结 B 超提示血流信号丰富，曾有白细胞减低，肌炎抗体谱 TIF-γ 阳性，该抗体与肿瘤相关，因此需要行淋巴结穿刺病理检查进一步除外淋巴瘤。

　　3. 淋巴结病理活检　符合非霍奇金 T 淋巴瘤。
最终诊断：皮肌炎、非霍奇金淋巴瘤。

五、治疗方案及理由

　　1. 治疗　皮肌炎给予激素治疗。非霍奇金淋巴瘤进行化疗。
　　2. 理由　根据患者症状，CK 水平增高，肌电图以及肌肉活检病理结果患者皮肌炎诊断成立，此次发热是在激素减量至 10mg 时出现，同时出现皮疹肌力下降，CK 水平增高，考虑患者皮肌炎复发，因此再次给予足量激素治疗。而因左侧下肢水肿发现左侧腹股沟淋巴结肿大，淋巴结病理结果发现非霍奇金淋巴瘤，则需要进行化疗。

六、治疗效果及思维提示

　　1. 甲泼尼龙 40mg 静脉点滴后体温正常，面部以及颈前皮疹有所减退，肌酶逐渐下降。
　　2. 非霍奇金淋巴瘤　转入血液科进一步化疗。

　　患者以发热起病，伴有皮疹、肌无力，根据肌酶、肌炎抗体谱、肌肉 MRI 以及肌肉病理诊断皮肌炎，而且激素治疗后体温正常，皮疹减退，肌酶正常。但是皮肌炎高伴发肿瘤，我们常常需要筛查肿瘤，不能漏掉任何一个细节症状、体征以及实验室检查结果。

（王国春）

病例 19 皮疹2个月19天，间断发热2个月

女,2岁1个月27天,于2015年9月29日收入我院风湿免疫科住院治疗。

一、主诉

皮疹2个月19天,间断发热2个月。

二、病史询问

(一)初步诊断思路及问诊目的

从症状来看,本患儿主要表现为皮疹和发热,故病史的询问应围绕皮疹和发热的特点、随时间演变的过程、治疗的情况和治疗后变化展开。皮疹和发热均为非特异性表现,任何系统性疾病均可引起,故应详细询问伴随症状和有鉴别意义的症状。

(二)问诊主要内容及目的

1. 皮疹的特点及诱因 皮疹的特点包括皮疹形态、颜色、分布部位、有无疼痛及痒感,尤其注意询问皮疹出现或加重的诱因,如食物因素、环境因素和药物等因素,询问皮疹和发热之间是否有关系以及对用药治疗的反应,并追踪皮疹在整个病程中的变化情况。

2. 发热的特点 包括热型、热峰、发热时间、对退热药的反应、发热和皮疹的关系,询问发热时精神状态和一般情况。

3. 皮疹和发热的伴随症状 应详细询问各系统的症状,如呼吸系统方面询问有无咳嗽、喘憋、气促等,消化系统方面询问有无呕吐、腹泻和腹痛等,心脏方面询问有无心慌、胸闷和晕厥等,泌尿系统询问有无水肿、少尿和血尿等,神经系统方面有无头晕、头痛和抽搐等,骨关节肌肉等方面询问有无关节肿痛、肌肉疼痛和肌无力等。

4. 其他病史的询问 有无既往病史、家族史和传染病接触史等。

(三)问诊结果及思维提示

1. 入院前2个月19天,患儿无明显诱因腰部出现散在大小不等的红色充血性斑丘疹,伴轻微痒感,无疼痛,无发热,家长予"炉甘石洗剂外用"效果不佳,患儿皮疹进行性加重,波及前胸及后背,并逐渐融合成片,就诊医院查"血常规:白细胞 11.29×10^9/L,中性粒细胞 47.8%,淋巴细胞 43.2%,红细胞 5.12×10^{12}/L,血红蛋白 137g/L,血小板 260×10^9/L,CRP < 0.5mg/L",考虑"荨麻疹",予"氯雷他定"口服效果不佳。

2. 入院前2个月,患儿仍有皮疹,性质同前,且出现发热,最高体温38.5℃,每天热峰1次,

无咳喘、吐泻，无口腔溃疡、关节肿痛，无晕厥、抽搐等不适，就诊某医院，查"血常规示白细胞及 CRP 升高（未见化验单）"，考虑"上呼吸道感染"，予"炎琥宁"静脉滴注 3 天，患儿仍有发热，进一步查"胸片示支气管肺炎"，予"头孢类抗生素治疗 8 天，患儿体温恢复正常，但皮疹无明显变化。

3. 入院前 43 天，患儿因仍有皮疹再次就诊于当地医院，查"血常规：白细胞 15.07×10^9/L，中性粒细胞百分率 65.2%，淋巴细胞百分率 28.1%，红细胞 4.60×10^{12}/L，血红蛋白 122g/L，血小板 432×10^9/L，CRP 6mg/L"，仍考虑"荨麻疹"，予"维生素 C、葡萄糖酸钙、阿奇霉素静点，盐酸左西替利嗪口服"，效果不佳。

4. 入院前 22 天，患儿再次出现发热，最高体温 38.8℃，热峰 1～3 次 /d，口服退热药可降至正常，发热时皮疹加重，热退后皮疹略有减轻，但未完全消退，于当地医院住院治疗，查"血常规：白细胞波动于（16.6～25.44）$\times 10^9$/L，白细胞分类以中性粒细胞为主，CRP 波动于 28.17～62.33mg/L；铁蛋白 1 405ng/ml；血沉 58mm/h；血清淀粉样蛋白 A 53.84mg/L；血培养、EB 病毒抗体、自身抗体均阴性；血生化、抗链"O"、补体、类风湿因子、Ig 系列大致正常"，予"头孢类抗生素"效果不佳，建议上级医院就诊。

5. 入院前 1 天就诊于我院门诊，查血常规：白细胞 29.75×10^9/L，红细胞 4.13×10^{12}/L，血红蛋白 104g/L，血小板 228×10^9/L，中性粒细胞百分率 73.4%，淋巴细胞百分率 21.1%，单核细胞百分率 4.5%，C 反应蛋白 45mg/L，故门诊以"发热皮疹原因待查"收入院。

6. 患儿自发病来，发热时精神稍差，热退后精神食纳可，大小便正常。既往体健，无反复发热、皮疹及其他疾病家族史，否认传染性疾病家族史。

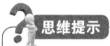

思维提示

病史以发热和皮疹为主要表现，皮疹在高热时更明显，无其他伴随症状，炎性指标如白细胞、中性粒细胞、CRP 和血沉明显升高，抗感染治疗效果欠佳。

三、体格检查

（一）重点检查内容及目的

患儿以皮疹和发热为主要表现，故查体应仔细查看皮疹的特点。皮疹和发热均为非特异性表现，无脏器受累的明显表现，故要对全身各部位和器官进行全面仔细的检查，以发现有无隐匿感染灶或有无器官受损，从而协助明确诊断。

（二）体检结果及思维提示

T：37.3℃，P：126 次 /min，R：24 次 /min，BP：86/60mmHg，体重 10.5kg，神清，精神反应可，发育正常，呼吸平稳，全身皮肤散在大小不等红色充血性斑疹，部分融合成片，表面无破溃、无脱屑，无明显瘙痒及疼痛。全身浅表淋巴结未触及肿大。咽红，扁桃体不大，表面无脓性分泌物。双肺呼吸音粗，未闻及干、湿啰音，心律齐，心音有力，未闻及心脏杂音，腹平坦，触软，无压痛、反跳痛，肝肋下未触及，质软，脾肋下未触及，肠鸣音 3～5 次 /min。双侧腕关节稍肿，左腕关节背曲受限，双侧膝关节肿胀，右膝为著，皮肤颜色及皮温正常，无压痛，无活动受限，其余关节查体未见明显异常。神经系统查体未见异常。

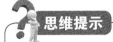

思维提示

　　双侧腕关节稍肿，左腕关节背曲受限，双侧膝关节肿胀，右膝为著，提示关节受累明显。结合患儿以发热为主要表现，伴充血性皮疹，病史 2 个月余，应首先考虑幼年特发性关节炎（全身型）可能。

四、实验室和影像学检查结果

（一）初步检查内容及目的

1. 血常规、CRP、血沉、生化全项、凝血三项、铁蛋白、RF　了解患儿一般情况、炎症程度。
2. 心电图、心脏彩超、肺部 CT、腹部 B 超　了解患儿脏器受累情况。
3. 双腕关节 X 线和双膝关节正侧位片　了解有无骨质破坏。
4. 右膝关节磁共振检查　了解右膝关节病变情况。

（二）检查结果及思维提示

1. 血常规＋CRP　白细胞：29.75×10^9/L，红细胞：4.13×10^{12}/L，血红蛋白：104g/L，血小板：228×10^9/L，中性粒细胞百分率：73.4%，淋巴细胞百分率：21.1%，单核细胞百分率：4.5%，嗜酸性粒细胞百分率：0.9%，嗜碱性粒细胞百分率：0.1%；快速 C 反应蛋白：45mg/L。

2. 血沉：58mm/h，铁蛋白：1 405ng/ml。

3. 凝血五项　PT：13.2s，INR：1.12，Fbg：4.54g/L，APTT：30.0s，D-dimer 3.0mg/L。

4. 生化　K^+：3.6mmol/L，Na^+：140mmol/L，血糖：4.08mmol/L，尿素氮：1.48mmol/L，肌酐：21μmol/L，总胆固醇：1.46mmol/L，尿酸：192μmol/L，AST：36IU/L，ALT：25IU/L，CK：25IU/L，LDH：425IU/L，CK-MB：20IU/L。

5. 类风湿因子　＜20.0IU/L。

6. 心电图　正常心电图。

7. 心脏彩超　各房室内径正常，冠状动脉未见异常。

8. 肺部 CT　双肺少量间实质浸润，未见肿大淋巴结。

9. 腹部 B 超　未见异常。

10. 双腕关节 X 线和双膝关节正侧位片　双腕和双膝诸骨骨质及形态未见明显异常，双膝关节周围软组织肿胀明显。

11. 右膝关节磁共振检查　右膝关节少量积液并滑膜增厚，右股骨远端及胫骨近端骨骺可见片状 T_2 抑脂像高信号，余未见明显异常。

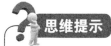

思维提示

右膝关节磁共振检查提示右膝关节积液并滑膜增厚，结合病史和查体支持幼年特发性关节炎（全身型），血常规示白细胞明显升高，分类以中性粒细胞为主，CRP、血沉和铁蛋白明显升高，提示炎症反应剧烈。但本病为除外性诊断，需进一步完善相关检查除外感染性疾病、血液系统恶性病和其他结缔组织病。

（三）进一步检查结果及思维提示

1. 尿、便常规未见异常。

2. PCT　0.19ng/ml。

3. 支原体抗体、ASO、PPD、T-SPOT、EB 四项、TORCH-IgM、EBV/CMV/ 微小病毒 B19-DNA、外斐试验、肥大试验、G/GM 试验、隐球菌试验、双份血培养、虎红试验、莱姆实验均为阴性。

4. 骨髓细胞学检查　①取材、涂片、染色良好。②骨髓增生活跃。③粒系各阶段细胞比值大致正常，部分中、晚幼粒细胞可见胞外浆及空泡，部分成熟阶段细胞可见中毒颗粒。④红细胞系增生尚可，以中幼红细胞为主，粒红细胞比值增高，部分成熟红细胞胞体大、色素饱满。⑤巨核细胞及血小板未减少。

5. CEA/NSE/AFP 均为阴性。

6. ANA、dsDNA 均为阴性。

7. Ig 系列　免疫球蛋白 A：0.91g/L，免疫球蛋白 G：12.9g/L，免疫球蛋白 M：0.831g/L，免疫球蛋白 E：482.45IU/ml。

8. CD 系列　T 淋巴细胞亚群总数：79%，辅助性 T 细胞亚群：31.4%，抑制性 T 细胞亚群：43.4%，CD4/CD8 比值：0.7，B 淋巴细胞亚群：12.3%，自然杀伤细胞：8.3%。

9. 肾上腺 B 超未见异常。

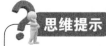

思维提示

上述相关检查除外支原体感染、链球菌感染、败血症、慢性病毒感染及其他少见病原感染，除外白血病等血液系统恶性疾病，自身抗体检查阴性除外系统性红斑狼疮、混合性结缔组织病。结合患儿典型的弛张高热、与发热相关的皮疹和关节炎表现，目前幼年特发性关节炎（全身型）诊断明确。

五、治疗方案及理由

患儿幼年类风湿关节炎（全身型）诊断明确，予加用布洛芬混悬液口服，目前患儿症状重，炎性指标显著升高，提示炎症反应剧烈，予甲泼尼龙按 20～30mg/（kg·d）和丙种球蛋白按 400mg/（kg·d）冲击治疗 3 天，停用甲泼尼龙后改为足量泼尼松 2mg/（kg·d），分三次口服，复查肝功能正常,加用甲氨蝶呤按 10～15mg/（m²·周）口服治疗。此外,患儿存在关节症状,予关节理疗。

六、治疗效果及思维提示

予甲泼尼龙和丙种球蛋白冲击治疗第 2 天患儿体温正常,皮疹明显减轻,精神状态和食欲好转;停用甲泼尼龙后复查血常规白细胞:$12×10^9/L$,血红蛋白:110g/L,血小板:$340×10^9/L$,中性粒细胞百分率:62.5%,淋巴细胞百分率:34%,快速 C 反应蛋白:<8mg/L;血沉:22mm/h;铁蛋白:208ng/ml;凝血功能和肝肾功能、心肌酶均在正常范围。患儿关节肿胀逐渐好转。

> **思维提示**
>
> 患儿幼年特发性关节炎（全身型）诊断明确,炎症反应剧烈,早期积极予甲泼尼龙和丙种球蛋白冲击治疗效果好,同时已加用非甾体类抗炎药如布洛芬混悬液和慢作用抗风湿药物甲氨蝶呤,经治疗患儿病情稳定,可出院门诊定期随诊。

最终诊断: 幼年特发性关节炎（全身型）。

七、本疾病最新指南解读

儿童风湿性疾病在我国尚属于一门发展中学科,许多疾病的诊断及治疗并不完全统一及规范。2010 年全国儿童风湿病协作组成员经过反复讨论,撰写了《儿童风湿病诊断及治疗专家共识》,这是目前国内最新的幼年特发性关节炎诊疗指南。

指南中对幼年特发性关节炎（全身型）（SDJIA）进行了精确定义,并详细描述了临床表现。弛张型高热是其特点,体温每天波动于 36～41℃之间,骤升骤降,一日内可出现 1～2 次高峰。皮疹也是此型典型症状,具有诊断意义,其特征为于发热时出现,随着体温升降而出现或消退。关节症状如关节痛或关节炎是主要症状之一。特别强调本病不一定都会有关节炎表现,部分患者可能仅有轻微的关节疼痛表现。半数以上患儿有不同程度肌肉酸痛,多在发热时明显。部分患儿有肝脾及淋巴结肿大,肠系膜淋巴结肿大时可出现腹痛。少数患者可有胸膜炎、间质性肺炎、心包炎、心肌炎甚至中枢神经系统病变。

本病无特异性的实验室检查,但其主要特点是血常规白细胞总数和中性细胞分类明显升高,白细胞总数可高达（30～50）$×10^9/L$,并有核左移,中等度低色素、正常红细胞性贫血,血小板增高;CRP、ESR 明显增高。重症患儿可有肝酶异常、血清铁蛋白增高、凝血功能异常,并伴有多克隆高球蛋白血症。

本病主要以弛张高热、随体温升降而隐现的皮疹和关节炎为特征,但是部分临床表现不典型或经过不规律治疗的患儿可能无典型的弛张高热、皮疹甚至关节炎,表现为长期慢性发热、肝脾淋巴结肿大、浆膜炎和神经系统病变等。上述临床表现均无特异性,可以出现在各种感染性疾病如细菌、EB 病毒、寄生虫和布氏杆菌等病原感染和非感染性疾病如血液系统恶性淋巴瘤、白血病、恶性网状细胞病和其他结缔组织病如系统性红斑狼疮中。因此,临床医生在诊断过程中需完善大量相关辅助检查、认真查体和仔细观察病情变化并行全面地鉴别诊断方有可能确诊。

本指南中提出本病轻者只需要口服非甾体抗炎药，若发热和关节炎未能为足量非甾体抗炎药所控制时，可加服泼尼松每天 0.5～1mg/kg，一次顿服或分次服用。一旦得到控制时即逐渐减量而停药。若病情严重则需大剂量甲泼尼龙冲击治疗，剂量为 10～30mg/kg，最大量不超过 1 000mg（1g），每天 1 剂，连续 3 天，待病情控制后可改为泼尼松口服，每天 2mg/kg，分 3～4 次口服。

除了常规治疗药物如非甾体抗炎药（NSAIDs）、缓解病情抗风湿药物（DMARDs）如甲氨蝶呤、环孢素、来氟米特外，其他免疫抑制剂可选用环磷酰胺和硫唑嘌呤。沙利度胺（thali-domide）具有特异性免疫调节作用，能抑制单核细胞产生 TNF，还能协同刺激人 T 淋巴细胞，辅助 T 细胞应答，并可抑制血管的形成和黏附分子的活性。沙利度胺可有效缓解关节症状和控制体温，安全性也较好。此外，大剂量人免疫球蛋白也可用于治疗难治性 SOJIA。

本指南中提出针对本病可使用生物制剂，但当时国内尚无针对本病的生物制剂。2013 年美国风湿病学会提出幼年特发性关节炎治疗建议，建议指出对于幼年特发性关节炎（全身型）有活动性全身表现时除常规治疗药物外可加用生物制剂如 IL-1 拮抗剂（阿娜白滞素）和 IL-6 拮抗剂（托珠单抗）。托珠单抗用法为静脉滴注给药，每次 8～12mg/kg，每 2 周 1 次。国内尚无 IL-1 抑制剂。SOJIA 以关节病变为主者可使用 TNF 抑制剂，包括：肿瘤坏死因子受体抗体融合蛋白——依那西普及国产制剂益赛普和强克，人鼠嵌合肿瘤坏死因子单克隆抗体——英夫利昔单抗及完全人源化的肿瘤坏死因子单克隆抗体——阿达木单抗。肿瘤坏死因子受体抗体融合蛋白剂量为 0.4mg/（kg•次），每周 2 次皮下注射治疗。患者经传统的标准治疗后反应不佳或不能耐受传统治疗、患者处于病情活动期均为英夫利昔单抗治疗的适应证。用法为 3～5mg/kg，缓慢静点，在接受过第 1 剂注射后，第 2 及第 3 剂注射将分别于之后第 2 及第 6 周进行。然后，每 6～8 周接受一次注射。阿达木单抗目前在国内儿童尚未使用。应用生物制剂可能的不良反应包括结核感染、其他机会致病菌感染、肝炎及肿瘤的发生等，使用前需常规行 PPD 实验、胸片和肝炎病毒抗体检测等。

幼年特发性关节炎（全身型）属于儿童常见慢性疾病，早期诊断并积极治疗至关重要，但出院后的长期随访和密切监测与管理亦很重要，直接影响着患儿的远期预后。

八、结合指南对本例的思考

本例患儿从病史来看并不典型，入院经过仔细查体发现明显的关节炎，因此检查和诊断方面有了方向，之后严格遵照幼年特发性关节炎（全身型）指南除外相关的其他疾病。在诊断明确后，遵照指南早期积极予甲泼尼龙冲击治疗，并辅以丙种球蛋白冲击治疗调节免疫，同时加用非甾体抗炎药和慢作用抗风湿药物，取得了非常满意的治疗效果。

（张俊梅　李彩凤）

病例20　双手关节疼痛肿胀2年，伴肌肉疼痛1年，加重10天

女，36岁，农民，2012年10月1日来医院就诊。

一、主诉

双手关节疼痛肿胀2年，伴肌肉疼痛1年，加重10天。

二、病史询问

（一）初步诊断思路及问诊目的

从患者主诉了解到，患者的症状集中在双手关节和肌肉。而关节和肌肉是风湿病最常受累的系统，病史的询问应围绕关节和肌肉病变的部位、特点、症状演变过程、治疗和治疗后病情变化过程而展开，同时必须询问患者的伴随症状和有鉴别意义的症状。

（二）问诊主要内容及目的

1. 关节病变的诱因、部位、程度、缓解和加重的因素、持续时间和伴随症状。首先，了解有无诱因，如外伤、运动等。第二，要掌握关节病变部位，是大关节还是小关节。第三，是关节内病变，还是关节周围病变。第四，是单关节，还是少关节或多关节发病。第五，是对称性，还是非对称性。第六，起病隐匿，慢性或急性。第七，有无晨僵，有无红肿热痛和关节功能变化，是否存在畸形。这里特别强调的关键点：无肿胀的关节疼痛不能称之为"关节炎"，无论疼痛多长时间。第八，关节外临床表现更加重要，本例患者有肌肉疼痛和肌无力。了解以上情况才能做出关节炎的鉴别诊断；如类风湿关节炎（RA）常累及双手近端指间关节、掌指关节和腕关节，表现为对称性、持续性疼痛和肿胀，伴有晨僵。病程缓慢，关节可畸形；结缔组织病相关的关节炎与RA有相似的临床特点，但症状比RA轻，不常出现关节畸形，并常有各自疾病的血清学特点；而感染性关节炎、痛风关节炎、骨关节炎、银屑病关节炎和强直性脊柱炎有各自的临床特点。伴随症状也十分重要，本例患者伴有肌肉疼痛与肌无力、雷诺现象、皮疹和口腔溃疡等。

2. 肌肉病变特点　第一，肌肉疼痛的诱因（运动、服药等）。第二，起病急慢程度。第三，疼痛部位分布和是否对称。第四，是否伴有肌无力。第五，有无吞咽困难和呼吸肌的无力。对称性四肢近端肌肉疼痛伴有肌无力多提示为多发性肌炎，同时检查有无血清肌酶升高、肌电图和肌活检异常；风湿性多肌痛常可出现颈部、肩胛带及骨盆带等近端肌群疼痛、乏力及僵硬，发病年龄大于50岁；运动神经元病的肌肉无力是从四肢远端开始，伴有进行性肌萎缩，无肌痛；了解以上肌肉病变情况，可与肌营养不良症、感染性肌病、代谢性肌病、药物性肌病等相鉴别。

3. 既往史询问 包括有无慢性系统性病史，有无吸烟、饮酒史，有无传染病史，药物和食物的过敏史是必须要掌握的。

（三）问诊结果及思维提示

1. 患者 2 年前无明显诱因出现双手近端指间关节、掌指关节疼痛和肿胀，未就诊。后发展至双腕和双肘关节，伴有晨僵，持续 30 分钟后可缓解。患者就诊于社区医院，实验室检查示，类风湿因子"阳性"，其他检查结果不详，诊断为"类风湿关节炎（RA）"。予泼尼松 15mg/d、甲氨蝶呤 10mg/ 周（每周 1 次口服）患者服用 2 周后因自感不适，自行停药。此后患者间断出现上述关节疼痛和肿胀，自行间断服用小剂量泼尼松治疗。

2. 患者 1 年前无明显诱因出现双手遇冷变白、变紫，约 15 分钟后恢复正常。同时伴有双大腿、臀部肌肉疼痛和肌无力，坐下或下蹲后起立困难，自行服用小剂量泼尼松，症状不缓解。去北京某医院住院检查，血生化检查提示肌酶明显升高，具体数值不详。考虑为"重叠综合征"（类风湿关节炎＋多发性肌炎），予甲泼尼龙 40mg/d，3 天后改为泼尼松 35mg/d 口服，硫酸羟基氯喹 0.2g 每天 2 次口服，2 周后患者症状缓解出院。患者出院后未规律随诊，泼尼松在半年内自行减量至停用。

3. 半年前患者再次出现颈肩部、上臂、髋部和大腿肌肉疼痛和肌无力，自服泼尼松 15mg 每天 1 次，用药 2 个月，症状有缓解，并停泼尼松后改用中药治疗。2 个月前患者再次出现上述部位肌肉疼痛加剧，并且双上肢不能抬举，不能梳头和穿衣，同时下蹲及站起困难，伴有双手和双足关节疼痛和肿胀，10 天前患者上述症状明显加重，入院。

4. 患者发病后 1 年时出现口腔溃疡，时有复发。无发热和皮疹，无吞咽困难呼吸困难，无咳嗽、咳痰，无外阴溃疡。发病后精神弱，食欲差，大便、小便正常，睡眠欠佳，体重近半年下降 5kg。

5. 既往史 体健，否认高血压、糖尿病及冠心病史。否认肝炎、结核等传染病病史。否认慢性肾脏病史。7 年前（2003 年）在北京某医院因"胎儿臀位"行剖宫产术。否认外伤史。否认药物过敏史。生于北京，否认疫区旅居史，否认吸烟、饮酒史。14 岁月经初潮，月经规律，每次持续 3～5 天，每月 1 次，末次月经 2012 年 9 月 25 日；26 岁结婚，孕 1 产 1，育有 1 子，体健。

？ 思维提示

病史提供了患者的关节和肌肉部位的临床表现。病历特点：①双手和腕关节疼痛肿胀病史 2 年；②四肢近端肌肉疼痛和肌无力 1 年，伴有雷诺现象和口腔溃疡；③在某医院被诊断为"类风湿关节炎和多发性肌炎"，并曾用糖皮质激素、甲氨蝶呤治疗；④患者未遵从医嘱，经常自行停药或加药。

三、体格检查

（一）重点检查内容及目的

根据问诊的结果，除检查生命体征和重要器官外，查体重点放在：①口腔检查，观察口腔溃疡的个数、大小和部位；②呼吸活动度、胸廓扩张度，颈屈肌及颈伸肌肌力、双上肢和双下肢肌力，肌肉有无压痛；③双手、腕关节的形状、压痛与肿胀程度，颜色和关节活动度，变形与否。与 RA 的不同点；④观察患者的雷诺现象，触摸患者有无指（趾）端发凉，可行冷水刺激试验，以验证是否确实有雷诺现象。

（二）体检结果及思维提示

T: 36.5℃，P: 90 次 /min，R: 23 次 /min，BP: 130/85mmHg。体重 60kg。神清，精神弱，被动体位。头颅正常，无明显脱发，双眼睑无肿胀，结膜无充血。口唇无发绀，舌质无干裂，口腔内上腭黏膜可见 2 个溃疡，大小约 2mm×2mm；双手指指端冷水刺激试验（+）；左手 2、3 指，右手 3、4 指 PIP（近端指间关节）肿胀（+）。左手 3 指和右手 5 指 MCP（掌指关节）肿胀（+）、压痛（+）。双足踝关节内侧肿胀（+）、压痛（+）；颈后部肌肉、双上肢、双大腿和髋部肌肉有压痛（+）；抬头困难，双上肢不能抬举，双下肢下蹲及站起困难。患者由于肌肉疼痛剧烈不能配合肌力检查；双肺呼吸音粗，双下肺可闻及少量 velcro 啰音；心音正常，心律齐，未闻及杂音。腹平坦，无压痛、反跳痛及肌紧张；双下肢无水肿。

？ 思维提示

①双手有 PIP、MCP 的肿胀（+）、压痛（+），双足踝关节肿胀（+）、压痛（+），提示患者有多关节炎，但无关节畸形，提示结缔组织病关节炎；②雷诺现象表明有皮肤受累，常见于系统性红斑狼疮、系统性硬化病、混合性结缔组织病等；③颈肩部、双上肢和双大腿肌肉有肿胀（+）、压痛（+），需警惕多发性肌炎；④双下肺可闻及少量 velcro 啰音提示合并间质性肺炎；该患者有关节、皮肤、肌肉和肺脏等 4 个器官受累，提示弥漫性结缔组织病。

四、实验室和影像学检查结果

（一）初步检查内容及目的

1. 血常规、尿常规、生化全项、血沉（ESR）、C 反应蛋白（CRP）　了解患者基本情况和本病相关的情况。

2. 胸片、心电图、腹部超声　了解胸腹重要脏器的一般情况。

（二）检查结果及思维提示

1. 血常规　WBC: 11.03×10⁹/L，NE%: 55%，Hb: 120g/L，PLT: 253×10⁹/L。

2. 尿常规　正常。

3. 生化　ALT: 280IU/L，AST: 476IU/L，ALB: 28g/L，CK: 9 785IU/L。CK-MB: 321IU/L，LDH: 1 340IU/L，HBDH: 1 401IU/L。

4. 血沉　108mm/h。

5. C 反应蛋白　97g/L。

6. 胸片提示双肺纹理增多。

7. 腹部 B 超未见明确病变。

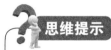

思维提示

发现患者多项检查不正常。血常规中白细胞升高，中性粒细胞正常，ESR、CRP 明显升高，三者升高均提示"炎症"，炎症的原因（常见感染性和免疫性等）需要继续检查；肌酶升高提示各种"肌病"或"肌炎"；胸部 X 线示"双肺纹理增多"需进一步检查；综上所述，患者白细胞升高，ESR、CRP 明显升高，肌酶升高明显，"肌炎"可能性大，但仍然需要进一步检查明确诊断。

（三）进一步检查结果及思维提示

1. 抗核抗体　ANA:(+), S:1:2560, 抗 dsDNA 抗体:(-)。

2. 抗 ENA 抗体谱　双扩散法: 抗 U1RNP(+)1:64, 抗 Sm, 抗 SSA, 抗 SSB, 抗 Scl-70, 抗着丝点抗体均阴性。免疫印迹: 抗核糖核蛋白(nRNP)(+++), 其余阴性。

3. 抗中性粒细胞胞浆抗体谱:(-)。

4. 免疫球蛋白　IgG:25.70g/L, IgM、IgA 均正常。

5. 补体　C3:96.6mg/dl, C4:14.8mg/dl。

6. RF:90IU/ml。

7. AKA、APF、抗 CCP 抗体:(-)。

8. 肿瘤标记物　CEA、CA199、CA125、CA153 均正常。

9. 降钙素原　正常。

10. 甲功全项(-)。

11. 胸部 CT　双下肺可见少量网格状密度影, 间质性肺炎。

12. 腹部 CT 未见异常。

13. 双手 + 腕正位 X 线片　关节周围软组织肿胀, 关节附近轻度骨质疏松, 余未见明显异常。

14. 双手关节增强 MRI　未见明显骨髓水肿及明显滑膜强化。

15. 肌电图提示肌源性损害。

16. 肌活检（左下肢股四头肌）　骨骼肌肌纤维大、小不等, 变性坏死和再生, 并可见以单核细胞和淋巴细胞为主的炎症细胞, 散在于整个肌肉并集中于肌纤维膜和肌内膜。

17. 肺功能提示一氧化碳弥散功能小于正常预计值的 70%。

思维提示

患者病程 2 年，至少 4 个器官受累，表现为多关节炎、四肢肌肉疼痛和无力、雷诺现象和口腔溃疡、间质性肺炎。以"类风湿关节炎"和"多发性肌炎"可解释患者的临床表现。不用"重叠综合征"和"未分化结缔组织病"解释的原因是：重叠综合征患者出现2个独立的自身免疫病，并可有相应的抗体出现；未分化结缔组织病（UCTD）患者有关节痛，雷诺现象和ANA阳性，但不具备诊断独立免疫病的条件。而患者有明确的高滴度ANA和抗U1RNP（+），故不支持UCTD，因此，用一元论能解释的疾病是混合性结缔组织病（MCTD）。1989年美国的Alarcon-Segovia提出诊断MCTD标准：临床条件包括①手肿胀；②滑膜炎；③肌炎；④雷诺现象；⑤肢端硬化。血清学检查U1RNP高滴度阳性和ANA高滴度阳性。临床条件至少有3条和2项抗体。该患者有：手肿胀、关节炎、肌炎和雷诺现象，临床上已经有4条符合，同时血清学检查ANA（+）、S：1∶2 560，抗U1RNP（+）1∶64，抗Sm抗体（−），故可以明确诊断患者为MCTD（混合性结缔组织病）。

五、治疗方案及理由

1. 治疗　与患者进行有效的沟通，告之其疾病的性质与治疗的必要性，让患者减轻心理恐惧，积极配合医护人员进行检查与治疗。其次是用药，患者肌炎反复发作，累及颈后和四肢近端肌肉，同时伴有多关节炎、雷诺现象和间质性肺炎，且病情进展迅速。辅助检查有ESR、CRP明显升高，肌酶升高明显，防止呼吸肌受累，可予甲泼尼龙500mg/d冲击三天，后改为泼尼松1mg/（kg·d）口服，病情缓解后规律减量。也可用免疫球蛋白（IVIG）20g/d治疗5天。随后联合环磷酰胺0.8g每周1次静点（随诊过程中调整用法、剂量）治疗，硫酸羟基氯喹0.2g每天2次口服。

2. 理由　该患者诊断混合性结缔组织病，但"类风湿关节炎"和"多发性肌炎"的临床症状较为突出；特别是肌肉疼痛和无力表现更明显，因未规律诊治，此次肌炎再次复发，症状较第1次发病明显加重，累及部位较多，颈肩部和双上臂、双大腿及髋部等，并伴有多关节炎、雷诺现象、间质性肺炎。辅助检查显示，ESR和CRP明显升高，肌酶（CK）明显升高，肌电图提示"肌源性损害"，肌活检提示"骨骼肌肌纤维大、小不等，变性坏死和再生，并可见以单核细胞和淋巴细胞为主的炎症细胞"，因此，首先选用甲泼尼龙500mg/d冲击3天治疗，阻止疾病发展，后改为泼尼松1mg/（kg·d）口服；其次，因有多关节炎，应首选甲氨蝶呤，但患者合并间质性肺病变，考虑甲氨蝶呤有致间质性肺炎的副作用，故选择用环磷酰胺0.8g每周1次静点；第三，考虑患者有关节炎和口腔溃疡等，故加用硫酸羟基氯喹0.2g每天2次口服。

六、治疗效果及思维提示

患者入院后，经过详细询问病史、体格检查和根据症状所做的重点化验检查，逐步形成初步诊断。患者关节炎和肌肉疼痛症状明显，同时伴有雷诺现象、口腔溃疡和间质性肺炎；辅助检查示，ESR和CRP、肌酶（CK）和免疫球蛋白IgG明显升高，考虑患者病情重，进展快，进一步发展可累及呼吸肌和吞咽肌，患者入院第2天出现轻度呼吸困难，入院第3天，病房专业组决定甲泼尼龙500mg/d冲击3天治疗；同时加用IVIG 20g/d治疗5天；并联合哌拉西林舒巴坦5g，每天2次，输液3天治疗肺内不确定的感染；冲击结束后给泼尼松60mg［1mg/（kg·d）］口服。治疗后肌肉痛和关节炎症状明显减轻，住院第10天时复查CK，下降至8 000IU/L，ESR

和 CRP 明显下降；加用环磷酰胺 0.8g 每周 1 次静点、羟氯喹 0.2g 每天 2 次口服；住院第 20 天，患者症状完全缓解，ESR 和 CRP 恢复正常，肝酶和白蛋白恢复正常，CK 降至 5 530IU/L 时患者出院。患者出院后随访 3 周时，肌酶下降至 2 020IU/L，无其他不适症状。

？思维提示

　　治疗方案非常有效。患者肌肉疼痛、关节炎和口腔溃疡明显缓解，雷诺现象减轻。炎症指标恢复正常，肌酶逐渐降低。结合病程特点，考虑为弥漫性结缔组织病。临床上以多发性肌炎和多关节炎为主要表现的弥漫性结缔组织病往往病情危重，需及时治疗，否则可危及生命。

最终诊断：混合性结缔组织病、间质性肺炎、低蛋白血症。

七、本疾病最新指南解读

　　混合性结缔组织病的诊断标准：目前被广泛使用的有 4 个标准，1986 年在日本东京举行的 MCTD 会议上，Sharp、Kasukawa 宣布了诊断标准，1989 年 Alarcon-Segoria 提出了诊断标准，1991 年 Kahn 又提出了新的标准。然而，至今在世界范围内还没有统一的诊断标准。但诊断 MCTD 必不可少的条件，就是抗 U1RNP 抗体高滴度阳性。

　　Sharp 最早提出 MCTD 的诊断标准，他把系统性红斑狼疮（SLE）、系统性硬化病（SSc）、肌炎 / 皮肌炎（PM/DM）和类风湿关节炎（RA）临床相关的表现合并起来。Alarcon-Segoria 的标准相对少，更强调临床表现是 MCTD "核心"：雷诺现象、手指肿、滑膜炎、肌炎和肢端硬化，诊断本例患者就是用的此标准。这两种诊断标准虽然不同，但均强调高滴度抗 U1RNP 抗体的必要性。实际上，在所有的诊断标准中，抗 U1RNP 抗体的存在是必要条件，但仅此一条又是远远不够的。如果抗 U1RNP 抗体不存在时，诊断为"可能"，而有 U1RNP 抗体时诊断为"很可能"或"确定"。也只有 Sharp 提出抗 Sm 抗体的存在是排除标准。Kasukawa 把前两种标准结合起来，除了"核心"表现外，还需要 3 种结缔组织病，即 SLE、SSc 和 PM 中至少有 1 条表现存在。最后，Kahn 和 Alarcon-Segoria 标准很类似，但 Kahn 没有肢端硬化。

　　本病的治疗以 SLE、PM/DM、RA 和 SSc 的治疗原则为基础。

　　1．疲劳、关节痛和肌肉痛者，可应用非甾体抗炎药（NSAIDs）、抗疟药、小剂量泼尼松（<10mg/d）。

　　2．以关节炎为主要表现者，轻者可用 NSAIDs，重症者加用抗疟药或甲氨蝶呤或肿瘤坏死因子（TNF）抑制剂。

　　3．雷诺现象　要保暖、要戒烟，避免手指外伤和使用 β- 受体阻滞剂等。应用二氢吡啶类钙通道阻滞剂，如硝苯地平；α- 受体阻滞剂，如哌唑嗪。

　　4．急性起病的指坏疽　可局部进行药物性交感神经阻断（受累指趾局部利多卡因浸润）、抗凝、局部应用硝酸盐类药物；输注前列环素；可使用内皮素受体拮抗剂，如波生坦。

　　5．肌炎为主要表现者，给予泼尼松 1～1.5mg/（kg·d），难治者加用甲氨蝶呤、静脉滴注免疫球蛋白（IVIG）治疗。

6. 肺动脉高压是 MCTD 患者致死的主要原因。应该早期、积极治疗原发病。无症状的肺动脉高压：试用糖皮质激素和环磷酰胺、小剂量阿司匹林和血管紧张素转换酶抑制剂（ACEI）如卡托普利；酌情使用内皮素受体拮抗剂，如波生坦。伴有症状的肺动脉高压：静脉注射前列环素、应用 ACEI、抗凝剂、内皮素受体拮抗剂，口服波生坦；酌情使用西地那非。

7. 肾脏病变和膜性肾小球肾病者　轻型不需要处理；进展性蛋白尿者试用 ACEI 或小剂量阿司匹林联合双嘧达莫；严重者酌情使用泼尼松 15～60mg/d，加环磷酰胺冲击治疗每个月 1 次或苯丁酸氮芥（chlorambucil）每天给药。肾病综合征单独应用肾上腺皮质激素通常效果不佳；小剂量阿司匹林联合双嘧达莫预防血栓形成；ACEI 减少蛋白丢失；试用泼尼松 15～60mg/d，加环磷酰胺冲击治疗每个月 1 次或苯丁酸氮芥每天给药。必要时可进行透析。

8. 食管功能障碍和吞咽困难者　轻者无需治疗。伴食管反流者应用质子泵抑制剂，严重者使用抑酸与促动药联合治疗；内科治疗无效者，可采取手术治疗。肠蠕动减退：使用胃肠促动药，如甲氧氯普胺。小肠细菌过度繁殖可应用四环素、琥乙红霉素。胃灼热和消化不良：升高床的头部、戒烟、减轻体重、避免咖啡因；应用 H_2 受体阻断药、质子泵抑制剂；酌情使用甲氧氯普胺和抗幽门螺杆菌药物。

9. 心肌炎　试用糖皮质激素和环磷酰胺，避免应用地高辛。不完全心脏传导阻滞：避免应用氯喹。在使用上述药物时应定期查血、尿常规、肝和肾功能，避免不良反应。

八、结合指南对本病例的思考

对本例患者的临床处理是按照诊疗指南进行的。患者以关节炎和肌炎为突出表现，同时有多系统受累，病情评估为危重，需要快速做出临床诊断并进行治疗。故用甲泼尼龙 500mg/d，冲击 3 天治疗。同时联合 IVIG 20g/d，治疗 5 天。随后用泼尼松片足量口服，患者症状减轻；免疫抑制剂的选择，考虑到患者有肌炎、关节炎，应该首选甲氨蝶呤，但患者合并间质性肺炎，甲氨蝶呤不适用，故选用环磷酰胺 0.8g 每周 1 次静点。用抗血小板药物阿司匹林 100mg/d 口服，治疗雷诺现象。

综上所述，临床表现复杂的 MCTD，治疗时机的选择、糖皮质激素冲击的指征、免疫抑制剂的选择和并发症的处理，都需要积累一定的临床经验。本案例的难点在于对重症患者的病情控制，我们遵守诊疗指南原则，结合患者具体情况，灵活运用，是最终成功的关键。

（田　真　李小霞）

病例21 四肢多关节疼痛8年,加重2个月

女,65岁,退休教师,2016年3月28日来诊。

一、主诉

四肢多关节疼痛8年,加重2个月。

二、病史询问

(一)初步诊断思路及问诊目的

从症状上看,患者主要的症状集中在四肢关节,病史的询问应该围绕关节疼痛的时间、累及部位、累及数量、是否有其他伴随症状,是否有诱因导致症状加重,相应的就诊过程及治疗后病情的变化这些问题展开。

(二)问诊主要内容及目的

1. 关节疼痛的时间、累及部位和数量　关节疼痛的时间对诊断有重要意义,如果患者在多年前,即中青年时期就出现关节疼痛,则骨关节炎的可能性不大,需考虑其他炎性关节病的可能;如果是在围绝经期出现的关节症状,提示骨关节炎可能性大。累及关节的部位和数量及是否有伴随症状,如口、眼干燥、皮疹、发热等,有助于对关节炎的分型做出初步判断。

2. 关节疼痛是否有诱因　比如是否在劳累后、生殖泌尿道、肠道感染后及饮酒、进食海鲜后出现的关节疼痛加重,对关节炎的病因判断有很重要的价值。另外,关节痛是否为发作性还是缓慢进展性对诊断均有重要提示。

3. 既往史的询问　包括有无慢性病史、吸烟、饮酒史、传染病史、个人史等。

(三)问诊结果及思维提示

1. 患者自8年前,即57岁时出现四肢关节疼痛,首先出现双腕关节、双手拇指的掌指关节、部分近端指间关节及远端指间关节疼痛伴有关节肿胀,可自行缓解,症状间断发作并逐渐加重,随后出现双膝关节疼痛,下楼及行走路程较多时明显。患者自觉双膝关节内有弹响感,双手远端指间关节出现骨性突起。晨僵,每日持续约几分钟,不伴口、眼干燥,无发热、皮疹、脱发、光过敏、雷诺征等表现。

2. 两个月前患者外出旅游后双膝关节疼痛加重,不能行走,伴有膝关节明显肿胀,屈伸受限,在当地医院查右膝关节X线片提示右膝关节退行性骨关节炎。临时给予膝关节腔内注射玻璃酸钠治疗,疼痛有短期好转,约一个月后症状再次加重。患者发病前无饮酒、进食海

鲜、动物内脏史。

3. 患者既往高血压病史10年,血压控制满意。否认糖尿病、冠心病、肝炎、结核病史,剖宫产术后38年,否认外伤史,否认药物过敏史,生于天津,否认疫区旅居史。无烟酒嗜好,适龄结婚,育有一子。

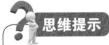

思维提示

　　该患者为老年女性,绝经后发病,病史8年,缓慢进展,症状逐步加重而非发作性,累及四肢多关节,包括小关节及负重大关节,对称性,伴晨僵,持续时间短,在劳累后症状加重,无其他伴随症状。

三、体格检查

(一)重点检查内容及目的

　　根据问诊的结果,症状主要集中在四肢关节,应重点对关节进行查体。检查受累关节的部位、数量、是否对称,有无肿胀及压痛、皮肤温度是否升高、关节活动是否受限、是否有关节畸形、受累关节的部位及数量不同对关节炎的诊断很有帮助。类风湿关节炎多累及小关节,如双手腕、掌指、近指关节,也可同时累及膝、肩、肘等大关节,骨性关节炎主要累及负重大关节以及双手远指关节,血清阴性脊柱关节病主要累及脊柱及四肢大关节,非对称性。

(二)体检结果及思维提示

　　T: 36.4℃, P: 82 次/min, R: 16 次/min, BP: 150/90mmHg。神清,精神好,体型肥胖,体重85kg,身高160cm。双肺呼吸音清,未闻及干湿啰音。心律齐,心音有力,未闻及杂音。腹软,无压痛、反跳痛,肝脾肋下未及,肠鸣音3次/min,双下肢无可凹性水肿。双膝肿胀,右膝为著,皮肤表面温度较对侧升高,双膝关节可触及骨擦感,左侧膝关节浮髌试验(−),右侧膝关节浮髌试验(+)。双膝髌骨研磨试验(+)。双下肢感觉、运动未见明显异常,双侧足背及胫后动脉可触及。双手第2掌指关节肿胀,双手第3、4、5远端指间关节可见骨性增生,手指向尺侧偏斜,拇指掌指关节轻度肿胀,压痛(+)。

思维提示

　　患者双膝关节有摩擦音,髌骨研磨试验(+),浮髌试验(+),双手远指关节伸侧面骨性膨大为赫伯登(Heberden)结节,均提示骨性关节炎。但双侧手指尺偏畸形,双腕关节压痛在类风湿关节炎中亦可出现,需对两者进一步鉴别。

四、实验室和影像学检查结果

(一)初步检查内容及目的

1. 进行血常规、尿常规、便常规、血沉、类风湿因子、C 反应蛋白、自身抗体、抗环瓜氨酸肽抗体、抗突变型瓜氨酸波形蛋白抗体、血尿酸、HLA-B27、抗链"O"、D- 二聚体、关节腔积液检查等以进一步了解患者是否合并类风湿关节炎、痛风关节炎、血清阴性脊柱关节病、反应性关节炎、感染性关节炎及其他结缔组织病的可能。

2. 膝关节超声(图 21-1)及膝关节磁共振(图 21-2)了解膝关节病变程度及范围。

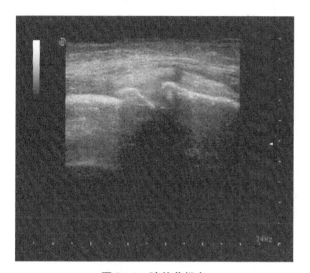

图 21-1 膝关节超声

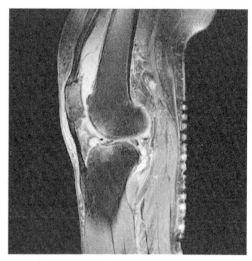

图 21-2 膝关节磁共振

(二)检查结果及思维提示

1. 血常规　WBC:3.52×10^9/L, Hb:101g/L, PLT:231×10^9/L。

2. 尿常规及便常规　阴性。

3. 血沉(ESR)　18mm/h。

4. 类风湿因子(RF)　20IU/ml。

5. C 反应蛋白(CRP)　5.48mg/dl。

6. 自身抗体　ANA、ENA 阴性。

7. 抗环瓜氨酸肽抗体(ACCP)　12.5U/ml。

8. 抗突变型瓜氨酸波形蛋白抗体(MCV)　9.5U/ml。

9. 血尿酸(UA)　201.7μmol/L。

10. HLA-B27　阴性。

11. 抗链"O"(ASO)　32U/ml。

12. D- 二聚体(D-dimmer)　458μg/L。

13. 关节腔积液　自膝关节腔抽出淡黄色透明液体约 15ml,镜检细胞数 0.9×10^8/L,单核细胞80%，细菌涂片阴性，偏振光显微镜检查未见针状结晶。

14. 膝关节超声 髌上囊大量积液伴有滑膜增生，可见多普勒血流信号，股骨、胫骨内侧髁及外侧髁骨赘形成，股骨髁表面软骨明显变薄（图21-1）。

15. 右膝关节磁共振 右膝关节胫骨平台退行性变，关节内外侧半月板退行性变，髌上囊大量积液（图21-2）。

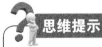

思维提示

　　患者为老年女性，主要表现为四肢多关节疼痛，累及双手、双膝等部位，呈对称性，双侧手指尺偏畸形，双腕关节压痛，膝关节超声可见髌上囊积液，内有滑膜炎表现，具有类风湿性关节炎的某些特点，但CRP、ESR、RF、ACCP等指标均正常，且晨僵时间较短，表现不典型，根据2009年美国风湿病学会（ACR）关于类风湿性关节炎的诊断标准不符合类风湿关节炎诊断。结合患者膝关节内有弹响感，双手远指关节出现Heberden结节，双膝关节有摩擦音，膝关节磁共振、超声显示、膝关节骨赘形成，根据2010年中华医学会风湿病学分会提出的骨关节炎诊断和治疗指南，符合骨关节炎的诊断。

五、治疗方案及理由

（一）治疗

本病分为非药物治疗和药物治疗两部分。

1. 非药物治疗

（1）患者健康教育：保护受累的关节，避免长久站立、跪位和蹲位、爬楼梯、不良姿势等。指导合理的关节肌肉锻炼，减轻体重。

（2）物理治疗：包括针灸、按摩、推拿、热疗、药物敷贴等。

2. 药物治疗

（1）改善临床症状的药物：包括对乙酰氨基酚、NSAIDs、阿片类药物、糖皮质激素、透明质酸钠、局部外用药如辣椒碱等。糖皮质激素主要用于局部关节腔注射。

（2）慢作用药及软骨保护剂：具有降低基质金属蛋白酶、胶原酶等活性的作用，既可抗炎、止痛，又可保护关节软骨，有延缓骨关节炎发展的作用。但目前尚未有公认的理想的药物，常用药物双醋瑞因、氨基葡萄糖、硫酸软骨素等可能有一定的作用。

（二）理由

　　患者诊断骨关节炎，是一种最常见的关节疾病，是以关节软骨的变性、破坏及骨质增生为特征的慢性关节病。本病的发生与年老、肥胖、炎症、创伤、关节过度使用、代谢障碍及遗传等因素有关。非药物治疗在骨关节炎的治疗中有很重要的作用，应告诚患者避免对本病治疗不利的各种因素，建立合理的生活方式。下肢关节应尽量在非负重状态下进行活动，以减少关节面的进一步损害，保持关节活动度；进行有关肌肉或肌群的锻炼以增强肌肉的力量和增加关节的稳定性。物理治疗可以减轻疼痛症状和缓解关节僵直。控制症状的药物可以快速改善疼痛症状，骨关节炎慢作用药既可有效抗炎、止痛，又可保护关节软骨，有延缓骨关节炎发展的作用。

六、治疗效果及思维提示

1. 患者在关节炎急性期充分休息，减少活动及关节负重，行走时拐杖辅助。

2. 关节局部给予中药热疗，口服非甾体药物，关节疼痛减轻。

3. 膝关节腔穿刺抽出约15ml积液，同时注射玻璃酸钠。

4. 口服双醋瑞因、硫酸氨基葡萄糖。

经治疗，患者关节疼痛明显减轻，膝关节肿胀好转，局部皮肤温度恢复正常，可短距离行走，继续口服慢作用药物治疗。

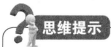
思维提示

> 骨关节炎是一类慢性关节病变，以关节软骨的变性、破坏及骨质增生为特征，也可同时合并滑膜炎症，与类风湿性关节炎比较滑膜炎症相对较轻，急性期应用非甾类药物、关节腔穿刺抽液并注射透明质酸钠，同时配合理疗，症状会有一定程度的改善，但后期治疗还需要较长时间，同时注意合理的生活方式和正确的锻炼。

最终诊断：骨关节炎。

七、本疾病最新指南解读

2010年中华医学会风湿病学分会骨关节炎诊断及治疗指南：该指南提出骨关节炎是一种最常见的关节疾病，是以关节软骨的变性、破坏及骨质增生为特征的慢性关节病。本病的发生与年老、肥胖、炎症、创伤、关节过度使用、代谢障碍及遗传等因素有关。中年以后多发，女性多于男性。本病在40岁以上人群的患病率为10%～17%，60岁以上为50%，而在75岁以上人群则高达80%。该病有一定的致残率。

本病好发于膝、髋、手（远端指间关节、第一腕掌关节）、足（第一跖趾关节、足跟）、脊柱（颈椎及腰椎）等负重或活动较多的关节。

1. 关节疼痛及压痛　本病最常见的表现是关节局部的疼痛和压痛。负重关节及双手最易受累。一般早期为轻度或中度间断性隐痛。休息时好转，活动后加重，随病情进展可出现持续性疼痛。或导致活动受限。关节局部可有压痛，在伴有关节肿胀时尤为明显。疼痛在阴冷、潮湿和雨天会加重。

2. 关节肿大　早期为关节周围的局限性肿胀，随病情进展可有关节弥漫性肿胀、滑囊增厚或伴关节积液。后期可在关节部位触及骨赘。

3. 晨僵　患者可出现晨起或关节静止一段时间后僵硬感，活动后可缓解。本病的晨僵时间一般数分钟至十几分钟，很少超过三十分钟。

4. 关节摩擦音（感）　多见于膝关节。由于软骨破坏、关节表面粗糙，出现关节活动时骨摩擦音（感）。

5. 关节活动受限　由于关节肿痛、活动减少、肌肉萎缩、软组织挛缩等引起关节无力，活动受限。缓慢发生，早期表现关节活动不灵，以后关节活动范围减小。还可因关节内的游离体或软骨碎片出现活动时的"绞锁"现象。手的骨关节炎以远端指间关节受累最为常见，表现为关节伸侧面的两侧骨性膨大，称赫伯登（Heberden）结节。而近端指间关节伸侧出现骨性膨大则称为布夏尔（Bouehard）结节，可伴有结节局部的轻度红肿、疼痛和压痛。第一腕掌关节受累后，其基底部的骨质增生可出现方形手畸形，而手指关节增生及侧向半脱位可致蛇样畸形。

6. 膝关节受累在临床上最为常见，危险因素有肥胖、膝外伤和半月板切除，主要表现为膝关节疼痛，活动后加重，下楼梯更明显，休息后缓解。严重者可出现膝内翻或膝外翻畸形。关节局部有肿胀、压痛、屈伸运动受限，多数有骨摩擦音。

7. 实验室检查　伴有滑膜炎的患者可出现 CRP 和 ESR 轻度升高。继发性骨关节炎患者可出现原发病的实验室检查异常。出现滑膜炎者可有关节积液。一般关节液透明、淡黄色、黏稠度正常或略降低，但黏蛋白凝固良好。可显示轻度白细胞增多，以单个核细胞为主。滑液分析有助于排除其他关节疾病。

8. 影像学检查　影像学检查不仅可以帮助确诊骨关节炎，而且有助于评估关节损伤的严重程度，评价疾病进展性和治疗反应，及早发现疾病或相关的并发症。

X 线放射学是常规检查，其特征性表现为软骨下骨质硬化、软骨下囊性变及骨赘形成、关节间隙变窄等。严重时关节变形及半脱位。这些变化是骨关节炎诊断的重要依据。放射学表现的严重程度与临床症状的严重程度和功能状态并没有严格的相关性，许多有明显影像学改变的关节并无典型症状。而有典型症状的关节仅发生轻微的影像学改变。关节间隙变窄不仅是由于关节软骨含量减少，半月板损伤和软骨被挤压也是重要原因。

磁共振检查不仅有助于发现关节相关组织的病变，如软骨损伤、关节滑液渗出、软骨下骨髓水肿、滑膜炎和半月板或韧带损伤，还可用于排除肿瘤和缺血性骨坏死等。

关节超声有助于检测关节少量渗出液、滑膜增殖、骨赘、腘窝囊肿、炎症反应，也有助于鉴别手关节的侵蚀性和非侵蚀性骨关节炎。

9. 诊断要点　目前采用美国风湿病协会（ACR）1995 年修订的分类标准，该标准包含临床标准和放射学标准（表 21-1、表 21-2）。

表 21-1　手骨关节炎分类标准（临床标准）

1. 近 1 个月大多数时间有手关节疼痛，发酸，发僵
2. 10 个指间关节中，有骨性膨大的关节≥2 个
3. 掌指关节肿胀≤2 个
4. 远端指间关节骨性膨大 >2 个
5. 10 个指间关节中，畸形关节≥1 个
满足 1+2+3 条或 1+2+3+5 条可诊断手骨关节炎

注：10 个指间关节为双侧第二、三远端及近端指间关节，双侧第一腕掌关节

表21-2 膝骨关节炎分类标准

临床标准

1. 近1个月大多数时间有膝关节疼痛
2. 有骨摩擦音
3. 晨僵时间≤30分钟
4. 年龄≥38岁
5. 有骨性膨大
满足1+2+3+4条,或1+2+5条或1+4+5条者可诊断膝骨关节炎

临床+放射学+实验室标准

1. 近1个月大多数时间有膝关节疼痛
2. X线示骨赘形成
3. 关节液检查符合骨关节炎
4. 年龄≥40岁
5. 晨僵≤30分钟
6. 有骨摩擦音
满足1+2条或1+3+5+6条或1+4+5+6条者可诊断膝骨关节炎

10. 本病需与以下疾病鉴别

(1)类风湿关节炎(RA):多为对称性小关节炎.以近端指间关节和掌指关节及腕关节受累为主,偶有晨起明显,可有皮下结节,类风湿因子(RF)阳性,X线以关节侵蚀性改变为主。

(2)强直性脊柱炎(AS):本病好发于青年男性.主要侵犯骶髂关节和脊柱。也可以累及膝、踝、髋关节,常伴有肌腱端炎.晨僵明显,患者常同时有炎性下腰痛,放射学检查显示骶髂关节损害,常有人类白细胞抗原HLA-B27(+)。

(3)银屑病关节炎:本病好发于中年人,起病较缓慢,以远端指(趾)间关节、掌指关节、跖关节及膝和腕关节等四肢关节受累为主,关节病变常不对称,可有关节畸形。病程中可出现银屑病的皮肤和指(趾)甲改变。

(4)痛风关节炎:本病多发于中年以上男性,常表现为反复发作的急性关节炎,最常累及第一跖趾关节和跗骨关节,也可侵犯膝、踝、肘、腕及手关节,表现为关节红、肿、热和剧烈疼痛,血尿酸水平多升高,滑液中可查到尿酸盐结晶。慢性者可出现肾脏损害,在关节周围和耳郭等部位可出现痛风石。

11. 治疗目的在于缓解疼痛、阻止和延缓疾病的进展、保护关节功能、改善生活质量。治疗方案应个体化,充分考虑患者的患病危险因素、受累关节的部位、关节结构改变、炎症情况、疼痛程度、伴发病等具体情况及病情。治疗原则应以非药物治疗联合药物治疗为主,晚期则往往需要手术治疗。

(1)患者教育:使患者了解本病绝大多数预后良好,消除其思想负担;告诫患者避免对本病治疗影响的各种不利因素,建立合理的生活方式,如保护受累的关节,避免长久站立、跪位和蹲位、爬楼梯、不良姿势等;在医生指导下规范用药,了解所用药品的用法和不良反应;家庭和社会的支持与帮助对患者的治疗也会起积极作用。

(2)运动及生活指导:合理的关节肌肉锻炼,肥胖者减轻体重,减轻受累关节的负荷。

(3)物理治疗。

(4)药物治疗:主要分为改善症状的药物、改善病情的药物及软骨保护剂。

(5)外科治疗及其他治疗:包括关节镜手术、截骨术、人工关节置换术、关节融合术。

八、结合指南对本病例的思考

按照骨关节炎诊断分类标准和治疗指南,该患者为老年女性,体型肥胖,从事教师行业经常站立,绝经后出现双膝和双手腕、掌指、近指关节等多关节疼痛,伴有关节肿胀,活动受限,疼痛关节局部皮肤温度升高,浮髌试验阳性提示膝关节腔积液,晨僵时间不超过30分钟,远指关节可见赫伯登(Heberden)结节,双膝关节可及骨擦感,结合关节超声核共振检查结果符合手、膝骨关节炎诊断。难点是与类风湿性关节炎的鉴别,因类风湿关节炎亦好发于中老年女性,且该患者有双手腕、掌指、近指关节肿痛伴晨僵,膝关节有滑囊炎表现,不容易与类风湿性关节炎鉴别,但类风湿性关节炎晨僵时间常常大于30分钟,可有皮下结节,类风湿因子阳性或滴度升高,血沉和C反应蛋白升高,抗环瓜氨酸肽抗体阳性,X线片以关节侵蚀性改变为主,综合以上考虑该患者应诊断为骨关节炎。在物理治疗的基础上联合改善病情药物,症状逐步改善。

(李 媛 齐文成)

病例22 反复口腔、外阴溃疡4年，右下腹疼痛3个月，加重伴鲜血便1周

男，46岁，职员，2015年4月9日来诊。

一、主诉

反复口腔、外阴溃疡4年，右下腹疼痛3个月，加重伴鲜血便1周。

二、病史询问

（一）初步诊断思路及问诊目的

从主诉症状分析，包括两个综合征：①口腔、外阴部位溃疡，迁延反复；②胃肠道症状并短期内渐进性加重。反复发作的口腔与外阴部复发性溃疡对贝赫切特病的指向性很强，而胃肠道受累在贝赫切特病（BD）也较为常见。因此下一步的病史采集需要从三个方面逐渐展开：

1. 是否满足BD的诊断标准。
2. 是否胃肠道受累是BD系统受累的一部分。
3. BD作为一种系统性疾病是否含有其他器官脏器受累。

基于以上3个问题的回答，综合判断疾病的严重性、活动性，并勾勒出以严重性、疾病活动性为两个坐标体系的疾病总体情况、特定系统受累情况的评价定位、疾病可能进展恶化情况的预估（图22-1）。

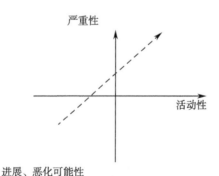

图22-1　疾病病情评估思维导图

（二）问诊主要内容及目的

贝赫切特（白塞病）是一种以复发性口腔和生殖器溃疡、眼炎及皮肤损害为特征的、累

及全身多器官系统的慢性血管炎性疾病。又称"贝赫切特综合征""口 - 眼 - 生殖器三联征"等。可以累及大中小各级静脉和动脉血管，临床表现因受累血管、病程、进展情况不同而表现各异。由于本病没有特异性实验室检查，临床医生只能依靠临床标准进行分类诊断。目前由各国学者及国际组织已提出诊断标准有 17 个之多，各标准间虽存在不同，但几乎均把口腔和外阴溃疡、眼炎以及皮肤损害列为主要的或基本症状，而将其他一些少见病变列为次要的或有助于诊断的症状。2013 年，国际 BD 诊断标准（International Criteria for Behcet's Disease，ICBD）见表 22-1。每种表现均予以权重计分，积分≥4 分即可确定诊断。基于该修订的分类诊断标准，贝赫切特病诊断的流程图见图 22-2。

表 22-1　2013 年 ICBD BD 评分诊断标准

诊断项目	分值
口腔溃疡	2 分
生殖器溃疡	2 分
眼部病变	2 分
皮肤损害	1 分
神经系统受累	1 分
血管病变	1 分
针刺试验阳性※	1 分

※：针刺反应是非必要条件，如果进行了针刺试验且阳性，则可以额外加分 1 分。积分≥4 分即可确定 BD 诊断

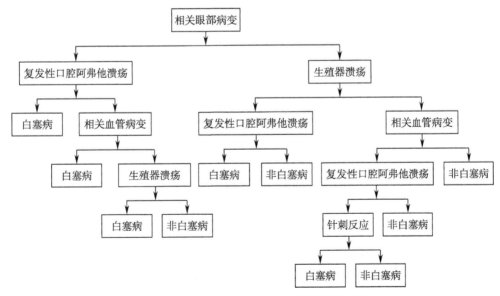

图 22-2　贝赫切特（白塞）病诊断的流程图

BD 的诊断切忌机械套用诊断标准。在问诊中要详细、准确把握 BD 的临床表现特点，尤其口 - 眼 - 生殖器三联征，对于典型症状特征的识别，并进行相应的鉴别诊断的排查，对于确立 BD 诊断尤为重要。

（1）口腔黏膜溃疡：98%～100% 的 BD 首发症状为复发性口腔溃疡，每年发作 3 次以上。

为典型的阿弗他口腔溃疡（aphthous ulcerations）。溃疡常多发、成批出现，多位于舌缘、颊、唇、软腭、咽、扁桃体处，但一般外唇不受累。疼痛明显，米粒或黄豆大小，大者直径达到 2cm。边缘清楚，深浅不一，底部有黄色覆盖物，周围为红晕水肿带。约 1～3 周后可自限，不留瘢痕。可迁延反复，新旧交杂。病程 20 年以上者或吸烟 BD 口腔溃疡反而发作频率较少。多发、痛性、自限、不留瘢痕、不累及外唇、反复迁延是 BD 口腔溃疡的重要特征，也是与其他常见复发性口腔溃疡疾病相鉴别要点（表 22-2）。

表 22-2　常见复发性口腔溃疡疾病

病因	常见疾病
感染	疱疹性口炎、水痘、带状疱疹、柯萨奇病毒（手足病，疱疹性咽峡炎）、传染性单核细胞增多症、AIDS、急性坏死性龈炎、结核分枝杆菌、梅毒螺旋体、真菌感染、利什曼原虫感染
恶性肿瘤	—
血液系统疾病	贫血、白血病、粒细胞缺乏症、白细胞功能异常
胃肠疾病	克罗恩病、溃疡性结肠炎、麸质肠病
皮肤病	扁平苔藓、天疱疮、类天疱疮、多形性红斑、疱疹样皮炎、线状 IgA 大疱性皮炎、大疱性表皮松解症、慢性溃疡型口炎、Stevens-Johnsonz 综合征
风湿免疫性疾病	系统性红斑狼疮、Reiter 综合征、Sweet 综合征、肉芽肿性多血管炎、结节病、淀粉样变、多发性硬化、复发性多软骨炎、MAGIC 综合征（mouth and genital ulcers with inflamed cartilages 口腔外阴溃疡病软骨炎综合征）、PFAPA 综合征（periodic fever, aphthous stomatitis, pharyngitis, cervical adenitis，周期性发热、口疮性口炎、咽炎、颈部淋巴结炎综合征）、Vogt-Koyanagi-Harada 综合征
营养代谢	铁、锌、叶酸、维生素 B_1、B_2、B_6、B_{12} 缺乏
药物	阿仑膦酸钠、双氯芬酸、青霉胺、青霉素、别嘌醇、阿托伐他汀、拉莫三嗪、普萘洛尔、硫唑嘌呤、来氟米特、氨曲南、依那普利、奎尼丁、巴比妥类药物、氯沙坦、卡托普利、舍曲林、卡马西平、安乃近、磺胺类药物、环孢素、舒林酸、甲氨蝶呤、顺铂、氟康唑、甲硝唑、特布他林、四环素类、丝裂霉素、氟西汀、万古霉素、氯硝西泮、萘普生、更昔洛韦、长春新碱、肼屈嗪、氯喹、华法林、布洛芬、奥氮平、齐多夫定、吲哚美辛、可待因
放疗	—

（2）生殖器溃疡好发于男性的阴囊、阴茎和女性的外阴、阴道黏膜，外观特点同口腔黏膜。生殖器溃疡发生率没有口腔溃疡普遍，见于 65%～85% 的 BD。

（3）眼炎：约 25%～75% 的 BD 会有眼部受累。葡萄膜炎及视网膜血管炎为 BD 眼损害的特征性表现。表现为球结膜充血刺痛、视物模糊、视力下降、视野缺损等。若未及时治疗，致盲率高。男性多见且严重。常见的眼部病变为葡萄膜炎，包括虹膜睫状体炎（前葡萄膜炎）、视网膜炎（后葡萄膜炎）甚至全色素膜炎。前葡萄膜炎者可合并前房积脓。后葡萄膜炎、视网膜血管炎可致患者视力障碍甚至失明。用裂隙灯可观察到细胞浸润和急性视网膜血管炎伴局部缺血性梗死。通常双眼同时受累。眼球其他组织也可受累，如角膜炎、疱疹性结膜炎、巩膜炎、脉络膜炎、视神经炎等。

（4）BD 的其他系统受累：见表 22-3。

表 22-3　BD 的其他系统受累

系统受累	发生率	临床表现特点
皮肤	75%～98%	结节性红斑、疱疹、丘疹、痤疮样皮疹、多形红斑、环形红斑、坏死性结核疹样损害、浅表栓塞性静脉炎、大疱性坏死性血管炎、Sweet 病样皮损、脓皮病等。其中结节性红斑最具特征性，约占 70%；针刺反应阳性
胃肠道	10%～50%	常见于回盲部、升结肠、横结肠或食管，大的溃疡可导致穿孔；临床表现包括腹痛、腹泻和血便
血管	12.8%～14.3%	静脉：深静脉血栓形成、皮下血栓性静脉炎、上腔静脉栓塞、下腔静脉栓塞、颅内静脉窦血栓形成、Budd-Chiari 综合征、其他深静脉血栓形成 动脉：肺动脉栓塞或动脉瘤、主动脉瘤、下肢动脉栓塞或动脉瘤、其他动脉栓塞或动脉瘤、右心室血栓形成（依照发生率排序）。
关节炎	50%～60%	非侵蚀性、大关节受累为主、自限性、寡关节炎
神经系统	10%	①脑干型：可有头痛、头晕、Horner 综合征、假性延髓性麻痹、呼吸障碍、癫痫、共济失调等；②脑膜脑炎型：有脑膜刺激征、颅内高压、视神经盘水肿、偏瘫、失语、意识障碍、精神异常等；③脊髓型：截瘫、尿失禁、双下肢无力、感觉障碍等；④周围神经型：四肢麻木无力、周围型感觉障碍
肺部	5%～10%	肺动脉瘤最为常见，其次为继发于肺小血管炎的其他并发症包括动脉瘤、血栓形成、出血和梗死
心脏	1%～5%	少见，心肌损害、瓣膜病变、传导系统受累、心包炎
肾脏	0～55%	少见，临床上 4 种类型：无症状蛋白尿和 / 或血尿、肾病综合征、肾功能异常和高血压；病理上也可分为 4 种类型：肾小球肾炎、AA 淀粉样变、肾脏血管病变和间质性肾炎
其他	—	非特异性全身症状：发热、头痛、乏力、食欲下降；过度疲劳、月经前后、气候季节变化可引起病情加重；附睾炎、纤维肌痛综合征、骨髓增生异常综合征、骶髂关节炎、淀粉样变性、内耳炎

（三）问诊结果及思维提示

男 46 岁，患者 4 年前开始反复口腔溃疡，多发成批出现，≥10 次 / 年，疼痛剧烈。偶有外阴溃疡，位于包皮处，均可以于 1～2 周后自行愈合或外用溃疡散后愈合。未予重视。3 个月前，无明显诱因出现右下腹绞痛，无发热，无恶心呕吐，无皮肤、巩膜黄染。当地医院予以头孢呋辛治疗 1 周后稍有缓解。1 周前上述腹痛加重并出现鲜血便，为成形便，鲜血与粪便混杂，无黏液，排便后腹痛稍缓解。发病以来间断低热、乏力和头晕，无盗汗，体重 3 个月内减少了 2kg。既往史：肺结核病史 10 年，抗结核治疗 1 年后复查胸片已痊愈。2 年前曾有右眼刺痛，视力下降，当地医院眼科诊断为"右眼前色素膜炎、前房积脓、右眼角结膜炎"，予以外用眼药水（药物不详）并球内注射曲安奈德 2 次后缓解。反复下肢胫前皮肤红斑疹，隆起于皮面，触痛。1～2 周后可自愈。反复外阴阴囊部"粉刺""毛囊炎"。皮肤破损后不易愈合，易形成溃疡或化脓留疤。无其他系统受累主诉。无偏食素食等特殊饮食习惯，无地方病病史，近 5 年无特殊用药史。

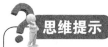
思维提示

　　本病例特点：①中年男性，4年病史，急性加重1周；②表现为反复口腔、外阴阿弗他溃疡4年，腹痛3个月，加重伴腹泻、血便1周；③既往有皮肤结节红斑、毛囊炎、可疑"针刺反应"样皮肤损伤修复反应；前色素膜炎、前房积脓。结核病史。该患具备典型口-眼-生殖器三联征的症状特征，依照DB分类诊断标准，已满足BD诊断。目前系统受累主要两个方面：①皮肤黏膜；②胃肠道。需要进一步通过查体、实验室和影像学检查来判断：①疾病活动性；②胃肠受累的部位、范围、严重性和可能的并发症，有无急危重情况需马上处理；③胃肠道受累是否是BD系统受累的一部分；④筛查可能受累的其他器官系统；⑤激素免疫抑制剂治疗的禁忌、反指征以及合并症。

三、体格检查

（一）重点检查内容及目的

　　根据问诊的结果，症状主要集中在皮肤黏膜和胃肠道。应重点据此进行查体。

　　皮肤黏膜：皮肤有无结节性红斑、疱疹、丘疹、痤疮样皮疹、多形红斑、环形红斑、浅表栓塞性静脉炎、皮损后瘢痕等典型皮损；口腔外阴黏膜溃疡的数量、分布、形态、大小、有无瘢痕、是否疼痛等。行针刺反应检查。

　　腹部各项体征：腹膜刺激征、胃肠型和蠕动波、肠鸣音、移动性浊音、腹部血管杂音、麦氏点压痛、反跳痛及肌紧张、肛周、痔疮相关内诊体检等。该患者既往有前色素膜炎请眼科会诊协助裂隙灯下检眼部。同时要系统查体详细筛查其他可能受累脏器（表22-3）。

（二）体检结果及思维提示

　　T：38.8℃，P：108次/min，R：19次/min，BP：120/70mmHg，体重50kg，消瘦体型，贫血貌，神志清，口腔黏膜（舌缘、唇黏膜、颊部黏膜、咽部、上腭）直径1～1.5cm多发溃疡，溃疡深大，底部被覆坏死白苔，周围边界清楚，水肿隆起呈火山口样。后背部、下肢脓疱疹，下肢轻度可凹性水肿（图22-3，见文末彩图）。未见巩膜黄染及出血点，右眼球结膜轻度充血。颈软，胸廓对称，双肺呼吸音清，未闻及干湿啰音，心率108次/min，律齐，各瓣膜区未闻及病理性杂音，右下腹压痛明显、拒按压、反跳痛、局部肌紧张，无胃肠型。肠鸣音8～10次/min。

思维提示

　　①短期内出血，即有贫血外貌、心率增快，需急判断出血量和贫血程度；②发热伴右下腹压痛明显、拒按压、反跳痛、局部肌紧张。肠鸣音8～10次/min。提示可能有合并急腹症；右眼球结膜受累。

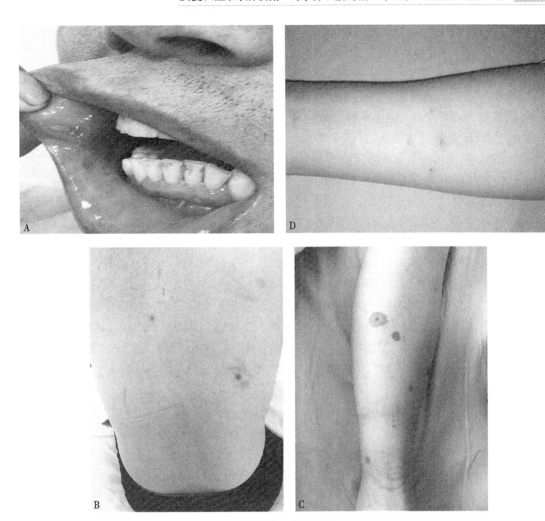

图 22-3　查体结果

A. 口腔黏膜多发阿弗他溃疡；B. 后背脓疱疹；C. 下肢脓疱疹并肢轻度水肿；D. 针刺反应阳性（48h）

四、实验室和影像学检查结果

（一）初步检查结果及目的

1. 急查血常规、尿常规、便常规 + 潜血、肝肾功能离子全项、感染四项、凝血全项、血型、立位腹平片、心电图等判断贫血严重程度、有无合并急腹症、并为可能的急诊手术做准备。

2. 序贯进行以下检查明确病情

（1）急性炎症指标（血沉、C 反应蛋白、免疫球蛋白、冷球蛋白）：BD 活动期血沉增快，C 反应蛋白升高，纤维蛋白原水平增高，免疫球蛋白尤其 IgA、IgG 升高，部分可冷球蛋白阳性。

（2）针刺反应：用 20～21 号无菌针头在前臂屈侧斜行刺入约 0.5cm 深后，退出或注射生理盐水，24～48 小时后局部出现直径约为 2～5mm 大小的毛囊炎样小红点或脓疱疹样改变为阳性，否则为阴性。此试验在 BD 人群中阳性率 60%～80%，特异性较高且与疾病活动性相关，与无菌性脑膜脑炎、颅内血管炎、复发性静脉炎、大动脉血管炎、滑膜炎或局灶性肠溃疡相关。

（3）HLA-B51/B5：在 BD 人群中 50%～86% 阳性，并与生殖器溃疡、色素膜炎（尤其后色素膜炎）和皮肤受累相关。

（4）胶囊小肠镜、胃镜、肠镜检查。

（5）抗内皮细胞抗体、抗核抗体、抗可提取性核抗原（ENA）抗体、抗中性粒细胞胞浆抗体全项、抗磷脂抗体全项：抗内皮细胞抗体对 BD 中 37%～47.5% 阳性，虽然并无特异性，但其滴度与疾病活动性和特定临床表现（如眼部、中枢神经系统、血管受累等）相关。部分 BD 可以出现心磷脂抗体和抗中性粒细胞胞浆抗体阳性，与血管受累相关。

（6）TORCH：除外病毒感染。

（7）心脏彩超、大中血管（动、静脉）彩超。

（8）皮肤活检：皮损或针刺反应阳性皮疹表现为中性粒细胞浸润性血管炎或白细胞破碎性血管炎，对疾病诊断有一定特异性。真皮毛细血管或小静脉壁镜检可发现中性粒细胞浸润和红细胞外渗，伴有或不伴有纤维素样坏死。

（9）眼科眼外及裂隙灯下眼内眼底和色素膜检查。

（10）肺部 CT、TB-Elispot：结核与 BD 关系密切。一方面结核可以表现为类似 BD 的口腔外阴溃疡、皮肤结节红斑等，亦称之为假性贝赫切特病（Pseudo-Behcet's disease）；结核感染可能与 BD 的发病相关。另一方面部分有结核病史的 BD 患者病情反复或对常规治疗疗效不佳时，加用抗结核治疗可以明显改善 BD 病情。同时可以除外 BD 合并活动性 TB 感染的情况。

（二）检查结果及思维提示

血常规示 WBC：$14.45×10^9/L$ ↑，Ne%：92.4% ↑，Hb：74Lg/L ↑，血细胞比容（HCT）：21.60% ↓，PLT：$333×10^9/L$ ↑；便常规 + 潜血：鲜血便、成形，便培养：阴性，粪便阿米巴：阴性；肝功能、离子、肾功能示丙氨酸氨基转移酶：121.7U/L ↑，天冬氨酸氨基转移酶：90.5U/L ↑，γ 谷氨酰转肽酶：168.3U/L ↑，谷氨酸脱氢酶：58.8U/L ↑，血清总胆汁酸：42.8μmol/L ↑，白蛋白：27g/L ↓，淀粉酶、脂肪酶均正常。

感染指标：感染四项、乙肝五项均阴性、TORCH 阴性、EB 病毒抗体均为阴性，TB-Elispot 阴性。

炎性指标示血沉（ESR）：47.00mm/h，超敏 C 反应蛋白（hsCRP）：104.40mg/ml ↑，免疫球蛋白未见异常。

免疫指标：抗内皮细胞抗体、抗核抗体、抗 ENA 抗体、抗中性粒细胞胞浆抗体全项、抗磷脂抗体全项均阴性。HLA-B51（+）；冷球蛋白阴性。

影像学：立位腹平片：未及胃肠梗阻、无膈下积气；肠系膜血管：上、下腔静脉及肠系膜动脉未见异常。心脏及大血管彩超：心脏结构及血流未见异常。腹部彩超：胆囊内胆汁淤积；肝、胰、脾、双肾未见异常。腹部 B 超：右下腹回盲部后位局限性粘连、积液，考虑肠穿孔并局限性腹膜炎。胃镜、肠镜、胶囊小肠镜检查：慢性萎缩性胃炎并糜烂，Hp（+）；十二指肠球部浅溃疡；结肠多发溃疡并黏膜白斑，垂直于肠腔长轴，部分呈火山口样改变。溃疡周围黏膜水肿，肠腔内布满暗褐色凝血。结肠病理活检回报：多数溃疡呈 V 形穿透黏膜肌层达黏膜下浅层，表面附渗出物。平滑肌纤维组织见水肿、出血伴纤维素性渗出并见血管充血、闭塞，管壁纤维素样变性及白细胞碎裂性血管炎改变（图 22-4，见文末彩图）。

眼科检查：右侧结膜炎、双眼前色素膜炎，渗出少，前房房水浑浊、积脓，眼压高，符合闭角型青光眼。FFA 检查提示无后色素膜和视网膜受累。

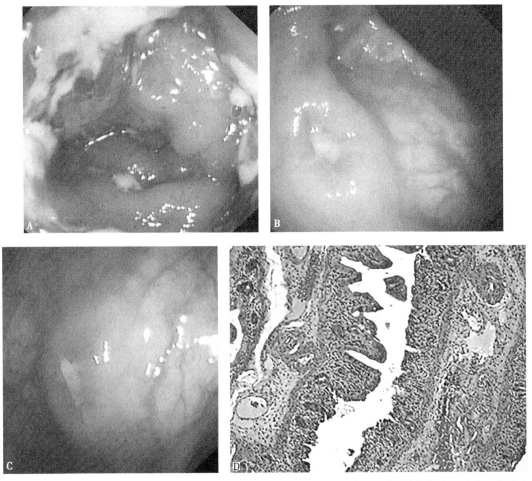

图 22-4　A～C. 肠镜下回盲部多发溃疡、结肠多发溃疡并黏膜白斑，垂直于肠腔长轴，部分呈火山口样改变。溃疡周围黏膜水肿；D. HE×100 多数溃疡呈 V 型穿透黏膜肌层达黏膜下浅层，表面附渗出物。平滑肌纤维组织见水肿、出血伴纤维素性渗出并见血管充血、闭塞，管壁纤维素样变性及白细胞碎裂性血管炎改变

根据以上实验室及影像学回报结果。需要回答以下问题：

1. 胃肠道受累是否是 BD 系统受累的一部分，换而言之 BD 并没有特征性的血清学指标或遗传标记物，炎性肠病尤其克罗恩病（CD）也可以出现口腔外阴溃疡、皮疹、色素膜炎，如何来鉴别诊断（表 22-4）。

CD 与 BD 两者的临床表现的重叠度更高，内镜是 CD 与 BD 鉴别的最重要手段。将内镜下黏膜溃疡表现形态分为三种类型、分布特点分为四种类型。提出了分类回归树状（classification and regression tree，CART）诊断流程（图 22-5，见文末彩图）。其鉴别诊断特异性 90%，敏感性 94.7%。

2. 疾病可能进展、恶化情况的预估，是否需要急诊手术治疗，该患者最重要的受累脏器为消化道，该患具有以下严重情况：①肠 BD 多为黑便，而该患为鲜血便，病程短进展快，1 周内血便，Hb 降低至 74g/L，HCT：21.60%。估算出血量约 1 500～2 000ml。②合并有肠穿孔并局限性腹膜炎，发热、WBC 及中性分类增高提示有腹腔感染。③病理提示溃疡深达黏膜下肌层。按照肠道 BD 的病情活动性 DAIBD 评分（DAI specific for intestinal Behcet's disease）（表 22-5），评分 140 分 /325 分，属于重症患者。DAIBD≥70 和火山口样外观是需手术治疗的独立

表 22-4　溃疡性结肠炎（UC）、CD 与肠 BD 的鉴别

鉴别点	UC	CD	BD
发热	多	少	多
腹泻	多	少	少
血便	多（≥90%）	少	少
便秘	罕见	多	少
里急后重	有	无	无
腹痛	多见且严重	多见但轻微	多见但轻微
腹部包块	可有	多	无
肠梗阻	罕见	多	无
肠穿孔	少	多	可有
肛周疾病	罕见	多	可
内瘘	少	多	罕见
口腔外阴溃疡	可有	罕见	多
皮肤关节病变	多	少	多
色素膜炎	少	多	多
内镜检查			
病变分布	全结肠、回肠末端、左侧结肠、直肠（95%～98%）弥漫性、连续性、环肠强分布	全消化道、回盲部、右侧结肠、小肠（50%～80%）跳跃性，系膜侧	全消化道、回肠末端跳跃式，系膜对侧
黏膜炎症	重、脆、易出血	轻	无
裂隙样溃疡	少	多见	少见
鹅卵石样改变	罕见	多见	无
活检病理			
基本病变	非特异性炎症	非干酪性肉芽肿性炎症	小血管炎症
穿壁性炎症	罕见	多见	多见
隐窝脓肿	多见	多见	无
假性息肉	多见	罕见	无

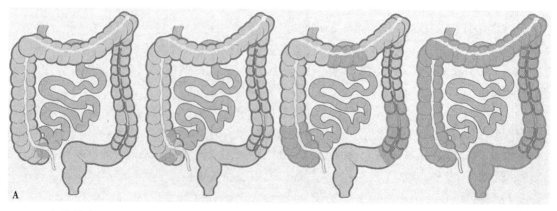

局灶单发　　　　　　　局灶多发　　　　　　　节段性　　　　　　　弥漫性

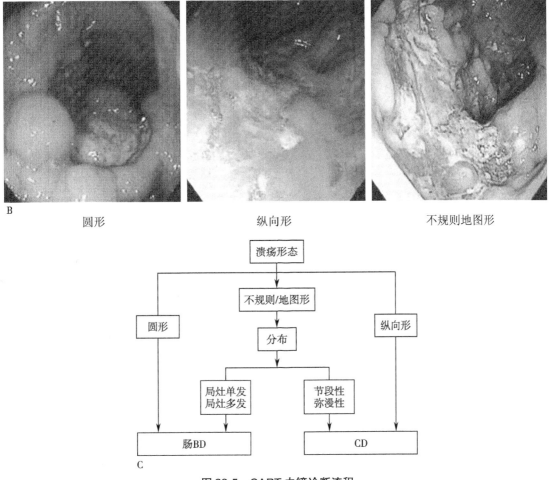

图 22-5　CART 内镜诊断流程

表 22-5　肠 BD 病情活动性评分（DAIBD）

项目	评分	项目	评分
近 1 周的一般情况		腹部包块	
好	0	无	0
一般	10	可触及	10
差	20	腹部压痛	
很差	30	无	0
非常差	40	轻压痛	10
发热		中～重度压痛	20
<38℃	0	肠道并发症[b]	每一项 10 分
≥38℃	10	水样便次数（近 1 周）	
肠外表现[a]	每一项 5 分	0	0
一周内腹痛		1～7	10
无	0	8～21	20
轻度	20	22～35	30
中度	40	≥36	40
重度	60		

a. 肠外表现（口腔溃疡、外阴溃疡、眼部受累、皮肤受累、关节痛、血管受累、CNS 受累）；b. 肠道并发症（瘘管、脓肿、穿孔、阻塞）

DAIDB 病情活动性判断(总分值 325 分)

疾病活动度	DAIDB 评分
缓解	≤19
轻度	20~39
中度	40~74
重度	≥75

预测因素。但同时也是二次手术和创口不愈合的危险因素。患者目前一般情况尚可,肠穿孔后腹膜炎也较局限,而且病程较短未经治疗,BD 全身病情尚处于活动期,血浆白蛋白低,可能会出现手术后吻合口瘘、创面不愈合等风险。根据肠道 BD 处理流程(图 22-6),暂时予以保守治疗并密切观察病情变化,并联系普通外科会诊做好随时急诊手术的准备。一般推荐的观察窗口期为≤8 周。

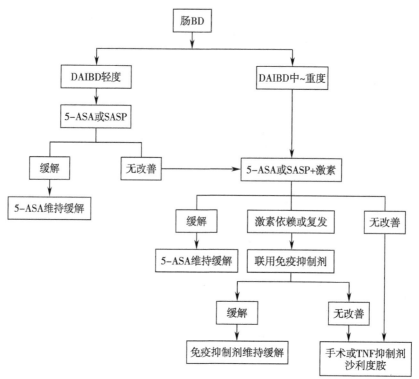

图 22-6 肠道 BD 处理流程
5-ASA: 5- 氨基水杨酸;SASP: 柳氮磺吡啶

最终诊断: 贝赫切特综合征、肠贝赫切特综合征、穿孔并局限性腹膜炎、失血性贫血、眼贝赫切特综合征、前色素膜炎、前房积脓、闭角型青光眼、右侧结膜炎、脓疱疹。

五、治疗方案及理由

1. 治疗 给予甲泼尼龙 40mg/d,静点 2 周→泼尼松 45mg/d,每 2 周减 5~30mg/d→每周减 5~20mg/d→每 4 周减 5~10mg/d→每 6 周减 2.5~5mg/d,并维持 18~24 个月。

英夫利昔单抗200mg，0 周、2 周和 6 周，之后每 8 周重复一次，共 6 次后停用。

环磷酰胺 0.4g/ 周，共 15 次后改为 5-ASA 维持 18～24 个月。

同时予以禁食、水 2 周，抑酸、护胃，胃肠外营养支持、补白蛋白、输血纠正贫血；加强抗感染头孢哌酮或舒巴坦 3g，每日 2 次，静点 2 周。

2 周后进食后加用沙利度胺 50mg 每晚一次，并维持 18～24 个月，并辅以钙剂和维生素 D。

2．理由　按照肠 BD 处理流程，应该先选择激素 + 5-ASA 或 SASP。因本例患者病情较重 DAIBD 评分 140 分，并合并穿孔和局限性腹膜炎。肠外表现多，同时是初治患者，有急诊手术适应证。但鉴于原发病并未治疗和控制，在密切观察监护和做好随时急诊手术条件下，予以禁食并激素[相当于 1mg/（kg·d）泼尼松剂量]+ 环磷酰胺 + 英夫利昔单抗治疗。诱导缓解和恢复进食后，逐渐转化为口服泼尼松 + 沙利度胺 + 环磷酰胺（后转为 5-ASA 维持）。即快速有效诱导缓解，避免了肠切除手术。

六、治疗效果

1 周后体温恢复正常，腹痛缓解、右下腹压痛减轻。2 周后患者皮疹消退，口腔溃疡愈合，恢复进食，复查 B 超，局部渗出吸收。顺利转化为口服药物治疗。1.5 个月后复查肠镜（图 22-7，见文末彩图）。血常规 WBC：6.38×10^9/L，NE%：72%，Hb：108g/L，PLT：212×10^9/L；便常规 + 潜血：阴性，ESR：18mm/ 第 1 小时末，hsCRP：1.2mg/dl。

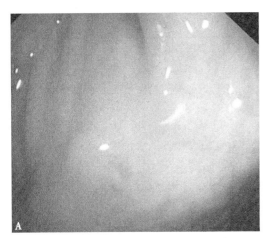 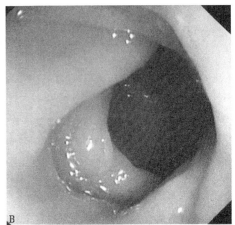

图 22-7　肠镜下回盲部溃疡已痊愈

七、预后、随访要点

多数 BD 预后好，但易迁延反复、复发和缓解交替。致残率最高的是眼部病变（2/3 的患者）、血管受累（1/3 的患者）和中枢神经系统疾病（10%～20% 的患者）。贝赫切特病病死率较低，一般与肺或中枢神经系统受累或肠穿孔有关。

随访要点：急性炎症指标；大多数患者先有皮肤黏膜表现，眼和神经系统等表现可在确诊后几年内出现，因此也应予以关注；BD 疾病活动的全身整体评分（表 22-6）和疾病器官特异性的病情活动性评分如本例患者 DAIBD 评分,非常扼要地概括了疾病病情波动,非常适用于随访,以保证病情处于缓解状态。

表 22-6　BD 病情活动性的整体评分方法

评分方法	项目	活动性判断
2006 年简化 BDCAF 评分	12 个症状:①头痛;②口腔溃疡;③生殖器溃疡;④结节红斑;⑤浅表血栓性静脉炎;⑥关节痛;⑦关节炎;⑧恶心或呕吐或腹痛;⑨腹泻伴血便;⑩眼部症状(眼红、眼痛、视物模糊或视力下降);⑪神经系统症状(失去知觉、语言或听力障碍、复视、面部或上肢或下肢无力或失去知觉、记忆丧失、失去平衡),⑫大血管受累(胸痛、呼吸困难、咯血、一侧面部或上肢或下肢肿胀或变色)	得分范围 0~12 分 评分标准:医生根据患者近 4 周以上症状存在与否进行评分,存在症状得 1 分,不存在得 0 分
EMRAI 评分	9 个症状和 2 个实验室指标:①口腔溃疡;②生殖器溃疡;③眼症状;④皮肤损害;⑤附睾炎;⑥关节症状;⑦胃肠症状;⑧血管病变;⑨中枢神经系统损害;⑩ ESR;⑪ CRP	得分范围 0~11 分 评分标准同上

八、本疾病最新指南(表 22-7、表 22-8)

表 22-7　EULAR 2008 修订的贝赫切特病的治疗推荐意见

1. 有眼球后极受累的眼炎患者应使用包括硫唑嘌呤和全身激素在内的治疗方案

2. 如果贝赫切特病患者有严重眼部疾病(定义是:在 10/10 尺度下视力降低 2 行和 / 或视网膜病变包括视网膜血管炎或黄斑受累),建议使用环孢素或英夫利昔联合硫唑嘌呤和激素,也可使用 α- 干扰素联合或不联合激素治疗

3. 尚无肯定证据来指导贝赫切特病大血管受累的治疗;对于有急性深静脉血栓形成的贝赫切特病患者,推荐使用免疫抑制剂如激素、硫唑嘌呤、环磷酰胺或环孢素;有肺动脉或外周动脉瘤的贝赫切特病,推荐使用环磷酰胺和激素

4. 尚无对照研究或非对照研究提示,使用抗凝疗法、抗血小板或抗纤溶药治疗贝赫切特病深静脉血栓形成或动脉损害后作为抗凝治疗会带来好处

5. 无循证医学证据提示贝赫切特病胃肠道受累存在有效治疗方法;在进行手术前(除急诊外),应尝试使用药物如柳氮磺吡啶、激素、硫唑嘌呤、肿瘤坏死因子拮抗剂及沙利度胺

6. 在多数贝赫切特病患者,关节炎能使用秋水仙碱治疗

7. 无对照资料指导贝赫切特病中枢神经受累治疗;对于脑实质受累,应尝试的药物包括激素、α- 干扰素、硫唑嘌呤、环磷酰胺、甲氨蝶呤和肿瘤坏死因子拮抗剂;对于颅内静脉窦血栓形成,推荐使用激素

8. 环孢素不用于合并中枢神经受累的贝赫切特病患者,除非有眼内炎症

9. 贝赫切特病皮肤和黏膜受累的治疗方法取决于医生和患者所认为的严重程度;黏膜皮肤受累的治疗应根据同时存在的其他损害情况;仅有口腔和外生殖溃疡的一线治疗是局部措施(如局部激素);痤疮样损害常仅因影响美容受到关注;因此,对于寻常型痤疮用局部措施即可;当出现明显的结节红斑损害时,应使用秋水仙碱;贝赫切特病的小腿溃疡可能有多种原因,治疗应该有计划性,对于耐受患者,可使用硫唑嘌呤、α- 干扰素和肿瘤坏死因子 α 拮抗剂

表 22-8 2016 年 EULAR 贝赫切特综合征治疗推荐

总体原则	证据等级	推荐等级	推荐强度	认同度
典型 BD 临床病程往往表现为反复发作和缓解，治疗目的是迅速抑制炎症恶化和复发，防止出现不可逆的器官损伤	—	—	—	9.5±0.7
需要多科协作制定最佳治疗的必要条件				
根据年龄、性别、疾病类型器官严重程度和患者的意愿进行个体化治疗				
眼、血管、神经和胃肠道受累者预后不佳				
部分患者临床表现可能随时间而改善				

受累组织器官	治疗推荐				
黏膜及皮肤	口腔和生殖器溃疡应使用局部皮质类固醇治疗；预防黏膜及皮肤病变复发应首选秋水仙素治疗，尤其是在主要病变为结节性红斑或生殖器溃疡时；丘疹脓疱性或痤疮样病变治疗措施同寻常痤疮；导致 BD 腿部溃疡的原因可能是静脉瘀血或闭塞性脉管炎；治疗应在皮肤科医师和血管外科医生的协同下进行；某些药物如硫唑嘌呤、沙利度胺、干扰素 α，TNFα 阻断剂可在特定情况下使用	IB/IV	A/D	强烈推荐	9.4±0.8
眼	BD 相关葡萄膜炎的管理需要同眼科医师密切合作 最终目标：诱导和维持缓解 任何 BD 和炎症性眼病累及眼球后段患者应给予硫唑嘌呤、环孢素、干扰素 α 或单抗类 TNFα 阻断剂治疗；全身性糖皮质激素需联合硫唑嘌呤或其他免疫抑制剂，伴有初发或反复发作的急性威胁视力的葡萄膜炎时，应给予高剂量糖皮质激素、英夫利昔或干扰素 α 治疗；伴有单眼恶化者在系统治疗基础上，可选择玻璃体内糖皮质激素注射	IB/ⅡA	A/B	强烈推荐	9.5±0.6
	孤立性前葡萄膜炎：如有预后不良因素（青年、男性及早期发病）应考虑全身免疫抑制剂的使用	IV	C	条件性推荐	9.0±0.8
血管	静脉血栓：对于伴有急性深静脉血栓的 BD 患者建议使用糖皮质激素，免疫抑制剂如硫唑嘌呤、环磷酰胺或环孢素	III	C	强烈推荐	9.3±0.8
	难治性静脉血栓：TNFα 单克隆阻断剂治疗；如果患者具有较低的出血风险，并排除肺动脉存在动脉瘤，可同时加入抗凝治疗动脉瘤；肺动脉瘤推荐使用高剂	III	C	条件性推荐	8.7±0.8

续表

受累组织器官	治疗推荐				
	量糖皮质激素和环磷酰胺治疗；难治性患者可考虑采用 TNFα 单抗治疗；有较高大出血风险的患者，可考虑栓塞治疗，优于开放性手术；主动脉及外周动脉瘤患者，在进行干预修复手术之前应给予环磷酰胺及皮质类固醇治疗；如果患者出现症状，应尽早实施手术或支架置入术	Ⅲ	C	强烈推荐	9.2±0.9
胃肠道	应通过内镜检查和／或影像确定 BD 患者是否有胃肠道受累；应排除 NSAIDs 溃疡、炎症性肠病和感染（如结核）	Ⅲ	C	强烈推荐	9.2±0.9
	如有穿孔、大出血和梗阻，需对患者进行紧急手术会诊；急性发作期患者，应在改善疾病药物（如 5-ASA 或硫唑嘌呤）治疗基础上考虑联合使用糖皮质激素；对于严重和／或难治性患者应考虑使用 TNFα 单抗和／或沙利度胺治疗	Ⅲ	C	条件性推荐	8.8＋0.9
神经系统	急性发作的实质受累患者应给予高剂量糖皮质激素（开始治疗后需缓慢减量）联合免疫抑制药物（如硫唑嘌呤）治疗；避免使用环孢素；病情严重或难治性患者，TNFα 单克隆阻断剂应作为首选药物	Ⅲ	A	强烈推荐	9.1±1.2
	首次发作的颅内静脉窦血栓形成应给予高剂量糖皮质激素（开始治疗后需减量）治疗；可以短期使用抗凝药物；需对颅外血管疾病进行筛查				
关节炎	BD 伴有急性关节炎患者应首选秋水仙素治疗。急性单关节疾病可采用关节内糖皮质激素治疗；复发或慢性病患者应考虑使用硫唑嘌呤、干扰素 α 和 TNFα 阻断剂治疗	ⅠB			9.0±1.0

（铁　宁　李鸿斌）

病例23 双足水肿、间断发热4个月，加重伴双手水肿2个月

女,23岁,职员,2015年10月22日来诊。

一、主诉

双足水肿、间断发热4个月,加重伴双手水肿2个月。

二、病史询问

(一)初步诊断思路及问诊目的

从症状上看,患者青年女性,主要症状为手、足肿胀及发热,病史的询问应围绕水肿、肿胀程度,发热规律,伴随时间的演变,相应的治疗和治疗后病情的变化进行展开,同时应该询问伴随症状以及有鉴别意义的症状等。

(二)问诊主要内容及目的

1. 双足、手肿胀发生的诱因、时间、程度 水肿的发生是否有诱发因素,如用药史及接触史等,需详细询问。水肿发生的时间,如肿胀是晨起加重或缓解,是否为活动后加重或缓解,是否受饮食因素影响,与体位有无相关性,最初出现部位等,其规律能够帮助我们判断水肿的原因。判断患者仅有四肢局部水肿还是周身水肿,是否为凹陷性水肿。水肿同时是否伴气短,少尿及食欲减退等,有无其他部位水肿,如眼睑水肿,多浆膜腔积液,注意是否为全身性疾病所致,如心脏、肾脏、肝脏疾病或局部血管及软组织因素或关节因素。平素用药情况及用药后水肿的缓解及加重情况,首次的诊疗,有无皮疹等病症表现。

2. 发热的情况 需询问发热时间、最高温度、波动幅度、间隔时长、是否伴寒战、有无盗汗、皮疹、应用退热药物能否退热等。发热的原因分为感染性疾病或非感染性疾病,感染性疾病包括病毒、细菌、原虫感染等,非感染性疾病需注意是否与肿瘤或自身免疫性疾病相关。

3. 既往史的询问 既往有无心脏、肾脏及肝脏相关系统疾病,家族史中有无相关疾病,以及个人史、饮酒史等。

(三)问诊结果及思维提示

1. 患者4个月前无诱因出现双足肿胀,以足背为主,指压痕阳性,伴活动时关节肿胀及疼痛加重,活动后缓解但午后水肿加重,无眼睑及其他部位肿胀,间断发热,体温最高可达38℃,无寒战,以午后为主,夜间有盗汗,可自行降至正常,首次看病化验尿酸496μmol/L,CRP略高

157

12mg/L，肝肾功能正常，RF阴性，甲功正常，尿常规提示蛋白阴性，白细胞略高，5.5/Hp，肝胆脾超声未见明显异常，肺CT提示左肺上叶可见钙化灶，双下肢血管彩超回报双下肢动脉无明显异常，双下肢深静脉可见肌间静脉扩张，给予口服头孢噻肟、阿司匹林及扩血管药物治疗后发热症状略有好转，但仍有劳累后间断双足肿胀。

2.2个月前开始出现双手水肿，以手背为主，伴关节疼痛，晨起僵硬感，约10分钟后可缓解，晨起握拳困难，无突然夜间关节疼痛，仍有间断发热，体温最高可达37.5℃，就诊于当地医院，考虑反应性关节炎，予改善循环及非甾体药物后关节疼痛及发热较前好转，但仍有间断关节肿胀，病史中无心悸气短，无少尿，食欲差，体重下降约5kg。后就诊于我院，再次化验提示CRP升高，19mg/L，RF及CCP阴性。

3.既往无高血压、糖尿病、冠心病等慢性病病史，无肝炎结核等传染病病史。无外伤史。无药物过敏史。无烟酒不良嗜好。适龄婚育，育有一女。

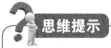

思维提示

该患病程特点：①进行性加重的手足水肿伴CRP升高；②扩血管治疗及抗炎治疗无明显好转；③无心脏、肝脏、肾脏疾病的相关临床表现。该患者可能存在以下相关性手足水肿：血管性、关节炎性或其他软组织炎症。

三、体格检查

（一）重点检查内容及目的

根据问诊的结果，症状最主要集中在四肢关节，应注重由此进行查体，需注意局部及全身其他脏器情况。

1.注意有无高血压及心脏病引发的水肿。

2.注意有无慢性肾病及肝病所致的水肿，注意贫血情况，肝脏大小。

3.注意有无甲状腺疾病引起的水肿，注意甲状腺大小及血管杂音。

4.局部关节的活动情况及有无皮疹、压痛等。

5.有无身体其他部位的水肿及疼痛如眼睑、大关节等。

（二）体检结果及思维提示

T：36.5℃，P：84次/min，R：18次/min，BP：120/80mmHg。神清，一般状态可，无贫血貌，双肺呼吸音粗，未闻及干湿啰音。心律齐，心音有力，未闻及杂音。腹软，无压痛、反跳痛及肌紧张，肝脾肋下未触及，肠鸣音可，双手及双足水肿，双下肢指压痕阴性，双手掌指关节、近端指间关节略肿胀，压痛阳性，握拳费力（图23-1、图23-2，见文末彩图）。

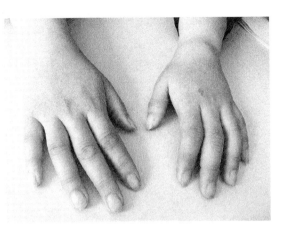

图23-1 双手外观

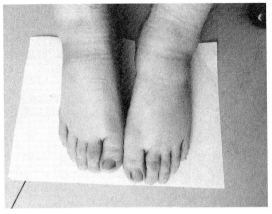

图23-2 双足外观

？ 思维提示

从体检结果看无明显心脏疾患及高血压，无甲状腺肿大，无身体其他部位水肿，双手足肿胀伴局部皮温升高，双手小关节活动受限，握拳困难，综合以上体检结果考虑双手足局部炎症性病变可能性大，考虑可能为痛风、软组织肿胀或其他关节炎。

四、实验室和影像学检查结果

（一）初步检查内容及目的

1. 血常规、尿常规、肝肾功、血尿酸、风湿三项、甲功系列、凝血五项　了解患者基本情况。
2. 双手X线片　了解局部骨质情况（图23-3）。

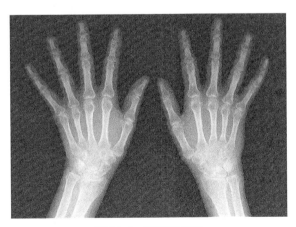

图23-3 双手X线片

3. 肺部CT、心脏超声、肝胆脾超声　了解心肺功能情况，了解肝脏有无硬化表现。

（二）检查结果及思维提示

1. 血常规　WBC：10.2×10^9/L，NE%：62.4%，Hb：104g/L，PLT：440×10^9/L。

2. 尿常规　蛋白阴性，隐血阴性，pH：6.0，基本正常。

3. 生化　ALB：29.7g/L，AST：32U/L，ALT：19U/L，GGT：60U/L，DBIL：8.5μmol/L，IBIL：8.7μmol/L，BUN：18.7μmol/L，CREA：81.1μmol/L，URIC：532.9μmol/L，Na^+：121.8mmol/L，K^+：4.4mmol/L。

4. 风湿三项　CRP：23mg/L，RF 阴性，ESR：52mm/h。

5. 甲功系列　FT_3、FT_4、TSH 正常，TPOAb 略升高。

6. 双手 X 线片　无明显骨质破坏。

7. 双足正侧位　无明显异常。

8. 肺部 CT　左肺上叶可见钙化灶，余肺野可见散在小结节影，肺门及纵隔淋巴结未见明显肿大。

9. 心脏超声　见明显心包积液，射血分数 69%。

10. 肝胆脾超声　无明显异常。

思维提示

患者 WBC 升高，PLT 升高，HB 下降，ALB 下降，考虑存在慢性疾病。患者心脏超声及肺 CT 无明显积液，无气短症状，尿量可，可除外心功能不全引起的水肿。肝胆脾超声未提示肝脏体积缩小，白蛋白略低，无腹水表现，目前考虑肝硬化诊断依据不足。甲功系列提示 FT_3、FT_4、TSH 正常，考虑甲状腺功能无明显异常，不考虑水肿与甲功异常有关。尿酸升高，患者非痛风高危人群，既往无痛风典型发作史，近期曾应用阿司匹林，不除外与药物有关，但仍应完善关节局部超声明确有无尿酸结晶从而进一步除外痛风。患者青年女性，双手 X 线片提示骨质疏松，应完善手关节超声检查，如有条件应完善手关节增强 MRI 检查进一步明确滑膜及骨质破坏情况从而明确有无关节炎引起局部肿胀。现考虑水肿疾病可能为痛风或其他关节炎。

（三）进一步检查结果及思维提示

1. CCP 阴性，仍不能除外痛风或其他关节炎。

2. 结核斑点试验阴性，经结核病院专家会诊考虑肺部病变为稳定病灶，无需抗结核治疗。

3. 手关节超声　左侧腕关节手背侧：舟月关节周围可见 3.3mm × 2.1mm 低回声团，边界模糊，形态不规整，CDFI 可检出少许血流信号，提示腱鞘炎（图 23-4，图 23-5 见文末彩图）。

4. 左手关节增强 MRI　左腕部软组织肿胀，多发灶状积液影，腕骨边缘不规则，增强检查腕部可见多发增强灶（图 23-6～图 23-8）。

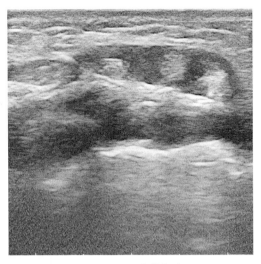
图 23-4　手关节超声

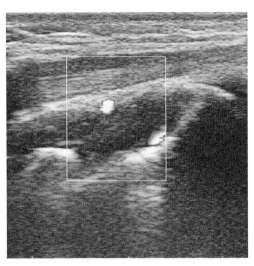
图 23-5　手关节超声

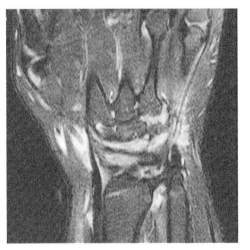
图 23-6　左手关节增强 MRI

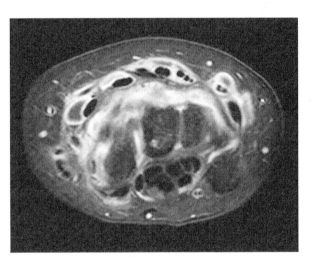
图 23-7　左手关节增强 MRI

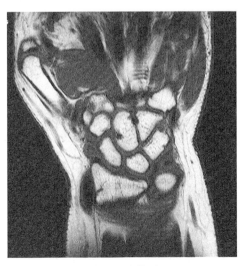
图 23-8　左手关节增强 MRI

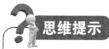

思维提示

　　患者首先因发热及双足水肿来诊，首先怀疑有无血管性疾病，完善下肢血管超声后无明显异常，经抗炎及扩血管治疗后症状略有好转，但又出现双手关节肿痛，辅助检查提示无心功能不全，甲状腺功能异常诊断不成立，则应该考虑全身性因素，如痛风或关节炎。患者为青年女性，痛风好发人群为男性，虽既往无高尿酸血症病史，但入院后化验尿酸升高，不能除外痛风。痛风可以解释双足、双手水肿，关节肿痛，发热，但完善双手关节超声及左手关节增强 MRI 后未见明显尿酸结晶，考虑痛风诊断依据不充分。患者虽 RF、CCP 均阴性，双手关节超声提示腱鞘炎，左手关节增强 MRI 提示滑膜增厚，腕骨边缘不规则，结合患者肿胀关节数目、病程，按照 2010 年 ACR 诊断标准，考虑诊断类风湿关节炎成立，发热、白细胞升高、贫血、血小板升高、白蛋白下降均考虑与原发病有关。

五、治疗方案的理由

　　1. 治疗　强调个体化治疗。使用非甾体抗炎药抗炎止痛。予 DMARDs 药物羟氯喹、甲氨蝶呤抑制滑膜增厚，阻止骨质破坏。同时口服补钙和改善骨质疏松药物。

　　2. 理由　患者主要问题为四肢关节肿痛，首先应用非甾体药物缓解症状。其次加用 DMARDs 药物系统治疗，同时建议患者早期应用生物制剂，如 TNF-α 或托珠单抗均可以考虑。总体来讲，生物制剂安全性很好，它对于感染、肝功、肾功、血常规等的影响比传统 DMARDs 药物要小。早期予补充钙剂和营养骨质药物同样重要，有利于辅助治疗，避免骨质破坏的进一步加重。

六、治疗效果及思维提示

　　1. 入院后根据诊断思路完善相关检查，期间患者偶有低热，仍有四肢水肿，关节肿痛，尿量可，期间 CRP、血小板及纤维蛋白原较前有所上升。

　　2. 明确诊断后予非甾体药物口服，疼痛较前有所好转，但仍有四肢肿痛，临时予倍他米松肌内注射一次，根据患者病情，予加用硫酸羟氯喹及甲氨蝶呤口服，应用后肝肾功能无明显改变。建议早期应用生物制剂，患者因经济原因拒绝。

　　3. 经治疗后四肢水肿消退，关节肿痛明显好转，CRP 及血小板较前有所下降，后出院继续口服药物。

思维提示

　　患者初始就诊于当地医院，双手、双足弥漫性肿胀，非风湿科医师接诊，未注意关节疼痛，未考虑类风湿关节炎可能。后患者逐渐出现较明显关节肿痛、晨僵、关节局部压痛，考虑为类风湿关节炎，但因关节症状不典型，且 RF、CCP 均阴性，关节超声亦无明确提示，最后经关节增强 MRI 确诊。经风湿科治疗后，患者炎症指标逐步下降，关节症状明显好转，治疗方案有效。该患者病程特点告诉我们，不能因 RF 阴性就除外类风湿关节炎诊断。

最终诊断：类风湿关节炎、陈旧肺结核。

七、本疾病最新指南解读

类风湿关节炎（RA）作为一种常见病，随着生活水平的提高，人们对该疾病越来越重视。表 23-1 是美国风湿病学会（ACR）1987 年修订的 RA 分类标准。

表 23-1　美国风湿病学会（ACR）1987 年修订的 RA 分类标准

1. 晨僵　关节及其周围僵硬感，至少持续 1 小时以上（病程≥6 周）
2. 至少 3 个以上关节部位的关节炎　观察到 14 个关节区中至少 3 个以上同时有软组织肿胀或积液（不是单纯骨性肥大）（病程≥6 周）
3. 手部关节的关节炎　腕、掌指或近端指间关节炎至少 1 处关节肿胀（病程≥6 周）
4. 对称性关节炎　身体双侧相同关节区同时受累（近端指间关节、掌指关节及跖趾关节受累时，不一定完全对称）（病程≥6 周）
5. 类风湿结节　观察到在关节伸侧、关节周围或骨突出部位的皮下结节
6. 类风湿因子阳性　所用方法检测血清类风湿因子在正常人群中的阳性率＜5%
7. 放射学改变　在手和腕有典型的类风湿关节炎放射学改变，包括骨质侵蚀或受累关节及其邻近部位有明确的骨质疏松
符合以上 7 项满足 4 项或 4 项以上者可分类为 RA

14 个关节区包括：双侧肘关节、腕关节、掌指关节、近端指间关节、膝关节、踝关节和跖趾关节

该患者有至少 3 个以上关节部位关节炎，对称性关节炎，手部关节的关节炎，符合 3 项，但 RF 阴性，无类风湿结节，晨僵时间不足，考虑其他项不符合。完善手部正位片未提示明确骨质疏松，后完善左腕增强 MRI 检查，提示有滑膜增厚，腕骨边缘不规则，符合放射学改变，如未完善腕关节增强 MRI 检查，则诊断依据不足。美国风湿病学会 1987 年修订的类风湿关节炎分类标准显然不能做到早期诊断，因此迫切需要新的诊断标准从而提高类风湿关节炎的早期确诊率，做到早诊断早治疗。

2010 年 ACR 关于类风湿关节炎新的分类标准诞生，总得分 6 分以上可确诊类风湿关节炎（表 23-2）。

该患者关节受累＞10 个小关节，CRP 及 ESR 升高，症状＞6 周，根据 2010 年 ACR 诊断标准，总得分＞6 分，诊断成立。

2012 年又出台了早期类风湿关节炎分类诊断标准，具体如下：

1. 晨僵≥30 分钟；

2. 大于 3 个关节区的关节炎；

3. 手关节炎；

4. 类风湿因子（RF）阳性；

表 23-2　2010 年 ACR 关于类风湿关节炎新的分类标准

关节受累	得分 （0~5 分）	血清学（至少需要 1 条）	得分 （0~3 分）
1 个大关节	0	RF 和 ACPA 均阴性	0
2~10 个大关节	1	RF 和 / 或 ACPA 低滴度阳性	2
1~3 个小关节（伴或不伴大关节受累）	2	RF 和 / 或 ACPA 高滴度（超过正常值 3 倍以上）阳性	3
4~10 个小关节（伴或不伴大关节受累）	3		
>10 个关节（至少一个小关节受累）ZA	5		

急性时相反应物（至少需要 1 条）	得分 （0~1 分）	症状持续时间	得分 （0~1 分）
CRP 和 ESR 均正常	0	<6 周	0
CRP 或 ESR 增高	1	≥6 周	1

5. 抗 CCP 抗体阳性。

≥3 条可诊断 RA。

该患者符合大于 3 个关节区的关节炎，手关节炎，符合 2 条，依据该诊断标准则不能诊断类风湿关节炎。现临床较倾向于 2010 年及 2012 年的类风湿关节炎诊断标准，大大提高了类风湿关节炎的确诊率。类风湿关节炎关节受累特点具体如下：

1. 小关节受累　以近端指间关节、掌指关节和腕关节等小关节肿痛为主。

2. 持续性关节炎　关节肿胀、疼痛表现持续数月或更久。

3. 对称性关节炎　左右两侧关节的对称性受累。

4. 多关节炎　至少有 3 个或以上关节区受累。

5. 晨僵　晨僵时间持续半小时至 1 小时以上。

6. 破坏性关节炎　反复发作可引起关节软骨和骨的破坏，出现关节畸形，最终导致残疾。

类风湿关节炎需与以下疾病相鉴别：

1. 骨关节炎　该病主要见于中老年人，起病更为缓慢而隐匿。远端指间关节、膝、髋及脊柱关节较易受累，疼痛多在活动时加重，休息时减轻。不出现皮下结节及血管炎等关节外表现，不出现 RA 相关的自身抗体，X 线可见骨赘形成。

2. 银屑病关节炎　该病的关节症状可在皮疹之前出现，其关节症状多种多样，临床可分为少关节炎型、远端指间关节炎型、残毁性关节炎型、多关节炎型、脊柱型等 5 种类型。远端指间关节及中轴关节受累较 RA 常见，可出现典型的腊肠指表现，类风湿因子多为阴性，半数患者 HLA-B27 阳性。

3. 强直性脊柱炎　该病好发于青年男性，中轴关节受累为主，常伴有肌腱和韧带附着点炎症。X 线典型表现为骶髂关节侵蚀、破坏或融合。HLA-B27 阳性率高达 90% 以上，类风湿因子阴性。

4. 反应性关节炎　多见于青年男性，起病较急，发病前常有肠道或泌尿系等部位感染史。受累关节以非对称的外周大关节为主，81% 的患者 HLA-B27 阳性，类风湿因子阴性。

5. 其他自身免疫性疾病引起的关节炎　系统性红斑狼疮、干燥综合征、系统性硬化病、系统性血管炎等均可引起关节炎，但较少出现明显的骨质破坏，各病的特征性表现及实验室检查有助于鉴别。

而类风湿关节炎的治疗，自 1996 年起就已经有治疗指南及药物治疗的监测。现在，有证据表明，疾病的早期治疗是有益的，且可以改善预后。类风湿关节炎的治疗目标是防止和抑制关节破坏，阻止功能丧失及减少疼痛。现今提倡规范化治疗，主要治疗原则为强调早期治疗、联合用药及个体化的治疗原则。患者一旦确诊为类风湿关节炎，就应尽早开始规范化治疗。可通过非甾体抗炎药物缓解关节肿痛，并及时联合慢作用抗风湿药物或生物制剂控制病情发展。

发病前 3 个月被国际公认为窗口期，及时正确的治疗可使大多数患者病情完全缓解，但仍有一部分患者病情仍旧在进展，属于难治性类风湿关节炎，需联合应用不同的缓解病情药物，如能早期应用生物制剂，对患者的预后有益。

完全缓解的定义是以下情况消失：

(1) 活动性炎性关节疼痛的症状（区别于机械性的关节疼痛）；

(2) 晨僵；

(3) 疲劳；

(4) 关节检查中发现滑膜炎；

(5) 连续影像学资料提示骨关节进行性的影像学破坏；

(6) 血沉（ESR）及 C 反应蛋白（CRP）水平升高。

八、结合指南对本病的思考

本例患者完全按照 2010 年 ACR 关于类风湿关节炎的诊断标准确诊，住院期间患者以双手及双足肿痛、发热为主要表现，多次查尿酸高，不能除外痛风。但完善手关节超声及手关节增强 MRI 后未提示尿酸结晶，仅提示滑膜增厚，考虑痛风诊断依据不足，类风湿关节炎诊断成立。该患者其他辅助检查除炎症指标升高外，无其他明确提示。最终明确诊断归功于关节增强 MRI，避免患者病情延误及骨质的进一步破坏。对以关节肿痛为主诉就诊的患者，首先需判断是否存在关节炎，同时需注意腱鞘炎、腕管综合征等其他可出现关节局部疼痛的疾病。该患者早期应用 DMARDs＋NSAIDs 药物，关节症状逐渐好转，炎症指标逐渐下降，无肝肾功能损害，考虑病情得到控制。但未能早期应用生物制剂，仍旧是缺憾。

综上所述，对于关节肿痛，不能完全依赖临床及实验室检查，关节部位的骨质及滑膜改变对于疾病的诊断尤其重要，虽实验室检查不提供阳性指标，但完善关节部位的影像学检查后能够给临床提供新的诊断思路，从而做到早期诊断不典型病例，避免漏诊及病情延误。

（孙　玥　王晓非）

病例 24　膝关节痛 10 年，腰背痛 5 年，眼红伴发热半个月

男，27 岁，无业，2016 年 1 月 24 日来诊。

一、主诉

膝关节痛 10 年，腰背痛 5 年，眼红伴发热半个月。

二、病史询问

（一）初步诊断思路及问诊目的

从主诉症状上看，患者最初并持续存在的主要症状集中在骨关节、脊柱系统，最后新发其他系统或全身症状，病史的询问应围绕脊柱关节累及的部位、疼痛的特点、随时间演变的过程、相应的治疗和治疗后病情的变化进行，同时应该询问伴随症状以及有鉴别意义的症状等。

（二）问诊主要内容及目的

1. 关节痛的部位、数量、程度　关节肿痛的发生是否有诱因，要详细询问，关节肿胀或疼痛的部位和累及关节数很关键，是否牵涉到脊柱中轴，这些能够帮助我们判断更倾向于哪种炎性关节病或风湿病，并与感染性、肿瘤性关节病相鉴别。感染后或伴随其他系统感染而出现的关节肿痛，需注意考虑反应性关节炎的可能；单关节肿痛如下肢非对称性，多提示脊柱关节病、痛风、感染性关节炎、创伤性关节炎等；多关节对称性，多提示类风湿关节炎、骨关节炎等。此外，还要注意有无关节局部皮温增高、破溃、皮疹，及是否伴随全身其他部位的症状如皮肤硬肿、口眼干燥、银屑皮疹等。关节肿痛是否予以治疗，治疗后的反应，全程跟踪该症状在整个病程中的变化情况。

2. 腰背痛的特点　腰背痛的特点，有无诱因或外伤，是否符合炎性腰背痛的特点（目前常用的是 2009 年 ASAS 专家提出的标准即 5 条标准中至少符合 4 条：活动后症状改善、夜间痛、隐袭起病、40 岁前发病、休息后症状无改善），及伴随症状，如有无放射痛、下肢麻木、泌尿系统等腰腹部系统症状等，是否可能是脊柱感染性疾病如脊柱结核病。

3. 发热的鉴别诊断　询问病史和查体时，要带有明确的目的性。应详细询问发热的时间、诱因、伴随系统症状、有无缓解方式等，发热的热型特点，针对发热的用药病史及疗效，以鉴别感染与非感染性疾病。有特殊基础病史的，需进一步询问基础病情控制情况，与发热同步出现的系统症状与基础病之间的关系。

4. 既往史的询问　包括有无慢性病史、吸烟、饮酒史、传染病史、个人史等。

（三）问诊结果及思维提示

1. 患者 10 年前无明显诱因开始出现双膝关节疼痛，于我院骨科就诊，诊断为"关节炎"，予以口服非甾体抗炎药"双氯芬酸钠"治疗，患者膝关节疼痛较前好转。患者 5 年前出现腰背部疼痛，伴有晨僵、夜间痛，休息后不好转，活动后好转，未予重视，一直口服"双氯芬酸钠"治疗。

2. 2014 年 6 月前查 HLA-B27 阳性，血沉 90mm/h，骶髂 CT 示骶髂关节炎双侧Ⅱ～Ⅲ级，髋关节 MRI（2014-6-30）示双侧股骨头大粗隆多发 T_2 信号，诊断考虑"强直性脊柱炎伴髋关节病变"。给予肿瘤坏死因子 α 拮抗剂英夫利昔单抗（类克）治疗，200mg/ 次，静脉滴注，共 5 次，柳氮磺吡啶和美洛昔康抗炎，症状改善。2014 年 12 月复查髋关节 MRI 示：骨盆及双侧股骨内骨髓水肿信号影较前明显吸收。

3. 20 天前，患者右眼发红，伴视物模糊，遂至我院眼科就诊，诊断为虹膜睫状体炎，予地塞米松 / 妥布霉素滴眼液治疗后患者症状缓解不明显，并伴有腰背部疼痛不适。查血沉 23mm/h，C 反应蛋白正常，考虑 AS 相关虹膜睫状体炎，建议使用生物制剂，患者未同意，予地塞米松治疗好转，半月前出院。

4. 出院后某天，患者出现左下背痛，疼痛呈进行性加重，无咳嗽、咳痰，无胸闷、气喘，有畏寒、发热，当地查胸部 CT 提示左肺舌叶、两肺下叶渗出性改变，两侧胸腔少量积液，血沉 51mm/h，C 反应蛋白 87.34mg/L，诊断为肺部感染，当地予头孢三代联合左氧氟沙星抗感染治疗，患者仍发热，加用予地塞米松 5mg/d，体温恢复正常，复查胸部 CT 示吸收好转出院。出院后患者再次出现发热，温度最高达 39.5℃，间歇性咳嗽无痰，双肩关节疼痛，右腕关节、左膝关节疼痛，现为进一步诊治收入院。

5. 否认高血压、糖尿病及冠心病史。否认肝炎结核史。否认慢性肾脏病史。否认外伤手术史。否认药物过敏史。否认疫区旅居史，不嗜烟酒。适龄结婚，无子女。

> **思维提示**
>
> 患者病史分为 3 个阶段，起病主要特点为下肢关节痛伴炎性腰背痛，曾使用生物制剂肿瘤坏死因子 α 拮抗剂治疗，病情改善，后出现反复，伴眼虹膜睫状体炎，随后出现反复发热，一度经抗感染治疗有效，但再次发热并伴有关节痛。

三、体格检查

（一）重点检查内容及目的

根据问诊的结果，症状主要集中在脊柱和关节，应重点据此进行查体。检查脊柱、胸廓、骶髂关节及四肢关节各项体征，如腰背部压痛点、枕墙距、胸廓扩张试验、Schober 试验、"4"字试验、指地试验、骨盆按压等。患者发热，应考虑是否存在肺部感染，应听诊肺部啰音。患者发热伴关节痛，应鉴别关节痛的原因，如为强直性脊柱炎引起的关节痛多为下肢非对称性肿痛，如为感染性关节炎则多为单发关节肿痛，局部皮温增高，如为感染相关反应性关节炎，则临床表现多样，可为全身多关节疼痛伴或不伴有关节肿胀。

（二）体检结果及思维提示

T: 39.5℃,P: 102 次 /min,R: 22 次 /min,BP: 125/80mmHg。神清,右眼结膜稍红,咽部充血,右侧扁桃体肿大Ⅲ度,左侧扁桃体肿大Ⅱ度,无脓点附着,双肺呼吸音粗,未及明显干湿啰音,颈部活动无受限,胸廓活动度可,枕墙距 0cm,Schober 征 1.5cm,指地距 39cm,双侧骶髂关节压痛(+/−),双"4"字试验阳性,双肩关节疼痛(+),肿胀(−),右腕关节、左膝关节疼痛(+),肿胀(−)。余四肢关节无肿胀压痛。

> **？ 思维提示**
>
> 患者腰背痛伴弯腰受限,右眼结膜稍红,提示基础病强直性脊柱炎(AS)可能仍控制不佳。患者发热,伴扁桃体肿大,提示存在感染,但无明显肺部啰音,肺部感染证据暂不足,需进一步复查胸部 CT。

四、实验室和影像学检查结果

（一）初步检查内容及目的

1. 血常规、尿常规、生化全项、血培养、血沉、CRP、真菌 D 葡聚糖、肿瘤抗原等了解患者基本情况,评估炎症程度。

2. 完善免疫学相关检查　如自身抗体、免疫球蛋白、类风湿因子、抗中性粒细胞胞浆抗体(ANCA)等,与其他免疫性疾病相鉴别。

（二）检查结果及思维提示

1. 血常规　红细胞: 4.59×10^{12}/L,血红蛋白: 143g/L,白细胞: 10.01×10^9/L,中性粒细胞 86.6%,中性粒细胞: 8.67×10^9/L,血小板 403×10^9/L。

2. 血沉: 69mm/h,C 反应蛋白: 27.57mg/L,2 次血培养阴性,真菌 D 葡聚糖阴性。

3. 生化　白蛋白: 38.9g/L,球蛋白: 37.5g/L,丙氨酸氨基转移酶: 24U/L,乳酸脱氢酶: 331U/L,γ- 谷氨酰转肽酶: 96U/L,尿酸: 301μmol/L,肌酐: 72.0μmol/L,总胆汁酸: 13.8μmol/L。

4. 尿常规、便常规及潜血(−)。

5. 心脏超声　二尖瓣、三尖瓣轻度反流,心电图正常。

6. 自身抗体示抗核抗体阳性 1∶100,ANCA、免疫球蛋白、类风湿因子、肿瘤相关抗原、丙肝、戊肝、乙肝 DNA 定量未及异常。

7. 超声示肾脏、输尿管未见明显异常,胆囊壁不光滑。

> **？ 思维提示**
>
> 患者血象升高、发热、同时伴扁桃体肿大,是否可用上呼吸道感染解释,患者肺部感染是否控制,可检查 PCT 及复查胸部 CT。本例患者肺部病灶起病快,双肺见

渗出性病变，伴有CRP及PCT增高，细菌感染固然存在，但AS患者长期服用免疫抑制剂，并使用生物制剂治疗，此次入院前有使用激素治疗，要同时警惕合并结核感染可能。患者既往炎性腰背痛明确，查HLA-B27阳性，骶髂CT示骶髂关节炎双侧Ⅱ～Ⅲ级，诊断AS明确，既往髋关节损害经生物制剂等治疗后改善，半月前出现虹膜炎，伴腰背痛、关节痛，血沉增快，提示AS基础病炎症活动可能，进一步完善关节超声、髋、骶髂关节及胸腰椎MRI，评估AS活动性。

（三）进一步检查结果及思维提示

1. 降钙素原0.66ng/ml，结核抗体阴性，T-SPOT阴性。
2. 超声示左膝膑上囊积液，左侧股四头肌肌腱增厚。
3. 胸部HRCT示双肺下叶少许炎症及纤维索条影，左肺上叶小结节影。较前（左肺舌叶、两肺下叶渗出性改变，两侧胸腔少量积液）吸收好转。腹部CT示盆腔少量积液，余腹部未见明显异常（图24-1、图24-2）。

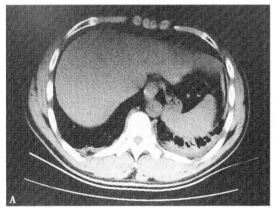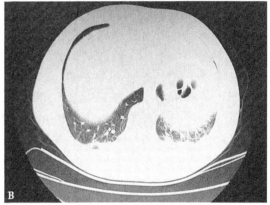

图24-1 治疗前胸部CT

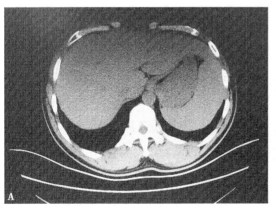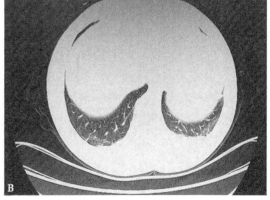

图24-2 入院后复查胸部CT

4. MRI右侧股骨大粗隆骨髓水肿，双侧髋关节退变，双侧髋臼、右侧股骨头囊变，两侧骶髂关节炎。腰椎MRI示L_5/S_1椎间盘膨出。胸椎MRI平扫未见明显异常。

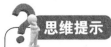

思维提示

　　患者有 AS 风湿病基础病,出现反复发热,是在近期基础病出现活动性炎症表现基础上,故需鉴别感染性发热和基础病免疫炎症活动引起的非感染性发热,病情复杂,应首先试用一元论解释诊断。患者符合 AS 的诊断标准,一年余前,因髋关节受累使用生物制剂肿瘤坏死因子 α 拮抗剂,治疗有效,骨盆骨及双侧股骨内骨髓水肿信号影明显吸收。感染性发热是否可以解释患者近半月的病情?半月前患者突发发热、胸痛,无明显咳嗽,胸部 CT 提示左肺舌叶、两肺下叶渗出性改变,两侧胸腔少量积液,C 反应蛋白 87.34mg/L,诊断为肺部感染。单纯予积极抗感染治疗不能控制,加用激素后症状得到控制,然而停药后再次发热入院。入院后查 CT 及 CRP 均较前好转,但仍发热。完善结核菌相关检查均为阴性,CT 阅片亦不支持典型结核感染好发部位,故而考虑患者有感染存在。但感染性发热——单纯性肺部细菌感染不能解释全部病情。从患者半个月前右眼虹膜睫状体炎发作,同时腰背痛进行性加重,CRP、ESR 增快,血小板增高,超声示肌腱增粗,再次 MRI 检查提示双侧骶髂关节炎,股骨骨髓水肿,双侧髋臼、右侧股骨头囊变,均显示 AS 炎症活动再发。使用激素可减轻炎症活动,患者右眼虹膜睫状体炎及体温控制,故 AS 基础病活动可解释全身病情。患者胸部 HRCT 提示双下肺渗出性病变,经抗感染及激素治疗后,渗出性病灶有所吸收,但出现下肺纤维化病灶。报道显示强直性脊柱炎大多数患者 HRCT 有气道和肺间质异常,可出现上肺纤维化、间质性肺病、细支气管炎、胸膜肥厚等。而急性感染等引发的急性肺损伤后期异常的组织修复,亦可促使慢性炎症的发生和免疫反应、肺部结构的破坏和病理性纤维化。对于该患者,感染与基础病免疫活动因素在肺部病变发生发展中可能均发挥作用。

五、治疗方案及理由

　　1. 治疗　继续抗感染。同时给予激素治疗。待感染进一步控制后,备行生物制剂肿瘤坏死因子 α 拮抗剂治疗。

　　2. 理由　患者主要问题为 AS 基础病炎症活动同时合并肺部感染。患者出现右眼虹膜睫状体炎及髋关节损害,首选治疗仍是使用生物制剂,但需排除感染、肿瘤、结核等。患者存在感染,无肿瘤及结核依据,胸部 CT 示炎症吸收好转,CRP 仍轻度增高,故继续抗感染。选用二代头孢菌素,暂不用生物制剂,使用激素的目的是抑制全身及右眼虹膜睫状体炎自身免疫反应。口服免疫抑制剂方面,患者有肺纤维化,MTX 因其可能加剧肺纤维化可能,不宜使用。故除继续服用 SASP,另加用沙利度胺协同抗免疫。

六、治疗效果及思维提示

　　1. 给予头孢菌素继续抗感染,同时使用甲泼尼龙 40mg/d 控制免疫炎症。

　　2. 治疗一周后,复查 CRP 正常,停用抗生素及甲泼尼龙,给予生物制剂肿瘤坏死因子 α 拮抗剂英夫利昔单抗 200mg 静滴。

3. 经治疗，患者体温正常，腰痛明显改善，虹膜睫状体炎控制，复查 ESR 正常。出院后患者按疗程继续使用生物制剂，病情稳定，未再发热。

> **思维提示**
>
> 治疗方案是有效的。免疫性疾病炎症活动引起的发热需要和感染性发热相鉴别。而免疫性疾病往往因长期使用免疫抑制剂、激素等治疗，易合并感染（包括细菌、病毒、真菌、特殊病菌如结核感染等）。临床上需要结合病史、实验室器械检查，对风湿免疫病基础病活动性进行判定，同时仔细寻找可能的感染灶。

最终诊断：强直性脊柱炎、右眼虹膜睫状体炎、肺部感染、扁桃体炎。

七、本疾病最新治疗指南解读

2010 年中华医学会治疗指南：AS 尚无根治方法。应通过非药物、药物和手术等综合治疗，缓解疼痛和僵硬，控制或减轻炎症，防止脊柱或关节变形，以达到改善和提高患者生活质量的目的。

药物治疗：NSAIDs 可迅速改善患者腰背部疼痛和晨僵，减轻关节肿胀和疼痛及增加活动范围，对早期或晚期 AS 患者的症状治疗都是首选。医师应针对每例患者的具体情况选用一种 NSAIDs 药物，并建议较长时间持续在相应的药物治疗剂量下使用。应持续规则使用同样剂量至少 2 周。如一种药物治疗 2～4 周疗效不明显，应改用其他不同类别的 NSAIDs。

生物制剂：抗肿瘤坏死因子（TNF）α 拮抗剂包括依那西普（etanercept）、英夫利昔单抗（infliximab）和阿达木单抗（adalimumab）。TNF-α 拮抗剂治疗 6～12 周有效者建议可继续使用。一种 TNF-α 拮抗剂疗效不满意或不能耐受的患者可能对另一种制剂有较好的反应。TNF-α 拮抗剂应用的范围主要是：按照分类标准"诊断明确"的 AS 患者，但对于符合 AS 分类标准中"可能"或 SpA 标准的患者，下列情况下也可选用：已应用 NSAIDs 治疗，但仍有中重度的活动性脊柱病变；尽管使用 NSAIDs 和一种其他病情控制药仍有中重度的活动性外周关节炎。

柳氮磺吡啶：可改善 AS 的关节疼痛、肿胀和发僵，并可降低血清 IgA 水平及其他实验室活动性指标，特别适用于改善 AS 患者的外周关节炎。通常推荐用量为每日 2.0g，分 2～3 次口服。为了弥补柳氮磺吡啶起效较慢及抗炎作用欠强的缺点，通常选用一种起效快的 NSAIDs 与其并用。

糖皮质激素：一般不主张口服或静脉全身应用皮质激素治疗 AS。因其不良反应大，且不能阻止 AS 的病程。顽固性肌腱端病和持续性滑膜炎可能对局部皮质激素治疗反应好。眼前色素膜炎可以通过扩瞳和激素滴眼得到较好控制。对难治性虹膜炎可能需要全身用激素或免疫抑制剂治疗。对全身用药效果不好的顽固性外周关节炎（如膝）积液可行关节腔内注射糖皮质激素治疗。

其他药物：如沙利度胺，对上述治疗缺乏疗效的患者，AS 外周关节受累者可使用甲氨蝶呤和抗风湿植物药。

八、结合指南对本病例的思考

本例患者完全按照 2010 年 AS 治疗指南进行治疗,使用 NSAIDs 及慢性病情控制药物,仍有明显炎性腰背痛,炎症指标血沉始终显著增快,提示活动性脊柱炎。同时 MRI 提示骨盆及髋关节骨髓炎症水肿,有生物制剂治疗适应证。经积极治疗,患者病情稳定,并一直口服 NSAIDs 及 SASP 治疗。入院前患者新发眼虹膜炎,伴有外周膝关节炎,单纯 NSAIDs 不能控制。因患者同时存在肺部感染,暂不宜生物制剂治疗,故选用激素控制病情。但因激素不能阻止 AS 的病程,应为短期使用。本例患者感染控制,排除用药禁忌后,再次给予生物制剂治疗,调整慢作用药物,病情得到有效控制。综上所述,难治性 AS 的诊治,难点在于基础病活动性的判断,伴有发热时需排除继发感染可能,遵照指南原则,结合临床实际灵活运用,是最终成功的关键。

（李　慧　张　育）

病例25 反复关节肿痛20余年，加重2周，少尿1天

男，52岁，农民，2015年6月24日来诊。

一、主诉

反复关节肿痛20余年，加重2周，少尿1天。

二、病史询问

（一）初步诊断思路及问诊目的

患者病史20余年，慢性病程，以关节肿痛为主要表现，首先考虑风湿免疫性疾病，需要详细询问患者关节肿痛发作的特点，包括受累关节的部位、疼痛的性质、发作频率、持续时间、伴随症状、化验检查结果以及治疗情况等。入院前1天出现少尿，需要重点关注有无容量不足等肾前性因素，或者肾脏受累的肾性因素以及泌尿系梗阻导致肾后性因素等相关表现。

（二）问诊主要内容及目的

1. 关节痛的特点 关节痛的特点有助于初步判断关节痛的病因。例如，关节痛的位置如果位于第1跖趾关节，需要考虑痛风的可能；如果位于远端指间关节，应该首先鉴别是否为骨关节炎或银屑病关节炎。其次，应仔细询问关节疼痛是否伴有关节肿胀，可以根据是否存在关节肿胀初步区分炎症性和非炎症性关节炎。此外，关节痛发作的形式包括急性或慢性起病、间断发作或症状持续以及受累关节数目和分布特点对疾病的诊断具有重要的价值。例如，急性起病的单关节炎首先考虑晶体性关节炎或感染性关节炎的可能，寡关节炎比如下肢非对称性大关节炎需要考虑血清阴性脊柱关节炎，而隐匿起病的对称性多关节炎的典型代表是类风湿关节炎。关节痛的伴随症状也能提供诊断所需的关键信息，例如关节痛发作总是伴随皮疹或发热，需要考虑成人斯蒂尔病的可能；而如果伴随颜面红斑、肾脏受累等，则需要警惕系统性红斑狼疮。因此，关节痛的特点需要细致询问。

2. 少尿 少尿的定义是24小时尿量少于400ml，其原因可分为肾前性、肾性和肾后性因素。肾前性因素主要指有效循环容量不足，如出血、脱水、心功能不全以及其他多种原因导致的休克等，可通过了解患者有无相关诱因及临床表现进行判断。肾性因素包括肾小球、肾小管或肾脏血管的病变，肾后性因素指泌尿系梗阻。

3. 既往史的询问 包括有无慢性病史，吸烟、饮酒史、传染病史、个人史等。

（三）问诊结果及思维提示

1. 患者 20 余年前饮酒后出现左足第 1 跖趾关节红肿热痛，疼痛剧烈，无其他关节受累。就诊于当地医院，考虑"痛风"，予"秋水仙碱"对症处理 1 天后即好转。此后关节肿痛间断发作，症状与前相似，每年 3～4 次，多为夜间起病，至医院予糖皮质激素治疗后 3～5 天可好转，先后累及双侧第 1 跖趾关节、趾间关节、双踝关节、双膝关节、双手掌指关节、指间关节等，累及关节逐渐增多。患者未规律就诊治疗，疼痛发作时自行服用地塞米松可缓解症状。近 1 年关节肿痛发作频率逐渐增加至每个月 2～3 次，持续时间延长至 1～2 周，并逐渐出现跖趾关节、踝关节、多个掌指关节及指间关节肿胀畸形、痛风结节形成，偶有突起处破溃伴白色石灰样物质流出，数周可结痂好转。

2. 2 周前患者上述多处关节肿痛持续不能缓解，伴右踝、左足第 1 跖趾关节表面皮肤破溃。自觉低热但未测体温，食欲下降，否认咳嗽、咳痰、腹痛、腹泻等。

3. 1 天前患者无诱因出现尿量明显减少，仅约 300ml，伴乏力、呕吐胃内容物 1 次，否认腹痛、呕血、胸闷气促等。就诊于我院，查血常规：白细胞（WBC）30.7×10⁹/L，血红蛋白（Hb）108g/L，血小板（PLT）349×10⁹/L，中性粒细胞百分比（Ne%）89%；肝肾功能：丙氨酸氨基转移酶（ALT）21U/L，肌酐（Scr）93μmol/L，尿酸（UA）732μmol/L，C 反应蛋白（CRP）116.3mg/L。为进一步治疗，门诊以"痛风、少尿"收住入院。病来，精神尚可，胃纳欠佳，大便正常，近期体重无明显增减。

4. 高血压病史 1 年余，未监测血压，未规律服用降压药。否认"糖尿病""冠心病""肝炎""肺结核"等病史。否认手术、外伤史，否认中毒、输血史，否认药物、食物过敏史。偶吸烟；饮酒史 25 年，每周饮酒 1～3 次，每次约 50g 白酒。适龄结婚，育有 2 子，配偶及儿子均体健。否认家族遗传性疾病史。

？ 思维提示

患者症状主要表现为反复发作性关节肿痛：病初为急性单关节炎，累及第 1 跖趾关节；此后逐渐出现多个关节受累伴关节畸形，呈进行性加重趋势，血尿酸升高，诊断考虑"痛风"。其次，近 1 天出现少尿，实验室检查除了高尿酸血症，还存在白细胞增高、以中性粒细胞为主，C 反应蛋白显著升高，提示感染可能。因此，少尿可能是继发于长期痛风相关的肾脏病变，或感染相关，或其他需要进一步排查的原因。

三、体格检查

（一）重点检查内容及目的

根据问诊的结果，患者反复发作性关节肿痛并进行性加重。诊断首先考虑痛风，查体需要明确受累关节和痛风石的分布以及局部皮肤破溃的情况。其次，患者近 2 周自觉发热但未测体温，需要监测体温，明确有无发热，并仔细寻找有无感染的体征。患者近 1 天出现少尿，应重点据此进行查体，例如有无低血压，是否存在心功能不全的体征，有无肾区叩痛或膀胱区浊音等。

（二）体检结果及思维提示

T: 38.5℃，P: 104 次 /min，R: 20 次 /min，BP: 82/60mmHg。神志清，精神软，满月脸，颜面略水肿，皮肤、巩膜无黄染；双肺呼吸音略粗，未闻及干湿性啰音；心律齐，未闻及病理性杂音；腹略膨隆，腹软，无压痛，无反跳痛。双肾区无叩痛，膀胱区叩诊无浊音。下肢轻中度可凹性水肿，双侧对称。双侧多个跖趾关节、趾间关节、踝关节、膝关节、多个掌指关节及指间关节肿胀、压痛，多发痛风石。下肢多处痛风石表面皮肤破溃、渗液。

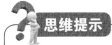

思维提示

原发病方面，患者多发痛风石，考虑痛风病情处于慢性痛风石病变阶段。满月脸，与患者长期服用糖皮质激素的病史相符。目前急需要密切关注的是患者血压低、心率快，生命体征不稳定，存在休克；且伴随体温升高，需要首先考虑感染性休克的可能。感染部位可能为皮肤破溃部位感染，但仍需要寻找有无其他部位感染的证据。该患者痛风病史较长，可能存在多脏器受累例如心脏血管、肾脏等，应评估有无心源性休克和肾脏受累等。

四、实验室和影像学检查结果

（一）初步检查内容及目的

1. 血常规、肝肾功能、电解质、血气分析、尿常规、类风湿因子、抗 CCP 抗体、HLA-B27 等常规检查，了解患者的基本情况。

2. 动态监测 CRP、降钙素原（PCT），完善血需氧菌和厌氧菌培养，评估炎症程度、了解致病菌。

3. 泌尿系 B 超明确有无肾脏病变或泌尿系梗阻。

4. 心肌酶谱、BNP、心电图、心脏超声，了解患者心脏功能情况。

（二）检查结果及思维提示

1. 血常规　WBC: 42.5×10^9/L，Hb: 103g/L，PLT: 281×10^9/L，GR%: 97.5%。

2. 肝肾功能等　ALT: 18U/L，白蛋白: 18.2g/L，Scr: 199μmol/L，CRP: 316.4mg/L，钾: 4.6mmol/L。

3. 血气分析　pH: 7.427，PCO_2: 27.3mmHg，PO_2: 57.8mmHg，SaO_2: 89.8%，BE: −5.3mmol/L，乳酸: 1.7nmol/L。

4. 尿常规　尿 pH: 5.5，尿蛋白: 阴性，尿潜血: 阴性。

5. RF、抗 CCP 正常，HLA-B27 阴性。

6. PCT: 5.53ng/ml（正常 <0.5ng/ml）。

7. 泌尿系 B 超　肾脏、输尿管未见异常，未见泌尿系结石；膀胱残余尿 30ml。

8. 心肌酶谱正常，BNP：2 377pg/ml（正常 <125pg/ml）；心电图：窦性心动过速；心脏超声：主动脉瓣少量反流。

思维提示

　　患者血常规提示白细胞较前进一步升高、以中性粒细胞为主，C 反应蛋白显著升高，降钙素原升高，证实存在感染，需要进一步确定感染病灶并完善病原学检查。患者少尿原因目前考虑感染性休克导致有效循环血容量不足；B 超未见泌尿系梗阻，不支持肾后性因素导致的少尿；患者入院后血肌酐较入院前 1 天明显升高，考虑肾脏灌注不足导致肾前性肾功能不全，而并非痛风相关的肾脏病变。另外患者白蛋白低，与近 2 周食欲下降可能相关；尿蛋白阴性，不支持肾脏丢失蛋白可能，可再次复查确认；长期饮酒史，应评估有无肝脏病变。

（三）进一步检查结果及思维提示

1. 血培养结果阴性。
2. 皮肤破溃处分泌物培养阴性。
3. 尿蛋白阴性，尿肾功能：尿微量白蛋白 36.87ng/（g·Cr）[正常 <25ng/（g·Cr）]。
4. 胸部 CT　两肺支气管病变伴两下肺少许片状渗出；两肺多发纤维、增殖、钙化灶。
5. 心脏超声　主动脉瓣少量反流。
6. 腹部 B 超　胆囊结石；肝脏未见异常。

思维提示

　　根据病史和体格检查，感染部位首先考虑痛风石破溃皮肤感染，尽管血培养及局部分泌物培养为阴性，但临床考虑感染性休克需要即刻经验性抗感染治疗以免延误时机。双下肺片状渗出也可能为感染表现，但患者并无呼吸道相关表现，可予以密切关注。

五、治疗方案及理由

　　1. 治疗　患者感染性休克为入院后治疗重点，包括积极抗感染、补液及适时应用血管活性药物。其次，患者痛风处于慢性痛风石病变阶段，待生命体征平稳，需制订长期降尿酸方案。

　　2. 理由　患者感染性休克，感染部位首先考虑皮肤破溃感染引发败血症，在病原菌尚未确定的情况下，抗生素应经验性选择广谱抗生素并覆盖革兰氏阳性球菌。积极补液治疗，患者低白蛋白血症明显，胶体液可选择白蛋白。密切监测生命体征、出入量，监测酸碱平衡、电解质等。患者长期应用糖皮质激素，现处于感染应激状态，在充分抗感染条件下继续予以糖皮质激素治疗。关于痛风的治疗，除了控制急性发作时关节疼痛的症状，更应关注长期降尿酸方案的制订。此外，还应积极治疗痛风的合并症。

六、治疗效果及思维提示

1. 入院后即刻予以心电监护、特别护理，记 24 小时出入量。

2. 即刻补充晶体液，并予以美罗培南 1g 每天 2 次、替考拉宁 200mg/d 抗感染；此外，白蛋白 20g/d、甲泼尼龙 20mg/d，去甲肾上腺素升压。

3. 患者血压逐步回升、心率较前下降，尿量逐渐增多，精神好转；体温恢复正常；复查肌酐逐步下降，4 天后恢复至 77μmol/L。

4. 低嘌呤饮食，碳酸氢钠碱化尿液，甲泼尼龙逐步减量为 4mg 每天 2 次口服，加用非布司他 20mg/d 口服降尿酸。

5. 1 个月后随诊，患者未再发热，未再发作关节痛，复查尿酸 493μmol/L。痛风石破溃处已结痂，痛风石较前略缩小。因血尿酸未达标，将非布司他加量为 40mg/d，嘱患者定期复诊，根据尿酸水平调整后续降尿酸治疗方案。患者病程较长，故需定期评估有无肾脏、心脏血管等脏器受累。

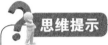

思维提示

　　患者感染性休克经积极补液、抗感染治疗后逐渐好转。对于该痛风患者而言，长期慢性病程中不规律应用糖皮质激素（地塞米松）治疗为感染的危险因素。对于痛风治疗方案的选择，除了低嘌呤饮食、碱化尿液等一般治疗，针对急性期关节疼痛，因患者入院时存在肾功能不全，未选择非甾体抗炎药，而是结合既往用药情况继续选择糖皮质激素甲泼尼龙；慢性期降尿酸治疗，可选择苯溴马隆、别嘌醇或非布司他，该患者最终选择安全性较好的非布司他。

最终诊断：痛风、痛风石、痛风石破溃伴感染、感染性休克、急性肾损害、高血压病 2 级。

七、本疾病最新指南解读

　　关于痛风的指南，目前国内的最新版本为 2012 年 2 月中华医学会风湿病学分会发布的《原发性痛风诊断及治疗指南》。2012 年 10 月美国风湿病学分会（ACR）也发布了痛风的治疗指南，对高尿酸血症以及急慢性痛风的治疗进行了规范，其中部分内容与国内的指南略有不同。2015 年 9 月 ACR/ 欧洲抗风湿病联盟（EULAR）联合发布了痛风的分类指南，纳入了近年来影像学技术，为痛风的诊断提供了新的依据。

　　痛风的诊断在很长一段时间都依赖于痛风典型的临床表现或在偏振光显微镜下看到尿酸盐结晶。2012 年 2 月国内的痛风指南引用的是 1977 年 ACR 急性痛风性关节炎分类标准，患者需要满足至少其中 1 项：关节液中有特异性尿酸盐结晶，或用化学方法或偏振光显微镜证实痛风石中含尿酸盐结晶，或具备以下 12 项（临床、实验室、X 线表现）中的 6 项：①急性关节炎发作＞1 次；②炎症反应在 1 天内达高峰；③单关节炎发作；④可见关节发红；⑤第一跖趾关节疼痛或肿胀；⑥单侧第一跖趾关节受累；⑦单侧跗骨关节受累；⑧可疑痛风石；⑨高尿酸血症；⑩不对称关节内肿胀（X 线证实）；⑪无骨侵蚀的骨皮质下囊肿（X 线证实）；⑫关节炎发作时关节液微生物培养阴性。尽管尿酸盐结晶是诊断痛风的"金标准"，但是检查方法的有创性以及需要偏振光显微镜的条件限制了该诊断标准的实用性。随着新的影像学技术例如 B 超以及双能源 CT 的发展和应用，痛风的诊断已经变得更为直观及便捷。2015 年 ACR 提出新的痛风分类标准，把痛风的临床症状包括受累部位、发作特点、发作时间进程、痛风石临床证据进行细化，还对实验室指标血尿酸以及影像学检查进行了详细的介绍。

痛风的治疗，分为一般治疗、急性期治疗以及间歇期和慢性期的治疗。一般治疗包括患者宣教、低嘌呤饮食、保证充足水分摄入，避免诱因如暴食酗酒、相关药物等，控制体重、适当运动以及碱化尿液。若患者合并高血压、糖尿病、冠心病等伴发疾病，也需要同时积极治疗。

急性痛风性关节炎治疗的主要药物包括：非甾体抗炎药、秋水仙碱和糖皮质激素。非甾体抗炎药开始需足量使用，症状缓解后逐渐减量，需要关注其胃肠道反应、肾功能损害等副作用，严格掌握其禁忌证如活动性消化道溃疡、肾功能不全等。在非甾体抗炎药禁忌的情况下，可考虑应用糖皮质激素，推荐剂量为泼尼松 0.5mg/（kg·d）、连续用药 5～10 天停药，或 0.5mg/（kg·d）、用药 2～5 天之后逐渐减量，在 7～10 天内停药；在仅有单个大关节受累、局部疼痛肿胀明显时，也可考虑局部糖皮质激素关节腔注射治疗。秋水仙碱也可快速缓解关节疼痛，但容易出现恶心呕吐、腹泻等不良反应；根据国内片剂的规格，开始负荷剂量为 1mg，1 小时后服用 0.5mg，12 小时后最多可用到 0.5mg 每天 3 次口服。对于疼痛严重及难治患者，可联合非甾体抗炎药和秋水仙碱，或糖皮质激素和秋水仙碱；需要避免联合非甾体抗炎药和糖皮质激素，以减少胃肠道出血等不良反应。

间歇期及慢性期治疗，需要首先掌握降尿酸指征，确认降尿酸治疗开始的时机，选择合适的降尿酸药物，并设立治疗的目标。首先，降尿酸治疗的指征包括痛风石形成（临床证据或影像证实）、每年急性发作≥2 次以上、肾功能受损或既往有肾结石病史者，满足其中之一便需要降尿酸治疗。其次，降尿酸治疗开始的时机，大多指南包括 2012 国内指南认为，降尿酸治疗应在急性发作平息至少 2 周后方可开始；但 2012 年 ACR 指南则首次提出，在有效抗炎药物"保护"下，降尿酸治疗并非禁忌，已服用降尿酸药者出现急性发作不需停药。第三，药物的选择，目前国内可选择的药物包括苯溴马隆、别嘌醇和非布司他。①苯溴马隆抑制肾小管对尿酸的重吸收，在肌酐清除率（Ccr）<50ml/min 患者中不作为首选，泌尿系结石为禁忌，因而在应用过程中需要注意水化、碱化尿液并定期复查泌尿系 B 超评估有无结石形成。②别嘌醇为黄嘌呤氧化酶抑制剂，起始剂量不应超过 100mg/d，中、重度 CKD 患者应从更小剂量（50mg/d）开始，每 2～5 周逐渐增加剂量至达标；维持剂量可以超过 300mg/d，甚至在 CKD 患者中也可超过此剂量。但应用别嘌醇时需要警惕相关不良反应，例如药物过敏可能导致重症剥脱性皮炎。对于特定的人群，如韩国裔、同时有 3 级以上 CKD，所有中国汉裔及泰国裔，发生别嘌醇相关的严重过敏性药疹危险性增高，应行 HLA-B 5801 检测。此外别嘌醇还可能出现肝功能损害、骨髓抑制等副作用，也需要密切监测。③非布司他也属于黄嘌呤氧化酶抑制剂，但过敏等不良反应较别嘌醇少见。除了降尿酸药物，在降尿酸过程中需要应用秋水仙碱或小剂量非甾体抗炎药或小剂量糖皮质激素预防关节痛复发，一般维持时间至少 1 个月；在无痛风石患者则维持至尿酸达标后 3 个月，有痛风石患者维持至尿酸达标后 6 个月。第四，降尿酸治疗目标是血尿酸<6mg/dl，对于有痛风石的患者应降至 5mg/dl 以下。在调整降尿酸药物过程中，每 2～5 周测定一次。

八、结合指南对本病例的思考

该患者临床过程为典型痛风表现：早期为急性发作的第 1 跖趾关节红肿热痛，对症治疗后迅速缓解；后期关节痛反复发作并逐渐进入慢性痛风石病变期。除了介绍痛风的临床表现及治疗，本例重点在于提示对痛风合并症的关注，包括高尿酸血症对多脏器的危害以及长期不规律诊治的不良后果。在高尿酸血症及痛风的患者，尿酸可沉积于多个部位，除了常见的骨骼关节，还包括皮下软组织、肾脏和心血管等。该患者病程中出现肌酐急剧升高，需要鉴别为高尿酸肾脏损害或其他原因；低血压休克需要鉴别为心血管损害导致心源性休克或其他原因。此外，对于感染的鉴别其实贯穿于痛风患者病程的始终，早期急性单关节红肿热痛，如果并非典型部位如第 1 跖趾关节，则需要与感染性关节炎进行鉴别；且多数痛风急性发作时，也会伴有发热、中性粒细胞和 C 反应蛋白升高等，但一般情况下升高程度不如感染时显著。需要仔细询问病史、认真查体，并结合实验室检查与影像学结果作出分析判断，并及早根据指南进行规范治疗。

（张　婷　吴华香）

病例 26 发热伴左侧头痛2个月，左侧视力下降4天

男，67岁，退休公务员，2009年11月3日就诊。

一、主诉

发热伴左侧头痛2个月，左侧视力下降4天。

二、病史询问

（一）初步诊断思路及目的

从症状上看，主要症状集中在头部，并有全身发热症状。病史的询问应围绕发热的诱因、程度、持续时间和缓解因素；头痛的部位、程度与发热关系；视力下降的程度、是否有眼痛。要结合发病年龄思考老年人出现发热、头痛和视力受损有可能是何种病，还应询问是否有其他伴随症状以及有鉴别意义的症状等。

（二）问诊主要内容及目的

1. 发热的诱因、程度、持续时间和缓解因素　发热是否有诱因，发热的体温，发热前是否伴有畏寒和寒战，是否每天都发热，是哪一个时间段发热。发热是自行消退还是用药物后热退，体温能否退至正常，类似于何种热型，热程多长。热程超过4周的病因是细菌和病毒感染的可能性较小，但结核和局灶性感染需要排除，而非感染性疾病机会增加如结缔组织病、肿瘤、某些血液病等。

2. 头痛的部位、程度与发热的关系　头痛是单侧、双侧、额部、枕部或全头痛，颅内或颅外；头痛的剧烈程度以及头痛性质，如胀痛、电击样痛、针刺样痛、烧灼样痛、钝痛等，是否有重压感；头痛是持续性的还是每天某一时间段加重或减轻；头痛是否在咳嗽、打喷嚏或摇头时加重；头痛是否在发热时出现、热退后消失，如果是发热时出现头痛，而热退后头痛消失，可能是发热时引起的非特异性头痛。

3. 视力下降的程度及伴随症状　视力下降是否急剧，是双侧还是单侧，是否伴有眼痛或结膜充血，视野是否缩小。

4. 伴随症状　是否伴有关节痛、肌肉痛，双手雷诺现象等结缔组织病表现；是否有尿频、尿急、尿痛等尿路感染表现；是否有咳嗽、胸闷、胸痛等呼吸道或心内膜感染的表现；以及腹痛等局部感染表现；有无呕吐等颅高压表现；体重是否减轻。

5. 既往史的询问　包括有无高血压、糖尿病、传染病、结缔组织病、个人史等。

（三）问诊结果及思维提示

1. 患者 2 个月前无明显诱因出现发热，体温最高 38.4℃，无畏寒及寒战，几乎每天都发热，发热多在上午，自行服退热药物，体温可以恢复正常，使用糖皮质激素退热，体温可以正常维持 2 天，热退时无明显出汗。起病时即有左侧头痛，以颞部明显，患者自觉较表浅，为烧灼样痛，每天持续性痛，与体位无关，无恶心和呕吐，不发热时仍有头痛，非甾体抗炎药可以缓解头痛，糖皮质激素缓解头痛效果更佳。

2. 患者 1 个月前在当地医院查头颅 CT 和头颅 MRI 均未发现明显异常。当地医院间断给予患者三代头孢菌素和左氧氟沙星抗感染治疗仍不能缓解患者发热及头痛。

3. 患者半个月前逐渐出现进食咀嚼时左侧面颌部疼痛，无牙龈痛及口腔溃疡。

4. 4 天前逐渐出现左侧视力下降，无畏光、流泪，无眼球痛及视野变小。为进一步治疗入我科。病程中无关节痛、肌痛，无咳嗽、咳痰，无尿频、尿痛，无腹痛，无胸闷，无盗汗，体重下降约 5kg。

5. 无高血压、冠心病及糖尿病史，无结核，无肝炎病史，无输血史及药物过敏史，无外伤及手术史，生于本地，无疫区接触史，长期吸烟及饮酒史，适龄婚育，育有一子三女。

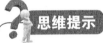

思维提示

患者病史分 3 个阶段，主要特点为发热及左侧头痛，然后是咀嚼时左侧面颌部痛及左侧视力下降。患者一般抗感染治疗无效，而结核感染症状如午后发热及盗汗均缺乏，患者无呕吐等颅高压表现，且发热头痛用非甾体抗炎药或糖皮质激素治疗可以缓解，发热病程达 2 个月，头痛较表浅，故中枢神经系统感染包括细菌、结核、病毒或真菌感染的可能性较小。患者头颅 CT 和 MRI 均排除脑梗死、脑出血和脑肿瘤的可能。患者长期发热，抗生素治疗无效，糖皮质激素治疗有效，应考虑有结缔组织病的可能，特别是某种结缔组织病引起的脑部缺血。

三、体格检查

（一）重点检查内容及目的

根据问诊的结果，主要症状为头部症状和发热，应重点检查头部及神经系统，了解头部特别是左侧颞部是否有压痛，眼部检查包括结膜及眼底，口腔检查以及颞颌关节检查，咬肌检查，脑膜刺激征如颈强直、Kernig 征、Brudzinski 征，病理反射如 Babinski 征。患者长期发热，需要检查全身淋巴结以及肝脾有无肿大，以排除有无血液系统疾病，应听诊肺部啰音及心脏杂音，腹部触诊鉴别局灶性感染。听诊颈部血管杂音，测量双上肢血压以鉴别是否有大动脉病变。

（二）体检结果及思维提示

T: 37.8℃，P: 102 次 /min，R: 22 次 /min，BP: 左 134/80mmHg，右 130/78mmHg。神志清

楚，精神好。全身皮肤无瘀点、瘀斑，浅表淋巴结未触及肿大。头颅无畸形，左侧颞部压痛，并可触及左侧颞动脉增粗，有压痛。左侧球结膜无充血，眼科医生会诊见眼底视神经盘苍白、水肿。左侧咬肌无压痛，牙齿无异常，伸舌居中。颈软，双肺呼吸音清晰，未闻及干湿啰音。心律齐，心音有力，未闻及心脏杂音。腹平、软，无压痛及反跳痛，肝脾肋下未及，双肾区无叩痛，腹部未闻及血管杂音。双下肢无水肿。全身肌肉无压痛。Kernig征、Brudzinski征、Babinski征均阴性。

思维提示

　　双上肢血压相近，且老年患者，排除大动脉炎，后者见于年轻女性。左侧颞动脉增粗压痛，眼底视神经盘苍白、水肿，患者是老年患者，考虑"巨细胞动脉炎"的可能性较大。本例应考虑到神经系统感染等局灶性感染的可能，但无相应的症状及局部体征支持。

四、实验室和影像学检查结果

（一）初步检查内容及目的

　　1. 血常规、尿常规、生化常规、血沉、CRP、PPD试验，乙肝五项、发热时做血培养以了解患者基本情况和排除相关感染性疾病。

　　2. 胸部正位片，颈部及主动脉血管彩色多普勒超声，心脏彩超，腹部B超，以了解有无肺部感染、肺间质病变、肺部肿瘤以及多发性大动脉炎、感染性心内膜炎与肝脏、胆道和胰腺等部位疾病。

（二）检查结果及思维提示

　　1. 血常规　WBC：7.01×10^9/L，Hb：124g/L，PLT：207×10^9/L。

　　2. 尿常规　正常。

　　3. 生化　AST：19U/L，ALT：23U/L，GGT：62U/L，DBIL：5.4μmol/L，IBIL：3.4μmol/L，ALB：38g/L，GLB：27g/L，BUN：6.32μmol/L，CREA：56.3μmol/L。

　　4. ESR：89mm/h，CRP：65.3mg/L，PPD：（－），乙肝五项：HBsAb（＋），血培养阴性。

　　5. 胸片正常，颈部及主动脉血管彩色多普勒超声、心脏彩超均正常。

　　6. 腹部B超　肝、脾、胆囊、胰腺、双肾未见异常。

思维提示

　　患者ESR和CRP明显升高，可见于感染、肿瘤和自身免疫性疾病，但全身性感染或局灶性肿瘤都缺乏证据。该病例ESR和CRP升高考虑由巨细胞动脉炎（giant cell arteritis，GCA）引起。

（三）进一步检查结果及思维提示

1. ANA：（－），ANA 谱：（－），ANCA：（－），PR3：（－），MPO：（－）。
2. 左侧颞动脉活检，病理示管腔狭窄，管壁见单个核细胞浸润。

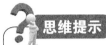

思维提示

患者为老年患者，新出现头痛，左侧颞动脉压痛，ESR＞50mm/h，并且颞动脉活检有血管炎表现，诊断为 GCA。而 ANA 及 ANA 谱阴性排除 SLE，ANCA 及 PR3 和 MPO 阴性排除 ANCA 相关性血管炎。患者无肌痛、网状青斑等表现，可以排除结节性多动脉炎。而左侧视力下降和咀嚼后左侧面颌部疼痛，均由 GCA 引起的。GCA 易合并风湿性多肌痛，但该患者无颈部、肩胛带和骨盆带肌肉疼痛僵硬，故未合并风湿性多肌痛。

五、治疗方案及理由

1. 患者考虑为 GCA，在活检结果报出前，即给予患者甲泼尼龙 500mg/d，静脉连用 3 天，第 4 天改为泼尼松 60mg/d（患者体重 65kg，泼尼松口服最大剂量 60mg/d）。并加用维 D 钙，骨化醇，阿司匹林和雷贝拉唑。

2. GCA 治疗首先是使用糖皮质激素，泼尼松的剂量为 1mg/(kg·d)，但最大口服泼尼松量为 60mg/d。对有眼损害的患者可以用甲泼尼龙 0.5g～1.0g/d 冲击 3 天，然后改为泼尼松 1mg/(kg·d)。由于该患者出现眼血管缺血症状，有失明的可能性，故未等活检结果回报，从临床症状、体征即考虑该患者为 GCA，及时给予甲泼尼龙冲击治疗，同时加用钙剂，防止糖皮质激素引起的骨质疏松，阿司匹林可以减少 GCA 患者心血管和脑血管事件的发生。雷贝拉唑预防糖皮质激素和阿司匹林联合治疗引起的胃溃疡。

六、治疗效果及思维提示

经甲泼尼龙冲击治疗，患者治疗第一天体温即恢复正常，头痛缓解；冲击第二天，头痛完全缓解，左侧视力明显改善，咀嚼食物时，左侧面颌部疼痛基本缓解；冲击 3 天后，左侧视力基本正常。

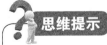

思维提示

甲泼尼龙冲击治疗非常有效，患者很快体温恢复正常，头痛及视力改善。对于有眼损害的 GCA，尽早用糖皮质激素治疗，大多患者视力可以改善或恢复，如果治疗延误可能会导致视力受损甚至失明。

最终诊断：巨细胞动脉炎。

七、本疾病最新指南解读

中华医学会风湿病分会在 2004 年制定了巨细胞动脉炎治疗指南，在 2011 年又进行了补充和修订。2011 年的指南中描述巨细胞动脉炎（giant cell arteritis，GCA）是一种病因不明，以侵犯大动脉为主的坏死性动脉炎。GCA 的血管病变常为节段性、多灶性或广泛性损害。GCA 典型的症状包括颞部头痛，头皮及颞动脉触痛，间歇性下颌运动障碍。GCA 易合并风湿性多肌痛。

GCA 常伴有发热，多为中度发热，但也有患者为高热，体温可以高达 39～40℃。

头痛是 GCA 最为常见的症状，约半数患者以头痛为首发症状。头痛一般为新近发生的，位于一侧或双侧颞部，疼痛较明显，呈针刺样、烧灼痛或钝痛，多为持续性，但也可为间歇性。受累的颞动脉可出现迂曲、扩张、僵硬，血管搏动增强，也可因血管闭塞而致搏动消失。

GCA 眼部表现多样，常表现为黑矇、上眼睑下垂，复视，一过性或持续性，部分或完全失明。GCA 可以累及面动脉，出现间歇性咀嚼疼痛。此外，少数 GCA 累及颈动脉或椎动脉，出现发作性脑缺血、脑卒中等症状。GCA 累及躯体不同部位的动脉，可出现受累动脉的血管杂音。

GCA 常合并风湿性多肌痛（polymyalgia rheumatica，PMR）。PMR 典型特征为颈部、肩胛带或骨盆带肌肉疼痛伴晨僵，但肌力正常，肌肉无明显压痛，血清肌酶正常。

GCA 的诊断多采用 1990 年 ACR 的分类标准：①发病年龄≥50 岁；②新发头痛；③颞动脉异常，颞动脉触痛、搏动减弱，与颈动脉粥样硬化无关；④ ESR 增高，ESR≥50mm/h（魏氏法）；⑤动脉活检异常，动脉活检标本示血管炎，以单核细胞为主的炎性浸润或肉芽肿性炎症，常有多核巨细胞。具备上述 5 项标准中至少 3 项或以上可诊断为巨细胞动脉炎。

GCA 一旦诊断后，应立即开始治疗。GCA 的治疗药物主要是糖皮质激素，包括诱导治疗、维持治疗和复发的治疗。

诱导治疗：首选泼尼松 1mg/（kg·d），最大剂量不超过 60mg/d。对于有新出现的眼睛或中枢神经系统缺血症状的患者，静脉给予甲泼尼龙 0.5～1.0g/d，连用 3 天。尽快控制组织水肿，否则一旦组织坏死，病变是不可逆的。

维持治疗：经上述治疗 2～4 周，病情得到基本控制，ESR 和 CRP 接近正常时，可考虑泼尼松减量，通常每 1～2 周减 10mg，至 30mg/d 改为每 2 周减 2.5mg，减至 10mg/d，再改减 1mg/月。在减量过程中，注意监测 ESR 和 CRP 以及临床症状。同时注意监测糖皮质激素的不良反应。如果患者不能耐受糖皮质激素，可以加用甲氨蝶呤 15～25mg，每周 1 次，或硫唑嘌呤。

复发的治疗：对于严重复发的患者，重新开始诱导治疗，而对于轻度复发者，可以增加泼尼松的量，在原剂量基础上增加 10%～20%。为了减少复发或减少糖皮质激素的量，可以加用甲氨蝶呤或硫唑嘌呤。而生物制剂如抗 TNF-α 拮抗剂和抗 CD20 单抗治疗 GCA 的疗效尚缺乏循证医学证据。

辅助治疗：GCA 患者长期使用糖皮质激素会发生治疗相关的不良反应，如糖皮质激素诱导的糖尿病、高血压、白内障、骨质疏松、无菌性股骨头坏死、消化道出血、感染等，建议给予补钙和维生素 D，阿司匹林（75～150mg/d）可以减少心血管和脑血管事件，质子泵抑制剂可预防阿司匹林和糖皮质激素联合使用引起的胃溃疡。

八、结合指南对本病例的思考

本例患者符合指南所列出的诊断条件。首先患者年龄在 50 岁以上，新近出现头颞部疼痛，颞动脉有压痛，左侧面颌部在咀嚼时疼痛，左侧视力下降，ESR 和 CRP 升高，这些临床症状和实验室检查均符合 GCA 的特点。最后患者颞动脉活检证实该患者的诊断。治疗上患者眼底检查有视神经盘水肿、渗出，考虑为急性病变，可能会进一步发展加重视力损害，故果断用甲泼尼龙冲击治疗，事实证明患者很快取得了较好的治疗效果。冲击过后，改为口服泼尼松治疗，该患者取得较好疗效，4 周后病情基本缓解，逐渐减少糖皮质激素的剂量，12 周后泼尼松改为 7.5mg/d 维持治疗，24 周后改为 5mg/d，随访 1 年病情持续稳定。

（谢长好　李志军）

病例 27   皮肤黏膜黄染、食欲下降伴乏力1年余

女,58岁,无业,2016年3月31日来诊。

一、主诉

皮肤黏膜黄染、食欲下降伴乏力1年余。

二、病史询问

(一)初步诊断思路及问诊目的

患者主诉为"皮肤黏膜黄染、食欲下降伴乏力1年余",病史的询问应围绕消化系统。包括症状随时间演变的过程,既往的检查结果、治疗过程及疗效。同时应该询问有鉴别意义的伴随症状。

(二)问诊主要内容

1. 患者基本信息　年龄:58岁,青春期和40～60岁为发病高峰期。性别:女。自身免疫性肝炎(AIH)发病率女:男约为3:1。民族:汉族。

2. 起病时的临床表现

(1)黄疸的诱因、程度:黄疸的发生是否有诱因,如活动性肝炎、服用肝毒性药物、不良嗜好等。黄疸的程度很重要,对于疾病始发状态的评估及判断预后有重要意义。此外,还要注意有无发热、上腹剧烈疼痛、腹胀。

(2)食欲下降、乏力的程度,以及和黄疸之间的关系。

3. 既往史的询问　包括有无慢性病史,吸烟、饮酒史、传染病史、个人史等。

(三)问诊结果及思维提示

1. 1年余前无明显诱因出现全身皮肤黏膜黄染、食欲下降伴乏力,无发热、腹痛、腹胀、皮疹、皮肤瘙痒、关节肌肉疼痛等不适。就诊于河南省中医院,查肝功能示:ALT>1 400U/L,AST具体不详,总胆红素(TB)>160μmol/L。经保肝治疗后退黄,复查指标好转后出院,继续口服"复方甘草酸苷片、美沙拉嗪肠溶片、枯草杆菌二联活菌肠溶胶囊"治疗。院外间断复查肝功能正常。

2. 半年前因食欲下降复查肝功能　ALT>1 000U/L,AST>1 000U/L,总胆红素(TB)>60μmol/L,于当地行保肝治疗后退黄,继续口服"熊去氧胆酸、复方甘草酸苷片"。2个月前复查肝功能,转氨酶仍高(具体不详),加用"双环醇片"。

3. 半个月前复查肝功能 ALT：60U/L，AST：236U/L。为求进一步诊治来我院。自发病来，精神欠佳，睡眠欠佳，进食差，大便量少，小便黄，近1年体重减轻5kg。

4. "肺结核"病史30余年，控制良好。1年半前行胆囊切除术。否认糖尿病及冠心病史。否认肝炎结核史。否认慢性肾脏病史。阑尾切除术后。否认外伤史。否认药物过敏史。生于北京，否认疫区旅居史，吸烟20余年，10余支/d，不饮酒。适龄婚育，育有一女。

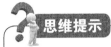

思维提示

患者主要症状为黄疸、食欲下降、乏力，单纯保肝治疗后病情反复，无遗传性肝病，未服用肝毒性药物，无慢性病毒感染，无酗酒史，无其他自身免疫性肝病或重叠。

三、体格检查

（一）重点检查内容及目的

根据问诊的结果，症状主要集中在消化道，应重点据此进行查体。检查皮肤黏膜，看有无蜘蛛痣，进行腹部重点查体，触诊肝脏、脾脏，看有无肝脾肿大，同时检查有无腹水、周围水肿、黑便，有无腹膜刺激征、胃肠型和蠕动波、肠鸣音。

（二）体检结果及思维提示

T：36.5℃，P：80次/min，R：20次/min，BP：130/70mmHg。神志清楚，自主体位，正常面容，表情自如。皮肤黏膜正常，未见蜘蛛痣。双肺呼吸音清，心律齐，未闻及杂音。腹平坦，无压痛、反跳痛及肌紧张，肝脾肋下未及，Murphy征阴性，肠鸣音正常，未见胃肠型及蠕动波，移动性浊音阴性。

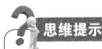

思维提示

患者腹平坦，移动性浊音阴性，未见蜘蛛痣，肝脾未触及，不考虑肝硬化；腹部无压痛、反跳痛，Murphy征阴性，不考虑急性胆囊炎。

四、实验室和影像学检查结果

（一）初步检查内容及目的

1. 血常规、尿常规、大便潜血、生化全项、凝血四项、快速传染病四项 了解患者基本情况。
2. 腹部B超 了解肝胆胰脾的大致情况。

（二）检查结果及思维提示

1. 血常规 WBC：8.6×10^9/L；NE%：45%；Hb：135g/L；PLT：235×10^9/L；红细胞平均容

量（MCV）：98.5fl。

2. 尿常规　未见异常。

3. 大便潜血　阴性。

4. 生化　ALB：37.5g/L；GLB：36.6g/L；AST：236U/L；ALT：60U/L；GGT：115U/L；TBIL：16.3μmol/L；IBIL：6.0μmol/L；UREA：3.8mmol/L；CREA：51μmol/L；Na$^+$：144mmol/L；K$^+$：4.02mmol/L。

5. 凝血四项　PT：10.8s；凝血酶原活动度（PTA）：45.6%；INR：0.97；APTT：47.7s；Fbg：1.96g/L；TT：14.80s。

6. 传染病　阴性。

7. 腹部B超　肝胆胰脾及双肾未见明显异常。

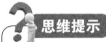

　　患者血清转氨酶水平升高，血尿常规、肾功能、凝血功能、传染病未见明显异常，大便潜血阴性，腹部B超未见异常，考虑原发病为自身免疫病的可能性大。自身免疫因素引起肝细胞性黄疸，肝功能异常引起食欲下降、乏力。可进一步查ANA、平滑肌抗体（SMA）、抗肝肾微粒体抗体（LKM）及抗ENA谱，了解有无相关自身免疫病，同时查甲肝及戊肝抗体，排除活动性肝炎。必要时可行肝穿刺活检，协助明确有无自身免疫性肝病。

（三）进一步检查结果及思维提示

1. 自身抗体　ANA 1∶160；抗ENA：（-）；SMA：1∶80；LKM：1∶80；IgG：17.07g/L；IgA：（-）；IgM：（-）。

2. 甲肝及戊肝抗体　HAV-IgG1：（+）；HAV-IgM1：（-）；HEV-IgG1：（-）；HEV-IgM：（-）。

3. 肝穿刺活检　小叶间隔周围肝细胞呈碎片样坏死，伴炎细胞浸润，以淋巴细胞为主。

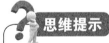

　　根据IAIHC的简化诊断标准，该患者评分≥7分，符合AIH的诊断标准：ANA或SMA +≥1∶80（+2）；IgG或γ-球蛋白水平>1×正常上限（ULN）（+1）；肝组织学符合典型AIH（+2）；不存在病毒性肝炎（+2）。

五、治疗方案及理由

1. 治疗方案　泼尼松10mg每日3次口服，4周内泼尼松逐渐减量至10mg/d维持剂量，联合硫唑嘌呤50mg/d，口服。

2. 理由　糖皮质激素联合或不联合硫唑嘌呤治疗的生存益处在1960—1970年的多个对照试验中都已报道。1971年，Cook等对泼尼松（龙）单药治疗的生存获益与安慰剂进行比较，病死率有显著差异（14% vs 56%）。1972 年梅奥诊所的研究比较了泼尼松（龙）单药治疗（起始剂量 60mg/d，4 周内逐渐减量至 20mg/d），硫唑嘌呤单药治疗（100mg/d），联合治疗［泼尼松（龙）起始剂量 30mg/d，逐减至 10mg/d 维持剂量，联合硫唑嘌呤 50mg/d］以及安慰剂组，生存获益在泼尼松龙单药治疗组与泼尼松（龙）硫唑嘌呤联合治疗组相似（病死率：6% vs 7% vs 41% 安慰剂组），联合方案的副作用也更少（44% vs 10%）。尽管这类早期研究有其限制性，但依然提供了不可忽略的证据，即泼尼松（龙）/ 硫唑嘌呤联合治疗不仅有更高治疗有效率，且副作用更小。虽然泼尼松（龙）单药治疗和泼尼松（龙）/ 硫唑嘌呤联合治疗被认为效率相当，联合硫唑嘌呤治疗可能更推荐作为一线方案，特别是对于容易发生副作用的患者，如绝经后妇女、情绪不稳定者、已有骨质疏松者、脆性糖尿病者、控制不佳的高血压或肥胖者。

六、治疗效果及思维提示

治疗效果：用药 1 周后，查肝功能示 AST：69U/L；ALT：51U/L；GGT：108U/L；用药 2 周后，查肝功能示 AST：52U/L；ALT：37U/L；GGT：105U/L；食欲下降、乏力症状明显好转，余无特殊不适。

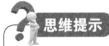

思维提示

治疗方案是非常有效的。患者血清转氨酶水平逐渐下降，临床症状缓解，支持自身免疫性肝炎（autoimmune hepatitis，AIH）诊断。泼尼松联合硫唑嘌呤治疗方案疗效显著，且未出现明显副作用。

最终诊断：自身免疫性肝炎、陈旧性肺结核。

七、本疾病最新指南解读

2015 年欧洲肝病学会临床实践指南：自身免疫性肝炎。该指南的许多建议基于一些专家的共识，这些专家大都有上千例 AIH 诊疗经验，并且也经过了欧洲肝病学会（EASL）和其他专家的审核，因此这些建议非常具有参考性，可以指导肝病科医生和全科医生对 AIH 的诊断和治疗。

推荐意见 1：欧洲地区 AIH 患病率为（15～25）/100 000，并且男性和女性患病率均有所上升，AIH 可以影响所有种族和所有年龄层次的人群。

推荐意见 2：任何急性或慢性肝病患者，尤其是伴高 γ- 球蛋白血症者，应考虑 AIH。

推荐意见 3：由于未经治疗的 AIH 病死率高，故及时的诊断非常重要。

推荐意见 4：AIH 中约 1/3 的成人患者和 1/2 的儿童患者起病时就表现为肝硬化。

推荐意见 5：AIH 可急性起病，也可表现为先前未经诊断的 AIH 急性恶化形式或新发急性 AIH，但没有提示慢性病变的组织学改变。

推荐意见 6：AIH 与多种其他自身免疫性疾病均相关。

推荐意见 7：所有诊断为 AIH 的儿童患者都应行胆道造影以排除自身免疫性硬化性胆管炎。

推荐意见 8：AIH 肝硬化患者应每 6 个月接受 1 次肝脏超声检查以筛查肝细胞肝癌（HCC）。

推荐意见 9：建议对接受免疫抑制剂治疗的患者进行紫外线防护相关措施的宣教指导。在长期免疫抑制剂治疗后可考虑行非黑色素瘤皮肤癌的皮肤专科监测。

推荐意见 10：AIH 是一个临床诊断。确诊 AIH 有赖于自身抗体阳性、高 γ- 球蛋白血症以及典型或符合疾病特征的组织学改变。

推荐意见 11：血清 IgG 水平升高，尤其对于非肝硬化患者而言，是 AIH 的典型特点。单独 IgG 升高，而未见 IgA 和 IgM 升高的情况，更加提示 AIH。

推荐意见 12：血清 IgG 或 γ- 球蛋白水平正常并不能排除 AIH 诊断。一旦开始治疗后，大部分患者 IgG 水平可下降。

推荐意见 13：外周循环的非器官特异性抗体在大多数 AIH 患者中存在。根据自身抗体的不同将 AIH 分成不同亚型：① AIH-1（ANA 和 / 或 SMA 阳性）；② AIH-2（LKM1、LKM3 和 / 或 LC-1 阳性）；③ AIII-3［可溶性肝抗原 / 肝胰抗原（SLA/LP）阳性］。不同亚型对临床的提示意义目前尚不明确。

推荐意见 14：间接免疫荧光法（IFL）推荐用于检测 ANA、SMA、LKM 和 LC-1。免疫学检测（ELISA 或蛋白质免疫印迹法）推荐用于检测 SLA/LP。检验方法及临界值应在报告标明。

推荐意见 15：肝炎的组织学表现是 AIH 诊断的先决条件，应在初始诊断时有所体现。

推荐意见 16：AIH 的形态学改变并没有特异性，但组织学存在界面性肝炎、周围性坏死、淋巴细胞穿入和肝细胞玫瑰花结样改变可提示 AIH。病理学家读片时，应指出观察到的上述特点，并对疾病进行分级（肝炎活动指数）和分期。

推荐意见 17：急性起病的 AIH 可出现周围性坏死，在组织学表现上与药物性肝损伤（DILI）无法区分。

推荐意见 18：国际自身免疫性肝炎小组（IAIHG）的简化评分系统（2008）通过考虑对治疗的应答反应，可用作日常临床实践的有效工具，修正评分系统（1999）可帮助诊断某些疑难病例。

推荐意见 19：成年患者出现 AIH 和胆汁淤积的检查结果时应考虑行（磁共振）胆管造影以排除硬化性胆管炎。

推荐意见 20：诊断初期和随访中可观察到 AIH 与胆汁淤积性肝病共存，当患者有胆汁淤积的表现时，应进行原发性胆汁性胆管炎（PBC）及原发性硬化性胆管炎（PSC）的诊断学检查。

推荐意见 21：AIH 的治疗目标是获得生化和组织学的完全缓解，以避免肝脏疾病的进一步进展。

推荐意见 22：AIH 患者的治疗管理包括早期识别肝外表现及相关自身免疫性疾病，并且对疾病特异性以及治疗相关的并发症定期监测。

推荐意见 23：所有活动性 AIH 患者都应及时治疗，治疗剂量应根据疾病活动程度而定，（自发）缓解的患者可能不需要进行治疗，但应密切随访（每 3～6 个月 1 次）。

推荐意见 24：泼尼松（龙）作为初始治疗，两周后加硫唑嘌呤是目前推荐的 AIH 一线治疗方案，泼尼松（龙）的起始剂量在 0.5～1mg/（kg·d）之间。起始剂量越高，诱导缓解越快，但是激素相关副作用也越大。

推荐意见 25：胆红素水平低于 6mg/dl（100μmol/L）时，激素使用两周后，可开始应用硫唑嘌呤。硫唑嘌呤起始剂量是 50mg/d，之后可视毒性反应和应答情况逐渐增加，最高可达 1～2mg/（kg·d）的维持剂量。

推荐意见 26：AIH 的治疗应由应答指导，治疗方案提倡个体化。

推荐意见 27：应答不理想时应重新评估诊断或对治疗的依从性。

推荐意见 28：对于应答不理想的患者，重新确认诊断和治疗依从性后，应增加泼尼松（龙）和硫唑嘌呤的剂量或考虑其他药物。

推荐意见 29：急性重症 AIH 患者应尽早静脉内给予高剂量糖皮质激素（＞1mg/d）。7 日内无改善者应列入紧急肝移植名单。

推荐意见 30：生化缓解的定义是血清 IgG 和转氨酶降至正常水平。组织学缓解是组织学显示正常组织或极轻度的肝炎（HAI≤4）。

推荐意见 31：免疫抑制治疗应持续至少 3 年，且在血清转氨酶和 IgG 降至正常后至少持续 2 年。

推荐意见 32：对于未获得生化缓解的患者，不应停止治疗。获得生化缓解超过 2 年者，建议在停药前行肝活组织检查。组织学显示持续炎症活动者（HAI＞3），也不应停止治疗。

推荐意见 33：只有极少数患者无需维持治疗就能保持缓解状态。治疗撤药的临床试验需要患者与医生紧密合作。复发最常见于停药后的前 12 个月内，但也可能在多年后出现。因此患者应在停药后接受密切监测，甚至终生随访。IgG 水平的升高通常先于复发时转氨酶的升高。

推荐意见 34：疾病复发或波动加重时的治疗可能需给予和起始诱导方案相似的糖皮质激素剂量。越早发现疾病复发，就可使用越少剂量的免疫抑制剂以重新获得完全缓解。

推荐意见 35：接受充分免疫抑制剂治疗但在停药后复发的患者，或在给予充足剂量的治疗维持期发生复发的患者，都建议终生接受免疫抑制治疗。

推荐意见 36：轻度 AIH 及对硫唑嘌呤不耐受者，可考虑泼尼松（龙）单药治疗。

推荐意见 37：在其他所有患者中，应首选硫唑嘌呤（或吗替麦考酚酯）的非糖皮质激素单药治疗为维持治疗方案。维持治疗的剂量应调整至可将转氨酶和 IgG 维持在正常水平的稳定缓解状态。泼尼松（龙）撤药后的复发率可通过加用硫唑嘌呤来降低，后者剂量最高可达 2mg/（kg·d）。

推荐意见 38：硫鸟嘌呤核苷酸（TGN）检测可有助于指导硫唑嘌呤用量并检测可能存在的不依从性。若 TGN 未能被检测出，可能因代谢改变或顺应性不佳所致。高 TGN 水平提示药物毒性可能较大。

推荐意见 39：得到控制的 AIH 不是妊娠及哺乳的禁忌证，硫唑嘌呤加（或不加）泼尼松（龙）的治疗应继续。妊娠期前 3 个月，特别是分娩后，病情可轻度加重，可能需要暂时增加免疫抑制治疗，MMF 禁用于妊娠期患者。

推荐意见 40：儿童 AIH 患者初始治疗时需较高剂量的糖皮质激素，其治疗原则在其他方面和成人患者类似。

推荐意见 41：推荐在糖皮质激素治疗开始时检测骨密度。推荐所有接受糖皮质激素治疗的患者补充维生素 D 及摄入适量的钙。

推荐意见 42：对需要长期大剂量糖皮质激素（＞20mg/d）患者的常规治疗进行优化［大剂量泼尼松（龙）联合硫唑嘌呤 2mg/（kg·d）］。或者，也可首先使用钙调磷酸酶抑制剂（CNI）（环孢素或他克莫司）、英夫利昔单抗、甲氨蝶呤或环磷酰胺治疗。由于尚缺乏临床试验支持二线药物的相对有效性。因此，这些药物只有在咨询专家后方可使用。

推荐意见 43：对布地奈德治疗方案应答不完全的患者，可考虑使用泼尼松（龙）（初始剂量＞20mg/d）替代治疗。

推荐意见 44：对硫唑嘌呤 - 泼尼松（龙）联合治疗方案应答不完全的患者，应尝试增加硫唑嘌呤的剂量至 2mg/（kg•d），并联合泼尼松（龙）5～10mg/d，治疗 12～18 个月后行肝活组织检查复查。

推荐意见 45：部分患者可能无法完全应答，此时的治疗目标应降为可达到的最小生化活动以及最小副反应。治疗效果和 / 或疾病发展的组织学控制可能是必要的。

推荐意见 46：保持治疗的依从性对于青少年及年轻患者十分重要，以多学科方式向成人过渡的医疗管理在专业过渡服务中更好。

推荐意见 47：在无肝硬化的患者中，布地奈德及硫唑嘌呤联合用药可作为诱导治疗，并且当泼尼松（龙）可能加重患者合并症时作为替代治疗方案。AIH 患者使用布地奈德治疗的安全性和有效性尚缺乏长期数据支持。

推荐意见 48：如果足量的硫唑嘌呤在对泼尼松（龙）有应答，但有严重激素副作用的患者中不能完全维持缓解，可以考虑使用布地奈德替换泼尼松（龙）。

推荐意见 49：在对硫唑嘌呤不能耐受的患者中，MMF 是可选择的二线药物。但 MMF 与硫唑嘌呤的相对有效性和耐受性的比较，目前尚无询证医学证据。在不能耐受硫唑嘌呤的患者中尝试使用 6- 巯嘌呤（6-MP）或 6-TGN 是另一个选择。

八、结合指南对本病例的思考

本病例按照《2015 年欧洲肝病学会临床实践指南：自身免疫性肝炎》进行诊断和治疗。患者主要表现为黄疸、食欲下降、乏力，无遗传性肝病，未服用肝毒性药物，无慢性病毒感染，无酗酒史，无其他自身免疫性肝病或重叠。血清转氨酶水平显著升高，单纯保肝治疗后病情反复，考虑原发病为自身免疫病的可能性大。自身免疫性肝炎相关抗体多为阳性，肝穿刺活检支持自身免疫性肝炎，且排除其他相关免疫性病所致肝损伤。根据 IAIHC 的简化诊断标准，该患者符合自身免疫性肝炎的诊断标准。给予泼尼松联合硫唑嘌呤治疗后转氨酶水平逐渐恢复正常，临床症状缓解，进一步支持自身免疫性肝炎诊断。

（刘升云）

病例 28　关节肿痛伴小腿皮肤紫癜1个月,腹痛、发热10天

男,21岁,在校大学生,2013年8月16日就诊。

一、主诉

关节肿痛伴小腿皮肤紫癜1个月,腹痛、发热10天。

二、病史询问

(一)初步诊断思路及问诊目的

青年男性患者,以关节肿痛、下肢紫癜和腹痛为主要症状,病史询问应围绕关节症状、皮疹特点和腹痛展开。

(二)问诊主要内容及目的

1. 关节肿痛　应遵循疼痛问诊8原则(SOCRATES),重点关注关节肿痛部位(site),是大关节还是小关节,是单个关节还是多个关节;起病急缓(onset),急性起病还是逐渐出现的关节肿痛;疼痛性质(character),刀割样疼痛、烧灼样疼痛、针刺样疼痛或者酸痛;放射部位(radiation);伴随症状(associated symptoms)如皮疹、发热、口腔溃疡等;持续时间(timing);加重或缓解的因素(exacerbating and relieving factors),与天气的关系,与饮食的关系等;严重程度(severity),是否有关节功能障碍,影响生活、工作、睡眠,是否能够忍受等。在对关节症状的问诊中,明确关节损害的特点,理清关节炎的诊断与鉴别诊断思路。

2. 下肢紫癜　应重点询问皮疹出现的时间,部位与分布特点,形状与颜色,有无瘙痒与脱屑;是否伴有疼痛与触痛等;是一过性还是反复出现;是否有迁延不愈的溃疡;出现前后有无上呼吸道感染表现;是否有食物过敏或药物过敏史及用药史等。关节炎伴皮疹常提示血管炎性疾病,应高度关注。

3. 腹痛　同样应遵循疼痛问诊8原则,重点询问疼痛的部位、性质、持续时间等。腹痛是固定性还是转移性,是否伴有腹泻或便血等。

4. 既往史　应重点关注有无结核、乙肝等病史;近期内有无呼吸道感染、消化道感染或泌尿道感染病史;有无药物过敏或食物过敏等病史。

(三)问诊结果及思维提示

1. 患者入院前1个月无诱因出现双膝及双踝关节肿胀、疼痛,呈持续性钝痛,关节疼痛以休息后及长时间保持某一姿势不动再开始活动时明显,适当活动后可稍缓解,但不能走长

路及跑步。

2. 同时出现双下肢散在点状暗红色紫癜样皮损,触之高出皮肤,按压后不褪色(图28-1,见文末彩图),无瘙痒,无脱屑,无溃疡。无鼻出血和牙龈出血等。

3. 入院前10天出现脐周钝痛,呈阵发性,每次发作10余分钟到1小时自行缓解,不向他处转移及放射。腹痛与进食及排便无关。时有恶心、欲吐,无便血,无黏液脓性便。

4. 入院前10天腹痛出现时开始发热,最高体温38.9℃,每天约1个高峰,体温未经处理可自行消退,发热前无明显畏寒、寒战症状,热退后精神稍差,感乏力,易疲倦。伴有双下肢小腿腓肠肌疼痛,如撕裂样,下地行走时加重。并出现双手部分掌指、近指关节疼痛,伴有双下肢间断麻木不适。曾在当地医疗机构行抗感染(克林霉素)、激素(泼尼松片,具体用量不详)等对症治疗,双下肢肿痛、腹痛症状有所缓解,但发热仍持续,精神差,易倦怠。为求进一步诊治遂来我科就诊。

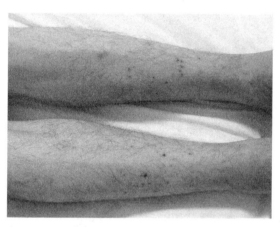

图28-1 患者双下肢可见散在暗红色点状皮疹,不高出皮肤,压之不褪色

从上述主诉中,应该整理的思路及考虑的范围:

1. 该患者以关节症状为首发临床表现,具备了关节疼痛、肿胀与功能障碍,首先可以肯定有明确的关节炎症表现。同时,关节表现仅局限于双下肢大关节,双手足小关节无明确症状,应在进一步检查中明确关节炎的原因。

2. 该患者的腹痛为阵发性脐周钝痛,可忍受,无放射,无腹泻及黏液脓血便,可以排除肠道感染性疾病。但是腹痛的原因不明,需要在进一步体检中了解有无阳性体征。

3. 双下肢散在暗红色皮疹,主要集中在胫前,无反复出现或加重的特点,与过敏性紫癜皮疹不符。

4. 近期出现发热症状,呈中低热,发热之前无明显畏寒、寒战症状,发热最高体温38.9℃,每天约1个高峰,体温未经处理可自行消退。同时出现腓肠肌疼痛。而患者为农村大学生,起病时间恰逢暑假期间,应警惕流行性出血热和钩端螺旋体等特异性感染性疾病存在可能。其后的病史又描述了患者出现了双下肢间断麻木感不适,应该考虑患者存在神经源性损害可能性大,而并非肌源性损害。

5. 既往病史、药敏史、家族史的询问也有助于患者病情的分析。该患者是农村大学生,曾于发病前10余天在当地下稻田劳作(当地有散发钩端螺旋体和流行性出血热病例)。

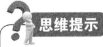

思维提示

患者病史特点可概括为4点:①青年男性患者,亚急性起病;②关节肿痛以双膝和双踝关节为主;③固定的脐周腹痛,不放散与转移,无血便;④双下肢小腿处紫癜样皮损;⑤发热,抗生素治疗无效,糖皮质激素治疗有效。

三、体格检查

(一)重点检查内容及目的

根据问诊的结果,症状主要集中在四肢关节肌肉及腹部,应重点据此进行查体,检查各个关节肿胀压痛程度,检查四肢肌力、肌张力情况。检查腹部各项体征,如腹膜刺激征、胃肠型和蠕动波、肠鸣音、移动性浊音、腹部血管杂音等。患者发热,按照最常见的发病原因,应首先考虑感染性发热可能,应查看常见的"门户区(呼吸道、消化道、泌尿道)"感染性疾病征象可能,如:查看扁桃体是否充血肿大、肺部听诊是否存在啰音,肾区是否存在叩击痛,是否存在咳嗽、咳痰、咽痛、腹泻、尿频、尿急等症状。

(二)体检结果及思维提示

T:37.8℃,P:102次/min,R:18次/min,BP:140/100mmHg。神清,查体合作,全身皮肤黏膜无黄染,腹股沟区可触及数个黄豆大小淋巴结。颈软,咽稍红,扁桃体不大。双肺呼吸音清晰,未闻及干湿性啰音。心率102次/min,律齐,无杂音。腹稍韧,剑突下、右上腹压痛明显,无明显反跳痛,肝肋下约1横指,脾肋下未触及,双肾区无叩击痛。双手握力下降,双腕掌背曲稍受限,双膝压痛,浮髌试验阴性,双下肢腓肠肌压痛明显,双下肢远端肌力约4级,上肢肌力及双下肢近端肌力正常,肌张力正常,双下肢小腿可见点状紫癜样皮疹,皮疹不高于皮面,压之不褪色,生理反射存在,病理征未引出。

思维提示

①该患者体检有明确关节炎体征,且与病史不完全相符,除双膝、双踝关节肿胀压痛外,尚有双腕关节掌背曲活动稍受限,双手握力下降,但无关节压痛。②存在腹部症状及体征:查体可见右上腹部和剑突下压痛,肝脏增大。应进一步检查排除肝胆疾病可能。③体检发现双下肢腓肠肌压痛,双下肢远端肌力下降,提示肌损害可能。④伴有中等发热,从患者现病史及询问及入院查体中可明确。综上症状与体征,提示该患者应是一个多系统损害性疾病。

四、实验室和影像学检查结果

实验室检查 WBC:23.23×10⁹/L,PLT:312×10⁹/L,Hb:87g/L。尿蛋白:(++),隐血可疑阳性。

便常规正常，大便潜血阳性。血沉：86mm/h。CRP：119.60mg/L。肝功能示 ALB：20.70g/L，碱性磷酸酶：187.0U/L，TP：55.30g/L。血电解质示钠：128.42mmol/L，氯：87.27mmol/L，钙：1.92mmol/L。IgG：15.78g/L，余项正常。甲胎蛋白、NSE、CA199、CEA 均阴性。BNP、肌钙蛋白、乙肝五项、结核分枝杆菌抗体均阴性。空腹血糖、肌酶谱及肾功能正常。降钙素原正常、抗结核抗体、T-SPOT 均阴性，肥达试验阴性，外斐试验正常。病毒相关抗体（CMV、EB）均阴性。输血前全套（HIV、HAV、梅毒、HCV）阴性。ASO：543.00IU/ml，HLA-B27、抗核抗体谱及抗核抗体（间接免疫荧光）、抗中性粒细胞胞浆抗体（ANCA）、抗 ccp 抗体、类风湿因子均阴性。

特殊检查：肺部 CT 未见异常。心电图未见异常。腹部超声提示：肝稍大，胆胰脾未见异常，腹腔可见少量积液。心脏彩超未见异常。肌电图（双下肢腓肠肌）提示神经源性损害。

？ 思维提示

该患者入院后检查特点归纳如下：①大便颜色正常但大便潜血阳性，提示有小量消化道出血。②尿蛋白（++），提示肾脏受累；③肌电图提示双下肢腓肠肌神经源性损害；④有肝功能受损证据，肝脏增大，白蛋白降低，碱性磷酸酶增高；⑤血液系统异常，血红蛋白 87g/L（正细胞正色素性贫血），血象增高明显；⑥急性时相反应物指标明显增高，血沉：86mm/h，CRP：119.60mg/L，血小板轻度增高；⑦自身抗体检测未见阳性；⑧实验室检查无病毒/细菌感染及肿瘤依据。实验室检查进一步证实多系统损害，应考虑诊断为什么疾病。

五、诊疗经过

患者于 2013-8-16 入院，暂予经验性抗感染、维持水电解质平衡等治疗，并尽快完成相关检查。入院后 2 天（2013-8-18），中午 12：50 排血便约 300ml，并出现头晕、乏力，血压下降至 90/60mmHg。遂予以补液、扩容、止血等紧急抢救，请重症医学科（ICU）会诊后转入重症医学科（ICU）治疗。

2013-8-20 23：50 至 2013-8-21 02：00 于全麻下行剖腹探查＋空肠肿瘤切除＋肠吻合术。手术经过：全麻后，患者仰卧位，取右侧中上腹部经腹直肌切口，长约 12cm，逐层进腹。探查见：腹腔内大量积血，约 1 000ml。距屈氏韧带约 20cm 处空肠一肿瘤，大小约 10cm×12cm，表面破裂，充血水肿明显，创面渗血，整个小肠系膜缘血管处可扪及散在多发结节状肿块，大小约 1cm×2cm，质硬，肠系膜血管根部可及多枚肿大淋巴结（图 28-2，见文末彩图）。肝脏表面亦可扪及见散在大小约 1cm×3cm 肿块，余腹腔内脏器未见明显异常，术中证实为空肠肿瘤并出血，由于小肠系膜肿块无法完全切除，遂决定行空肠肿瘤切除＋吻合术。于空肠肿瘤上下各约 5cm 处分别用肠钳阻断，并游离预切段肠管系膜，切除肿瘤段空肠，然后行空肠两断端端端吻合，并加浆肌层间断缝合加固，间断缝合关闭系膜，吻合顺利，术后检查吻合口通畅。大量温生理盐水冲洗腹腔，直至冲洗液清亮，吸尽腹腔内积液，检查术野无活动性出血，于盆腔及吻合口处各置腹腔引流管一根，另切口拉出、固定、接袋。检查器械敷料无误后，逐层关腹。

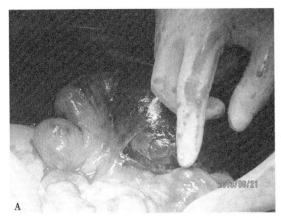
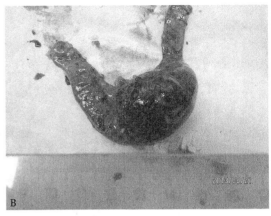
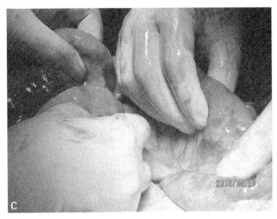

图 28-2 A、B. 肠管表面见多个结节状肿块；C. 距屈氏韧带约 20cm 处空肠一肿瘤，大小约 10cm×12cm，表面破裂，充血水肿明显，创面渗血

术后标本送病检，结果示取材部位：空肠；送检材料：空肠肿物；临床诊断：空肠肿物破裂出血；光镜所见：肠壁内多处动脉壁纤维素样坏死，平滑肌纤维坏死，大量炎性细胞浸润，伴大量出血，血肿形成；肠壁充血水肿，炎性细胞浸润。

2013-08-22 01：00 左右患者再诉头昏、腹痛，随后出现血压持续下降至 76/55mmHg，心率增快至 186 次 /min，面色苍白，引流管见大量鲜血流出，行床旁彩超检查提示腹腔积液，请普外科会诊，考虑患者可能再次出现腹腔出血。03：00—06：00 于全麻下行剖腹探查术。探查见腹腔内大量积血，约 3 000ml，吸净积血，探查见右肝后叶结节破裂出血，创面大小约 3cm×4cm，创面见明显活动性出血，肝脏表面亦可扪及见散在大小约 2cm×3cm 结节状肿块，表面充血明显，吻合口及肠系膜未见明显出血，术中证实为右肝结节破裂并出血，由于创面出血明显，而且术后有结节再次破裂出血可能，遂决定行右肝后叶创面缝扎＋肝动脉结扎术。解剖肝十二指肠韧带，找到肝动脉，予以结扎。

思维提示

总结患者入院后的诊疗全过程，归纳临床特点如下：①青年男性患者，亚急性起病；②病程中有关节炎；③双下肢腓肠肌疼痛、感觉轻度异常，肌电图证实神经源性损害；④双小腿处紫癜样皮损；⑤有肾脏受损的证据如尿蛋白阳性；⑥急性时相反应物指标（血沉、CRP）明显增高，白细胞计数明显增高，血小板轻度增高；⑦免疫学检查（ANA、ANCA、补体水平、RF 均阴性）；⑧对普通抗生素治疗疗效欠佳，对糖皮质激素（GC）治疗有效；⑨手术中，有肉眼确定的多发动脉瘤形成，病理检查提示结节性多动脉炎。

患者病情复杂，应首先试用一元论解释诊断。患者符合结节性多动脉炎的诊断。

附　1990 年 ACR 关于结节性多动脉炎的分类标准：①体重下降，病初即有，无节食或其他因素；②网状青斑，四肢或躯干呈斑点及网状斑；③睾丸疼痛或触痛，并非由于感染、外伤或其他因素所致；④肌痛、无力或下肢触痛，弥漫性肌痛（不包括肩部、骨盆带肌）或肌无力，或小腿肌肉压痛；⑤单神经炎或多神经炎；⑥舒张压大于 90mmHg；⑦尿素氮或肌酐增高，血尿素氮 > 14.3mmol/L 或血肌酐大于 133μmol/L；⑧ HBsAg 阳性或 HBsAb 阳性；⑨动脉造影异常，显示内脏动脉闭塞或动脉瘤；⑩动脉活检，血管壁有中性粒细胞或单核细胞浸润。

以上 10 项中有 3 项阳性者在排除其他结缔组织病后可诊断结节性多动脉炎。

六、治疗方案及理由

1. 治疗（激素 + 丙种球蛋白 + 免疫抑制剂）　糖皮质激素治疗是在结节性多动脉炎（PAN）诊断明确之后的首选用药。考虑该患者病情危重、进展快，立即行激素冲击治疗（甲泼尼龙 500mg，连续 3 天的治疗。联合人免疫球蛋白 [IVIG 0.4g/（kg•d）] 治疗，并在排除相关禁忌后给予环磷酰胺治疗（采取小剂量脉冲式给药方案 0.2g/ 隔天一次），在环磷酰胺累积剂量达 3.0g 后，改为环磷酰胺 0.4g/2 周一次，在 1 年半以后改为硫唑嘌呤（100mg/d）维持。

2. 选择上述治疗方案理由　糖皮质激素是治疗结节性多动脉炎的首选用药。该患者存在内脏器官血管破裂出血，术中可见患者肠系膜及肝脏中存在多个动脉瘤，若不迅速控制血管炎性病变，有可能再次出现内脏血管破裂出血，所以选用糖皮质激素冲击治疗。免疫球蛋白通过封闭致病性自身抗体的 Fc 受体，可以起到中和自身致病性抗体的作用，迅速改善自身免疫性炎症。同时，免疫球蛋白具有调理素及特异性抗体作用，增加吞噬细胞杀菌能力，具有较强的抗菌能力及抗病毒作用。对于需要用大剂量糖皮质激素并经历两次大型开放性手术的患者来说，免疫球蛋白确实是保驾护航的经典用药。

七、治疗效果及思维提示

经过激素、免疫球蛋白及环磷酰胺治疗后，患者未再出现内脏血管破裂情况，无发热、畏寒不适，未诉腹痛、腹泻等症状。出院查体体温：36.8℃，心率：100 次 /min，呼吸：20 次 /min，血压：110/80mmHg，双肺呼吸音清，未闻及干湿性啰音，全腹未及压痛及反跳痛，腹部叩诊呈鼓音，腹水征阴性，双下肢不肿，引流处敷料干燥。经过治疗 2 个月后，患者腹痛症状消失，2013 年 11 月 7 日复查：四肢血管搏动正常，双上肢血压 110/80mmHg，双下肢血压 140/100mmHg。血常规示 WBC: 8.86×10⁹/L, Hb: 115g/L, NE%: 66.14%。血沉：42mm/h。肝功能示 ALB: 33.60g/L, 总蛋白（TP）：58.50g/L，余项大致正常。CRP：14.63mg/L。肾功能正常。血电解质正常。

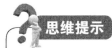

思维提示

①患者在多系统损害过程中，突发内脏血管破裂出血，在经过外科干预后，及时得到风湿免疫专科的积极救治（大剂量糖皮质激素、免疫球蛋白及免疫抑制剂）是该患者被成功救治的关键；②系统性血管炎诊断：缺乏特异性临床表现、缺乏特异性实验室检查（如标记性抗体）。在遇到不明原因发热、多系统受累时，应该考虑该类疾病存在可能。

最终诊断：结节性多动脉炎、空肠血管破裂出血术后、肝右叶结节破裂出血及肝动脉血管结扎术后、低钾血症、低蛋白血症。

八、本疾病最新指南解读

中华医学会风湿病分会结节性多动脉炎诊疗指南（2011 版）是目前国内结节性多动脉炎的最新指南，是在 2003 年指南的基础上，进一步更新了循证医学系统方法对证据的质量以及建议等级并进行再次评价，代表了结节性多动脉炎的规范化诊疗。

结节性多动脉炎是一种以中小动脉的节段性炎症与坏死为特征的非肉芽肿性血管炎，主要侵犯中小肌性动脉，呈节段性分布受累。本病目前病因不明，可能与乙型病毒性肝炎（HBV）感染有关，免疫病理机制在疾病中起重要作用。节段性分布，易发生于动脉分叉处，并向远端扩散。组织学改变以血管中层病变最明显，急性期为多形核白细胞渗出到血管壁各层和血管周围区域，伴组织水肿，病变向外膜和内膜蔓延而致管壁全层坏死。其后有单核细胞及淋巴细胞渗出，亚急性和慢性过程为血管内膜增生，血管壁退行性改变伴纤维蛋白渗出和纤维素样坏死，管腔内血栓形成，重者可以使血管腔闭塞。该病在美国发病率为 1.8/10 万，我国目前具体流行病学数据记载，男性发病率为女性的 2.5～4.0 倍，起病可隐匿或急骤。

结节性多动脉炎临床表现主要分为全身症状，包括：不规则发热、乏力、不适，体重减轻，肌肉疼痛、腹痛及关节痛等。系统症状包括全身多个器官：肾脏、骨骼、肌肉、神经系统、胃肠道、皮肤、心脏、生殖系统等。消化系统受累往往提示病情较重，见于约 50% 的患者。由于血管炎发生的部位和严重程度不同而出现各种症状，若发生较大肠系膜上动脉的急性损伤可导致血管梗死、肠梗阻、肠套叠、肠壁水肿，中小动脉受累可出现胃肠道炎症、溃疡、出血。

该疾病实验室检查缺乏特异性，部分检查，如：急性时相反应物（血沉、CRP）增高，血清白蛋白水平下降，白细胞增高，正细胞正色素性贫血，部分肾脏受累时可出现蛋白尿、血尿等泌尿系受累症状。免疫学相关检查提示约 7%～36% 的患者 HBsAg 阳性。特殊检查主要是血管相关检查，如彩超、选择性血管造影等。病理检查发现灶状坏死性血管炎对确诊有重要意义。

结节性多动脉炎应根据病情决定治疗方案，目前该病治疗方案主要是糖皮质激素联合免疫抑制剂，糖皮质激素治疗是治疗本病的首选药物，一般口服泼尼松 1mg/（kg·d），3～4 周后逐渐减量至原始剂量的半量。病情严重者可选用糖皮质激素冲击治疗（甲泼尼龙 500～1 000mg/d）静脉滴注 3～5 天后用常规剂量维持。免疫抑制剂治疗通常首选环磷酰胺，环磷酰胺剂量为 2～3mg/（kg·d）口服，也可用环磷酰胺隔天 200mg 静脉滴注，或按照 0.80～1.2g/m² 体表面积静脉冲击治疗（每月一次）连续运用 6～8 个月后改为每 2～3 个月一次，至病情稳定 1～2 年后停药。用药期间应严密监测肝肾功能、血常规。重症结节性多动脉炎患者也可用大剂量免疫球蛋白治疗，常用 200～400mg/（kg·d）静脉注射，连续 3～5 天，必要时每 3～4 周重复治疗 1 次。血浆置换能于短期内清除血液内大量免疫复合物。应注意的是，采用血浆置换或静脉注射免疫球蛋白的患者应联合糖皮质激素和免疫抑制剂治疗。近年来，也有生物制剂治疗结节性多动脉炎的报道，目前此类治疗均属于小样本的报道，目前仍不能替代激素和环磷酰胺，但作为一种新型治疗手段值得关注。

　　未经治疗的结节性多动脉炎预后极差，5 年生存率仅有 13%，常见死亡原因包括心肾或其他重要器官的衰竭，胃肠道并发症或动脉瘤破裂等。自从应用糖皮质激素和环磷酰胺后，患者 5 年生存率显著提高，治疗中可发生潜在致命的机会性感染，应予注意，年龄大于 50 岁患者预后差。

九、结合指南对本病例的思考

　　1. 诊断上的思考　结节性多动脉炎临床表现复杂多样，缺乏特异性临床症状和实验室检查，无类似于系统性红斑狼疮的特异性自身抗体（抗 Sm 抗体、dsDNA 抗体）存在，导致了本病的诊断存在一定难度。本例患者因关节炎、发热、腹痛等一些非特异性症状于 2013 年 8 月 16 日收住我科，在完善相关辅助检查过程中，于入院第 2 天（2013 年 8 月 18 日）中午出现消化道出血。在空肠血管破裂出血术后 24 小时内再次出现肝右叶血管破裂出血。仔细回顾该患者病史会发现该患者在入院后的一些临床表现已经指向了系统性血管炎的诊断：如双下肢腓肠肌疼痛、腹痛和急性时相反应物指标增高、下肢多发神经炎和蛋白尿等，上述症状均不能用某一系统疾病解释。结合患者为青年男性患者，平素一般情况尚可，以及难以解释的正细胞正色素性贫血和低蛋白血症，应根据临床疾病谱考虑结节性多动脉炎可能。

　　2. 治疗成功的经验总结

　　（1）准确的诊断是治疗成功的前提。本例患者在两次内脏血管破裂出血外科干预后，结合患者术中所见的肠系膜血管多个动脉瘤及术后病理检查结果，结节性多动脉炎的诊断呼之欲出。在经外科干预后，成功转入风湿免疫科进行糖皮质激素冲击治疗是保证患者治疗的又一前提，文献报道严重急性胃肠道受累提示预后不良，结节性多动脉炎病理学改变主要为中小动脉的坏死性血管炎，血管壁纤维素样坏死和大量中性粒细胞浸润，故血管破裂出血往往是结节性多动脉炎导致死亡的急性并发症，本例患者术中显示空肠肠系膜多个动脉瘤形成，已经出现动脉瘤血管破裂和肝脏右叶血管瘤破裂均提示该患者病情凶险，经及时的外科干预和内科强有力的糖皮质激素冲击治疗，对患者的成功救治取到了关键的作用。

　　（2）免疫球蛋白运用。在经过外科干预后，患者体内存在低蛋白血症、贫血等感染高危因素。另外一方面，患者又需要进行积极的免疫抑制治疗，如何把握感染与免疫抑制之间的平衡显得尤为重要。而免疫球蛋白则正好兼顾了抗风湿和预防抗感染的作用，起到了一箭双雕的作用。

　　（3）环磷酰胺的选择运用。指南明确提出环磷酰胺是结节性多动脉炎的首选免疫抑制剂，其缺点在于环磷酰胺作为一种经典的细胞毒类免疫制剂，要达到一定的累积剂量后才能起效。该患者病情进展迅速、危重，靠常规给药方式按照体表面积 0.8～1.2g/m²（每月一次）可能不会短时间内控制病情，而选用环磷酰胺个体化治疗（0.2g，隔天一次）可迅速达到累积有效剂量，为争取患者治疗时间窗起到了重要作用。但是任何一个强有力的治疗方案均是一把双刃剑，在追求快速达到环磷酰胺疗效过程中，应注意并及时处理环磷酰胺所带来的相关不良反应，如胃肠道反应、出血性膀胱炎和骨髓抑制等。

（4）HBsAg 阳性患者在免疫抑制剂治疗过程中的思考。本病目前病因不明，相关文献认为乙型病毒性肝炎（HBV）可能参与结节性多动脉炎的发病过程，而在目前普遍采用的 1990 年美国风湿病学会（ACR）的分类标准中，更是将 HBsAg 阳性作为分类标准中的一条，故乙肝感染在结节性多动脉炎中并不少见。如何在乙肝患者中恰到好处的使用糖皮质激素和免疫抑制剂治疗，也是该病例治疗过程中需要考虑的问题。在 2015 年乙型肝炎抗病毒专家共识中明确指出：在慢性乙型病毒性肝炎患者应用免疫抑制剂或细胞毒药物前 2～4 周应抗病毒治疗。如果患者基线 HBV-DNA < $5log_{10}$ 拷贝 /ml，可考虑于免疫抑制剂或细胞毒药物治疗结束后 6 个月停用预防治疗。如患者 HBV-DNA > $5log_{10}$ 拷贝 /ml，则应继续治疗并达到一般患者抗病毒治疗停药标准，方可考虑停药。在化疗或免疫抑制剂治疗停止后，根据患者病情决定停药时间。

综上所述，该例患者以非特异性临床表现为首发症状，病程中快速出现胃肠道血管受累出血等严重并发症，在经历外科干预及糖皮质激素冲击和及时的、强有力的免疫抑制剂治疗后最终达到了比较理想的治疗效果。临床上在遇到此类病例时，如涉及多系统受累，应考虑该疾病存在的可能，在治疗过程中，则应该把握感染与免疫抑制剂使用的平衡性。

（向诗非　龚书适　向　阳）

病例 29 面部红斑、眼睑及双下肢水肿 2 周

女，44 岁，个体经营者，2015 年 4 月 10 日来诊。

一、主诉

面部红斑、眼睑及双下肢水肿 2 周。

二、病史询问

（一）初步诊断思路及问诊目的

患者的主诉为几乎同时出现的面部红斑及眼睑水肿，病史的询问应围绕面部红斑及眼睑水肿的诱因、特点、其他伴随症状以及有鉴别意义的阴性症状、是否行相关辅助检查、治疗过程及治疗后病情的变化展开。

（二）问诊主要内容

1. 面部红斑发生是否有诱因，例如日晒、面部可疑过敏原接触史（化妆品、护肤品等）或用药史。红斑的特点包括部位、形态、缓解或加重的因素。面颊和鼻梁部水肿性的蝶形红斑为系统性红斑狼疮（SLE）的典型皮疹表现，日晒后常加重。应注意的伴随症状包括有无其他部位皮疹、发热、口腔溃疡、脱发、关节肿痛、雷诺现象或小便异常（肉眼血尿、泡沫尿）等。

2. 水肿的诱因、部位、程度、缓解因素及伴随症状。单纯眼睑的水肿可分为生理性及病理性，生理性可见于睡眠不足、睡前饮水过多等。病理性因素可见于眼部局部病变或是全身性因素。眼睑合并明显下肢水肿考虑全身性因素，多见于肾脏病变，注意起病前有无上呼吸道感染，有无进食可疑食物、药物，有无尿液异常（少尿、泡沫尿、肉眼血尿），休息后水肿可否自行消退。全身性水肿亦可见于其他疾病，需询问其他伴随症状。水肿伴有呼吸困难常提示心脏病变。伴有厌油、肝脾大、黄疸常提示肝脏病变。伴有心动过缓、血压偏低、低体温及皮肤姜黄色提示甲状腺功能低下。

3. 既往史的询问，包括有无慢性病史，吸烟、饮酒史，传染病史，个人史，婚育史和家族史等。

（三）问诊结果及思维提示

1. 患者 2 周前无明显诱因出现面颊部蝶形红斑，眼睑及双下肢水肿，晨起明显，伴恶心呕吐，食欲差，腹胀，偶有头晕乏力，伴有少许咳嗽，咳少量白痰。2015 年 4 月 7 日在当地医院就诊，查血常规血红蛋白：107g/L，血小板：96×10⁹/L；尿常规：尿蛋白（++++），尿隐血（+++）；生化总

蛋白：53.9g/L，白蛋白：27.6g/L，SLE 3 项抗核抗体 ANA：974.79U/ml，抗双链 DNA（dsDNA）抗体：333.76IU/ml；肝酶未见异常，考虑诊断为"系统性红斑狼疮、狼疮性肾炎"，予补充白蛋白和利尿处理，患者水肿稍有消退，现为进一步治疗收入我科。

2．自发病来，患者无发热，无口干、眼干等，无肌肉酸痛或乏力，无关节肿痛、雷诺现象，无胸闷、气促，无腹痛、腹泻，精神差、食欲下降，睡眠一般，2 天未解大便，小便 5～6 次 /d 伴有泡沫，自觉尿量与平时无变化，无肉眼血尿，体力轻度下降，体重无明显变化。

3．否认高血压病史，否认糖尿病及冠心病史。否认肝炎结核史。否认慢性肾脏病史。阑尾切除术后无特殊。否认外伤史。否认药物过敏史。出生并长大于广东省普宁市。否认疫区、疫水接触史，否认特殊化学品及放射线接触史。无吸烟饮酒等不良嗜好。冶游史不详。平素月经规律，末次月经：2015 年 4 月 1 日，平素月经量适中，色正常，呈暗红色，无痛经、血块，无异常阴道流血史，已婚已育，育有三子一女，配偶及子女体健，无流产、死胎、胎儿发育迟滞情况。父母健在，否认家族遗传病传染病等类似疾病史。

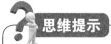
思维提示

　　患者眼睑及下肢水肿起病，伴有泡沫尿，而无心脏或肝脏疾病的表现，故首先考虑肾性水肿。肾性水肿大致可分为肾炎性、肾病性水肿两种类型，前者以眼睑水肿为主，而后者以身体较低部位水肿为主（站立后下肢水肿或平躺后腰骶部水肿），而且呈凹陷性。本例患者尿蛋白量较多，而血清白蛋白低于 30g/L，故考虑为肾病综合征可能性大。肾病综合征根据病因分为原发性和继发性。结合患者面部典型皮疹，考虑继发于 SLE 可能，因此需重点询问患者有无 SLE 其他表现及相关辅助检查结果。外院检查 ANA、抗 dsDNA 抗体阳性，辅助检查 2 条阳性，轻度贫血及血小板减少，符合 SLE 的血液系统损害。

三、体格检查

（一）重点检查内容及目的

SLE 可累及全身各个系统，因此体格检查应该系统、全面进行。常见症状主要集中在皮肤黏膜、口腔、肌肉、关节、心、肺、肝和肾。检查皮肤和黏膜是否苍白（本病有时有自身免疫性溶血）、黄染（提示溶血或肝损害），有无出血点（本病容易出现血小板减少）和是否明显脱发（本病主要表现之一）；皮肤是否有其他类型皮疹，如甲周、耳郭或指端的出血性皮疹（提示血管炎，特别常见于合并冷球蛋白血症者）。口腔有无溃疡以及溃疡的大小、数目（本病表现）、猖獗齿（可能累及唾液腺或合并干燥综合征）；有无关节肿痛，关节痛的部位及是否有畸形（SLE 一般不引起关节畸形）；心界有无扩大（心脏增大或心包积液），各瓣膜区是否有杂音，第二心音有无亢进（是否有肺动脉高压）；双肺叩诊是否清音，是否对称（合并胸积液），呼吸音是否存在、对称，有无干湿性啰音。是否有腹胀、压痛和反跳痛，移动性浊音是否阳性（腹水）。水肿的部位和程度，是否为凹陷性水肿。曾接受长期糖皮质激素治疗的患者还应注意检查是否有皮肤紫纹（判断糖皮质激素的副作用，在后续设计治疗方案时尽量采用少激素的方案，避免糖皮质激素累积量过多）。有无浅感觉减退（周围神经炎）、垂足（多发性单神经炎）或异常神经反射（提示神经精神狼疮）。

（二）体检结果及思维提示

T：36.8℃，P：108 次 /min，R：20 次 /min，BP：165/111mmHg。神清，精神可，全身皮肤及黏膜无出血、黄染或苍白。双侧眼睑轻度水肿。面颊和鼻梁部水肿性的蝶形红斑，身体其他部位无皮疹。口腔黏膜光滑，无溃疡。双肺叩诊清音，双侧对称。双肺呼吸音清，未闻及干湿性啰音。未闻及胸膜摩擦音。叩诊心界不大，听诊心率：108 次 /min，律齐，各瓣膜区未闻及病理性杂音。腹平软，无压痛及反跳痛，移动性浊音阴性。双下肢重度凹陷性水肿。神经系统检查肌力正常，生理反射正常，病理反射未引出。

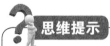

思维提示

　　面颊和鼻梁部水肿性的蝶形红斑为 SLE 的典型皮疹表现，与其他皮疹不同，跨过鼻梁是蝶形红斑的比较特征性表现，在皮疹鉴别时注意观察鼻梁是否有皮疹。过敏也可以出现面部皮疹和眼睑水肿，但过敏性皮疹常与使用化妆品（往往是换了新的化妆品）有关，伴瘙痒，而且身体其他部位没有水肿；而狼疮的皮疹皮肤瘙痒不显著。

四、实验室和影像学检查结果

（一）初步检查内容及目的

1. 血常规、血型、便常规、血生化（特别关注血肌酐、肌酶）、凝血功能、乙肝五项、肝炎系列、HIV 筛查、梅毒组合和心电图等了解患者基本情况。尿常规、尿蛋白定量和尿红细胞位相等检查，了解肾脏受损情况。

2. 风湿免疫指标（包括 ANA、抗 dsDNA 抗体、抗 Sm 抗体、抗 RNP 抗体、抗 SSA 和抗 SSB 抗体等）、抗磷脂抗体、血补体和血免疫球蛋白水平等，明确 SLE 诊断，排除其他结缔组织病及协助判断疾病活动度。

3. 胸片　患者入院前有少许咳嗽，伴有少量白痰。需了解有无肺部病变、心脏大小及有无胸腔积液。

4. 腹部 B 超　了解双肾形态、大小、肾皮质厚度及回声情况，有无腹腔积液及肝脾肿大。

5. 心脏彩超　了解心脏及瓣膜结构有无异常，心脏收缩舒张功能及有无肺动脉高压。

（二）检查结果及思维提示

1. 血常规　WBC：$3.46×10^9$/L，Hb：98g/L，PLT：$53×10^9$/L，网织红细胞百分比：2.6%。

2. 尿常规、尿蛋白定量、尿红细胞位相、便常规 + 隐血试验　尿常规：尿糖（+/-），尿蛋白（++++），尿隐血（+++），红细胞（镜检）（+），管型（镜检）（+++）；24 小时尿蛋白定量检查：尿量 800ml/24h，蛋白定量 3.63g/24h；尿红细胞位相：正形红细胞 0/ml，畸形红细胞 176 000/ml，

G1＞5%；便常规＋隐血试验：阴性。

3. 风湿免疫指标　抗核抗体 ANA＞1 000.00U/ml，抗 dsDNA 抗体：752.13IU/ml，抗组蛋白抗体（AHA）：3.14（+），抗核小体抗体（ANuA）：212.52U/ml，抗 SSA 抗体：（+），抗 SSB 抗体：（+/−），抗 Sm 抗体：（+），抗 RNP 抗体：（+），免疫球蛋白 G（IgG）：15.50g/L，补体 3（C3）：0.17g/L，补体 4（C4）＜0.07g/L，Coombs 试验、病理抗凝物质检测、抗磷脂抗体组合和 ANCA 组合均为阴性。

4. 血沉：9mm/h，CRP：1.44mg/L。

5. 血生化　K^+：4mmol/L，Na^+：136mmol/L，BUN：9mmol/L，CREA：126μmol/L，ALB：22.7g/L，GLB：23.3g/L，ALT：14U/L，AST：15U/L，TBIL：10.44μmol/L，Ca^{2+}：1.91mmol/L；血脂：总胆固醇（CHOL）：6.8mmol/L，甘油三酯（TG）：3.81mmol/L，低密度胆固醇（LDL-c）：4.14mmol/L。

6. 凝血功能　PT：12.7s，INR：1.04，APTT：34.7s，Fbg：3.12g/L，TT：17.9s，D- 二聚体：2.15mg/L。

7. 胸部正侧位片　心影增大，双肺、膈未见异常。

8. 腹部 B 超　肝胆、胆囊、胆管、脾脏超声检查未见异常。左肾大小 11.9cm×5.2cm，实质厚度 2.3cm。右肾大小 12cm×4.7cm，实质厚度 1.8cm，回声正常。双肾形态正常，轮廓线清晰，肾内未见病变回声。膀胱和输尿管超声未见异常。

9. 心脏彩超　左室增大主动脉瓣关闭不全（轻度），二尖瓣关闭不全（轻度），心包积液（少 - 中量），左心室收缩及舒张功能正常，肺动脉收缩压（PASP）：20mmHg。

？思维提示

目前 SLE 诊断仍主要参考 1997 年美国风湿病学会（ACR）分类标准：①颊部红斑；②盘状红斑；③光过敏；④口腔溃疡；⑤关节炎；⑥浆膜炎；⑦肾脏病变；⑧神经病变；⑨血液系统损害；⑩免疫性异常：抗 dsDNA 抗体或抗 Sm 抗体阳性或抗磷脂抗体阳性；⑪抗核抗体阳性。以上 11 项中满足 4 项，排除感染、肿瘤及其他结缔组织病即可诊断。本例患者辅助检查结果发现有多系统损害，有大量蛋白尿、肾小球来源血尿、管型尿和肌酐轻度升高，提示肾脏受累。血液系统有白细胞、血小板减少及轻度贫血。心包积液与浆膜炎和低蛋白血症有关。高脂血症与低蛋白血症引起的脂类代谢紊乱有关。患者 ANA、抗 dsDNA 抗体、抗 Sm 抗体均阳性，C3 下降，患者已符合 6 条上述标准，故 SLE 诊断明确。患者三系减少，可行骨髓穿刺排除骨髓增生异常性疾病。贫血和血小板减少伴肾功能损害可行外周血涂片检查有无破碎红细胞，排除血栓性微血管病可能。此外，还可通过检测叶酸、VitB₁₂、铁蛋白和地中海贫血筛查等排除其他原因所致的贫血。患者蛋白尿、血尿和肾功能受损可行肾活检检查排除其他原因引起肾脏病变并明确狼疮肾炎（LN）病理分型，指导下一步治疗。患者入院有咳嗽、咳痰症状，可行 CRP 和 / 或血清降钙素原（PCT）检查排除感染，有利于下一步治疗方案选择。

（三）进一步检查结果及思维提示

1. PCT　0.12ng/ml，细菌感染可能性小。

2. 贫血组合Ⅲ 维生素 B_{12}: 146.05ng/L, 叶酸 FolA＞24.30μg/L, 铁蛋白（Fer）: 110.02μg/L; 地中海贫血筛查阴性。

3. 骨髓穿刺 骨髓增生活跃, 巨核细胞形态及数量大致正常, 血小板少。外周血涂片红细胞形态大致正常。

4. 肾活检 光镜: 11 个肾小球中未见球性硬化及节段硬化, 可见 2 个细胞纤维性、3 个小细胞纤维性和 1 个小细胞性新月体形成。余肾小球系膜细胞及基质弥漫性轻 - 中度增生, 内皮细胞亦弥漫性增生, 伴球内炎症细胞浸润, 毛细血管袢开放欠佳和多处球囊粘连。Masson 和 PASM: 系膜区和节段内皮下颗粒状嗜复红物沉积。肾小管上皮细胞颗粒变性及空泡变性, 肾小管小灶性萎缩（约 20%）。肾间质小灶性纤维化伴少许单个核细胞浸润。小动脉及细动脉结构尚好。免疫荧光: 5 个肾小球中 1 个球性硬化, IgG: (++), IgA: (+), IgM: (+), C31: (+++), C1q: (++), Fbg 阴性, 弥漫性球性分布, 颗粒状沉积于毛细血管壁。HBsAg 阴性。特殊染色: 刚果红（-）。小结: 狼疮肾炎Ⅳ-G（A）。

思维提示

患者虽有多系统损害, 但用 SLE 可解释所有表现。患者血液系统三系均有损害, 但骨髓穿刺提示骨髓增生活跃, 排除了骨髓增生低下如再障或是增生异常所致。Coombs 阴性、胆红素不高、血涂片红细胞形态正常, 基本可排除溶血所致贫血。贫血三项检查排除造血原料不足, 因此贫血的原因考虑为慢性病贫血。血小板降低的原因为 SLE 引起免疫功能异常。LN 典型的肾小球免疫荧光表现为 IgG、IgA、IgM、C3、C4、C1q 均为阳性, 呈现"满堂亮"。目前 LN 病理分类主要参考国际肾脏病协会 / 肾脏病理学会工作者（ISN/RPS）2003 标准: Ⅰ型（系膜轻微病变性狼疮肾炎）; Ⅱ型（系膜增生性狼疮性肾炎）; Ⅲ型（局灶性狼疮性肾炎, 累及 <50% 肾小球）, 根据病变类型分为Ⅲ（A）（局灶增生性）, Ⅲ（A/C）（局灶增生硬化性）和Ⅲ（C）（局灶硬化性）（A: Active, 代表急性病变; A/C 代表急性加慢性病变; C: Chronic, 代表慢性病变）; Ⅳ型（弥漫性狼疮性肾炎, 累及 ≥50% 肾小球）, 根据肾小球病变范围及病变类型分为Ⅳ-S（A）（节段增生性）、Ⅳ-G（A）（球性增生性）、Ⅳ-S（A/C）（节段增生和硬化性）、Ⅳ-G（A/C）（球性增生和硬化性）、Ⅳ-S（C）（节段硬化性）和Ⅳ-G（C）（球性硬化性）; Ⅴ型（膜性狼疮性肾炎）; Ⅵ型（终末期硬化性狼疮性肾炎, ≥90% 肾小球呈球性硬化）。本例患者肾活检符合Ⅳ-G（A）。HBsAg 及刚果红染色可排除乙肝相关性肾炎和肾脏淀粉样变等其他继发性肾病。特别提出的是: 弥漫（Ⅳ型）或局灶（Ⅲ型）是相对整个肾脏而言, 以病变肾小球是否超过一半（>50%）来区分; 而球性或节段是相对每一个肾小球而言, 病变是否累及一个肾小球的大部分（>50%）。有时候, Ⅴ型可以和Ⅲ型或Ⅳ型同时出现, 称为Ⅳ+Ⅴ型或Ⅲ+Ⅴ型。明确 LN 的病理类型有助于后续治疗方案的选择。

五、治疗方案及理由

1. 治疗 入院后予羟氯喹 0.2g 每天 2 次口服, 甲泼尼龙 60mg/d 静脉滴注治疗。肾活检结果回报后，予甲泼尼龙 0.5g/d×1 天静脉滴注，后改为泼尼松 50mg/d 口服 [按 1mg/(kg•d)计算]，并给予环磷酰胺（CTX）1.0g 静脉滴注。并予护胃、补钙和降压等对症和辅助治疗。泼尼松治疗 8 周后逐渐减量，每周减量 5mg，减少剂量至 0.5mg/(kg•d) 时适当减慢减量速度。CTX 1.0g 每月注射一次，连续 3 个月。疾病缓解后，进入维持阶段，用小剂量泼尼松（≤7.5mg/d）+ 吗替麦考酚酯（MMF）1.0～1.5g/d 或硫唑嘌呤（AZA）2mg/(kg•d) 维持治疗。

2. 理由　SLE 可累及全身各系统，表现多样，个体化治疗尤为重要，需进行全面的病情评估制订治疗方案。病情评估主要包括 SLE 活动性、所累及的器官、各器官损害的程度以及是否存在并发症。SLE 活动性评估有多种方法，常用的有系统性红斑狼疮疾病活动指数 SLEDAI（据患者最近 10 天情况评分），内容如下：抽搐、精神异常、脑器质性症状、视觉异常、脑神经受累、狼疮性头痛、脑血管意外和血管炎各记 8 分；关节炎、肌炎、管型尿、血尿、蛋白尿和脓尿各记 4 分；脱发、新发皮疹、黏膜溃疡、胸膜炎、心包炎、低补体和抗 dsDNA 抗体滴度增加各记 2 分；发热、血小板减少和白细胞减少各记 1 分。0～4 分基本无活动，5～9 分轻度活动，10～14 分中度活动，≥15 分重度活动。需要指出的是，SLEDAI 是全身各器官系统所有损害积分的合计，不能很好反映某一器官的损害。像本例患者突出表现为肾脏损害，有条件还要结合肾脏特异的评估指标来评估病情。能较好反映肾脏疾病活动程度的临床指标包括短期增加的蛋白尿，短期内血肌酐升高，较显著的血尿（尿畸形红细胞较多），抗 dsDNA 抗体滴度升高和补体 C3 下降。如果有肾活检，则可以用肾脏病理活动指数和慢性指数来分别评估 LN 的活动性（炎症，可逆性损害，免疫抑制治疗有效）和损害程度（纤维化，不可逆损害，免疫抑制治疗无效），能更精确地指导治疗方案的制订。通常，SLE 的免疫抑制治疗的强度取决于患者疾病的活动度和器官损害程度。轻型 SLE 指病变未累及重要器官，以皮损、关节肌肉症状为主，可用非甾体抗炎药（NSAIDs）、抗疟药和小至中剂量糖皮质激素；病情稍重或难治性病例可加 AZA、MMF 或甲氨蝶呤（MTX）。中重型 SLE 指伴有重要脏器受累或非重要脏器（如皮肤）广泛受累且常规治疗无效，激素无效或耐药。中重型的治疗包括诱导缓解和维持治疗两个阶段。诱导缓解指采用强化免疫抑制治疗控制免疫反应，终止损伤，尽可能恢复脏器正常功能。维持治疗则采用副作用小和使用方便的药物，并在最小剂量下巩固疗效，防止复发。狼疮危象指急性、危及生命的重症 SLE（急进性 LN、重度神经精神狼疮 NPSLE、自身免疫性溶血、血小板减少或粒细胞缺乏症、重度心脏损害、狼疮肺炎、狼疮肝炎或血管炎等），需要积极治疗如大剂量糖皮质激素冲击等。常见的 SLE 合并症有感染、高血压、血栓形成和糖尿病等。本病例中，患者最主要病变为肾损害，是 Ⅳ 型 LN，肾活检显示显著活动病变并有新月体形成，而临床上血尿显著，伴有血肌酐升高，因而用激素加免疫抑制剂联合治疗，并给予短期大剂量糖皮质激素冲击治疗，以期迅速控制病情。糖皮质激素易致骨质疏松及胃黏膜损伤等副作用，故同时给予补充钙剂及护胃治疗。在治疗 SLE 的过程中，不能把目光只放在免疫抑制治疗上，还要注意去除非免疫损害因素，如高血压、蛋白尿等。患者合并高血压，控制血压（<130/80mmHg）对肾脏保护尤为重要。因 ACEI/ 血管紧张素受体阻滞剂（ARB）类药物可扩张肾小球出球动脉大于扩张肾小球入球动脉，能降低肾小球压力，常为首选。

六、治疗效果及思维提示

1. 住院前 5 天，根据诊断思路完善检查，行骨髓穿刺一次，甲泼尼龙 60mg/d 静脉滴注治疗。监测患者尿量偏少，可凹性水肿中度，间断予白蛋白输注后利尿（小剂量呋塞米静脉输

注),尿量有所增加,可凹性水肿轻度。患者血小板升至正常后,排除禁忌证后行肾活检术。

2. 住院第 6 天至第 18 天,继续甲泼尼龙、羟氯喹治疗原发病,控制血压、补钙、护胃,间断应用白蛋白及利尿剂。经治疗,患者水肿有所消退,血压正常。肾活检穿刺病理回报为 LN Ⅳ-G(A),予甲泼尼龙 0.5g/d×1 天静脉滴注后改为口服泼尼松 50mg/d,并给予 CTX 1.0g 静脉滴注。复查白细胞、血小板正常,血红蛋白:95g/L,血肌酐:103μmol/L,血 ALB:24.2g/L,C3:0.42g/L,但尿蛋白(++++),潜血(+++)。患者仍有轻度双下肢凹陷型水肿。

思维提示

治疗方案有效且患者可以耐受。糖皮质激素治疗后患者白细胞、血小板上升至正常也证实为 SLE 继发性的血液系统损害。慢性病性贫血纠正需要一定时间。肾功能受损考虑与肾小球病变所致的肾小球滤过率减低、血胶体渗透压过低导致有效血容量不足等多种因素有关,经过糖皮质激素治疗和补充白蛋白基础上利尿等处理后患者肌酐下降。患者肾活检病理类型为 LN Ⅳ-G(A),细胞性新月体为急性病变,若未能及时处理将影响肾脏预后,治疗需积极,因此给予大剂量激素冲击并加用免疫抑制剂治疗。针对Ⅲ/Ⅳ型 LN,诱导缓解期免疫抑制剂可选用 CTX 或 MMF。患者 44 岁,无生育要求,且考虑到患者经济能力,选用 CTX 治疗。治疗过程中应严密监测药物副作用。定期复查血尿常规、生化、补体和抗 dsDNA 抗体等指标,评估病情,适时调整治疗方案。需要指出的是:大量蛋白尿患者因血白蛋白水平低,易出现血容量不足,适当输注白蛋白有利于提高血容量,增强利尿效果。然而,输入的白蛋白很快从尿中排出,长期使用可能加重肾小管损害。故白蛋白一般仅用于因血容量不足导致的肾前性灌注不足和少尿。

最终诊断:系统性红斑狼疮、狼疮性肾炎Ⅳ-G(A)、狼疮血液系统损害。

七、本疾病最新指南解读

2012 年美国风湿病学会(ACR)狼疮肾炎(LN)治疗指南:该指南是在 1999 年 ACR 的 LN 治疗指南基础上,结合最新的循证医学证据,提出针对 LN 的系统、全面的专家组意见。

指南首先对 LN 进行了定义:临床和实验室表现符合 ACR 标准(持续性蛋白尿 > 0.5g/d 或尿试纸检测尿蛋白超过 3+,和 / 或管型包括红细胞、血红蛋白、颗粒、管状或混合型管型)。

关于肾活检和组织学,指南中推荐所有的具有狼疮肾炎活动证据及未治疗的患者进行肾活检(除非有强烈相反指征),按照目前 ISN/RPS 分型对 LN 肾小球病变进行分型。肾活检可以对疾病的活动度、慢性化程度及小管和血管病变进行评估。并且肾活检可鉴别其他肾脏疾病。尤其对于血肌酐升高但又无明显诱因(如感染、血容量不足或药物)存在时,或尿蛋白定量≥1.0g/24h,或尿蛋白定量≥0.5g/24h,合并血尿或管型尿时建议行肾活检(证据等级 C)。

LN 分型治疗原则为:Ⅰ、Ⅱ型不需要免疫抑制剂治疗;Ⅲ、Ⅳ需要积极糖皮质激素加免疫抑制剂治疗;Ⅴ型当合并Ⅲ或Ⅳ型时治疗同Ⅲ或Ⅳ型;Ⅴ型单独存在时治疗略有不同;Ⅵ型通常需要替代治疗而不是免疫抑制;此外肾脏病变慢性程度越高,对免疫抑制剂药物反应越差。

关于辅助治疗：指南中推荐所有 LN 患者，除非有禁忌证，都需要使用羟氯喹作为基础治疗（证据等级 C）。所有尿蛋白定量≥0.5g/24h 的 LN 患者都需要使用可降低肾小球内压力的 RAS 拮抗剂（非糖尿病肾病，证据等级 A）。对联合使用 ACEI/ARB 存在争议。在保护 CKD 患者肾功能方面，ACEI 或 ARB 治疗优于单用钙拮抗剂和利尿剂。指南推荐血压控制目标为≤130/80mmHg（非糖尿病肾病，证据等级 A）。指南中推荐对伴有低密度脂蛋白>100mg/dl 的患者使用他汀类药物治疗（证据等级 C）。

关于Ⅲ/Ⅳ型 LN 的诱导缓解治疗的建议：指南建议使用 MMF（每天口服总量 2.0～3.0g）或 CTX 联合糖皮质激素进行诱导缓解治疗。据高质量的荟萃分析和专家意见，MMF 和 CTX 被认为具有同等疗效。MMF 剂量要依具体情况而定：Ⅲ/Ⅳ型 LN 但无细胞性新月体形成以及伴有蛋白尿、血肌酐水平稳定而无法行获得肾脏病理的患者，每天 2.0g 或 3.0g 都可以接受。然而对于Ⅲ/Ⅳ型 LN 有细胞性新月体以及伴有蛋白尿、血肌酐持续上升的患者，每天 3.0g 更有益。另外，与非亚裔人相比，亚裔人产生相似疗效需要的 MMF 剂量更低，同时对>2.0g 的耐受性更差，因此亚裔人以每天 2.0g 的最高剂量为目标。指南中推荐了 2 种静脉使用 CTX 的方案：①小剂量"欧洲"方案，即每两周注射 0.5g，共用 6 次，之后每天口服 AZA 或 MMF 维持（B 级证据）。②大剂量方案（常称为 NIH 方案），即每月注射 1 次 0.5～1g/m²，共用 6 次，之后每天口服 AZA 或 MMF 维持（A 级证据）。指南中推荐大剂量静脉激素冲击（甲泼尼龙 0.5g/d×3 天）联合免疫抑制剂治疗，而后每天口服激素[0.5～1mg/(kg·d)]，然后逐渐减量至最小必需剂量来控制疾病（C 级证据）。

关于单纯Ⅴ型 LN 诱导治疗的建议：指南中推荐伴有肾病综合征性蛋白尿的单纯性Ⅴ型 LN 诱导方案为泼尼松[0.5mg/(kg·d)]联合 MMF（2.0～3.0g/d）治疗（A 级证据）。对Ⅴ型 LN 的回顾性研究显示 MMF 联合泼尼松治疗 6 个月与静脉 CTX 联合泼尼松疗效相似。

对于诱导治疗有效的 LN 患者，指南推荐 AZA[2mg/(kg·d)]或 MMF[2mg/(kg·d)]作为维持治疗。

八、结合指南对本病例的思考

本例患者基本按照 2012 年 ACR 狼疮肾炎治疗指南进行治疗，但略有不同。患者肾活检提示为 LN Ⅳ-G（A），伴有细胞新月体形成，故采用了大剂量糖皮质激素冲击治疗，考虑到患者肾脏活动病变尚不是最严重情况，故没有冲击治疗 3 天，而只用 1 天，然后给予泼尼松 1mg/(kg·d)口服。需要指出的是，指南中推荐所有Ⅲ型和Ⅳ型 LN 均采用大剂量甲泼尼龙冲击治疗 3 天，而后每天口服激素[0.5～1mg/(kg·d)]，然后逐渐减量至最小必需剂量来控制疾病。国外倾向于用大剂量脉冲治疗后用较小剂量[0.5mg/(kg·d)]或减量较快的糖皮质激素继续诱导缓解。国内所采用的方案有所不同。我们一般不采用大剂量激素脉冲治疗（除非是危重症狼疮或有显著袢坏死伴新月体形成），而采用泼尼松 1mg/(kg·d)口服 8 周后减量的方法来诱导缓解。

诱导缓解的免疫抑制剂可采 CTX 或 MMF。结合本例患者年龄、经济情况和有无生育的要求综合评价，最终选用 CTX 作为免疫抑制剂。诱导缓解后，可采用小剂量激素联合 AZA 或 MMF 维持治疗。本例出院时尚有显著的蛋白尿和水肿，并没有完全缓解，需要继续治疗。根据 ALMS 研究的资料，无论是采用 CTX 或是 MMF 进行诱导缓解，治疗 24 周时仅略多于 1/2 患者有效；若用严格的缓解标准（尿蛋白<0.3g/24h、尿沉渣正常、血白蛋白浓度正常而血

肌酐和 Ccr 稳定），仅约 1/4 能达到完全缓解，缓解治疗需要时间。因此，应做好患者宣教工作，才能提高依从性，保证诱导缓解顺利进行。

若诱导治疗失败，则替换免疫抑制剂（MMF 和 CTX 方案互换）重新进行诱导治疗。对于标准诱导治疗无效，可考虑选用环孢素、他克莫司、利妥昔单抗或贝利单抗等药物。

由于 LN 比较容易标准化，因此，LN 的治疗有大规模前瞻对照研究证据，比较容易进行标准化治疗。SLE 的其他临床表现多样，不容易进行标准化研究，因而关于其他器官损害的治疗并没有标准化的治疗模式。我们可以参考 SLE 的治疗原则，以 LN 为参照，制定出适合于某一个特定患者的个性化治疗方案。

（王　双　杨念生）

病例 30　反复流产 4 年，发现血小板减少 1 年，右下肢肿胀 1 天

女，29 岁，工人，2012 年 5 月 9 日来诊。

一、主诉

反复流产 4 年，发现血小板减少 1 年，右下肢肿胀 1 天。

二、病史询问

（一）初步诊断思路及问诊目的

从症状上看，患者症状主要为异常妊娠及血小板减少，症状集中在生殖系统及血液系统。病史的询问应围绕上述两个系统展开，进行主要症状、病程演变及伴随症状（阳性及阴性伴随症状）等内容的问诊。

（二）问诊主要内容及目的

1. 反复流产　有无诱因（感染、外伤、药物或毒物接触等），是否为自发流产，流产发生时的孕周。

2. 血小板减少　有无诱因（感染、药物或毒物、放射线接触等），血小板减少的程度，规律（间断性或为持续性），血小板减少出现的症状、体征。

3. 疾病的发展及诊治经过　重点询问产科检查的情况，血液相关检查结果，用药治疗情况，及治疗后的病情变化。

4. 单侧下肢肿胀　诱因、肿胀程度、进展速度、是否有感觉异常、活动困难、伴随症状。

5. 既往史　包括有无服用避孕药及其他可引起流产的药物史、有无高血压、糖尿病、慢性肾病、高脂血症等慢性病史，吸烟、饮酒史、传染病史、冶游史等。

6. 月经婚育史　注意询问有无生殖系统疾病如解剖异常、内分泌异常；配偶的生殖系统健康情况。

7. 家族史　家中是否有遗传性血栓病史。

（三）问诊结果及思维提示

1. 患者于 4 年前无明显诱因出现孕 8 周时胚胎停育，无腹痛、阴道流血等不适，当地医院 B 超检查发现胚胎发育明显落后于孕周，后行人工流产术终止妊娠。

2. 患者之后先后两次怀孕，分别于孕 6 周及孕 10 周时发现胚胎发育迟缓或停育，并行人工流产术。

3. 患者1年前行人工流产术期间曾2次检查发现血小板减少，具体数据不详，未进一步检查。

4. 患者于1天前无明显诱因下出现右大腿中下1/3以下肢体弥漫性肿胀、伴沉重感。

5. 病程中无明显腹痛、阴道异常流血，无皮下瘀点及瘀斑，无牙龈出血、鼻黏膜出血、咯血、呕血、血尿、黑便、关节内出血和月经量增多等；无反复发热、关节肿痛，无反复口腔溃疡，无口干和眼干；无其他颜面红斑、脱发、雷诺现象、肢端皮肤硬肿、肌无力和肌痛等不适。

6. 既往体健。否认肝炎及结核病史，无药物过敏史和冶游史。工作及生活环境可，否认毒物及放射性物质接触。配偶体健，均否认遗传病史。

思维提示

患者病史特点为青年女性，病程分为两个阶段：第一阶段为反复出现妊娠早期的胚胎发育迟缓或胚胎停育。无特殊用药史及外伤，无毒物接触史。病程中曾检查发现血小板减少；第二阶段以出现血栓为主要表现。

三、体格检查

（一）重点检查内容及目的

根据问诊的结果，症状主要集中在生殖及血液系统，应重点据此进行查体。检查时注意是否有皮下瘀点或瘀斑，有无鼻腔及牙龈出血。有无其他部位血栓形成或栓塞的体征。

（二）体检结果及思维提示

T：36.5℃，P：86次/min，R：14次/min，BP：125/80mmHg。神清，无急病痛苦面容。无皮下瘀点、瘀斑，无巩膜及皮肤黄染，无眼睑水肿，浅表淋巴结未及肿大。双肺呼吸音清，未闻及干、湿啰音。心界不大，心律齐，心音有力，P2无亢进，各瓣膜听诊区未闻及病理性杂音。腹平，脐凹陷，未见静脉曲张。腹肌无紧张，全腹无压痛、反跳痛，肝脾肋下未及，移动性浊音阴性，肠鸣音正常。左侧下肢正常，右侧大腿中下1/3以下肢体水肿，非凹陷性，右下肢皮肤无发红，皮温正常，右足背动脉搏动同左侧一致，右下肢髌下10cm小腿周径较左下肢髌下10cm小腿周径增加3.5cm。

思维提示

患者无明显出血性疾病体征。右下肢肿胀，皮温正常，尚无肢体坏疽局部软组织感染体征，考虑为局部静脉血栓形成。

四、实验室和影像学检查结果

（一）初步检查内容及目的

1. 血常规、尿常规、生化全项、乙肝病毒"两对半"及抗丙肝抗体检测、凝血四项＋D- 二聚体、血沉、C反应蛋白、性激素六项等了解患者基本情况。

2. 下肢动、静脉B超　了解血栓情况。

3. 子宫、附件B超　了解是否存在子宫解剖结构异常及卵巢病变。

4. 胸部X线或/和CT检查　了解有无肺栓塞的影像学变化。

（二）检查结果及思维提示

1. 血常规　WBC: 9.62×10^9/L, Hb: 102g/L, PLT: 78×10^9/L。

2. 尿常规　PRO:（-），BLD:（-），RBC:（-）。

3. 大便潜血（-）。

4. 生化　DBIL: 8.5μmol/L, IBIL: 8.7μmol/L, ALB: 39.7g/L, GLB: 40.3g/L, AST: 26U/L, ALT: 29U/L, GGT: 71U/L, BUN: 8.21mmol/L, CREA: 96.3μmol/L, Na^+: 139.8mmol/L, K^+: 4.34mmol/L, Cl^-: 106mmol/L。

5. 乙肝病毒"两对半"　HBsAb（+）、余项（-），抗丙肝抗体（-）。

6. 血沉: 18mm/h, C反应蛋白: 6.5mg/L。

7. 凝血功能　PT: 20.70s, APTT: 30.4s, INR: 1.75, Fbg: 1.98g/L。

8. D- 二聚体　定性（+），定量 685ng/ml。

9. 双下肢动静脉彩色多普勒超声　右下肢股静脉血栓形成。

10. 子宫及双附件B超　未见异常。

11. 胸正侧位片　两肺心膈未见异常。

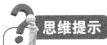 **思维提示**

患者各项检查的阳性发现有：血象 PLT 减少，PT 四项正常，D- 二聚体（+），B超提示右下肢深静脉血栓形成。结合患者病史，三次连续的在孕10周内发生的无法解释的自发流产，以及多普勒证实的静脉栓塞，该患者的诊断应首先考虑抗磷脂综合征，应进一步行自身抗体检查明确诊断。

（三）进一步检查结果及思维提示

ANA（±）1:100均质型，抗 ENA 中抗 Ro52（+）、余（-），抗 dsDNA（-），aCL（+），抗 β2-GPI（+），补体 C4、C4 正常。患者无其余自身免疫病症状，结合抗体谱检查结果，诊断考虑原发性抗磷脂综合征可能性大。

五、治疗方案及理由

1. 治疗 治疗静脉血栓；积极抗凝治疗，防止血栓和流产的再次发生。转血管外科行急诊血管内溶栓术，术后经对症处理等后续治疗，患者右下肢肿胀逐渐消退，每天测量双下肢髌下 10cm 小腿周径，逐渐恢复左右对称。血管外科治疗后转入我科，予华法林抗凝治疗，并监测凝血功能，根据 INR 调整华法林剂量。患者口服华法林 3.5mg，INR 维持在 2.0～3.0 之间，病情稳定后出院。

2. 理由 患者入院时的主要表现为下肢静脉血栓形成，急性期血栓可行静脉溶栓术。术后抗凝治疗，理由为患者有血栓形成，并且有反复不良妊娠病史，应使用华法林抗凝。患者无系统性红斑狼疮、原发性干燥综合征等结缔组织病诊断依据，诊断为原发性抗磷脂综合征，且未合并严重血小板减少，所以不需用糖皮质激素及免疫抑制剂治疗。

六、治疗效果及思维提示

患者定期门诊复诊，坚持服用华法林治疗，12 周后复查血常规 PLT 及 Hb 恢复正常，复查 aCL(+)，抗 β2-GPI(+)。治疗 2 年期间未再有血栓形成。病情稳定的情况下患者提出生育要求，停用华法林，使用低分子肝素钙 5 000IU 皮下注射，每天一次。3 个月后患者成功怀孕，继续用低分子肝素钙，孕期胚胎发育良好，足月顺产一男婴，产后改为口服华法林治疗。

思维提示

患者静脉血栓发生 72 小时内及时进行血管内溶栓术，术后积极抗凝治疗，效果非常理想。根据患者诊断原发性抗磷脂综合征，且无使用激素及免疫抑制剂指征，在长期坚持抗凝治疗后未再发生血栓，血小板恢复正常，并最终成功妊娠。

最终诊断：原发性抗磷脂综合征。

七、本疾病最新指南解读

2011 年中华医学会风湿病学分会 APS 诊断和治疗指南，该指南以 2006 年悉尼国际 APS 会议修订的分类标准为基础。

1. APS 的诊断 主要依靠临床表现和实验室检查，还需排除其他自身免疫病和感染、肿瘤性疾病（表 30-1）。

2. APS 的治疗 一般原则：主要为对症处理，防止血栓和流产再发生。一般不需用激素和免疫抑制剂治疗，除非对于继发性 APS 或伴有严重血小板减少（<50×10⁹/L）（表 30-2）。

表 30-1　诊断 APS 必须具备以下至少 1 项临床标准和 1 项实验室标准 [a]

临床标准

1. 血管栓塞 [b]

任何器官或组织发生 1 次以上 [c] 的动脉、静脉或小血管血栓 [d]，血栓必须被客观的影像学或组织学证实（组织学还必须证实血管壁附有血栓，但没有显著炎症反应）

2. 病态妊娠

（1）发生 1 次以上的在 10 周或 10 周以上不可解释的形态学正常的死胎，正常形态学的依据必须被超声或被直接检查所证实。

（2）或在妊娠 34 周之前因严重的子痫或严重的胎盘功能不全 [e] 所致 1 次以上的形态学正常的新生儿早产。

（3）或在妊娠 10 周以前发生 3 次以上的自发性流产，必须排除母亲解剖、激素异常及双亲染色体异常

实验室标准 [f]

1. 血浆中出现 LA，至少发现 2 次，每次间隔至少 12 周

2. 用标准 ELISA 在血清中检测到中 - 高滴度的 IgG/IgM 类 aCL 抗体（IgG 型 aCL＞40GPL；IgM 型 aCL＞40MPL；或滴度＞99 的百分位数），至少 2 次，每次间隔至少 12 周

3. 用标准 ELISA 在血清中检测到 IgG/IgM 类 β2-GPI 抗体，至少 2 次，每次间隔至少 12 周（滴度＞99 的百分位数）

注：a. APS 的诊断应避免临床表现和抗磷脂抗体（aPL）阳性之间的间隔＜12 周或＞5 年

b. 当共存遗传性或获得性引起血栓的因素时也能诊断 APS，但应注明①存在；②不存在其他引起血栓的因素；危险因素包括：年龄（男性＞55 岁，女性＞65 岁）；存在已知的心血管危险因素（如高血压、糖尿病、低密度脂蛋白升高、高密度脂蛋白降低、胆固醇降低、吸烟、心血管病早发的家族史、体重指数≥30kg/m²）、微量白蛋白尿、肾小球滤过率（＜60ml/min）、遗传性血栓倾向、口服避孕药、肾病、恶性肿瘤、卧床和外科手术；因此，符合 APS 分类标准的患者应按照血栓发生的原因分层

c. 过去发生的血栓可以认为是 1 项临床标准，但血栓必须是经过确切的诊断方法证实的，而且没有其他导致血栓的病因

d. 浅表静脉血栓不包括在临床标准中

e. 通常可普遍接受的胎盘功能不全包括以下 4 个方面：①异常或不稳定的胎儿监护试验，如非应激试验阴性提示有胎儿低氧血症；②异常的多普勒流量速度波形分析提示胎儿低氧血症，如脐动脉舒张末期无血流状态；③羊水过少，如羊水指数≤5cm；④出生体重在同龄儿平均体重的第 10 个百分位数以下

f. 强烈推荐研究者对 APS 患者进行分型：Ⅰ. 1 项以上（任意组合）实验室指标阳性；Ⅱa. 仅 LA 阳性；Ⅱb. 仅 aCL 阳性；Ⅱc. 仅 β2-GPI 抗体阳性

表 30-2　APS 伴中 - 高滴度 aPL 患者的治疗方案

临床情况	治疗
无症状	不治疗，或阿司匹林 75mg/d
可疑血栓	阿司匹林 75mg/d
反复静脉血栓	华法林，INR2.0～3.0，无限期
动脉血栓	华法林，INR2.0～3.0，无限期
初次妊娠	不治疗，或阿司匹林 75mg/d
单次流产，＜10 周	不治疗，或阿司匹林 75mg/d
反复流产，或 10 周后流产，无血栓	妊娠全过程及产后 6～12 周小剂量肝素（5 000IU，2 次/d）
反复流产，或 10 周后流产，血栓形成	妊娠全过程肝素治疗，产后用华法林
网状青斑	不治疗，或阿司匹林 75mg/d
血小板＞50×10⁹/L	不治疗
血小板＜50×10⁹/L	泼尼松 1～2mg/（kg·d）

八、结合指南对本病例的思考

本例患者按照2011年中华医学会风湿病分会APS诊断和治疗指南进行治疗，获得满意效果。患者满足2项临床指标及2项实验室指标，且为I型，aCL及β2-GPI抗体均为阳性。在给患者实施静脉溶栓术后，根据指南中的治疗原则，患者有反复流产并血栓形成，应给予积极抗凝治疗。患者长期服用华法林，监测INR维持在理想水平。因华法林有导致胎儿畸形可能，患者于备孕期间改用低分子肝素皮下注射，妊娠期间维持低分子肝素抗凝治疗，产后恢复服用华法林，症状无再发。综上所述，APS的诊治，难点在于病史的采集和相关实验室检查的完善，指南结合临床实际进行灵活运用，是得出正确的诊断和治疗成功的关键。

（文　静　赵　铖）

病例 31 双髋疼痛伴活动受限、下肢肌肉萎缩 2 年余

男,22 岁,未婚,2010 年 7 月 26 日来诊。

一、主诉

双髋疼痛伴活动受限、下肢肌肉萎缩 2 年余。

二、病史询问

(一)初步诊断思路及问诊目的

患者呈慢性病程,症状主要集中在关节和肌肉等运动系统。病史的询问应从关节疼痛、活动受限、肌肉萎缩的程度、累及的范围,有无外伤史及其他全身情况等,尤其要注意询问疾病随时间而发展变化的过程、相应的治疗及治疗后病情的变化情况。

(二)问诊主要内容及目的

1. 关节疼痛的部位、程度、累及的范围、加重或缓解的因素、有无肿胀　仔细询问首发关节部位,是单关节受累还是多关节,是否对称性,是否伴有关节肿胀,关节疼痛的持续时间等。首发关节对诊断有重要的提示意义,如类风湿关节炎常先累及双手小关节,痛风以足第一跖趾关节首发居多。单关节受累需除外结核或其他细菌感染,或见于创伤性关节炎、痛风或脊柱关节炎的早期。关节疼痛及肿胀的程度常与炎症程度相关,痛风性关节炎的疼痛常常剧烈而难以忍受。

2. 关节活动受限发生的时间、部位及程度,有无关节畸形,注意询问关节活动受限与关节疼痛的发生发展关系,区分是关节活动受限还是整个肢体的功能障碍。

3. 肌肉萎缩的范围、程度及其发生发展的变化情况,包括从远端还是从近端开始受累、单侧或双侧、肢体或 / 和躯干,是否伴有麻木、刺痛、乏力、震颤、活动障碍等。

4. 既往史的询问　包括有无慢性病史,吸烟、饮酒史、传染病史、个人史、家族史等,尤其注意询问有无中毒史。

(三)问诊结果及思维提示

1. 患者于 2008 年 2 月开始无明显诱因出现右侧髋关节疼痛,伴活动受限,休息疼痛无明显减弱,表现为髋、膝关节伸、屈、外旋、内收时股内侧韧带牵扯、疼痛感。

2. 此后患者长期卧床,于 2009 年 3 月发现右下肢肌肉萎缩。4 月出现左侧髋关节活动时牵扯、疼痛感,5 月发现左下肢肌肉萎缩。并逐渐出现腰骶部疼痛,双髋、腰部活动受限。在

当地医院多次查髋关节X线片未见异常,给予对症治疗(具体不详)症状可稍有缓解。

3.病程中无肌肉疼痛、肌束颤动,无肢体痉挛、抽搐、麻木及感觉异常,无明显上肢、躯干肌肉萎缩,无夜间痛,无晨起腰背部僵硬感,无足跟痛,无发热、盗汗,无咽痛,无咳嗽、咳痰、胸闷、气喘,无明显头痛、头晕,无视力下降、视物旋转、视物模糊及双影,偶伴耳鸣,无饮水呛咳、吞咽困难,无脱发、光过敏、皮疹,无眼红、眼干、口干,无口腔溃疡、雷诺现象。自发病以来精神尚可,进食较前减少,大小便正常,体重最轻时较正常减少15kg。

4.6岁时患"右膝关节结核",自诉正规服药半年,具体诊疗、用药不详,未复查。否认"肝炎、伤寒"等传染病史及其他寄生虫病史,否认"高血压病、糖尿病、心脏病"等慢性病病史。对"阿莫西林、氯唑沙宗、去痛片"过敏,无食物过敏史,预防接种不详,无输血及血液制品史。生于原籍,发病前在浙江打工1年余,为缝纫工,其工友无类似症状。否认疫水、疫源接触史,否认毒物及放射性物质沾染史。无嗜烟酒史。未婚未育。父母体健,有兄弟姐妹4人,包括1孪生哥哥,均无类似症状。否认家族遗传病史。

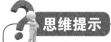

思维提示

患者呈慢性进展病程,初发为右髋关节疼痛,活动时疼痛明显,故出现关节活动受限,并长期卧床。外院查髋关节X线片正常。以后逐渐累及左髋、腰骶部。肌肉萎缩仅累及下肢,且与关节疼痛及活动受限的发展同步。

三、体格检查

(一)重点检查内容及目的

根据问诊结果,患者的症状主要集中在下肢关节、肌肉及腰骶部,应重点据此进行查体。关节要检查压痛的程度,有无肿胀及程度,关节内有无积液,局部皮肤有无发红或伴有皮疹、皮损、皮下结节等,皮温有无变化,关节有无畸形。关节活动受限的要检查关节各方向活动受限情况,必要时可用关节活动测量器测定关节各方向活动范围。肌肉萎缩的检查肌肉有无压痛,肌力有无改变,测定双侧周径以评估肌萎缩程度,注意比较远端和近端、四肢和躯干有无差异,同时检查受累区域的感觉及运动功能。

(二)体检结果及思维提示

T:36.3℃,P:80次/min,R:20次/min,BP:100/67mmHg。发育正常,体形消瘦,背入病房,双下肢被动伸直体位,神志清楚,查体合作。皮肤无黄染,黏膜无充血水肿。全身浅表淋巴结未扪及肿大。心、肺、腹部查体(-)。脊柱生理弯曲正常,各脊柱棘突无压痛,双侧骶髂关节轻压痛。双髋、腰部各向活动受限,双髋固定在伸直位,腰椎左侧侧弯14cm、右侧侧弯12cm,双踝分开35cm,指地距、Schober试验不能完成,双侧"4"字试验不能完成,枕壁距0cm,胸廓扩张度4cm。双髋关节轻压痛,右膝肿胀、压痛,浮髌征阳性,左膝无压痛或肿胀,双膝屈曲活动受限,右膝屈75°,左膝屈90°。其余关节无肿胀、压痛及活动受限。双下肢肌肉明显萎缩,右髌上10cm周径25.5cm,左髌上10cm周径26cm。双下肢肌力4-级,双上肢肌力正常，双侧肌张力对称、稍低。双侧膝反射（++），跟腱反射（+++），髌阵挛、踝阵挛未引出，Hoffmann 征阴性。双侧 Babinski 征、Chaddock 征阴性。指鼻试验正常，跟膝胫试验无法合作，闭目难立征无法合作。躯干及四肢触觉、痛觉正常，皮肤无多汗及少汗，括约肌功能无障碍。

> **思维提示**
>
> 　　患者肌张力不高，无共济失调表现，可除外遗传性痉挛性截瘫。上肢肌肉未累及，腱反射无下降，进行性脊肌萎缩可能性小，可行肌电图以排除。患者双下肢肌肉萎缩呈对称性，近端与远端萎缩程度无明显差异，尚不能除外进行性肌营养不良，尤其是肢带型肌营养不良，下一步应完善肌酶谱及肌电图以排除。患者青年男性，有腰骶痛，外周关节受累以下肢大关节为主，未累及小关节，查体双侧骶髂关节有压痛，腰部活动受限，指地距、Schober 试验均不能完成，提示强直性脊柱炎（AS）可能性大。枕壁距和胸廓扩张度尚可提示颈胸椎尚未累及。患者右膝肿胀、浮髌征阳性，提示右膝关节大量积液。无双手小关节受累，类风湿关节炎可能性小。

四、实验室和影像学检查结果

（一）初步检查内容及目的

1. 血、尿、便常规、肝肾功、肌酶谱　了解患者基本情况。
2. ESR、CRP、RF、ANA、HLA-B27　了解关节炎症状态，鉴别类风湿关节炎、脊柱关节炎。
3. 肌电图　了解肌肉病变是神经源性还是肌源性损害，必要时完善肌活检。
4. 脊柱正侧位、膝关节 X 线片　了解骨与关节病变情况。

（二）检查结果及思维提示

1. 血常规 WBC：7.67×10^9/L，LEU：0.97×10^9/L；肝功 ALP：128IU/L，G：39.2g/L，白蛋白/球蛋白（A/G）：1.0；肾功 K^+：3.45mmol/L，BUN：8.72mmol/L，UA：428.4μmol/L，Ca^{2+}：2.23mmol/L，P^{3+}：1.10mmol/L；肌酶谱 LDH、α-HBDH、CK、CK-MB 均正常。
2. ESR：30mm/h，CRP：11.2mg/L，RF：（−），ANA：（−），HLA-B27：（+）。
3. 肌电图　①右尺神经、双腓肠神经感觉传导速度均正常，右正中神经感觉传导速度减慢，右正中神经、右尺神经波幅降低。②右正中神经、右尺神经、双腓总神经、双胫神经运动传导速度均正常。③右正中神经 F 波传导速度正常。④双胫神经 H 波传导速度正常。⑤左腓肠神经、右股四头肌、右第一骨间肌、右胸锁乳突肌、左肱二头肌肌电图均呈神经源性损害。
4. 脊柱正位（图 31-1）、侧位片（图 31-2），骨盆平片（图 31-3），右膝关节正位片（图 31-4）。

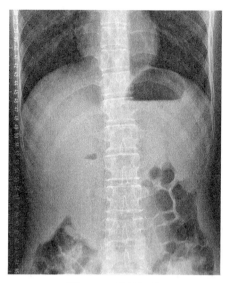

图 31-1　脊柱正位

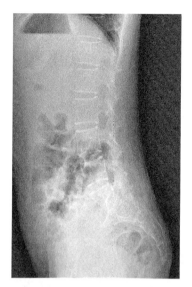

图 31-2　脊柱侧位片

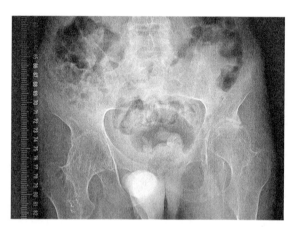

图 31-3　骨盆平片

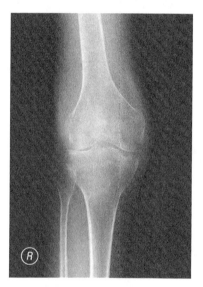

图 31-4　右膝关节正位片

思维提示

　　患者血、尿、便常规及血生化检查无特殊发现，血 ALP 升高可能与 X 线片显示的骨破坏有关。ESR、CRP 升高提示炎症活动。肌酶谱正常，肌电图提示神经源性损害，但神经系统查体均阴性，肌电图考虑非特异性表现，结合病史考虑失用性肌萎缩可能性大。患者以下肢关节受累为主，无小关节受累，RF 阴性，可除外类风湿关节炎。患者青年男性，腰及髋、膝活动受限，HLA-B27 阳性，骨盆 X 线片提示右髋关节间隙狭窄，关节缘模糊不清，股骨头密度不均匀；左侧髋臼缘部分硬化和模糊，关节间隙尚可；双侧股骨密度明显下降，骨小梁稀疏。评分右侧 3 级，左侧 2 级，强直性脊柱炎可能性大。由于骶髂关节呈不规则状，骨盆正位片并不能很好地评估骶髂关节影像学改变，建议进一步完善骶髂关节CT检查。X线片患者以右髋起病，病史仅2年，右髋病变进展迅速，提示应采取更积极的治疗方案，以控制病变进展，阻止患者功能的进一步丧失。脊柱X线片可见腰椎"方形变"，这是由于相邻椎角反应性硬化和侵蚀所致，提示尚处于AS脊柱病变的早期。

（三）进一步检查结果及思维提示

1. 骶髂关节CT　CT提示双侧骶髂关节间隙狭窄、部分融合消失，边缘密度不均，可见片状低密度影（图31-5）。

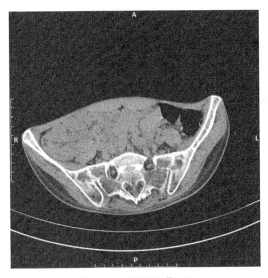

图31-5　骶髂关节CT

2. 胸片（−），结核抗体（−），乙肝均（−），乙肝病毒定量0/ml，丙肝抗体（−），HIV抗体（−），TB抗体（−），TNF-α: 211.04ng/L。

思维提示

患者CT示骶髂关节双侧3级改变，结合青年男性，有腰骶部疼痛，HLA-B27阳性，髋、膝等下肢关节受累，腰及髋、膝关节活动受限明显，按1984年强直性脊柱炎的修订纽约标准，符合强直性脊柱炎的诊断。患者有长期卧床病史，肌电图无特异性表现，无家族史，双下肢肌肉萎缩考虑为失用性肌萎缩，可暂不考虑行肌活检。患者既往已使用过非甾体抗炎药（NSAIDs）治疗，疗效欠佳，且病情进展快，有髋关节受累，目前双髋、右膝活动受限明显，严重影响患者功能，推荐首选生物制剂进行治疗。进一步完善胸片、结核、乙肝、丙肝、HIV等检测，以排除常见的慢性感染性疾病。TNF-α与AS的骶髂关节炎密切相关，TNF-α升高，一方面提示炎症活动，另一方面也为选择肿瘤坏死因子α（TNF-α）拮抗剂治疗提供参考依据。

五、治疗方案及理由

1. 治疗　予 NSAIDs 药物洛索洛芬钠片抗炎镇痛，生物制剂益赛普 25mg 皮下注射每周 2 次抗炎，柳氮磺吡啶肠溶片、甲氨蝶呤片控制关节滑膜炎，右膝行关节腔穿刺抽液及注射倍他米松治疗，补充钙剂及维生素 D₃。行双下肢关节功能及肌力训练，改善关节功能，促进肌力恢复。嘱低嘌呤饮食。

2. 理由　2006 年国际脊柱关节炎评估工作组/欧洲风湿病联盟（ASAS/EULAR）的 AS 治疗推荐强调应根据患者的情况进行个体化的治疗。首先，NSAIDs 是治疗疼痛和僵硬的一线治疗药物，故仍使用洛索洛芬钠片抗炎镇痛。指南推荐生物制剂用于经两种 NSAIDs 至少 3 个月的最大推荐剂量或能耐受的最大抗炎剂量治疗无效的患者。对该患者而言，既往虽反复使用多种 NSAIDs 治疗，却没有持续稳定治疗剂量使用 3 个月以上的疗程，疼痛减轻就停药。但该患者以右髋关节起病，且病情进展迅速，病史仅 2 年，已出现双髋、右膝关节功能障碍并长期卧床，目前关节功能障碍、双下肢肌肉萎缩及骨质疏松明显，Bath 强直性脊柱炎功能评分（BASFI）评分 92 分，已丧失生理自理及工作能力，严重影响患者的生活质量，给家庭造成沉重的负担。尽早地给予生物制剂以控制炎症及病情进展，有望改善其关节功能和生活质量。患者有多个外周关节受累，且局部 X 线报告骨侵蚀、关节间隙狭窄明显，提示外周关节炎导致骨破坏，柳氮磺吡啶肠溶片（SASP）和甲氨蝶呤片（MTX）虽不推荐用于中轴病变，但对外周关节炎的疗效得到临床的初步验证。指南不推荐全身使用糖皮质激素，但对局部炎症可考虑行糖皮质激素注射治疗。该患者右膝肿胀、积液明显，故建议予复方倍他米松注射液（得宝松）右膝关节腔注射治疗，以快速缓解症状，控制关节炎，减少软骨与骨的损伤。

六、治疗效果及思维提示

患者经上述方案治疗 1 个月后，于 2010 年 9 月 15 日复诊。诉关节疼痛明显减轻，活动后双髋、右膝关节仍有轻度疼痛，右膝肿胀消失，腰背部及其他关节疼痛不明显。双髋关节活动范围有所增加，双下肢肌萎缩无明显变化，但肌力改善。BASFI 评分 67 分，患者可拄拐行走。

? 思维提示

患者经治疗仅 1 个月后关节疼痛、肿胀即明显减轻，双下肢肌肉萎缩虽无明显改善，但肌力好转，且患者已可拄拐下地行走，关节功能明显改善，生活已可部分自理。继续药物治疗及双下肢功能、肌力训练，患者的关节功能有望进一步恢复。双下肢肌萎缩为失用性，锻炼后可完全恢复。X 线片显示左髋、右膝关节间隙尚可，故其关节功能预期恢复较好。但右髋关节间隙基本消失，关节功能的改善可能达不到预期，后期可能需行右髋关节置换术。

最终诊断：强直性脊柱炎、双下肢失用性肌萎缩。

七、本疾病最新指南解读

2006 年 ASAS/EULAR 发布了 AS 治疗推荐,建议 AS 的治疗应根据目前疾病的表现(如中轴和 / 或外周受累,有无附着点炎或关节外症状)、目前的症状、临床表现以及预后指征(如疾病的活动性、疼痛、功能障碍及残疾、有无结构性损伤、髋关节受累等)、一般临床情况(如年龄、性别、合并症、合并用药等)以及患者的期望等情况进行个体化治疗,强调患者教育、锻炼、物理与康复治疗等在 AS 治疗中的作用。建议将 NSAIDs 作为 AS 的一线治疗药物,只有当 NSAIDs 不能耐受或经常规治疗无效的活动性 AS 患者,才推荐使用 TNF 拮抗剂治疗。不推荐 SSZ 和 MTX 用于治疗 AS 的中轴病变,但可用于外周关节炎的治疗。也不推荐全身使用糖皮质激素,仅可用于局部注射以控制局部炎症。对于顽固性疼痛或功能障碍和影像学结构破坏者,可考虑行全髋关节置换术。2010 年 ASAS/EULAR 对治疗建议进行了第一次更新,并提出了 AS 治疗的四项基本原则:① AS 是一种多临床表现严重疾病,治疗上需多学科合作;② AS 治疗的目标是通过减轻炎症和症状、阻止结构损伤的进展、保留甚至恢复其功能和社会参与度,从而最大化健康相关生命质量;③ AS 应得到最好的管理,其治疗方案由患者与风湿专科医生共同制定;④最优化的治疗方案应包括药物治疗和非药物治疗。2010 年更新的指南仍将 NSAIDs 作为一线治疗药物,并强调对于持续活动的 AS 患者,应持续服用 NSAIDs。指南同时指出,对于中轴、关节或肌腱端病变,不同种类的肿瘤坏死因子拮抗剂(TNFi)在疗效上并无差异,当然应除外合并有炎症性肠病者,后者更倾向于建议使用单抗类 TNFi。对于一种 TNFi 治疗无效者,建议换另一种,但不推荐其他非 TNFi 类生物制剂。中华医学会风湿病分会同样于 2010 年在《中华风湿病学杂志》上发表了中国版的 AS 诊断与治疗指南,提出了 AS 应以缓解症状和体征、恢复功能、防止关节损伤、提高患者生活质量和防止脊柱并发症等作为治疗目标。该指南仍将 NSAIDs 作为 AS 的首选,强调足量治疗 2 周以估某个特定 NSAIDs 是否有效。对 TNFi 的使用原则与 EULAR 指南相似,未涉及 TNFi 的减量或停药。对激素的使用,提到针对难治性虹膜炎,可考虑全身使用激素或免疫抑制剂治疗。该指南还指出,部分男性难治性 AS 患者应用沙利度胺有效,临床上可酌情使用。2015 年美国风湿病学会(ACR)和美国脊柱炎协会联合发布了新的 AS/SPA 治疗指南。该最新指南强烈建议活动性 AS 患者使用 NSAIDs 治疗,且强调应持续性地服用,而对使用何种 NSAIDs 未作推荐。对稳定的 AS,更推荐 NSAIDs 的按需使用。与既往指南最大的不同在于,对使用 NSAIDs 仍不能控制的活动性 AS 患者(包括外周关节炎),不再推荐使用 SSZ 或 MTX,而推荐直接以 TNFi 代替。该指南对使用何种 TNFi 同样未作推荐,但合并炎症性肠病或复发性虹膜炎者例外。对于有 TNFi 用药禁忌的患者,推荐慢作用抗风湿药,而不是非 TNFi 的生物制剂。该指南同样强烈反对全身使用激素,但对于难治性骶髂关节炎、肌腱端炎和外周关节炎,仍建议可局部使用激素,反对在跟腱、髌韧带和股四头肌腱周围注射激素治疗,避免其导致韧带断裂。该指南同样强调物理治疗和康复训练,但更注重主动而非被动训练。且与以往不同的是,更推荐陆上运动而非水上运动。对这些指南的充分了解,有助于我们更好地治疗 AS。

八、结合指南对本病例的思考

本例患者以髋关节为首发表现,病情进行快,迅速出现关节功能障碍及双下肢肌肉的失用性萎缩，几乎完全丧失生活和工作的能力。我们在参考上述指南的基础上，积极进行治疗，取得了较好的疗效。首先，我们充分落实了药物与非药物治疗相结合的原则，注重对该患者进行物理治疗、关节功能和肌力训练等非药物治疗。其次，我们不拘泥于指南推荐的TNFi不能首选，仅在NSAIDs不能耐受或两种以上NSAIDs分别治疗2～4周无效的情况下才能选用，充分抓住患者髋关节受累及关节功能迅速恶化等预后不良因素，果断地首选NSAIDs联合TNFi治疗，同时对外周关节炎给予SSZ、MTX和局部关节腔注射激素等治疗，使患者的症状和功能均在短时间内获得较大程度地改善。但我们也应该充分认识到早期诊断、早期治疗的重要性。该患者由于缺乏早期诊断与治疗，右髋关节已出现显著的结构性破坏，现有物理和药物治疗手段均不能恢复其功能，后期还需外科医生进行全髋关节置换术。这也体现了AS这一疾病的复杂性和严重性，其治疗需多学科参与协作。

（钟　兵　方勇飞）

病例 32　反复足跟伴腰骶部疼痛 4 年，加重 1 个月余

男，38 岁，法警，2015 年 5 月 6 日就诊。

一、主诉

反复足跟伴腰骶部疼痛 4 年，加重 1 个月余。

二、病史询问

（一）初步诊断思路及问诊目的

从症状上来看，患者主诉主要集中在运动系统，病史的询问应围绕腰背部和足跟痛的性质、症状的演变发展过程、相应的治疗及治疗后病情的变化展开，同时应该询问伴随症状以及有鉴别意义的症状等。

（二）问诊主要内容及目的

1. 起病方式　是急性起病还是慢性起病。急性腰骶部及足跟痛起病急骤，疼痛剧烈，呈持续性，活动受限，常见于急性腰扭伤、急性痛风性关节炎、化脓性关节炎。此外，急性胰腺炎、急性肾盂肾炎、肾结石发作等也可导致内脏反射性急性腰痛。慢性腰骶部疼痛需要考虑以下疾病可能：血清阴性脊柱关节病（如强直性脊柱炎）、致密性骨炎、腰椎间盘突出症、感染性关节炎（化脓性或结核性）、骨关节炎、类风湿关节炎、血液肿瘤如急性淋巴细胞白血病、淋巴瘤和多发性骨髓瘤所致腰骶部浸润、转移性脊柱肿瘤如前列腺癌、慢性累积性损伤等。

2. 疼痛的部位和性质　急性腰扭伤疼痛剧烈，卧床休息后疼痛改善，有些患者做局部封闭后，腰背痛立即解除；痛风性关节炎通常以第一跖趾关节受累多见，足跟、踝、髋关节、骶髂关节、脊柱也可受累，疼痛特点差异性较大；化脓性关节炎髋和膝关节最常受累，骶髂、脊柱也可受累，髋、骶髂关节或脊柱受累时局部红肿热不明显，患者常因剧痛拒做任何检查，患者通常伴有发热等全身症状；肾绞痛是一种突然发生的严重疼痛，呈阵发性，从腰部开始，沿输尿管向下放射至膀胱；强直性脊柱炎早期症状为下腰痛，难以定位，常感觉为臀部或骶髂区深部，夜间及静息时疼痛，可伴有晨僵，后期逐渐产生脊柱活动受限；结核性关节炎，脊柱、骶髂及髋关节可受累，早期症状和体征不明显，活动期常有疲劳、低热、盗汗及食欲下降，活动后疼痛加重，晚期有关节畸形和功能障碍；腰椎及骨关节炎可引起腰椎及腰部软组织酸痛、胀痛、僵硬与疲乏感；类风湿关节炎髋关节受累往往表现为臀部及下腰部疼痛，活动期同时伴有小关节的肿胀、压痛等；血液系统肿瘤腰骶部浸润除了腰骶部疼痛外，多有原发病相关的临床症状如发热、贫血、胸骨压痛、淋巴结肿大等。

3．加重与减轻因素　痛风性关节炎常常在夜间发作，疼痛24小时内达峰；化脓性、结核性、急性外伤、骨关节炎等活动时疼痛加重，静止或休息后好转；类风湿关节炎、血清阴性脊柱关节病的关节症状——休息、久坐后疼痛加重，活动后缓解；椎间盘突出症引起的腰痛，活动、咳嗽、排便等腹压增加时疼痛加重，休息后减轻；恶性肿瘤引起的腰骶部疼痛与活动或休息无关；内脏疾病引起的腰痛范围模糊，边界不清，疼痛不因腰椎活动而增减，但与原发病治疗相关。

4．伴随症状　化脓性关节炎除病变部位表现外，早期常伴有畏寒、寒战和高热；结核性关节炎患者活动期常有疲劳、低热、盗汗及食欲下降；部分急性痛风性关节炎可伴有全身表现，如发热、头痛、寒战、不适并伴白细胞升高，血沉增快；腰椎间盘突出除腰背痛外，无疲劳感、消瘦、发热等全身表现；强直性脊柱炎患者可伴乏力、体重减轻、发热及贫血等症状并伴炎症指标如 CRP 等的升高；血液系统肿瘤腰骶部浸润除了腰骶部疼痛外，常常还有发热、贫血、出血、肝脾淋巴结的肿大。

5．既往史与职业　既往有无外伤、负重、摔倒及突然姿势改变等动作，若在此类动作当时或以后出现腰痛，可能为腰部韧带扭伤、椎间盘突出症等；有无结核病史；有无糖尿病及近期关节腔内注射史。

（三）问诊结果及思维提示

1．患者4年余前无明显诱因出现持续性的左侧足跟疼痛，无红肿，无皮温升高，伴腰骶部疼痛，晨僵现象不明显，轻微活动受限，感低热、乏力，于当地诊所对症治疗后好转。之后，上述症状反复出现，且足跟痛呈交替性发生，每次发作时自行购药，具体不详，但未正规治疗。

2．3年前患者再次出现左足跟持续性的肿痛，皮肤不红，皮温不高，伴腰骶部疼痛，昼夜无特殊，偶感腰骶部僵硬，就诊于我院风湿科，查血常规：WBC $5.62×10^9$/L，GR $3.42×10^9$/L，ESR 3mm/h，CRP 35.2mg/L，血尿酸 428.6μmol/L，尿常规未见异常，骨盆 X 线：第1骶椎隐裂，双侧骶髂关节未见明显异常。考虑强直性脊柱炎，痛风性关节炎（急性发作）可能，给予非甾体抗炎药治疗，患者关节症状缓解后，未再进行正规随访治疗，疼痛发作时，自行购药服用。

3．1年前患者出现左足跟及左踝关节红肿痛，伴腰骶部不适，晨僵不明显，无畏光流泪，无发热，无尿急尿痛，自行服药后，症状无明显好转，再次就诊于我院风湿科。查体："4"字试验（－）、Schober 试验和胸廓扩张度均大于5cm，骨盆按压试验（－），无皮损，无腊肠指（趾）。血常规：WBC $11.83×10^9$/L，GR $9.41×10^9$/L，ESR 13mm/h，CRP 41.6mg/L，血尿酸（UA）432.6μmol/L，HLA-B27（－），骶髂关节 CT 显示：双侧骶髂关节间隙存在，关节构成骨骨质破坏，呈"锯齿状"改变，以左侧髂骨较显著，左侧髂骨局部骨质硬化。CT 评分双侧2级，结合患者腰背痛、外周关节炎病史、CRP 升高，明确诊断为强直性脊柱炎，给予非甾体抗炎药（NSAIDs）、柳氮磺砒啶、沙利度胺治疗。经上述处理期间患者正规治疗并坚持随访，患者上述关节症状仍反复发作，且时轻时重，考虑上述治疗效果不佳，予以抗肿瘤坏死因子α（TNF-α）拮抗剂治疗3个月，期间上述症状明显好转，但停药后又出现。

4．入院前1个月余患者因饮白酒后，夜间突然出现左足跟及左踝关节红肿热痛，伴伸屈受限和行走困难，皮温升高，行走时剧烈疼痛，同时伴腰骶部不适，较前无明显改变，低热，无咳嗽咳痰，无腹痛腹泻，无尿急尿痛，无畏光流泪，无皮疹，为进一步诊治以"关节炎待诊"收入我院风湿科。自发病以来，患者精神睡眠尚可，食欲好，二便正常，体重未见明显变化。

5. 患者既往"体健",否认手术及外伤史,无乙型肝炎、结核等传染病史,无药物过敏史,否认高血压、糖尿病及近期关节腔内穿刺史,否认冶游史及疫区居住史,家族中无同类疾病。生于广安,长期居住于当地。饮酒5年余,白酒200g/次,每月1～2次,吸烟6年余,10支/d。

> **？ 思维提示**
>
> 患者病史分为4个阶段,主要特点为足跟痛同时伴腰骶部疼痛为首发症状,经治疗后病情好转,但病情反复并累及多个关节红肿热痛(主要为下肢关节),发作越来越频繁,持续时间越来越长,且关节肿痛呈非对称性及急性发作的表现,症状时轻时重,对NSAIDs治疗反应好,为明确诊断收住入院。

三、体格检查

(一)重点检查内容及目的

根据问诊结果,症状主要集中在运动系统,应重点据此进行查体,但也不能忽略全身系统的检查。测量患者体温;检查脊柱有无侧弯、前后凸,生理弯曲是否存在,有无旋转畸形,脊柱活动度如何,脊柱、胸骨等部位有无压痛或叩击痛。骶髂关节查体如骨盆按压试验等。患者有低热,应考虑感染性关节炎、强直性脊柱炎、痛风性关节炎、类风湿关节炎、血液系统肿瘤等。因为不少内脏疾病可引起腰背痛,通过心、肺、腹部检查可明确是否由于胸、腹腔疾病引起的反射性腰背痛。

(二)重点检查内容及思维提示

T: 37.9℃,P: 80次/min,R: 20次/min,BP: 114/78mmHg。神志清楚,精神营养良好,全身皮肤无破溃,无瘀点瘀斑,浅表淋巴结未触及,心、肺、腹未见异常。双手近端指间关节、掌指关节、腕关节无肿胀及压痛,远端指间关节无膨大,胸骨及肋骨无压痛及叩击痛,双膝关节活动自如。左足跟及左踝关节红肿伴局部皮肤温度增高,压痛,背屈及跖屈受限,左侧内、外踝关节有多个大小不等的包块,最大2cm×1.5cm,质硬,无活动,直腿抬高试验及"4"字试验(-),髋关节检查未见异常,脊柱及神经系统均正常。

> **？ 思维提示**
>
> 患者左足跟及左踝关节肿痛,皮温增高,并伴有低热,为急性关节炎的表现,需考虑外伤、免疫性、代谢性、感染性等原因导致的关节炎表现。结合患者饮白酒后夜间突发关节红肿热痛,伴活动受限,炎症部位有多个大小不等的包块,考虑急性痛风性关节炎,痛风石可能性大。

四、实验室和影像学检查结果

（一）初步检查内容及目的

1. 血常规、肝肾功能、二便常规、ESR、CRP　了解患者基本情况。
2. 脊柱正、侧位 X 线片　了解患者脊柱情况。
3. 腹部 B 超　了解患者腹腔脏器肝、胆、胰、脾、肾的情况。

（二）检查结果及思维提示

1. 血常规　ESR：62mm/h，WBC：14.08×10^9/L，GR：9.72×10^9/L，Hb：92g/L，PLT：383×10^9/L，血细胞涂片未见幼稚细胞。
2. 肝肾功能　AST：26.3U/L，ALT：28.5U/L，ALB：40.2g/L，CREA：45.8μmol/L，UA：438.5μmol/L，CRP：48.5mg/L。
3. 二便常规　尿液 pH 5.5，其余均未见异常。
4. 脊柱 X 线片　第 1 骶椎隐裂，余未见异常。
5. 腹部 B 超　肝、胆、胰、脾、肾均未见异常。

思维提示

　　患者的上述检查中，炎症指标（CRP 和 ESR）及白细胞均明显升高，结合患者持续腰骶部不适，考虑骶髂关节炎可能，可能与感染或炎症如强直性脊柱炎、类风湿关节炎、脊柱结核或化脓性关节炎，代谢性如痛风性关节炎，肿瘤性如多发性骨髓瘤、脊柱转移瘤或者白血病，结构性如腰椎间盘突出症、退行性病变等，均可导致骶髂关节受累表现为腰骶部不适。有条件应进一步完善胸部 X 线片、PPD 检查，关节穿刺液培养，脊柱 CT，尿本周蛋白定性，血清免疫球蛋白电泳，血清钙和磷、碱性磷酸酶等检查来明确诊断，必要时可行骨穿及 CT 引导下骶髂关节穿刺。患者足跟及左踝关节肿痛可能与代谢性疾病如痛风性关节炎，感染炎症性疾病如强直性脊柱炎、类风湿关节炎、化脓性关节炎或结核性关节炎，药物性如使用喹诺酮类或者铊中毒，有必要行骶髂关节 CT 穿刺检查。患者血象炎症指标均升高，足跟及左踝关节红肿热痛及多个大小不等的包块并伴腰骶部不适，是否可用痛风性关节炎来解释，可通过踝关节处结节及骶髂关节穿刺行偏正光显微镜检查来明确。踝关节彩超有助于发现痛风结晶、双边征、以及鉴别强直性脊柱炎附着点炎表现。

（三）进一步检查结果及思维提示

1. 生化分析及骨髓瘤鉴别　ALP：83.5U/L，GLB：23g/L，UA：378.3μmol/L，血钙：2.52mmol/L，血磷：1.00mmol/L，免疫球蛋白 κ 轻链 0.01g/L（正常值 0～0.02g/L），免疫球蛋白 λ 轻链 0.03g/L（正常值 0～0.05g/L），尿免疫球蛋白 G：4.9mg/L（正常值 0～17.5mg/L），γ 球蛋白：0.12mg/L（正常值 0.09～0.18mg/L），RF：（－）。

2. 胸部及踝关节 X 线、PPD 试验　心肺未见异常,足跟及踝部骨质未见异常改变,PPD 试验(−)。

3. 关节穿刺液常规及培养穿刺液　可见大量白细胞,培养 5 日未见病原菌生长。

4. 24h 尿尿酸　4 635.4μmol/24h(正常值 1 500~4 500μmol/24h)。

5. 偏振光显微镜检查　CT 引导下骶髂关节穿刺可见针尖样尿酸盐结晶;踝关节处结节穿刺活检有大量针尖样尿酸盐结晶,穿刺物稀释液中的白细胞有吞噬尿酸盐结晶的现象(图 32-1,见文末彩图)。

6. 骶髂及腰椎关节 CT、骨密度　双侧骶髂关节间隙存在,关节构成骨骨质破坏,呈"锯齿状"改变,以左侧髂骨较显著,左侧髂骨局部骨质硬化(图 32-2);腰椎未见异常;骨密度 +1.0。

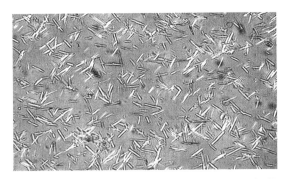

图 32-1　踝关节处结节及骶髂关节穿刺偏振光显微镜检查示大量针尖样尿酸盐晶体

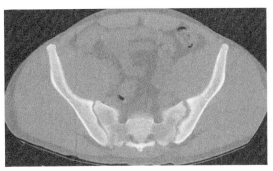

图 32-2　骶髂关节 CT 双侧骶髂关节间隙存在,左侧骶髂关节骨质破坏,呈"锯齿状"改变,左侧髂骨面上缘局部增生硬化

? 思维提示

患者病情变化,应首先使用一元论解释诊断。按照 2015 年美国风湿病学会 / 欧洲抗风湿联盟痛风分类标准进行诊断。该标准指出,如果出现症状的关节、关节囊或痛风石中存在尿酸盐结晶,即可诊断为痛风,此为诊断痛风性关节炎的"金标准"。骶髂关节 CT 提示左侧骶髂关节呈"锯齿状"改变,同时在 CT 引导下骶髂关节穿刺偏正光显微镜下可见针尖样尿酸盐结晶,国外有文献报道,尿酸盐可沉积在骶髂关节并引起骶髂关节破坏。该例患者长期腰骶部不适可能与尿酸盐沉积骶髂关节并导致骨质破坏密切相关。

五、治疗方案及理由

1. 治疗　嘱患者卧床休息,抬高患肢;适当调整生活方式和饮食结构如低嘌呤饮食及多饮水,减少体内尿酸的浓度;碱化尿液加快体内尿酸排泄;冷敷患处可缓解疼痛,减少滑液分泌;非甾体抗炎药和秋水仙碱控制炎症,减少炎症因子的释放;待关节症状完全消失,炎症指标恢复正常后(即间歇期),结合该患者足踝部有多个大小不等的痛风石,予以非布司他(40mg/ 片)和苯溴马隆每日各半片联合降尿酸治疗,同时予以秋水仙碱(每日 1 片)或 NSAIDs 预防痛风的发作。

2. 理由　患者目前主要问题为慢性痛风性关节炎急性发作导致关节肿痛伴活动障碍。患者关节炎症状重，为晶体所诱导而非感染性关节炎，故我们尽早选用快速起效足量的 NSAIDs 类和秋水仙碱抗炎而非抗生素，必要时可使用糖皮质激素以迅速缓解关节症状。患者在急性期主要是抗炎治疗，而未进行降尿酸治疗，是因为急性期降尿酸治疗可能引起血尿酸波动，延长发作时间或引起转移性发作。间歇期我们选择联合方案降尿酸，是为了让患者血尿酸尽快达标(<4mg/dl)，有利于痛风石的溶解消退，同时予以秋水仙碱或 NSAIDs 是为了预防在降尿酸过程中血尿酸过度快速波动诱发痛风发作。

六、治疗效果及思维提示

患者入院后，根据诊断思路，完善相关检查，患者白细胞及炎症指标明显增高，给予碳酸氢钠碱化尿液、依托考昔和秋水仙碱消炎止痛，治疗 7 日后患者关节症状明显缓解，能自由行走。复查 ESR、CRP、血常规、24h 尿尿酸及血尿酸，患者白细胞及炎症指标均恢复正常，24h 尿尿酸 3 652.2μmol，血尿酸 542.5μmol 较前明显升高，可能与沉积于关节及其周围组织的尿酸盐晶体重新溶解释放入血有关。

> **思维提示**
>
> 治疗方案效果明显。患者关节症状明显缓解，能自由行走，复查 ESR、CRP、血常规均恢复正常。结合患者病程特点，考虑慢性痛风性关节炎急性发作，原因是血中尿酸浓度超过其正常溶解度，沉积于关节及其周围组织，诱导单核 - 巨噬细胞活化产生 TNF-α、IL-6 等致炎因子而引起关节炎发作，待炎症缓解后关节及周围组织内的尿酸盐重新溶解释放入血，引起尿酸处于高水平。通过联合降尿酸方案，患者血尿酸维持在低水平，且痛风石逐渐溶解缩小，且期间无关节炎急性发作，无足跟及腰骶部不适，进一步证实痛风性关节炎，痛风石诊断正确。在临床工作中，当我们怀疑痛风性关节炎时，不能只凭一次尿酸正常，就排除痛风性关节炎的诊断，应该多次尤其是急性关节炎缓解后复查血尿酸或者尿尿酸来协助诊断或者予以秋水仙碱诊断性治疗，而对于难以确诊病例，必要时对发病部位进行穿刺偏振光显微镜检查，一旦发现尿酸盐结晶即可诊断。

2015 年 11 月我科门诊随访，复查血尿酸 286.6μmol，骶髂关节 CT 较前未见明显进展。足踝部痛风结节较前明显缩小，最大 0.8cm×0.6cm，且期间无关节炎急性发作，无足跟及腰骶部不适。

最终诊断：原发性痛风性关节炎急性发作。

七、本疾病最新分类标准及治疗指南解读

2015 年美国风湿病学会 / 欧洲抗风湿联盟痛风分类标准：目前现存的痛风分类标准或诊断标准有很多，其中应用最广泛的是 1977 年美国风湿病学会制定的急性原发性痛风关节炎

的分类标准。这些分类标准均着眼于识别急性痛风性关节炎，而诊断慢性痛风的效力不高，且与同类疾病的鉴别能力有限，并依赖临床医生的诊断。而且，若患者就诊的医疗机构没有条件应用关节腔穿刺和偏振光显微镜，那么，在无法证实晶体存在时如何准确地诊断痛风也是亟待解决的问题。此外，现存的分类标准制定时尚无当前先进的影像学手段，如超声和双能 CT，这些影像学技术在痛风分类标准中的价值尚不明确。为此，美国风湿病学会 / 欧洲风湿病联盟（ACR/EULAR）2015 年 10 月发表了合作倡议的痛风分类标准，该分类标准以关节滑囊或痛风结节中找到尿酸盐结晶（MSU）为诊断痛风的"金标准"，通过回顾痛风影像学表现的相关文献并对部分患者可能患痛风的证据进行排序，运用多准则决策分析方法达成共识，确定痛风的主要特点。该分类标准：强调至少一个外周关节或关节囊出现肿胀、疼痛或压痛时，考虑痛风性关节炎。如果出现症状的关节、关节囊或痛风石中存在尿酸盐结晶，可以确诊痛风，不需要进一步的评分。如果不符合上述条件，进入下列按积分诊断的程序，总分等于或大于 8 分可诊断痛风（表 32-1、表 32-2）。

表 32-1　2015 年痛风分类标准的临床表现积分

	标准	分类		得分
临床表现	受累关节	累及踝关节 / 足中段的单关节炎或寡关节炎		1
		累及第一跖趾关节的单关节炎或寡关节炎		2
	受累关节特点	患者自述或医师观察发现受累关	符合一个特点	1
		节红肿；受累关节明显触痛或压	符合二个特点	2
		痛；受累关节活动受限或行走困难	符合三个特点	3
	发病时间符合右边三点中两条以上且无论是否进行抗炎治疗的发作周期为典型发作	24 小时之内疼痛达峰值；14 天之内疼痛缓解；两次发作间期疼痛完全缓解	有一次典型发作	1
			反复典型发作	2
	存在痛风石：皮下结节在皮肤变薄破溃后可向外排出粉笔屑样的尿酸盐结晶，常见于耳郭、关节、肘鹰突滑囊、指腹肌腱，结节表面皮肤菲薄，常覆有较多血管			4

表 32-2　2015 年痛风分类标准的实验室、影像学检查积分

	标准	分类	得分
实验室指标	按病程＞4 周、未用降尿酸药物时重复测的血尿酸值高低进行打分	＜4mg/dl	-4
		6～8mg/dl	2
		8～10mg/dl	3
		≥10mg/dl	4
		关节液中未发现尿酸盐结晶	-2
影像学	有症状关节	B 超出现双轨征，或双能 CT 显示尿酸盐沉积	4
	X 线示痛风相关的侵袭表现	发现手或足至少 1 处尿酸盐相关的侵蚀	4

　　血清尿酸被认为是分类标准评分制的必需指标（即分数不能在没有血清尿酸值的情况下计算），理想的情况下，血清尿酸水平评估应该是病程＞4 周，没有经过降尿酸治疗的情况下测量并记录最高测定值，如果可行的话，在这些条件下重复测量。如果血清尿酸水平为≥10mg/dl，没有必要重复测量。关节液体必须从一个曾经有症状的关节或关节囊中由受过培训的医师采集、观察和评估。该分类标准一个独特之处是有两个类别产生负分数。具体地说，如果血清尿酸水平是＜4lmg/dl（＜0.24mmol/L），减去总得分 4 分。类似地，如果关节液中未发现单钠

尿酸盐（MSU），减去总得分 2 分。通过这种方法降低误诊痛风的概率。该分类标准：进一步肯定了受累关节检测到尿酸盐结晶对痛风关节炎的诊断价值，强调了血尿酸水平在确诊痛风中的作用。纳入了新的痛风影像学改变作为诊断标准。分别从临床特点、实验室检查及影像学表现三方面进行评分。突破了现有标准的局限性，纳入最新研究结果。该分类标准的目的并不是描述痛风严重程度的特点，而是用于判别是否属于痛风。当属于痛风时，需进一步区分原发性和继发性、尿酸生成增多和 / 或尿酸排泄障碍。

当痛风性关节炎诊断明确后，中华医学会风湿病学分会关于痛风治疗的指南建议：痛风最佳治疗方案应包括非药物治疗和药物治疗 2 方面。

非药物治疗包括患者的教育、适当调整生活方式和饮食结构是痛风长期治疗的基础。①避免高嘌呤饮食：动物内脏（尤其是脑、肝、肾），海产品（尤其是海鱼、贝壳等软体动物）和浓肉汤含嘌呤较高；鱼虾、肉类、豆类也含有一定量的嘌呤；各种谷类、蔬菜、水果、牛奶、鸡蛋等含嘌呤最少，而且蔬菜水果等属于碱性食物，应多进食。②对于肥胖者，建议采用低热量、平衡膳食、增加运动量，以保持理想体质量。③严格戒饮各种酒类，尤其是啤酒。④每日饮水应在 2 000ml 以上，以保证足够的尿量。

药物治疗应按照临床分期进行，并遵循个体化原则。①急性发作期的治疗以下 3 类药物（秋水仙碱、NSAIDs、糖皮质激素）均应及早、足量使用，见效后逐渐减停。急性发作期不开始进行降尿酸治疗，已服用降尿酸药物者发作时不需停用，以免引起血尿酸波动，延长发作时间或引起转移性发作。②间歇期和慢性期的治疗旨在长期有效地控制血尿酸水平。使用降尿酸药物的指征是：急性痛风复发、多关节受累、痛风石出现、慢性痛风石性关节炎或受累关节出现影像学改变、并发尿酸性肾石病等。治疗目标是使血尿酸＜6mg/dl，以减少或清除体内沉积的 MSU 晶体。目前临床应用的降尿酸药物主要有抑制尿酸生成药和促进尿酸排泄药，均应在急性发作平息至少 2 周后，从小剂量开始，逐渐加量。根据降尿酸的目标水平在数月内调整至最小有效剂量并长期甚至终身维持。仅在单一药物疗效不好、血尿酸明显升高、痛风石大量形成时可合用两类降尿酸药物。在开始使用降尿酸药物同时服用低剂量秋水仙碱或 NSAIDs 至少 1 个月，以起到预防急性关节炎复发的作用。

八、结合指南对本病例的思考

本病例完全按照 2015 年 ACR/EULAR 痛风分类标准进行诊断，该标准指出，如果出现症状的关节、关节囊或痛风石中存在尿酸盐结晶，可以确诊痛风，不需要进一步的评分。我们通过对本例患者踝关节处结节和骶髂关节穿刺活检在偏振光显微镜下均见到尿酸盐结晶，故痛风诊断明确。进一步完善相关检查进行鉴别诊断，明确该例患者为原发性痛风性关节炎急性发作、痛风石，同时按照痛风治疗指南建议进行非药物和药物如抗炎、降尿酸治疗，治疗半年后患者随访，原有关节症状消失且无新发症状，痛风石较前也明显缩小，治疗效果显著。

综上所述，造成该患者未能及时正确诊断的原因有：①医生对痛风的鉴别诊断认识不足，接诊医生对本病缺乏认识，甚至遇到典型病例也不能及时确诊，特别是对首发症状为第一跖趾关节外的病例不能轻易排除，本例患者以足跟及腰背部疼痛为首发症状，须测定血尿酸，由于尿酸本身的波动性及其他药物（如利尿药、激素类药物）的影响，有时一次血尿酸检查可以正常，需反复多次检查才能免于漏诊；②年轻医生缺乏临床经验，未经详细了解病史，只简单地附和以往诊断。在服用止痛药物（NSAIDs）、改善病情药物（柳氮磺砒啶、沙利度胺）、甚至在后来应用抗 TNF-α 治疗,均能缓解症状,因此对诊断不再置疑,(对于慢性、顽固性痛风,尿酸盐晶体持续刺激体内单核 - 巨噬细胞产生 TNF-α,有指南建议,对于慢性、顽固性痛风可使用 TNF-α 拮抗剂治疗急性痛风性关节炎),这是造成本病长期被误诊为强直性脊柱炎的重要原因。③痛风、强直性脊柱炎用非甾体抗炎药、激素或者抗 TNF-α 治疗,都能起到消炎止痛的效果,疼痛迅速减轻和好转,容易造成混淆,也是误诊的一个原因。因此,在我们实际的临床工作中,我们应当做到详细询问病史,仔细查体,不放过任何一个小的细节,不要局限于某一种疾病,同时要学会用科学的证据去诊断治疗疾病,是我们能获得成功的关键。

（周京国）

病例 33　膝关节疼痛 3 个月，加重伴足跟疼痛 10 天

男，28 岁，2016 年 3 月 10 日入院。

一、主诉

膝关节疼痛 3 个月，加重伴足跟疼痛 10 天。

二、病史询问

（一）初步诊断思路及问诊目的

患者青年男性，以膝关节疼痛 3 个月，加重伴踝关节疼痛 10 天为主诉。引起关节疼痛的原因较多，如外伤性关节痛、感染性关节炎、脊柱关节炎、风湿性关节炎、类风湿关节炎、痛风性关节炎、自身免疫性疾病等都可引起关节疼痛。因此问诊时，需要针对疼痛的诱因、性质、部位、程度、症状加重或减轻的因素、有无伴随症状进行详尽的询问，以根据病史得出可靠的鉴别诊断。

（二）问诊主要内容及目的

1. 疼痛的诱因、部位、程度、性质与症状加重或减轻的因素，与活动的关系　不同疾病引起的关节疼痛其特点不同，风湿性关节炎病前有明确的链球菌感染史，其关节炎的特点为四肢大关节游走性肿痛，很少出现关节畸形；类风湿关节炎其特征是以手足小关节受累为主的多关节、对称性、侵蚀性关节炎症，可导致关节畸形及功能丧失；外伤性关节炎具有明确的外伤病史，局部疼痛伴运动障碍；反应性关节炎起病前可有呼吸道、消化道或泌尿系统感染史，呈急性发病，多为单一或少关节炎，非对称性分布，主要累及膝及踝等下肢大关节，肩、腕、肘、髋关节及手、足的小关节也可累及。痛风性关节炎多以饮酒、高嘌呤饮食为诱因，在午夜或清晨突然起病，多呈剧痛，数小时内出现受累关节的红、肿、热、痛和功能障碍，最常见于单侧踇趾及第 1 跖趾关节，也可见于踝、膝、腕、指、肘。

2. 关节外的全身伴随症状　化脓性关节炎会伴有高热、寒战等全身感染中毒症状；反应性关节炎大部分患者会伴随出现结膜炎、虹膜炎和角膜溃疡等；银屑病关节炎伴有银白色的鳞屑及指甲脱离、变色、增厚等症状；结缔组织病及其他自身免疫性疾病会伴有其原发病的症状，如皮疹、光过敏、口腔溃疡、口干、咽干等症状。

3. 入院前行相关检查及治疗　通过了解入院前的检验、检查及治疗情况有助于进一步明确诊断及治疗。

4. 现病史、既往史和疾病　有无吸烟、饮酒史，关节炎的家族遗传病史。既往有无结膜

炎病史,尿道、肠道和生殖系统感染史等。

(三)问诊结果及思维提示

患者于入院前半个月无明显诱因出现左膝关节疼痛伴晨僵,疼痛较固定,无游走及放射痛,活动后症状可减轻,1周后病情加重,逐渐累及双膝关节及双侧足跟部,伴肿胀、晨僵、行走困难,但关节局部皮温正常。病程中无腰背部疼痛;无寒战、高热、皮疹;无低热、盗汗、食欲不振及体重下降;无头晕、头痛、咳嗽、咳痰;无腹痛、腹泻;无尿频、尿急、尿痛、肉眼血尿;无口腔、生殖器溃疡、脱发、光过敏;无指甲脱离、变色、增厚等症状。曾就诊于我院门诊查血尿酸、抗"O"、类风湿因子、抗 CCP 抗体、抗 RA33 抗体均正常。患者既往曾有"葡萄膜炎"病史一次。无药物过敏史,饮食无偏好,偶饮啤酒。

> **思维提示**
>
> 通过问诊可明确,患者青年男性,亚急性起病,以单膝关节疼痛为首发临床表现,继之累及双膝、双足疼痛。病前无外伤、泌尿系、消化道感染等诱因,病程中无全身感染中毒症状。既往有"结膜炎"病史。曾查血尿酸、抗"O"、类风湿因子、抗 CCP 抗体、抗 RA33 抗体均正常。总结病史结果,目前可以排除外伤性、化脓性关节炎、痛风性关节炎、风湿性关节炎、类风湿关节炎和干燥综合征等疾病引起的关节痛,结合患者病史及临床表现,考虑脊柱关节炎的可能性大,该类疾病包含强直性脊柱炎、反应性关节炎、银屑病性关节炎、炎性肠病等,下一步体格检查时应重点了解的脊柱关节器质性病变及全身有无阳性伴随体征,并通过实验室检查和影像学检查寻找相关证据。

三、体格检查

(一)重点检查内容及目的

根据问诊的结果,查体时应重点进行四肢、脊柱关节检查,同时注意患者是否有皮疹、黏膜溃疡,是否有眼结膜充血,是否有泌尿系统、消化系统及神经系统检查的异常。

(二)体检结果及思维提示

T: 36.7℃, P: 90 次/min, R: 18 次/min, BP: 112/78mmHg。神志清,精神可,营养可,步入病房,查体合作,回答切题,主动体位。双手指甲饱满,无变色增厚。全身皮肤黏膜无黄染、无皮疹,全身浅表淋巴结未触及肿大,咽部无充血,口腔无溃疡,双侧扁桃体无肿大,胸廓无畸形,肋骨无压痛,双肺叩诊呈清音,双肺呼吸音清,未闻及干湿性啰音。心率 90 次/min,律齐,各瓣膜听诊区未闻及病理性杂音。腹平软,全腹无压痛、反跳痛及肌紧张,肝脾肋下未触及肿大,肠鸣音正常 4~5 次/min。双膝关节肿胀,压痛(+),无骨摩擦音,双足跟肿胀,压痛(+),足背动脉搏动正常。其余各关节无明显异常,脊柱无压痛,活动无明显受限,枕墙距为 0,双侧"4"字试验阴性,直腿抬高试验阴性,四肢肌力、肌张力未见明显异常,生理反射存在,病理反射未引出。

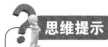

思维提示

　　查体显示患者无明显的银屑病性关节炎、炎性肠病相关症状及特异性体征；无脊柱关节炎（spondyloarthritis，SpA）特征性的腰背部疼痛，仅以双膝关节、双足跟软组织肿胀，压痛明显为阳性体征，因此高度怀疑是否存在脊柱关节炎（外周型）的可能性，需要进一步的检查证实。

四、实验室和影像学检查结果

（一）初步检查内容及目的

1. 血尿便常规、生化全项、血凝四项、肝炎系列　了解患者一般状况。
2. 自身抗体　了解有无其他自身免疫性疾病的可能。
3. 血沉、C 反应蛋白　了解疾病的活动程度。
4. HLA-B27　了解有无存在脊柱关节炎 / 强直性脊柱炎的可能。
5. 结核抗体　结核分枝杆菌感染引起的关节炎。
6. 双膝关节、双踝关节　了解有无骨质的改变，鉴别关节疼痛原因。
7. 影像学检查　X 线和 MRI 等。

（二）检查结果及思维提示

1. 血常规、尿常规、肝肾功能、电解质及血生化检验未见异常。
2. 自身抗体基本组合、类风湿关节炎联合检测、肿瘤组合未见明显异常。
3. 结核抗体、肝炎系列未见明显异常。
4. 血沉 63.0mm/h，C 反应蛋白 3.530mg/dl，提示轻度升高。
5. HLA-B27 阳性。
6. 血凝四项　纤维蛋白原 3.770g/L↑，活化部分凝血活酶时间 37.2 秒↑。
7. 胸部 X 线片　未见心肺膈明显病变。
8. 心电图示　窦性心律 64 次 /min，心电轴不偏，大致正常心电图。
9. 腹部彩超示　①肝、胆、脾、胰、双肾大小、声像图未见明显异常；②腹腔未探及积液及异常包块。
10. 双膝关节、双足 X 线片　未见双膝关节骨质明显异常；未见双足骨质明显异常。
11. 骶髂关节正位片　双侧骶髂关节未见明显异常。

思维提示

　　重要的检查果有以下几项：血沉快、C 反应蛋白升高，HLA-B27 阳性；血常规、自身抗体、类风湿关节炎联合检测未见明显异常；双膝关节、双足未见明显异常；骶髂关节正位片未见明显异常。结合患者病史，体格检查和实验室检查结果分析：

①目前可明确排除外伤性关节炎、银屑病关节炎、化脓性关节炎、风湿性关节炎、痛风性关节炎、类风湿关节炎、反应性关节炎、自身免疫性疾病等引起的关节疼痛。②血沉快、C 反应蛋白升高,提示患者疾病处在活动期;HLA-B27 阳性,为诊断早期脊柱关节炎提供了证据,但双膝关节、双足 X 线片、骶髂关节正位片结果不支持典型的脊柱关节炎 / 强直性脊柱炎的诊断,考虑到患者起病较急,发病时间短的特性,早期病变在 X 线片可能无阳性改变,故需更敏感的检查手段以明确有无早期病情的变化,为诊断提供依据。

(三)进一步检查结果及思维提示

进一步行双足 MRI(T_1+T_2 像)提示:右足跟骨、骰骨、足舟骨、第 1、第 4 趾骨及左足跟骨、距骨、骰骨、外侧及中间楔骨、第 1~5 趾骨髓质骨多发异常信号;双侧胫距后韧带、跟骰背侧韧带、距腓后韧带内可疑炎症液体渗出;双侧踝关节皮下脂肪层及软组织间隙广泛渗出;考虑强直性脊柱炎足部异常改变可能(图 33-1、33-2,见文末彩图)。

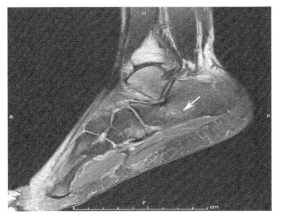 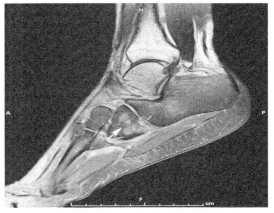

图 33-1　足跟骨多发异常信号(箭头)　　　　图 33-2　骰骨多发异常信号(箭头)

思维提示

MRI 在评价关节炎的滑膜、软骨、关节囊、肌腱附着点和骨炎等结构中较 X 线片敏感,早期检出率明显高于 X 线片检查。同时,有研究表明,MRI 可判断病变是否处于急性活动期,还可以用来评估早期病情的变化及治疗的效果。故对于 SpA 的早期诊断,MRI 较 X 线片检查更具有优势。所以临床中对于 X 线片检查未确诊的早期脊柱关节炎,必要时可行 MRI 提供可靠的证据。

该患者 MRI 提示关节附着点炎,结合膝关节炎 3 个月,HLA-B27 阳性,考虑外周型脊柱关节炎。

最终诊断:脊柱关节炎(外周型)。

五、治疗方案及理由

1. 治疗方案

（1）一般治疗：嘱患者尽量避免重体力劳动，戒烟。

（2）药物治疗

1）抗炎止痛：塞来昔布胶囊 200mg 口服每日 2 次。

2）慢作用抗风湿治疗：柳氮磺吡啶肠溶片（250mg 口服，每日 3 次，服药 3 日后无胃肠道不适反应将柳氮磺吡啶肠溶片加至 500mg 口服，每日 3 次）。

3）抑酸、保护胃黏膜：雷贝拉唑钠肠溶片 20mg 每晚口服；L- 谷氨酰胺呱仑酸钠颗粒 1 包口服，每日 3 次保护胃黏膜。

2. 理由　塞来昔布为治疗脊柱关节炎疼痛和僵硬的首选药物，其可迅速缓解患者腰背疼痛与晨僵，减轻关节肿痛等症状。慢性抗风湿药中柳氮磺吡啶较其他慢性抗风湿作用药更适合缓解脊柱关节炎外周关节炎症状。非甾体消炎药有胃肠道反应等不良反应，故同时辅助抑酸、保护胃黏膜治疗。

六、治疗效果及思维提示

治疗 1 个月后，患者关节疼痛较前明显缓解，行走不受限，复查血沉：31.0mm/h，C 反应蛋白：1.835mg/dl，血常规、肝功能正常，无皮疹、胃痛，恶心、腹泻等不良反应，故将上述治疗方案调整为：塞来昔布胶囊 200mg/d 口服，柳氮磺吡啶肠溶片 1 000mg 口服每日 2 次继续治疗；疼痛症状缓解后停用塞来昔布，继续柳氮磺吡啶肠溶片治疗，目前患者无关节疼痛，行走自如，复查血常规、血沉、肝功能、C 反应蛋白未见明显异常。

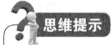

思维提示

　　患者经给予抗炎止痛、慢性抗风湿作用药后症状明显缓解，达到临床治疗目的，证实了我们诊断的正确性。故对于以单关节为主要表现的关节炎，HLA-B27 阳性，尽管没有腰骶部疼痛的症状，也要怀疑是否有存在外周型脊柱关节炎的可能，不要拘泥于 AS 的某一诊断标准，应根据临床症状及检查进行综合评价，严防误诊失治，争取做到早诊断、早治疗，控制疾病进展，减少致残率。

七、结合指南对本病例的思考

1. 外周型脊柱关节炎诊断思路　外周型脊柱关节炎临床症状缺乏特异性，以外周关节炎特别是以单关节炎为首发症状且不伴有腰骶部疼痛的患者容易被误诊，失去药物早期治疗延缓病情进展的机会。因此，结合本例，45 岁以下患者，在无明显诱因的情况下出现以外周关节疼痛及足跟痛为首发症状，需要高度怀疑是否存在脊柱关节炎的可能，尽管没有腰骶部疼痛的症状，仍应行骨盆平片、骶髂关节 CT、MRI 检查，外周关节 MRI 或超声检查，以防漏诊误诊。

2. 脊柱关节炎的治疗　目前尚无根治的方法，但如能早期诊断及合理用药可以达到控制炎症、减缓病情的进展，防止脊柱、关节严重的畸形。SpA 的主要治疗包括非药物治疗、药物治疗和手术等综合措施。治疗以缓解疼痛，减轻炎症，防止脊柱关节损伤，恢复功能，提高患者生活质量为目标。其一般治疗包括对患者进行疾病知识的教育，建立患者治疗疾病的信心，同时建议吸烟者戒烟。药物治疗包括非甾体抗炎药、局部糖皮质激素、慢作用抗风湿药物、生物制剂的使用。ASAS 指南推荐非甾体抗炎药（如双氯芬酸钠、塞来昔布等）为治疗 SpA 疼痛和僵硬的首选药物，其可迅速缓解患者腰背疼痛与晨僵，减轻关节肿痛等症状（疗效与剂量相关），长期治疗有望缓解或阻止骨破坏，但是长期使用会带来如胃肠道反应等不良反应，故在临床中要注意保护胃黏膜，关注心血管风险等。局部糖皮质激素在本病中偶尔被使用，长期高剂量使用这类药物会增加不良反应的风险，因此不可长期使用。抗风湿慢作用药物（如柳氮磺吡啶）作为针对病因用药，在临床上较常使用。本案例类选用的柳氮磺吡啶特别适用于缓解 SAS 患者的外周关节炎，但其起效较慢，通常在 4～6 周才起效，为增加患者的耐受性，临床一般以 0.25g，每日 3 次开始，每周递增 0.25g，直至增加至 1.0g，每日 2 次，维持 1～3 年，但对于中轴受累的患者，其疗效不理想。对于强直性脊柱炎，不仅要强调早期治疗，更重要的是要及时进行有效的治疗。生物制剂的出现对 SpA/ 强直性脊柱炎的达标治疗起着推动作用，它有效抑制肿瘤坏死因子（TNF-α），快速强效控制炎症，延缓病情发展。对于除脊柱关节症状外伴有髋关节受累或关节外表现的患者，建议尽早使用生物制剂，以快速强效控制炎症，防止关节新骨形成、骨质破坏或病程进展致残疾。

（吴海娟　罗晓红）

病例 34 胸闷、气促半年，手足皮疹 1 个月

女，31 岁，职员，2015 年 3 月 12 日来诊。

一、主诉

胸闷、气促半年，手足皮疹 1 个月。

二、病史询问

（一）初步诊断思路及问诊目的

从症状上看，患者主要症状集中在呼吸系统和皮肤，病史的询问应围绕胸闷、气促、皮疹的程度、随时间演变的过程、相应的治疗和治疗后病情的变化展开，同时应该询问伴随症状以及有鉴别意义的症状等。

（二）问诊主要内容及目的

1. 胸闷、气促的诱因、持续时间、程度、加重或减轻的因素、伴随症状　胸闷、气促的发生是否有诱因，要详细询问。胸闷、气促持续时间的长短，休息后能否缓解，发生频率，有无伴随症状。胸闷、气促是否予以治疗，治疗后的反应，要全程跟踪该症状在整个病程中的变化情况。

2. 皮疹的诱因、形态、分布状况、发生范围、程度、性质、是否伴瘙痒、疼痛　皮疹的发生是否有诱因，要详细询问，皮疹的部位对于诊断疾病非常重要，进行性色素样紫癜样皮炎好发于下肢伸侧、足部、踝部，变应性血管炎好发于四肢，皮肌炎皮疹好发于上眼睑或眶周，可为一侧或双侧，还可以出现于面颊部、鼻梁、颈部、前胸"V"形区和肩背部，称为"向阳性皮疹"，系统性红斑狼疮皮疹好发于面部、耳部、头皮、耳后及颈部。皮疹的性质对于疾病诊断也具有一定的意义，盘状红斑对于系统性红斑狼疮的诊断具有特异性。同时，要详细询问皮疹的伴发症状。是否予以治疗，治疗后的反应，要全程跟踪该症状在整个病程中的变化情况。

3. 既往史的询问　包括有无慢性病史，吸烟、饮酒史、传染病史、个人史、冶游史等。

4. 家族遗传史的询问　包括有无遗传性家族病史及相关疾病病史。

（三）问诊结果及思维提示

1. 患者于半年前无明显诱因出现胸闷、气促、乏力，活动后加重，无胸痛，无咳嗽、咳痰，未予以重视。

2. 1 年前无明显诱因出现双手指尖、粟粒大小红色皮疹，伴双手近端指间关节、掌指关节

240

轻微疼痛，无晨僵；1周前双足跗及足底出现类似皮疹，并逐渐增多，疼痛明显；双手遇冷后变白变紫，伴麻木感，无口腔溃疡，无光过敏，无脱发，无口干、眼干症状。

3. 3天前于我院门诊查ANA谱　抗Sm抗体：(++)，抗nRNP抗体：(+++)，抗dsDNA抗体：(++)，抗核小体抗体：(+++)；ESR：38.00mm/h，补体C3：0.380g/L，予以改善扩血管治疗，症状无明显改变，为求进一步诊治，急来我院就诊。患者自病来神志清，精神欠佳，饮食、睡眠可，大小便正常，体重无明显变化。

4. 否认高血压、糖尿病及冠心病史。否认药物过敏史。否认结核、乙肝等传染病史。否认外伤、手术史。生于西宁，否认疫区旅居史，无吸烟、饮酒史。14岁月经初潮，经期5～7天，月经周期28～32天。适龄婚育，育有1子，顺产。

5. 无遗传性家族病史及相关疾病病史。

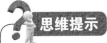
思维提示

　　患者出现胸闷、气促需鉴别诊断相关的系统疾病，慢性反复发作者常见如呼吸系统、心血管疾病、肿瘤、血液系统疾病和免疫性疾病等，急性胸闷、气促常见于细菌病毒感染等。

　　患者合并有皮疹，可见于上述多种系统疾病，而雷诺现象是血管炎的常见表现，多见于风湿免疫性疾病。本患者半年的病史，就诊我院门诊，予以扩血管治疗，效果欠佳。为此，风湿免疫性疾病的可能性最大，需进一步完善相关的诊断检查。

三、体格检查

（一）重点检查内容及目的

　　根据问诊的结果，症状较为复杂，应进行多系统的查体。检查皮疹的部位、大小、颜色，有无皮肤发红、皮温升高，有无凸起，有无压痛、水疱及破溃。检查有无关节疼痛各项体征，如关节压痛及肿胀，有无关节皮肤发红、畸形。检查有无贫血征，如巩膜及睑结膜苍白。患者存在胸闷、气短，应重点进行胸部及心脏检查，心脏听诊有无杂音，肺部听诊及叩诊检查有无杂音及胸腔积液。检查腹部各项体征，如腹膜刺激征、胃肠型和蠕动波、肠鸣音、移动性浊音、腹部血管杂音等。

（二）体检结果及思维提示

　　T：36.0℃，P：80次/min，R：20次/min，BP：90/70mmHg。神清，精神欠佳，双手指尖、双足趾尖粟粒大小红色皮疹及皮下瘀点样皮疹，睑结膜中度苍白，咽部充血，双侧肺呼吸音粗，未闻及明显干湿性啰音，心率80次/min，律齐，心音有力，未闻及杂音，腹软，无压痛、反跳痛，肝、脾肋下未触及，双手近端指间关节、掌指关节、双足跗趾关节轻压痛，无肿胀，无关节畸形。双侧病理征阴性。

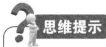

思维提示

　　体格检查可见双手指尖、双足趾尖皮疹，结合免疫学检查结果的异常，需考虑自身免疫性疾病，完善相关检查以进一步确诊。体格检查可见贫血貌，需进一步明确为自身免疫性疾病继发的还是存在其他血液系统的异常。体格检查示关节的轻压痛需明确是由自身免疫性疾病引起的还是由外伤或是精神因素等引起的。

四、实验室和影像学检查结果

（一）初步检查内容及目的

　　1. 血常规、尿常规、生化全项、凝血七项、血沉、CRP　了解患者基本情况。

　　2. ANA 自身抗体谱、抗 CCP 抗体、AKA、免疫功能组套等检查辅助诊断。

　　3. 胸部 CT 及心脏彩超明确患者胸闷、气短的原因。

（二）检查结果及思维提示

　　1. 血常规　WBC: 4.01×10^9/L, NE%: 64.64%, Hb: 7.4g/L, PLT: 244×10^9/L, MCV: 90.8fl, 红细胞平均血红蛋白量（MCH）: 21.10pg, 红细胞平均血红蛋白浓度（MCHC）: 297.00g/L。

　　2. 生化　ALB: 23.1g/L, GLB: 36.90g/L, AST: 23.0U/L, ALT: 8.0U/L, GGT: 11.00U/L, DBIL: 3.03μmol/L, IBIL: 4.87μmol/L, BUN: 3.56μmol/L, GLU: 4.80mmol/L, Na^+: 143.00mmol/L, K^+: 4.50mmol/L。

　　3. 凝血七项　PT: 10.4s, APTT: 32.4s, Fbg: 4.053g/L, TT: 18.4s, D-dimer: 1.2mg/L。

　　4. 尿常规　LEU: 76.80/μl, RBC: 14.20/μl, 管型（CAST）: 2.73/μl, PRO:（+−）, BLD（−）。

　　5. ANA 谱　ANuA:（+++）, Sm:（++）, dsDNA:（++）, ANA: 1∶1 000 核颗粒型。AKA: 阴性, RF: 阴性, 抗 CCP 抗体: 2.99u/ml, CRP < 3.28mg/L, ERP: 38.00mm/h。免疫功能组套: C3: 0.380g/L, C4 < 0.062 5g/L。

　　6. 胸部 CT　双肺下叶背段 - 后基底段胸膜下少量渗出，考虑炎症；右肺下叶外基底段、左肺下叶前 - 内基底段多发结节灶，炎性可能；左肺上叶尖段胸膜下散在局限性肺气肿；双侧胸腔及心包少量积液。

　　7. 心脏彩超　未见明显异常。

思维提示

　　患者几项检查均有阳性发现，应首先试用一元论解释诊断。2009 年美国风湿病学会（ACR）关于系统性红斑狼疮（SLE）修改的分类标准：患者肾活检提示狼疮肾炎，并伴有 ANA 或 dsDNA 阳性，或是满足以下诊断标准中至少四条，其中包括至少一项临床诊断标准和至少一项免疫学诊断标准。临床指标：①急性或亚急性皮肤狼疮；②慢性皮肤狼疮；③口腔或鼻黏膜溃疡；④非瘢痕性脱发；⑤内科医生可观察到的滑膜炎（至少 2 个关节肿胀或伴有晨僵现象的压痛）；⑥浆膜炎；⑦肾脏，24h 尿蛋白 >500mg 或发现红细胞管型；⑧神经系统损害，癫痫、精神病、多发性单神经炎、脊髓炎周围神经病变或脑神经病变；⑨溶血性贫血；⑩白细胞减少（<4×10⁹/L，至少一次）（或）淋巴细胞减少（<1×10⁹/L，至少一次）；⑪血小板减少（<100×10⁹/L，至少一次）。

免疫学诊断标准：① ANA 水平超过实验室参考值；②抗 dsDNA 抗体水平超过实验室参考值（或用 ELISA 法 >2 倍参考值）；③抗 Sm 抗体阳性；④抗磷脂抗体阳性，符合狼疮抗凝物阳性快速血浆反应素试验假阳性，抗心磷脂抗体水平中或高滴度升高（IgA、IgG 或 IgM），抗 β_2 糖蛋白 1 抗体阳性（IgA、lgG 或 IgM）中的一项；⑤低补体，低 C3、低 C4 或低 CH50；⑥直接抗人球蛋白试验阳性（排除溶血性贫血）。该患者出现胸腔积液，免疫学标准中 ANA 水平升高，抗 dsDNA 抗体超过实验室参考值，C3、C4 降低。符合系统性红斑狼疮的诊断指标。辅助检查中：①血常规提示小细胞低色素性贫血，常见于缺铁性贫血、慢性病性贫血、铁粒幼细胞性贫血等，而 SLE 可累及血液中任何一种细胞成分，目前研究表明 SLE 患者血细胞减少的原因很多，比较统一的是由于 T 淋巴细胞调控失衡导致 B 淋巴细胞数量、亚群、功能异常、进而产生了针对骨髓造血细胞的自身抗体，这种抗体结合在骨髓单个核细胞膜上，破坏或抑制骨髓造血细胞，最终引起外周血细胞减少。另外会因为药物、脾脏、铁利用障碍等因素及一些不明的原因造成贫血，完善 Coombs 试验，血清铁，血清铁蛋白化验并结合骨髓象分析结果进行判断。铁蛋白是体内含铁最丰富的一种蛋白，是判定体内铁含量的有效指标，也是一种急性时相反应蛋白，炎症性疾病时巨噬细胞活化并且铁蛋白合成增加，铁蛋白能诱导单核巨噬细胞的活化增殖，使风湿性疾病的巨噬细胞处于活化状态。铁蛋白升高是 SLE 患者的一种自我保护机制，且与病情活动有关，进而表明铁蛋白不仅可以作为 SLE 诊断指标，更可用于 SLE 病情评估和疗效监测。②尿常规检查提示尿蛋白可疑，查 24 小时尿蛋白明确有无肾脏的受累。③ SLE 需与肿瘤性疾病或结核分枝杆菌感染相鉴别，且 SLE 容易继发或伴发肿瘤及结核分枝杆菌的感染，完善相关检查以排除。

（三）进一步检查结果及思维提示

1. 直接抗人球蛋白试验　阴性。

2. 抗心磷脂抗体　阴性。

3. 肺功能　肺通气功能正常，最大呼气流速 - 容量曲线各项均正常，残气 / 肺总量 % 正常，弥散功能轻度降低，周边气道阻力轻度升高。

4. 血清铁：4.40μmol/L，血清总铁结合力：54.10μmol/L，血清铁蛋白：478.64ng/ml。

5. 骨髓象分析　骨髓增生活跃，红系增生活跃，中、晚幼红细胞比例增高，各阶段幼红细胞体积小、核小，染色质紧密呈碳核状，胞质量少，多呈锯齿状，粒系大致正常，巨核细胞形态及数量大致正常，血小板形态正常。Coombs 试验阴性。骨髓铁染色：细胞内铁（−），细胞外铁（−）。

6. 24h 尿蛋白定量　尿量：2 400ml，24h 尿蛋白测定：0.30g/L。

7. 胃镜　非萎缩性胃炎。

8. 血肿瘤标记物检查　未见明显异常。

9. 结核分枝杆菌 IgG 抗体：阴性。

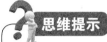

思维提示

　　患者血常规提示贫血，结合骨髓象分析结果确诊为缺铁性贫血。系统性红斑狼疮（SLE）是一种累及多系统、多器官的自身免疫性疾病，其主要临床表现除皮疹外，尚有肾、肝、心等器官损害，且常伴有发热、关节酸痛等全身症状。确诊为系统性红斑狼疮后，必须完善病情及疾病活动度的评估，以便于对疾病有进一步的了解，从而制订相应的治疗方案。根据 SLE 病情轻重可分为轻型、重型及狼疮危象。轻型 SLE 为：SLE 诊断明确或高度怀疑，临床病情稳定，SLE 可累及的靶器官（包括肾脏、血液系统、肺脏、心脏、消化系统、中枢神经系统、皮肤、关节）功能正常或稳定，呈非致命性。重型 SLE 包括：①心脏，冠状动脉血管受累，Libman-Sacks 心内膜炎、心肌炎、心包填塞、恶性高血压；②肺脏，肺动脉高压，肺出血、肺炎、肺梗死、肺萎缩、肺间质纤维化；③消化系统，肠系膜血管炎，急性胰腺炎；④血液系统，溶血性贫血、粒细胞减少、血小板减少、血栓性血小板减少性紫癜、动静脉血栓形成；⑤肾脏，肾小球肾炎持续不缓解，急进性肾小球肾炎、肾病综合征；⑥神经系统，抽搐、急性意识障碍、昏迷、脑卒中、横贯性脊髓炎、单神经炎 / 多神经炎、精神性发作、脱髓鞘综合征；⑦其他，包括皮肤血管炎、弥漫性严重的皮损、溃疡、大疱、肌炎，非感染性高热有衰竭表现等。狼疮危象是指急性的危及生命的重症 SLE，包括急进性狼疮性肾炎、严重的中枢神经系统损害、严重的溶血性贫血、血小板减少性紫癜、粒细胞缺乏症、严重心脏损害、严重的狼疮性肺炎、严重的狼疮性肝炎、严重的血管炎等。该患者并未出现肾脏、血液系统及消化系统的损害，仅出现轻度的胸膜炎，为轻型狼疮。系统性红斑狼疮疾病活动度的评定：癫痫样发作8分，器质性脑病症状8分，视力受损8分，脑神经异常8分，狼疮性头痛8分，脑血管意外8分，血管炎8分，关节炎4分，肌炎4分，管型尿4分，血尿4分，蛋白尿4分，脓尿4分，皮疹2分，脱发2分，黏膜溃疡2分，胸膜炎2分，心包炎2分，低补体2分，抗体增加2分，发热1分，血小板减少1分，白细胞减少。5～9分为轻度活动，9分以上为中至重度活动。该患者出现皮疹、胸膜炎、低补体、抗 dsDNA 抗体阳性，SLEDAI 评分为8分，狼疮轻度活动。

五、治疗方案及理由

　　1. 治疗　甲泼尼龙 40mg/d 静脉滴注，共7天，随后口服甲泼尼龙片 8mg/d，口服吗替麦考酚酯 1.5mg/d，同时给予改善微循环、保护胃黏膜及防止骨质疏松及补充白蛋白、补充铁剂等对症支持治疗。

　　2. 理由　糖皮质激素能快速缓解 SLE 的多种表现，是 SLE 的首选药物，对于轻、中度的 SLE，如皮肤病变、关节炎和浆膜炎的患者，可给予中小量的糖皮质激素，对于有严重内脏损伤的患者如狼疮肾炎、狼疮肺炎、血液系统异常、中枢神经系统疾病以及系统性血管炎等患者，需大剂量糖皮质激素口服。吗替麦考酚酯是具有一定选择性的免疫抑制剂。吗替麦考酚酯的作用机制是通过可逆性抑制次黄嘌呤单核苷酸脱氢酶，选择性抑制淋巴细胞鸟嘌呤经典合成途径，而不影响嘌呤补救合成途径，淋巴细胞只有经典合成途径，而无补救合成途径，因此吗替麦考酚酯能够选择性抑制淋巴细胞的增生，表现出对淋巴细胞生长周期、T细胞生成、B细胞增生及抗体产生的抑制，并且还能抑制糖蛋白的转化、降低黏附因子的活性、抑制血管平滑肌细胞增生和巨噬细胞的聚集。此外吗替麦考酚酯还能有效减少和防止免疫复合物的形成。

六、治疗效果及思维提示

1. 首先以"皮疹、胸闷、气促"症状于门诊就诊，完善部分免疫学检查，予以改善循环等对症治疗，症状改善不明显。收住风湿免疫科进行专科治疗。

2. 入住风湿免疫科后继续完善检查，排除结核感染及肿瘤等疾病，确诊为SLE，并对病情及疾病活动度进行评价，予以糖皮质激素静脉滴注，联合免疫抑制剂吗替麦考酚酯进行原发病的治疗，并予以保护抑酸、胃黏膜、补钙、输注白蛋白及补充铁剂等对症支持治疗。3天后胸闷、气促症状好转，皮疹无新发，关节疼痛症状好转。治疗7天后进行胸部CT检查：胸腔积液较前吸收。查血常规：血红蛋白112g/L。血沉较前下降。补体C3较前上升。

思维提示

对于SLE的治疗方案是非常合理的。患者属于轻型狼疮，处于轻度活动，选用了首选药物糖皮质激素，因患者出现手足血管炎性皮疹表现，糖皮质激素用量较大。由于SLE发病机制复杂，单一临床用药难以达到理想的治疗效果，利用吗替麦考酚酯和糖皮质激素联合用药，临床疗效有效，值得推广应用。研究认为，SLE患者有两个死亡高峰，诊断5年内死亡的患者大多不是由于病情活动，而是应用了大剂量糖皮质激素、免疫抑制剂等而继发感染所致。相反，晚期的死亡多是由于合并心血管疾病而引起的。目前认为系统性红斑狼疮是不可治愈的，但是多数患者经正规系统治疗可达到长时间的完全缓解，即没有临床疾病活动甚至自身抗体能够消失。患者临床应用糖皮质激素及免疫抑制剂，必须定期门诊随诊，检测药物的副作用，及时调整激素及免疫抑制剂用量。

最终诊断：系统性红斑狼疮、合并胸腔积液、心包积液和缺铁性贫血（轻度）。

七、本疾病最新指南解读

2009年系统性红斑狼疮修改的分类标准是目前最新的系统性红斑狼疮的诊断标准。SLICC诊断标准的制定历时8年，充分反映了SLICC的观点，即SLE是由自身抗体驱动的临床疾病，仅有临床症状或仅有血清学阳性均不能诊断。该诊断标准较1997年ACR诊断标准在以下方面有改动：①将颧部红斑和光敏感合并为一项，避免了重复计算，将急性和亚急性皮肤狼疮合并为一项；②慢性皮肤狼疮独立为一项，包括盘状红斑及其他类型皮肤损害，为更好地使用新标准，疑诊为SLE的患者需到皮肤科咨询，甚至行皮肤活检；③增加了非瘢痕性脱发；④重新定义了关节炎，即关节疼痛伴晨僵30分钟（无需摄片），须排除纤维性肌痛引起的弥漫性疼痛；⑤尿蛋白定量改为随机尿的蛋白与肌酐比值法，摒弃了试纸法测定尿蛋白；⑥增加了诊断神经系统损害的神经系统症状，而ACR诊断标准中只有癫痫和精神病；⑦血液系统诊断标准只要有一次异常即可诊断，并建议在一些种族中重新界定白细胞减少的参考值；⑧免疫学诊断标准变化较大，将抗dsDNA抗体、抗Sm抗体、狼疮抗凝物、梅毒血清试验假阳性、抗心磷脂抗体均作为独立的诊断标准，对ELISA法检测抗dsDNA抗体提出更高要求，抗磷脂抗体中增加了抗β_2糖蛋白I抗体，抗心磷脂抗体中增加了IgA亚型，且抗心磷脂抗体低滴度阳性无诊断意义；⑨增加了低补体、直接抗人球蛋白试验阳性两项诊断标准，但为避免"重复计算"，若患者存在溶血性贫血，则需剔除直接抗人球蛋白试验这项标准；⑩最重要变化是肾活检证实符合LN（ISN/RPS 2003病理分型），伴ANA或抗dsDNA抗体阳性也可诊断为SLE。

SLICC诊断标准为SLE的临床诊治和科研提供了一个新标准，使用简便，反映了自1982年ARA诊断标准提出后的29年来对SLE认识的进步，解决了ACR诊断标准中部分问题，其制定过程符合Frieslis提出的5项要求。经过验证，SLICC诊断标准较1997年ACR诊断标准敏感度更高，误诊率更低。SLICC诊断标准的临床相关性更好，更符合SLE发病机制。因此对临床试验和纵向观察研究更有利。由于SLE并非都为多系统性损害，有时仅表现为慢性皮肤型狼疮，仅5%的慢性皮肤型狼疮进展至系统性损害，因此需要将SLE的诊断标准和慢性皮肤型狼疮的诊断标准分开，慢性皮肤型狼疮的诊断标准应由皮肤科医师另行制定。目前，尚无任何SLE分类标准被正式验证为诊断标准。因此，分类标准仅仅是SLE诊断的重要辅助工具，应该记住分类标准不适合一些SLE个体的诊断，对于早期或不符合标准的SLE患者，诊断时应该强调"客观"标准。如血清学标志物、皮肤、肾活检等，强调一些SLE"相对特异性"的临床表现，如蝶形红斑、盘状红斑、光过敏、关节滑膜炎、自身免疫性系血细胞减低等，重视自身免疫病家族史以及治疗史，必要时给予一定时间随访，然后再予诊断。

国外关于SLE的临床进展没有新的指南出台，仍强调达标治疗，积极关注SLE中的心血管疾病、肾脏受累和中枢神经系统受累，认为他汀类药物不仅可以改善脂类代谢异常，而且可以改善疾病活动度。ACR则推出了SLE相关并发症的一些诊治进展，首先指出应该关注SLE的骨质疏松、骨坏死和关节炎等骨关节受累。SLE关节炎的发生率高达90%，与以往认为SLE很少发生侵蚀性关节炎的观点不同，虽然在X线上无骨侵蚀表现，但是关节超声及核磁显示41%的患者有骨侵蚀；SLE患者缺血性骨坏死的发生率为5%～30%。以股骨头坏死最常见，也可以发生在膝、肩、腕及踝关节等其他部位。其次介绍了有很多新的进行临床试验的SLE治疗药物。11届国际狼疮会议同样关注了处于临床试验中针对B细胞的生物制剂，利妥昔单抗和贝利单抗依然用于治疗SLE，但并未完全达到期望，依帕珠单抗的临床试验正在进行，初步显示安全有效。2015年国内关于SLE的研究成果更值得欣喜和关注，我们有了自己的数据和诊治共识。中国SLE患者生存率与亚太地区相似，5年生存率94%，10生存率年89%。死亡原因前4位依次为感染（33.2%）、肾脏受累（18.7%）、狼疮脑病（13.8%）和心血管疾病（11.5%）。国家风湿病数据中心相继推出"中国成人系统性红斑狼疮相关肺动脉高压（PAH）诊治共识"和"中国系统性红斑狼疮患者围产期管理建议"。

八、结合指南对本病例的思考

本例患者完全按照 2009 年系统红斑狼疮分类标准进行诊断，患者以皮肤表现为首诊症状，出现胸闷、气短症状。大约 30% 的患者在病程中会出现胸膜受累的情况，胸膜炎可表现为胸痛或单纯积液而无症状。对于关节炎的定义更为精确，能够快速的做出判断，该患者出现关节疼痛症状，但并无晨僵等表现的出现不能定义为典型的关节炎。免疫学的诊断中多个抗体的联合提高了系统性红斑狼疮的分类诊断准确性。对于系统性红斑狼疮的治疗本病例仍使用至今规范的方案：首选糖皮质激素联合免疫抑制剂（MMF）进行治疗，疗效显著。综上所述，系统性红斑狼疮的分类诊断难点在于对该病缺乏系统的认识，这需要一定的临床经验和不断的学习积累，遵照分类诊断指南原则，结合临床实际灵活运用，是最终成功的关键。

（柴克霞　李占全）

病例 35 反复发热、乏力2个月,加重伴肌肉酸痛1个月余

男,16岁,学生,2014年11月11日来诊。

一、主诉

反复发热、乏力2个月,加重伴肌肉酸痛1个月余。

二、病史询问

(一)初步诊断思路及问诊目的

从症状上看,患者主要症状为发热伴乏力、肌肉酸痛。病史的询问应围绕发热特点:最高体温、热型、发热时间及发热的伴随症状,肌肉疼痛部位及其特点,随时间演变的过程、相应的治疗和治疗后病情的变化展开,同时应该询问其他伴随症状以及有鉴别意义的症状,如风湿系统疾病及肿瘤方面疾病相关症状。

(二)问诊主要内容及目的

1. 发热的诱因、最高体温,热型、缓解方式,伴随症状、有无疫区接触史、冶游史,均要详细询问 发热三大主要原因为感染性发热、肿瘤、免疫系统疾病,而详细询问伴随症状对鉴别发热的性质有益。发热伴有寒战、咳嗽、咳痰、腹痛、腹泻、尿频、尿急等症状常常提示感染性发热。发热伴消瘦明显、淋巴结肿大等常常要考虑恶性疾病如淋巴瘤,一部分恶性疾病起病初期往往表现为反复发热而无特异性症状。发热伴有皮疹、乏力、关节肿痛需要考虑免疫系统疾病。此外,对于有疫区接触史、冶游史,需要考虑到少见病原菌的感染、性传播疾病。

2. 乏力、肌肉酸痛 乏力是非特异性症状,很多疾病都会出现,询问过程中应该询问乏力伴随症状、如头晕、耳鸣、单侧或双侧肢体无力、口角歪斜等。肌肉酸痛需要详细询问有无四肢肌肉无力、饮水呛咳及有无明确关节肿痛,如有上述症状,详细询问累及哪些关节,关节炎特点。

3. 既往史的询问 包括有无慢性病史,吸烟、饮酒史、传染病史、个人史等。

(三)问诊结果及思维提示

1. 患者于2014年8月29日无明显诱因出现间断发热,伴咳嗽、咽痛不适,具体体温未测,无其他伴随症状,当地医院予"退烧针",但仍间断发热、伴咽部不适。

2. 患者于10月10日出现左肩部至左上肢肌肉酸痛不适,发热症状较前加重,夜间为著,

伴畏寒、寒战及多汗，仍未测体温，无咳嗽、咳痰、腹痛、腹泻、尿频、尿急、头痛、恶性、喷射状呕吐、皮肤疖痈、肛周脓肿等感染性发热伴随症状，无明确关节肿痛、全身皮疹、口腔溃疡等结缔组织疾病相关症状，无明显消瘦、淋巴结肿大等恶性疾病相关症状，当地某医院门诊予对症处理效果不佳。

3. 患者于10月20日左右就诊于某市人民医院，当地测体温38.5℃，查血常规提示白细胞计数23×10⁹/L，中性粒细胞比例升高；当地医院予抗感染治疗，用有效剂量舒普深（注射用头孢哌酮钠舒巴坦钠）7天治疗无效，期间测最高体温高于40℃，乏力、肌肉酸痛症状加重，轻微活动即可出现全身疼痛不适。

4. 患者于11月10日就诊于宁夏医科大学总医院急诊科，血常规提示 WBC：29.15×10⁹/L，NE%：86.3%，Hb：120.0g/L，PLT：257.0×10⁹/L；凝血全套、生化未见明显异常，布氏杆菌凝集试验阴性；降钙素原测定 PCT＜0.5ng/ml；ANA＋ENA、免疫球蛋白＋补体检查未见明显异常。完善骨髓细胞学检查提示感染性骨髓象，余未见明显异常；胸部 CT 平扫未见明显异常，收入住院。

5. 既往否认高血压病、糖尿病及冠心病史。否认肝炎结核史。否认外伤史。否认药物过敏史。生于甘肃，否认疫区旅居史，否认冶游史。偶有少量饮酒，不吸烟。未婚未育。

？ 思维提示

患者病史分为4个阶段，主要特点为发热、乏力、肌肉酸痛；抗感染治疗无效；病情反复，最高体温超过40℃，无明确感染性发热伴随症状，病情重收入住院。

三、体格检查

（一）重点检查内容及目的

根据问诊的结果，症状主要为发热、肌肉酸痛，根据发热三大原因着重查体。检查有无扁桃体肿大化脓、腮腺肿大，甲状腺肿大及压痛，心界的扩大及心前区杂音，肺部啰音；腹部查体如腹膜刺激征、肝区叩痛、肾区叩痛；中枢神经系统查体颈抵抗、脑膜刺激征；皮疹、皮肤破损及疖痈、肛周脓肿；肌肉压痛、肌力情况。

（二）体检结果及思维提示

T：38.2℃，P：90次/min，R：20次/min，BP：125/80mmHg。一般情况可，精神欠佳，营养发育正常，神志清楚，查体合作，皮温高，体温38.2℃，全身无皮疹，双侧瞳孔等大等圆，直径约2.5mm，对光反应灵敏，颈部外观对称，甲状腺未及肿大，颈软无抵抗，咽部无充血，右侧扁桃体Ⅰ度肿大。胸廓无畸形，双侧呼吸动度一致，双肺呼吸音清、未闻及干湿性啰音。心界不大，心律齐，未闻及期前收缩，未闻及杂音。腹部外形平坦，腹部柔软，全腹无压痛及反跳痛，肝脏肋下未触及，肠鸣音正常。四肢无畸形，各关节均无异常。四肢活动正常，四肢肌力及肌张力正常，全身痛、温觉正常。

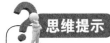

思维提示

　　发热，扁桃体肿大，急性上呼吸道感染需要考虑。另外青少年男性，反复高热，感染性心内膜炎不除外，但心脏查体体征阴性。鉴别发热的主要三大类疾病是：感染、自身免疫病和肿瘤，该患者最可能的疾病是风湿免疫性疾病。当然还需进一步排除其他疾病可能。

四、实验室和影像学检查结果

（一）初步检查内容及目的

　　1. 血常规、尿常规、生化常规、乙肝五项、梅毒联检、丙肝、HIV、九项呼吸道感染病原体 IgM 抗体检测、病毒全套、血培养、肌电图、甲状腺功能、凝血全套、ESR、超敏 CRP 等了解患者基本情况，寻找发热常见感染病原体及常见感染部位。

　　2. 颅脑 CT　明确颅内情况，为下一步腰穿做准备。

　　3. 超声心动图　了解心脏结构、功能、有无瓣膜赘生物等。

（二）进一步检查内容

　　1. 血常规　WBC：29.15×10^9/L，NE%：86.3%，Hb：120.0g/L，PLT：257.0×10^9/L。

　　2. 血气分析、生化全项、凝血全项未见明显异常。

　　3. TGAb、TPOAb、甲状腺功能检查未见明显异常。

　　4. 尿常规　PRO：（+），BLD：（-）。

　　5. 便常规 + 隐血阴性。

　　6. 风湿免疫系统相关检查　dsDNA：0.59IU/ml；ANA、ENA、免疫球蛋白、补体、RF、胞质型抗中性粒细胞胞浆抗体（cANCA）、核周型抗中性粒细胞胞浆抗体（pANCA）、MPO-ANCA、PR3-ANCA、HLA-B27、CCP、AKA、抗线粒体抗体（AMA）、抗平滑肌抗体（ASMA）、ACA 均正常。

　　7. 九项呼吸道感染病原体　IgM 抗体检测阴性，病毒全套未见明显阳性结果，浓缩集菌试验阴性。

　　8. ESR：95mm/h，超敏 CRP：112.4mg/L。

　　9. 超声心动图　心脏结构、心功能正常，射血分数（EF）：78%。

思维提示

　　患者结果回报血常规：白细胞明显升高，ESR、超敏 CRP 升高，感染性发热优先考虑，病程中有咽部不适，查体右侧扁桃体大，但当地抗感染治疗效果不佳，急性扁桃体炎不能单纯解释反复发热。患者感染病灶不明确，常见部位呼吸道、消化道、泌尿系、皮肤、心脏均未查见感染病灶，下一步需要完善痰涂片、痰培养、复查乙肝、梅毒、HIV、HCV、腰椎穿刺术明确有无性传播疾病、颅内感染；风湿免疫相关自身抗体如 ANA、RF 均阴性，患者咽部不适、肌肉酸痛、反复发热、白细胞明显升高，目前尚无感染依据，成人斯蒂尔病需要考虑，但该病为排他性疾病，尚需待感染、肿瘤等疾病排除后诊断，下一步需完善血清铁蛋白、复查血常规、肝功；肿瘤方面完善甲状腺 B 超、肺 CT、腹部 B 超未见占位，无浅表淋巴结肿大，肿瘤方面依据不充分，需进一步完善肿瘤标记物、骨髓穿刺。

（三）进一步检查结果及思维提示

1. 复查血常规 WBC：21.89×10⁹/L，NE%：88.0%，Hb：119g/L，PLT：426.0×10⁹/L。

2. 生化 K^+：4.76mmol/L，GLU：12.45mmol/L，ALB：24.2g/L，ALT：122.6U/L，AST：54.9，总胆、直胆、间胆正常。

3. 血清铁蛋白＞1 650ng/ml。

4. CEA、CA125、CA199、AFP 均正常。

5. 痰培养 草绿色链球菌：(+)，痰涂片 WBC＞25 个，鳞状上皮细胞＜10 个/LP，革兰氏阳性球菌：(+)，革兰氏阴性球菌：(-)。

6. 两次血培养、一次脑脊液培养、一次骨髓培养结果均阴性。

7. 乙肝、梅毒、HIV、HCV 均阴性。

8. 腰椎穿刺术检查 脑脊液生化：TP-CSF：0.222g/L，GLU：3.9mmol/L，Cl^-：120.6mmol/L；脑脊液细胞学＋阿利新蓝染色：外观无色清亮无凝块，白细胞数 2 个/mm³，阿利新蓝染色阴性，结果提示正常脑脊液细胞学表现；脑脊液常规：潘氏试验阴性，细胞总数：4/mm³，白细胞数：1/mm³。

9. 骨髓细胞学检查 感染性骨髓象，未见异型细胞。

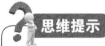

思维提示

　　患者病情复杂，应首先试用一元论解释诊断。患者符合斯蒂尔病的诊断标准（Cush 标准），必备条件：①发热≥39℃；②关节炎/关节痛；③类风湿因子＜1:80；④抗核抗体＜1:100。另备下列任何两项：①血白细胞数≥15×10⁹/L；②皮疹；③胸膜炎或心包炎；④肝大或脾大或全身浅表淋巴结肿大。另外，本病属临床诊断或排除诊断，故在诊断时必须首先排除其他发热疾病如感染、肿瘤及其他免疫性疾病（如 SLE、血管炎等）。该患者符合主要必备条件①、③、④三条及次要条件①、④两项，且未发现明确感染、肿瘤及其他风湿系统疾病。

五、治疗方案及理由

　　起病初期感染性发热不能除外，给予头孢哌酮他唑巴坦及阿奇霉素联合抗感染治疗 1 天，后续结果回报不支持感染，停用抗生素给予地塞米松磷酸钠 7.5mg/d，静脉推注连续 3 天，体温正常，则序贯使用地塞米松 5mg/d 静推，体温未再反复。治疗过程中复查 ALT、AST 升高，考虑原发病肝损可能性大，加用还原型谷胱甘肽保肝、补充人血白蛋白、补充营养等支持治疗。

六、治疗效果及思维提示

1. 住院第1天，根据诊断思路完善检查，因患者院外发热时间长，治疗不规范，需考虑耐药菌及不典型病原菌感染的可能性，故给予头孢哌酮他唑巴坦及阿奇霉素联合抗感染治疗。

2. 入院第2天至14天，入院第2天部分结果回报未找见明显感染灶，感染性发热依据不足，考虑是否为成人斯蒂尔病，停用抗生素，连续给予地塞米松磷酸钠7.5mg/d静推3天，体温正常，则序贯使用地塞米松5mg/d静推，体温未再反复。

3. 入院第8天复查ALT、AST升高，ALB降低，转氨酶升高首先考虑原发病肝脏损害，当然药物所致肝脏损害亦不能除外，治疗上加用还原型谷胱甘肽保肝。针对白蛋白降低考虑有两个原因：一是病程长，反复高热消耗所致；二是整个病程中患者精神、食欲较差、摄入不足所致；治疗上适当补充人血白蛋白并嘱其加强营养。

4. 经治疗，体温恢复正常，乏力好转，四肢酸痛不适消失。复查血常规 WBC：15.90×10^9/L，NE%：77.0%，Hb：118g/L，PLT：428.0×10^9/L；生化 K^+：4.5mmol/L，GLU：8.4mmol/L，ALB：37.2g/L，ALT：56U/L，AST：35U/L，总胆、直胆、间胆正常；血清铁蛋白＞950.8ng/ml；ESR：43mm/H，超敏 CRP：11.2mg/L。

> **？ 思维提示**
>
> 　　治疗方案是非常有效的。患者体温正常，咽部不适及四肢酸痛消失。成人斯蒂尔病属临床诊断或排除诊断，故在诊断时必须首先排除其他与发热、皮疹、关节炎有关的疾病，包括各种感染（病毒感染、细菌性心内膜炎、败血症、结核、梅毒、莱姆病等）、恶性肿瘤（白血病、淋巴瘤等）、免疫性疾病（系统性红斑狼疮、混合性结缔组织病、各种血管炎、反应性关节炎、风湿热、结节性红斑等）及药物过敏等，并在治疗随访过程中密切观察病情，以进一步排除可能隐匿的疾病及罕见病。有肝小脓肿、恶性组织细胞增多症及腹膜后网织细胞肉瘤误诊为 AOSD 的报道。

最终诊断：成人斯蒂尔病。

七、本疾病最新指南解读

1. 本病无特异性诊断方法，国内外曾制定了许多诊断或分类标准，但至今仍未有公认的统一标准，推荐应用较多的美国 Cush 标准和日本标准，以下推荐 Cush 标准，必备条件：①发热≥39℃；②关节炎/关节痛；③类风湿因子＜1∶80；④抗核抗体＜1∶100。另备下列任何两项：①血白细胞数≥15×10^9/L；②皮疹；③胸膜炎或心包炎；④肝大或脾大或全身浅表淋巴结肿大。须强调指出本病即使在确诊后，在治疗过程中仍然需要观察症状变化以及疾病转归。

2. 治疗　轻症病例可单独使用非甾体抗炎药（NSAIDs），如单用 NSAIDs 不能控制时，选用糖皮质激素，泼尼松 1mg/(kg•d)，症状改善后，逐渐减量，总疗程不宜超过6个月。减量过程中可加用非甾体类药物巩固疗效。病情长期控制不佳，糖皮质激素疗效不好，可选用下列药物。甲氨蝶呤、金诺芬、青霉胺、柳氮磺吡啶及雷公藤多苷等。其他药物如抗肿瘤坏死因子可根据病情应用。

3. 患者病情、病程呈多样性。少部分患者一次发作缓解后不再发作，多数患者缓解后易反复发作。死亡原因多种多样，主要由于继发感染、糖皮质激素不良反应、肝功能衰竭等多脏器损害。

八、结合指南对本病例的思考

本例患者诊断符合成人斯蒂尔病，治疗予糖皮质激素治疗有效，但患者出院后未再随诊，后续激素减量或停用后效果不详，预后不详。针对这位患者如能定期随诊，激素减量过程中加用非甾体类药物巩固疗效，激素减停后如病情未再反复，则预后良好。如病情反复可考虑联合MTX、柳氮磺吡啶以及肿瘤坏死因子拮抗剂等生物制剂进行治疗。另针对该患者在治疗过程中密切观察症状变化，警惕合并其他疾病或向其他疾病转化。综上所述，成人斯蒂尔病病情复杂，诊断存在一定困难，治疗后病情易反复，这需要长期临床经验的积累，遵照指南原则，结合临床实际进行精准治疗，保障治疗达到满意效果。

（杨吉娟　竺　红）

病例 36　反复多关节肿痛 7 个月

女,42 岁,农民,2015 年 10 月 19 日来诊。

一、主诉

反复多关节肿痛 7 个月。

二、病史询问

(一)初步诊断思路及问诊目的

患者主要症状为关节肿痛,提示存在关节炎症,需首先从患者的发病年龄、性别等人口学特征判断易患哪些关节疾病,病史询问围绕关节肿痛的起病方式、受累数目及部位、诱因、缓解/加重规律,以及随时间演变的过程、相应的治疗和治疗后病情的变化进行展开,同时注意询问伴随症状以及有鉴别意义的症状等。

(二)问诊主要内容及目的

1. 发病年龄、性别等人口学特征　青少年(不论性别)需注意风湿热、幼年特发性关节炎。男性 40 岁以前需注意强直性脊柱炎、脊柱关节炎或反应性关节炎,中老年男性痛风常见。女性育龄期需注意类风湿关节炎(RA)、系统性红斑狼疮等结缔组织病,更年期后骨关节炎和痛风更常见,但也有老年起病的 RA。

2. 关节肿痛的起病方式、受累数目及部位、诱因、缓解/加重规律

(1)起病方式:急性起病是指非常迅速(数秒或数分钟)或急性发作(数小时至 1 周)的关节痛,多见于:①创伤性关节炎,如骨折、关节腔积血或游离体所致;②急性感染性关节炎,如细菌性(金黄色葡萄球菌、链球菌、肺炎双球菌等)、病毒性、真菌性关节炎;③急性感染变应性关节炎,如反应性关节炎、结核性变态反应性关节炎(Poncet 综合征)、风湿热等;④自身免疫性与变态反应性关节炎,如关节型过敏性紫癜、药物变态反应性关节炎等;⑤晶体性关节炎,如急性痛风性关节炎、假性痛风。

慢性起病通常指持续 1 个月以上,多见于:①自身免疫性慢性关节炎,如 RA、其他结缔组织病合并的关节受累;②骨关节疾病,如累及外周关节的强直性脊柱炎、外周型脊柱关节炎、骨关节炎等;③慢性痛风石性关节炎;④慢性感染性关节炎,如结核性关节炎、梅毒性关节炎等;⑤血液病所致的关节病,如血友病性关节病变等;⑥神经源性关节病,如 Charcot 关节等;⑦慢性创伤性关节炎。

(2)受累数目及部位:单关节受累多见于创伤性关节炎、感染性关节炎、反应性关节炎、急

性痛风性关节炎、结核性关节炎、强直性脊柱炎、色素绒毛结节性滑膜炎等。多关节受累多见于风湿热、病毒感染、银屑病关节炎、慢性痛风石性关节炎、RA及其他结缔组织病合并的关节受累等。

双手关节受累多见于RA、骨关节炎、银屑病关节炎、其他结缔组织病合并的关节受累、反应性关节炎、痛风性关节炎等。其中，RA常对称累及近端指间关节、掌指关节和腕关节；骨关节炎和银屑病关节炎常累及远端指间关节炎。其他结缔组织病如系统性红斑狼疮、干燥综合征、系统性硬化病也可出现手关节受累。各种风湿病都可累及肘、肩关节，但单纯累及肘关节，多考虑网球肘，单纯累及肩关节，多考虑肩周炎。

髋关节受累考虑强直性脊柱炎、脊柱关节炎、股骨头坏死等。膝关节受累见于很多风湿病，青少年考虑风湿热、强直性脊柱炎、脊柱关节炎；老年人考虑骨关节炎；合并手关节受累者注意RA。趾关节受累多见于痛风性关节炎、RA、银屑病关节炎、反应性关节炎、骨关节炎等。

中轴关节受累多见于累及脊柱的疾病如强直性脊柱炎、脊柱关节炎、累及脊柱的骨关节炎、椎间盘突出症、椎体压缩性骨折、脊柱结核及肿瘤等。

（3）诱因及缓解/加重规律：患者发生关节肿痛时正罹患败血症或某些急性传染病，或关节肿痛在关节腔内注射药物后出现，需注意感染性关节炎。不洁的性接触史或肠炎后出现的结膜炎、尿道炎、关节炎，需考虑反应性关节炎（曾称为"Reiter综合征"）。因此，急性关节炎起病前1个月内有急性腹泻、尿道感染或子宫颈炎病史，需注意反应性关节炎。饱餐饮酒、过度疲劳、紧张后出现关节剧痛伴发热、红肿需考虑急性痛风性关节炎。外伤后出现单关节肿痛多为创伤性关节炎。

晨僵现象与关节痛的昼夜规律在关节炎的鉴别诊断中非常重要。晨僵是指病变关节在夜间静止不动后晨起出现僵硬的感觉。晨僵者往往主诉下半夜和/或早上起床时关节疼痛、僵硬或不适症状加重，起床活动后逐渐减轻。有明显晨僵者往往提示该关节疼痛是炎症性的，如RA、系统性红斑狼疮、强直性脊柱炎、脊柱关节炎等。骨关节炎多无晨僵，继发滑膜炎时可有晨僵，但一般不超过30分钟。非风湿病的疼痛（如外伤、神经性疼痛等）一般无晨僵。

关节痛休息不能缓解，长时间不活动反而更痛或僵硬，活动后症状减轻，临床意义同晨僵，提示炎症性病变。活动（如行走、上下楼梯、爬坡等）后关节痛加重，休息后好转，提示退行性病变（如骨关节炎）或机械性病变。

3. **伴随症状及有鉴别意义的症状**　不同关节肿痛病因，可出现相应的伴随症状，有助于鉴别诊断。以皮疹为例，关节肿痛伴口腔溃疡、皮肤红斑需注意系统性红斑狼疮；关节肿痛伴双眼向阳性紫红斑、Gottron征等考虑皮肌炎；关节肿痛伴结节样红斑、口腔及外阴溃疡需注意贝赫切特综合征；关节肿痛伴银屑样皮疹考虑银屑病关节炎。此外，还应注意其他系统受累表现。以眼病为例，合并虹膜睫状体炎需考虑贝赫切特综合征、强直性脊柱炎、脊柱关节炎、炎症性肠病性关节炎；合并结膜炎可见于反应性关节炎、RA、干燥综合征。

4. **其他病史的询问**　既往史注意询问有无关节创伤史。考虑强直性脊柱炎、脊柱关节炎或银屑病关节炎时需注意询问家族史，痛风性关节炎、骨关节炎以及RA等结缔组织病可有一定的家族聚集性。

（三）问诊结果及思维提示

1. 42岁女性，慢性起病，病程7个月，无明显诱因出现双手对称性多关节肿痛，主要累及双手掌指关节、近端指间关节、远端指间关节，间有膝关节痛，伴晨僵 1 小时，关节肿痛呈持续性，无发作 - 缓解表现。

2. 曾自服非甾体抗炎药 1 个月，关节肿痛缓解不明显。未到医院诊治。

3. 自起病来，无发热、畏寒、盗汗，无腰痛、臀部痛，无皮疹、口腔溃疡、脱发，无口干、眼干、反复腮腺炎，无结膜炎、尿频、尿急、尿痛，无其他系统受累表现。无关节创伤史，无不洁的性接触史或肠炎病史。未绝经。无酗酒史。无强直性脊柱炎、脊柱关节炎、银屑病关节炎、痛风性关节炎、骨关节炎以及 RA 等结缔组织病相关家族史。

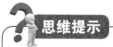

思维提示

中年女性，慢性病程，多关节受累，以双手关节对称性受累为主，主要考虑 RA、骨关节炎、银屑病关节炎、其他结缔组织病合并的关节受累、反应性关节炎、痛风性关节炎。本例患者无不洁的性接触史或肠炎病史，无结膜炎、尿频、尿急、尿痛，不支持反应性关节炎。本例患者呈持续性关节肿痛，无发作 - 缓解表现，服非甾体抗炎药后关节肿痛缓解不明显，且未绝经，不支持痛风性关节炎。此外，患者合并晨僵 1 小时，提示为炎症性关节肿痛，RA 及其他结缔组织病均可出现；骨关节炎、银屑病关节炎如合并晨僵，通常时间较短。

三、体格检查

（一）重点检查内容及目的

关节检查包括视、触、叩、量等，以触诊最为重要。

视诊：了解关节皮肤有无发红，关节有无肿胀、畸形，肌肉有无萎缩。腊肠指（趾）由肌腱和肌腱端的滑膜炎引起，是脊柱关节病的特征表现。

触诊：①检查关节皮温有无升高。关节皮温升高，主要由于深部关节炎症所致，可伴皮肤发红，多见于感染性关节炎、痛风性关节炎、风湿热等。②用手指按压关节周围，检查有无关节触痛、肿胀。手指关节按压柔韧感提示滑膜增厚，按压有波动感提示有关节腔积液。检查膝关节时注意进行浮髌检查，嘱患者平卧，患肢伸直放松，检查者左手将髌骨上方的髌上囊内液体向下挤压入关节腔，右手示指将髌骨下压，一压一放，反复数次。如关节腔内有大量积液，示指迅速放开时髌骨立即浮起，示指可感到明显的浮动感，称浮髌现象。③在关节边缘或上下方有压痛、肿胀，提示肌腱附着点炎，是强直性脊柱炎、脊柱关节炎、反应性关节炎的特征。④在关节活动时将手掌放在关节周围可感受有无骨摩擦感。

叩诊：有无叩痛及腱反射。

测量：通过测量可了解关节活动的范围、肌力大小、肌肉萎缩程度。

（二）体检结果及思维提示

T: 36.2℃, P: 84 次 /min, R: 18 次 /min, BP: 110/85mmHg。神清，精神可，双手多个近端指间关节、掌指关节压痛、肿胀，压痛关节数共 16 个，肿胀关节数共 15 个（图 36-1，见文末彩图)。各关节活动度正常,无关节畸形。未及皮下结节,关节背面无硬的骨性结节,双膝无骨摩擦感,无红斑、脱屑样皮疹、指甲损害、腊肠指(趾)。

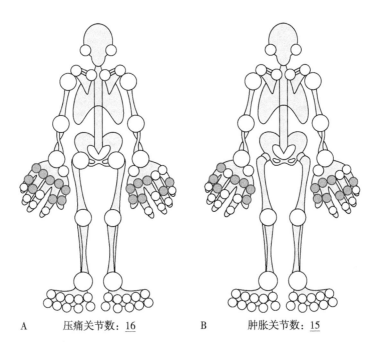

A 压痛关节数：<u>16</u>　　　　B 肿胀关节数：<u>15</u>

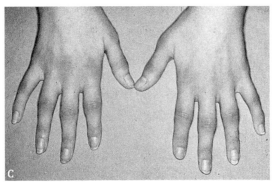

图36-1　压痛关节数共16个,肿胀关节数共15个

？思维提示

　　本例患者体检无红斑、脱屑样皮疹、指甲损害,结合现病史、既往史及家族史,不考虑银屑病关节炎。近端及远端指间关节背面均无硬的骨性结节,双膝无骨摩擦感,不考虑骨关节炎。目前诊断考虑RA与累及关节的其他结缔组织病相鉴别,需进一步行实验室及影像学检查以明确诊断。

四、实验室及影像学检查结果

（一）初步检查内容及目的

1. 免疫学检查

（1）类风湿因子（RF）：RF 滴度升高见于大多数 RA 患者，阳性率达 70% 以上，滴度越高诊断意义越大，但其特异性不高，其他感染性疾病（如乙肝、结核）、系统性红斑狼疮等结缔组织病及约 5% 的正常人也可出现低滴度 RF；干燥综合征甚至可出现高滴度 RF 升高。RF 阴性者也不能排除 RA 的诊断。

（2）抗角蛋白抗体谱：包括抗核周因子（APF）抗体、抗角蛋白抗体（AKA）、抗聚角蛋白微丝蛋白抗体（AFA）和抗环瓜氨酸肽（CCP）抗体，这组抗体的靶抗原为细胞基质的聚角蛋白微丝蛋白，CCP 是该抗原中主要成分。因此抗 CCP 抗体在这组抗体中诊断 RA 的特异性最高（90%），可在关节炎早期出现，并与关节破坏有关。

（3）抗核抗体（ANA）：多见于系统性红斑狼疮、干燥综合征等结缔组织病。对于不明原因多关节炎的育龄女性，ANA 为必检项目，因为根据临床表现不易鉴别无关节畸形的 RA 和累及关节的其他结缔组织病，并且 RA 可重叠其他结缔组织病。

（4）抗可提取核（ENA）抗体谱对各种结缔组织病的分类诊断有意义。

2. 其他检查　HLA-B27 阳性可见于强直性脊柱炎、脊柱关节病、银屑病性关节炎。血尿酸升高见于痛风性关节炎。血沉、C 反应蛋白（CRP）等炎症活动指标见于炎症性关节炎、感染性关节炎。而创伤性关节炎、血友病性关节病变、神经源性关节病、处于缓解期的痛风性关节炎、骨关节炎多无血沉、CRP 升高。

3. 关节 X 线检查有助于观察有无骨质疏松、关节间隙狭窄及关节侵蚀。

4. 血常规、尿常规、肝肾功能、胸片、超声心动图等常规实验室及影像学检查，有助于明确有无其他系统受累。

（二）检查结果及思维提示

1. 实验室检查　RF：350U/ml；抗 CCP 抗体：200RU/ml；ANA：阴性；抗 ENA 抗体谱：阴性；HLA-B27：阴性；血尿酸正常；血沉：60mm/h；CRP：36mg/L；

血常规示血小板：347×10^9/L；尿常规、肝肾功能、胸片、超声心动图大致正常。

2. 影像学检查　双手 X 线示骨质疏松，近端指间关节面及掌指关节可见关节面狭窄，关节周围软组织肿胀。

？ 思维提示

本例患者符合 1987 年美国风湿病学会制定的 RA 分类标准 7 条中的 5 条，包括：关节内或周围晨僵持续至少 1 小时；腕、掌指、近端指间关节区中，至少 1 个关节区肿；对称性关节炎；血清 RF 阳性；X 线片改变。可确诊 RA。对于不明原因多关节炎的育龄女性，确诊 RA 前需注意与其他结缔组织病相鉴别，尤其是同样可引起多关节肿痛和 RF 升高的系统性红斑狼疮、干燥综合征等疾病。本例患者 ANA 阴性，临床表现、实验室及影像学检查均未提示有其他系统受累，不支持其他结缔组织病合并的关节受累。

（三）进一步检查结果及思维提示

1. 胸片、PPD 皮试、T 细胞斑点试验等不支持结核感染，乙肝表面抗原阴性，丙肝、梅毒、艾滋病等抗体均阴性。

2. 关节 MRI 检查示双手多个关节可见滑膜炎、骨髓水肿及小囊状骨侵蚀。

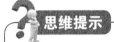

思维提示

本例患者确诊 RA，使用改善病情抗风湿药（DMARDs）前需检测血象、肝肾功能及进行感染性疾病筛查。关节 MRI 及超声检查可观察关节滑膜炎及早期骨侵蚀病变，有助于早期 RA 诊断、病情活动性评估及疗效评估等。

五、治疗方案及理由

1. 治疗　甲氨蝶呤（MTX）10mg/周，来氟米特 10mg/d，泼尼松 10mg/d（每日早上服用），辅助用药包括叶酸、胃药、钙片及维生素 D。

2. 理由

（1）本例患者压痛关节数 16 个，肿胀关节数 15 个，CRP：36mg/L，患者对关节炎病情的总体评分为 8 分，医生对关节炎病情的总体评分为 8 分，28 个关节疾病活动评分（DAS28）为 6.70，简化疾病活动度评分（SDAI）为 16＋15＋3.6＋8＋8＝50.6。因此，本例 RA 患者病程 6 个月，未正规治疗，高度病情活动，抗 CCP 抗体及 RF 阳性，血沉及 CRP 升高，关节 MRI 示早期骨侵蚀，存在预后不良因素。应早期联合 DMARDs 药物治疗，以改善和延缓病情进展。

（2）MTX 是国内外指南公认的首选 DMARDs，每周给药 1 次，常用剂量为 7.5～20mg/周。除非 MTX 不耐受或过敏，国内外 RA 指南均推荐 DMARDs 联合方案必须包含 MTX。服药期间补充叶酸。

（3）来氟米特主要抑制合成嘧啶的二氢乳清酸脱氢酶，抑制活化淋巴细胞生长，主要用于病情重及有预后不良因素的 RA 患者，每日 10～20mg 口服。与 MTX 有协同作用，常联合使用。

（4）本例患者血象及肝肾功能正常，排除乙肝等现症感染，目前无使用 DMARDs 的禁忌证，故予 MTX 联合来氟米特治疗，均从小剂量开始。之后按照 RA 病情活动、血象、肝肾功能及患者耐受情况等逐渐调整用量。

（5）小剂量糖皮质激素（泼尼松≤10mg/d 或其他等效剂量的激素）可作为 RA 起始治疗方案的一部分，约 3～6 个月，并应采取补充胃药、钙剂、维生素 D 等减少激素副作用的措施。建议早上一次顿服外源性糖皮质激素，以减少对下丘脑 - 垂体 - 肾上腺轴的抑制。

六、治疗效果及思维提示

治疗第 1 个月，患者压痛关节数减至 7 个，肿胀关节数减至 6 个，CRP 降至 13mg/L，患者对关节炎病情的总体评分降至 5cm，医生对关节炎病情的总体评分降至 5cm，DAS28 为 4.78，SDAI 为 $7 + 6 + 1.3 + 5 + 5 = 24.3$，提示中度病情活动。血象、肝肾功能正常，患者服药后无不适，给予来氟米特加量至 20mg/d，MTX 维持 10mg/ 周，泼尼松减量至 7.5mg/d。

治疗第 2 个月，患者压痛关节数减至 2 个，肿胀关节数减至 2 个，CRP 降至 7mg/L，患者对关节炎病情的总体评分降至 4 分，医生对关节炎病情的总体评分降至 4 分，DAS28 为 3.46，SDAI 为 $2 + 2 + 0.7 + 4 + 4 = 12.7$，提示仍处于中度病情活动。血象、肝肾功能正常，患者服药后无不适，继续给予来氟米特 20mg/d，MTX 维持 10mg/ 周，泼尼松减量至 5mg/d。

治疗第 3 个月，患者压痛关节数减至 1 个，肿胀关节数减至 1 个，CRP 降至 5mg/L，患者对关节炎病情的总体评分降至 2 分，医生对关节炎病情的总体评分降至 2 分，DAS28 为 2.73，SDAI 为 $1 + 1 + 0.5 + 2 + 2 = 6.5$，提示低度病情活动，已达到 RA 治疗的替代目标。血象、肝肾功能正常，患者服药后无不适，继续给予来氟米特 20mg/d，MTX 维持 10mg/ 周，停用泼尼松及其辅助用药。

思维提示

目前 RA 采取达标治疗策略，治疗目标是达到临床缓解（主要目标）或低度病情活动（替代目标）。对于中高度病情活动的患者，应每个月随访并评估病情活动，直至达到上述治疗目标；对于已达标者，每 3～6 个月随访并评估病情活动。目前 RA 临床病情评估的指标包括 DAS28、SDAI、临床病情活动性评分（CDAI）、患者活动度评分（PAS）等。其中 DAS28 使用较广泛；而 SDAI 和 CDAI 计算方法简单，只需进行简单的加法，更适合用于临床。

最终诊断：类风湿关节炎。

七、本疾病最新指南解读

与欧美指南相比，2015 年亚太风湿病联盟提出的 RA 治疗指南更适合我国国情。该指南包括 RA 总体治疗策略、非甾体抗炎药的作用、糖皮质激素的作用、传统 DMARDs 的作用、生物 DMARDs 的作用、托法替尼等 6 个部分，共 40 条推荐意见。

根据 RA 治疗指南，RA 的治疗目标是达到临床缓解（主要目标）或低度病情活动（替代目标）。RA 的治疗应由临床医生与患者共同决策，并且一旦诊断应尽早治疗。RA 治疗方案的选择应以疾病活动证据和 / 或预后不良因素及合并症作为依据。RA 预后不良因素包括：抗 CCP 抗体或 RF 阳性，血沉或 CRP 升高，影像学关节侵蚀或进行性损害。初诊 RA 或处于疾病活动期患者，应每 1～3 个月评估病情。应使用合适、标准化量化的疾病活动评分对病情进行评估。

一旦确诊 RA，应尽快使用传统 DMARDs（单一用药或联合用药）。MTX 是传统 DMARDs 中的一线治疗药物，被认为是治疗 RA 的锚定药。对 MTX 不耐受的患者可选择其他传统 DMARDs，如来氟米特、柳氮磺吡啶、羟氯喹。使用 MTX 前应进行全血细胞计数、肝肾功能、病毒性肝炎血清学、胸片检查。活动期 RA，尤其有预后不良因素患者，应联合使用传统 DMARDs。联合治疗方案应包括锚定药 MTX 在内，除非存在使用禁忌或不耐受。一旦开始治疗或调整治疗方案，应每 1～3 个月进行一次疾病评估，直到病情稳定、缓解或低疾病活动。患者病情稳定、缓解或低度病情活动，可每 3～6 个月进行一次疾病监测。

八、结合指南对本病例的思考

1. 本例患者诊断符合 1987 年美国风湿病学会制定的 RA 分类标准，因此诊断并不困难。但对于不典型及早期 RA，易出现误诊或漏诊，此时需使用 2010 年美国风湿病学会 / 欧洲抗风湿病联盟提出的 RA 分类标准和评分标准。

2. 本例患者 RA 病程 6 个月，未正规治疗，高度病情活动，抗 CCP 抗体及 RF 阳性，血沉及 CRP 升高，关节 MRI 示早期骨侵蚀，存在预后不良因素，应尽早联合 DMARDs 药物治疗。并且按照指南选择 MTX 联合来氟米特的方案。使用 DMARDs 前需检测血象、肝肾功能及进行感染性疾病筛查。

3. 目前 RA 采取达标治疗策略，治疗目标是达到临床缓解（主要目标）或低度病情活动（替代目标）。对于中高度病情活动的患者，应每个月随访并评估病情活动，直至达到上述治疗目标；对于已达标者，每 3～6 个月随访并评估病情活动。

（莫颖倩　戴　冽）

病例 37　反复颜面部水肿 10 年，面部红斑 5 年，发热 2 个月

女，45 岁，无业，2010 年 10 月 6 日来我科就诊。

一、主诉

反复颜面部水肿 10 年，面部红斑 5 年，发热 2 个月。

二、病史询问

（一）初步诊断思路及问诊目的

从症状上看，患者主要症状为颜面部症状及发热。因此，病史的询问应围绕颜面部水肿、发热症状随时间演变的过程、相应的治疗和治疗后病情的变化进行展开，同时应该询问伴随症状以及有鉴别意义的症状等。

（二）问诊主要内容及目的

1. 颜面部水肿的程度　颜面部水肿，最常见的疾病应当考虑由肾功能不全引起的肾性水肿。需要重点询问患者水肿的起因或诱因、首发部位、水肿程度以及治疗后的变化等。另外，尚需详细询问患者的伴随症状，如有无尿急、尿频、尿痛等尿路刺激症状，是否伴随胸闷、憋喘、心悸及呼吸困难等呼吸及心血管症状。

2. 面部红斑需要重点询问患者皮肤红斑的起因或诱因、性质、分布特点、缓解加重的因素、有无伴随症状，是否接触过其他易过敏物质、是否与日光照射有关，以及激素或抗风湿药物治疗后的变化等。约 40% 的 SLE 患者有面部典型红斑称为蝶形红斑。因此，该患者的面部蝶形红斑高度提示诊断 SLE 可能。

3. 发热　临床上发热的原因众多，需要仔细鉴别，重点询问患者发热的诱因、起病时间、最高温度、热型、缓解加重因素、是否有伴随症状如畏寒、盗汗、与上述皮疹的关系（是否同时发生或次第发生）、肌肉关节痛等，以及治疗后是否有好转。

4. 既往史的询问　包括有无高血压、糖尿病、慢性肾病、心脏病等慢性病史，乙肝、结核等传染病史，冶游史、疫区接触史、药物史、过敏史、家族遗传病史、女性还应询问孕产史。

（三）问诊结果及思维提示

1. 患者于 2000 年 4 月出现面部水肿，查尿蛋白（+++），在当地医院疑诊为"慢性肾炎"，给予泼尼松 20mg/d 治疗，尿蛋白减少，泼尼松逐渐减量至 5mg/d 维持。

2. 2005 年日晒后出现面部蝶形红斑，白细胞减少，抗核抗体阳性。在当地医院诊断为

"系统性红斑狼疮（SLE）"。给予激素、雷公藤多苷等药物治疗。

3. 2008 年底出现发热、脱发及胸腔积液，给予泼尼松 40mg/d，症状控制后渐减量至 20mg/d，又出现发热，曾间断用环磷酰胺（CTX）治疗 4～5 次（具体剂量不详）。约每 4～5 个月发热 1 次。

4. 2010 年 8 月因再次发热，最高体温达 39.7℃，无寒战、咳嗽、咳痰、咯血等症状，在当地医院住院治疗，查胸片 X 线示左侧胸腔积液，血常规白细胞 2.2×10⁹/L，血红蛋白 78g/L，血小板 202×10⁹/L，多次血培养（－）。用多种抗生素治疗无效后，当地医院考虑狼疮活动，给予甲泼尼龙 40mg/d（4 天），仍发热，甲泼尼龙增至 80mg/d 共 4 天，120mg/d 共 2 天。

思维提示

患者病史分为 4 个阶段，主要特点为首先出现的面部水肿及大量蛋白尿，提示肾病综合征可能；5 年后出现面部红斑，白细胞减少，抗核抗体阳性，确诊系统性红斑狼疮；3 年前发热、脱发及胸腔积液，考虑系统性红斑狼疮复发；给予激素治疗控制症状良好。激素剂量减低后可能再次发病，本次发病再次出现发热、胸腔积液、白细胞减少、中度贫血，考虑系统性红斑狼疮病情再次复发，但大剂量激素使用效果欠佳，考虑合并感染可能性，遂收入病房进行系统观察和治疗。

三、体格检查

（一）重点检查内容及目的

根据问诊的结果，症状主要集中在面部水肿、蛋白尿、面部蝶形红斑及反复发热，并且为高热，应重点据此进行查体。检查水肿相关体征，如全身性水肿，包括心源性水肿、肾源性水肿、营养不良性水肿以及其他原因的全身性水肿等；患者发热一般分为感染性发热，包括各种病原体如病毒、细菌、支原体、立克次体、螺旋体、真菌、寄生虫等引起的感染；其次为非感染性发热主要有下列几类原因：无菌性坏死物质的吸收（吸收热，如机械性损害、手术创伤等）、抗原 - 抗体反应（如风湿热、血清病、药物热、结缔组织病等）、肿瘤性疾病、内分泌与代谢疾病、皮肤散热减少等。同时要考虑到发热与治疗之间的关系。本例患者同时存在 SLE 相关症状，应重点关注 SLE 疾病活动本身所导致的发热。胸腔积液应考虑各种可能原因，导致不同的体格检查表现，如干性胸膜炎时可以听到胸膜摩擦音，渗出性胸膜炎时患侧胸廓饱满，呼吸运动减弱或消失，中等量以上积液时气管可移向健侧，叩诊呈浊音或实音，听诊呼吸音减弱或消失等。

（二）体检结果及思维提示

体温 38.4℃，血压 115/85mmHg，贫血貌，面部蝶形红斑；全身浅表淋巴结无肿大；两肺未闻及干湿性啰音，左下肺呼吸音稍低；左下腹肿块，性质待查，肝脾肋下未触及，移动性浊音阴性，肠鸣音正常。四肢关节、肌肉和神经系统查体正常；余无异常。

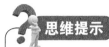

思维提示

　　该患者 SLE 诊断明确,该病可有呼吸、中枢神经、消化病变,但左下腹肿块性质待查,SLE 腹腔肉芽肿性炎症改变的肿块尽管少,但也要考虑。然而用甲泼尼龙 120mg/d 治疗不能控制发热亦不好解释。为此结核等特殊感染需考虑,但部位不明确,需想到特殊少见的部位如有无颅内病灶脑膜炎的可能性。下一步诊疗方案为复查肠镜及对腹腔肿物病理学检查和复查头颅 MRI。半个月后复查头部 MRI,如有明显增大考虑颅内感染或肿瘤,必要时可以脑组织活检。

四、实验室和影像学检查结果

(一)初步检查内容及目的

　　1. 血尿便常规、血沉、Coombs 试验、血补体、肝肾功能、乙型肝炎病毒标记物、丙型肝炎抗体、人类免疫缺陷病毒(HIV 抗体)、肿瘤标记物。

　　2. 脑脊液检查、头颅 CT、胸腔积液细菌培养、脱落细胞学检查与诊断未见明显炎症和肿瘤细胞。

　　3. 肺部 CT、腹部 B 超、腹部 CT 平扫、肿瘤代谢显像(PET/CT)、肠镜及肠镜病理,排除各胸腹部恶性占位或鉴别诊断慢性炎症。

　　4. 盆腔 B 超排除妇科疾病。

(二)检查结果及思维提示

　　1. 血常规　白细胞:$2.2×10^9$/L,红细胞:$3.4×10^{12}$/L,血红蛋白:69g/L,血小板:$206×10^9$/L。

　　2. 二便常规　尿蛋白:(−),大便褐色,隐血:(−)。

　　3. 血沉:(−),Coombs 试验:(−),血补体正常,血肝肾功能正常,乙型肝炎病毒标记物、丙型肝炎抗体、人类免疫缺陷病毒(HIV 抗体)、肿瘤标记物检测均阴性。

　　4. 脑脊液检查　常规示无色、清晰,潘氏试验:(−),红细胞:$2×10^6$/L,白细胞:(−),氯化物:134mmol/L,糖蛋白:2.6mmol/L,同步血糖:6mmol/L,新型隐球菌:(−),细菌培养:(−),涂片找抗酸杆菌:(−),未见异常肿瘤细胞。

　　5. 头颅 CT 示脑内多发结节样异常信号影(图 37-1)。

　　6. 胸腔积液常规示淡红色,混浊,李氏试验:(+),红细胞:$30\,000×10^6$/L,白细胞:$196×10^6$/L,多核细胞百分比:20%,单核细胞百分比:80%,胸腔积液细菌培养:(−),涂片找抗酸杆菌:(−);脱落细胞学检查与诊断未见肿瘤细胞。

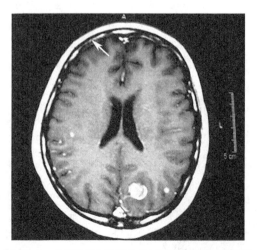

图 37-1　头颅 MRI 示脑内多发结节样异常信号影

7. 肺部 CT 示双侧胸腔积液，左下肺见斑片状密度增高影，纵隔内未见明显肿大淋巴结。

思维提示

病程中有面部红斑、蛋白尿、白细胞减少、贫血、抗核抗体阳性。因此，SLE 及狼疮肾患者炎（LN）诊断明确；结合病史：近2年病程中多次出现发热，均可用泼尼松（40mg/d）控制，此次发热加至甲泼尼龙 120mg/d 未控制。从已有的检查结果来看，患者存在双侧胸腔积液，常规细菌培养阴性，涂片未找到结核菌，脱落细胞检查未发现肿瘤细胞。结核、肿瘤经过多种检查均无直接依据，需作进一步检查以明确诊断。

（三）进一步检查结果及思维提示

1. 腹部 B 超示左侧腹部肠壁增厚，最厚处约 7mm，上下范围为 88mm；未见明显彩色血流。
2. 腹部 CT 平扫示右下腹节段性肠管增厚，管腔狭窄，管壁呈弹簧状。
3. 盆腔 B 超示盆腔积液，妇科检查无异常。
4. 肿瘤代谢显像（PET/CT）示右中腹近椭圆形片状高度异常浓聚影，不除外恶性占位或慢性炎症可能。
5. 肠镜示结肠黏膜普遍变白，横结肠近端见一溃疡及结节样隆起，升结肠见息肉样隆起，肠腔明显狭窄，并见溃疡隆起处黏膜光整质软，提示结肠溃疡隆起病变，性质待定；肠镜病理示升结肠溃疡处（5 块）溃疡边缘黏膜中重度慢性炎症伴轻度活动性黏膜溃破，黏膜下层见多个类上皮细胞肉芽肿结节，黏膜层有组织细胞集簇。

思维提示

左下腹肿块主要考虑肿瘤和炎症性病变两种：肠道肿瘤从分类上分溃疡型、增生型、狭窄型、弥漫浸润型，该患者肠镜病理未发现肠肿瘤，如为恶性肿瘤，可能是从脑、肺肿瘤的转移可能；炎症性病变主要考虑克罗恩病的可能，需作进一步检查以明确诊断。

五、治疗方案及理由

经过医院多科室讨论后的诊疗经过：复查头颅 MRI 示脑内多发异常信号灶，与前片病灶相比无明显变化；复查肠镜示炎症性肠病：病理示升结肠溃疡（5 处）示结肠黏膜层和黏膜下层见多个类上皮肉芽肿结节，其中一个肉芽肿伴有干酪样坏死，未见朗格汉斯巨细胞，以上所见提示肠结核；胸片 X 线示两肺纹理增多模糊，左下胸膜反应；胸腔积液培养（中间间隔 2 个月行胸穿检查）示结核分枝杆菌培养阳性。患者住院后予以甲泼尼龙 40mg/d 及对症支持治疗，入院第 3 周出现暗红色血便共 5 次，每次量约 50～100ml。腹痛不明显，腹部仍未触及明显包块，肠鸣音活跃。禁食 3 天后未再见便血。

六、治疗效果及思维提示

SLE患者出现发热，是临床上常见且有时较为棘手的鉴别诊断问题。引起SLE发热的常见原因有：①感染（常见病毒、细菌、衣原体、支原体、真菌、寄生虫）；②狼疮活动；③肿瘤。该患者经抗感染和加大激素用量均未能控制体温。所以入院后首先考虑引起该患者发热的原因为特殊感染，结核感染的可能性大，但肿瘤亦不能排除。经多种辅助检查发现颅内结节样信号影，血性胸腔积液，左半结肠溃疡及结节样隆起病变。病理示类上皮肉芽肿结节。在诊断上仍未能明确解释多器官病变的原因，所以行第2次肠镜检查，病理诊断为肠结核，胸腔积液培养示结核分枝杆菌阳性。复查头颅MRI颅内病灶无明显变化。提示结核可能。从本例诊断的最终结果（多脏器结核）来推测，近2年内的多次发热的原因亦可能为结核感染，即间歇性结核菌血症所致。

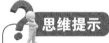

思维提示

从中可以看出SLE患者（激素、免疫抑制剂使用情况下）结核感染的复杂性及临床诊断的困难性，所以结核感染应引起临床的高度警惕。对SLE患者不明原因的发热。应进行较全面的检查。以明确诊断，尤其是病原学检查。一次检查往往很难找到结核的病原学证据，当高度怀疑结核时，要进行反复检查，必要时可行诊断性抗结核治疗。另外，SLE患者出现血便时应在排除肠结核及其他原因后才能考虑SLE肠系膜血管炎或肠道累及所致。

最终诊断：系统性红斑狼疮、狼疮性肾炎、肠结核、结核性胸膜炎、脑结核。

七、本疾病最新指南解读

2012年美国风湿病学会狼疮肾炎治疗指南：美国风湿病学会（American College of Rheumatology，ACR）针对狼疮性肾炎（lupus nephritis，LN）的治疗和管理，于2012年推出了更新后的指南。该指南对LN的定义、病理学表现、诱导治疗以及随访等方面进行了全面系统的陈述和总结，鉴于篇幅所限，本文对其做简要阐述。

（一）LN的诊断标准

LN定义包括临床症状和体征以及实验室检查特点两个方面，主要包括：即蛋白尿持续＞0.5g/d和/或试纸条法检查尿蛋白大于3+、和/或细胞管型包括红细胞管型、血红蛋白管型、颗粒管型、管状管型或混合管型。另外，单次尿蛋白/肌酐比＞0.5可以替代24h尿蛋白定量，以及"活动性尿沉渣"阳性表现，包括：＞5个红细胞/HP（HP：高倍镜视野；除外感染因素导致），＞5个白细胞/HP，也可以替代细胞管型检测结果。然而，LN"金标准"仍是病理检查如肾活组织检查，主要表现为免疫复合物介导的肾小球肾炎。

（二）肾活检指征

ACR 专家小组推荐，临床有活动性 LN 证据、未经治疗的患者，若无明确禁忌，均应进行肾脏病理检查。特别是以下几种情况：无明显诱因血肌酐升高（诱因包括败血症、低血容量以及药物因素等）；24h 尿蛋白定量 > 1.0g；连续 2 次以上尿蛋白 ≥0.5g/d，合并血尿（≥5 红细胞 / HP）或细胞管型。

（三）肾脏病理分析和评判

2003 年国际肾脏病学会 / 肾脏病理学会（ISN/RPS）关于 LN 的分类标准是目前国际公认的最主要标准之一，同时也被 ACR 推荐使用。主要内容包括：Ⅰ型 / 轻微系膜型狼疮肾炎（minimal mesangial LN），光镜下无明显异常表现，免疫荧光检测显示系膜区轻度免疫复合物沉积。Ⅱ型 / 系膜增殖型狼疮肾炎（mesangial proliferative LN），光镜下见系膜细胞过度增殖，基质增厚；免疫荧光见免疫复合物沉积限于系膜区。Ⅲ型 / 局灶增殖型狼疮肾炎（focal LN），主要为内皮细胞增殖，另外有免疫复合物沉积于内皮下，少于一半的肾小球受累。Ⅲ型又分为以下几个亚型：ⅢA 为活动性损害，ⅢA/C 为同时存在活动性和慢性损害，ⅢC 为慢性损害。Ⅳ型 / 弥漫增殖型狼疮肾炎（diffuse LN），内皮细胞增殖，免疫复合物沉积于内皮下，伴随肾小球受累约 50% 以上，又分为弥漫节段性（Ⅳ-S）和弥漫小球性（Ⅳ-G），活动性损害ⅣA，活动性及慢性损害ⅣA/C 和慢性损害ⅣC。Ⅴ型 / 膜型狼疮肾炎（membranous LN），肾小球毛细血管袢基底膜增厚，免疫复合物上皮细胞下沉积。Ⅵ型 / 硬化型狼疮肾炎（advanced sclerotic LN），约 90% 以上的肾小球发生硬化性改变，但无活动性病变。

（四）治疗策略

ACR 推荐治疗分诱导缓解和维持缓解两阶段进行。对于Ⅰ型和Ⅱ型 LN，ACR 指南不推荐对患者进行免疫抑制剂治疗。对于Ⅲ型和Ⅳ型患者，ACR 推荐所有患者诱导缓解期均可予大剂量激素（0.5～1.0g/d）冲击治疗 3 天，之后行序贯泼尼松治疗[0.5～1.0mg/（kg·d）]，几周后逐渐减量至最小有效维持量。同时选择环磷酰胺（CTX）或霉酚酸酯（MMF）治疗，CTX 剂量可使用 500～1 000mg/m²（体表面积），1 次 / 月静脉输注，共 6 个月；或 500mg，每 2 周 1 次静脉输注，共 12 次。MMF 使用剂量则根据人种不同进行选择，其中亚洲人剂量为 1～2g/d 口服，治疗 6 个月后评估疗效。待病情改善后可改为 MMF（1～2g/d）或硫唑嘌呤 AZA[2mg/（kg·d）]维持治疗。对于单纯的Ⅴ型 LN，ACR 推荐诱导缓解治疗首选 MMF（2～3g/d）与泼尼松[0.5mg/（kg·d）]联合使用；而对于合并Ⅲ～Ⅳ型的Ⅴ型 LN 患者，推荐与单纯的Ⅲ型或Ⅳ型一致。最后，对于Ⅵ型 LN，ACR 推荐以替代治疗为主，免疫抑制剂以及激素的使用依照患者其他脏器受累情况。

在规范治疗和疗效显著之后，反复出现不典型的 SLE"复发"，需考虑药物和疾病本身引起的特殊感染，有关 SLE 合并 TB 的原发病和 TB 治疗需积累经验并个体化进行。

八、结合指南对本病例的思考

本例患者按照上述 ACR 指南推荐诊断及治疗要点进行综合处理，考虑患者 SLE 并发 LN 病史 10 年，近 2 年病程中反复发热，首先予以 40mg/d 激素治疗，体温可以控制。但激素减量至 20mg/d 时，体温又上升。2010 年因出现反复发热，最高达 39.7℃，在当地医院经多种抗生素治疗无效，考虑为 SLE 活动。激素最高用量为 120mg/d 仍发热，为进一步诊治收住我科。入院后首先考虑引起该患者发热的原因为特殊感染，结核感染及肿瘤的可能性大，经多种辅助检查发现影像学检查示颅内结节样信号影，穿刺细胞学检查示血性胸腔积液（培养示结核分枝杆菌阳性），病理学检查示左半结肠溃疡及结节样隆起病变，类上皮肉芽肿结节；第 2 次肠镜检查，病理诊断为肠结核，上述检测均提示结核可能。从本例诊断的多脏器结核推测，近 2 年内的多次发热的原因亦可能为结核感染，即间歇性结核菌血症所致。综上所述，自身免疫性疾病伴随不明原因发热，最主要的关注点在于感染原因的判断，需要全面综合考虑常见原因，并且在临床实践中不断积累经验，治疗上按照指南的推荐要点进行系统性处理。

（尹玉峰　杨程德）

病例 38　关节肿痛 7 个月，皮肤红斑 2 个月，干咳、胸闷 1 周

女，41 岁，公交车驾驶员，已婚。

一、主诉

关节肿痛 7 个月，皮肤红斑 2 个月，干咳、胸闷 1 周。

二、病史询问

现病史：患者于 2008 年 8 月底无诱因出现尿频、尿急，下腹部不适，未引起重视而未及时就诊，2 周后出现双髋关节疼痛，数日后双肘、双踝关节红肿疼痛，行走困难，每日傍晚有低热感（体温未测），当地医院就诊查 ESR 升高伴有血白细胞增高、尿常规白细胞（++）。9 月 25 日收入本科治疗。查血常规 WBC：9.8×10^9/L，NE%：73.4%，ESR：34mm/h，CRP：26.7mg/L，尿常规：（−），RF：（−），抗 CCP < 25U/ml，ANA：（−），HLA-B27：（−），骨盆片示（2008-9-25）：右侧骶髂关节密度增高。胸片（2008-9-25）：两肺未见活动性病变。右踝关节 MRI（2008-9-26）：关节积液，关节周围软组织水肿，右足底深层腱鞘少量积液。诊断为反应性关节炎，予以 MTX 10mg + 泼尼松 4mg 每日 2 次 + 双氯芬酸钠 75mg/d + 中药制剂治疗，关节肿痛感消失，复查 ESR：6mm/h，CRP：1.3mg/L。2008 年 10 月 10 日出院，门诊随访改用昆仙胶囊治疗，病情稳定。2009 年 3 月再次出现双踝红肿，同时前臂和下肢皮肤出现散在性结节红斑，触痛明显，伴有低热。2009 年 4 月 25 日起出现持续干咳、活动后气急、胸闷。于 5 月 5 日再次入院。发病以来患者自觉无反复口腔溃疡，无光敏感，无雷诺现象，无肌肉疼痛肌力减退，无口干眼干等。今年发现高血压病，最高血压 150/100mmHg，先后服用"代文、玄宁"降压治疗。近期血压仍有波动。

既往史：十余年前有胆囊炎、胆结石，胆囊切除病史。之后发现肾结石、肾积水，曾行冲击波碎石，效果欠佳，长征医院行经尿道输尿管取石术，肾积水好转，但仍有肾结石。否认反复尿路感染病史，否认肾功能不全病史。否认肝炎、结核、血吸虫等传染病史。无心脏病、呼吸系统、消化系统、生殖系统疾病。无正规预防接种史。否认外伤病史。有胆囊切除、剖宫产手术史，否认其他手术病史。无输血史。

个人史：出生于上海，居住于上海，无外地久居史。否认有毒物及放射性物质接触史，否认疫水疫区接触史。生活起居饮食规律，卫生习惯尚可，否认烟酒及其他嗜好，无异嗜物和麻醉毒品摄入史。否认重大精神创伤史，否认冶游史。否认下疳及淋病病史。

月经婚育史：已婚，否认近亲结婚，平素月经规律，无痛经，无白带。已育，丈夫孩子均体健。否认生殖系统疾病史。

家族史：否认家族中有类似疾患史，否认其他家族性遗传病史。

三、体格检查

T: 37.0℃，P: 76 次/min，R: 18 次/min，BP: 110/70mmHg。精神意识清楚，蹒跚步态，表情略痛苦，面容少华，发育正常，营养良好，自动体位，语言清晰，语音无异常，无咳嗽，哮鸣等异常声音，无特殊气味，两前臂和下肢皮肤散在结节红斑，2cm 大小，压痛明显（图 38-1，见文末彩图），皮肤黏膜无斑疹、汗液、无出血点及网状血管征。右侧腘窝外、右跟腱附近、双肘鹰嘴附近均可及黄豆样大小浅表淋巴结肿大，活动可，轻压痛。无皮肤划痕征、无瘰疬。头颅大无畸形。结膜无充血、巩膜无黄染、双瞳孔等大正圆。光反射灵敏。耳鼻无异常分泌物，面部无蝶形红斑，口唇无溃疡、无发绀。腮腺导管口无异常，扁桃体无肿大，颈软对称，无抵抗，无颈动脉及静脉异常，肝颈反流征阴性。气管居中，甲状腺无肿大，胸部对称无畸形，双侧呼吸力度一致、匀速。双侧触觉语颤无异常，叩诊呈清音。肺肝界位于右锁骨中线第六肋间隙，听诊呼吸音清，双肺底无干湿啰音。心尖搏动位于第五肋间左锁中线内 0.5cm，心脏无震颤，心界不大，心律齐，心率 76 次/min，各瓣膜听诊区未闻及病理性杂音。腹平软，无压痛、反跳痛及肌卫，肝脾肋下未及。肝肾区无叩痛，移动性浊音阴性。无痰液呕吐物，二便汗液等排泄物。生理性膝反射等存在，无亢进。Babinski 征等病理反射及克氏征、布氏征均阴性。

专科检查：双踝关节红肿、压痛（图 38-2，见文末彩图），双肘关节肿胀、压痛，两侧"4"字试验(-)。

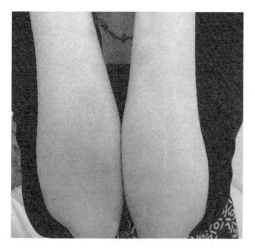

图 38-1　2009 年 5 月 5 日体征前臂皮肤散在皮下结节红斑，压痛明显

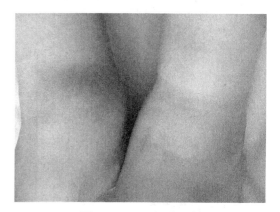

图 38-2　双踝红肿压痛

四、实验室和影像学检查结果

1. 2009 年 5 月 6 日化验与检查　血常规 WBC: 8.0×10^9/L，PLT: 203×10^9/L，Hb: 120g/L，RBC: 4.30×10^{12}/L。肝肾功能正常，CK 正常，血钙: 2.1mmol/L，血磷: 1.36mmol/L。急性期指标 ESR: 33mm/h，CRP: 22.4mg/L。免疫学指标: 抗 CCP<25U/ml，GPI: 0.01mg/L。ANA: (-)。RF<20IU/ml，抗 ss-DNA<6.3IU/ml、抗 dsDNA<6.3IU/ml。PPD 试验: 1:2 000 阴性; 1:10 000 阴性。肝炎+戊肝: (-)。

2．肺功能检测　肺通气功能基本正常。

3．2009-5-6 X 线　两侧肺门增大模糊，侧位肺门投影区明显增大，密度增高。结节病？淋巴结多发增大（图 38-3）。

4．2009-5-7 上海市胸科医院肺 CT 报告　左肺下叶小结节影，右中叶小片状浸润影，两肺散在不规则条索影，边界稍模糊。两肺门、纵隔多发淋巴结肿大，部分淋巴结融合。两侧无胸水。肺部结节病可能（图 38-4）。

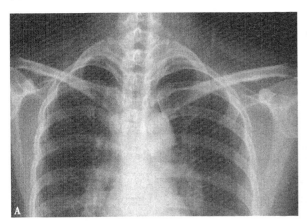
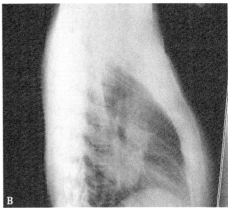

图 38-3　2009 年 5 月 6 日胸片

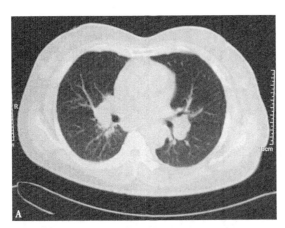

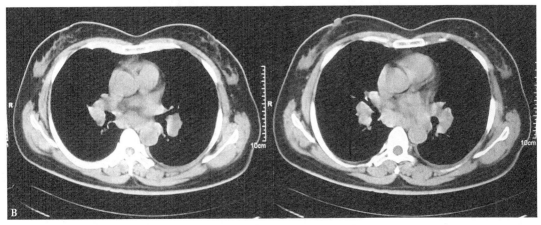

图 38-4　2009 年 5 月 7 日肺 CT 扫描

5．心超　心脏未见明显异常。ECG：窦性心动过速，ST-T 轻度改变。

6．骨密度　腰椎：T 1.1；股骨：T 0.4。

7．B 超　脂肪肝趋势；胆囊已切除，胆总管未见扩张。右肾积水，右肾结石。胰腺，脾脏，左肾未见明显异常。

五、病史小结

1．患者，女性，41 岁，2008 年 9 月 14 日发病。

2．关节肿痛、低热、结节红斑、咳嗽气急。

3．血沉和 CRP 升高。

4．免疫指标无异常发现。

5．两侧肺门增大模糊，侧位肺门投影区明显增大，密度增高。淋巴结多发增大。

本病例诊断比较困难，第一次住院时疾病缺乏典型表现，仅有关节症状，发病两周前碰巧有尿路感染症状，很容易诊断为反应性关节炎，第二次住院出现皮肤红斑，肺部症状，需要与结核、淋巴瘤等疾病鉴别，结节病属于少见病，临床医生遇到此类患者，一般不会首先想到本病，但在本例患者既往病史提示胆囊、泌尿系统多发结石出现，要考虑到本病的可能。

本病例最后的确诊依靠皮肤活检（图 38-5，见文末彩图）。

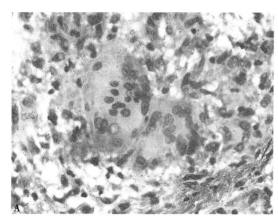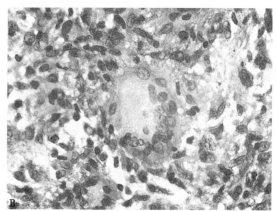

图 38-5　前臂皮肤结节红斑活检

最终诊断：结节病（Löfgren's syndrome）。

思维提示

　　结节病是一种非干酪样坏死性上皮细胞肉芽肿为病理特征的全身性肉芽肿疾病。文献报道 45% 的患者被延迟诊断（平均 11.2 周），发病的高峰在春季，低峰在秋冬季（$p < 0.001$）有年龄与性别差别（$p < 0.05$）。关节炎症占 46%，皮肤结节 30%，咳嗽和气急 37%。

我国结节病发病特点：25～45 岁发病，女性稍多于男性；通常在冬季和早春多见；我国发病率较低；1/3～2/3 发现本病时无症状，仅有胸部 X 线片表现。（肺门淋巴结肿大和气管旁淋巴结肿大及肺实质改变）。临床表现呈多样性，可以累及全身各系统，1/3 有非特异性表现：发热，多为低热，伴无力、盗汗和体重减轻；33% 有呼吸困难、胸闷和胸痛，肺门纵隔淋巴结肿大以双侧对称性肿大为特征，肺内改变早期为肺泡炎，继而为肺间质浸润，晚期为肺间质纤维化；25% 累及骨、关节、骨骼肌和腱鞘，表现为急性大关节红肿疼痛，以膝、踝关节最常受累。症状似 RA。皮肤损害多见，占 11%～25%。结节性红斑最常见，多发于女性，多见于前臂与下肢。周围淋巴结肿大占 30%，以颈前、颈后、锁骨上淋巴结受累多见；心脏结节病以传导阻滞、心律失常最常见，是患者突然死亡的重要原因。5%～16% 有神经系统受累，最常见部位是脑膜、下丘脑和垂体，以肉芽肿浸润损害为主。眼部受累占 21%，1/3 急性起病，年轻女性多见，引起眼部疼痛、视力下降等。消化系统主要见于肝脏、脾脏、胰腺及胃肠。2%～10% 可发生高血钙症，高尿钙症也常见。肾脏受累少见。鉴别诊断主要与肉芽肿性疾病相鉴别（表 38-1）。

表 38-1　肉芽肿性疾病的鉴别诊断

病因	疾病举例
感染因素	
分枝杆菌	结核病、非典型性分枝杆菌感染
真菌	组织胞浆菌病、球孢子菌病
细菌	布鲁菌病
螺旋体	梅毒
后生动物	血吸虫病
寄生虫	利什曼病、弓形虫病
肿瘤	癌、肉瘤
过敏性肺炎	农民肺、爱鸟人肺、橡树软木尘肺、甘蔗渣尘肺
金属、硅酸盐	慢性铍病、锆肉芽肿、铝肉芽肿
血管炎性肉芽肿	硅肺伴肉芽肿
	肉芽肿性多血管炎、嗜酸性肉芽肿性多血管炎、淋巴瘤样肉芽肿、结节性多动脉炎
免疫性疾病	支气管中央型肉芽肿、系统性红斑狼疮、原发性胆汁瘀积性肝硬化、幼年型类风湿关节炎
其他	慢性肉芽肿性疾病（儿童）、Whipple 病、Blau 病

治疗上目前尚无统一标准。糖皮质激素仍然是主要的治疗药物。甲氨蝶呤、环孢霉素 A、硫唑嘌呤、氯喹、环磷酰胺、沙利度胺，TNF-α 拮抗剂，己酮可可碱。

本例患者治疗：环磷酰胺 600mg 静滴一次，泼尼松 20mg/d，甲氨蝶呤 10mg 每周 1 次，沙利度胺 25mg 每日 2 次。3 周后四肢皮肤散在结节红斑消失，无压痛。复查 ESR：5mm/h，CRP<8mg/L，出院。

门诊随访：泼尼松 20mg/d，逐步减量至半年后停服，甲氨蝶呤 10mg 每周 1 次，沙利度胺 25mg 每日 2 次，白芍总苷 600mg 每日 3 次。一年后复查肺 CT，两侧肺门淋巴结明显缩小。持续治疗两年后完全停药，随访 1 年无复发。

本病愈后良好，80% 的患者可以治愈，但黑人、40 岁以后发病、症状持续超过 6 个月、缺乏结节红斑、脾大、3 个以上器官受累及Ⅲ期结节病的预后较差。

（沈　杰　何东仪）

病例 39 反复皮疹1个半月、发热伴肝功能异常1个月余

女,56岁,退休,2015年11月26日来诊。

一、主诉

反复皮疹1个半月、发热伴肝功能异常1个月余。

二、病史询问

(一)初步诊断思路及问诊目的

患者的主诉涵盖了皮肤和消化两大系统的表现,同时伴有发热。病程月余。这是一个亚急性多系统损害的病变,发热是一根主线,提示体内存在炎症性病变。病史应围绕有无感染性疾病、自身免疫性疾病或肿瘤性疾病尤其是消化系统疾病相关表现来展开。询问病史时应仔细询问发热与皮疹的关系、发热与肝功能的关系、有无其他伴随症状,食欲食量、二便尤其尿色情况,体重有无下降,发病以来诊治经过及治疗效果。以了解病变的主要范围和过程,找出内在联系和规律,帮助诊断。

(二)问诊主要内容及目的

1. 发热的程度及伴随症状 发热是否有诱因,如有无受凉。发热时体温的高低,及热型(如稽留热、弛张热、间歇热、波状热等)。发热伴随症状的询问很重要,如有无畏冷寒战,有无感染中毒症状(食欲下降、精神委靡等),有无咳嗽咳痰,有无尿频尿急尿痛,有无腹痛腹泻,有无头痛,有无淋巴结肿大或肝脾肿大,有无关节肌肉肿痛,有无口腔溃疡等,发病前有无到过疫区或野外活动史。特别注意发热与皮疹的关系、发热与肝功能的关系。发热对治疗的反应,特别是对抗生素、退热药、糖皮质激素等的治疗效果。

2. 皮疹的性质与程度 应注意询问皮疹有无诱因,如食物、药物、化妆品等,皮疹持续的时间和发展顺序、分布部位、形态特点(如斑疹、玫瑰疹、丘疹、荨麻疹等)、颜色与表面情况,有无瘙痒脱屑,有无皮肤破溃,出疹与发热之间的关系等。

3. 肝功能异常情况 肝功能异常应注意其发生时间,食欲食量、二便尤其尿色情况,有无眼巩膜和皮肤黄染,有无皮肤瘙痒,有无腹痛史,是否进行性加重,与体温和皮疹的关系。如有用药史则应询问具体药物及用药时间。

4. 既往史的询问 包括有无慢性病史、病毒性肝炎史,饮酒史,疫源区接触史,用药史,过敏史,职业特点等。

（三）问诊结果及思维提示

1. 1 个半月前无明显诱因出现四肢、面部红色丘疹，伴瘙痒，无破溃，就诊当地医院皮肤科考虑：过敏性皮炎，抗过敏处理后皮疹较前减退。

2. 1 个月前皮疹再发，并扩散到颈前及胸前、肩颈后，形状颜色如前但更密集，伴畏冷、发热，最高体温达 39.9℃，无咳嗽咳痰，无腹痛腹泻，无尿频尿痛，无关节肌肉疼痛。就诊于当地医院的呼吸科，查血常规 WBC：16.56×10⁹/L，生化 ALT：359.3IU/L，AST：855IU/L，HBDH：547U/L，CK 正常，胆红素正常，CRP：208mg/L，ESR：125mm/h，尿常规正常。肺炎支原体抗体（−），真菌 D- 葡聚糖正常，降钙素原正常，EB 病毒（−），乙肝五项：HBsAb（+）、HBeAb（+），余正常，丙肝抗体（−），甲肝抗体（−），戊肝抗体（−），HIV（−），RPR（−），CCP（−）、ANCA（−）、ANAs（−）、RF（−），胸部 CT 未见明显异常，颈部彩超：双侧颈部低回声结节（淋巴结），心脏彩超：心脏结构正常、左室舒张功能稍减低，腹部彩超：胆囊壁毛糙、增厚，胆囊内结石，骨髓涂片 + 活检报告：粒系中幼以上节段细胞比值偏高，偶见 ALIP（前体细胞异常定位），偶见分类不明细胞。当地予"头孢克肟"抗感染、"甲泼尼龙 40mg/d 静滴"、辅以制酸、补钙等处理，体温高峰下降至 38℃ 左右，皮疹较前有消退，2 周后自行将激素减量至甲泼尼龙片 8mg/d，仍发热，体温最高达 39℃。

3. 2 天前转诊我院门诊查铁蛋白 >1 500μg/L，CRP：21.30mg/L，血沉：40mm/h，ANA：1∶320（+），抗 dsDNA（−），抗 ENA（−），补体 C3 及补体 C4 正常，为求进一步诊治，门诊拟"皮疹、发热原因待查"收住入院。自发病以来，无关节肿痛，无口腔溃疡，精神、食欲、睡眠欠佳，大小便如常，体重无明显变化。

4. 既往史无特殊。否认肝炎、结核史，否认食物、药物过敏史，原籍居住，无疫区、疫情、疫水接触史，无饮酒史，无野外活动史，无服用药物史。

> **思维提示**
>
> ①患者首发皮疹，半个月后出现发热，病程已 1 个月余，无明显呼吸系统、消化系统和泌尿系统感染症状，无疫情接触及野外活动史，常见的感染性发热的病原学及影像学检查均正常，故一般性急性感染性发热可能性较小。但当地医院检查发现有肝功能异常，腹部彩超：胆囊壁毛糙、增厚，胆囊内结石，需注意进一步明确有无肝胆系统感染，注意排除是否有隐匿性感染灶以及特殊感染。②肿瘤性发热导致高热的以血液系统肿瘤多见，结合患者颈部彩超及骨髓病理，对激素治疗有一定反应，需排查淋巴瘤。肝胆胰部位的肿瘤亦需排查。③发热、皮疹及肝功能异常，病变累及两个以上系统，且有全身表现 ANA 1∶320（+），外院激素治疗有一定效果，需考虑自身免疫性疾病可能。需进一步检查。

三、体格检查

（一）重点检查内容及目的

根据问诊的结果，除了一般的全身系统体检，应重点检查相关内容。发热相关的查体有：

了解体重是否明显减轻，有无贫血、皮肤黏膜出血点、黄疸，触诊浅表淋巴结大小，听诊肺部呼吸音、心脏有无杂音，触诊肝胆脾大小及压痛情况。皮疹相关的查体有：皮疹形态，颜色，分布部位，有无高出皮面，压之是否褪色，皮疹是否融合，表面有无破溃等。考虑自身免疫性疾病，体检要特别检查是否有关节及周围肿胀和压痛，口腔黏膜是否有溃疡，有无龋齿、义齿，有无肌痛、肌无力情况。

（二）体检结果及思维提示

T：36.9℃，P：86 次 /min，R：20 次 /min，BP：140/72mmHg，神志清楚，查体合作。眼结膜充血，巩膜轻度黄染，颈部、胸前皮肤可见散在暗红色小丘疹，伴部分脱屑，不融合，全身皮肤无破溃。右侧颈前部可触及一约黄豆大小淋巴结，质软、无压痛、活动度好。双肺呼吸音清，未闻及干湿性啰音。心率 86 次 /min，律齐，A2 > P2，各心脏瓣膜听诊区未闻及明显病理性杂音。腹平软，无压痛、反跳痛，肝脾肋下未触及，墨菲氏征阴性。肠鸣音未见异常。双侧下肢无水肿，四肢关节无肿痛，肌肉无压痛。指端皮肤无增厚，皮温正常。

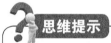
思维提示

　　四肢关节肌肉、心肺腹查体未见明显异常，没有发现明显感染定位体征。颈部可触及一肿大淋巴结，须排除淋巴瘤，但是肿大淋巴结为单个且较小，也存在淋巴结反应性增生可能。巩膜有黄染，外院检查有 ALT、AST 的升高，提示目前主要病变在肝胆胰系统，要重视动态变化的检查。

四、实验室及影像学检查结果

（一）检查内容及目的

1. 血常规、尿常规、生化全项、凝血全项、了解患者基本情况。ESR、CRP、铁蛋白动态了解炎症情况。
2. 血培养、降钙素原、TORCH、肺炎支原体抗体、流行性出血热抗体、恙虫病抗体、EB 病毒抗体、巨细胞病毒 DNA、TB-SPOT 排查感染因素。
3. 病毒性肝炎（甲肝、乙肝、丙肝、戊肝）相关抗体、HBV-DNA-PCR、排除传染性病毒性肝炎。
4. ANAs、IgG、IgM、C3、C4、ANCA、ACA、自身免疫性肝病抗体排查自身免疫性疾病。
5. 胸片及胸部 CT、全腹彩超、心脏彩超、颈部淋巴结彩超协诊发热原因，进一步排查有无感染性病灶。

（二）检查结果及思维提示

1. 血常规　　WBC：6.1×10⁹/L，NE%：56.4%，Hb：139g/L，PLT：113×10⁹/L。
2. 血生化　　ALB：25g/L，GLB：35g/L，TBIL：46.9μmol/L，DBIL：33.6μmol/L，ALT：87U/L，AST：426U/L，GGT：276U/L，ALP：133U/L，LDH：694U/L，HBDH：494U/L，CHOL：5.38mmol/L，

TG：2.36mmol/L。

3．凝血　PT：14.8s，凝血酶时间：24.0s，纤维蛋白原：8.8μg/ml，D-二聚体：3.43μg/ml。

4．CRP：22.7mg/L，ESR：14mm/h，铁蛋白＞1 500μg/L。

5．TORCH、肺炎支原体抗体、流行性出血热抗体、恙虫病抗体、EB病毒抗体、巨细胞病毒DNA、TB-SPOT均（－），降钙素原正常，血培养阴性。

6．甲肝、丙肝、戊肝抗体、HBsAg均（－），HBsAb：（＋）、HBeAb：（＋），HBV-DNA：（－）。

7．免疫学检查　ANA：1∶100（＋），抗dsDNA：（－），抗ENA：（－），ACA：（－），ANCA：（－），IgG：21.0g/L，C3、C4正常，抗平滑肌抗体（SMA）：1∶100（＋）。

8．胸片及胸部CT　心肺未见明显异常。

9．心脏彩超　左室舒张功能减退，心瓣膜未见赘生物。

10．全腹彩超　轻度脂肪肝；肝内多发无回声，考虑囊肿可能；胆囊多发结石；脾内实性病变，性质待定，考虑血管瘤可能。余腹部内未见明显异常。

11．颈部淋巴结彩超　右侧颈部淋巴结肿大，约11.7mm×5.2mm，性质待定，反应性增生？

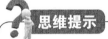
思维提示

①患者感染性疾病相关指标均没有阳性发现，胸片、心脏彩超及全腹彩超未发现明显感染性病灶，虽然B超发现胆囊结石，但月余以来患者从无腹痛表现，体检未发现肝胆部位的阳性体征，不支持胆道感染。故目前不考虑感染性发热。患者LDH明显增高，颈部彩超提示淋巴结反应性增生，必要时再行骨髓穿刺活检及淋巴结活检、全身PET-CT等检查协助诊断，排除淋巴瘤特别是消化系淋巴瘤。②反复高热、皮疹，铁蛋白＞1 500μg/L，肝功能异常，故成人Still病也需要考虑。但本患者血白细胞不高，无明显关节肿痛，为不支持点。且成人Still病为排他性诊断，需排除感染、肿瘤、其他自身免疫性疾病方可诊断。患者ANAs 1∶100为弱阳性，抗dsDNA及ENA抗体均阴性，补体正常，无关节肿痛、口腔溃疡、口干、牙齿脱落，无皮疹和肝损害以外的其他系统病变，SLE、PSS、MCTD等弥漫性结缔组织病证据不足。③患者肝功能异常，病毒学阴性，ANA弱阳性，抗SMA阳性，考虑自身免疫性肝病可能性大，必要时行肝脏穿刺活检。④目前未发现体内其他的炎症性病变。

五、治疗方案及理由

1．治疗　甲基强的松龙（甲泼尼龙）40mg/d抗炎，熊去氧胆酸250mg每日3次保肝利胆，辅以甘草酸、多烯磷脂酰胆碱等保肝药，以及制酸保胃、补钙等一般治疗。

2．理由　患者目前诊断考虑自身免疫性肝炎（AIH）可能性大。根据美国肝病研究会（AASLD）推荐，AIH的治疗一般使用联合方案（泼尼松龙和硫唑嘌呤）作为AIH的初始治疗。患者在外院曾应用激素治疗，症状有所改善，但治疗不规范，病情未完全控制即减量，导致病情反复。患者目前肝功能仍明显异常，故硫唑嘌呤需暂缓使用。患者存在胆红素升高，肝脏病理提示部分肝细胞淤胆，故需同时使用熊去氧胆酸利胆。制酸保胃、补钙治疗是为了减少激素的相关不良反应。

六、治疗效果及思维提示

1. 入院后检查期间体温持续在 39℃左右。经上述检查和分析后，开始应用甲泼尼龙 40mg/d。治疗次日热退，体温波动 36.5～37.5℃，无新发皮疹。

2. 给予甲泼尼龙 40mg/d，1 周后患者再次出现高热，最高体温达 39.3℃，颈部、胸前及后背新发皮疹，肝功能进行性升高，最高达 ALT：1 368U/L，AST：986U/L，GGT：234U/L，ALP：168U/L，LDH>1 280U/L，HBDH>771U/L，监测血小板进行性下降：$113×10^9/L→87×10^9/L→42×10^9/L$。

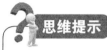

思维提示

　　用激素后体温降而复升，是否存在隐性感染灶被激素激活，需进一步排除。需进一步检查排除淋巴瘤可能。是否激素剂量不够导致病情控制欠佳。

七、进一步检查结果及思维提示

1. 再次血培养及降钙素检查仍为阴性结果。乙肝病毒仍为阴性。TB-SPOT 仍阴性。

2. 骨髓学检查　涂片：粒系增生明显并核左移；血小板减少及红系减低。各系细胞形态基本正常。流式细胞检查：淋巴细胞各亚群未见明显异常。病理：骨髓增生活跃，各系细胞分布及形态未见明显异常。未见转移瘤细胞。

3. 肝穿刺病理　镜下可见肝细胞灶性坏死，慢性炎症细胞浸润，周围肝细胞水肿伴气球样变性。部分肝细胞淤胆，汇管区可见淋巴细胞、浆细胞浸润（图 39-1，见文末彩图）。

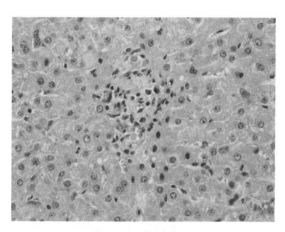

图 39-1　肝脏病理

肝细胞灶性坏死，慢性炎症细胞浸润，周围肝细胞水肿
伴气球样变性

4. 全身 PET-CT　双侧颈部、纵隔内、双侧腋窝、肝胃间隙、脾门前方、腹膜后腹主动脉周边多发结节影，代谢轻度增高，考虑淋巴结非特异性炎性增生可能；肝脏、脾脏肿大，代谢轻

度增高,考虑反应性改变可能;肝左内叶不均匀稍低密度影,代谢未见增高,考虑良性病变可能;胆石症;脾脏下后方结节影,代谢未见增高,考虑副脾。

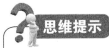

思维提示

①重复检查再次排除感染可能。之前的多项检查排除了弥漫性结缔组织病。②患者骨髓涂片、骨髓流式细胞检查、骨髓活检均未发现血液系统肿瘤尤其是淋巴瘤的证据。全身 PET-CT 检查未发现实体肿瘤或淋巴瘤的证据。③肝穿刺活检病理提示活动性肝炎,结合肝功能异常以 ALT、AST 升高为主,ALT 值 > 5 倍正常值上限,存在自身抗体 ANA、抗 SMA 阳性,根据国际 AIH(autoimmune hepatitis, AIH)组织于 2008 年发表的简化 AIH 评分系统,本患者:ANA 或 SMA 同时阳性(2 分),IgG > 1.10 倍正常值上限(2 分),肝组织病理符合 AIH(1 分),排除病毒性肝炎(1分)。评分为 6 分。≥6 分疑诊 AIH,≥7 分确诊 AIH。因此目前仍诊断自身免疫性肝炎可能性大。④患者除了肝功能异常外,突出表现为发热、皮疹等肝外的症状,AIH 是否可以解释上述临床表现,查询相关文献发现,早在 1986 年就有报道,AIH 的临床表现可有长期发热、淋巴结肿大、荨麻疹和关节痛等。2005 年印度有学者报道,AIH 患者中 21% 出现黄疸,21% 发热,18.2% 关节痛,44.7% 肝大,34.2% 脾大。因此,该患者的临床表现基本可以用 AIH 解释。⑤用激素后体温降而复升,考虑激素用量不够,需加大治疗剂量。

八、治疗结果及思维提示

1. 甲泼尼龙加量至 40mg 每 12 小时一次。激素加量后体温迅速降至正常,皮疹消退。甲泼尼龙 80mg/d 治疗 14 天后复查肝功能,ALT:231U/L,AST:83U/L,GGT:105U/L,ALP:98.5U/L,血小板恢复正常,减甲泼尼龙为:40mg/d,带药出院。

2. 出院 1 个月后复查生化 TBIL:22.4μmol/L,DBIL:4.7μmol/L,ALT:14U/L,AST:32U/L,GGT:43U/L,ALP:76U/L,TG:2.37mmol/L,CHOL:4.53mmol/L,LDH:330U/L,HBDH:261U/L。血常规正常。复查 IgG:14g/L。复查 ESR 及 CRP 正常。激素逐渐减量。2 个月后复查 PET-CT 与既往对比:既往肿大淋巴结已消退;肿大肝脾缩小,代谢正常。加用硫唑嘌呤 50mg/d 抑制免疫。

3. 随访半年,无再发热,无新发皮疹,肝功能持续正常。激素已减至 8mg/d,仍在随访中。

思维提示

①AIH 除了肝损害,临床上还可以出现发热、皮疹等其他肝外表现。诊断时应全面分析病情并做相应鉴别诊断。②AIH 免疫性炎症活动强烈时,常规剂量如不能控制病情,排除了其他原因,大剂量激素治疗方案非常有效。③治疗结果进一步印证了自身免疫性肝炎的诊断。

最终诊断：自身免疫性肝病。

九、本疾病诊断治疗指南

自身免疫性肝病（autoimmune liver diseases，AILD）与病毒感染、酒精、药物、遗传等其他因素所致肝病不同，是一组由于自身免疫异常导致的肝脏疾病，突出特点是血清中存在自身抗体。可简单分为以肝炎为主型，即自身免疫性肝炎（autoimmune hepatitis，AIH）及以胆管损害和胆汁淤积为主型，即原发性胆汁性肝硬化（primary biliary cirrhosis，PBC）和原发性硬化性胆管炎（primary sclerosing cholangitis，PSC）。部分 AILD 既具有 AIH 的特征，同时又符合 PBC 或 PSC 的临床和病理学特征，故称其为重叠综合征（overlap syndrome，OS）。

1. AIH 的诊断与治疗　AIH 是一种慢性进展性自身免疫性肝病，女性患者多见，主要临床表现为血清转氨酶升高、高丙种球蛋白血症和自身抗体阳性等，组织病理学检查主要表现为界面性肝炎和门管区浆细胞浸润。根据血清自身抗体谱的不同，可将 AIH 分为 2 个血清学亚型：Ⅰ 型 AIH 约占 AIH 的 60%～80%，以抗核抗体（ANA）、抗平滑肌抗体（SMA）、抗可溶性肝抗原 / 肝胰抗原抗体（SLA/LP）阳性或核周型抗中性粒细胞胞浆抗体（pANCA）阳性为其特征；Ⅱ 型 AIH 主要发生于儿童，以抗肝肾微粒体 Ⅰ 型抗体（LKM-1）或抗肝细胞胞浆 Ⅰ 型抗（LC-1）阳性为特征。此外，部分 AIH 患者 ANA、SMA、SLA/LP 等常规自身抗体可呈阴性。临床上发现不明原因出现急慢性肝功能异常患者，需警惕存在此类不典型 AIH 的可能。

AIH 诊断主要是基于临床表现、实验室检查和组织学检查进行综合的评价，在排除其他诸如病毒性和药物性肝损伤等因素后方可明确诊断。血清丙氨酸氨基转移酶（ALT）和天冬氨酸氨基转移酶（AST）水平升高、界面性肝炎伴或不伴小叶性肝炎或中央 - 汇管区桥接样坏死以及存在自身抗体（ANA、SMA、LKM-1 和 SLA 等）是 AIH 的主要诊断依据。国际 AIH 组织于 1999 年修订了 AIH 的评分系统。为了便于临床应用，该组织于 2008 年又发表了简化 AIH 评分系统，目前国内对于 AIH 的诊断主要借助该评分系统，详见表 39-1。此外，美国肝病协会于 2011 年更新了 AIH 诊断指南，其中 AIH 的诊断标准：① ALT 值 >5 倍正常倍上限；② IgG>2 倍正常值上限和 / 或 SMA 阳性；③汇管区淋巴细胞、浆细胞浸润和中 - 重度界面性肝炎。

表 39-1　自身免疫性肝炎简化诊断标准

变量	标准	分值	备注
ANA 或 SMA	1∶40	1 分	
ANA 或 SMA	1∶80		
或 LKM-1	1∶40	2 分	多项同时出现时最多 2 分
或 SLA	阳性		
IgG	>正常值上限	1 分	
	>1.10 倍正常值上限	2 分	
肝组织学	符合 AIH	1 分	界面性肝炎、汇管区和小叶内淋巴浆细胞浸润、肝细胞呈玫瑰花结被认为是特征性
	典型 AIH 表现	2 分	AIH 组织学改变，3 项同时存在时为典型 AIH 表现
排除病毒性肝炎	是	1 分	

确诊：≥7分；疑诊：≥6分。ANA或SMA效价≥1∶40和IgG水平高于正常上限（UI，N）者可各得1分；ANA或SMA效价≥1∶80，或抗肝肾微粒体1型（LKM-1）效价≥1∶40，或抗可溶性肝抗原/肝胰抗原抗体阳性以及IgG水平高于1.1UI。N者可各得2分。必须指出，多项自身抗体同时出现时最多2分，简化诊断积分系统总分8分。

根据美国肝病研究会（AASLD）推荐，AIH的治疗一般使用联合方案（泼尼松龙30mg/d和硫唑嘌呤50mg/d）作为AIH的初始治疗。在病情达到缓解后（症状消退，血清ALT和AST、胆红素和血清IgG水平恢复正常，以及肝组织学改善）仍需激素减量长期维持治疗。联合治疗对自身抗体阴性的AIH患者也具有同样的效果。环孢素、他克莫司、吗替麦考酚酯等亦具有一定的使用价值。生物制剂如利妥昔单抗、英夫利昔单抗等亦被证实对难治性AIH有较好的疗效，但其疗效及长期的安全性尚需通过进一步的临床试验来验证。

2. PBC的诊断与治疗　PBC好发于50岁以上女性，是由于肝内小叶间胆管肉芽肿炎症导致小胆管破坏、胆汁淤积，最终出现纤维化、肝硬化甚至肝功能衰竭。多数病例明确诊断时可无临床症状。血清抗线粒体抗体（AMA）阳性率很高，但并非100%。尽管PBC通常进展缓慢，但其生存率较同性别及同龄人群为低。

目前，PBC的诊断主要参照2009年欧洲肝病学会制定的指南进行：①有提示胆汁淤积的证据，即碱性磷酸酶（ALP）>2倍正常值上限或γ-谷氨酰转移酶（GGT）>5倍正常值上限；② AMA/AMA-M2阳性；③肝活组织病理学检查有特征性胆管损害。以上三项中符合两项者可确诊。诊断需排除其他肝病，如血清AMA阴性，需行胆管成像排除原发性硬化性胆管炎。如患者有难以解释的碱性磷酸酶升高（超声示胆管正常），需警惕PBC，可进行AMA检查，如AMA阴性，应进行抗核抗体、SMA和免疫球蛋白的测定，必要时肝活检组织学检查。

熊去氧胆酸（ursodeoxycholic acid，UDCA）13～15mg/（kg•d）可显著改善PBC患者的肝脏生化指标，可提高患者的远期生存期，是PBC治疗的首选药物，也是唯一被美国食品和药品管理局（FDA）批准的药物。对于UDCA治疗不完全应答的患者，目前尚无统一的治疗方案。许多药物包括皮质类固醇、甲氨蝶呤、青霉胺、环孢素、硫唑嘌呤、吗替麦考酚酯等均有应用，但治疗效果有争议，不推荐单一应用。欧洲肝病学会于2009年的指南中建议可给予无肝硬化（组织学分期1～3期）患者UDCA联合布地奈德（6～9mg/d）治疗。已有研究证实对于早期PBC患者，布地奈德与UDCA短期联合治疗效果显著。终末期PBC可进行肝移植，肝移植后部分PBC可能复发。

3. PSC的诊断与治疗　PSC也是一种慢性进展性胆汁淤积性肝病，其特征为肝内外胆管炎症和纤维化。PSC患者的临床表现因人而异，可能会出现疲劳、腹部不适、黄疸、瘙痒等症状。自身抗体多阴性。晚期可能发展为胆管癌。

PSC的诊断主要是在发现提示胆汁淤积的生化学指标（ALP和γ-GT水平升高）的基础上，存在相关的胆管影像学表现（ERCP和MRCP下呈现出特征性的胆管串珠样改变，包括多发狭窄和节段性扩张）。

目前尚无有效治疗PSC的药物。过去认为UDCA或可改善PSC患者生化指标，延缓疾病进展并预防肿瘤发生，但也有研究表明UDCA治疗并没有提高患者的生存率，相反大剂量UDCA增加了患者的病死率。2010年AASLD关于PSC的指南指出，对于成年PSC患者，不建议使用UDCA作为药物治疗；对于成年PSC和重叠综合征患者，建议采用皮质激素和免疫抑制剂联合治疗；对于晚期的PSC患者，肝移植术是一个有效的治疗方法。

十、结合指南对本病例的思考

近年来,随着临床检验水平的提高,自身免疫性肝病的诊断率有所升高。这类患者往往症状不典型,肝组织学病变进展较为迅速。故针对不明原因的肝功能损伤,在排除嗜肝病毒感染、药物或酒精损害等基础上均应进行自身免疫性肝病的筛查。该患者为中老年女性,否认既往饮酒史和特殊用药史。嗜肝病毒标志物筛查均阴性,多次肝功能检测均以转氨酶升高为主要表现,ANA、抗SMA阳性,肝脏病理示界面性肝炎。按国际AIH组织于2008年发表的简化AIH评分系统本患者为6分,且大剂量激素使用有效,故自身免疫性肝炎诊断明确。根据2010年AASLD自身免疫性肝炎诊断与治疗指南,予激素联合硫唑嘌呤治疗,因合并轻度胆汁淤积,同时使用熊去氧胆酸利胆。经上述治疗,临床症状缓解,生化指标明显改善。指南推荐免疫抑制治疗至少持续24个月,停药前一段时间内患者的生化指标应已达到缓解(Ⅱa类,C级),故该患者仍需坚持治疗2年以上。免疫性炎症活动强烈,常规剂量不能控制病情,需大剂量激素治疗方案方能达到治疗效果是本例患者临床特点之一。

本例患者另一个临床特点是合并有持续高热、皮疹等肝外表现,常规剂量的激素治疗过程中反而病情加重,从而造成治疗上的困惑。因此,对于临床表现复杂的患者,应把握诊断和鉴别诊断的要点,大胆推断,认真求证,抓住重点。激素的剂量应根据病情个体化掌握调整。

(严 青 高 飞 林 禾)

病例 40　多关节肿痛 4 年

男,31 岁,无业,2016 年 4 月 21 日来诊。

一、主诉

多关节肿痛 4 年。

二、病史询问

(一)初步诊断思路及问诊目的

患者主诉中主要症状集中在关节上,病史的询问应围绕受累关节的部位、数量、肿胀疼痛程度,关节功能及局部表现、诱因、病情迁延、相应的治疗和治疗后病情的变化展开,同时应该询问伴随症状以及有鉴别意义的症状等。

(二)问诊主要内容及目的

1. 关节肿痛的部位、数量　关节肿痛部位是在中轴关节还是在外周关节,是小关节还是大关节,发生在中轴关节及外周大关节的提示脊柱关节炎,远端指间关节可能与银屑病关节炎有关,受累关节可多可少,但多不对称。多关节起病者应考虑类风湿关节炎、系统性红斑狼疮、系统性硬化病等疾病。发生在小关节,特别是手关节,有对称性及晨僵的特点要考虑类风湿关节炎,单关节急性起病要考虑痛风或感染性关节炎。

2. 关节局部表现及关节功能情况　不同的关节疾病,其关节局部的表现和关节功能受损有明显不同,持续性还是反复性发作,对称性还是非对称性,有无夜间痛,有无晨僵表现,关节有无肿胀及变形。类风湿关节炎关节肿胀多是对称性,尤其在近端指间关节呈典型的梭形肿胀,在早期就可出现关节功能受限,如早期持续的晨僵及腕关节受累,使患者手部功能受到明显影响,一部分系统性红斑狼疮患者也可以关节痛为首发症状就诊,其关节受累部位与早期类风湿关节炎较难区别,但其关节功能却无明显受损。系统性硬化病早期就有明显的雷诺表现,手部、面部和其他部位皮肤发紧,难以捏起,故握拳困难。痛风发作时关节局部红肿热痛明显,其发作快缓解也迅速,关节疼痛在数小时之内达高峰,但一周之内即可完全缓解,至慢性痛风时,往往可在耳轮或关节周围出现痛风石。退行性关节炎关节局部以骨性增生性改变为主,且其关节局部增生往往不对称,可以主要在关节的桡侧或尺侧增生,如在远端指间关节可出现特征性的 Heberden 结节,近端指间关节出现 Bouchard 结节,膝、髋及手部的骨性增生,其临床表现及关节功能活动的受限与 X 线表现往往不平行,尤其是手部关节虽出现局部的骨性增生,但关节功能常无明显受限。

3. 起病急缓、诱因　炎性关节痛大多起病隐袭，多数患者不能提供准确的发病时间，其诱发因素也不确切。急性起病的关节痛多有明确的诱因，患者大多能准确提供起病的时间，如外伤性的关节痛有明确的外伤史；感染性关节痛有明确的关节局部或关节周围的外伤史，医疗操作如关节腔穿刺也可是感染性关节痛的主要原因，痛风易在饮酒、高嘌呤饮食、过度疲劳或进行肿瘤放疗、化疗时诱发，且大部分患者首次发作往往在夜间，疼痛在数小时内达到高峰。退行性关节炎常在关节过度负重，活动过多时诱发。

4. 伴随症状　要询问患者起病的急缓，有无明显的诱因，如饮食、外伤等。伴随症状中要询问仔细，包括全身症状（发热、皮疹等）及各系统的症状（呼吸、循环、消化、神经、泌尿系统等）。化脓性关节炎一般都伴有发热、畏寒；结核性关节炎常伴低热、乏力盗汗、消瘦等结核中毒症状；游走性大关节疼痛，伴有多汗、心脏炎、舞蹈病，提示风湿热；关节肿痛伴血尿酸增高提示痛风；关节痛伴皮肤红斑、光过敏、发热、多系统损害提示系统性红斑狼疮；对称性小关节肿痛，伴晨僵、关节畸形、早期就出现关节功能受损，提示类风湿关节炎；儿童关节痛伴皮肤紫癜、腹痛腹泻，提示关节型过敏性紫癜；单关节肿痛，伴腰背疼痛，夜间翻身困难，腰部及髋部活动受限，足跟疼痛，或有眼部病变者，提示强直性脊柱炎；伴口眼干燥，进干食困难，泪液减少者，提示干燥综合征；伴有皮肤或多或少典型的银屑病的皮肤改变，甲周皮肤或指甲的损害，提示银屑病关节炎。

5. 既往史的询问　包括有无类似发作史，有无慢性病史，吸烟、饮酒史、传染病史、个人史等。

（三）问诊结果及思维提示

1. 患者2012年5月开始无明显诱因出现四肢关节疼痛，以双手近端指间关节、腕关节和肘关节、双足跖趾关节为主，夜间较明显，伴少许晨僵（<1小时），无明显肿胀，无明显腰背痛，无发热、咽痛；无尿频、尿急；无腹痛、腹泻，在外院诊断"类风湿关节炎"，先后予以"甲氨蝶呤、雷公藤"治疗，因考虑药物副作用，服药半个月后停药，改用中药治疗，症状仍反复发作。

2. 半年前自行停用中药，后渐渐出现右腕关节及右下肢第二跖趾关节疼痛加重，继而出现右下肢第二足趾肿胀，无发热、皮疹，无口腔溃疡，无光过敏及脱发，无肌力下降。

3. 既往患者否认肝炎、结核病史，否认慢性肾脏病史。否认外伤及手术史。否认药物过敏史。否认疫区旅居史，不吸烟不饮酒，未婚未育。曾有过"皮肤病"。

思维提示

患者病史分为两个阶段，第一阶段主要特点为多关节肿痛，先后予以"甲氨蝶呤、雷公藤、中药"治疗，症状控制尚可。第二阶段半年前自行停用中药，后渐渐出现右腕关节疼痛加重及右下肢第二足趾肿胀，腊肠趾改变。

三、体格检查

（一）重点检查内容及目的

根据问诊的结果，症状主要集中在关节，应重点据此进行查体，包括中轴关节和外周关节、关节肿痛的部位、局部红或热、肿胀、关节压痛、活动度、积液、畸形等。同时检查皮肤有无皮疹，呼吸系统、循环、消化等系统有无异常体征。

（二）体检结果及思维提示

T：36.9℃，P：96 次 /min，R：20 次 /min，BP：137/75mmHg。神志清楚，精神可，皮肤未见皮疹，指甲未见增厚、变色及顶针样改变。浅表淋巴结未触及，双肺呼吸音清，未闻及干湿性啰音。心律齐，未闻及病理性杂音。脊柱无侧弯，腹部软，无压痛及反跳痛，肝脾肋下未及，右侧腕关节轻度肿胀，压痛阳性。右下肢第二足趾肿胀，腊肠趾改变，双膝关节压痛阳性（图 40-1，见文末彩图）。

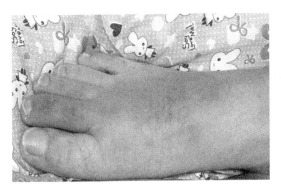

图 40-1　右下肢第二足趾肿胀

思维提示

患者关节肿痛，多关节受累，病程较长，不考虑感染性关节炎，有小关节、手关节肿痛，伴晨僵，要考虑类风湿关节炎、其他 CTD 引起的关节炎。患者青年男性，既往有"皮肤病史"，有足部关节肿痛，呈腊肠趾，要考虑银屑病关节炎可能。

四、实验室和影像学检查结果

（一）初步检查内容及目的

1. 血常规、尿常规、肝肾功能电解质、血沉、CRP　了解患者基本情况。
2. 完善免疫学检查　RF、抗 CCP、ANA、ENA、aCL。

3. 双手 X 线片了解双手关节情况,有无骨质疏松、关节间隙变窄,骨质破坏(图 40-2)。

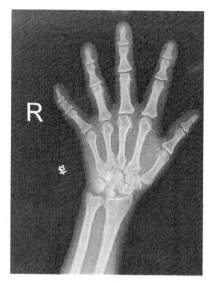

图 40-2　右手正位片:大致正常

4. 关节超声了解关节滑膜增生,周围软组织,骨质情况。结果:右腕关节腔少量积液。

(二)检查结果及思维提示

1. 血常规　WBC: 6.0×10^9/L, NE%: 51%, Hb: 149g/L, PLT: 330×10^9/L。

2. 血沉: 32mm/h, CRP: 27.4mg/L。

3. 生化　ALB: 43.6g/L, GLB: 30.3g/L, AST: 28U/L, ALT: 39U/L, GGT: 55U/L, DBIL: 4.0μmol/L, IBIL: 10.5μmol/L, BUN: 5.46μmol/LL, CREA: 67μmol/LL, UA: 328μmol/L, Na^+: 142mmol/L, K^+: 3.6mmol/L。

4. 尿常规　LEU:(−), 红细胞(ERY):(−), KET:(−), PRO:(−)。

5. 免疫学检查　ANA:(−), ANCA:(−), ENA:(−), aCL:(−), RF:(−), 抗 CCP: 17.96RU/ml (0~25)。

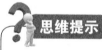
思维提示

　　患者血常规及血沉、CRP 等均提示炎性指标高,而 ANA、ENA、aCL 均阴性不支持系统性红斑狼疮引起的关节痛、多肌炎等其他结缔组织病,抗 CCP 和 RF 阴性,关节超声未见滑膜增生不支持类风湿病关节炎的诊断,目前情况不能排除血清阴性类风湿关节炎可能,必要时完善手关节 MRI。患者青年男性,既往有"皮肤病史",有足部关节肿痛,足趾呈腊肠趾,有脊柱关节炎如银屑病关节炎可能,同时与强直性脊柱炎鉴别,骶髂关节受累上银屑病关节炎多为单侧,强直性脊柱炎多为双侧,所以完善 HLA-B27、骶髂 MRI 检查。

（三）进一步检查结果及思维提示

1. HLA-B27 阳性，B27 表达 99.2%（正常参考值 <80%），平均值为 24.1（正常参考值 <8%）。
2. 骶髂 MRI（图 40-3）。

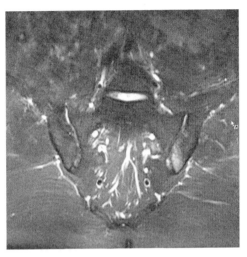

图 40-3　骶髂 MRI

思维提示

　　患者青年男性，有多关节肿痛、腊肠趾，既往有皮肤病史，HLA-B27 阳性，骶髂 MRI 提示：左侧骶髂关节骨髓水肿（单侧病变），RF 阴性，双手关节 X 线阴性，符合银屑病关节炎的诊断标准。临床上 PsA 应与 RA 相鉴别。RA 以对称性关节炎为临床特征，且较少累及骶髂关节，本病史不支持。

五、治疗方案及理由

1. 治疗予以 NSAIDs 抗炎镇痛治疗，治疗剂量应个体化，只有在一种 NSAIDs 足量使用 1～2 周无效后才更改为另一种，同时注意消化道的保护。予以慢作用药物甲氨蝶呤，生物制剂治疗。

2. 理由　患者关节疼痛，予以非甾体抗炎药缓解症状，目前有活动性病变，多关节肿胀，血沉及 CRP 升高，有外周关节受累加用改善病情抗风湿药甲氨蝶呤或柳氮磺吡啶，若患者非甾体抗炎药控制不佳，多关节炎性反应，伴有骶髂关节炎可考虑使用肿瘤坏死因子拮抗剂。

六、治疗效果及思维提示

1. 入院后予以双氯芬酸钠缓释片抗炎镇痛治疗，患者右腕关节及左足跗趾关节肿痛稍有好转，加用甲氨蝶呤治疗。

2. 2周后患者仍有关节肿痛，但较前减轻，根据筛查活动性感染和结核、肿瘤后，1周后予以依那西普治疗，患者关节肿痛进一步缓解。2个月后复查血沉及CRP均正常。

> **思维提示**
>
> 　　治疗方案是非常有效的。患者症状缓解，血沉等炎性指标下降。结合病史特点，考虑为银屑病关节炎明确，根据EULAR对PsA治疗的建议中，有多关节累及、有中轴关节病变、趾炎，可予以甲氨蝶呤和生物制剂治疗。

最终诊断：银屑病关节炎。

七、本疾病最新指南解读

2010年中华医学会风湿病学分会银屑病关节炎诊治指南：指南首先概括了银屑病关节炎的临床表现，依据临床关节特点分为五种类型，类型间可相互转化，合并存在：①单关节炎或寡关节炎型，受累关节以膝、踝、髋等大关节为主，亦可同时累及一、二个指（趾）间关节，受损指（趾）可呈现典型的腊肠指（趾），常伴有指（趾）甲病变。②远端指间关节型，占5%～10%，通常与银屑病指甲病变相关。③残毁性关节型，占5%，是PsA的严重类型，受累指、掌、跖骨可有骨溶解，指节为望远镜式的套叠状，关节可强直，畸形。常伴发热和骶髂关节炎，皮肤病变严重。④对称性多关节炎型，占15%，病变以近端指（趾）间关节为主，可累及远端指（趾）间关节及大关节。⑤脊柱关节炎型，约占5%，以脊柱和骶髂关节病变为主，常为单侧，下背痛或胸壁痛等症状可缺如或很轻，脊柱炎表现为韧带骨赘形成，严重时可引起脊柱融合，骶髂关节模糊，关节间隙狭窄甚至融合，可影响颈椎导致寰椎和轴下不全脱位。近年有学者将PsA分为三种类型：①类似反应性关节炎伴附着点炎的单关节和寡关节炎型；②类似类风湿关节炎的对称性多关节炎型；③类似强直性脊柱炎的以中轴关节病变为主（脊柱炎、骶髂关节炎和髋关节炎），伴有或不伴有周围关节病变的脊柱病型。

患者皮肤表现银屑病变好发于头皮及四肢伸侧，尤其肘、膝部位，呈散在或泛发分布，要特别注意隐藏部位的皮损如头发、会阴、臀、脐等，约80% PsA患者有指（趾）甲病变，常见表现为顶针样凹陷，炎症远端指间关节的指甲有多发性凹陷是PsA的特征性变化，关节外表现有发热，体重减轻和贫血等；7%～33%患者有眼部病变如结膜炎、葡萄膜炎、虹膜炎和干燥性角膜炎等；少数患者出现主动脉瓣关闭不全，常见于疾病晚期，另有心脏肥大和传导阻滞等；肺部可见上肺纤维化；胃肠道可有炎性肠病；罕见淀粉样变。

诊断方面主要根据患者的症状和体征，本病无特殊性实验室检查，病情活动时血沉加快，C反应蛋白增加，IgA、IgE增高，补体水平增高等；滑液呈非特异性反应，白细胞轻度增加，以中性粒细胞为主；类风湿因子阴性，少数患者可有低滴度类风湿因子和抗核抗体；约半数患者HLA-B27阳性，且与骶髂关节和脊柱受累显著相关。影像学检查周围关节骨质有破坏和增生表现。造成"铅笔帽"样畸型；或"望远镜"样畸形；受累指间关节间隙变窄、融合、强直和畸形；长骨骨干绒毛状骨膜炎。中轴关节炎表现为不对称骶髂关节炎，关节间隙模糊、变窄、融合。

鉴别诊断主要与类风湿关节炎、强直性脊柱炎、骨性关节炎相鉴别。

治疗上适当休息，避免过度疲劳和关节损伤，注意关节功能锻炼，轻、中度活动性关节炎给予非甾体抗炎药（NSAIDs）抗炎、止痛、退热和消肿，但对皮损和关节破坏无效。防止病情恶化及延缓关节组织的破坏选用 DMARDS 药物，甲氨蝶呤对皮损和关节炎均有效，可作为首选药，如单用一种 DMARDs 无效时也可联合用药，以甲氨蝶呤作为联合治疗的基本药物，如甲氨蝶呤加柳氮磺吡啶。柳氮磺吡啶对外周关节炎有效，来氟米特对关节及皮肤症状均有效，注意与甲氨蝶呤联用增加肝损及血象抑制风险。美国 FDA 已通过将环孢素用于重症银屑病治疗，并证实环孢素对皮肤和关节型银屑病有效。FDA 认为 1 年内可用于维持治疗，更长期使用环孢素对银屑病是禁止的。硫唑嘌呤对皮损也有效，当病情严重，一般药物治疗不能控制时可使用糖皮质激素。

生物制剂疗效较好，多用于中重度或其他药物疗效不佳的患者，目前国内临床上用于银屑病关节炎的生物制剂主要是肿瘤坏死因子拮抗剂。使用前注意活动性感染、结核及肿瘤的筛查。

关节腔注射长效皮质激素类适用于急性单关节或少关节炎型患者，但不应反复使用，1 年内不宜超过 3 次。根据皮损的类型、病情等进行选择外用药物，局部治疗银屑病的外用药以还原剂、角质剥脱剂以及细胞抑制剂为主。可适当用一些物理疗法，如紫外线治疗、光化学疗法、水浴治疗等，对已出现关节畸形伴功能障碍的患者考虑外科手术治疗，如关节成形术等。

八、结合指南对本病例的思考

皮肤病变可出现在银屑病关节炎之前，也可伴随出现或在其之后，典型的 PsA 临床表现除有银屑病皮疹，远端指间关节受累，非对称性关节炎，顶针样指甲病变外，还可能存在对称性多关节炎。某些患者在临床上与类风湿关节炎难以区别，但 RF 多为阴性，倾向于腕关节、近端及远端指间关节，有不对称骶髂关节炎，实验室检查可表现为 HLA-B27 阳性。因此在临床上表现为多关节受累的患者，特别是骶髂关节炎的男性患者，要注意详细了解其有无银屑病家族史，无论是否存在皮肤损害均应考虑到 PsA 的可能，并加强随访。

（施春花　王友莲）

病例 41　反复发热伴关节肌肉疼痛半年

女,23 岁,无业,2016 年 4 月 12 日来诊。

一、主诉

反复发热伴关节肌肉疼痛半年。

二、病史询问

(一)初步诊断思路及问诊目的

患者主要症状为发热,病史的询问应围绕发热的热型、发热随时间演变的过程、相应的治疗和治疗后病情的变化,尤其要重视发热病程中新出现的症状。同时要注意伴随症状的询问,除关节肌肉疼痛外,尤其要注意有无皮疹等。

(二)问诊主要内容及目的

1. 发热的诱因和时间　详细询问发热的时间、有无诱因、起病的缓急、热程,初步判断发热热程:急性起病、病程短(<3 周)的患者为短程发热,除非病史、体查或实验室检查明显提示非感染性疾病,绝大部分是感染性发热,热程在 3 周以上为长程发热,常由感染、肿瘤或结缔组织病引起。如果同时具备以下三条,则考虑不明原因发热(fever of unknown origin, FUO):①发热病程≥3 周;②体温多次≥38.3℃;③经详细询问病史、体格检查和常规实验室检查仍不能明确诊断者。

2. 发热的热型　常见的热型有:稽留热,24 小时体温相差不超过 1℃,体温在 39~40℃,见于大叶性肺炎、伤寒等;弛张热,24 小时体温相差超过 2℃,体温最低也未达正常,最高体温常在 39℃以上,见于败血症、风湿热、重症肺结核等;间歇热,体温骤升达高峰后持续数小时,又迅速降至正常,无热期可持续 1 日至数日,如此高热期与无热期反复交替出现,可见于疟疾、急性肾盂肾炎;波状热,体温逐渐上升达 39℃以上,数日后又逐渐下降至正常水平,常见于布鲁氏菌病;回归热,体温急剧上升达 39℃以上,数日后又骤然下降至正常水平,见于回归热病、霍奇金病;不规则热,发热的体温曲线无一定规律。临床上大部分发热由于治疗或药物干预,常呈现不规则热型。

3. 发热伴随症状　需要询问有无寒战、皮疹、头痛、胸痛、关节肌肉痛、腹痛等伴随症状,以及伴随症状与发热的关系,是否随着发热起伏等。发热伴有定位的体征首先考虑局灶部位感染,无定位体征首先考虑系统性疾病,同时要注意除外隐匿性局灶感染。

4. 发热的诊疗经过　自发热以来的检查项目结果、何种治疗以及治疗效果,均可为诊断提供线索。

5. 一般情况　需要询问患者的食欲、大小便、睡眠、精神状态、体重等一般情况。感染性疾病或肿瘤性疾病所致长程发热，患者常有消耗性症状，甚至呈现恶病质状态；而非感染性非肿瘤性发热，患者在热程中的体温正常期间常可正常饮食等。

6. 既往病史、个人史及家族史等　既往有无糖尿病、结核病、结缔组织病病史；有无去疫区或传染病接触史；有无药物过敏史、外伤手术史；有无家族遗传病史等。

（三）问诊结果及思维提示

1. 发热半年，无明显诱因，呈不规则热型，最高体温达 39.5℃。

2. 发热病程中，伴有全身关节肌肉酸痛，无关节红肿，晨起时较严重，活动后可稍好转，随发热消退关节肌肉痛可缓解；曾出现过一过性皮疹，在肘关节伸面、前胸、腰背等部位，有瘙痒，与发热关系不清，自诉使用"止痒药"涂擦后好转；伴咳嗽，为干咳；无明显发热头痛不适；发热前偶伴寒战；否认流涕、咽痛、口腔溃疡、脱发、光过敏、尿频尿急尿痛、腹泻等；否认心悸气促等。

3. 曾就诊于当地医院，当地医院考虑"支气管炎"，予中药及抗感染药物治疗（具体药物不详），无明显好转。

4. 自起病以来，食欲一般，精神、睡眠可，大小便正常，体重减轻约 10kg。

5. 否认肝炎、结核等传染病史，否认高血压、心脏病史，否认糖尿病、脑血管疾病、精神疾病史，否认手术、外伤、输血史，否认食物、药物过敏史；否认血吸虫疫水接触史，无吸烟、饮酒史，否认毒物接触史；月经周期规则，月经量中等，颜色正常，无血块、无痛经；未婚未育；否认家族性遗传病史。

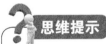

思维提示

　　23 岁年轻女性、未婚未孕，主要表现为长程不明原因发热，热型不规则，伴关节肌肉酸痛及一过性皮疹，偶有寒战，当地医院抗感染治疗疗效欠佳，食欲精神尚可。综上，该患者考虑发热查因。

三、体格检查

（一）重点检查内容及目的

发热查因体格检查应全面而细致，要做到不放过任何可疑体征、不放过任何部位。需要引起重视的一些重要体征：皮疹、肿大淋巴结、肝脾肿大，关节红肿、畸形、功能障碍，局部隆起、肿块，新出现的心脏杂音，肺部啰音，局部压痛或叩痛等；容易被忽视的体征：头皮、口、咽喉部、甲状腺、肛周、外阴等隐秘部位；要重视新出现的尤其是一过性的症状和体征。

（二）体检结果及思维提示

T：39.5℃，P：143 次 /min，R：20 次 /min，BP：110/70mmHg。发育正常，营养一般，神志

清楚，精神可，自主体位，问答切题，急性病容，皮肤黏膜无黄染，颜面部、脐周、胸前区可见红斑，压之褪色；锁骨上窝可触及一大小约 0.5cm×0.5cm 大小淋巴结，活动度欠佳，边缘触不清，无压痛，余全身浅表淋巴结未触及明显肿大。咽部无充血，扁桃体无肿大，无脓性分泌物。颈软无抵抗，甲状腺未扪及肿大，无血管杂音，气管居中，肝颈静脉回流征阴性。双肺未闻及干湿性啰音和胸膜摩擦音。心尖搏动位于第五肋间左锁骨中线内 0.5cm，未触及细震颤，心率 143 次 /min，律齐，各瓣膜听诊区未闻及病理性杂音。全腹无压痛及腹肌紧张，未触及腹部包块，肝、脾肋缘下未触及，莫菲征阴性，肝区无叩击痛，腹部移动性浊音阴性，双肾区无叩击痛。肠鸣音正常。双下肢无水肿，双下肢皮肤无色素沉着，无杵状指（趾）。关节无红肿及压痛，四肢肌力正常，无肌压痛。肛门、外生殖器未及异常。病理症阴性。

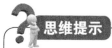
思维提示

　　查体显示高热、皮疹，无明确定位体征，因此需要首先考虑系统性疾病所致发热，如：感染、结缔组织疾病、血液系统肿瘤等；同时要注意除外隐匿性局灶感染。

四、实验室和影像学检查结果

（一）完善以下检查，了解患者一般情况，检测常见的炎症指标、感染指标及免疫学指标：

1. 常规检查　血、尿、便常规。
2. 血生化。
3. ESR、CRP，血清铁蛋白等非特异性炎症指标。
4. 结缔组织疾病相关抗体检测。
5. PCT、血培养、骨髓培养、G 试验、GM 试验、寄生虫全套、病毒学、肥达反应、PPD 皮试、结核感染 T 细胞斑点试验等感染相关指标。
6. 心电图。
7. 放射学检查　胸片、CT 等。
8. B 超（腹部、心脏彩超）。

（二）检查结果及思维提示

1. 血常规　白细胞计数：15.64×10⁹/L↑，血红蛋白：101g/L↓，血小板计数：412×10⁹/L↑，中性粒细胞比值：92.60%↑；便常规：隐血试验弱阳性；尿常规、尿沉渣：正常；24h 尿蛋白定量：24 小时尿总蛋白定量：290mg↑，24 小时尿量：2 300ml。
2. 肝功能　天冬氨酸氨基转移酶：56.0U/L↑，白蛋白：30.8g/L↓，总蛋白：64.4g/L↓，总胆红素 4.8μmol/L↓，白球比例 0.92↓，谷氨酰氨基转酞酶 179.4U/L↑，碱性磷酸酶 196.0U/L↑。
3. 肾功能　尿素氮：1.75mmol/L↓，肌酐：38.2μmol/L↓，尿酸：134.6μmol/L↓。
4. 心肌酶　乳酸脱氢酶：482.5U/L↑，肌酸激酶：20.5U/L↓，余无明显异常；血脂：高密度脂蛋白胆固醇 0.77mmol/L↓，余无明显异常；电解质、血糖均正常。
5. ESR：102mm/h↑，CPR：166.00mg/L↑，血清铁蛋白：8 301.33ng/ml↑；C12：（−）；甲功三

项正常。

6. 类风湿因子抗体三项 RF-IgM：155RU/ml↑，余无明显异常；C3、ASO 正常；ENA、ANA、ANCA、HLA-B27、抗 CCP 抗体、自免肝抗体套均（−）。

7. 乙肝三对及丙肝抗体：（−），降钙素原：0.10ng/ml↑，G 试验：157.5pg/ml↑，GM 试验阴性。PPD 皮试：（−）；咽拭子：镜检未见真菌；结核感染 T 细胞斑点试验：（−）；病毒全套：柯萨奇病毒抗体（COX-Ab）阳性（弱），余为阴性；人免疫缺陷病毒抗体抗原、梅毒螺旋体抗体试验均：（−）；三次血培养：（−）；寄生虫全套阴性；肺炎支原体抗体（MP-Ab）阳性，肺炎衣原体抗体（CP-Ab）阳性，肺炎军团菌抗体（LP-Ab）阳性。

8. ECG 正常；X 线胸片 + 双手平片：均未见明显异常。胸部 CT：两肺纹理清晰，两肺内未见异常密度影。两肺门区未见异常。气管支气管影通畅。纵隔内未见增大的淋巴结。心脏大血管影未见异常。未见胸膜增厚及胸腔积液征象。增强扫描未见明显异常强化灶。

9. 心脏及腹部彩超 腹部：脾大；心脏：各房室大小正常，心动过速，左室收缩功能测值正常范围。腋窝、腹股沟及颈部淋巴结彩超示：左侧腋窝、双侧腹股沟区、双侧颈部多个淋巴结声像，较大者约 17mm×3mm，未见明显异常血彩及频谱。

10. 肌电图 左侧三角肌、肱二头肌可见少量自发电位，部分区域可见短棘波多相电位，运动单位电位时限稍缩短，建议半个月后复查。

思维提示

初步检查结果提示白细胞及中性粒细胞显著增高，肝功能轻度异常，LDH 轻度增高；ESR、CRP、血清铁蛋白等非特异性炎症指标显著增高，提示患者体内炎症活跃；自身免疫抗体无明显异常；感染相关指标降钙素原轻度增高，G 试验阳性，MP-Ab、CP-Ab 及 LP-Ab 阳性，余无明显特殊异常；浅表淋巴结有增大，但形态学为扁椭圆形，无特殊血流信号；EMG 疑似有肌源性损害电生理改变，但肌酶学除 LDH 外均正常范围，但联想到患者皮疹，仍需警惕皮肌炎；据上述检查，目前需考虑：①感染？②肿瘤？③皮肌炎？因此决定入院后的治疗方案首先为抗感染治疗，并覆盖支原体衣原体。

（三）进一步检查结果及思维提示

1. 肌炎抗体全套（−）。
2. 骨髓细胞学 骨髓增生活跃，粒系增高；骨髓培养：（−）。
3. 全身 PET-CT 胸骨、双肱骨、锁骨近胸骨侧、多根肋骨、脊椎诸椎体、骨盆、股骨弥漫性片状糖代谢轻度增高，提示骨髓活跃；脾大伴糖代谢轻度增高；其他部位未见明显糖代谢异常增高灶。

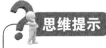

思维提示

进一步完善肌炎相关抗体检查提示阴性；骨髓细胞学暂未发现异常细胞，但仍不足以筛查或排除实体瘤或其他肿瘤。PET-CT 采用 ^{18}F-FDG 显像能反映体内葡萄糖代谢状态,由于大多数癌细胞中的糖酵解作用比正常细胞强,因此 ^{18}F-FDG 会在大多数肿瘤细胞内大量聚集。PET-CT 对发现隐蔽的肿瘤病灶敏感性很高,有助于肿瘤分期及疗效评价。该患者全身 PET-CT 主要表现为多处骨髓代谢活跃,脾大及 FDG 代谢增高,未见明显实体瘤证据,也未见高 SUV 值肿大淋巴结。根据 PET-CT,可初步除外实体瘤;因淋巴结偏小,淋巴结活检操作困难,但结合骨髓检查及 PET-CT,目前淋巴瘤证据不充分。

五、治疗方案及理由

1. 抗感染治疗 具体理由:因患者在当地已行抗感染治疗,虽具体用药不详,但结合入院后初步检查,仍不能除外感染,但应从广谱抗生素入手,且注意覆盖支原体衣原体等不典型病原微生物;在抗感染过程中,根据体温及感染相关指标变化进行抗感染药物升级及调整,达到足疗程、广覆盖,为之后有效评估抗感染治疗是否充分、是否有效提供临床证据。

2. 糖皮质激素 具体理由:经强有力的抗感染仍反复高热,完善各项检查除外活动性感染、实体瘤等,高度考虑成人斯蒂尔病,且无使用糖皮质激素禁忌证情况下,予以糖皮质激素治疗。

六、治疗效果及思维提示

1. 入院后前半个月先后予以头孢他啶、莫西沙星、美罗培南 + 阿奇霉素 + 万古霉素抗感染,并联合氟康唑抗真菌,患者仍有反复高热,复查铁蛋白:11 967.52ng/ml↑,血常规白细胞计数:17.14×10^9/L↑,血红蛋白:89g/L↓,血小板计数:501×10^9/L↑,中性粒细胞比值:91.10%↑,降钙素原:0.19ng/ml↑,CPR:118.00mg/L↑,考虑抗感染治疗无效。

2. 进一步完善骨髓检查及 PET-CT 后,予以甲泼尼龙 80mg/d 静滴 3 日后改泼尼松 40mg/d 口服,患者体温逐步控制。

3. 逐步加用甲氨蝶呤、沙利度胺等免疫抑制剂,巩固免疫治疗疗效,并辅助减少激素剂量。出院时复查:血常规白细胞计数:22.98×10^9/L↑,血红蛋白:96g/L↓,血小板计数:460×10^9/L↑,中性粒细胞比值:89.20%↑。铁蛋白:2 296.36ng/ml↑。C 反应蛋白:69.90mg/L↑。虽然白细胞高,但血清铁蛋白、CRP 明显下降,患者体温控制。

思维提示

治疗方案是有效的。最终患者发热原因考虑成人斯蒂尔病。虽然淋巴瘤诊断不能完全排除,但并不影响现阶段免疫治疗。

最终诊断:成人斯蒂尔病、淋巴瘤待排。

七、本疾病最新指南解读

目前国内有关 AOSD 最新指南为中华医学会风湿病学分会于 2010 年发表于《中华风湿病学杂志》的"成人斯蒂尔病诊断及治疗指南"，近年来免疫学研究飞速进展，故就最新研究进行解读。

成人斯蒂尔病（adult onset Still's disease，AOSD）是一种原因未明的系统性炎症性疾病，由 Bywaters 于 1971 年首次进行描述。主要累及 15～25 岁以及 36～46 岁两个年龄阶段人群，男女发病无显著差别。虽然 AOSD 发病机制仍未明了，但研究显示，活动性 AOSD 患者血清 TNF-α、IL-1β、IL-6、IL-18、IFN-γ、IL-8 以及可溶性 IL-2R（SIL-2R）等炎症因子水平明显增高，其中尤以 IL-1β、IL-18 至关重要，与疾病活动性及严重程度密切相关。重组的 IL-1 受体拮抗剂阿那白滞素在 AOSD 的治疗中有显著疗效，进一步证明 IL-1 与 AOSD 的发病密切相关。IL-18 在 AOSD 中是启动 TNF-α、IFN-γ、IL-6 等参与炎症级联反应的重要细胞因子。

有关 AOSD 疾病临床表现，已有很多临床报道进行详细描述，最常见、最早出现的症状仍是发热。80% 以上患者发热呈典型的每日单峰热（spiking quotidian fever）（≥39℃），于傍晚体温骤升，次日清晨可自行退热。85% 以上的患者伴有皮疹，典型皮疹为橘红色斑疹或斑丘疹，常与发热伴行。绝大部分患者有关节肌肉疼痛表现。其他临床表现有咽痛、周围淋巴结肿大、肝大、腹痛、胸膜炎、心包积液、心肌炎、肺炎等。少部分患者会出现危及生命的巨噬细胞活化综合征、脏器功能衰竭等。

在血清学检查方面，目前研究认为，高于正常上限 5 倍的血清铁蛋白以及铁蛋白/CRP 比例升高有助于 AOSD 与其他疾病鉴别，且铁蛋白水平与慢性的疾病过程相关；在预测 AOSD 继发巨噬细胞活化综合征风险方面，低糖化铁蛋白比例（20% 以下）比高铁蛋白水平更有意义。

AOSD 通常需要排除感染性疾病、肿瘤性疾病、自身免疫性疾病、药物热等过敏性因素后才能做出诊断。目前 AOSD 诊断仍未有公认的统一标准。目前标准有：1986 年 Calabro 标准、1987 年 Cush 标准、1987 年 ARA 标准、1992 年 Yamaguchi 标准、2002 年 Bruno 标准，研究认为 Yamaguchi 标准敏感性最高（93.5%），而 Bruno 标准将糖化铁蛋白≤20% 纳入主要标准，该标准特异性达到 98.5%，其准确率高于最常用的 Yamaguchi 标准，且不需要进行排除诊断。

AOSD 的常规治疗包括非甾体抗炎药、糖皮质激素和免疫抑制药物如甲氨蝶呤、环磷酰胺、沙利度胺等药物；基于近十年来对 AOSD 发病机制尤其是炎症机制的新认识，生物制剂靶向治疗开始崭露头角，虽无大规模报道，但应用前景广阔。① IL-1 受体拮抗剂：研究显示，IL-1 受体拮抗剂阿那白滞素治疗 AOSD 起效快，能使炎性指标快速回落，激素也得以快速减量；在对糖皮质激素、免疫抑制剂甚至 TNF 拮抗剂耐药的患者也有明显疗效；由于阿那白滞素半衰期短，使用不便，目前已有长半衰期（26 日）的全人源抗 IL-1β 单克隆抗体康纳单抗，有可能成为 AOSD 治疗的新选择。② TNF 拮抗剂治疗：有报道采用英夫利昔单抗成功治疗 AOSD 患者，疗效优于依那西普。阿达木单抗也有治疗成功的病例报道。③ IL-6 受体拮抗剂：有多项小型临床研究报道了托珠单抗治疗 AOSD 的疗效；有个案报道托珠单抗成功治疗了对激素、甲氨蝶呤、沙利度胺、依那西普、英夫利昔单抗、阿那白滞素等治疗效果均不佳的 1 例 AOSD 患者。④其他生物制剂如抗 CD20 单抗利妥昔单抗、CTLA-4Ig 阿巴西普等，虽有个案报道治疗 AOSD，但疗效不确切。

八、结合指南对本病例的思考

本例发热查因患者最终诊断 AOSD,其诊断过程贯彻了 2010 年发表于《中华风湿病学杂志》的"成人斯蒂尔病诊断及治疗指南"的要点。回顾诊疗过程,采用排除法进行一一鉴别。在中国,感染性疾病仍是目前 FUO 最常见、最主要的原因,大概占 50%~60%,且结核(尤其是肺外结核)和病毒感染(EB 病毒、CMV、HIV 感染)等的比例呈明显上升趋势,已取代普通菌成为主要感染原因。此外,在诊疗过程中还需关注真菌感染问题。因此在我们此次的诊疗中,首先要考虑和鉴别的就是感染,同时注意抗感染药物的选择和疗程,有效避免滥用抗生素。恶性疾病占 FUO 的 15%~20%,尤其是淋巴瘤。由于淋巴瘤临床表现多样、缺乏特征性、热型无规律,给诊断带来极大困扰,PET-CT 的应用部分缓解了相关压力。本案例虽无明确淋巴瘤证据,但考虑到淋巴瘤多变特点,特遗留诊断淋巴瘤待排以提醒复诊医师的高度关注;自身免疫性疾病占 FUO 的 20%~30%,系统性红斑狼疮、皮肌炎、系统性血管炎等结缔组织病由于有特征性临床表现或相关抗体,鉴别诊断并非困难;而 AOSD 的诊断则仍依赖排他性诊断,一些特异性指标如糖化铁蛋白、IL-18 等也将逐步应用于临床。本例患者采用糖皮质激素及免疫抑制剂成功治疗,但也应认识到,随着自身免疫炎症基础研究的进展,目前 AOSD 的治疗也开始进入生物制剂时代。

(谢　希　陈进伟)

病例 42 发热、咳嗽、气促6个月余，关节痛3个月，下肢环形红斑3天

男，43岁，无业，2010年5月29日就诊。

一、主诉

发热、咳嗽、气促6个月余，关节痛3个月，下肢环形红斑3天。

二、病史询问

（一）初步诊断思路及问诊目的

患者临床表现复杂，累及呼吸系统和关节骨骼系统。病史的询问应围绕发热、咳嗽、气促、关节痛和下肢环形红斑的起病情况，随时间演变的过程及相应的诊治经过展开，同时应该询问伴随症状以及有鉴别意义的阴性症状等。

（二）问诊主要内容及目的

1. 发热　发热时间、诱因、起病急缓、热度、热型；加重或缓解的因素；有无相关伴随症状，如咳嗽、咳痰、咯血、胸痛；腹痛、恶心、呕吐、腹泻；尿频、尿急、尿痛；皮疹、出血、头痛、肌肉关节痛等；是否就诊以及诊疗经过和疗效如何。

2. 咳嗽　咳嗽程度是重是轻，是单声还是连续性咳，或者发作性剧咳，是否有痰以及痰的性质，是否嗅到各种不同异味时咳嗽加剧，以上对咳嗽原因的鉴别有重要意义；咳嗽伴随症状是鉴别诊断的重要依据。如肺炎、肺脓肿、脓胸、胸膜炎等患者咳嗽可伴高热、胸痛；支气管扩张、肺结核（尤其是空洞型）、支气管肺癌患者可伴咯血；伴大量脓臭痰，将痰收集静置后出现明显分层现象多见于支气管扩张和肺脓肿患者；伴随有进行性体重下降须考虑有无支气管肺癌或结核等。

3. 气促　发生的诱因，包括有无引起气促的基础病因和直接诱因；气促发生的快与慢：询问起病是突然发生、缓慢发生、还是渐进发生或者有明显的时间性；气促与活动、体位的关系；伴随症状如发热、咳嗽、咳痰、咯血、胸闷、胸痛等。

4. 关节痛和下肢环形红斑　起病诱因、急缓，有无外伤，急、慢性感染及家族史；部位是大关节还是小关节、多发还是单发，有无游走性、对称性、局部有无红肿、破溃及发热；病程长短，关节痛是持续性还是间断性，与季节、气候的关系，有无活动障碍或变形及伴随症状。如风湿热关节痛多呈游走性，急性期伴有局部红、肿、热、痛、皮下结节或红斑，反复发作与气候有一定关系，多不发生畸形；类风湿关节炎病变以小关节为主，常引起关节变形及强直；感染性关节炎多为单发。如伴有低热、盗汗、乏力、食欲不振等可见于结核性关节炎，若起病急剧，伴寒战、高热等常见于化脓性关节炎。

5．患者一般情况、既往史、个人史、家族史的询问　患者起病以来的精神、饮食、睡眠、体重、二便等情况；既往有无传染病史，有无慢性病史，有无过敏史，有无手术、外伤史；有无疫区、疫水接触史，治游史，是否有饮酒吸烟史；家族中有无遗传病，有无类似症状等。

（三）问诊结果及思维提示

1．患者 2009 年 11 月无明显诱因反复发热（自测体温波动于 37～38℃），以午后明显，伴有阵发性咳嗽、气促，无伴咳痰，就诊于湘雅萍矿合作医院，经胸部 CT（具体未见）诊断为"1．急性上呼吸道感染 2．肺部占位（性质待查？）3．高血压病 3 级（高危组）"经抗炎、控制血压治疗后上述症状好转出院。

2．2009 年 12 月患者咳嗽加重，咳大量白色黏痰，痰中带血，反复发热，双眼轻度发红、发痒，就诊于南昌大学第一附属医院，查胸部 CT：左肺舌叶及下肺异常低密度影，考虑为肺癌可能并阻塞性肺炎伴肺膨隆不全，建议纤维支气管镜检查；两肺野近胸膜下多发结节，不排除肺内转移可能；双侧胸膜稍增厚。鼻窦 CT：①鼻窦炎；②右侧下鼻甲肥厚。纤支镜检查＋组织活检：考虑（左肺舌叶）肉芽肿性炎，结核可能。诊断为"①肺结核；②高血压 3 级；③鼻窦炎；④结膜炎"，经抗结核、降压及对症治疗后，咳嗽减轻，无咳痰。出院后规律口服"利福平、异烟肼、乳酸左氧氟沙星"抗结核治疗至 2010 年 5 月，期间仍有干咳、低热，夜间阵发性胸闷、气促不适。

3．2010 年 2 月无诱因出现四肢大关节游走性隐痛，局部无红肿，症状 1 周内可自行缓解，但反复发作，未就诊及治疗。

4．2010 年 5 月 16 日劳累后出现夜间阵发性胸闷、心悸、咳嗽、端坐呼吸，持续 10 分钟左右后自行缓解，于江西省萍乡市人民医院诊断为"心力衰竭"，行降压、利尿、强心等对症支持治疗后症状改善出院。

5．2010 年 5 月 26 日患者出现双下肢环形红斑、丘疹，轻度瘙痒，伴双踝轻度红肿、发热。我院皮肤科诊断为"多形性渗出性红斑？"予卤米松乳膏、盐酸司他斯汀片、醋酸泼尼松片 20mg 每天 2 次治疗，皮疹改善。

6．患者起病以来，精神、食欲、睡眠一般，大小便正常，近半年体重减轻 3kg。患者高血压病史 10 余年，最高血压 180/100mmHg，未规律服药，平时偶感头晕、头胀痛时，服用"卡托普利、丹参滴丸"等药物，血压控制不详，入院血压 120/80mmHg。

7．2010 年 5 月 29 日为求进一步诊治，至我院心血管内科住院治疗。

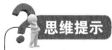

思维提示

　　患者病史近半年，病情反复发作，已多次于外院就诊，检查资料较多，病情复杂，表现为多系统受累；目前抗结核治疗 4 个月余，呼吸道症状改善不明显。

三、体格检查

（一）重点检查内容及目的

根据问诊的结果，患者临床表现为多系统症状，累及呼吸系统、心血管系统、关节及皮肤，应重点据此进行查体。心肺体格检查，如胸廓是否有畸形，肺部听诊有无呼吸音改变及干湿啰音，心脏是否有抬举样搏动，心尖搏动是否异常，叩诊心脏有无扩大，心脏听诊是否有杂音，杂音部位、性质及传导如何等；腹部检查，如有无胃肠型和蠕动波，移动性浊音是否存在，是否触及肝脾肿大或局限性包块，有无压痛、反跳痛，是否有肠鸣音异常、腹部血管杂音等；关节系统检查，关节是否有肿胀、压痛、畸形、功能障碍等；皮疹特点，如部位、颜色、大小、有无高出皮肤，压之是否褪色，是否伴有触痛、溃疡等。

（二）体检结果及思维提示

T：36.5℃，P：76 次 /min，R：20 次 /min，BP：130/84mmHg。神志清楚，营养良好，查体合作。全身皮肤黏膜无黄染，浅表淋巴结未扪及肿大。头颅无畸形、压痛、包块，球结膜轻度充血，无水肿，眼球运动未见异常，巩膜无黄染。耳鼻咽喉、颈部、甲状腺未见异常。双肺呼吸音清晰，无胸膜摩擦音，未闻及哮鸣音、干湿啰音。心前区无异常搏动及隆起，心界无扩大，心率 76 次 /min，律齐，各瓣膜听诊区未闻及病理性杂音，无心包摩擦音。腹平坦，无局限性膨隆、静脉曲张、胃肠型及蠕动波，腹软，无压痛，无反跳痛，腹部无肿块，肝、脾未触及，肾区无叩击痛，无移动性浊音。肠鸣音未见异常，4 次 /min。双下肢多发水肿性环形红斑、丘疹，以双踝明显，双踝轻度凹陷性水肿。四肢肌力、肌张力正常；关节无红肿、畸形及运动障碍。生理反射存，病理反射未引出。

思维提示

　　体格检查主要为双下肢多发水肿性环形红斑，双踝轻度凹陷性水肿，余无明显异常。

四、实验室和影像学检查结果

（一）初步检查内容及目的

1. 血尿常规、离子、肝肾功，肝胆胰脾、泌尿系 B 超等常规检查　了解患者基本情况。
2. 类风湿因子、CRP、ASO、抗脱氧核糖核酸酶（ADNS）等　辅助风湿热诊断和鉴别诊断。
3. 痰涂片 / 痰培养、ESR、肿瘤标志物，胸片　评估肺部感染及是否有恶性病变情况。
4. Pro-BNP、心肌酶谱，心电图、超声心动图　评估心脏功能。

（二）检查结果及思维提示

1. 血常规　Hb：101g/L，PLT：324×10⁹/L。
2. 尿常规　尿蛋白：(++)，尿隐血：(++++)；24 小时尿蛋白定量：0.56g；尿红细胞位相 RBC：62 000/ml，均一型：25%，多形性：75%。
3. 肝肾功能、心肌酶谱未见明显异常。
4. D- 二聚体：1 227μg/L（0～256）；Pro-BNP：1 735pg/ml（<300）。
5. 风湿四项　ASO < 50.3IU/ml，RF：78.9IU/ml（0～15.9），CRP：122mg/L（0～5.0），

ADNS＜76U/ml。

6. ESR：125mm/h；痰涂片：未查到抗酸杆菌，TB-DNA：（－）；血培养：（－）；CEA、NSE、CYFRA21-1 正常。

7. HIV-Ab、TP-IgG、TB-Ab、Anti-HCV-C（－），HBsAb、HBeAb、HBcAb（+）。

8. 胸片　心影增大，未见肺部实变，建议 CT 检查；

9. 心电图　窦性心动过速；左室肥厚伴劳损。

10. 心脏超声　符合高血压病心脏改变；室间隔中下段局限性室壁运动减弱；全心扩大，以左室腔明显；左心功能减退，左心室射血分数（LVEF）：42.5%。

11. 肝胆胰脾 B 超示　胆囊结石，脂肪肝；泌尿系 B 超：双肾小结石，右肾钙乳症囊肿。

思维提示

综合患者临床表现及辅助检查提示多系统受累。上呼吸道：鼻窦炎，鼻甲肥厚。肺：咳嗽、气促；胸部 CT 示左肺舌叶及下肺异常低密度影；纤支镜检查＋组织活检考虑（左肺舌叶）肉芽肿性炎，结核可能；痰涂痰培均为阴性。心：夜间阵发性咳嗽、端坐呼吸；Pro-BNP 升高，全心扩大，LVEF：42.5%。肾：尿蛋白（++），尿隐血（+++），24 小时尿蛋白定量 0.56g，尿红细胞位相多形性 75%；其他表现：四肢关节游走性疼痛，胫前足背环形红斑，RF、CRP、ESR 升高明显。目前患者多系统受累考虑结核性？风湿热？心内膜炎？结缔组织病？经风湿科会诊：患者呼吸系统、肾脏及关节皮肤等多器官病变表现，结缔组织病不能排除（如：系统性红斑狼疮、血管炎），应进一步完善风湿免疫相关检查（自身抗体、ANCA、肺部及上呼吸道 CT 及病理等）以明确诊断。

（三）进一步检查结果及思维提示

1. ANA、抗 dsDNA、抗 ENA、抗心磷脂抗体（－）。

2. 血管炎两项　总 ANCA：324.4AAU/ml（0～150），pANCA：33.2AAU/m（0～150），cANCA：314.2AAU/ml（0～150）。

3. 2010 年 6 月 1 日查胸部 CT、鼻窦及鼻 CT　左侧上颌窦及双侧筛窦炎症；双上肺多发炎症；左侧胸膜增厚（图 42-1）。

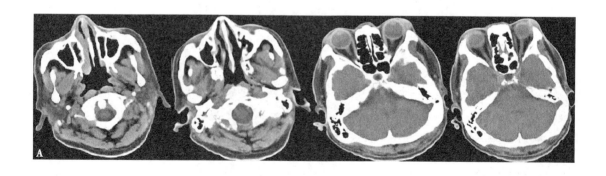

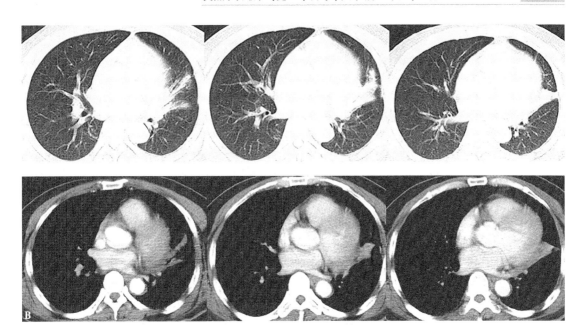

图 42-1　患者胸部及鼻窦 CT

4. 鼻咽喉镜检查示鼻中隔黏膜糜烂。

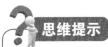 **思维提示**

　　患者 ANCA 阳性，应考虑 ANCA 相关血管炎可能。ANCA 相关血管炎是以侵犯中、小血管为主的血管炎，分为肉芽肿性多血管炎（GPA）、显微镜下多血管炎（MPA）和嗜酸细胞性肉芽肿性多血管炎（EGPA）。GPA 可侵犯任何器官和组织，但更好发于上下呼吸道和肾，常伴有 c-ANCA 阳性；MPA 与其他小血管炎的鉴别在于肉芽肿形成少，肾脏更多受累，主要为 pANCA 阳性；EGPA 的特点为成年发病的哮喘或过敏性鼻炎史，组织中嗜酸性粒细胞增多伴坏死性血管炎，血管外肉芽肿形成等。结核感染亦可出现 ANCA 阳性，患者已抗结核（三联）治疗 4 个月余，仍有低热和呼吸道症状，肺部影像改善不明显，多次痰涂痰培均为阴性，肺结核诊断依据不足。目前，患者鼻窦炎，肺部迁移性结节、浸润，血尿、蛋白尿符合上、下呼吸道病变与肾小球肾炎三联征，实验室检查 cANCA 明显升高，肺部病理学检查示肉芽肿性炎。根据 ACR 1990 年 GPA 分类诊断标准，GPA 可诊断。双眼结膜炎、关节痛、环形红斑考虑为 GPA 眼部、关节、皮肤受累。

五、治疗方案及理由

1. 治疗　予甲泼尼龙 0.5g/d 冲击治疗，3 天后减量为 0.32g，联合环磷酰胺 0.4g/ 次，每周一次，共 2 周，同时予护胃、补钙、控制血压等对症支持治疗。

2. 理由　患者病情较重，肺、肾均有累及。循证医学显示糖皮质激素加环磷酰胺联合治疗有显著疗效，特别是肾脏受累以及具有严重呼吸系统疾病的患者，应作为首选治疗方案。应注意激素冲击副作用，预防感染，密切监护消化系统及心血管系统，防止消化道出血、高血压及心衰加重。

六、治疗效果及思维提示

1. 2010-6-16 复查血常规 Hb 64g/L，便常规提示：潜血阳性。患者在使用免疫抑制剂及激素后，包括呼吸困难在内的各项症状逐步缓解，但血常规仍提示中度贫血，故难以用原发病解释，结合大便潜血阳性，考虑激素使用后消化道出血的可能，治疗上加强奥美拉唑抑酸护胃的同时，预约胃镜检查明确出血情况。

2. 电子胃镜检查提示：①慢性浅表性萎缩性胃炎伴胆汁反流；②食管下段可见一个约 8mm 大小的黏膜下肿物，表面光滑，结合肿瘤标记物不高，考虑食管恶性肿瘤的可能性不大。患者未见明显上消化道出血灶，但亦不能排除下消化道出血可能，食管黏膜下肿物不排除韦格纳肉芽肿病的消化道病变可能；目前暂以积极控制原发病为主，加强护胃治疗，注意复查血红蛋白及大便潜血情况，定期复查电子胃镜，必要时还需行肠镜检查以明确出血；择期行超声胃镜检查后，可行黏膜下肿物切除术并组织活检，以明确肿物病变性质。

3. 经上述治疗后，患者咳嗽、气促明显缓解，未再发热。复查血常规提示 WBC：9.65G/L，Hb：77g/L；ESR：23mm/h；CRP：7.9mg/L；便常规潜血：阴性。复查尿常规：尿蛋白（－）、尿隐血（＋），24 小时尿蛋白定量：0.43g。

4. 2010-8-18 复查胸部 CT　左肺下叶可见条索状高密度影，较前片（2010-6-1）范围明显缩小，余肺野未见明显异常（图 42-2）。

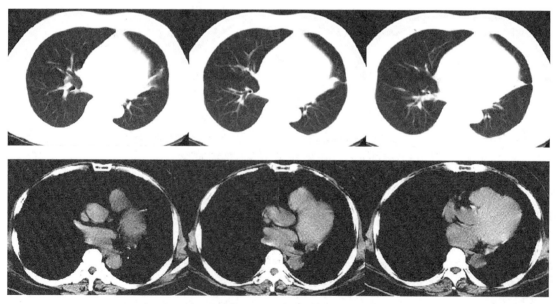

图 42-2　患者复查胸部 CT

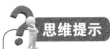

思维提示

　　经治疗，患者临床症状明显改善，ESR、CRP 明显降低，尿蛋白转阴、24 小时尿蛋白定量降低，提示治疗方案有效。

　　最终诊断：肉芽肿性多血管炎、肺损害、肾损害、鼻窦炎、双下肢皮肤损害、双眼结膜炎、高血压 3 级（高危组）、慢性心力衰竭、心功能Ⅱ级、消化道出血、慢性浅表性萎缩性胃炎伴胆汁反流、食管下段黏膜下肿物、双肾结石、右肾钙乳症囊肿、脂肪肝、胆囊结石。

七、本疾病最新指南解读

　　《凯利风湿病学》（第 9 版）肉芽肿性多血管炎：肉芽肿性多血管炎（granulomatosis with polyangiitis，GPA），既往称为韦格纳肉芽肿病（Wegener granulomatosis，WG），2012 年 Chapel Hill 会议将其更名为肉芽肿性多血管炎。GPA 属 ANCA 相关性血管炎（AAV），是一种坏死性肉芽肿性血管炎，病变累及小动脉、静脉及毛细血管，偶尔累及大动脉。GPA 的临床特征是上下呼吸道及肾容易受累，还可累及关节、眼、耳、皮肤，亦可侵及心脏、神经系统等。

　　目前 GPA 的诊断标准采用 1990 年美国风湿病学会（ACR）分类标准，见表 42-1。符合 2 条或 2 条以上时可诊断为 GPA。

表 42-1　1990 年 ACR 的韦格纳肉芽肿病分类标准

1. 鼻或口腔炎症	痛性或无痛性口腔溃疡；脓性或血性鼻腔分泌物
2. 胸部 X 线片异常	胸部 X 线片示结节、固定浸润病灶或空洞
3. 尿沉渣异常	镜下血尿（红细胞 >5，高倍视野）或出现红细胞管型
4. 病理性肉芽肿性炎性改变	动脉壁或动脉周围，或血管（动脉或微动脉）外区域有中性粒细胞浸润形成肉芽肿性炎性改变

　　GPA 的治疗参照 AAV，分为诱导缓解、维持缓解、辅助治疗和替代药物四个方面。治疗的目的是使用不良反应最小的药物来诱导缓解及预防复发。根据疾病初始表现的严重性调整治疗，存在危及生命或内脏疾病时，需要使用更激进的免疫抑制治疗。

　　诱导缓解：环磷酰胺（CTX）联合糖皮质激素是 AAV 诱导缓解的标准治疗方案。治疗应持续 3～6 个月，GPA 的缓解率为 35%～93%。与所有免疫抑制剂一样，环磷酰胺的治疗可能出现并发症，如感染、出血性膀胱炎、膀胱癌、骨髓移植、淋巴瘤、骨髓异常增生和不育等。已证实，环磷酰胺和膀胱癌之间存在量效关系，提示需要尽可能使用最小累积剂量来治疗。可使用冲击疗法来降低环磷酰胺的累积量，而不是传统的每天口服方案。三个小样本随机试验的荟萃分析提示，静脉环磷酰胺冲击在缓解率和减少不良事件方面优于每天口服环磷酰胺。

　　维持缓解：建议使用环磷酰胺来诱导缓解，使用另外一种不良反应更少的免疫抑制剂来维持缓解。此用途的主要四种药物为：甲氨蝶呤（MTX）、硫唑嘌呤（AZA）、霉酚酸酯和来氟米特。AAV 患者成功缓解后应该继续维持治疗至少 24 个月或更长时间。

　　辅助治疗：MEPEX 试验表明，对表现为严重进行性肾衰竭的成年患者，在减少透析依赖患者数量方面，辅助血浆置换（PEX）优于甲泼尼龙。血浆置换的基本原理是清除循环自身抗体，其副作用是清除其他血浆蛋白质，包括凝血因子。

替代药物：对一线治疗无反应者或存在环磷酰胺不耐受时可用替代药物。已证实，利妥昔单抗可有效治疗之前最强常规治疗未达到缓解的难治性患者；静脉用丙种球蛋白（IVIG）已用于AAV诱导缓解治疗，有研究表明，6个月IVIG治疗可以有效诱导复发的疾病缓解。

八、结合指南对本病例的思考

本例患者早期表现为咳嗽、低热，CT示肺部浸润，纤支镜检查＋组织活检考虑（左肺舌叶）肉芽肿性炎，易被诊断为肺结核。但经抗结核治疗后无效，并逐渐出现结膜炎、肾损害、关节痛、环形红斑，结合病史，进一步完善相关检查（自身抗体、ANCA等）后，诊断为肉芽肿性多血管炎。予激素冲击＋环磷酰胺治疗后，患者临床症状明显缓解，ESR、CRP明显下降。但患者血红蛋白明显降低、大便潜血阳性，提示存在消化道出血可能，经抑酸护胃等对症支持治疗后，便潜血转阴，患者血红蛋白逐渐回升。因此激素冲击过程中，要警惕预防消化道出血、感染等发生。综上，肉芽肿性多血管炎临床表现复杂，早期诊断较为困难。对于临床表现有上、下呼吸道病变与肾小球肾炎三联征者，应考虑本病，需行ANCA、组织病理学检查以明确诊断。有时仅有二联征或局限某一部位病变，组织病理不典型，或不能活检时，则诊断较为困难，易致漏诊、误诊。治疗上，糖皮质激素加环磷酰胺联合治疗应作为首选治疗方案。

（朱俊卿　陈世贤　李　娟）

病例 43 头晕、头痛、恶心、呕吐 1 周

女,25岁,2012年4月30日来诊。

一、主诉

头晕、头痛、恶心、呕吐 1 周。

二、病史询问

（一）初步诊断思路及问诊目的

从症状上看,患者主要症状集中在神经系统及消化系统。病史的询问应围绕头晕头痛、恶心呕吐的特点,伴随症状,随时间演变的过程以及诊治经过。

（二）问诊主要内容及目的

1. 头晕头痛的发作时间、发作频率、诱因、疼痛部位、疼痛性质、疼痛程度、伴随症状、加重或缓解因素等。如急剧的头痛,持续不减,并有不同程度意识障碍而无发热者,提示颅内血管性疾病（如蛛网膜下腔出血）;急性起病并有发热者常为感染性疾病所致;长期的反复发作性头痛或搏动性头痛,多为血管性头痛（如偏头痛）或神经症;慢性进行性头痛并有颅内高压的症状,如呕吐、缓脉、视神经盘水肿,应注意颅内占位性病变。

2. 恶心呕吐的发生时间、与进食的关系、呕吐特点、呕吐物性质以及伴随症状。如:有恶心先兆,呕吐后感轻松者多见于胃源性呕吐;喷射状呕吐多见于颅内高压;呕吐物性质对判断呕吐原因亦非常重要,如呕吐物为咖啡色,见于上消化道出血;呕吐隔餐或隔日食物,并含腐酵气味,见于幽门梗阻;呕吐物含胆汁,见于十二指肠乳头以下的十二指肠或空肠梗阻;呕吐物有粪臭,见于低位肠梗阻。

3. 既往史的询问　包括有无慢性病史、吸烟、饮酒史、传染病史、个人史等。

（三）问诊结果及思维提示

1. 患者缘于 1 周前无明显诱因出现头晕,呈持续性,无明显加重因素,休息可稍缓解,伴恶心、呕吐,非喷射性呕吐,呕吐物为胃内容物,无呕血及咖啡色样物,头晕与体位改变无关,无耳鸣、视物旋转,无自身晃动,无行走不稳等。偶伴有前额部持续性紧缩样疼痛,休息可缓解,影响休息及日常生活。

2. 至当地中心医院就诊,发现双上肢收缩压差 50mmHg,诊断"高血压查因:主动脉夹层?"。进一步行主动脉 CTA 检查提示:多发性大动脉炎,左锁骨下、左颈总、肠系膜上、右肾

动脉狭窄。予"激素、拜阿司匹林"等治疗后（具体不详），上述症状稍减轻。

3. 否认高血压、心脏病、糖尿病、青光眼病史，否认肝炎、结核等传染病史，否认手术、外伤、输血史、否认食物、药物过敏史。

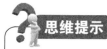

思维提示

　　患者青年女性，头晕头痛、恶心呕吐 1 周，双上肢脉压较大，主动脉 CTA 示多支血管狭窄，诊断考虑大动脉炎可能性大。

三、体格检查

（一）重点检查内容及目的

　　根据问诊的结果，重点对神经系统、心血管系统进行查体。检查生理反射、病理损害、肌力，判断有无神经系统受累；完善双侧上下肢血压、动脉搏动、血管杂音等查体，进一步心脏及血管彩超检查评估心血管系统情况。

（二）体检结果及思维提示

　　T：36.4℃，P：76 次 /min，R：15 次 /min，BP：183/100mmHg（右上肢），131/83mmHg（左上肢）。意识清醒，精神状态较差，急性面容，自动体位。全身皮肤黏膜无黄染，无皮疹、皮下出血、皮下结节。全身浅表淋巴结无肿大。左侧肱动脉搏动减弱。双肺呼吸音清，未闻及干湿啰音。心前区无隆起，心尖搏动未见异常，心浊音界未见异常，心率 76 次 /min，律齐，各瓣膜听诊区未闻及病理性杂音，无心包摩擦音。肌力肌张力正常，生理反射存，病理反射未引出。

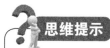

思维提示

　　上肢收缩压差 52mmHg，左侧肱动脉搏动减弱，结合问诊结果，考虑大动脉炎诊断可能大。需进一步与巨细胞动脉炎、梅毒性动脉炎、马方综合征等进行鉴别。

四、实验室和影像学检查结果

（一）初步检查内容及目的

1. 血常规、尿常规、生化全项、血沉、CRP、胸片、心电图、腹部 B 超　了解患者基本情况。
2. RF、自身抗体全套、血管炎两项、抗心磷脂抗体、术前八项　辅助鉴别诊断。
3. 头颅 MRI 及磁共振血管成像（MRA）　评估有脑实质损害及脑血管受累情况。
4. 肾脏 ECT　评估肾小球功能。

（二）检查结果及思维提示

1. 血常规　WBC：10.36×10⁹/L，NE：7.17；ESR：44mm/h。

2. 尿蛋白：(++)、尿白细胞：(+)、尿管型：(+)；24小时尿蛋白定量：0.63g/24h（0～0.14），尿白蛋白定量：300mg/24h（0～30）。

3. 肝功能　球蛋白：37.8g/L（20～30）；BNP：328pg/ml（0～300）。

4. CRP、RF、自身抗体全套、血管炎两项、抗心磷脂抗体、术前八项均正常。

5. 心电图、胸片正常。

6. 腹部超声　肝、胆、脾、胰、双肾（左肾10.4cm×3.6cm×3.8cm，右肾9.5cm×3.5cm×3.7cm）、双侧输尿管、膀胱未见明显异常。

7. 头颅MRI结果　双侧额叶皮层下少许异常信号，多考虑为脱髓鞘病变；颅脑MRA示脑动脉僵硬欠光滑，符合动脉炎改变（图43-1）。

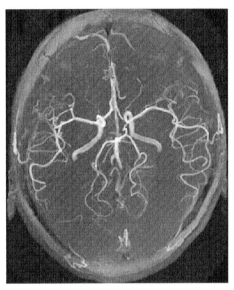
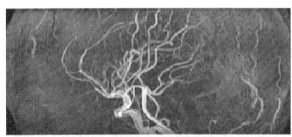
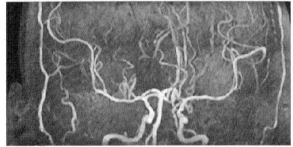

图43-1　颅脑MRA

8. 肾脏ECT　左肾显影清晰，左侧肾小球滤过功能增强，左侧尿路通畅；右肾显影稍小，显影略淡，右侧肾小球滤过功能近中度受损，右肾摄取排泄时间延缓（肾小球滤过率总值109.38ml/min，左肾82.63ml/min，右肾26.75ml/min）。

思维提示

患者青年女性，急性病程，左侧肱动脉搏动减弱，双上肢脉压显著高于10mmHg，主动脉CTA示多支血管狭窄明确，血沉升高明显，根据ACR 1990大动脉炎分类标准，诊断大动脉炎（活动期）。

五、治疗方案及理由

1. 治疗　予甲泼尼龙、环磷酰胺控制病情活动,同时控制血压、改善微循环,并辅以护胃、防治骨质疏松等对症治疗。患者右肾动脉狭窄,右肾显影稍小,肾小球滤过功能中度受损,病情稳定后,可考虑介入治疗。

2. 理由　糖皮质激素是治疗活动性大动脉炎的基础,可用泼尼松(龙)0.5～1mg/(kg·d),病情好转后递减。对单用糖皮质激素疗效不佳者可合用免疫抑制剂,如甲氨蝶呤、环磷酰胺等。对病情活动静止期患者,因重要血管狭窄、闭塞,影响脏器血供,可考虑手术治疗,如介入治疗、人工血管重建术。

六、治疗效果及思维提示

1. 2012-5-1神经内科就诊,2012-5-4转风湿科后,开始予甲泼尼龙80mg/d静滴(6日后改为口服泼尼松50mg/d),静滴环磷酰胺(0.4g/2周)。同时,先后予苯磺酸氨氯地平片(络活喜)、哌唑嗪、酒石酸美托洛尔(倍他乐克)控制血压,拜阿司匹林抗血小板,骨化三醇、碳酸钙D_3咀嚼片预防骨质疏松。

2. 2012-5-23复查血常规　WBC:$10.22×10^9$/L;尿、便常规正常;尿蛋白定量:0.12g/24h。肝肾功、血沉、CRP均正常。

3. 2012-6-1于我院介入科行右肾动脉造影及支架置入术,术程顺利,术后坚持激素和静脉滴注环磷酰胺(总量5.2g)治疗。

4. 2013-2患者自行停用降压药物亦未监测血压后,再次出现上述症状,2013-4-9再次来院,查ESR 72mm/h、CRP 17.9mg/L,24h尿蛋白定量3.00g,提示病情复发,予泼尼松40mg/d+环磷酰胺0.8g/月静滴控制病情,苯磺酸氨氯地平片(络活喜)、氯沙坦钾片(科素亚)、盐酸贝那普利片(洛汀新)联合降压,症状缓解,血压控制平稳后出院。院外规律用药,激素逐渐减量至10mg/d维持,静脉滴注环磷酰胺6个月总量4.8g,2013-10-11调整为复方环磷酰胺片口服。

5. 2013年复查ESR、CRP未见明显下降,考虑疗效欠佳,2014-9-9改用吗替麦考酚酸酯分散片1.0g/d口服,激素调整为甲泼尼龙40mg/d静滴控制疾病活动,2014年复查CRP正常,ESR 30mm/1h;下腹部CTA:右肾动脉支架置入术后改变;支架两端未见明显充盈缺损;腹腔干起始部局限性扩张,右侧肾动脉变细,腹腔干至双肾动脉腹主动脉管腔变细,考虑为动脉炎;肠系膜上动脉起始段管腔狭窄(图43-2,见文末彩图)。出院后调整治疗方案为泼尼松25mg/d。

6. 2015-3来院复诊,未诉明显不适,自述监测血压正常。复查ESR:45mm/h、CRP:21.75mg/L,调整用药为泼尼松20mg/d+羟氯喹0.2g每日2次+硫唑嘌呤50mg/d治疗。

7. 2016-5-27复诊,查血常规Hb:114g/L,CRP:5.7mg/L,ESR:36mm/h,肝功能、肾功能正常,尿蛋白(-)。右侧血压117/79mmHg,左侧血压测不出,左侧桡动脉搏动明显减弱。双肾ECT:①左肾显影清晰,左侧肾小球滤过功能正常,左肾摄取排泄时间明显延缓;②右肾萎缩,显影淡,右侧肾小球滤过功能近重度受损(肾小球滤过率总值为73.53ml/min,其中左肾59.01ml/min,右肾14.53ml/min),右肾摄取排泄时间明显延缓(图43-3,见文末彩图)。患者使用激素+羟氯喹+硫唑嘌呤方案治疗1年,CRP及ESR指标仍高,提示上述方案治疗效果欠佳，2016-5-28 改为泼尼松 10mg/d＋羟氯喹 0.2g 每日 2 次＋环孢素 50mg 每日 2 次方案治疗。
2016-6-1 复查 ESR、CRP 正常。

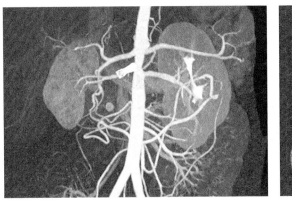
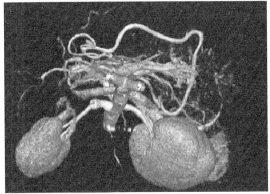

图 43-2　2014 年复查下腹部 CTA

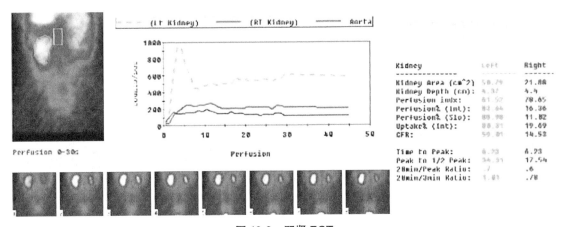

图 43-3　双肾 ECT

思维提示

患者激素联合静滴环磷酰胺，疗效显著。先后口服环磷酰胺、吗替麦考酚酸酯、硫唑嘌呤疗效均欠佳，改为环孢素后，ESR、CRP 降至正常，提示治疗有效。

最终诊断：大动脉炎、继发性高血压、右肾动脉支架植入术后。

七、本疾病最新指南解读

2011 年大动脉炎诊断及治疗指南：大动脉炎（takayasu arteritis，TA）是指主动脉及其主要分支的慢性进行性非特异性炎性疾病。病变多见于主动脉弓及其分支，其次为降主动脉、腹主动脉和肾动脉。主动脉的二级分支，如肺动脉、冠状动脉也可受累。受累的血管可为全层动脉炎。早期血管壁为淋巴细胞、浆细胞浸润，偶见多形核中性粒细胞及多核巨细胞。由于血管内膜增厚，导致管腔狭窄或闭塞，少数患者因炎症破坏动脉壁中层，弹力纤维及平滑肌纤维坏死，而致动脉扩张、假性动脉瘤或夹层动脉瘤。

（一）临床表现

1. 全身症状　在局部症状或体征出现前，少数患者可有全身不适、易疲劳、发热、食欲不振、恶心、出汗、体重下降、肌痛、关节炎和结节红斑等症状，可急性发作，也可隐匿起病。当局部症状或体征出现后，全身症状可逐渐减轻或消失，部分患者则无上述症状。

2. 局部症状与体征　按受累血管不同，出现相应器官缺血的症状与体征，如头痛、头晕、晕厥、卒中、视力减退、四肢间歇性活动疲劳，肱动脉或股动脉搏动减弱或消失，颈部、锁骨上下区、下腹部、肾区出现血管杂音，两上肢收缩压差 > 10mmHg。

（二）临床分型

根据病变部位可分为 4 种类型：头臂动脉型（主动脉弓综合征）、胸 - 腹主动脉型、广泛型和肺动脉型。

（三）实验室检查

无特异性实验室指标。

1. 红细胞沉降率（ESR）　是反映本病疾病活动的一项重要指标。疾病活动时 ESR 可增快，病情稳定后 ESR 恢复正常。

2. C 反应蛋白　其临床意义与 ESR 相同，为本病疾病活动的指标之一。

3. 抗结核菌素试验　既往研究提示该病和结核分枝杆菌暴露相关，如发现活动性结核灶应抗结核治疗。对结核菌素强阳性反应的患者，在经过仔细检查后，仍不能除外结核感染者，可试验性抗结核治疗。

4. 其他　少数患者在疾病活动期白细胞增高或血小板增高，也为炎症活动的一种反应。可出现慢性轻度贫血，高免疫球蛋白血症比较少见。

（四）影像学检查

1. 彩色多普勒超声检查　可探查主动脉及其主要分支狭窄或闭塞（颈动脉、锁骨下动脉、肾动脉等），但对其远端分支探查较困难。

2. 造影检查

（1）血管造影：可直接显示受累血管管腔变化、管径大小、管壁是否光滑、受累血管的范围和长度，但不能观察血管壁厚度的改变。

（2）数字减影血管造影（DSA）：是一种数字图像处理系统，为一项较好的筛选方法，本法优点为操作较简便，反差分辨率高，对低反差区域病变也可显示。对头颅部动脉、颈动脉、胸腹主动脉、肾动脉、四肢动脉、肺动脉及心腔等均可进行此项检查。缺点是对脏器内小动脉，如肾内小动脉分支显示不清。

（3）CT 和磁共振成像（MRI）：增强 CT 可显示部分受累血管的病变，发现管壁强化和环状低密度影提示为病变活动期，MRI 还能显示出受累血管壁的水肿情况，有助下判断疾病是否活动。

(五)诊断要点

1. **临床诊断** 40岁以下女性,具有下列表现1项以上者,应怀疑本病。①单侧或双侧肢体出现缺血症状,表现为动脉搏动减弱或消失,血压降低或测不出。②脑动脉缺血症状,表现为单侧或双侧颈动脉搏动减弱或消失,以及颈部血管杂音。③近期出现的高血压或顽固性高血压,伴有上腹部Ⅱ级以上高调血管杂音。④不明原因低热,闻及背部脊柱两侧或胸骨旁、脐旁等部位或肾区的血管杂音,脉搏有异常改变者。⑤无脉及有眼底病变者。

2. **诊断标准** 采用1990年美国风湿病学会的分类标准:①发病年龄≤40岁,40岁前出现症状或体征。②肢体间歇性运动障碍,活动时1个或多个肢体出现逐渐加重的乏力和肌肉不适,尤以上肢明显。③肱动脉搏动减弱,一侧或双侧肱动脉搏动减弱。④血压差>10mmHg,双侧上肢收缩压差>10mmHg。⑤锁骨下动脉或主动脉杂音,一侧或双侧锁骨下动脉或腹主动脉闻及杂音。⑥血管造影异常,主动脉一级分支或上下肢近端的大动脉狭窄或闭塞,病变常为局灶或节段性。且不是由动脉硬化、纤维肌发育不良或类似原因引起。符合上述6项中的3项者可诊断本病。此诊断标准的敏感性和特异性分别是90.5%和97.8%。

(六)治疗方案及原则

本病约20%为自限性,在发现时疾病已稳定,对这类患者如无并发症可随访观察。对发病早期有上呼吸道、肺部或其他脏器感染因素存在的患者。应有效地控制感染,对防止病情的发展可能有一定意义。既往研究提示该病和结核分枝杆菌暴露相关,高度怀疑有结核菌感染者,应同时抗结核治疗。常用的药物有糖皮质激素和免疫抑制剂。

1. **糖皮质激素** 激素仍是本病活动的主要治疗药物,及时用药可有效改善症状,缓解病情。一般口服泼尼松0.5~1mg/(kg·d),维持3~4周后逐渐减量,每10~15日减总量的5%~10%,通常以ESR和CRP下降趋于正常为减量的指标,剂量减至每日5~10mg时。应长期维持一段时间。活动性重症者可试用大剂量甲泼尼龙静脉冲击治疗。但要注意激素引起的库欣综合征、感染、高血压、糖尿病、精神症状和胃肠道出血等不良反应,长期使用要防治骨质疏松。

2. **免疫抑制剂** 免疫抑制剂联合糖皮质激素能增强疗效。常用的免疫抑制剂为环磷酰胺、甲氨蝶呤和硫唑嘌呤等。环磷酰胺可每日口服2mg/kg或冲击治疗,每3~4周0.5~1.0g/m²,病情稳定后逐渐减量。甲氨蝶呤每周5~25mg静脉注射、肌内注射或口服。硫唑嘌呤每日口服2mg/kg。有报道环孢素、霉酚酸酯、来氟米特等有效。在免疫抑制剂使用中应注意查血、尿常规和肝功能、肾功能,以监测不良反应的发生。

3. **生物制剂** 近年来有报道使用抗肿瘤坏死因子(TNF)拮抗剂可使大动脉炎患者症状改善、炎症指标好转,但缺乏大样本的临床验证资料。TNF-α单克隆抗体及TNF受体-抗体融合蛋白均可试用。

4. **扩血管、抗凝、改善血循环** 使用扩血管、抗凝药物治疗,能部分改善因血管狭窄较明显所致的一些临床症状,如地巴唑20mg,每日3次;阿司匹林75~100mg,每日1次;双嘧达莫(潘生丁)50mg,每日3次等。对高血压患者应积极降压治疗。

5. **经皮腔内血管成形术** 血管成形术为大动脉炎的治疗开辟了一条新的途径,目前已应用治疗肾动脉狭窄及腹主动脉、锁骨下动脉狭窄等,获得较好的疗效。

6. **外科手术治疗** 手术目的主要是解决肾血管性高血压及脑缺血。①单侧或双侧颈动脉狭窄引起的脑部严重缺血或视力明显障碍者，可行主动脉及颈动脉人工血管重建术、内膜血栓摘除术或颈部交感神经切除术。②胸或腹主动脉严重狭窄者，可行人工血管重建术。③单侧或双侧肾动脉狭窄者，可行肾脏自身移植术、血管重建术和支架置入术，患侧肾脏明显萎缩者可行肾切除术。④颈动脉窦反射亢进引起反复晕厥发作者，可行颈动脉体摘除术及颈动脉窦神经切除术。⑤冠状动脉狭窄可行冠状动脉搭桥术或支架置入术。

本病为慢性进行性血管病变，如病情稳定，则预后好。预后主要取决于高血压的程度及脑供血情况，早期糖皮质激素联合免疫抑制剂积极治疗可改善预后。其并发症有脑出血、脑血栓、心力衰竭、肾功能衰竭、心肌梗死、主动脉瓣关闭不全、失明等。死亡原因主要为脑出血、肾功能衰竭。

八、结合指南对本病例的思考

本例患者诊断为大动脉炎，治疗上，活动期以甲泼尼龙（80mg/d）联合环磷酰胺（0.4g/2周）冲击治疗，以及降压、抗血小板、预防骨质疏松等治疗，临床症状改善，血压控制良好，ESR、CRP降至正常。其后病情复发，先后联合口服环磷酰胺、吗替麦考酚酸酯、硫唑嘌呤均疗效欠佳，后改联合环孢素口服后，ESR、CRP很快下降，治疗方案有效。大动脉炎易复发和进展，大部分患者需要长期的糖皮质激素和/或免疫抑制剂治疗，大多数患者需要长期服用泼尼松至少5～10mg/d。疾病复发常发生在泼尼松减量至每日20mg以下时，联合免疫抑制剂可减少激素的用量，减少复发。此外，免疫抑制剂的使用应个体化，疗效不佳或副作用明显时，应及时调整用药。

（陈世贤　朱俊卿　李　娟）

病例 44　反复足趾关节肿痛 3 年余，腰背部疼痛 1 年余

男，19 岁，2012 年 5 月 16 日来诊。

一、主诉

反复足趾关节肿痛 3 年余，腰背部疼痛 1 年余。

二、病史询问

（一）初步诊断思路及问诊目的

患者以关节痛为主症，问诊应围绕关节痛的特点、诊疗经过以及伴随症状展开。

（二）问诊主要内容及目的

1. 关节痛的特点及伴随症状　关节痛的特点包括疼痛部位、性质、程度、起病情况、发作时间、有无诱因、有无外伤史。伴随症状包括有无发热、皮疹、腹泻、尿频、尿急、结膜炎、葡萄膜炎等。如关节红肿热痛伴高热畏寒，见于化脓性关节炎；关节痛伴低热，乏力盗汗，消瘦，食欲下降见于结核性关节炎；全身小关节对称性疼痛，伴有晨僵和关节畸形，见于类风湿关节炎；关节疼痛呈游走性，伴有心肌炎，舞蹈病见于风湿热；关节发作性疼痛，局部红肿灼热，疼痛剧烈，伴有血尿酸升高，受累关节关节液偏振光显微镜检查或双源 CT 发现尿酸盐沉积，或关节超声提示"双轨征"，见于痛风；关节痛伴有皮肤红斑，光过敏，低热和多脏器损害见于系统性红斑狼疮；关节痛伴有皮肤紫癜，腹痛腹泻见于过敏性紫癜；青年男性，腰骶部疼痛，伴晨僵、夜间翻身痛，影像学提示骶髂关节炎，HLA-B27 阳性，见于强直性脊柱炎。

2. 既往史的询问　包括有无慢性病史，吸烟、饮酒史、传染病史、个人史等。

（三）问诊结果及思维提示

1. 缘于 3 年前无明显诱因出现尿频、尿急、尿痛，无发热，经抗感染治疗，症状缓解，偶有尿频、尿急。1 个月后出现右足第 2 跖趾关节肿痛，局部皮肤绷紧发亮伴皮温升高，疼痛剧烈。至当地医院就诊，考虑"痛风"，予"芬必得、碳酸氢钠"等治疗，疼痛可缓解但反复。

2. 2012 年 2 月无明显诱因出现腰背部疼痛，伴髋部不适，夜间疼痛加重，翻身痛醒，伴晨僵（10 分钟），休息不减轻，伴左足蹬趾红肿热痛，疼痛剧烈，活动受限。当地医院查血尿酸 462.7μmol/L，X 线：骨盆、双足未见明显骨质异常，左足蹬趾及右足第 2 跖趾组织肿胀；诊断"痛风"，予"芬必得、碳酸氢钠"等治疗，疼痛改善不明显。

3. 起病以来，精神较差，时有口腔溃疡（3～4 次 / 年），偶有尿频、尿急；否认乙肝、结核等传染病史；否认高血压、糖尿病等慢性病史；无疫区接触史，无冶游史；否认家族遗传病史。

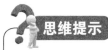

思维提示

青年男性，反复足趾关节肿痛伴炎性腰背部疼痛，起病前有尿路感染病史。当地医院查血尿酸升高，骨盆、双足 X 线未见异常。诊断考虑脊柱关节炎？痛风？

三、体格检查

（一）重点检查内容及目的

根据问诊的结果，应重点对关节、脊柱进行查体。检查全身各关节有无畸形、压痛，局部有无红肿灼热，有无痛风石；检查脊柱有无畸形、叩痛，完善脊柱前屈、后伸和侧屈检查判断有无腰椎活动受限，完善 Schober 试验以及胸廓扩张度检查。

（二）体检结果及思维提示

T: 36.4℃，P: 65 次 /min，R: 18 次 /min，BP: 106/74mmHg。神志清楚，精神状态较差，查体合作。全身皮肤黏膜无黄染，无皮疹、皮下出血，无皮下结节。全身浅表淋巴结无肿大。心肺腹（−）。脊柱生理弯曲存在，枕墙距（−），胸廓活动度 > 2.5cm，Schober 试验 > 5cm，双腿直腿抬高试验（−），双侧"4"字试验（±），骨盆挤压、分离试验（±）。左足大跗趾肿胀，局部皮温略高。双下肢无水肿，四肢肌力及肌张力正常。生理反射存在，病理反射未引出。

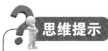

思维提示

查体左足大跗趾肿胀，皮温升高，余未见阳性体征。

四、实验室和影像学检查结果

（一）初步检查内容及目的

1. 血常规、尿常规、血沉、肝功能、肾功能、CRP、心电图、胸片、腹部 B 超　了解患者基本情况。
2. RF、HLA-B27、自身抗体定量四项、骨盆双源 CT　辅助关节炎鉴别诊断。
3. TB-Ab、前列腺液常规　排查感染。

（二）检查结果及思维提示

1. 血常规、尿常规、便常规、心电图、胸片、腹部 B 超未见异常。

2. 血尿酸：525.7μmol/L（90～420）。

3. ESR：44mm/1h，CRP：36.3mg/L（0～5）。

4. HLA-B27：(+)。

5. RF、自身抗体定量四项、TB-Ab、HCV-Ag（−）；乙肝五项：HBsAb（+）。

6. 前列腺常规　颜色淡乳白色，黏稠度稀薄，pH 6.2，卵磷脂小体含量 70%，镜检脓细胞（+）。

7. 骨盆双源 CT　骶髂关节骨质未见异常；双侧骶髂关节、髋关节、髂骨、坐骨、骶骨及耻骨联合周围软组织尿酸盐结晶沉积（图 44-1，见文末彩图）。

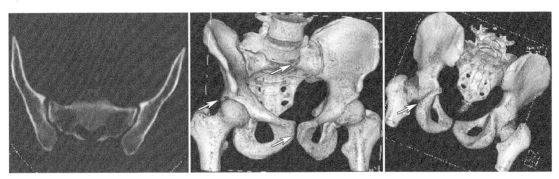

图 44-1　骨盆双源 CT（箭头所指绿色为尿酸盐沉积）

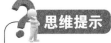

　　患者以足趾关节肿痛，伴炎性腰背痛为主症，实验室检查 ESR、CRP 明显升高，HLA-B27（+），结合 2010 年 ASAS 脊柱关节炎分类标准，脊柱关节炎可诊断（ASAS 中轴型及外周型 SpA 分类标准均满足）。暂无骶髂关节炎影像学证据，起病前 1 个月有尿路感染病史，诊断考虑脊柱关节炎：反应性关节炎。患者足趾关节反复红肿热痛，血尿酸较高，2015 年 ACR/EULAR 痛风分类标准得分 7 分（得分≥8 分可诊断痛风），痛风尚不能排除。

五、治疗方案及理由

1. 治疗　予塞来昔布胶囊抗炎止痛，英夫利昔单抗、来氟米特抗风湿治疗，苯溴马隆降尿酸，碳酸氢钠碱化尿液。

2. 理由　NSAIDs 在脊柱关节炎中的疗效肯定，予塞来昔布胶囊抗炎止痛。患者病程较长，关节炎反复发作，过去 1 年使用 NSAIDs 疼痛改善不明显，结合 HLA-B27（+），应使用 DMARDs 抗风湿治疗。患者症状较重，TNF-α 抑制剂如英夫利昔单抗在脊柱关节炎中起效较快，疗效显著，可尝试应用。患者血尿酸较高，足趾关节红肿热痛有合并痛风的可能，予降尿酸、碱化尿液治疗。

六、治疗效果及思维提示

1. 经"英夫利昔单抗、塞来昔布胶囊、来氟米特、碳酸氢钠"等治疗, 腰背部及双足趾关节疼痛明显缓解。

2. 2012 年 9 月复查 ESR、CRP: 正常, 血尿酸: 362μmol/L。

3. 其后逐渐停用英夫利昔单抗治疗, 维持"塞来昔布胶囊 0.2g/d、来氟米特 10mg/d"治疗, 关节症状稳定。

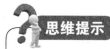

思维提示

患者临床症状明显改善, ESR、CRP 明显下降, 治疗方案是非常有效的。

最终诊断: 反应性关节炎、高尿酸血症、痛风。

七、本疾病最新指南解读

《凯利风湿病学》(第 9 版) 反应性关节炎: 反应性关节炎 (reactive arthritis, ReA) 是一种由特定前驱感染触发的脊柱关节炎 (spondyloarthritis, SpA)。

反应性关节炎作为脊柱关节炎的亚型, 具备与脊柱关节炎其他亚型相同的临床特征。这些共同特征包括关节炎以外的附着点炎证据; 关节外表现, 尤其涉及眼睛及皮肤等。以及脊柱关节炎家族成员需具备的, 与 HLA-B27 的明确联系。此外, 根据反应性关节炎的定义, 一组相对较少的细菌 (不包括病毒) 为反应性关节炎的常见诱因 (表 44-1)。

表 44-1 与反应性关节炎有关的微生物

常见的
胃肠道病原体
沙门菌属、空肠弯曲杆菌和大肠弯曲杆菌, 小肠结肠炎耶尔森菌和假结核耶尔森菌, 氟氏志贺菌
泌尿生殖道病原体
沙眼衣原体, 支原体属?
呼吸道病原体
肺炎衣原体
有报道的
卡介苗中牛结核分枝杆菌, 肠毒性大肠埃希菌和其他少量报道的病原体

(一) 反应性关节炎分类标准

反应性关节炎属于脊柱关节炎家族成员, 既往包含所有亚型的脊柱关节炎分类标准分别是由 Amor 和后来的欧洲脊柱关节病研究组 (European Spondyloarthropathy Study Group, ESSG) 提出的。Amor 标准和 ESSG 标准的敏感性和特异性因不同疾病亚型及人群而有所区

别，但通常分别在 80% 和 90% 左右。脊柱关节炎分类的最新进展：国际脊柱关节炎评估工作组（Assessment of SpondyloArthritis International Society，ASAS）分类标准，该标准将中轴（脊柱和骶髂关节）炎症与外周关节炎分开。

在反应性关节炎中，急性炎性腰背痛很常见，但是至今没有相关循证医学数据显示其在 MRI 下的明确骶髂关节炎或脊柱炎改变。因此，针对中轴型脊柱关节炎的 ASAS 分类标准对于反应性关节炎不适用。与反应性关节炎较相关的是 ASAS 外周型脊柱关节炎分类标准，该标准适用于有关节炎，尤其是下肢非对称性少关节炎或肌腱端炎或指（趾）炎的患者。这些患者如果有：HLA-B27 阳性、泌尿生殖道或胃肠道感染、银屑病、炎症性肠病、MRI 提示骶髂关节炎，任一 SpA 临床特征，就可分类至外周型脊柱关节炎。若无上述特征，则需要至少另外 2 项临床特征：关节炎、起止点炎、指（趾）炎、炎性腰背痛、SpA 家族史。因为该分类标准针对的是有关节炎、肌腱端炎或指（趾）炎症状的患者，这显示出对这些症状共同发生的重视。

反应性关节炎患者具有明确的关节炎症，通常是肌腱端炎的证据。较不确定的是既往感染诱因的类型；从病原学培养确定为已知引起反应性关节炎的病原体，到仅有前驱感染病史，或仅有血清学感染的证据而无临床病史，病原学诱因依据确定程度逐渐降低。反应性关节炎的诊断"金标准"，即脊柱关节炎和明确的由培养（或 PCR）证明的前驱感染，仅能诊断少数病例；但是不够严格的分类标准又会导致与未分化脊柱关节炎的重叠。表 44-2 为反应性关节炎诊断的推荐。

表 44-2　反应性关节炎诊断的推荐

有以下几点患者可以确诊反应性关节炎：
1. 典型临床表现
以下肢为主的非对称性少关节炎；附着点炎；关节外体征
以及经证实的沙门菌、弯曲杆菌、耶尔森菌、志贺菌、衣原体感染（有或无症状）
或者经证实的其他已有报道与反应性关节炎相关的微生物感染（如艰难梭菌、卡介苗中牛结核分枝杆菌）
2. 任何急性炎症性关节炎，包括单关节炎和 / 或中轴炎症，和经证实的反应性关节炎相关细菌感染
3. 典型临床表现（1 中所列）和发病前 6 周内有腹泻或尿道炎 / 宫颈炎，感染未被证实

（二）反应性关节炎的临床特征

1. 病史　关节炎通常急性起病、少关节炎，多为下肢承重关节。病史的另外两方面：关节外特征和前驱感染，对明确反应性关节炎的诊断有很大意义。结膜炎通常为暂时且无痛的，因此只能通过仔细询问病史发现，有时红眼症状只被亲属注意到。炎性腰背痛或肌腱端炎（脚跟或足底筋膜痛）与关节症状相比可能不足为道，这些临床特征的病史需要仔细寻找。前驱感染的病史采集需要特别询问，因为尽管关节炎症状极少会在感染四周后出现，但患者通常不会自行将感染和随后的关节炎联系起来。胃肠道不适在一些病例中可能被忽视，患者也极少愿提及性生活史。

2. 体征　关节：对轻度累及关节的仔细检查比对明显累及关节更重要，尤其是在明显的单关节炎中。附着点：应检查较大附着点的炎症体征；由于踝关节或膝关节炎导致的承重力降低可能意味着患者并未意识到显著的跟腱炎或足底筋膜炎。可通过马斯特里赫特强直性脊椎炎附着点炎评分（maastricht ankylosing spondylitis enthesitis score，MASES）或曼德指数

（Mander index）检查附着点炎。关节外疾病：反应性关节炎的特征性皮疹，即溢脓性皮肤角化病可以出现在足底或手掌，前者可能不明显。在组织学上，皮疹与银屑病相同，但是极少需要皮肤活检确定皮疹类型。其余典型相关的皮疹是旋涡状龟头炎。结节性红斑通常在耶尔森感染中出现，极少在其他反应性关节炎相关感染中出现。结膜炎有时在患者首次寻求风湿科医师诊治时仍存在，但是持续疼痛或视觉障碍会增加葡萄膜炎风险，需要全面的眼科评估。

3. 检查 血液检测：炎症指标（ESR、CRP）通常会显著上升；白细胞计数和分类通常显示中性粒细胞增多。滑液检测：因为反应性关节炎的鉴别诊断常包括感染性关节炎或晶体诱发的关节炎，应尽可能抽取滑液进行检测，细胞计数、细菌培养、葡萄糖水平以及偏光显微镜下结晶检查可排除感染性和结晶性关节炎。微生物学：细菌培养、PCR、血清学等搜集证据找到反应性关节炎相关病原体。HLA-B27：反应性关节炎的诊断不需要检测HLA-B27，但检测HLA-B27仍是值得的，因为其可以识别存在持续性疾病可能性的患者，这类患者需要早期应用DMARDs。影像学：当反应性关节炎有症状时，受累关节的放射学照片对诊断作用不大，但是基线图像对以后的疾病监测有帮助。需要可以鉴别出受累关节或附着点炎症的影像学技术，可供选择的包括超声、核素显像和MRI。

（三）反应性关节炎的治疗

1. 症状的控制 多数（80%～90%）为自限性疾病，不需要使用改善病情药物。缓解症状的措施包括使用足量NSAIDs，尤其是长效制剂。当排除感染时，关节内使用皮质类固醇非常有效；考虑到跟腱有断裂倾向，需避开跟腱附着点进行对附着点炎的注射治疗。在有严重疾病和系统表现的患者中，注射或短期口服激素可能有作用。

2. 改善病情药物 患者有严重、持续或反复的症状，尤其是HLA-B27阳性时，可早期使用DMARDs。然而即使患者有非常严重的症状，NSAIDs和关节内激素使用也能使症状很快缓解。因此，只有当患者对上述药物反应慢或者首次缓解后又明显加重的，需要在前3个月使用DMARDs。患者对上述药物反应良好后又复发的，也需要使用DMARDs。疾病可自行缓解的特性使得研究者们进行检测DMARDs有效性的试验变得困难，但是柳氮磺吡啶在反应性关节炎患者中的有效率为62%，而安慰剂组为48%。柳氮磺吡啶的风险-效益比是对治疗有利的，并且也是肠道感染触发病例中的常规用药。对柳氮磺吡啶无效的患者可使用甲氨蝶呤或来氟米特，或两者联合使用。

3. 生物制剂 尽管生物制剂非常有效，只有极少数病例在反应性关节炎中使用TNF-α拮抗剂或IL-6受体抑制剂。迄今未有与感染复发有关的报道，感染复发是触发病原体长期存在的情况下，使用生物制剂最大的顾虑。

4. 抗生素 抗生素的治疗仍有争议。显然，泌尿生殖道的衣原体感染需要传统治疗以避免损伤和瘢痕；肺炎衣原体呼吸道感染同样需要治疗。但是对于已有的关节炎本身是否有益尚缺乏证据。

（四）反应性关节炎的预后

尽管在严重病例中，反应性关节炎的症状需要12～18个月才能完全缓解，但绝大多数患者可以达到没有慢性关节损伤的完全康复。其余的患者为进展的脊柱关节炎，即无再感染证据时新关节炎和附着点炎的复发和累及，更加突出的中轴症状和强直性脊柱炎放射学改变。HLA-B27是反应性关节炎产生慢性化和复发倾向的主要因子。

八、结合指南对本病例的思考

本例患者以足趾关节肿痛，伴腰背痛为主症，起病前 1 个月有尿路感染病史，辅助检查 ESR、CRP 明显升高，HLA-B27（+），诊断为脊柱关节炎：反应性关节炎。尽管多数反应性关节炎为自限性疾病，不需使用 DMARDs，但该患者症状较重，关节炎持续、反复，且 HLA-B27（+），此类患者可早期使用 DMARDs 甚至生物制剂。另该例患者血尿酸升高、发病急、足趾关节红肿热痛、双源 CT 检查骨盆关节少量尿酸盐结晶沉积等，应考虑合并痛风性关节炎的可能，治疗中注意联合碱化尿液、低嘌呤饮食等获得疗效，支持该诊断思想，亦提示临床有待进一步研究观察。

（陈世贤　朱俊卿　李　娟）

病例 45 间断关节肿痛 10 余年，反复加重 50 天

男，54 岁，无业，2015 年 6 月 1 日来诊。

一、主诉

间断关节肿痛 10 余年，反复加重 50 天。

二、病史询问

（一）初步诊断思路及问诊目的

从患者性别、年龄及症状上综合分析，病史的询问应集中围绕中青年男性出现关节肿痛常见的病因进行询问，重点询问受累关节数目及特点、受累关节分布、伴随症状及体征。

（二）问诊的主要内容

1. 关节肿痛的诱因、特点　肿痛发作有无诱因，所累及的具体关节以及受累关节是否对称分布，是否伴有晨僵及皮下结节，是否伴随腰背痛、足跟痛、虹膜炎等临床表现，关节肿痛的性质，持续时间，可否自行缓解，肿痛与活动的关系：活动后加重或休息后加重？"间断"的具体间隔是多久，10 余年来有无进行性加重。既往的诊断治疗过程，对不同药物的治疗反应。

2. 特殊关节受累情况询问　如颞颌关节有无受累（常见于类风湿），胸锁关节及双肘关节受累（常见于类风湿）；双膝关节受累（若为中老年多见于骨关节炎）；单足第一跖趾关节受累（痛风性关节炎可能性大）；沿胸骨两侧成排分布（年轻群体则多见于肋软骨炎或脊柱关节病）；单侧髋关节受累（有外伤史则当心股骨头坏死，无外伤史警惕感染性关节炎）。

3. 关节以外系统的问诊　风湿科多数疾病有系统受累的特点，关节表现可能为某一系统疾病表现之一。如是否有红斑等皮疹，是否伴随发热症状，是否存在血液系统异常如白细胞和/或血小板数目减少，是否伴有尿频尿急尿痛等泌尿系统症状或血尿、蛋白尿及肾功能异常表现。

4. 既往史及家族史的询问　除常规询问既往史外，因多数风湿性疾病存在一定的遗传倾向，询问家族史有助于疾病的诊断及鉴别诊断。如家族中有无类似的关节炎患者，有无其他免疫性疾病患者，有无"弯腰驼背"患者。

（三）问诊结果及思维提示

1. 10 余年前患者饮酒后出现右足第一跖趾关节肿痛，局部皮肤发红伴皮温升高，抗炎止

痛对症处理（具体不详）后2～3天缓解。此后，该关节肿痛反复发作，并逐渐累及双踝、双膝、双肘、双腕及双手小关节，当地诊所就诊，给予非甾体抗炎药物或泼尼松可缓解（具体不详），此后未规范诊治。关节肿痛发作频率由发病初的每年1～2次，增加为近期的每个月2～3次，常自备"止痛"药物和泼尼松缓解发作时的疼痛，疼痛缓解时间逐渐增加为5～7天。

2. 50天前患者进食鸡汤后出现双手近端指间关节1～5肿痛，于中医诊所行足部针灸治疗后出现右足背肿胀及压痛，转当地医院就诊，查血尿酸617μmol/L，并逐渐出现左手背肿胀压痛，无发热寒战，予抗感染治疗后症状无好转，转诊于我院。

3. 既往史 甲状腺功能亢进（甲亢）病史20余年，自服抗甲状腺药物（具体不详）后自诉已愈。高血压病史10余年，血压最高达190/110mmHg，平时口服硝苯地平缓释片降压治疗，血压控制在120/70mmHg左右。右肾结石病史5年余，已行碎石治疗；1个月前院外就诊时诊断为糖尿病，血糖控制欠理想，空腹血糖波动在10mmol/L左右。

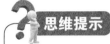

思维提示

　　患者病程大体可分为两个阶段，发病前10年至本次发病为第一阶段，有明确的高嘌呤饮食为关节肿痛发作诱因，发病初始时为单足跖趾关节受累，逐渐累及多个关节，且发作频率逐渐增高；50天前至本次问诊系第二阶段，除血尿酸升高外，受累关节并不完全同于以往，一是以双手近端指间关节为主，二是伴发软组织肿胀（右足背＋左手背）。

三、体格检查

（一）重点检查内容及目的

根据问诊的初步结果，患者第一阶段的临床表现，应高度怀疑痛风，患者10余年未规范诊治加之既往存在的肾结石病史应着重检查体表有无痛风石存在，以进一步核实痛风的诊断；患者现病史第二阶段的表现除存在痛风急性发作的表现外，双手小关节呈对称性肿痛，应排查有无合并类风湿关节炎的可能，男性类风湿患者易出现类风湿结节，查体应注意有无皮下结节并与痛风石进行鉴别。此外，应仔细查看有无上述类风湿关节炎较为特异的受累关节：如颞颌关节、双肘关节及胸锁关节等。

（二）体检结果及思维提示

T：36.6℃，P：100次/min，R：20次/min，BP：105/75mmHg。慢性病容，皮肤黏膜色泽苍白，双手近端指间关节1～5肿胀、压痛，无明显皮肤发红及皮温增高表现。腕关节屈伸活动受限。右耳郭、双手指尖及指间关节周围皮下、双肘关节皮下可见多发结节，质硬呈黄白色，最大者约2cm×2cm，活动度欠佳；右足第一跖趾关节压痛，右足背及左手背肿胀、压痛，右足背皮温高，波动感明显，第二趾皮肤有破溃，按压后黄白色脓色分泌物流出。

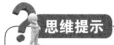

思维提示

①查体患者贫血貌，应进一步明确患者贫血原因，系慢性病所致贫血或是有其他因素，应进一步完善血常规初步明确贫血的细胞学形态特点，网织红细胞计数明确贫血有无骨髓增殖异常；②查体所见结节符合痛风石特点，结合患者临床表现，外院实验室检查血尿酸升高，考虑痛风诊断基本成立，应进一步完善血尿酸、尿尿酸检查核实；③患者对称性双手小关节肿痛，未见类风湿结节，腕关节屈伸活动受限，类风湿关节炎腕关节也是常见受累关节，但应进一步鉴别这些关节损害受累是类风湿关节炎所致或痛风性关节炎导致的关节破坏，可完善类风湿关节炎的特异性抗体检查如抗CCP抗体等；④右足背及左手背的肿胀、压痛、波动感及分泌物应警惕软组织感染可能，应进一步行分泌物涂片和培养等检查，行平片检查有助于初步了解右足一般情况，指导进一步诊治。

四、实验室和影像学检查结果

（一）初步检查内容及目的

1. 完善血常规、网织红细胞计数、尿常规、便常规＋潜血实验、肝肾功能了解患者一般情况及血尿酸水平。

2. 完善类风湿因子（RF）、抗CCP抗体，抗AKA抗体，CRP、ESR排查患者目前有无合并类风湿关节炎可能。

3. 分泌物细菌涂片、培养，降钙素原（PCT）以明确患者足背肿胀及波动感是否系感染所致。

4. 右足X线片检查对于初步了解右足关节肿痛原因及指导进一步诊疗有一定帮助。

5. 患者既往有甲亢病史、且新近发现糖尿病、右肾结石，可酌情安排甲状腺功能复查，空腹血糖及糖化血红蛋白水平了解患者血糖控制情况，复查泌尿系统彩超评估有无新发结石。

（二）检查结果及思维提示

1. 血常规 白细胞（WBC）：$8×10^9/L$，中性粒细胞%（NE%）：72.2%，血红蛋白（Hb）：84g/L，血小板（PLT）：$428×10^9/L$，血细胞比容（HCT）：28%，红细胞平均体积：96.2fl，平均红细胞血红蛋白含量：28.9pg，平均红细胞血红蛋白浓度：300g/L，网织红细胞（RET%）：5.25%。

2. 尿、便常规 尿pH值：5.5；便潜血：（−），余无特殊。

3. 肝肾功能及其他生化 谷胺酰转肽酶（GGT）：210U/L，碱性磷酸酶（ALP）：129U/L；白蛋白（ALB）：28.9g/L，肌酐（Cr）：216μmol/L，尿素氮（BUN）：10.62mmol/L，尿酸（UA）：410μmol/L（患者入院前服用别嘌醇），估测肾小球滤过率（eGFR）：29ml/（min·1.73m²）；糖化血红蛋白：6.7%。

4. 免疫及炎症相关 RF：（−），抗CCP抗体：（−），C反应蛋白（CRP）：82mg/L，红细胞沉降率（ESR）＞140mm/h。

5. 感染相关　降钙素原（PCT）<0.1μg/L，分泌物细菌培养：耐甲氧西林金黄色葡萄球菌（MRSA）。

6. 右足正侧位　右足软组织明显肿胀，右足外侧楔骨、第 3～5 跖骨骨皮质局部硬化、囊变，局部骨质缺损，考虑感染可能性大。右足踇趾关节面似有小囊变，不除外痛风骨质改变可能。

> **思维提示**
>
> ①患者贫血系正细胞、正色素性贫血，外周血网织红细胞计数增高，考虑非骨髓增殖异常所致贫血，慢性病贫血可表现为这一特点。此外患者便潜血阴性，无显性失血病史，细胞形态也不符合小细胞低色素改变，故考虑慢性病贫血可能性大；②患者血尿酸水平目前正常，部分痛风患者急性期可因应激反应血尿酸水平反而在正常范围内，但本例患者因入院前加用降尿酸药物，故考虑系药物疗效可能性大；③患者肾功能不全：患者长期高尿酸血症，痛风反复发作，未规范治疗，存在肾结石，应考虑痛风性肾病，可能性较大；患者长期服用非甾体抗炎药（NSAIDs），该类药物是导致间质性肾损害的常见药物，且入院时患者仍在口服该类药物止痛，故不能排除其所致肾损伤的可能，应进一步完善双肾彩超，明确肾脏形态大小，鉴别损伤系慢性或急性损伤；④肝功能异常：入院检查患者乙肝、丙肝病毒性肝炎标记物均阴性，但患者近来服用药物种类繁多，故应首先考虑药物性肝损伤可能，如降尿酸药物别嘌醇，可停用该类药物同时给予保肝治疗；⑤免疫相关检查未发现类风湿关节炎的更多证据，且影像学检查结果可以痛风性关节炎破坏解释，类风湿关节炎可暂排除，尽管 CRP、血沉指标增快，可能系感染所致或痛风关节炎炎症所致；⑥软组织感染：患者有针灸治疗史，加之病原学检查证实，诊断明确。

（三）进一步检查结果及思维提示

1. 泌尿系统彩超　双侧肾脏大小形态可，实质回声稍强，内见多发点状强回声，肾盂肾盏未见扩张，双肾内血流信号可，尿盐结晶可能。

2. 停用降尿酸药物及非甾体抗炎药物 1 周后复查　Cr：124μmol/L，UA：605μmol/L，eGFR：56.21ml/（min·1.73m²），CRP：146.32mg/L，ESR：114mm/h，尿 pH 值：6.5；尿 UA：1 319μmol/L。

> **思维提示**
>
> ①患者双肾形态大致正常，考虑患者肾损伤可能是急性或亚急性损伤，停用可能引起肾损伤的药物（如别嘌醇、非甾体抗炎药及秋水仙碱），必需药物也尽量避开对肾功能有损害的药物，此时降压药物也应尽量避免选择 ACEI 或 ARB 类，抗 MRSA 感染药物应选择肾毒性很小的利奈唑胺而非万古霉素；②患者停用降尿酸药物后血尿酸指标显著升高，尿尿酸也增高明显，故综合考虑，患者是典型的痛风，尿酸生成过多，排泄也显著增多。

五、治疗方案及理由

患者病程 10 年余，未规范治疗，合并有高血压病、糖尿病，肾功能不全及 MRSA 感染，病情复杂。

1. 痛风（急性发作期）　在低嘌呤饮食基础上，NSAIDs、秋水仙碱、糖皮质激素均为一线药物，然而本例患者由于恶化的肾功能限制了 NSAIDs 和秋水仙碱的使用。相比之下，糖皮质激素虽有致血糖升高的不良反应，但无肾脏损害，因此该患者入院后行复方倍他米松注射液肌内注射缓解急性期炎症，在此基础上使用胰岛素控制血糖。当右足分泌物培养出 MRSA 时，因糖皮质激素的应用可能加重感染而成为禁忌。因此，根据药敏结果抗感染基础上行相对安全的小剂量秋水仙碱短期口服。此外，痛风急性期不推荐启动降尿酸治疗，过早降尿酸会导致血尿酸波动而加重病情，故本例尚处于急性期的患者在院外直接启动降尿酸治疗是其病情迁延的原因之一。

2. 软组织感染　根据药敏结果或经验治疗，对于 MRSA 感染，万古霉素或利奈唑胺为首选药物，但是鉴于患者目前肾功能情况，万古霉素可能会恶化肾脏功能而顾此失彼，故选择利奈唑胺抗感染更为稳妥；尽管抗感染药物敏感有效，但因为存在波动感，为避免感染扩散住院期间请烧伤科评估后，行感染清创基础上利奈唑胺抗感染，患者感染得以及时控制，大大缩短了抗感染的疗程。

3. 肾功能不全　首要原则是减少肾毒性药物的使用，在此基础上，碳酸氢钠口服碱化尿液，中和尿酸，减轻尿酸所致的肾损害。

4. 肝功能异常　去除可能导致肝损伤的药物，如别嘌醇和非甾体抗炎药，并给予甘草酸二胺等保肝治疗。

5. 高血压病　患者同时患有糖尿病和肾病，降压目标应为 130/80mmHg，但在此基础上应避免降压药物本身造成的肾损伤，如该例患者需要调整降压药物，ACEI 或 ARB 类并不合适，因为会减少肾灌注而加重肾损伤。

6. 2 型糖尿病　该患者肾功能水平决定二甲双胍等口服降糖药不再适用，加之患者合并感染，病情复杂，胰岛素治疗应为控制血糖的首选，故该例患者入院后启动胰岛素治疗，严密监测血糖进行及时调整。

思维提示

对于复杂性痛风患者，诊治指南指导意义较为有限，应在指南基础上综合分析诊治，本着"no harm"的首要原则进行药物选择，并兼顾多个合并症或并发症的治疗。

六、进一步治疗及理由

患者感染控制后，关节反复肿痛发作，痛风急性期无法过渡至慢性期。开始降尿酸治疗，非布司他 20mg/d 逐渐加量至 40mg/d 口服抑制尿酸生成，碳酸氢钠 1g、每天 3 次碱化尿液，并予以秋水仙碱 0.5mg、每天 2 次口服预防痛风急性发作，苯溴马隆 50mg/d 促尿酸排泄。治疗

10 余天后患者痛风仍反复急性发作，并逐渐出现发热，体温最高达 39℃。在除外结核、乙肝、丙肝病毒感染基础上加用依那西普 25mg 皮下注射，1 天后患者体温正常，2 天后关节红肿消退，3 天后患者下地行走。

治疗理由：考虑本患者尿酸负荷较重，加之既往肾结石病史，目前多发痛风石，患者在疼痛大幅度改善后便启动了降尿酸治疗。鉴于患者合并多种基础疾病，肾功能不全，治疗上将非布司他作为降尿酸的第一选择，其通过特异性抑制黄嘌呤氧化酶抑制尿酸的生成，在轻、中度肾功能不全患者无需调整剂量，相较同类药物别嘌醇，其特异性高，不良反应少。2012 年 ACR 关于痛风的指南中曾提到常规抗炎治疗效果较差时，可考虑尚无痛风适应证的 IL-1 抑制剂控制急性期炎症，但该药我国尚未上市，而 TNF-α 抑制剂治疗痛风国际上有个别报道，疗效尚需大规模临床数据验证。对于该患者，向患者说明情况，患者有治疗意愿也愿意尝试，故采用。

> **思维提示**
>
> 　　对于尿酸负荷较重的痛风患者，可能很难将其痛风急性期过渡到慢性期而启动降尿酸治疗，这种情况下，可考虑直接启动降尿酸治疗。而降尿酸过程中势必会加重关节炎症状，导致症状反复，在 NSAIDs、秋水仙碱、糖皮质激素使用受限的患者群体中，像 TNF-α 抑制剂等尚无适应证的一些生物制剂可以考虑尝试，但应与患者充分沟通后进行。

七、治疗随访

患者启用降尿酸治疗一年，启动降尿酸治疗之初因关节炎急性发作反复，采用依那西普治疗 3 次，平均每 2 周 1 次，肾功能逐渐好转，开始间断口服秋水仙碱（根据症状）。现患者血尿酸波动于 250～290μmol/L，近半年无痛风急性发作，双手痛风石已明显消失，双肘关节处痛风石约 1cm×1cm，肌酐降至 83.7μmol/L，eGFR 91ml/(min·1.73m²)，Hb 138g/L。

> **思维提示**
>
> 　　对于痛风性肾病，采取更为积极的治疗或许可达到较好的预后，已形成的痛风石在积极降尿酸治疗后可以溶解至完全消散，应帮助患者树立信心。

最终诊断：痛风、痛风性关节炎、肾功能不全、软组织感染、高血压病（3 级，极高危）、2 型糖尿病、贫血（中度）、慢性病贫血、药物性肝损伤。

八、结合指南对本例病例的思考

关于痛风的诊治从 ACR 指南到 EULAR 共识，再到国内指南也经历数次更新，对风湿科医师临床诊疗给予了很好的指导。然而，指南和共识中所涉及的患者背景多单一或相对单一，如单纯痛风、或痛风合并糖尿病、抑或痛风合并肾脏损害等情况。所以，指南和共识对复杂性痛风的治疗指导有限。

痛风急性发作期，NSAIDs、秋水仙碱、糖皮质激素均为一线药物，但应综合考虑，对于肾功能不全合并感染，三种药物均非合适之选，甚至可能进一步加重损伤。患者入院后停用NSAIDs不足一周，肾功能明显好转，提示NSAIDs参与了患者的肾损害，故痛风患者肾功能不全时NSAIDs应慎用甚至禁用。

何时启动降尿酸治疗？我国痛风指南认为痛风应在急性期缓解至少2周后开始降尿酸治疗，但患者治疗期间关节肿痛反复发作，无降尿酸治疗启动的合适时机。2012年ACR指南建议在开始有效抗炎治疗后便可以开始降尿酸治疗，而2013年EULAR建议中提到目前相关研究并未得到一致结论。考虑本患者尿酸负荷较重，加之既往肾结石病史，目前多发痛风石，患者在疼痛大幅度改善后便启动了降尿酸治疗。

非布司他对于肾脏受损的痛风患者相对安全。已有相当数据证实该药安全性，在轻、中度肾功能不全患者无需调整剂量。因此，对于复杂性痛风患者，可作为降尿酸治疗的一线药物。

非适应证药物酌情选择。2012年ACR关于痛风的指南中曾提到常规抗炎治疗效果较差时，可考虑尚无痛风适应证的IL-1抑制剂控制急性期炎症。与之相似的TNF-α抑制剂虽未在指南中提及，但国际已有相关治疗报道，但应与患者充分沟通后决定是否应用。

综上所述，对于复杂性痛风患者的治疗，治疗上应更为积极，但选择更为安全的药物是改善患者预后的关键。

（石连杰　张学武）

病例 46　低热半年余，间断头痛 2 个月，咯血 1 个月余

男，56 岁，油漆工人，2015 年 10 月 10 日来诊。

一、主诉

低热半年余，间断头痛 2 个月，间断咯血 1 个月余。

二、病史询问

（一）初步诊断思路及问诊目的

从症状上看，患者主要症状集中在呼吸系统和神经系统，兼有全身非特异性表现，病史的询问应围绕发热的特点及伴随症状，头痛的性质、部位和程度，询问咯血的量和颜色，咳嗽的性质，痰的性状和痰量，同时询问伴随症状和有鉴别意义的症状，并询问上述症状随时间演变的过程，相应的治疗及病情变化等。

（二）问诊的主要内容及目的

1. 发热的特点和伴随症状　发热的特点要详细询问，要询问起病的时间、季节，起病缓急，发热持续的时间，间歇性还是持续性，有无诱因；同时尤其应该注意有无畏寒、寒战，大汗或盗汗，借此协助判断是感染性还是非感染性发热；并且应该关注有无皮疹、肌肉关节痛，有无胸痛、胸闷和腹痛等伴随症状，以区别是呼吸系统的病变还是全身病变导致的发热。发热是否予以治疗，治疗后的反应，关注发热症状的变化。

2. 头痛的性质、部位和程度　了解头痛的部位，一侧还是额部，弥散还是固定，头痛是阵发性还是持续性，头痛是否与发热相关，退热是否可缓解头痛。了解头痛的程度是轻度还是剧烈难忍，是否与血压控制不佳有关，是否伴有眩晕、抽搐和意识障碍等症状。

3. 咯血的量和颜色　注意询问咯血的量、颜色，是否伴有咳嗽，有无带痰。注意咯血有无明显病因及前驱症状，询问伴随症状，如伴有皮肤黏膜出血应注意血液科疾病，伴有皮疹、关节痛或周围神经病应考虑有无风湿病等，伴有呛咳、杵状指和消瘦应警惕肿瘤性疾病。

4. 既往史的询问　包括有无慢性病史，长期吸烟及饮酒史，传染病史，个人史和家族史等。

（三）问诊结果及思维提示

1. 患者半年前无明显诱因出现低热，体温波动在 37.5℃ 左右，无发冷及寒战，无盗汗，伴有全身乏力，无皮疹，无关节肿痛，不伴复发性口腔溃疡，无手足麻木。间断抗炎及退热处理，效果不佳。

2．2 个月余前出现头痛，为阵发性隐痛，部位不固定，伴有头晕，无抽搐、无视物模糊，不伴意识障碍，与发热无明显关系，当地头颅 CT 检查考虑"脑梗死"，给予改善循环，降压及抗血小板等处理，缓解。

3．1 个月余前，出现间断咳嗽，咯血，为暗红色，每次咯血约 5ml，咯血混有少量痰液，无血块，无胃内容物，不伴脓痰，无粉红色泡沫痰，不伴胸痛，胸闷。就诊于当地县医院，查肺 CT：两下肺支气管扩张、慢性支气管炎并继发感染。给予"头孢类"抗生素抗感染及化痰治疗（具体不详），无好转，且出现腹胀，食欲下降、恶心等不适，为进一步治疗收入我院呼吸科。

4．自发病以来，精神可，睡眠欠佳，食欲差，进食可，二便未见异常，体重较发病前无明显改变。

5．既往高血压病史 3 年余，最高达 200/100mmHg，口服"降压胶囊"，血压控制欠佳。否认冠心病，糖尿病等病史，否认肝炎、结核等病史。无手术、外伤及输血史，否认药物和食物过敏史。生于原籍，久居当地，未到过疫区及牧区。吸烟史 30 年，约 10 支 /d。无嗜酒史。否认性病及冶游史。适龄婚育，育有 1 子。家族中无同类疾病及遗传、传染疾病病史。

思维提示

患者病史分为三个阶段，主要特点为发热伴有咯血，间断伴有头痛，抗感染效果不佳，且出现恶心等消化系统症状。

三、体格检查

（一）重点检查内容及目的

根据问诊结果，症状以呼吸系统和神经系统为主，应重点据此进行查体。检查胸部体征，注意有无肺部呼吸音异常等存在，检查神经系统体征，注意有无脑膜刺激征和病理征。但患者有发热，应考虑是感染性疾病，还是非感染性疾病，是肺部感染还是中枢神经系统感染。患者发热半年，而一般状况尚可，一般感染性疾病似乎难以解释。

（二）体检结果及思维提示

T：37.3℃，P：92 次 /min，R：20 次 /min，BP：195/90mmHg。神清语利。浅表淋巴结位触及肿大。头颅无畸形，左侧外眼睑可见片状淤青，左眼巩膜可见片状出血。双侧瞳孔正大等圆，对光反射灵敏。耳鼻无异常，口唇无发绀，伸舌居中。颈两侧对称，未见颈静脉怒张及颈动脉异常搏动；颈软无抵抗，气管居中，甲状腺不大。双肺呼吸音粗，两下肺可闻及散在细湿啰音。心律齐，心音有力，未闻及杂音。腹软，无压痛反跳痛及肌紧张。肝脾未及。肠鸣音正常，移动性浊音阴性。脊柱无畸形，关节无红肿，双下肢无水肿。四肢肌力正常，双侧巴氏征、克氏征未引出。

思维提示

　　患者肺部听诊可闻及湿性啰音，结合院外肺 CT 提示患者确实有肺部病变存在，但无颈静脉怒张及下肢水肿等表现，心血管系统受累可能性较小；患者血压较高，患者无神经系统定位体征，提示缺血性脑血管病有发病基础，中枢神经系统感染需要进一步寻找证据。

四、实验室和影像学结果

（一）初步检查内容及目的

　　1. 血常规、尿常规、便常规，生化全项，溶栓治疗监测，血沉及 CRP，血气分析了解患者基本情况。

　　2. 查肺 CT，心电图及心脏超声了解患者肺部病变以及有无心肌缺血等心脏受累表现。

　　3. 查头颅 CT 及脑电图，了解头痛原因，有无脑血管病变。

（二）检查结果及思维提示

　　1. 血常规　　WBC：11.7×10^9/L，NE%：76.2%，嗜酸性粒细胞（E）%：0.2%，Hb：74g/L，PLT：317×10^9/L。

　　2. 血气分析　　pH：7.431，PCO_2：40.6mmHg，PO_2：71.8mmHg，SaO_2：94%，BE：−1.2mmol/l。

　　3. 尿常规　　SG：1.017，LEU：（++），ERY：（+++），KET：（+），PRO：（++），白细胞计数：38.28/μl，红细胞计数：715/μl，病理管型：3.44/μl，透明管型：3.44/μl。

　　4. 凝血四项和便常规未见异常。

　　5. 生化　　ALB：31.4g/L，GLB：55.7g/L，AST：10.9U/L，ALT：14.5U/L，GGT：71U/L，DBIL：8.5μmol/L，IBIL：8.7μmol/L，BUN：9.88μmol/L，CREA：323.0μmol/L，Na^+：147.0mmol/L，K^+：3.01mmol/L。

　　6. ESR＞140mm/h，CRP：64.7mg/L。

　　7. 肺 CT　　两肺支气管轻度扩张，两肺内小叶间隔增厚，可见多发粗网格影，边缘可见结节状高密度影，以两肺外周为著。

　　8. 头 CT 及脑电图　　脑电图示广泛轻度异常；头颅 CT 示腔隙性脑梗死。

　　9. 心电图未见异常，心脏超声示二尖瓣轻度关闭不全，余未见明显异常。

思维提示

　　患者检测主要的阳性发现集中在呼吸系统中的肺部表现和泌尿系统的血尿和蛋白尿，肾功能不全。患者发热，血象白细胞升高，炎性指标升高，肺部听诊和影像学表现均存在异常，且有多系统损害，能否用感染解释，可进一步查尿沉渣、尿培养、PCT、细菌内毒素明确。患者头痛，而脑电图广泛轻度异常，头颅 CT 示腔隙性脑梗死，行腰穿检查明确有无中枢神经系统感染；患者血小板和凝血常规均正常，不支持出血性疾病导致的咯血，患者多系统损害，有中度贫血，查24小时尿蛋白定量，免疫球蛋白及补体、自身抗体系列和ANCA明确有无自身免疫性疾病；患者有肺部表现和肾脏受累，查抗基底膜抗体明确有无肺出血肾炎综合征存在，查腹部B超了解肾脏形态及结构，查甲状旁腺素了解肾功能异常为急性还是慢性；患者中度贫血伴肾功能不全，需除外溶血方面的疾病，查网织红细胞比例，Coombs试验，并结合骨穿结果进行分析；监测血常规、肾功能、血气分析及肺部CT变化。

（三）进一步检查结果及思维提示

1. PCT 0.71ng/ml轻度升高，细菌内毒素未见异常。
2. 自身抗体系列未见异常，pANCA阳性，ANTI-MPO＞200RU/L。
3. 腹部B超　右肾囊肿；前列腺体积稍大；余未见异常；抗基底膜抗体阴性；24小时尿蛋白定量2.44g/L，PTH正常。
4. 骨穿　刺激性骨髓象。网织红细胞1.2%，Coombs试验正常。
5. 腰穿脑脊液生化及常规细胞学均未见异常。

思维提示

患者骨穿及网织红细胞比例，Coombs试验等结果不支持血液系统疾病导致的贫血；患者男性，无皮疹、关节炎等免疫病典型表现且自身抗体系列阴性不支持系统性红斑狼疮等弥漫性结缔组织病的存在；患者老年男性，肺部影像学结合急进性肾功能不全，ANCA结果提示pANCA阳性，ANTI-MPO＞200RU/L考虑为系统性血管炎，患者无嗜酸细胞异常升高，考虑为小血管炎中的显微镜下多血管炎（microscopic polyangiitis，MPA）；至于感染方面，患者中枢神经系统感染不能诊断，不符合SIRS的诊断标准，肺部感染可能继发于血管炎导致的肺部病变基础上产生。

五、治疗方案及理由

1. 治疗　积极使用激素、丙种球蛋白和血浆置换治疗原发病，同时兼顾感染，给予强有力的抗感染及积极的支持治疗。
2. 理由　患者主要问题为肺部出血、肺部感染和急性肾功能不全。原发病的治疗需要积极的应用大剂量的激素，但存在肺部感染，需要强有力的抗感染措施。

六、治疗效果及思维提示

1. 患者前4日住呼吸科，根据症状体征和诊断思路完善辅助检查，发现尿常规异常，有血尿蛋白尿，血肌酐进行性升高，发现pANCA阳性，MPO明显升高，给予抗感染，降压等对症处理转风湿科治疗。

2. 第 5 日入住风湿科后，患者咯血较前增加，血红蛋白进行性下降，降至 62g/L，肺部影像学 CT 提示：两肺间质病变较前进展，密度较前增重，不除外感染较前进展；血气分析 PO_2 降至 61.8mmHg，SaO_2：90%，综合分析考虑患者原发病 MPA 进展，行强有力的抗感染治疗，在美罗培南联合莫西沙星基础上给予甲泼尼龙琥珀酸钠 1g 静脉冲击治疗 3 日，同时联合血浆置换 3 次，咯血逐渐减少，颜色逐渐变为陈旧暗红色，血肌酐逐渐下降至 154.6μmol/L；第 12 日复查肺 CT：两肺间质病变范围较前未见明显变化，双肺新增多发斑片状磨玻璃影，考虑渗出性病变，不除外出血。血气分析较前无明显改变，但心电监测氧饱和度未吸氧状态下波动在 85% 左右，继续在大剂量激素治疗的基础上给予静脉用人丙种球蛋白 0.4g/(kg•d)，并给予环磷酰胺 0.2g 隔日 1 次治疗，同时口服联磺甲氧苄啶片预防感染。第 15 日复查 Hb 上升至 74g/L，第 22 日复查肺 CT：两肺多发病变范围较前无明显变化，部分病灶密度减低，余情况同前。未吸氧状态下血气分析 PO_2：78.8mmHg，SaO_2：94%，血肌酐 145.3μmol/L。

> **？思维提示**
>
> 患者主要受累脏器为肺和肾脏，经激素冲击联合免疫抑制剂环磷酰胺、血浆置换的积极治疗，患者病情逐渐好转，治疗有效。患者肺部表现间质性损害，渗出增加，血红蛋白下降，考虑为间质病变的基础上有肺泡毛细血管炎导致肺泡出血；患者病情进展快，小血管炎累及肾脏表现为蛋白尿、镜下血尿及肾功能急进性升高，经上述治疗控制了免疫反应的损伤，肾功能逐渐好转。病程治疗中感染的控制亦非常重要，积极强有力的抗感染及支持治疗也是患者病情好转的重要辅助。

最终诊断：显微镜下多血管炎、急性肾功能不全、肺泡出血、间质性肺疾病、肺部感染、高血压 3 级很高危、脑梗死。

七、本疾病最新指南解读

"2012 年 Chapel Hill 会议（CHCC）的血管炎分类标准"中根据血管壁上免疫复合物沉积的多寡将小血管炎分为 ANCA 相关性血管炎（AAV）和免疫复合物性小血管炎，其中 AAV 根据组织病理学特点将分为显微镜下多血管炎（MPA）、肉芽肿性多血管炎（GPA）、嗜酸性肉芽肿性多血管炎（EGPA）和单器官 AAV。对于 AAV 的治疗国外最新指南是英国风湿病协会和英国风湿病健康委员会 2014 年发布的，该指南在循证医学的基础上对 2007 年指南进行了更新，管理的基本原则包括：快速诊断，及时处理，尽快开展初始治疗，早期诱导缓解组织器官损害，维持缓解，尽可能达到减停药物的目的，预防药物毒副作用。指出对于诊断 AAV 后的患者，应进行疾病评估，诱导缓解可以使用糖皮质激素（glucocorticoids，GC），联合静脉使用环磷酰胺（cyclophosphamide，CTX）或利妥昔单抗（rituximab，RTX），对于没有重要脏器受累的可以考虑使用甲氨蝶呤或吗替麦考酚酯，对于有重要脏器受累或危及生命或血肌酐大于 500μmol/L 的患者，可以考虑血浆置换。GC 的使用推荐方法：口服醋酸泼尼松 1mg/kg，最大剂量可达到 60mg，12 周后快速减到 15mg。在前两次联合使用 CTX 时可静脉使用甲泼尼龙琥珀酸钠 250～500mg。环磷酰胺的使用的标准剂量是 15mg/kg，最大剂量不超过 1 500mg，根据年龄和肾功能受损程度调整使用剂量，血肌酐<300mmol/L，年龄小于60岁，按照15mg/kg静脉脉冲使用，60～70岁之间12.5mg/kg，年龄大于70岁则按照10mg/kg使用；血肌酐在300～500mmol/L，年龄小于60岁，按照12.5mg/kg静脉脉冲使用，60～70岁之间10mg/kg，年龄大于70岁则按照7.5mg/kg使用。前3个月每2周一次，后3个月每3周一次，总剂量不超过25g。RTX的推荐使用剂量375mg/(m²·周)，连续使用共4周，总量达2.5～3g。MTX的诱导剂量最多为25～30mg，每周1次，MMF每日不超过3g。对于维持缓解期的药物则推荐硫唑嘌呤或MTX，来氟米特的作用并不优于前两者；亦可考虑应用RTX 500mg，每6个月1次。对于难治性病例更推荐RTX。同时该指南还对于疾病复发的治疗和停药给予了建议和指导。

　　国内关于MPA的诊断和治疗的指南仍然为2011年发表在《中华风湿病学杂志》上的标准，指出本病尚无统一诊断标准，以下情况应考虑诊断：①中老年，以男性多见；②具有上述起病的前驱症状；③肾脏损害表现，蛋白尿、血尿或/和急进性肾功能不全等；④伴有肺部或肺肾综合征的临床表现；⑤伴有胃肠道、心脏、眼、耳、关节等全身各器官受累表现；⑥pANCA阳性；⑦肾、肺活检有助于诊断。治疗可分3个阶段：诱导期、维持缓解期和治疗复发。治疗主要采用糖皮质激素联合免疫抑制剂，免疫抑制剂包括CTX、MMF等，激素的使用可考虑口服使用泼尼松（龙）1mg/(kg·d)，一般服用4～8周后减量，待病情缓解后以维持量治疗；对于重症患者和肾功能进行性恶化的患者，可采用甲泼尼龙冲击治疗，每次0.5～1.0g静脉滴注，每日或隔日1次，3次为1个疗程，1周后视病情需要可重复。环磷酰胺：可采用口服，剂量一般2～3mg/(kg·d)，持续12周。亦可采用环磷酰胺静脉冲击疗法，剂量0.5～1g/m²，每个月1次，连续6个月，严重者用药间隔可缩短为2～3周，以后每3个月1次，至病情稳定1～2年（或更长时间）可停药观察。用药期间需监测血常规和肝功能、肾功能。对于危及生命的暴发性MPA，亦可考虑丙种球蛋白、生物制剂和血浆置换。可予以甲泼尼龙和环磷酰胺联合冲击治疗，以及支持对症治疗的同时采用血浆置换疗法。每次置换血浆2～4L，每日1次，连续数日后依情况改为隔日或数日1次。

八、结合指南对本病例的思考

　　本例患者按照国内的标准可以明确诊断MPA，有危及生命的肺泡出血和肾功能急剧进展，治疗以国内外的指南为基础，积极应用大剂量激素冲击和充分的免疫抑制剂治疗，同时加强支持治疗，进行积极强有力的抗感染，结合血浆置换清除致病抗体，使患者最终达到疾病缓解的目标。

　　就本例患者而言，受累脏器主要包括肺和肾脏，其中的中枢神经系统病变是原发病还是高血压引起仍有待探讨，但按照MPA的表现，MPA可以累及神经系统，但多以周围神经系统多见，中枢神经受累相对少见，可表现为缺血性脑卒中、颅内出血和硬脑膜炎，也可表现为脑病和脊髓病。可伴有其他脏器受累，亦可单独出现。发病机制可能为血管炎性反应分泌的细胞因子激活血小板引起血小板聚集黏附或炎症反应引起血流减慢，导致梗死。本例患者未进行中枢神经系统病理检查，且脑梗死较之前并无太大变化，未使用激素免疫抑制剂治疗时无明显进展，脑梗死同时有长期高血压病史，血压控制不佳，所以脑梗死以高血压引起的常见缺血性脑血管病可能性更大。

　　综上所述，系统性血管炎相对少见，诊断困难，重视不够，且疾病累及多系统、多脏器，病情进展迅速，需要及时处理，积极治疗。并且需要一定的临床经验，遵照指南，结合临床实际，具体问题具体分析，灵活处理原发病和感染的关系，是最终治疗成功的关键。

（高丽霞　靳洪涛）

病例 47   下肢关节疼痛 4 个月余

男, 24 岁, 工人, 2016 年 2 月 10 日来诊。

一、主诉

下肢关节疼痛 4 个月余。

二、病史询问

（一）初步诊断思路及问诊目的

患者主要症状为关节疼痛, 询问病史应该围绕关节疼痛的部位、起病方式、特点、性质、程度、随时间病情演变的过程、相应的治疗和治疗后病情的变化进行展开, 同时应该询问是否有伴发症状以及有鉴别意义的症状等。

（二）问诊的主要内容及目的

1. 关于疼痛

（1）部位：是关节、肌肉或骨骼, 单关节或多关节, 不同的风湿性疾病关节疼痛所累及的部位是不同的。

（2）特点：游走性、间歇性或持续性, 夜间痛或休息痛, 与活动之间的关系如何都需要被问及。

（3）性质：胀痛、痉挛性痛、跳痛、烧灼痛或者刺痛, 疼痛的性质可以提示有无合并神经性的损伤。

（4）程度：轻微痛、中等程度痛或剧痛。

（5）起病方式：急性还是慢性。

（6）是否伴随关节的肿胀、僵硬, 关节表面有无皮疹、皮屑等。

（7）对治疗的反应效果, 在外院使用过的药物及药效的情况。

2. 关于伴随症状　询问常规伴随症状, 如有无畏寒发热、心慌胸闷、腹痛腹泻、二便情况等。同时, 要强调询问风湿性疾病常见的症状, 并与相应的疾病进行鉴别。包括：皮疹、皮肤僵硬、光敏感、雷诺现象、口腔及黏膜的溃疡、眼部症状等。

3. 既往史的询问　包括有无感染、既往疾病及用药史, 吸烟、饮酒史, 家族史、外伤或手术史等。

（三）问诊的结果及思维提示

1. 患者起病前无明显诱因出现双眼发红, 视物模糊, 就诊于当地医院, 诊断考虑"葡萄膜炎",给予甲泼尼龙静脉输注(用量不明),后改为甲泼尼龙 32mg/d 口服(疗程不详),双眼发红及视物模糊症状好转,甲泼尼龙逐渐减量(每周减 8mg)。但随后出现左膝关节疼痛,伴有关节肿胀、局部皮温升高,检查抗核抗体谱均为阴性,左膝关节超声波检查提示腘窝囊肿,间断出现右膝关节、左踝关节疼痛,疼痛无明显游走性,继续服用甲泼尼龙时症状仍存在,以夜间和晨起时疼痛明显,中午时减轻,无腰背痛。

2. 甲泼尼龙减量至 8mg/d 时,患者再次出现右眼视物模糊,给予甲泼尼龙加量治疗(用量、疗程不详),患者右眼症状缓解后激素逐步减量(每周减 4mg),半月前始停用甲泼尼龙,停药后患者再发左膝关节疼痛,伴活动受限,为进一步诊治收入院。起病以来,患者精神和睡眠欠佳,食欲尚可,尿频、尿急和尿痛,大便正常。

3. 门诊检查　尿常规:白细胞(++);前列腺液培养及药敏提示溶血葡萄球菌,对替加环素、万古霉素、利奈唑烷、替考拉宁及磷霉素敏感,对氨苄西林 / 舒巴坦、克林霉素、青霉素 G、庆大霉素、左氧氟沙星、头孢呋辛钠、复方新诺明等耐药;双膝关节 X 线片示双膝关节组成各骨未见明显骨质异常,关节间隙可(图 47-1)。

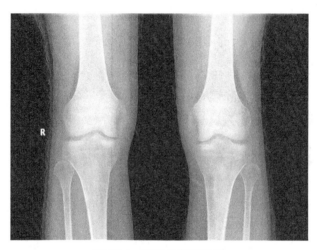

图 47-1　双膝关节 X 线片

4. 既往史　半年前因"海绵体受伤"行手术治疗(具体情况不详);诊断前列腺炎,有尿频尿急尿痛的症状,服用抗生素效果欠佳(具体用药情况不详)。否认食物、药物过敏史,否认输血史,否认家族史。

　　思维提示

　　患者以关节炎就诊,问诊发现患者同时存在眼部症状和尿路刺激征症状。应用大剂量糖皮质激素治疗有效,眼炎症状可暂时缓解,但小剂量使用或停用糖皮质激素时,眼炎和关节炎症状再发并加重。关节炎以膝、踝关节非对称关节肿痛为主,未累及手足小关节。患者有前列腺炎史,抗生素治疗效果欠佳。病情复杂,故收治入院进一步诊治。

三、体格检查

（一）重点检查内容及目的

根据问诊采集的病史资料，在完善常规系统体格检查的同时，要考虑到风湿性疾病的特征，针对患者眼炎、关节炎和尿路刺激征进行有重点的查体，并进行鉴别诊断。检查眼有无分泌物、有无眼睑水肿、结膜充血和前房积脓等；检查关节累及的部位、数量、肿胀程度及功能等；检查腹部各项体征，如腹部有无压痛、反跳痛及腹肌紧张，有无腹部包块和肾区叩击痛等。

（二）体检结果及思维提示

T：36.5℃，P：82次/min，R：20次/min，BP：110/70mmHg。全身皮肤及黏膜无黄染，无皮疹，浅表淋巴结无肿大；眼睑无水肿，结膜无充血，前房无积脓；无口腔溃疡，颈软，胸骨无压痛。听诊双肺呼吸音清，未闻及干湿啰音。心率82次/min，律齐，未闻及杂音；腹平软，左腹股沟区可见手术瘢痕，无压痛、反跳痛及肌紧张，肝脾未触及，未扪及腹部包块，双肾区无叩击痛。左膝和左踝关节肿胀、压痛和活动受限，以左膝明显，局部皮温升高，其余关节未见明显肿胀畸形；脊柱无畸形和压痛，活动可，四肢肌力正常，神经系统检查无异常。

> **？ 思维提示**
>
> 患者受累关节主要以膝和踝下肢关节为主，呈非对称性，暂不考虑以小关节受累多见的类风湿关节炎改变，或急性期以单关节红肿热痛改变多见的痛风性关节炎，需警惕是否为以下肢大关节受累多见的脊柱关节炎。同时体检未发现皮疹、口腔溃疡等其他体征。

四、实验室和影像学检查结果

（一）初步检查内容及目的

1. 血常规、尿常规、便常规+隐血、生化全项、乙肝五项、HIV-Ab、HCV-Ab，血沉、CRP，了解患者的基本情况。

2. RF、AKA、抗CCP、HLA-B27、抗核抗体谱、尿培养+药敏等，了解风湿相关疾病情况。

（二）检查结果及思维提示

1. 血常规　白细胞：6.99×10^9/L，中性粒细胞百分比：66.5%，淋巴细胞百分比：18.5%，单核细胞百分比：12%，红细胞：3.53×10^{12}/L，血红蛋白：98g/L，血小板：367×10^9/L。

2. 尿常规　白细胞：（+），尿蛋白：（-），尿比重：1.015，酸碱度：6.5，白细胞计数：85/μl。

3. 便常规+隐血：（-）。

4. 血生化 白蛋白: 30.8g/L, 球蛋白: 37.8g/L, 余肝功能、电解质、肾功能、血尿酸均正常范围。

5. 乙肝五项 HBsAb(+), 余阴性; HIV-Ab、HCV-Ab、TP-Ab 均阴性。

6. ESR: 120mm/h, CRP: 160.57mg/L。

7. RF: (−), AKA: (−), anti-CCP: (−); 抗核抗体谱: (−), HLA-B27: (+)。

思维提示

血常规提示贫血、单核细胞比例升高, 血生化提示球蛋白水平升高, 白蛋白水平稍低, 提示患者营养状态欠佳; 尿常规提示存在白细胞, 建议进一步查尿培养及药物敏感试验; ESR、CRP 明显增高, 警惕特殊感染如结核感染可能, 完善影像学检查以寻找可能存在的感染灶或肿瘤性病变, 进一步检查 T-SPOT、胸部 CT 扫描等, 了解有无结核感染。HLA-B27 阳性, 进一步检查骶髂关节 MRI 检查。

(三) 进一步检查结果及思维提示

1. 尿培养 + 药物敏感试验 无细菌生长。

2. T-SPOT: (−)。

3. 肺部 CT 右肺尖微小结节, 建议随访复查。

4. 双侧骶髂关节 MRI 未见明显异常。

思维提示

根据患者检查结果, 结核分枝杆菌感染证据不充分, T-SPOT 阴性, 肺部 CT 提示小结节, 但无结核中毒症状, 无明确的结核感染灶, 给予糖皮质激素治疗病情虽无明显改善, 但无明显恶化。回顾患者病史, 包括葡萄膜炎、前列腺炎及关节疼痛等情况, 24 岁青年男性, 关节出现症状前有明确的葡萄膜炎病史, 在入院前 1 个月余因尿道刺激征就诊, 完善前列腺液检查提示球菌感染, 并对多种常见抗生素耐药。HLA-B27 阳性, 血沉、CRP 等炎性指标增快明显, 尿中存在白细胞, 住院期间虽然尿培养无细菌生长, 但不代表无泌尿生殖道的病原体感染。根据以上分析, 考虑诊断为"反应性关节炎"。

五、治疗方案与理由

1. 治疗 抗感染、应用糖皮质激素治疗, 在症状得到控制的同时加用 DMARDs 药物。

2. 理由 针对患者前列腺炎和尿路刺激症状, 参考药敏试验选用抗生素进行有效的抗感染治疗。由于患者存在反复关节肿痛, 以及反复发作的眼部病变, 且没有明确的用药禁忌, 故采用糖皮质激素全身用药。柳氮磺吡啶对急、慢性反应性关节炎均有一定疗效, 故采用柳氮磺吡啶(1g 口服, 每日 2 次)治疗, 患者病情迁延, 症状反复, 属于慢性严重病例, 联合应用甲氨蝶呤（10mg 口服，每周 1 次）。患者主诉疼痛情况在给予糖皮质激素治疗后逐步好转，故未加用 NSAIDs 药物。另由于患者本人意愿，暂未使用生物制剂治疗。

六、治疗效果及思维提示

1. 开始给予糖皮质激素（地塞米松 5mg/d 静滴）2 日时，患者主诉症状缓解不明显，在完善相关检查的同时，考虑到无明显糖皮质激素禁忌，结合病情需要，调整糖皮质激素用量为地塞米松 10mg/d 静滴。

2. 给予糖皮质激素治疗同时，加用头孢哌酮他唑巴坦抗感染治疗，并加用质子泵抑制剂辅助治疗，防治糖皮质激素引起的胃肠道不良反应。

3. 予以柳氮磺吡啶口服，并逐步加量至 1g 口服，每日 2 次，联合用甲氨蝶呤（10mg，每周 1 次）口服，患者关节症状明显缓解后办理出院手续。建议患者注意休息，避免受凉感染，定期复查血尿常规、肝肾功能等相关指标，并告知患者糖皮质激素逐步减量，由出院时泼尼松 30mg/d 口服，两周后调整至 25mg，1 个月后门诊复诊，复查 ESR、CRP 等相关指标评估病情。

最终诊断： 反应性关节炎。

七、本疾病最新指南解读

2010 年反应性关节炎诊断及治疗指南，该指南是目前最新的指南，是在 2004 年赖特综合征诊治指南的基础上进行了更新。指南首先定义反应性关节炎（reactive arthritis, ReA）是一种发生于某些特定部位（如肠道和泌尿生殖道）感染后而出现的关节炎。典型的临床表现为非对称性寡关节炎，通常累及下肢大关节，但是大约也有 50% 的患者存在上肢关节炎。累及小关节也可见，但多程度较轻。另外还有 30% 患者有急性腰背痛，放射至臀部，夜间尤甚。关节外炎性症状和体征常见，附着点炎或滑膜炎也可以发生。其中 60%～80% 患者的人类白细胞抗原 HLA-B27 阳性。有研究显示 HLA-B27 阳性的患者关节炎和关节外症状较重，病程也多迁延。大多数患者疾病持续时间是 3～6 个月，然而慢性病程、症状持续时间可超过 12 个月，且发生在多达 20% 的患者身上。大约 5% 的患者可能合并有呼吸道病原体，如肺炎衣原体的感染。反应性关节炎典型病原体是含有脂多糖外膜的革兰氏阴性专性或兼性胞内需氧菌，它们具有侵袭性，越来越多的研究发现在滑膜中可以检测到衣原体、耶尔森菌属、沙门菌属、志贺菌属的抗原及核苷酸。虽然这些细菌大分子和核苷酸不具有特异性，但是对于反应性关节炎无微生物入侵观点是一种挑战。患者可有病原体的长期持续感染。一般 ReA 患者治疗选择包括非甾体抗炎药、抗生素、糖皮质激素、抗风湿药物以及一些对症支持治疗，还可以采用单关节局部理疗等。大量研究对于抗生素的治疗必要性、剂量以及持续的时间进行了激烈的探讨，但尚无明确定论。

八、结合指南对本病例的思考

在询问以关节痛为主诉的患者的时候，一定要想到更多，问得更多更全面，本例患者现病史当中只反映出葡萄膜炎及关节疼痛的情况，而仔细追问既往史才收集到患者"前列腺炎"的病史，并找到明确的细菌培养证据。本例患者完全采用常规治疗反应性关节炎的药物。患者虽然在入院后的尿培养中未检测出细菌，但仍考虑泌尿生殖道感染可能性最大。该患者HLA-B27为阳性，但病情仍较重，加之患者在门诊反复出现的葡萄膜炎，治疗效果欠佳，病情迁延反复，故不能根据HLA-B27阳性与否来考虑患者疾病的严重程度。另外必要时，针对反应性关节炎严重的病例，还是可以考虑全身用药的，只是在用药前一定要全面评估患者感染的情况，避免出现特殊感染的加重。在控制疾病症状的同时，要确保加用抗风湿药物改善病情，尽量避免长期大量的糖皮质激素使用所带来的风险。

（于　飞　余毅恺　胡绍先）

病例 48   反复肩背痛 7 年，加重 2 周

女，55 岁，退休，2015 年 1 月 17 日来诊。

一、主诉

反复肩背痛 7 年，加重 2 周。

二、病史询问

（一）初步诊断思路及问诊目的

从症状上看，患者主要症状集中在外周关节及背部，病史的询问应围绕肩关节、背部疼痛有无诱因，开始出现症状的时间，休息或活动后减轻还是加重，随时间演变的过程，相应的诊治过程和治疗后病情的变化展开，同时应该询问伴随症状以及有鉴别意义的症状等。

（二）问诊主要内容及目的

1. 肩部疼痛的诱因、时间、缓解程度、演变过程　肩部疼痛的发生是否有诱因，要详细询问。肩部疼痛时间，是持续性还是阵发性，劳累后还是静息时，休息后有无缓解，活动后有无加重，疼痛时是否有放射痛，双上肢有无麻木僵硬感等。此外，还要注意有无发热、头痛、脱发、口腔溃疡、皮疹、口干眼干、肌肉酸痛、胸闷胸痛、咳嗽咳痰等伴随症状。

2. 背部疼痛的程度　背部疼痛继发于肩部疼痛，休息后可缓解，疼痛加重伴双下肢麻木且有放射痛。诊断治疗后的变化均应询问。伴随症状，如有无腰酸乏力、有无胸闷胸痛，有无腹痛腹泻等。

3. 既往史的询问　包括有无颈椎病病史，有无高血压、糖尿病、肝炎、结核甚至肿瘤病史，有无吸烟、饮酒史、传染病史、个人史等。

（三）问诊结果及思维提示

1. 患者 7 年前无诱因出现双肩关节疼痛，伴后背痛，休息后可缓解，有时疼痛波及全身。2 周前肩关节及背部疼痛加重，偶有双下肢麻木伴酸痛，休息后稍缓解，但较前无明显改善。

2. 患者发病过程中无发热、头痛、无脱发、无口腔溃疡、无皮疹、无肌肉酸痛、无其他关节肿痛等其他伴随症状。

3. 2013 年 9 月 18 日至我院骨科就诊查肩关节 MRI 提示未见异常。2013 年 11 月 14 日再次至我院骨科行腰椎 MRI 平扫示腰椎退行性改变，L_4 椎体滑脱。予消炎止痛对症处理后稍缓解。后反复发作。

4. 2015年1月2日因疼痛加重至骨科行全脊柱正侧位片提示全脊柱轻度退行性改变，腰₄椎体轻度滑脱。后至我科门诊查血沉23mm/h，肌酶正常，考虑骨关节炎，先后给予洛索洛芬钠60mg每日3次口服，骨化三醇0.25μg/d口服，氯唑沙宗每次2片每日3次口服，复方倍他米松注射液封闭治疗后无明显好转。现为进一步诊治收入院。自发病来，患者精神一般，睡眠一般，进食可，大小便正常，体重较前无明显变化。

5. 颈椎病病史10年，否认高血压、糖尿病及冠心病史。否认肝炎结核肿瘤病史。否认手术、外伤史。否认输血、献血史。否认药物过敏史。生于上海杨浦区，否认疫区旅居史，无吸烟饮酒。适龄婚育，已绝经，育有一子，爱人子女体健。

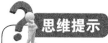

思维提示

患者病史分为2个阶段，主要特点为肩关节伴背部疼痛，治疗后病情反复，伴上述症状加重，多次骨科就诊行MRI或X线片检查未发现明显问题，病情加重伴血沉升高收入风湿免疫科病房。

三、体格检查

（一）重点检查内容及目的

根据问诊的结果，症状主要集中在双肩关节及背部，应重点据此进行查体。检查全身外周关节以及上肢掌指关节，腰背部以及全身肌肉有无压痛点，腰骶部等各项体征，如关节压痛，肌肉压痛，脊柱压痛，髋部压痛，双侧"4"字试验等。应鉴别肩背部疼痛的原因。

（二）体检结果及思维提示

T：36.2℃，P：76次/min，R：14次/min，BP：120/80mmHg。四肢肌力正常，脊柱无压痛，枕骨下肌肉附着点两侧、第5至第7颈椎横突间隙前面的两侧、两侧斜方肌上缘中点、两侧肩胛棘上方近内侧缘的起始部、两侧肱骨外上髁远端2cm处、两侧臀部外上象限的臀肌前皱襞处、两侧大转子的后方明显压痛，双侧"4"字试验可疑阳性。双肺、心脏听诊未见异常。双下肢无水肿。双侧肢体病理征阴性。

思维提示

肩背部疼痛，双侧"4"试验可疑阳性，结合血沉，HLA-B27及影像学检查可排除脊柱关节病的可能。患者肩背部疼痛，中老年女性，结合全脊柱X线片提示退行性改变，可查血钙、骨密度等排除骨质疏松症可能。

四、实验室和影像学检查结果

（一）初步检查内容及目的

1. 血常规、尿常规、生化全项、凝血四项＋D-dimer、血沉、CRP、胸部正位片及腹部B超了解患者基本情况。

2. 免疫球蛋白、HLA-B27、自身免疫全套、骨代谢标志物全套、肿瘤相关标志物等。

3. 全脊柱正侧位片　了解全脊柱退行性改变程度以及腰椎第4椎体滑脱程度。

4. 颈胸段MRI平扫　结合患者颈椎病病史，了解颈椎间盘突出程度以及颈椎胸椎情况。

5. 骶髂关节CT平扫　结合患者血沉高，双"4"字试验可疑阳性，行骶髂关节CT平扫排除脊柱关节病（图48-1）。

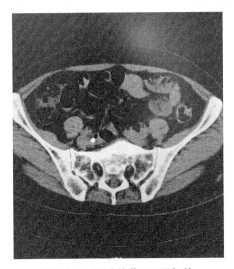

图48-1　骶髂关节CT平扫片

（二）检查结果及思维提示

1. 血常规　WBC：$8.65×10^9$/L，NE%：70.1%，Hb：122g/L，PLT：$347×10^9$/L。

2. 尿常规　pH：7.40，尿蛋白阴性，尿白细胞阴性，尿红细胞阴性。

3. 生化　AST：21U/L，ALT：28U/L，GGT：72U/L，DBIL：7.0μmol/L，IBIL：1.4μmol/L，BUN：4.6mmol/L，ALB：39g/L，CREA：59μmol/L，URIC：598.9μmol/L，Na^+：142mmol/L，K^+：4.7mmol/L，总胆固醇（TC）：6.8mmol/L，TG：2.29mmol/L。

4. 凝血四项　正常。

5. 免疫球蛋白及自身免疫全套　血沉：7mm/h，CRP：1.08mg/L，RF＜20IU/ml，补体C3：0.85g/L，补体C4：0.17g/L，IgG：12.8g/L，HLA-B27：阴性，自身抗体全套：阴性。

6. 甲状腺全套及骨代谢标志物　甲状腺全套及骨代谢标志物正常。

7. 免疫蛋白电泳及肿瘤相关标志物　免疫蛋白电泳正常，肿瘤相关标志物正常。

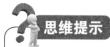

思维提示

　　患者各项检查均无阳性发现,结合患者中老年女性,症状持续的时间及检查结果,鉴别的主要方向在于肿瘤、内分泌、血液病、骨关节疾病以及风湿免疫疾病方面。经过临床上一系列的血液检查初步可以将肿瘤、内分泌疾病及血液病排除。检查上可进一步行颈胸椎MRI平扫、全脊柱正侧位片及骶髂关节CT来排查。

(三)进一步检查结果及思维提示

　　1. 全脊柱正侧位片　全脊柱轻度退行性改变,腰$_4$椎体轻度滑脱,腰椎序列不稳,心肺隔未见明显异常。

　　2. 颈胸段MRI平扫　C_4/C_5、C_5/C_6椎间盘突出,颈胸椎退行性变。

　　3. 骶髂关节CT平扫　骶髂关节CT未见明显异常。

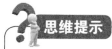

思维提示

　　患者肩背痛时间较长且反复发作加重,对症治疗后无明显缓解。病情较为疑难,不过可以用一元论来解释诊断。经过一系列的检查来鉴别诊断,患者符合纤维肌痛综合征的分类标准中9对解剖位点中的7对即:枕骨下肌肉附着点两侧、第5至第7颈椎横突间隙前面的两侧、两侧斜方肌上缘中点、两侧肩胛棘上方近内侧缘的起始部、两侧肱骨外上髁远端2cm处、两侧臀部外上象限的臀肌前皱襞处、两侧大转子的后方明显压痛。参照1990年美国风湿病学会提出的FMS分类标准,该患者同时符合持续3个月以上的全身性疼痛以及18个已确定的解剖位点中至少11个部位存在压痛这两个条件。

五、治疗方案及理由

　　1. 治疗　洛索洛芬钠60mg每日3次,口服。阿米替林12.5mg每日1次,睡前口服。消痛贴膏1贴,每日2次外用。

　　2. 理由　患者诊断为纤维肌痛综合征,主要症状是肩关节及背部疼痛明显。一方面使用抗炎镇痛药(NSAIDs)来控制症状,另一方面使用三环类抗抑郁药来治疗,三环类抗抑郁药是目前应用最为广泛,可明显缓解全身性疼痛,改善患者情绪,抗胆碱能作用明显,并常伴抗组胺、抗肾上腺素能等其他不良反应。

六、治疗效果及思维提示

　　经治疗,患者肩关节及背痛已经明显缓解,睡眠及情绪较前明显好转,主动要求出院,回家休养,出院后我科门诊定期随访。

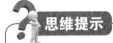

思维提示

　　对于此类疾病往往首先想到的使用非甾体抗炎药来对症治疗，但治疗效果较差，必要时加用抗抑郁药或肌松类药物来治疗原发病，这样的治疗方案是非常有效的。结合病程特点及检查结果，考虑为纤维肌痛综合征。

最终诊断：纤维肌痛综合征。

七、本疾病最新指南解读

　　2012 年加拿大纤维肌痛综合征的诊断和管理指南，该指南是目前最新的指南，是在 2011 年指南的基础上，进一步应用一种新的循证医学系统方法对证据的质量以及建议等级进行再次评价，建议纤维肌痛综合征应从综合性的角度给予全程管理。

　　首先，指南从定义解读开始介绍纤维肌痛综合征。纤维肌痛综合征（fibromyalgia syndrome，FMS）是一种病因不明的以全身广泛性疼痛以及明显躯体不适为主要特征的一组临床综合征，常伴有疲劳、睡眠障碍、晨僵以及抑郁、焦虑等精神症状。FMS 可分为原发性和继发性两类。前者为特发性，不合并任何器质性疾病；而后者继发于骨关节炎、类风湿关节炎、系统性红斑狼疮等各种风湿性疾病，也可继发于甲状腺功能低下、恶性肿瘤等非风湿性疾病。FMS 病因及发病机制目前尚不清楚。

　　其次，指南再次阐述了纤维肌痛综合征的临床症状与体征。①疼痛：全身广泛存在的疼痛是 FMS 的主要特征。一般起病隐匿，大部分患者就诊时不能准确回忆起疼痛开始的时间。也有部分患者疼痛出现于外伤之后，并由局部逐渐扩展到其他部位。FMS 的疼痛呈弥散性，一般很难准确定位，常遍布全身各处，以颈部、肩部、脊柱和髋部最常见。疼痛性质多样，疼痛程度时轻时重，休息常不能缓解，不适当的活动和锻炼可使症状加重。劳累、应激、精神压力以及寒冷、阴雨气候等均可加重病情。②压痛：FMS 唯一可靠的体征即全身对称分布的压痛点。在压痛点部位，患者对"按压"反应异常敏感，出现痛苦的表情或拒压、后退等防卫性反应。这些压痛点弥散分布于全身。常位于骨突起部位或肌腱、韧带附着点等处，仔细检查这些部位均无局部红肿、皮温升高等客观改变。大多数 FMS 患者压痛点的分布具有一致性，已确定的 9 对（18 个）解剖位点为：枕骨下肌肉附着点两侧、第 5、7 颈椎横突间隙前面的两侧、两侧斜方肌上缘中点、两侧肩胛棘上方近内侧缘的起始部、两侧第 2 肋骨与软骨交界处的外上缘、两侧肱骨外上髁远端 2cm 处、两侧臀部外上象限的臀肌前皱襞处、两侧大转子的后方、两侧膝脂肪垫关节褶皱线内侧。③疲劳及睡眠障碍：约 90% 以上的患者主诉疲劳，约 15% 可出现不同程度的劳动能力下降，甚至无法从事普通家务劳动。患者常诉即使在清晨醒后也有明显疲倦感。90%～98% 的患者伴有睡眠障碍，表现为多梦、易醒、甚至失眠等。精神紧张、过度劳累及气候变化等均可加重上述症状。④神经、精神症状：情感障碍是 FMS 常见临床症状，表现为情绪低落，对自己病情的过度关注，甚至呈严重的焦虑、抑郁状态。很多患者出现注意力难以集中、记忆缺失、执行功能减退等认知障碍。一半以上 FMS 患者伴有头痛，以偏头痛最为多见。眩晕、发作性头晕以及四肢麻木、刺痛、蚁走感也是常见症状，但无任何神经系统异常的客观证据。⑤关节症状：患者常诉关节疼痛，但无明显客观体征，常伴有晨僵，活动后逐渐好转，持续时间常＞1小时。⑥其他症状：约30%以上患者可出现肠激惹综合征，部分患者有虚弱、盗汗、体质量波动以及口干、眼干等表现，也有部分患者出现膀胱刺激症状、雷诺现象、下肢不宁综合征等。

最后分析了诊断方面的技巧和治疗方法。诊断时不明原因出现全身多部位慢性疼痛，伴躯体不适、疲劳、睡眠障碍、晨僵以及焦虑、抑郁等，经体检或实验室检查无明确器质性疾病的客观证据时，需高度警惕FMS。全身多处压痛点阳性是诊断必不可少的条件。必须强调的是FMS并非"排除性疾病"，有其自身的临床特点。目前诊断多参照1990年美国风湿病学会提出的FMS分类标准。其内容如下：①持续3个月以上的全身性疼痛，即分布于躯体两侧，腰的上、下部以及中轴（颈椎、前胸、胸椎或下背部）等部位的广泛性疼痛。②18个已确定的解剖位点中至少11个部位存在压痛。检查时医生用右手拇指平稳按压压痛点部位，相当于$4kg/cm^2$的压力，使得检查者拇指指甲变白，恒定压力几秒钟。各压痛点检查方法一致，同时需使用相同方法按压前额中部、前臂中部、手指中节指骨、膝关节内外侧等部位，排除患者"伪痛"。同时符合上述2个条件者，诊断即可成立。但该标准所强调的是FMS与其他类似疾病的区别，没有包括疲劳、睡眠障碍、晨僵等特征性的临床表现，应用该标准时应考虑到上述特点，以提高诊断的可靠性。FMS诊断成立后，还必须检查有无其他伴随疾病，以区分原发性与继发性。FMS一经诊断，对患者的宣教极为重要，给患者以安慰和解释，使其理解该病的确存在，无任何内脏器官受损，可以得到有效的治疗，不会严重恶化或致命。目前FMS仍以药物治疗为主，辅以非药物治疗，如患者宣教以及认知行为治疗、水浴疗法、需氧运动等，可以明显提高疗效，减少药物不良反应。因此，最佳治疗方案应由风湿科、神经科、医学心理科、康复科及疼痛科等多学科医生共同参与制定，针对不同个体采取药物和非药物联合的协同治疗。

八、结合指南对本病例的思考

本例患者按照1990年美国风湿病学会提出的FMS分类标准来诊断。但该标准所强调的是FMS与其他类似疾病的区别，没有包括疲劳、睡眠障碍、晨僵等特征性的临床表现，应用该标准时应考虑到上述特点，以提高诊断的可靠性。FMS诊断成立后，还必须检查有无其他伴随疾病，以区分原发性还是继发性。本例患者从最初的排查常见结缔组织病以及其他系统疾病开始入手，随着检查的深入，结合病史以及最新的指南应该想到该疾病。FMS一经诊断，对患者的宣教极为重要，给患者以安慰和解释，使其理解该病的确存在，无任何内脏器官受损，可以得到有效的治疗，不会严重恶化或致命。

（万　伟　赵东宝）

病例 49 多关节肿痛 5 年余

女,62岁,工人,2015年3月16日来诊。

一、主诉

多关节肿痛5年余。

二、病史询问

(一)初步诊断思路及问诊目的

从症状上看,患者主要症状为多关节炎,病史的询问应首先需要明确是否存在关节炎症。关节炎是指由炎症、感染、创伤或其他因素所致的关节炎性病变,表现为关节的红、肿、热、痛和功能障碍。炎症性关节痛的特点是关节出现肿胀或积液、关节压痛和僵硬,特别是晨僵。此外,关节局部皮温升高等也提示关节炎。具备上述表现意味着出现了炎症性关节病,否则可能是非炎症性关节病或功能性关节痛。其次关节肿痛部位、程度,随时间演变的过程、相应的治疗和治疗后病情的变化进行展开,同时应该询问伴随症状以及有鉴别意义的症状等。

(二)问诊主要内容及目的

1. 了解患者发病前健康情况,发病年龄和诱因,发病方式,前驱表现,首发部位,演变过程,病变范围,伴随现象,加重或缓解因素,接受过的检查和治疗,以及对治疗的反应等。患者的年龄、性别等对诊断有提示作用,如类风湿关节炎多发生于中青年女性,骨关节炎更多见于老年人。了解病程长短与疼痛特点:急性关节炎为数小时至1周内出现关节肿痛和功能障碍,伴或不伴红、热。常见的急性关节炎为痛风性关节炎和急性感染性关节炎。慢性关节炎为发病缓慢,病程通常持续1个月或更长时间,常见疾病为类风湿关节炎、脊柱关节炎、结缔组织病相关的关节炎和慢性感染性关节炎(如结核等)。夜间或休息后加重通常提示炎症性疼痛,如类风湿关节炎、脊柱关节炎、痛风等;而活动后症状加重,提示骨关节炎或非风湿病性骨关节疼痛。关节炎患者是否伴有其他部位症状对甄别何种疾病非常重要。如伴有足跟痛或虹膜炎者首先考虑脊柱关节;如合并银屑病者则需考虑银屑病关节炎的可能;伴有发热、蝶形红斑、脱发、口眼干燥或雷诺现象等时常常为弥漫性结缔组织病。

2. 关于首发关节,应考虑到发病急或缓,局部表现,单发或多发,游走或固定,对称或非对称,上肢或下肢或上下肢,病程呈持续性、一过性或复发性,缓解方式,及有无后遗症。

（三）问诊结果及思维提示

患者于 5 年余前无明显诱因出现多关节疼痛、活动受限，累及双手远端指间关节、腕掌关节、双膝关节、双髋关节等，双膝关节疼痛以上下楼及蹲起时为著，伴胶着感，晨僵约 10 分钟。1 周前出现双手第一腕掌关节疼痛，活动受限。无尿急、尿痛、尿频，无口干、眼干，无反复口腔溃疡，无光过敏、皮疹，无眼炎，无足跟痛，无皮肤变紧变硬，无张口受限，无雷诺现象等。既往体健。无烟酒等不良生活嗜好。

> **思维提示**
>
> 根据关节受累数量可分为单关节炎、寡关节炎和多关节炎。4 个以上关节受累为多关节炎。骨关节炎最常见的表现是关节局部的疼痛和压痛。负重关节及双手最易受累。一般早期为轻度或中度间断性隐痛。休息时好转，活动后加重，随病情进展可出现持续性疼痛。或导致活动受限。关节局部可有压痛，在伴有关节肿胀时尤为明显。手骨关节炎主要累及远端指间关节、近端指间关节或第一腕掌关节，极少累及掌指关节和整个腕关节。患者可出现晨起或关节静止一段时间后僵硬感，活动后可缓解。晨僵时间一般数分钟至十几分钟，很少超过 30 分钟。

三、体格检查

（一）重点检查内容及目的

根据问诊的结果，症状主要为多关节肿痛，应重点据此进行查体。检查时应将患侧与健侧对比，或与检查者的健康关节对比。细致的体检往往为确定诊断提供重要的线索。多个小关节梭形肿胀常见于类风湿关节炎，而手关节腊肠样肿胀或伴发皮肤银屑病样皮疹提示银屑病性关节炎。触诊时在远端指间关节触摸到的骨性结节（Heberden 结节）、在近端指间关节触摸到的骨性结节（Bouchard 结节）则提示为骨关节炎；双肘关节伸侧皮下结节可能为类风湿结节；出现在趾关节或指间关节周围或耳郭的结晶样结节提示为痛风性关节炎。

（二）体检结果及思维提示

T：36.5℃，P：78 次 /min，R：18 次 /min，BP：125/70mmHg。神清，皮肤无黄染及皮疹，全身浅表淋巴结无肿大，双肺呼吸音清，未闻及干湿性啰音。心律齐，未闻及杂音，腹软，无压痛，肝脾肋下未触及，移动性浊音（-），肠鸣音 2 次 /min，双手示指、中指、无名指和小指可见 Heberden 结节，第 5 指可见蛇样畸形，双手第一腕掌关节突出，呈方形手改变；双膝关节骨性膨大，活动受限，压痛阳性，浮髌征（-），骨擦感（+）；右髋关节外旋受限，右侧"4"字试验阳性。其他关节无肿胀及压痛。双下肢不肿。

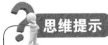

思维提示

　　典型的骨关节炎可出现关节膨大，触诊时沿关节间隙有轻微压痛，活动受限，活动时可出现摩擦音。该病通常渗出液极少，渗出液较多时，需排除晶体性沉积性关节炎和类风湿关节炎。骨关节炎最常发生于手、膝、髋关节和脊柱（颈、腰椎），手部骨关节炎体格检查可有特征性表现，如赫伯登（Heberden）结节（远侧指间关节周围的骨膨大）近侧指间关节有时亦会被累及布夏尔（Bouchard）结节。骨关节炎不常累及踝、腕、肘关节。观察患者的步态也很有意义，髋、膝部严重骨关节炎患者典型步态表现为一种防卫疼痛的步态，即患侧腿通过减小步幅以缓解疼痛，负重时患侧还会出现"打软"步态。

四、实验室和影像学检查结果

（一）初步检查内容及目的

1. 血常规、尿常规、生化全项、血沉、CRP　了解患者基本情况。

2. 自身抗体检查　抗核抗体（ANA）、类风湿因子（RF）、抗核周因子抗体（AKA）、抗角蛋白抗体（APF）、抗环瓜氨酸肽抗体（CCP）。

3. 双手X线片和双膝关节X线片　了解双手关节和双膝关节情况（图49-1、图49-2）。

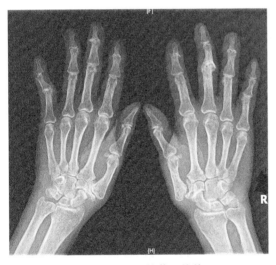

图49-1　双手关节X线片

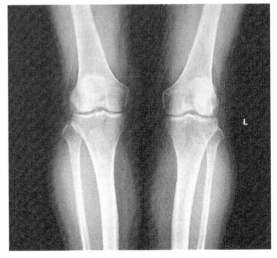

图49-2　双膝关节X线片

（二）检查结果及思维提示

1. 血常规　WBC：5.09×10^9/L，Hb：128g/L，PLT：218×10^9/L。

2. 尿常规　LEU：（-），ERY：（-），KET：（-），PRO：（-），SG：1.015。

3. 生化　ALB：38.5g/L，GLB：36.5g/L，AST：12U/L，ALT：16U/L，GGT：58U/L，DBIL：

6.5μmol/L，IBIL：7.7μmol/L，BUN：3.22μmol/L，CREA：68.4μmol/L，URIC：301μmol/L，Na⁺：140mmol/L，K⁺：4.0mmol/L。

4. ESR：24mm/h，CRP：16mg/L。

5. RF：40IU/ml，AKA：（-），APF：（-），抗 CCP 抗体：（-），ANA：（-）。

6. 双手 X 线片　双手部分指骨可见骨质增生硬化，右手第一腕掌关节半脱位。

7. 双膝关节 X 线片　双膝关节骨性关节面硬化，关节间隙变窄，双侧髌骨边缘、胫股骨内外侧髁、腓骨头及髁间嵴可见骨质增生，胫骨平台关节面硬化。

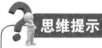

思维提示

　　关节炎的鉴别诊断需从临床表现、体检、血清学检查和影像学几方面入手。手、髋和膝关节的骨关节炎易被误诊为类风湿关节炎。一般情况下，骨关节炎为退行性骨关节病，发病年龄多在 60 岁以上，主要累及膝、脊柱等负重关节。活动时关节痛加重，关节肿胀和积液较少见。特征性表现为手指远端指间关节的赫伯登（Heberden）结节和近端指关节的布夏尔（Bouchard）结节。大多数骨关节炎患者 ESR 正常，类风湿因子阴性或低滴度阳性。但 AKA、APF 和 CCP 不会出现阳性。X 线示关节间隙狭窄、关节边缘呈唇样增生或骨赘形成。

五、治疗方案及理由

1. 治疗　给予非甾体抗炎药、硫酸氨基葡萄糖和双醋瑞因。

2. 理由　患者的主要问题在多关节疼痛。治疗目的在于缓解疼痛、阻止和延缓疾病的进展、保护关节功能、改善生活质量。治疗方案应个体化。充分考虑患者的患病危险因素、受累关节的部位、关节结构改变、炎症情况、疼痛程度、伴发病等具体情况及病情。治疗原则应以非药物治疗联合药物治疗为主，必要时手术治疗。

六、治疗效果及思维提示

经治疗，多关节疼痛好转。

思维提示

　　治疗是有效的。非甾体抗炎药种类及剂量的选择应个体化，充分考虑患者个人的基础情况，对老年患者应注意心血管和胃肠道的双重风险，治疗方案是有效的。骨关节炎慢作用药（DMOAD）及软骨保护剂类药物一般起效较慢，需治疗数周才见效，但具有降低基质金属蛋白酶、胶原酶等活性的作用，既抗炎、止痛，又可保护关节软骨，并有延缓骨关节炎发展的作用。对于本病目前尚未有公认的理想的药物，常用药物有硫酸氨基葡萄糖、双醋瑞因、硫酸软骨素等。

最终诊断：骨关节炎。

七、本疾病最新指南解读

骨关节炎的治疗包括非药物治疗、药物与外科治疗。欧洲抗风湿病联盟（EULAR）2003年制定了膝骨关节炎和髋骨关节炎的治疗指南并进行了临床验证，以达到控制疼痛、减轻残疾、改善关节功能和提高生存质量、避免不良反应的目的。治疗指南包括非药物治疗手段和药物治疗。

非药物治疗：①患者的教育（包括家庭、朋友、照顾者）；②自我锻炼（应根据个体化和循序渐进的原则，制订合理的训练计划）；③社会关怀（电话访问）；④饮食、减轻体重（超重者）；⑤物理治疗（需氧运动、肌力与活动幅度练习、护膝，合适的鞋、鞋垫）；⑥职业治疗（辅助支撑器具、关节保护、体能保持）；⑦矿泉疗法；⑧针灸；⑨维生素 B、C、E；⑩矿物质。

药物治疗：①对乙酰氨基酚，如扑热息痛；COX-2 特异性抑制剂、选择性抑制剂和非选择性抑制剂（吲哚类、丙酸类、他汀类、芬酸类、昔康类）等非甾体抗炎药；其他镇痛剂如曲马多、阿片类。②补充无机盐，各种钙片（碳酸钙、乳酸钙、活性钙等）、维生素 D。③软骨保护剂，硫酸氨基葡萄糖；硫酸软骨素。④降钙素。⑤关节腔内注射，糖皮质激素、透明质酸盐（玻璃酸钠注射液）。⑥局部外用药，双氯芬酸软膏、甲基水杨酸、辣椒素。

手术治疗：对于经过正规的非手术治疗后效果不佳、患者存在持续性关节疼痛而严重影响日常生存质量的，可以考虑行外科手术治疗，如关节镜下切除术或摩削术、滑膜切除术、关节镜清理、关节（镜）灌洗、截骨术、关节置换术等。

2012 年美国风湿病学会（ACR）更新了 2000 年制定的关于膝和髋骨关节炎治疗指南。此次修改主要以文献证据和专家共识为依据，在权衡药物与非药物治疗利弊的基础上制定出不同证据级别的治疗方案。该指南指出，临床医生在选择治疗方案时，对于选择同等级证据的建议并不存在先后原则，应该结合患者基础健康状况选择最佳方案。本次更新意见对于膝和髋骨关节炎患者，强调了长期应用非甾体抗炎药的同时应服用质子泵抑制剂（PPI）降低其胃肠道的不良反应；对于推荐的药物及非药物治疗不满意且不愿意接受手术的患者可以应用阿片类止痛剂。指南更新见表 49-1，分为"强烈建议""条件建议""不推荐""部分反对"及"完全反对"5 种等级。由于北美很少采用药物治疗骨关节炎，因此指南没有强烈推荐药物治疗；同样，该指南对于手术治疗并未提出指导意见。

2014 年 ESCEO 发布了关于膝 OA 治疗流程推荐，建议根据现有证据将所有建议治疗设计一个合乎逻辑的 OA 治疗流程；推荐使用慢作用改善 OA 症状药物（SYSADOAs）特别是专利级晶态硫酸氨基葡萄糖胺作为 OA 治疗的一线疗法，专利级晶态硫酸氨基葡萄糖胺具有中

表 49-1　2012 年 ACR 关于骨关节炎指南的更新

部位	非药物治疗	药物治疗
手骨关节炎	条件建议：评估患者完成日常生活的能力，指导患者保护关节的技巧，提供患者完成日常生活的辅助设施，指导透热疗法应用，对掌骨关节炎患者提供夹板固定	条件建议：建议外用辣椒素、NSAIDs（包括 COX-2 抑制剂）、曲马多等 部分反对：关节腔内注射及应用阿片类镇痛药；如果患者 ≥75 岁，外用比口服 NSAIDs 更好；如果患者 <75 岁，外用或口服 NSAIDs 均可选用

续表

部位	非药物治疗	药物治疗
膝骨关节炎中重度慢性患者	强烈建议：进行有氧运动、游泳等、减轻体质量 条件建议：自我管理、按摩与监督锻炼、心理社会干预、内侧髌骨贴扎、膝内翻及膝外翻的楔形鞋垫、指导透热疗法应用、助行工具、太极、中医针灸、经皮电刺激 不推荐：平衡训练、只接受按摩、穿护膝、应用外侧髌骨贴扎	条件建议：应用对乙酰氨基酚、口服及外用 NSAIDs、曲马多、关节腔内局部应用激素 部分反对：采用硫酸软骨素、氨基葡萄糖、外用辣椒素 不推荐：关节腔内注射透明质酸、应用度洛西汀及阿片类止痛药。
髋骨关节炎	强烈建议：有氧运动、游泳等、减轻体质量 条件建议：自我管理、按摩与监督锻炼、心理社会干预、指导透热疗法应用、采用助行工具 不推荐：平衡训练、只接受按摩、太极等	条件推荐：采用对乙酰氨基酚、口服 NSAIDs、曲马多及关节腔内局部应用激素 部分反对：采用硫酸软骨素及氨基葡萄糖 不推荐：关节腔内注射透明质酸、外用 NSAIDs、度洛西汀、阿片类止痛药

度的疼痛缓解作用；局部或口服 NSAIDs，耐受性是选择 NSAIDs 的重要考虑因素；在更严重的情况，弱阿片类药物（如曲马多）可用于镇痛，缓释制剂可将不良事件减至最低；在 OA 治疗中，关节内注射透明质酸也发挥着重要的作用。

八、结合指南对本病例的思考

本例患者按照 2012 年 ACR 骨关节炎指南的要点进行治疗，非甾体抗炎药遵从了个体化原则。综上所述，骨关节炎发病率高，治疗应遵照指南原则，结合临床实际灵活运用。尽管目前还没有获批用于临床的 DMOAD 药物，但已有一些具有软骨保护的作用、具备 DMOAD 特点的候选药物正在研究之中，具有确切的 DMOAD 药物已显露曙光，值得期待。

（孟　娟　郑　毅）

病例 50　　间断双膝关节肿痛 15 年余，加重 1 个月

女, 67 岁, 教师, 2014 年 5 月 6 日来诊。

一、主诉

间断双膝关节肿痛 15 年余, 加重 1 个月。

二、病史询问

（一）初步诊断思路及问诊目的

从症状上看, 患者主要症状为双膝关节肿痛, 病史的询问应了解关节肿痛部位、程度, 随时间演变的过程、相应的治疗和治疗后病情的变化展开, 同时应该询问伴随症状以及有鉴别意义的症状等。

（二）问诊主要内容及目的

1. 了解患者发病前健康情况, 发病年龄和诱因, 发病方式, 前驱表现, 首发部位, 演变过程, 病变范围, 伴随现象, 加重或缓解因素, 接受过的检查和治疗, 以及对治疗的反应等。

2. 关于首发关节, 应考虑到发病急或缓, 局部表现, 单发或多发, 游走或固定, 对称或非对称, 上肢或下肢或上下肢, 病程呈持续性、一过性或复发性, 缓解方式, 及有无后遗症。

（三）问诊结果及思维提示

患者 15 年前开始无明显诱因逐渐出现双膝关节肿痛, 活动时明显, 以上下楼及蹲起时为著, 休息后可缓解, 关节活动时伴骨摩擦音。1 个月前疼痛进行性加重, 晨起关节僵硬, 持续时间一般不超过 10 分钟, 伴活动受限。无尿急尿痛尿频, 无口干、眼干, 无反复口腔溃疡, 无光过敏、皮疹, 无眼炎, 无足跟痛, 无皮肤变紧变硬, 无张口受限, 无雷诺现象等。既往体健。无烟酒等不良生活嗜好。

> **思维提示**
>
> 几乎所有的关节疾病均可累及膝关节。老年的膝关节疼痛, 最常见于骨关节炎；青少年膝关节疼痛, 需注意强直性脊柱炎。关节炎患者是否伴有其他部位症状对甄别何种疾病非常重要。如伴有足跟痛或虹膜炎者首先考虑脊柱关节炎；如合并

银屑病者则需考虑银屑病关节炎的可能；伴有发热、蝶形红斑、脱发、口眼干燥或雷诺现象等时常常为弥漫性结缔组织病。此外，发病诱因方面，如病前饮酒或大量进食海鲜等高嘌呤饮食可能为痛风关节炎，病前 2 周左右有感染病史的下肢大关节炎可能为反应性关节炎。

三、体格检查

（一）重点检查内容及目的

根据问诊的结果，症状主要集中在双膝关节，应重点据此进行查体。检查时应将患侧与健侧对比，或与检查者的健康关节对比。病变关节的异常体征表现如下：

1. 有无肿胀　关节炎的重要体征。肿胀可由软组织水肿、滑膜增生、关节腔积液，或骨性隆起所致，经检查可以区别。同时注意关节肿胀有无伴皮肤发红。

2. 有无触痛　检查者用手指直接按压患者关节局部引起的疼痛反应，并可触知局部温度变化。另外，应区别触痛来自关节还是其周围软组织。

3. 有无畸形　畸形表示关节排列不齐，可由关节软骨或软骨下骨破坏、骨增大、韧带破坏、组织挛缩或半脱位所致。

4. 有无骨摩擦感　是关节运动时产生的能触知或可听到的响声。在正常关节可触到粗糙的摩擦感，反映软组织活动擦过骨突部位。细小的摩擦感多为纤维化的软骨之间的摩擦。

5. 关节活动度　指各个关节应有的主动和被动活动范围。当关节结构受到破坏时则出现关节活动范围缩小，甚至不能活动。

（二）体检结果及思维提示

T：36.2℃，P：80 次 /min，R：18 次 /min，BP：112/80mmHg。身高 160cm，体重 75kg。神清，精神可。双肺呼吸音清，未闻及干湿啰音。心律齐，心音有力，未闻及杂音。腹软，无压痛、反跳痛及肌紧张，肝脾肋下未及。双膝关节肿胀，浮髌征阳性，骨擦感阳性。

思维提示

典型的膝骨关节炎表现，多为缓慢发作的关节深部疼痛，疼痛常因活动而加剧，休息后可以缓解。患者晨起或一整天未活动时，会感到关节僵硬，但持续时间一般不会超过 30 分钟，并可通过活动或热疗得以缓解。疼痛常发生于脊柱、手、膝、髋关节，其他部位的疼痛不太多见。急骤发作的疼痛、搏动性及剧烈的触痛一般不是骨关节炎的表现，若出现这些情况应考虑其他疾病。

四、实验室和影像学检查结果

(一)初步检查内容及目的

1. 血常规、尿常规、生化全项、血沉、CRP　了解患者基本情况。
2. 双膝关节 X 线片　了解双膝关节情况(图 50-1)。

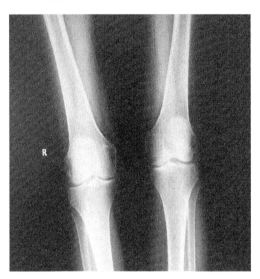

图 50-1　双膝关节 X 线片

(二)检查结果及思维提示

1. 血常规　WBC：6.55×10^9/L，NE%：71.7%，Hb：120g/L，PLT：154×10^9/L。

2. 尿常规　LEU：(−)，ERY：(−)，KET：(−)，PRO：(−)，SG：1.020。

3. 生化　ALB：40.7g/L，GLB：35.3g/L，AST：14U/L，ALT：9U/L，GGT：51U/L，DBIL：8.5μmol/L，IBIL：8.7μmol/L，BUN：2.58μmol/L，CREA：81.1μmol/L，URIC：298.9μmol/L，Na^+：141mmol/L，K^+：4.4mmol/L。

4. ESR：7mm/h，CRP：6mg/dl。

5. 双膝关节 X 线片　双膝关节骨性关节面硬化，关节间隙变窄，胫骨平台、股骨外髁可见骨质增生，髁间嵴可见骨质增生变尖，双侧髌骨边缘骨赘形成，关节面股骨质密度不均匀，间隙变窄。

思维提示

　　一般情况下，骨关节炎实验室检查多无异常发现，伴有滑膜炎时可有 ESR 和 CRP 增快。X 线是常规检查，放射学的特征性表现为：软骨下骨质硬化、软骨下囊性变及骨赘形成、关节间隙变窄等。严重时关节变形及半脱位。这些变化是骨关节炎诊断的重要依据。

（三）进一步检查结果及思维提示

关节液检查：关节液外观澄清，黏度下降，WBC：$100 \times 10^6/L$，多形核白细胞10%，黏蛋白凝集试验阳性，糖浓度50mg/L。

思维提示

骨关节炎一般关节液透明、淡黄色、黏稠度正常或略降低，但黏蛋白凝固良好。可显示轻度白细胞增多，以单个核细胞为主。对有关节渗出的骨关节炎患者，滑液分析的真正价值在于能显示其他疾病或是否同时存在其他病变。

五、治疗方案及理由

1. 治疗　给予非甾体抗炎药和氨基葡萄糖。

2. 理由　患者的主要问题在于双膝关节肿痛，活动受限。治疗目的在于缓解疼痛、阻止和延缓疾病的进展、保护关节功能、改善生活质量。治疗方案应个体化。充分考虑患者的患病危险因素、受累关节的部位、关节结构改变、炎症情况、疼痛程度、伴发病等具体情况及病情。治疗原则应以非药物治疗联合药物治疗为主，必要时手术治疗。

六、治疗效果及思维提示

经治疗，双膝关节肿痛好转。

思维提示

治疗是有效的。非甾体抗炎药既有止痛作用又有抗炎作用，是最常用的一类控制骨关节炎症状的药物。主要通过抑制环氧化酶活性，减少前列腺素合成，发挥减轻关节炎症所致的疼痛及肿胀、改善关节活动的作用。其主要不良反应有胃肠道症状、肾或肝功能损害、影响血小板功能、可增加心血管不良事件发生的风险。非甾体抗炎药应使用最低有效剂量，短疗程；有胃肠道危险因素者应用选择性环氧合酶（COX-2）抑制剂或非选择性非甾体抗炎药＋质子泵抑制剂。如患者有发生心血管不良事件的危险则应慎用非甾体抗炎药。总之，药物种类及剂量的选择应个体化，充分考虑患者个人的基础情况，对老年患者应注意心血管和胃肠道的双重风险。骨关节炎慢作用药（DMOAD）及软骨保护剂类药物一般起效较慢，需治疗数周才见效。具有降低基质金属蛋白酶、胶原酶等活性的作用，既抗炎、止痛，又可保护关节软骨，有延缓骨关节炎发展的作用。但目前尚未有公认的理想的药物，常用药物硫酸氨基葡萄糖、双醋瑞因、硫酸软骨素等可能有一定的作用。

最终诊断：双膝骨关节炎。

七、本疾病最新指南解读

2012 年美国风湿病学会（ACR）更新了 2000 年制定的关于膝和髋骨关节炎治疗指南。此次修改主要以文献证据和专家共识为依据，在权衡药物与非药物治疗利弊的基础上制定出不同证据级别的治疗方案。该指南指出，临床医生在选择治疗方案时，对于选择同等级证据的建议并不存在先后原则，应该结合患者基础健康状况选择最佳方案。本次更新意见对于膝和髋骨关节炎患者，强调了长期应用非甾体抗炎药的同时应服用质子泵抑制剂（PPI）降低其胃肠道的不良反应；对于推荐的药物及非药物治疗不满意且不愿意接受手术的患者可以应用阿片类止痛剂。指南更新见表 49-1，分为"强烈建议""条件建议""不推荐""部分反对"及"完全反对"5 种等级。由于北美很少采用药物治疗骨关节炎，因此指南没有强烈推荐药物治疗；同样，该指南对于手术治疗并未提出指导意见（表 49-1）。

2014 年 ESCEO 发布了关于膝 OA 治疗流程推荐，建议根据现有证据将所有建议治疗设计一个合乎逻辑的 OA 治疗流程；推荐使用慢作用改善 OA 症状药物（SYSADOAs）特别是专利级晶态硫酸氨基葡萄糖胺作为 OA 治疗的一线疗法，专利级晶态硫酸氨基葡萄糖胺具有中度的疼痛缓解作用；局部或口服 NSAIDs，耐受性是选择 NSAIDs 的重要考虑因素；在更严重的情况，弱阿片类药物（如曲马多）可用于镇痛，缓释制剂可将不良事件减至最低；在 OA 治疗中，关节内注射透明质酸也发挥着重要的作用。

八、结合指南对本病例的思考

本例患者按照膝骨关节炎指南的要点进行治疗，非甾体抗炎药遵从了个体化原则。综上所述，骨关节炎发病率高，治疗应遵照指南原则，结合临床实际灵活运用。应普及权威组织对骨关节炎疼痛治疗的新建议。尽管目前还没有获批用于临床的 DMOAD 药物，但已有一些具有软骨保护的作用、具备 DMOAD 特点的候选药物正在研究之中，具有确切的 DMOAD 药物已显露曙光，值得期待。

（孟　娟　郑　毅）

病例 51　反复胸痛 5 年,右膝关节肿痛 3 年

男,34 岁,职员,2006 年 11 月 13 日来诊。

一、主诉

反复胸痛 5 年,右膝关节肿痛 3 年。

二、病史询问

(一)初步诊断思路及问诊目的

患者青年男性,慢性病程,主要表现胸痛、关节肿痛,病史的询问应围绕胸痛的特点、诱因、相应检查及治疗、伴随症状进行,患者单关节肿痛,应注意询问伴随症状及有鉴别意义的症状等。

(二)问诊主要内容及目的

1. 胸痛的部位、诱因、性质、伴随症状　胸痛是临床常见的症状,很多疾病引起的胸痛有一定的部位,应首先确定胸痛的具体部位,如胸壁疾病疼痛部位常固定于病变部位,胸膜炎所致胸痛在胸廓呼吸扩张度较大的部位,纵隔或食管疾患所致的胸痛常在胸骨后,心绞痛常在胸骨后或心前区。要详细询问胸痛的诱因,如外伤、咳嗽、深吸气、劳累、紧张、吞咽等。疼痛的性质多种多样,如刺痛、酸痛、压榨样痛、闷痛等。还应注意胸痛的持续时间,有无咳嗽、咯血、吞咽困难等伴随症状,胸痛发作后是否予以检查、治疗,治疗后的反应。患者胸痛反复发作,要注意整个病程的变化。

2. 膝关节肿痛的性质、诱因、伴随症状　反复发作单关节肿痛要注意关节损伤、痛风、感染性关节炎、自身免疫病所致关节炎。需询问关节肿痛的诱因,如高嘌呤饮食、运动、外伤、生活环境等。伴随症状,如发热、盗汗、消瘦、活动受限等。

3. 既往史　包括有无慢性病史,吸烟、饮酒史,传染病史及结核等接触史,有无疫区接触史,个人史、家族史等。

(三)问诊结果及思维提示

1. 患者 5 年前无诱因出现左胸前和胸骨后针刺样疼痛,有紧缩感,伴发热,体温最高 38℃,无心悸、胸闷、肩背痛、恶心、呕吐等不适,查心肌酶升高,行冠脉造影示"弥漫性扩张改变",予退热、抗凝、扩血管、降压等药物治疗后好转。后多次于睡眠及劳累后出现心前区疼,性质同前,查心肌酶升高,诊断冠状动脉性心脏病、非 ST 抬高型心肌梗死,对症治疗后好转。

2. 3 年前开始无明显诱因出现右膝关节肿痛，伴有右第一跖趾关节肿痛，无明确高嘌呤饮食史，当地医院考虑"痛风"，具体检查不详，服双氯芬酸等药物可好转。后间断出现右膝关节肿痛，服非甾体抗炎药可好转，无其他伴随症状。

3. 2 个月前胸痛再次发作，伴发热，冠脉造影（CAG）示：前降支近段弥漫扩张，于中段 100% 闭塞，D1 近段 100% 闭塞，D2 近段狭窄并扩张；回旋支近端瘤样扩张，主干及其分支弥漫扩张，第二钝缘支 100% 闭塞；右冠脉近端 100% 闭塞。门诊检查 ANA：1∶100 均质型，ENA：（−），ANCA：（−），IgG：1 970mg/dl，补体正常，血沉：26mm/1h，CRP：19.6mg/dl，尿蛋白：510mg/24h。发病来，精神、睡眠、食欲可，自觉近 3 年来尿中泡沫增多，体重增加约 5kg。

4. 8 年前查体发现血压升高，最高 180/120mmHg，自服多种降压药（具体不详），血压控制在 130～140/90～100mmHg，无头痛、胸痛、泡沫尿、视物模糊等不适。否认肝炎、结核史。吸烟 15 年，10 支 /d，少量饮酒。否认疫区旅居史。适龄结婚。

? 思维提示

患者青年男性，慢性病程，主要表现为高血压、反复心绞痛发作、心肌梗死、疾病发作时伴发热，尿蛋白升高，CAG 示冠脉广泛受累，扩张、闭塞、瘤样病变并存，炎性标志物（ESR、CRP）升高。

三、体格检查

（一）重点检查内容及目的

1. 根据问诊结果，患者症状主要集中在心脏、血管系统，该患者 26 岁发现高血压，反复发作心绞痛、心肌梗死，而原发性高血压、冠状动脉性心脏病多发生于老年患者，常伴糖尿病、高脂血症等高危因素，为冠状动脉粥样硬化性心脏病，该患者两次冠脉造影检查，第一次结果是弥漫性扩张，第二次造影结果示冠脉广泛受累，可见节段性改变，扩张、闭塞、瘤样扩张并存，这与动脉粥样硬化斑块造成管腔狭窄、闭塞的表现不同，结合该患者发病时伴有发热、炎性标志物升高等表现，考虑其冠状动脉、外周血管病变为全身性疾病的继发表现，首先考虑为血管炎。

2. 血管炎为系统性自身免疫性疾病，因此应对疑诊患者进行全面、细致的全身体格检查，如皮肤黏膜检查，有无网状青斑、紫癜、皮肤溃疡，有无肌肉压痛，有无关节压痛，有无腹部压痛、血管杂音，有无颈部血管杂音，有无神经系统查体异常等。

3. 患者有高血压病史，现疑诊血管炎，应测量四肢血压，触诊外周血管搏动是否正常。

（二）体格检查结果及思维提示

T：37℃，P：80 次 /min，R：20 次 /min，BP：左上 135/90mm/Hg，右上 140/95mm/Hg，左下 145/95mm/Hg，右下 145/90mm/Hg。神清语利，周身皮肤黏膜无黄染，无皮疹、瘀点、瘀斑，浅表淋巴结未及肿大，头颅五官无畸形，眼、鼻、耳无异常分泌物，咽不红，扁桃体无红肿，颈软，无抵抗，双侧甲状腺无肿大，颈部未及血管杂音，双肺清，未闻及干湿啰音，心率 80 次 /min，心律齐，未闻及杂音，心界无扩大，腹软，无压痛，肝脾未及，肝肾区无叩痛，未闻及血管杂音。

双侧桡动脉搏动有力。脊柱四肢无畸形,关节无红肿、压痛,双下肢轻度指凹性水肿,四肢肌力正常、肌肉无压痛,生理反射存在,病理反射未引出。

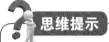

思维提示

　　患者无桡动脉搏动减弱,四肢血压无减低,颈部未及血管杂音,结合 CAG 结果,不考虑大动脉炎。该患者主要累及冠状动脉,属于中等血管,结合冠脉造影的特点,考虑结节性多动脉炎(PAN)。患者双下肢水肿,蛋白尿,提示肾性水肿,需进一步完善肾血管检查。

四、实验室和影像学检查结果

(一)初步检查内容及目的

　　1. 血常规、尿常规、尿蛋白定量、凝血功能、生化　了解患者基本情况。

　　2. 免疫球蛋白、补体、CRP、ANA、ENA、ANCA、乙肝六项　了解患者免疫学指标。

　　3. 超声心动图　患者心肌梗死病史,查超声心动了解心脏结构。同时了解主动脉血管情况。

　　4. 血管超声　进一步排查大动脉炎。

(二)检查结果及思维提示

　　1. 血常规　白细胞:7.61×10^9/L,血红蛋白:146g/L,血小板:194×10^9/L。

　　2. 尿常规　尿蛋白:(+),尿潜血:(−)。

　　3. 尿蛋白定量:420mg/24h。

　　4. 凝血功能　PT:11.3s,INR:0.91,APTT:20.6s,TT:17.8s,纤维蛋白原:2.26g/L。

　　5. 生化　血肌酐:132μmol/L,尿素氮:7.58mmol/L,TP:78g/L,ALB:45g/L,ALT:18U/L,CK:59U/L,总胆固醇:4.54mmol/L,甘油三酯:1.73mmol/L,血钾:4.39mmol/L。

　　6. 乙肝六项　HBcAb:(+),HBsAg、HBsAb、HBeAg、HBeAb 均(−)。

　　7. 免疫相关检查　IgG:11.7g/L,IgA:3.55g/L,IgM:0.77g/L,C3:98.9mg/dl,C4:19.5mg/dl,CRP:12.27mg/L,ANA:(−),ENA:(−),ANCA:(−)。

　　8. 超声心动图　节段性室壁运动异常(左室下后壁),左室下壁室壁瘤形成,左房内径42mm,左室舒张末径57mm,左室舒张功能减低,轻度二尖瓣关闭不全。

　　9. 血管超声　双侧颈动脉、头臂干及双侧锁骨上动脉未见明显异常。左胫前动脉管壁增厚,流速减低,右胫后动脉管腔变细,流速稍低。

思维提示

　　患者化验检查提示 CRP 升高,蛋白尿,血肌酐升高,考虑为血管炎、肾功能不全。ANCA 阴性,可排除 ANCA 相关性血管炎。血管超声结果不支持大动脉炎。PAN 无特异性血清反应,当没有肯定的组织学诊断时,选择性血管造影在肾、肝、腹腔血管见到小动脉瘤可以确定诊断,该患者出现血肌酐升高、蛋白尿,应进一步做肾动脉造影。

(三)进一步检查结果及思维提示

肠系膜上动脉、双肾动脉造影:肠系膜上动脉及双肾动脉主干均未见明显异常改变。肠系膜上动脉及双肾动脉小血管分支见多发小结节状瘤样扩张改变,符合 PAN 的 DSA 表现。双侧肾脏见副肾动脉供应双肾上极。

思维提示

> 青年男性,出现原因不明高血压,反复心绞痛、心肌梗死,冠脉造影提示冠脉广泛受累,可见节段性改变,扩张、闭塞、瘤样扩张并存,肠系膜上动脉、双肾动脉多发小结节状瘤样扩张改变,均支持结节性多动脉炎诊断。

五、治疗方案及理由

1. 治疗　糖皮质激素联合免疫抑制剂。

2. 理由　几乎所有 PAN 患者在诊断后均面临重要脏器受累的危险,因此积极治疗十分必要。需依据个体差异及有无合并症而决定治疗方案。主要用药是糖皮质激素联合免疫抑制剂。一般泼尼松 1mg/(kg·d),3~4 周后逐渐减量至原始剂量的半量(可每 10~15 日减总量的 5%~10%),伴随剂量递减,减量速度需越加缓慢,至每日或隔日口服 5~10mg 后维持治疗(一般不短于 1 年)。病情严重者如肾损害较重者,可予甲泼尼龙冲击治疗。

六、治疗效果及思维提示

1. 该患者明确诊断后予泼尼松 40mg/d,复方环磷酰胺 100mg/d 治疗。监测血常规、肝肾功能、CRP、尿蛋白定量等。

2. 1 个月后血肌酐上升至 148μmol/L,尿蛋白 1.6g/d。患者无发热,血压平稳,继续应用泼尼松及环磷酰胺,血肌酐逐渐下降至正常,尿蛋白 <500mg/d,CRP 恢复正常。泼尼松及CTX 缓慢减量至维持。

思维提示

> 患者糖皮质激素 + 环磷酰胺治疗有效。当 PAN 出现蛋白尿大于 1g/d、氮质血症、心肌病变、胃肠道受累、中枢神经系统病变时为预后不良因素,出现上述预后不良因素,应在泼尼松基础上加用环磷酰胺治疗。除环磷酰胺外,也可应用硫唑嘌呤、甲氨蝶呤、环孢素、霉酚酸酯、来氟米特等。

最终诊断：结节性多动脉炎。

七、本疾病诊治指南解读

1. 结节性多动脉炎是一种以中小动脉的节段性炎症与坏死为特征的非肉芽肿性血管炎。主要侵犯中小肌性动脉，呈节段性分布，易发生于动脉分叉处，并向远端扩散。

2. 结节性多动脉炎的诊断标准　1990 年美国风湿病学会（ACR）分类标准：①体重下降 ≥4kg（无节食或其他原因所致）；②网状青斑（四肢和躯干）；③睾丸痛和 / 或压痛（非感染、外伤或其他原因引起）；④肌痛、乏力或下肢压痛；⑤多发性单神经炎或多神经炎；⑥舒张压 ≥90mmHg；⑦血尿素氮 > 14.3mmol/L 或肌酐 > 133μmol/L（非肾前因素）；⑧血清 HBV 标记（HBs 抗原或抗体）阳性；⑨动脉造影见动脉瘤或血管闭塞（除外动脉硬化、纤维肌性发育不良或其他非炎症性病变）；⑩中小动脉壁活检有中性粒细胞和单核细胞浸润。上述 10 条中至少 3 条阳性者可诊断为结节性多动脉炎。诊断敏感性 82.2%，特异性 86.6%。

3. PAN 是一种节段性病变，血管壁的不同区域出现严重的坏死及炎症，其间有未受累的血管节段。由于病变分布不规则，很难获得具有诊断价值的活检标本。对未受累组织盲目进行活检是无用的。目前常用的活检部位是腓肠神经。对于存在神经病变的患者，尤其是腓肠神经传导异常者，活检的阳性率高于 80%。当没有肯定的组织学诊断时，选择性血管造影在肾、肝、腹腔血管见到小动脉瘤也可以诊断。

4. 多发性单神经炎是一种广泛分布的神经病变，表现为混合性运动及感觉功能异常。可进行肌电图检查，明确是否有周围神经损害。对于存在神经病变的患者，尤其腓肠神经传导异常者，可进行腓肠神经活检。对有肾脏受累者，可进行肾穿刺活检。

5. PAN 临床表现复杂，变化多样，需与各种感染性疾病，如感染性心内膜炎、原发性腹膜炎、胆囊炎、胰腺炎、内脏穿孔、消化性溃疡、出血、肾小球肾炎、冠状动脉粥样硬化性心脏病，多发性神经炎，恶性肿瘤及结缔组织病继发的血管炎相鉴别。典型的结节性多动脉炎还应注意与显微镜下多血管炎、嗜酸性肉芽肿性多血管炎和冷球蛋白血症等相鉴别。

6. 应根据病情轻重，疾病的阶段性，个体差异及有无合并症而决定治疗方案。目前该病治疗的主要用药是糖皮质激素联合免疫抑制剂。

7. 由于 PAN 发病率低，疾病定义经历巨大变化且治疗方案尚未标准化，因此很难明确估计预后。治疗不当者，仅 1/3 左右患者能存活 1 年，88% 患者在 5 年内死亡。肾功能衰竭是死亡的主要原因。其次为感染。年龄 >50 岁者预后差。及时诊断、尽早用药，尤其是糖皮质激素及免疫抑制剂的使用已使存活率大大提高。

八、结合指南对本病例的思考

本例患者以心血管系统、肾动脉受累为主要表现，血管造影符合结节性多动脉炎典型影像学表现，诊断明确。提示对青中年冠状动脉性心脏病、周围血管病患者应及早进行系统检查，以排查全身系统性疾病。早期诊断早期治疗对患者的预后至关重要。

（魏　蔚　巩　路）

病例 52　左下肢间歇性跛行 2 年余，头晕、头疼 1 周

女，28 岁，农民，2015 年 4 月 13 日来诊。

一、主诉

左下肢间歇性跛行 2 年余，头晕、头疼 1 周。

二、病史询问

（一）初步诊断思路及问诊目的

从症状上看，患者主要症状为头晕、头疼，左下肢跛行，可能是神经血管病变导致，病史的询问应围绕跛行、头晕头痛诱因、程度、随时间演变的过程、相应的治疗和治疗后病情的变化进行展开，同时应该询问伴随症状以及有鉴别意义的症状等。

（二）问诊主要内容及目的

1. 跛行的诱因、程度，跛行的发生是否有诱因，要详细询问。跛行是否和劳累有关，休息后是否缓解。是否伴有下肢疼痛或者感觉异常。是否伴有下肢红斑。是否伴有神经根刺激症状或者尿便障碍。根据伴发症状能够判断病变是神经源性、脊髓源性或者是外周血管病变。若患者伴有行走或站立时出现下肢疼痛麻木，休息或弯腰时症状可缓解或消失，可能是神经源性或马尾源性间歇性跛行。若患者伴有腰椎侧弯活动受限及神经根性症状和体征等尤为明显，患肢发凉，则可能提示腰椎间盘突出。如果伴有行走时患肢小腿外侧和踝前及足背疼痛加剧，休息后可缓解，可能是腓神经卡压综合征所致。如果伴有下肢束带感或无力，可能提示脊髓压迫。跛行是否予以治疗，以及治疗后的反应，要全程跟踪该症状在整个病程中的变化情况。如患者有下肢发凉，而无腰椎疼痛等其他伴随症状，可能与血管病变有关。

2. 头晕、头疼的程度　头晕是否伴有视力改变听力异常，是否伴有恶心、呕吐、视物旋转等，是否伴有晕厥，抽搐及肢体活动受限，是否伴有感觉异常如麻木、发凉等，近期睡眠及情绪是否有异常。以便于鉴别头晕是神经源性、血管源性、眼源性或者耳源性原因所导致。

3. 既往史的询问　包括有无慢性病史，吸烟、饮酒史、传染病史、个人史等。

（三）问诊结果及思维提示

1. 患者 2 年前无明显诱因出现左下肢间断跛行，伴有无力及发凉感。无腰疼及腰椎活动受限，无下肢疼痛，无下肢红斑及皮肤颜色改变。在当地医院查腰椎 CT 未见异常，下肢血管超声未见异常，给予扩血管及改善血流治疗后有好转。停药后仍进行性加重，半年前再次于

当地医院查下肢血管超声提示左足背动脉管壁增厚，管腔狭窄，未见斑块形成，余未见异常，仍给予扩张血管治疗。

2. 患者头晕，不伴有恶心、呕吐，无视物旋转，无视力改变及眼部不适，无耳鸣，无晕厥发作，无抽搐，无失语，无肢体活动受限，无情绪障碍，无记忆力减退，低热，37.6℃，乏力明显，在当地医院进行头部 CT 扫描未见异常。无特殊治疗。伴有双上肢无力、发凉、酸痛。

3. 患者近 1 周出现头疼，为非搏动性疼痛，不伴有恶心及呕吐，颈部疼痛，无肿胀，乏力加重，故来就诊。

4. 患者否认高血压病、糖尿病及冠心病史。否认肝炎结核史。否认慢性肾脏病史。阑尾切除术后。否认外伤史。否认药物过敏史。生于黑龙江，否认疫区旅居史，否认吸烟史，不饮酒。适龄婚育，育有一子。

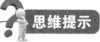

思维提示

患者为年轻女性，无烟酒嗜好，无既往病史。出现下肢跛行，头晕、头疼，考虑大血管受到累及，最常见于大动脉炎。

三、体格检查

（一）重点检查内容及目的

根据问诊的结果，症状主要集中在血管系统，应重点据此进行查体。检查大动脉搏动，如颈部、四肢血管搏动，听诊颈部、腹主动脉、肾动脉等有无血管杂音等。测量四肢血压。患者低热，应考虑是否伴有感染，应听诊肺部啰音，触诊有无淋巴结肿大，视诊看有无咽喉壁红肿及扁桃体肿大。

（二）体检结果及思维提示

T：37.5℃，P：82 次 /min，R：20 次 /min，BP：左上肢 140/70mmHg，右上肢 150/80mmHg，左下肢 180/100mmHg，右下肢 150/95mmHg。神清，精神可，无皮疹及黄染，咽后壁无红肿，扁桃体无肿大，浅表淋巴结未触及。双颈动脉搏动减弱，双侧颈动脉听诊区可闻及吹风样收缩期血管杂音，左侧锁骨上窝可闻及收缩期血管杂音，双肺呼吸音正常，未闻及干湿啰音。心律齐，心音有力，未闻及病理性杂音。腹部平坦，未见胃肠型及蠕动波，无压痛、反跳痛及肌紧张，肝脾肋下未触及，移动性浊音阴性，肠鸣音正常，未闻及腹部血管杂音。双下肢无水肿，左侧足背动脉搏动减弱。

思维提示

患者上、下肢脉压大于 10mmHg，左侧颈动脉听诊区可闻及吹风样收缩期血管杂音，左侧足背动脉搏动减弱，提示患者有血管狭窄，结合患者年纪、症状，有"大动脉炎"可能。

四、实验室和影像学检查结果

（一）初步检查内容及目的

1. 血常规、血气分析、尿常规、生化全项、凝血四项＋D-dimer，了解患者基本情况。
2. 四肢血管超声及颈部血管超声，了解血管病变的程度。

（二）检查结果及思维提示

1. 血常规　WBC: 10.55×10^9/L, NE%: 71.7%, Hb: 90g/L, PLT: 140×10^9/L, MCV: 90.8fl。
2. 尿常规　LEU:（−），ERY:（−），KET:（−），PRO:（−），SG: 1.029。
3. 生化　AST: 14U/L, ALT: 19U/L, GGT: 21U/L, DBIL: 4.5μmol/L, IBIL: 3.7μmol/L, BUN: 6.3μmol/L, CREA: 102.1μmol/L, URIC: 298.9μmol/L, Na^+: 139.8mmol/L, K^+: 4.4mmol/L, AG: 19.9mmol/L。
4. 凝血四项　PT: 12.1s, APTT: 30s, INR: 1.1, Fbg: 3.2g/L, TT: 18.70s, D-dimer: 210ng/ml。
5. 四肢及颈部血管彩超所见　双上肢腋动脉、肱动脉、桡动脉、尺动脉内径正常，内膜光滑，血流充盈正常，血流速度正常。左侧锁骨下动脉起始段内膜、中膜增厚、粗糙，左侧锁骨下动脉起始段至中段局限狭窄，局部血流速度增快。双下肢股动脉、腘动脉、胫后动脉、右足背动脉内径正常，内膜稍粗，血流充盈尚可；左侧足背动脉内径细，内膜粗糙，血流充盈尚可。双侧颈内动脉、颈外动脉内膜光滑，双侧颈总动脉内膜、中膜弥漫性增厚，管腔狭窄，血流速度明显增快。

思维提示

患者有轻度贫血，多发的血管管壁增厚，管腔狭窄，可以考虑诊断"大动脉炎"，患者跛行及头晕等症状为大动脉炎所致。目前需要进一步评估疾病活动程度。

（三）进一步检查结果及思维提示

1. 血沉：35mm/h。
2. CRP: 26.4mg/L。
3. ANA 及 ENA 系列 ANA: 1∶100，余抗体阴性。
4. ANCA 阴性。
5. 颅内血管 MRA　未见异常。
6. 腹部血管超声　腹主动脉内膜轻度粗糙，血流正常；肠系膜上动脉起始段血流速度轻度增快，血流充盈正常，未见狭窄；腹腔干、双侧髂总动脉、肾动脉未见异常。
7. 眼底检查　未见异常。
8. PPD 检查阴性。

思维提示

患者临床症状、体征和辅助检查符合1990年美国ACR"*大动脉炎*"诊断分类标准：40岁以前发病；肢体间歇性跛行；一侧或者双侧肱动脉搏动减弱；双上臂血压不等，收缩压差>10mmHg；一侧或双侧锁骨下动脉或腹主动脉区闻及血管杂音；血管造影发现主动脉或其主要分支，或肢体大动脉狭窄或闭塞的证据，上述6条中3条者可以诊断本病。患者目前血沉及CRP升高，提示疾病处于活动期。患者轻度贫血可能与大动脉炎有关，跛行及头晕均为大动脉炎导致血管狭窄所致。

五、治疗方案及理由

1. 治疗　糖皮质激素及免疫抑制剂为主，辅助治疗可使用周围血管扩张药、改善微循环药物。

2. 理由　患者为活动期大动脉炎患者，伴有血管狭窄导致的缺血症状，无明显感染。对于活动性大动脉炎患者，糖皮质激素是治疗的基础。对活动期患者可以用泼尼松1mg/(kg•d)，疾病好转后递减，直至病情稳定，5~10mg/d维持。糖皮质激素减量过程中病情可复发。对单用糖皮质激素效果欠佳或者反复复发者，可联合免疫抑制剂，常用甲氨蝶呤，其次可选用环磷酰胺、硫唑嘌呤、吗替麦考酚酯、雷公藤多苷等。抗TNF-α拮抗剂如依那西普和英夫利昔单抗治疗大动脉炎，症状和炎症指标都有好转。对症治疗可用周围血管扩张药、改善微循环药物、抗血小板药物、降压药等。

六、治疗效果及思维提示

患者住院后给予泼尼松50mg/d口服，甲氨蝶呤10mg，每周一次口服。同时给予周围血管扩张药、改善微循环药物、降压药物。3周后患者自觉头疼及颈部疼痛缓解，头晕较前好转，双上肢无力、发凉、酸痛症状减轻，跛行好转。无发热，无其他不适主诉。复查血沉为20mm/h，CRP为8.5mg/L。血尿常规及生化全项正常。泼尼松逐步减量治疗。

思维提示

治疗方案是非常有效的。临床症状减轻，血沉及CRP下降明显，疾病活动度减轻，但是患者已经有血管狭窄，静止期需要对症治疗。本病多数患者预后良好，20%为自限性疾病，其余患者可表现为复发-缓解或者进展的病程，需要长期的糖皮质激素治疗。因此需要患者定期随诊，评估病情及治疗效果，注意长期使用激素及免疫抑制剂的副作用。

最终诊断：大动脉炎。

七、本疾病最新指南

2011年中华医学会风湿病学分会制定了"大动脉炎诊断及治疗指南"。大动脉炎（takayasu arterifis，TA）是指主动脉及其主要分支的慢性进行性非特异性炎性疾病。病变多见于主动脉弓及其分支，其次为降主动脉、腹主动脉和肾动脉。主动脉的二级分支，如肺动脉、链状动脉也可受累。受累的血管可为全层动脉炎。早期血管壁为淋巴细胞、浆细胞浸润，偶见多形核中性粒细胞及多核巨细胞。由于血管内膜增厚，导致管腔狭窄或闭塞，少数患者因炎症破坏动脉壁中层，弹力纤维及平滑肌纤维坏死，而致动脉扩张、假性动脉瘤或夹层动脉瘤。

本病多发于年轻女性，30岁以前发病约占90%。40岁以后较少发病。病因迄今尚不明确，可能与感染引起的免疫损伤等因素有关。

（一）临床分型

根据病变部位可分为4种类型：头臂动脉型（主动脉弓综合征），胸-腹主动脉型，广泛型和肺动脉型。

1. 头臂动脉型（主动脉弓综合征） 颈动脉和椎动脉狭窄和闭塞，可引起脑部不同程度的缺血，出现头昏、眩晕、头痛，记忆力减退，单侧或双侧视物有黑点，视力减退，视野缩小甚至失明，咀嚼肌无力和咀嚼疼痛。少数患者因局部缺血产生鼻中隔穿孔，上腭及耳郭溃疡，牙齿脱落和面肌萎缩。脑缺血严重者可有反复晕厥、抽搐、失语、偏瘫或昏迷。上肢缺血可出现单侧或双侧上肢无力、发凉、酸痛、麻木，甚至肌肉萎缩。颈动脉、桡动脉和肱动脉搏动减弱或消失（无脉征）。约半数患者于颈部或锁骨上部可听到Ⅱ级以上收缩期血管杂音，少数伴有震颤，但杂音响度与狭窄程度之间并非完全成比例，轻度狭窄或完全闭塞的动脉，杂音不明显。血流经过扩大弯曲的侧支循环时，可以产生连续性血管杂音。

2. 胸-腹主动脉型 由于缺血，下肢出现无力、酸痛、皮肤发凉和间歇性跛行等症状，特别是髂动脉受累时症状最明显。肾动脉受累出现高血压，可有头痛、头晕、心悸。高血压为本型的一项重要临床表现，尤以舒张压升高明显，主要是肾动脉狭窄引起的肾血管性高血压；此外胸降主动脉严重狭窄，使心排出血液大部分流向上肢，可引起上肢血压升高；主动脉瓣关闭不全导致收缩期高血压等。部分患者胸骨旁或背部脊柱两侧可闻及收缩期血管杂音，其杂音部位有助于判定主动脉狭窄的部位及范围。如胸主动脉严重狭窄，于胸壁可见浅表动脉搏动，血压上肢高于下肢。大约80%患者于上腹部可闻及Ⅱ级以上高调收缩期血管杂音，在主动脉瓣区可闻及舒张期杂音。

3. 广泛型 具有上述2种类型的特征，属多发性病变，多数患者病情较重。

4. 肺动脉型 本病合并肺动脉受累并不少见，约占50%，上述3种类型均可合并肺动脉受累，单纯肺动脉受累者罕见。肺动脉高压大多为一种晚期并发症，约占1/4，多为轻度或中度，重度则少见。临床上出现心悸、气短，重者心功能衰竭，肺动脉瓣区可闻及收缩期杂音和肺动脉瓣第2心音亢进。

（二）实验室检查

无特异性实验室指标。

1. 红细胞沉降率（ESR） 是反映本病疾病活动的一项重要指标。疾病活动时ESR可增快，病情稳定后 ESR 恢复正常。

2. C 反应蛋白　其临床意义与 ESR 相同，为本病疾病活动的指标之一。

3. 抗结核菌素试验　如发现活动性结核灶应抗结核治疗。对结核菌素强阳性反应的患者，在经过仔细检查后，仍不能除外结核感染者，可试验性抗结核治疗。

4. 其他　少数患者在疾病活动期白细胞增高或血小板增高，也为炎症活动的一种反应。可出现慢性轻度贫血，高免疫球蛋白血症比较少见。

5. 影像学检查

(1) 彩色多普勒超声检查：可探查主动脉及其主要分支狭窄或闭塞（颈动脉、锁骨下动脉、肾动脉等），但对其远端分支探查较困难。

(2) 造影检查：①血管造影，可直接显示受累血管管腔变化、管径大小、管壁是否光滑、受累血管的范围和长度，但不能观察血管壁厚度的改变。②数字减影血管造影（DSA），是一种数字图像处理系统，为一项较好的筛选方法，本法优点为操作较简便，反差分辨率高，对低反差区域病变也可显示。对头颅部动脉、颈动脉、胸腹主动脉、肾动脉、四肢动脉、肺动脉及心腔等均可进行此项检查。缺点是对脏器内小动脉，如肾内小动脉分支显示不清。③ CT 和磁共振成像（MRI），增强 CT 可显示部分受累血管的病变，发现管壁强化和环状低密度影提示为病变活动期，MRI 还能显示出受累血管壁的水肿情况，有助于判断疾病是否活动。

（三）诊断要点

1. 临床诊断　40 岁以下女性，具有下列表现 1 项以上者，应怀疑本病：①单侧或双侧肢体出现缺血症状，表现为动脉搏动减弱或消失，血压降低或测不出。②脑动脉缺血症状，表现为单侧或双侧颈动脉搏动减弱或消失，以及颈部血管杂音。③近期出现的高血压或顽固性高血压，伴有上腹部Ⅱ级以上高调血管杂音。④不明原因低热，闻及背部脊柱两侧或胸骨旁、脐旁等部位或肾区的血管杂音，脉搏有异常改变者。⑤无脉及有眼底病变者。

2. 诊断标准　采用 1990 年美国风湿病学会的分类标准：①发病年龄≤40 岁，40 岁前出现症状或体征。②肢体间歇性运动障碍，活动时 1 个或多个肢体出现逐渐加重的乏力和肌肉不适，尤以上肢明显。③肱动脉搏动减弱，一侧或双侧肱动脉搏动减弱。④血压差 >10mmHg，双侧上肢收缩压差 >10mmHg。⑤锁骨下动脉或主动脉杂音，一侧或双侧锁骨下动脉或腹主动脉闻及杂音。⑥血管造影异常，主动脉一级分支或上下肢近端的大动脉狭窄或闭塞，病变常为局灶或节段性。且不是由动脉硬化、纤维肌发育不良或类似原因引起。符合上述 6 项中的 3 项者可诊断本病。此诊断标准的敏感性和特异性分别是 90.5% 和 97.8%。

3. 鉴别诊断　大动脉炎主要与以下疾病鉴别：①先天性主动脉缩窄，多见于男性，血管杂音位置较高，限于心前区及背部，全身无炎症活动表现，胸主动脉造影见特定部位狭窄（婴儿在主动脉峡部，成人位于动脉导管相接处）。②动脉粥样硬化，常在 50 岁后发病，伴动脉硬化的其他临床表现，血管造影有助于鉴别。③肾动脉纤维肌发育不良，多见于女性，肾动脉造影显示其远端 2/3 及分支狭窄，无大动脉炎的表现，病理检查显示血管壁中层发育不良。④血栓闭塞性脉管炎（Buerger 病），好发于有吸烟史的年轻男性，为周围慢性血管闭塞性炎症。主要累及四肢中小动脉和静脉，下肢较常见。表现为肢体缺血、剧痛、间歇性跛行，足背动脉搏动减弱或消失。游走性浅表静脉炎，重症可有肢端溃疡或坏死等，与大动脉炎鉴别一般并不困难。⑤贝赫切特综合征，可出现主动脉瓣及其他大血管的病变，但贝赫切特综合征常有口腔溃疡外阴溃疡、葡萄膜炎、结节红斑等，针刺反应阳性。⑥结节性多动脉炎，主要累及内脏中小动脉，与大动脉炎表现不同。

（四）治疗方案及原则

本病约 20% 为自限性，在发现时疾病已稳定，对这类患者如无并发症可随访观察。对发病早期有上呼吸道、肺部或其他脏器感染因素存在，应有效地控制感染，对防止病情的发展可能有一定意义。高度怀疑有结核菌感染者，应同时抗结核治疗。常用的药物有糖皮质激素和免疫抑制剂。

1. 糖皮质激素　激素对本病活动仍是主要的治疗药物，及时用药可有效改善症状，缓解病情。一般口服泼尼松每日 1mg/kg，维持 3～4 周后逐渐减量，每 10～15 日减总量的 5%～10%，通常以 ESR 和 C 反应蛋白下降趋于正常为减量的指标，剂量减至每日 5～10mg 时，应长期维持一段时间。活动性重症者可试用大剂量甲泼尼龙静脉冲击治疗。但要注意激素引起的库欣综合征、感染、高血压、糖尿病、精神症状和胃肠道出血等不良反应，长期使用要防治骨质疏松。

2. 免疫抑制剂　免疫抑制剂联合糖皮质激素能增强疗效。常用的免疫抑制剂为环磷酰胺、甲氨蝶呤和硫唑嘌呤等。环磷酰胺可每日口服 2mg/kg 或冲击治疗，每 3～4 周 0.5～1.0g/m^2，病情稳定后逐渐减量。甲氨蝶呤每周 5～25mg 静脉注射、肌内注射或口服。硫唑嘌呤每日口服 2mg/kg。有报道环孢素、霉酚酸酯、来氟米特等有效。在免疫抑制剂使用中应注意查血、尿常规和肝功能、肾功能，以监测不良反应的发生。

3. 生物制剂　近年来有报道使用抗肿瘤坏死因子（TNF）拮抗剂可使大动脉炎患者症状改善、炎症指标好转，但缺乏大样本的临床验证资料。TNF-α 单克隆抗体及 TNF 受体 - 抗体融合蛋白均可试用，具体用法参见药物说明。

4. 扩血管、抗凝，改善血循环　使用扩血管、抗凝药物治疗，能部分改善因血管狭窄所致的一些临床症状，如地巴唑 20mg，每日 3 次；阿司匹林 75～100mg，每日 1 次；双嘧达莫（潘生丁）50mg，每日 3 次。对高血压患者应积极控制血压。

5. 经皮腔内血管成形术　血管成形术为大动脉炎的治疗开辟了一条新的途径，目前已应用于治疗肾动脉狭窄及腹主动脉、锁骨下动脉狭窄等，获得较好的疗效。

6. 外科手术治疗　手术目的主要是解决肾血管性高血压及脑缺血。①单侧或双侧颈动脉狭窄引起的脑部严重缺血或视力明显障碍者，可行主动脉及颈动脉人工血管重建术、内膜血栓摘除术或颈部交感神经切除术。②胸或腹主动脉严重狭窄者，可行人工血管重建术。③单侧或双侧肾动脉狭窄者，可行肾脏自身移植术、血管重建术和支架置入术，患侧肾脏明显萎缩者可行肾切除术。④颈动脉窦反射亢进引起反复晕厥发作者，可行颈动脉体摘除术及颈动脉窦神经切除术。⑤冠状动脉狭窄可行冠状动脉搭桥术或支架置入术。

本病为慢性进行性血管病变，如病情稳定，预后好。预后主要取决于高血压的程度及脑供血情况，早期糖皮质激素联合免疫抑制剂积极治疗可改善预后。其并发症有脑出血、脑血栓、心力衰竭、肾功能衰竭、心肌梗死、主动脉瓣关闭不全、失明等。死亡原因主要为脑出血、肾功能衰竭。

八、结合指南对本病例的思考

本例患者完全符合大动脉炎的分类标准，有广泛的血管受累，且处于疾病活动期。对该患者的治疗以糖皮质激素为基础，用量为泼尼松 1mg/（kg•d）口服，病情平稳后激素逐渐减量治疗。同时联合甲氨蝶呤治疗。因为患者有明显血管狭窄，扩血管、抗凝，改善血循环等治疗可以改善症状。该病可以复发 - 缓解，因此需要定期随访。长期使用激素及免疫抑制剂需要监测药物副作用。

（雷红韦　李　洋）

病例 53　双上肢血压不对称半年，加重 2 个月

女，27 岁，文员，2016 年 4 月 9 日来诊。

一、主诉

双上肢血压不对称半年，加重 2 个月。

二、病史询问

（一）初步诊断思路及问诊目的

从症状上看，患者主要症状集中在动脉系统，病史的询问应围绕四肢血压的情况、差异，重要动脉及相应脏器有无缺血、功能障碍的症状，同时应该询问有无诱因、缓解因素等。

（二）问诊主要内容及目的

1. 性别、年龄　大动脉炎好发于年轻女性，巨细胞动脉炎多见于老年、白人。动脉硬化常见于伴有高血压、高血脂等高危因素的老年人，闭塞性脉管炎则多见于吸烟、焦虑的年轻男性。

2. 血压不对称的诱因、部位、程度　血压不对称的发生是否有诱因，要详细询问。具体是哪些部位的血压不对称很关键，能够帮助判断血管病变部位；血压不对称的程度，也有助于了解血管病变的程度。此外，还要注意有无静脉系统受累的症状与体征，包括有无肢体肿胀、静脉曲张、胸闷腹胀等。

3. 脏器缺血缺氧、功能障碍的程度　动脉系统受累，会导致动脉供养组织器官的缺血缺氧，从而导致脏器功能障碍。因此，需要询问脑、心、肾等重要脏器有无症状及体征，包括有无头晕头痛、黑朦晕厥、视物不清、胸闷胸痛、呼吸困难、肢体跛行、腹痛腹泻等。此外，还需要询问相应症状出现的诱发及缓解因素。

4. 其他　还包括有无慢性疾病史、习惯性流产史、烟酒史、传染病史、个人史、家族史等。

（三）问诊结果及思维提示

1. 患者于半年前体检时发现血压降低，左上肢血压 70/40mmHg，右上肢血压 105/70mmHg，否认明显诱因，否认发热、盗汗、乏力、晕厥、头晕、胸闷、上下肢运动障碍、皮肤紫癜，否认口腔及生殖器溃疡、腹痛等。

2. 患者 2 个月前逐渐出现左上肢乏力伴麻木，外院发现左侧颈动脉杂音、左侧桡动脉搏动减弱，左上肢血压测不出，右上肢血压 108/75mmHg。

3. 我院门诊就诊，血管彩超提示左侧颈总动脉管壁增厚伴重度狭窄，左侧锁骨下动脉及

左侧腋动脉管壁增厚伴狭窄，左侧颈内动脉闭塞可能，右上肢动脉血流通畅。

4. 患者无高血压、糖尿病等慢性疾病病史，无肝炎结核史；无手术、外伤、药物过敏史，无风湿病家族史，无外周血管病变和动脉粥样硬化家族史病史，无冠心病家族史。生于上海，否认疫区旅居史，否认烟酒史；未婚未育。

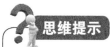

思维提示

患者病史分为 2 个阶段，主要特点为双上肢血压不对称，且呈进行性加重并出现左上肢缺血症状，同时血管彩超发现左侧颈动脉、锁骨下动脉等均有受累。现为进一步完善诊治收入我院风湿免疫科病房。

三、体格检查

（一）重点检查内容及目的

根据问诊的结果，症状主要集中在动脉系统，应重点据此进行查体。检查心血管系统各项体征，如心脏各瓣膜区听诊，测量四肢血压，完成双侧颈动脉、桡动脉、锁骨下动脉、肾动脉、腹主动脉、髂动脉、腘动脉、足背动脉的触诊及听诊等。

（二）体检结果及思维提示

T：36.5℃，P：82 次 /min，R：20 次 /min，BP：左上肢测不出，右上肢 98/50mmHg，右下肢 120/70mmHg，左下肢 114/75mmHg。神志清晰，精神尚可，左侧桡动脉搏动未及，右侧桡动脉搏动减弱，双侧股动脉、足背动脉搏动对称；左侧颈动脉可闻及 3～4/6 级收缩期杂音，未及震颤，右侧颈动脉区以及双侧锁骨上下区、腹主动脉区、肾动脉区、髂动脉区均未及明显杂音。心界不大，心率 80 次 /min，律齐，各瓣膜区未及明显杂音，双肺听诊呼吸音清。腹部平软，肝脾肋下未及，双下肢无水肿。

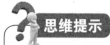

思维提示

患者左侧颈动脉杂音，桡动脉搏动左侧消失、右侧减弱，伴有左上肢血压测不出、右上肢血压降低，均提示左侧颈动脉以及双侧锁骨下动脉病变。

四、实验室和影像学检查结果

（一）初步检查内容及目的

1. 血尿便常规、生化全项、凝血四项＋D-dimer、自身抗体、肿瘤标志物、病毒抗体检查排查感染、肿瘤、结缔组织疾病等继发因素。

2. 血沉、CRP、细胞因子 了解患者炎症水平。

3. 心脏彩色多普勒超声 了解患者有无心脏瓣膜受累。

4. 全身血管MRA 了解患者血管病变范围、程度，评判疾病活动性。

（二）检查结果及思维提示

1. 血尿便常规 血常规 WBC：$6.55 \times 10^9/L$，NE%：71.7%，Hb：104g/L，PLT：$414 \times 10^9/L$，尿、便常规：（—）。

2. 生化 ALB：35g/L，GLB：35g/L，AST：14U/L，ALT：9U/L，GGT：71U/L，DBIL：8.5μmol/L，IBIL：8.7μmol/L，BUN：22.5μmol/L，CREA：81μmol/L，URIC：298.9μmol/L，Na^+：140mmol/L，K^+：4.4mmol/L。

3. 凝血＋D-二聚体 PT：11.1s，APTT：28.5s，Fbg：542.2mg/dl，D-二聚体：0.35mg/L。

4. 自身抗体 ANA、抗dsDNA抗体、抗ENA抗体、ANCA、抗心磷脂抗体均阴性。

5. 肿瘤标志物 均阴性。

6. 病毒抗体 均阴性。

7. 血沉、CRP、细胞因子 ESR：101mm/h，CRP：30.6mg/L；TNF：7.4pg/ml，IL-1β<5.0pg/ml，IL-2R：293.0U/ml，IL-6：30.1pg/ml，IL-8：5.0pg/ml，IL-10<5.0pg/ml。

8. 心脏超声 轻度主动脉反流，LVEF 70%。

？ 思维提示

患者血沉、CRP、细胞因子升高，轻度贫血、血小板增多、纤维蛋白原升高，均提示全身炎症反应。全身血管MRA见左侧颈动脉、左侧锁骨下动脉闭塞，右侧锁骨下动脉狭窄，提示存在主动脉弓重要分支病变。同时，患者无感染毒血症状，肿瘤耗竭症状，初步筛查无异常发现，排除了常见的继发因素。

总结病例：患者为青年女性，无高血压、糖尿病等动脉粥样硬化危险因素，临床上表现为左上肢缺血症状进行性加重、无脉，查体发现左颈动脉闻及血管杂音、左侧桡动脉搏动消失、右侧桡动脉搏动减弱，血管彩超及MRA提示多发动脉病变，以动脉壁增厚和管腔狭窄、闭塞为表现，伴有ESR、CRP、细胞因子等升高，因此诊断"多发性大动脉炎"。根据美国Kerr评分，患者处于疾病活动期。

五、治疗方案及理由

1. 治疗 予泼尼松15mg，每日2次，联合托珠单抗注射液（雅美罗）320mg静滴，并加用羟氯喹0.1g每日2次口服，拜阿司匹林0.1g/d口服；同时辅以质子泵抑制剂、钙剂及活性维生素D。

2. 理由 大动脉炎的经典诱导缓解方案为糖皮质激素联合环磷酰胺（cyclophosphamide，CTX）治疗。糖皮质激素能抗血管壁炎症、抗免疫反应等，改善非特异性症状以及局部缺血症状，是治疗大动脉炎的基本药物。CTX能改善大动脉炎病情及预后、降低疾病死亡率，同时减少糖皮质激素的用量，为大动脉炎经典用药。硫酸羟氯喹是常用的免疫调节药物之一，我们的团队研究发现该药对于大动脉炎患者具有预防疾病复发的积极作用。据文献报道，其他免疫抑制剂还可选用甲氨蝶呤（10～15mg每周1次）、硫唑嘌呤（50～100mg/d）等。该病例青年女性、未婚未育，常用的免疫抑制剂或者细胞毒药物均存在生殖毒性，与患者沟通后倾向应用生物制剂治疗。

近年来有较多成功的病例报道的是，联合使用抗肿瘤坏死因子（tumor necrosis factor，TNF）拮抗剂（包括英夫利昔单抗和依那西普）、白介素6（interleukin 6，IL-6）单克隆抗体等能促进疾病的诱导缓解。我们的团队也发现，IL-6在大动脉炎患者外周血和主动脉血管组织外膜高表达且具有致炎作用，同时亦促进成纤维细胞合成细胞外基质、生物学特性改变而具有促纤维化作用。该患者外周血IL-6水平明显升高，间接提示IL-6可能参与了血管壁炎症与免疫反应，因此选用托珠单抗（雅美罗）进行治疗。

患者多动脉病变，处于活动期，有发生血管栓塞风险，故加用拜阿司匹林抗血小板治疗。使用激素有发生胃肠道损害、激素相关骨质疏松等风险，故同时予以保护胃黏膜、防治骨质疏松等治疗。

六、治疗效果及思维提示

1. 1个月后，患者再次入住我院风湿免疫科，左上肢乏力、麻木症状稍有改善。查体血压左上肢仍测不出，右上肢100/55mmHg，右下肢120/75mmHg，左下肢115/75mmHg，左侧桡动脉搏动未及，右侧桡动脉搏动减弱，双侧股动脉、足背动脉搏动对称；左侧颈动脉可闻及3～4/6级收缩期杂音，未及震颤，右侧颈动脉区以及双侧锁骨上下区、腹主动脉区、肾动脉区、髂动脉区均未及明显杂音。

2. 复查血指标 ESR：40mm/h，CRP：12.3mg/L，IL-6：20.4pg/ml；Hb：115g/L，PLT：326×10⁹/L，Fbg：302.2mg/dl。

3. 再次予以雅美罗320mg静滴治疗，泼尼松减量至25mg/d口服，继续羟氯喹0.1g每日2次、阿司匹林0.1g/d口服。

? 思维提示

治疗方案是非常有效的。患者炎症指标明显下降，同时血小板及纤维蛋白原逐步下降、血红蛋白升高，也间接提示炎症反应下降。患者需要继续密切随访，待治疗半年后复查血管MRA，了解病变血管改善情况。

最终诊断：大动脉炎（活动期）。

七、本疾病最新指南解读

大动脉炎（Takayasu arteritis，TA），是一种主要累及主动脉及其分支的慢性、肉芽肿性血管炎症性疾病，在世界范围内的发病率约为（1～2）/10万，而以日本、中国、朝鲜等国发病率较高。目前，大动脉炎缺乏相应的疾病诊断、活动性评估以及治疗策略等指南与规范，是风湿免疫学领域内的疑难杂症之一。

目前 TA 已成为我国继发性高血压常见原因之一，且好发于育龄期女性，32%~77% 的患者起病年龄小于 40 岁。该病可出现血管的狭窄、闭塞或扩张致使受累脏器缺血、梗死，最终导致脏器功能衰竭，严重者威胁患者生命。

TA 的临床表现主要包括全身症状和病变血管狭窄或闭塞后导致的局部缺血症状。全身症状具有隐匿性、非特异性，可在局部症状或体征出现前数周至数月即出现，包括发热、全身不适、疲劳、盗汗、体重下降、食欲下降、肌痛、关节炎、结节红斑等。血管狭窄导致的局部症状，最常见跛行（可累及上肢或下肢）、脉搏减弱或消失（包括肱动脉、桡动脉、颈动脉及足背动脉）、高血压、双臂血压不对称、动脉血管杂音和头晕。该患者病程中出现双侧血压不对称、左上肢脉搏减弱至无脉，均具有非常好的提示意义，需要临床医生高度警惕。

根据血管病变部位可分为 5 种类型：头臂动脉型（主动脉弓综合征）、胸 - 腹主动脉型、主 - 肾动脉型、广泛型和肺动脉型。该患者受累血管包括双侧颈内动脉、双侧锁骨下动脉、左肾动脉及左股动脉中下段受累，兼具有头臂动脉型（颈内动脉、锁骨下动脉）、主 - 肾动脉型（左肾动脉）以及胸 - 腹主动脉型（左股动脉），因此诊断患者为广泛型。

血沉和 C 反应蛋白等炎性指标，是反映疾病病变活动的一项重要指标，同时亦可伴有轻度贫血、白细胞增高或血小板增高，免疫球蛋白升高。但现有的各项指标诊断特异性均不高，近年研究发现 IL-6 对于疾病活动性评估具有很好的相关性。在影像学方面，血管造影是准确描述血管狭窄、血管闭塞和血管瘤等 TA 晚期特征性表现的"金标准"，但对血管壁增厚的诊断敏感度最低，并具有创伤性。CTA 能清晰地显示血管壁增厚和狭窄的程度。MRA 可用于评估大动脉炎患者全身动脉的累及情况，不存在电离辐射但价格昂贵。血管彩色多普勒超声具备安全、方便、廉价等特点，能早期发现血管壁增厚和管腔内血栓，对颈动脉、股动脉等血管狭窄的诊断具有较高的敏感性和特异性。PET 不仅能早期发现血管壁的炎症活动、评估 TA 患者血管炎症范围，还可以反映血管炎症的严重程度。

对于 40 岁以下女性，具有下列表现一项以上者，应怀疑本病：

1. 单侧或双侧肢体出现缺血症状，表现为动脉搏动减弱或消失，血压降低或测不出。

2. 脑动脉缺血症状，表现为颈动脉搏动减弱或消失，以及颈部血管杂音。

3. 近期出现的高血压或顽固性高血压，伴有上腹部二级以上高调血管杂音。

4. 不明原因低热，闻及背部脊柱两侧、或胸骨旁、脐旁等部位或肾区的血管杂音，脉搏有异常改变者。

5. 无脉及有眼底病变者。

TA 目前诊断仍采用 1990 年美国风湿病学会（ACR）的分类标准（表 53-1），符合 6 项中的其中 3 项者可诊断本病。

表 53-1　1990 年 ACR 大动脉炎分类标准

条目	定义
发病年龄≤40 岁	出现症状或体征时年龄≤40 岁
肢体间歇性跛行	活动时一个或多个肢体尤其是上肢出现逐渐加重的乏力和肌肉不适
肱动脉搏动减弱	一侧或双侧肱动脉搏动减弱
血压差 >10mmHg	双侧上肢收缩压差 >10mmHg
锁骨下动脉或主动脉杂音	一侧或双侧锁骨下动脉或腹主动脉闻及杂音
血管造影异常	主动脉一级分支或上下肢近端的大动脉狭窄或闭塞，病变常为局灶或节段性，且不是由动脉硬化、纤维肌发育不良或类似原因引起

TA 需要早期诊断,早期治疗。在疾病活动期,经典的治疗方案是糖皮质激素联合环磷酰胺。糖皮质激素是治疗活动性 TA 的基础,可有效改善症状、缓解病情。口服泼尼松每日 0.5～1mg/kg,维持 3～4 周后逐渐减量,剂量减至每日 5～10mg 时,应维持 1～2 年以上。同时需注意防治激素引起的库欣综合征、感染、高血压、糖尿病、骨质疏松、胃肠道出血等不良反应。

糖皮质激素联合免疫抑制剂治疗,不仅可以减少激素的用量,而且能增强治疗疗效。常用的免疫抑制剂为环磷酰胺、甲氨蝶呤和硫唑嘌呤等。环磷酰胺冲击治疗常用于有视力下降、肺动脉高压及主动脉瓣反流或主动脉瘤等严重病例,但对年轻女性性腺具有抑制作用。可每日口服 2mg/kg 或冲击治疗,每 3～4 周 0.5～1.0g/m^2,病情稳定后逐渐减量。另有报道,环孢素、霉酚酸酯、来氟米特、FK506 等也有一定疗效。

近年来有较多病例报道了生物制剂在难治性患者中的成功应用,具体包括肿瘤坏死因子(tumor necrosis factor, TNF)拮抗剂(包括英夫利昔单抗和依那西普)、IL-6 受体拮抗剂、CD20 单抗等,不仅有效控制疾病活动、成功诱导缓解,而且避免了长期大剂量激素的不良反应。但仍需要警惕肝炎及结核感染等不良事件。

对于有严重颈动脉狭窄、冠脉狭窄、肾动脉狭窄及胸、腹主动脉狭窄者在有效内科治疗下,病情稳定后可行血管支架置入术和血管重建术,目的是改善脏器缺血状况。

八、结合指南对本病例的思考

本例患者当出现肢体血压不对称、动脉搏动减弱或者消失,或者血管杂音时,结合患者为亚洲青年女性的背景,应当警惕大动脉炎。套用 ACR 分类标准,我们不难诊断该病,但是需要全面询问病史、完善各项常规检查,积极排查感染、肿瘤等常见继发因素,同时需要排查抗磷脂抗体综合征、IgG4 相关性疾病、系统性红斑狼疮等,以及结节性多动脉炎、贝赫切特综合征等其他血管炎可能。

大动脉炎疾病活动性评估是疾病诊疗过程中的重点,也是难点。目前缺乏高特异性的生物学标志物,影像学进展很快但是各有利弊、缺乏统一,因此需要临床医生整合信息、综合判断。对于疑难病例,仍需要放射科、血管外科、胸外科、病理科等多学科协作诊疗。

关于大动脉炎的治疗,不仅要早期诊断、早期治疗,更需要个体化治疗。该病好发于青年女性,因此临床医生既要尽早控制病情,又要兼顾良好的生存质量,包括生育等问题。

(戴晓敏　姜林娣)

病例 54　活动后气促 1 年, 皮疹、四肢乏力 1 个月

男, 34 岁, 工人, 2015 年 9 月来诊。

一、主诉

活动后气促 1 年, 皮疹、四肢乏力 1 个月。

二、病史询问

(一)初步诊断思路及问诊目的

从主诉上看, 患者主要症状集中在循环、呼吸、皮肤、骨骼肌肉等多个系统, 病史的询问应围绕各个系统的具体情况, 以及各系统之间有无关联性。

(二)问诊主要内容及目的

1. 活动后气促　需要具体询问阳性症状、伴随症状, 以及重要的阴性症状, 区分是循环系统和/或呼吸系统问题。同时, 了解诱发因素、缓解因素, 评估活动耐量。

2. 皮疹　需要询问皮疹的诱因, 包括药物、食物、刺激气体等, 以及皮疹的部位、性状、对称性, 是否伴有瘙痒、疼痛、光敏、技工手等。

3. 四肢乏力　需要询问有无诱因、缓解因素, 具体受累肌群部位、对称性, 有无肌肉跳痛、放电感、蚁走感、功能障碍, 有无呼吸肌、吞咽肌等重要肌肉群受累。

4. 其他　还包括有无剧烈运动史、外伤抽筋史, 有无慢性疾病史、肿瘤史、甲状腺疾病史, 有无近期感染史、特殊药物使用史, 以及烟酒史、传染病史、个人史、家族史等。

(三)问诊结果及思维提示

1. 患者于 1 年前, 无明显诱因出现活动后气促, 伴有轻度咳嗽, 无咳痰、咯血、胸痛、心悸、发热, 无夜间不能平卧、下肢水肿等, 与运动、进食均无关, 平地行走 500m 或者爬三楼即感胸闷气促, 患者未重视就医。

2. 1 个月前, 无明显诱因出现颜面部皮疹(前额、眶周、面颊、口鼻周围紫红色充血性斑丘疹), 双上肢近端桡侧、左侧颈项部、双侧大腿内侧皮疹, 均为紫红色充血性皮疹, 范围渐增大, 伴瘙痒, 无关节摩擦部位皮疹及技工手改变。

3. 同时出现四肢近端乏力, 无肌酸、肌痛、肢体麻木, 双手上举、穿裤较前困难, 蹲起可, 伴下腰及双臀疼痛、晨僵, 活动后可缓解。

4. 患者无四肢关节痛、光敏、口腔溃疡、口干眼干、雷诺现象等, 起病来精神睡眠可, 食

纳可，二便无特殊，近1年体重增加约10kg。

患者有"荨麻疹"病史5~6年；有服用冰毒史，已戒1年。无近期发热、剧烈运动史，无哮喘、过敏性鼻炎、高血压、糖尿病等慢性疾病病史，无肝炎结核史；无手术、外伤、药物过敏史，父死于"肺癌、皮肌炎"。生于上海，否认疫区旅居史，吸烟15年，平均20支/d，偶少量饮酒；未婚未育。

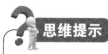

思维提示

患者病史分为2个阶段，先为活动后气促伴少量咳嗽，后出现皮疹伴四肢近端肌无力，且呈进行性加重，有"肺癌、皮肌炎"家族史。现为进一步完善诊治收入我院风湿免疫科病房。

三、体格检查

（一）重点检查内容及目的

根据问诊的结果，症状主要集中在呼吸、循环、皮肤肌肉系统，应重点据此进行查体。检查呼吸系统各项体征，包括胸廓外形及活动度，两肺叩诊、听诊；心血管系统各项体征，如心前区搏动、心包摩擦感、心界叩诊、各瓣膜区听诊；皮肤体征，包括视诊皮疹部位、性状，有无向阳疹、披肩征、Gottron征等，触诊有无高出皮面、压之褪色、伴有脱屑；肌肉体征，包括有无肌肉萎缩，检测双侧肌张力、肌力等。

（二）体检结果及思维提示

T：36.9℃，P：72次/min，R：18次/min，BP：116/74mmHg。神清气平。前额、眶周、面颊、口鼻周围、双上肢近端桡侧、左侧颈项部、双侧大腿内侧皮肤均可见紫红色突出皮面充血性皮疹。无技工手、Gottron征。全身浅表淋巴结未及明显肿大。双下肺可闻及velcro啰音。心律齐，72次/min，A2>P2，各瓣膜区未闻及病理性杂音。腹软，肝脾肋下未及，移动性浊音（-），肠鸣音3次/min。四肢关节无红肿压痛，四肢、腰骶肌肉无肿胀、压痛、萎缩，双上肢肌力Ⅳ-，双下肢肌力Ⅳ。双下肢无水肿。病理征（-）。

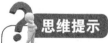

思维提示

患者颜面部及四肢皮疹，四肢近端肌肌力下降，两下肺可闻及velcro音，提示患者为系统性疾病。

四、实验室和影像学检查结果

（一）初步检查内容及目的

1. 血尿便常规、生化全项、凝血四项＋D-dimer、自身抗体、肿瘤标志物、病毒抗体、甲状腺激素及抗体检查：排查感染、肿瘤、结缔组织疾病、甲状腺疾病等继发因素。

2. 血沉、CRP、细胞因子　了解患者炎症水平。

3. 肌酸激酶、肌肉 MRI、肌电图、肌肉活检　了解患者肌肉影像学、病理学炎症情况（图 54-1）。

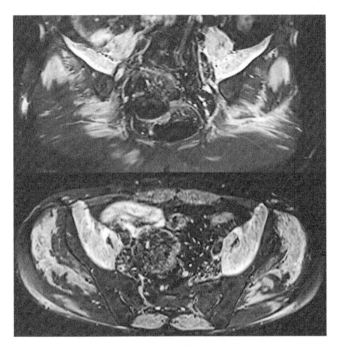

图 54-1　肌肉 MRI

4. 肺部 HRCT、肺功能　了解患者肺结构、功能情况。

5. 腹盆彩超 /CT/PET　了解有无慢性疾病、肿瘤等（图 54-2）。

（二）检查结果及思维提示

1. 血尿便常规　血常规、尿常规、便常规（－）。

2. 生化　A/G：38/25g/L，ALT/AST：147/410U/L，ALP/GGT：73/35U/L，Scr：76μmol/L；CK：16 461U/L，CK-MB：367U/L，CK-MM：16 094U/L；TC/TG：5.29/1.97mmol/L。

3. 凝血功能＋D- 二聚体　正常。

4. 自身抗体　ANA 颗粒：1∶1 000（＋），抗 dsDNA：10.0IU/ml，抗核小体：2.0RU/ml，抗 Jo-1：（＋），余抗 ENA 谱（－），自身免疫性肝炎相关抗体均（－），ANCA：（－），RF＜7IU/ml。

5. 肿瘤标志物　鳞癌相关抗原（SCC）：4.8ng/ml，NSE：28.0ng/ml，CA15-3：25.4IU/ml。

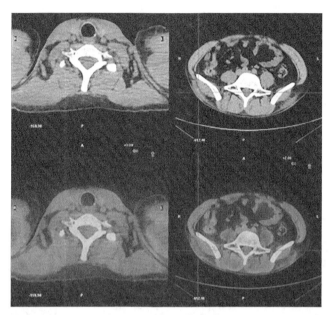

图 54-2 PET/CT

6. 病毒抗体 均阴性。

7. 血沉、CRP、细胞因子 ESR: 35mm/h, hsCRP: 8.3mg/L; TNF: 7.4pg/ml, IL-1β: 5.3pg/ml, IL-2R: 1 093.0U/ml, IL-6: 103.1pg/ml, IL-8: 36.0pg/ml, IL-10: 50.0pg/ml。

8. 肺部 HRCT 双下肺间质性炎症伴少许间质纤维化。

9. 肺功能 限制性通气障碍；动脉血气分析: pH: 7.44, PO_2: 75mmHg, PCO: 34mmHg, SBE: 2.8。

10. 心脏超声 左房增大, 肺动脉压力 30mmHg, LVEF 70%。

11. 骶髂关节 MRI 双侧髂腰肌、腹直肌、竖脊肌及臀部肌群弥漫性异常信号, 考虑肌炎表现。

12. 肌电图 四肢肌肉肌源性损害。

13. PET/CT 双侧臀部皮下糖代谢增高的增厚软组织影 (最大 SUV 2.9), 全身肌肉多发对称性糖代谢轻度增高 (最大 SUV 2.5), 考虑为炎性改变。

14. 右上臂三角肌活检病理 部分肌纤维肿胀、变性、坏死, 核增多、内移, 肌纤维及血管周围淋巴细胞浸润, 肌束间纤维组织及脂肪组织不增生, 免疫组化示浸润淋巴细胞为 T 淋巴细胞, 符合肌炎。免疫组化: LCA (+), CD3 (+), CD4 (+), CD8 (部分 +), CD20 (少数 +), KI67 (10%+)。

思维提示

患者肌酶谱升高, 伴有血沉、CRP、细胞因子升高, 抗 Jo-1 抗体 (+), 肌电图、肌肉 MRI、PET/CT、肌肉病理均提示肌肉组织炎症反应。同时, 患者无感染、肿瘤、甲状腺疾病、其他结缔组织疾病依据。

总结病例: 患者为青年男性, 有肺癌、皮肌炎家族史, 无感染、肿瘤等依据, 临床上表现为肺间质病变伴限制性通气功能障碍，肌肉炎性损害伴皮疹，伴有 ESR、CRP、细胞因子等升高，抗 Jo-1 抗体阳性，病理提示 CD4$^+$T 淋巴细胞浸润，因此诊断"皮肌炎，肺间质病变"，处于疾病活动期。

五、治疗方案及理由

1. 治疗　吸氧，静脉甲泼尼龙 120mg/d 3 日、80mg/d 3 日，联合羟氯喹 100mg 每日 2 次口服治疗，氧疗、乙酰半胱氨酸抗纤维化，辅以抑酸、补钙、保肝等治疗。嘱患者避免日晒，忌食海鲜、芹菜、菌菇等光敏食物，注意休息、避免感染。

2. 理由　本例患者肌肉受累部位广泛，肌酸激酶水平高，肌活检病理亦提示处于炎症活动期，故起始予 2mg/(kg·d) 剂量的静脉激素，待病情有所控制后改予 1mg/(kg·d) 口服剂量的泼尼松龙继续诱导缓解。治疗皮肌炎应在激素基础上加用免疫抑制剂，可减少糖皮质激素用量，亦能远期控制病情、改善预后。本例患者因合并有间质性肺炎，选用环磷酰胺（每月 0.5～1.0g/m^2 静脉冲击）。抗疟药硫酸羟基氯喹对皮肌炎的皮肤病变有效，故本例患者亦有加用。抑酸剂、钙剂、活性维生素 D 制剂等可减少激素引起的消化性溃疡、骨质疏松等不良反应发生的风险。针对间质性肺炎，予吸氧、易维适抗纤维化治疗。

皮肌炎患者皮疹和 SLE 一样具有光敏特点，应注意避免日晒、忌食光敏食物。激素联合免疫抑制剂治疗过程中机体抵抗力下降，尤其应注意休息、避免感染。

六、治疗效果及思维提示

1. 1 周后，患者皮疹、肌无力、腰痛及等症状较前好转，查体皮疹消退，四肢肌力Ⅴ-。
2. 复查 CK：6 525U/L，CK-MM：6 300U/L，ESR：24mm/h，hsCRP：0.3mg/L。
3. 糖皮质激素减至泼尼松龙 60mg/d 口服，并予环磷酰胺 800mg 静脉冲击治疗。

思维提示

治疗方案是非常有效的。患者皮疹消退、肌力恢复，肌酶谱、炎症指标明显下降，也提示炎症反应下降。患者需要继续密切随访，每 4 周使用环磷酰胺一次，糖皮质激素诱导炎症缓解后逐渐减量。

最终诊断：皮肌炎（活动期）、肺间质病变。

七、本疾病最新指南解读

皮肌炎（dermatomyositis，DM）是一组以四肢近端肌肉受累为突出表现、伴有特征性皮疹的非化脓性炎症性肌病，与多发性肌炎（polymyositis，PM）均为最常见的特发性炎性肌病

(idiopathic inflammatory myopathies，IIM)。DM 不仅累及骨骼肌、皮肤，还可累及肺部、消化道、关节、心脏、肾脏等其他系统。DM 有两个发病高峰，为 10～15 岁和 45～60 岁，女性多于男性。炎性肌病易合并恶性肿瘤，尤其 DM 更易合并肿瘤。

DM 典型的临床表现为对称性四肢近端肌无力，肩胛带肌和骨盆带肌最常累及，颈屈肌、吞咽肌、喉肌、呼吸肌、心肌亦可受累。DM 的皮疹，如眶周向阳疹、Gottron 疹、V 字征、披肩征、技工手等具有特征性，雷诺现象等也较常见。全身症状非特异性，包括发热、厌食、体重下降等。除外皮肤肌肉，DM 最易合并肺部受累，包括急性间质性肺炎和慢性肺间质纤维化，可在病程中任何时候出现，是 DM 预后不良的主要原因之一。

疾病活动期，可见肌酶谱明显升高，尤其 CK-MM 具有重要的提示意义，伴有血沉、CRP 不同程度的升高。肌肉 MRI 可以发现肌肉炎症的部位、范围以及程度，对于诊断、评价具有重要价值，其无创性优于肌电图检查。肌活检病理，仍是 DM 诊断的"金标准"，是与其他肌病鉴别诊断的重要依据。DM 以 CD4$^+$T 细胞和 B 细胞浸润为主，且炎症分布于血管周围或束间隔。约半数患者水平不高，与肌病的活动程度并不平行。DM/PM 具有肌炎特异性自身抗体（myositis-specific autoantibodies，MSAs），其中抗 Jo-1 抗体 10%～30% 阳性，与 DRw52DR3 相关，临床上常表现出 DM/PM、肺间质病变、发热、关节炎、技工手、雷诺现象等综合征，又被称为"抗合成酶抗体综合征（antisynthetase syndrome，ASS）"。

目前 DM/PM 的诊断仍采用 1975 年 B/P 诊断标准（表 54-1），符合 4 项标准且具备皮肤特征性皮疹，则可诊断 DM。但仍需排除感染相关性、肿瘤相关性、甲状腺相关性、代谢性、药物性肌病、包涵体肌炎及肌营养不良症等。

表 54-1　1975 年 B/P 诊断标准

1. 肢带肌（肩胛带、骨盆带、四肢近端肌肉）和颈前屈肌呈对称性无力，可伴有吞咽困难和呼吸肌无力
2. 肌肉活检显示有横纹肌纤维变性、坏死、被吞噬、再生以及单个核细胞浸润
3. 血清肌酶谱增高
4. 肌电图有肌源性损害

DM 治疗的首选药物是糖皮质激素，可有效控制肌肉炎症，起始剂量为泼尼松 1～2mg/(kg·d)；对于严重肌病或伴严重吞咽困难、心肌受累或进展性肺间质病变的患者，可加用甲泼尼龙冲击治疗。加用免疫抑制剂联合治疗，有助于控制病情，还能减少糖皮质激素的用量，常用药物包括甲氨蝶呤（MTX）、硫唑嘌呤（AZA）、羟氯喹（HCQ）等，伴有肺间质病变的患者如本例可使用环磷酰胺（CTX）；也可选用环孢素（CsA），后者对 MTX 或 AZA 无效的难治性病例可能有效。对于复发性和难治性病例，可考虑免疫抑制剂联用和加用静脉丙种球蛋白（IVIG）。近年来生物制剂如肿瘤坏死因子拮抗剂、利妥昔单抗等用于难治性 DM/PM 取得一定疗效。

八、结合指南对本病例的思考

本例患者首先出现肺部病变，先于皮肤肌肉表现，临床上极易漏诊。DM 患者的肺部病变可出现在病程中的任何阶段，若尽早完善肺部 HRCT、肺功能等评估，完善自身抗体筛查，可能会对临床医生有所提示。

DM 易合并恶性肿瘤，肿瘤可先于、后于或与肌病同时发生。临床上应特别注意对肿瘤的筛查，尤其是 >60 岁的老年患者。本例患者的父亲即同时患有皮肌炎和肺癌。本例患者也进行了 PET-CT 的检查，尚未发现恶性肿瘤的证据，但仍应密切随访。

（戴晓敏　姜林娣）

病例 55　全身广泛性疼痛伴睡眠障碍1年,加重3个月

女,33岁,无业,2015年3月5日来诊。

一、主诉

全身广泛性疼痛伴睡眠障碍1年,加重3个月。

二、病史询问

(一)初步诊断思路及问诊目的

从症状上看,患者主要症状为全身广泛性疼痛及睡眠障碍,病史的询问围绕疼痛的部位、性质、程度、伴随症状、随时间演变的过程、相应的治疗和治疗后病情的变化展开,对于睡眠障碍详细询问是否存在入睡困难、易醒多梦、晨起有无疲劳感及精神不振,有无服用帮助睡眠药物及服药后缓解表现,有无记忆力减退、食欲不振表现,同时应详细询问有鉴别意义的阴性伴随症状。

(二)问诊主要内容及目的

1. 疼痛的诱因、部位、程度　疼痛的发生是否有诱因,有无感染、急性外伤或家庭变故,疼痛的部位也很关键,是否累及身体两侧、躯干部位、腰部上下;是否有持续性、弥漫性、深在性疼痛表现,同时有无休息时出现、活动后加重表现,有无感觉异常、痛觉过敏。

2. 睡眠障碍　有无严重的睡眠节律紊乱、有无无法用休息缓解的疲劳感、晨起有无晨僵感及头晕耳鸣、记忆力减退、认知障碍等表现。

3. 既往史的询问　包括有无慢性病史,吸烟、饮酒史、传染病史、外伤手术史、药物过敏史、个人史、月经史、生育史及家族史等。

(三)问诊结果及思维提示

1. 患者病程中主要3大临床表现

(1) 疼痛部位多在身体两侧、腰上下部及中轴骨骼部位,位于关节附近而非关节内,18个已确定的解剖位点中至少11个部位存在压痛。

(2) 疼痛表现持续时间常超过3个月。

(3) 疲劳伴有长期睡眠障碍。

2. 疼痛休息时出现、活动后加重,易激惹。

3. 不能通过热疗、针灸、轻微运动来缓解的晨僵(非真正意义晨僵)。

4. 手脚麻木或刺痛感、无法定位分布范围。

5. 间断服用多种止痛药、推拿理疗、多方求医效果均欠佳。

6. 多项化验指标包括血常规、生化、类风湿因子、血沉、C反应蛋白、抗核抗体、抗ENA抗体、抗dsDNA抗体、甲状腺功能、凝血功能、影像学等检查均未发现明显异常表现。

7. 自发病以来，食欲饮食正常，二便基本正常，偶有肠易激综合征表现，体重未见明显进行性增减。

8. 否认高血压、糖尿病及冠心病史。否认肝炎结核史。否认慢性肾脏病史。否认手术外伤史。否认药物过敏史。生于合肥，否认疫水疫区旅居史，无吸烟饮酒史。适龄婚育，月经周期及经期正常，育有一子。

> **思维提示**
>
> 患者病史主要特点为全身广泛性疼痛伴睡眠障碍、无法用休息缓解的疲劳感、口服止痛药物效果欠佳，常合并焦虑、抑郁、头昏眩晕、手足感觉迟钝麻木等其他伴随症状。

三、体格检查

（一）重点检查内容及目的

根据问诊的结果，查体疼痛部位多在身体两侧、腰上下部及中轴骨骼部位，应重点据此进行查体。患者描述关节痛时应考虑关节本身痛还是关节附属结构痛，是关节主动活动痛还是被动按压痛，按压顺序先按压关节还是先按压肌肉，通过初步问诊及体格检查诊断该患者为纤维肌痛综合征（FMS）。如考虑FMS建议通常先按压肌肉，因为关节按压的疼痛可能会影响患者对扳机点疼痛识别。重点检查18个已确定的解剖位压痛点，检查时取患者坐位，操作医生用右手拇指平稳按压压痛点部位，相当于$4kg/cm^2$的压力，垂直施压使得检查者拇指指甲远端变白，恒定压力几秒钟，按照九对检查点从上到下的固定顺序进行按压，可以用计分法对每个点进行定量计分。注意观察患者指压时的反应、躯体动作，特别需要注意患者面部表情的变化。一般患者阳性反应可出现按压时痛、按压后遗留痛常描述为类似骨痛的深部痛、可持续数日，伴或不伴有躯体退缩避痛，此外指压操作也受按压的力度、速率、同一部位单次按压的频率等影响，除患者描述以外的疼痛点也可对深压产生痛觉，但疼痛阈值低于典型的18个压痛点。

（二）体检结果及思维提示

T: 36.5℃，P: 88次/min，R: 19次/min，BP: 125/75mmHg。神清，精神可。全身浅表淋巴结未及肿大，双肺呼吸音清，未闻及干湿啰音。心率88次/min，律齐，心音有力，各瓣膜听诊区未闻及病理性杂音。腹平软，全腹无压痛、反跳痛及肌紧张，肝脾肋下未及，移动性浊音阴性，四肢肌力、肌张力正常，双下肢不肿。患者枕骨下肌、胸锁乳突肌、冈上肌、斜方肌、第二胸肋结合处、臀肌、股直肌内侧部位压痛阳性。

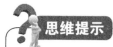

思维提示

患者无器质性疾病阳性查体发现，有特定解剖部位扳机点压痛表现。

四、实验室和影像学检查结果

（一）初步检查内容及目的

血常规、生化、尿常规、凝血功能、血沉、CRP、抗核抗体、抗 ENA 抗体、抗 dsDNA 抗体、类风湿因子、肌酸激酶、甲状腺功能、免疫组合、PPD 试验、病毒系列、抗链球菌溶血素"O"、心电图等，了解患者基本情况及疾病状态。

（二）检查结果及思维提示

1. 血常规　WBC: 8.4×10^9/L, Hb: 96g/L, PLT: 140×10^9/L。
2. 生化、尿常规、凝血功能、血沉、CRP、抗核抗体、抗 ENA 抗体、抗 dsDNA 抗体、类风湿因子、肌酸激酶、甲状腺功能、免疫组合、PPD 试验、病毒系列、抗链球菌溶血素"O"、心电图均未见明显异常。

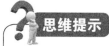

思维提示

患者仅有轻度贫血，余无阳性发现，进一步排除可与 FMS 并存的疾病如风湿性疾病、慢性感染、内分泌疾病等或其他继发因素及神经精神系统疾病，从而避免因误诊导致不恰当的用药及治疗。

（三）进一步检查结果及思维提示

1. 患者自我报告　简式的 McGill 疼痛问卷（SF-MPQ）：躯体评估指数、视觉模拟评分、现有疼痛强度、定量疼痛图。
2. 专用于 FMS 压痛点检测　压痛点计数、压痛点指数、平均压痛阈值。
3. 活动和参与　纤维肌痛影响问卷。

此外，根据指南代之以 0～19 分的弥漫疼痛指数（widespread pain index，WPI），对患者的严重程度进行评分，即：过去 1 周内身体的 19 个固定区域发生疼痛的数量。另外，把 FMS 的一系列特征性症状按 0～3 级进行评分，这些特征性症状包括：疲劳，无恢复性睡眠，认知症状，以及所有躯体症状的严重程度。

五、治疗方案及理由

1. 治疗　普瑞巴林，起始剂量每日 75mg, 2 次 /d, 口服。如 2 周内无不良反应，剂量逐渐增加至每日 450mg。

2. 理由　普瑞巴林是首个被美国食品药品监督管理局（FDA）批准用于 FMS 治疗的药物，不良反应呈轻、中度，与剂量相关。包括头晕、嗜睡、体质量增加、水肿等。

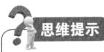

思维提示

通过相关问卷进一步对患者的疼痛进行量化，适用于检测时间有限同时获得相对可靠的疼痛强度信息。

六、治疗效果及思维提示

经普瑞巴林正规服药后患者疼痛程度改善，睡眠质量较前提高，无严重不良事件发生。

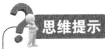

思维提示

结合患者疾病特点，诊断 FMS 明确，根据指南选择药物治疗有效。

最终诊断：纤维肌痛综合征。

七、本疾病最新指南解读

既往 FMS 诊断多采用 1990 年美国风湿病学会（American College of Rheumatology，ACR）提出的分类标准。

该标准主要内容如下：

1. 持续 3 个月以上的全身性疼痛，即分布于躯体两侧，腰的上、下部以及中轴（颈椎、前胸、胸椎或下背部）等部位的广泛性疼痛。

2. 18 个已确定的解剖位点中至少 11 个部位存在压痛。检查时医生用右手拇指平稳按压压痛点部位，相当于 $4kg/cm^2$ 的压力，使得检查者拇指指甲变白，恒定压力几秒钟。

同时符合上述 2 个条件，且症状持续 3 个月以上，诊断即可成立。

随着对 FMS 认识的深入，1990 年标准在临床实践中遇到许多问题。压痛点检查在诊断实践中并不可靠，多数医生无法完成或正确完成压痛点检查，特别是颈椎压痛点检查如果没有专门训练很难掌握，压痛点检查的 $4kg/cm^2$ 的力度也很难把握。另外，该标准过于强调压痛点的诊断地位，忽视了 FMS 的其他关键症状。

2010 年 ACR 制订了新的 FMS 诊断标准。该标准删除了 1990 年标准中压痛点数量的体格检查项目，代之以 0～19 分的弥漫疼痛指数（widespread pain index，WPI），即：过去 1 周内身体的 19 个固定区域发生疼痛的数量。另外，把 FM 的一系列特征性症状按 0～3 级进行评分，这些特征性症状包括：疲劳，无恢复性睡眠，认知症状，以及所有躯体症状的严重程度。

这些加到一起形成 0～12 分的症状严重程度（symptom severity，SS）评分。具体见下：

患者满足三个条件可被诊断为纤维肌痛症：

1. 弥漫疼痛指数(WPI)≥7 并且症状严重程度(SS)评分≥5,或 WPI 在 3 到 6 之间并且症状严重程度评分≥9。

2. 症状持续在相同水平 3 个月以上。

3. 患者没有其他疾病可以解释其疼痛症状。

附注:

1. 弥漫性疼痛指数(WPI)　指过去一周中 19 个部位发生疼痛的数量,总分 0～19 分。

2. 症状严重程度(SS)评分　疲劳,无恢复性睡眠,认知症状。通过对过去一周时间内上述三种症状的每个症状的严重程度评分,总分 0～9 分:

0 分 = 无

1 分 = 存在轻微或轻度问题,一般轻度或间歇性出现

2 分 = 存在中度问题,相当大的问题,经常出现并且(或)维持在中等水平上

3 分 = 存在严重问题:普遍的,持续性的,影响生活的

总体评价躯体症状;总分 0～3 分 *:

0 分 = 无

1 分 = 很少症状

2 分 = 中等量症状

3 分 = 大量症状

SS 评分是上述三种症状(疲劳、无恢复性睡眠、认知症状)的严重程度得分加上总体评价躯体症状严重程度得分的总和,最终得分在 0～12 分之间。

*下面是可供参考的躯体症状:肌肉疼痛、肠易激综合征、疲劳/劳累、思维障碍或记忆力下降、肌无力、头痛、腹痛/痉挛、麻木/刺痛、头晕、失眠、抑郁、便秘、上腹疼痛、恶心、神经紧张状态、胸痛、视物模糊、发热、腹泻、口干、瘙痒、喘鸣、雷诺现象、荨麻疹/风团、耳鸣、呕吐、胃灼热、口腔溃疡、味觉丧失/改变、癫痫发作、眼干、气短、食欲不振、皮疹、光过敏、听力困难、易出现瘀斑、脱发、尿频、尿痛和膀胱痉挛

为了能让患者可以把诊断标准直接作为量表进行自我评估从而进行临床和流行病学调查,2011 年 ACR 发表了 2010 年诊断标准的修订版。将 2010 年标准中对总体躯体症状严重程度的评分修改为对过去的 6 个月时间里以下三种症状的发生数量,即:头痛、下腹疼痛或痉挛、抑郁,总分 0～3 分。该修订版对于调查和临床研究是非常有用的,但不应将其用于具体患者的临床诊断。

八、结合指南对本病例的思考

本例患者完全符合 1990 年 ACR 诊断标准,发病 1 年余诊断未能明确的原因是接诊医师对 FMS 临床特征的掌握不够,过于依赖实验室检查,没有进行详细的查体。也导致了多种止痛药和推拿理疗治疗效果差。诊断明确后给以普瑞巴林治疗能明显改善患者疼痛程度和睡眠质量,治疗成功。2010 年的 FMS 诊断标准并非为了替代 1990 年标准,而是因为准确的压痛点计数操作困难,对躯体症状和认知障碍的认识也相应提高,临床医师可根据自己对 2 个诊断标准的掌握程度选择使用。

(王　雪　汪国生　厉小梅)

病例 56　多关节痛 1 个月

男,69 岁,退休工人,2016 年 3 月 20 日来就诊。

一、主诉

多关节痛 1 个月。

二、病史询问

(一)初步诊断思路及问诊目的

患者主要症状是关节痛,病史询问主要围绕关节痛的特点,包括部位、数目、起病方式、疼痛性质、疼痛程度、持续时间、加重或缓解因素、演变过程等。不能忽略关节以外的临床表现,应询问伴随症状及有意义的鉴别症状,还应了解发病前的健康状况以及家族史。

(二)问诊主要内容及目的

1. 关节痛的特点　对关节病变需了解首发部位、诱发因素、发病急或缓、局部表现、单发或多发、游走或固定、对称或非对称、上肢或下肢或上下肢、病程呈持续性或一过性或复发性、缓解方式(活动后加重或减轻)、对治疗的反应等。

2. 伴随症状　如发热、咽痛、咳嗽、气喘、眼红、口干、眼干、腹痛、腹泻、尿频、尿痛、皮疹、肌痛和指端发作性青紫等。

3. 既往史和家族史　有无慢性病史,平时用药情况,传染病史(病毒性肝炎、结核等)、个人史,家中有无类似疾病患者。

(三)问诊结果及思维提示

1. 患者 1 个月前开始出现右肩关节疼痛,持续性隐痛,后右腕关节、右侧掌指关节及近端指间关节、右踝关节也出现疼痛,伴肿胀,夜间疼痛明显,晨起加重,晨僵 30 分钟,右手握拳困难,活动后略减轻。自服"芬必得",稍有缓解,但关节痛仍逐渐加重,一般活动受限,无关节变形。

2. 患者 1 个半月前曾出现发热,体温 37.5～38.0℃,持续 2 日后自行恢复正常,后间断仍有发热,无畏寒、寒战,无咳嗽、咳痰,无腹痛、腹泻,无肌痛、肌无力,无口腔溃疡、皮疹,无尿频、尿急、尿痛、尿泡沫增多,无口干、眼干。近期食纳、睡眠欠佳,大小便正常,体重减轻约 2.5kg。

3. 既往身体健康,无高血压、糖尿病、冠心病、肿瘤等病史,否认病毒性肝炎、结核史。否认手术伤史。否认药物过敏史。生于南京,否认疫区旅居史,无吸烟饮酒史。适龄婚育,育有一女。配偶及女儿体健。否认家族遗传性疾病。

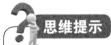

思维提示

　　患者老年男性,主要表现为关节痛,特点为单侧多关节肿痛,上下肢均受累,有晨僵,活动受限。伴随症状有发热,体重略减轻。为进一步诊治,收住入院。

三、体格检查

(一)重点检查内容及目的

　　根据问诊结果,症状主要集中在关节,重点是关节的查体。对关节炎患者需要检查和计数的关节包括外周关节和中轴关节两大部分。检查关节时应包括骨、关节及其支撑软组织和邻近的肌群,弄清楚患者所诉关节部位的不适是否来自骨、关节、韧带、肌腱、半月板或肌肉。关节痛者应对其进行视觉模拟评分(visual analogue scale/score,VAS):在纸上划一条 10cm 的横线,横线的一端为 0,表示无痛;另一端为 10,表示剧痛;中间部分表示不同程度的疼痛,让患者根据自我感觉在横线上划一记号,表示疼痛的程度。此外全身体格检查也不能忽视,可发现与关节炎疾病相关的一些异常体征。

(二)体检结果及思维提示

　　T:37.8℃,P:85 次/min,R:18 次/min,BP:130/80mmHg。神志清楚,精神略萎靡,步态缓慢,右侧跛行。皮肤黏膜无黄染、瘀点瘀斑,浅表淋巴结未触及,口唇无发绀,无口腔溃疡。两肺呼吸音清,未闻及干湿啰音,心律齐,心音有力,未闻及杂音。腹平软,无压痛、反跳痛及肌紧张,肝脾肋下未及,移动性浊音阴性。右侧近端指间关节、掌指关节、腕关节肿胀,有压痛,右腕关节屈伸受限,右肩关节压痛,上举、外展、旋转等活动均受限。右踝关节肿胀,皮温略高,有压痛,背屈跖屈均受限。VAS 评分为 8 分。

思维提示

　　该患者存在外周关节的肿胀、压痛、晨僵、活动受限,病程 1 个月,属于慢性多关节炎,伴发热,结合病史需考虑类风湿关节炎、脊柱关节病、骨关节炎、系统性红斑狼疮、感染相关性关节炎(结核、链球菌感染等)、肿瘤相关性关节炎等。

四、实验室和影像学检查结果

(一)初步检查内容及目的

　　1. 血清学检查　血尿便常规、血沉、C 反应蛋白、生化全项、类风湿因子(RF)、抗链球菌溶血素 O、抗核抗体、HLA-B27、肿瘤相关指标、病毒八项,了解患者一般情况,补充诊断依据,进行关节炎的鉴别诊断。

2. 影像学检查　双手 X 线片了解关节病变, 胸部 CT 排查有无肺部病变(感染、间质病变、结核等)。

3. 其他辅助检查　心电图、腹部 B 超等, 了解关节外脏器情况。

(二)检查结果及思维提示

1. 血尿便常规　白细胞: $5.47 \times 10^9/L$, 血红蛋白: 108g/L, 血小板: $420 \times 10^9/L$, 尿便常规及隐血均正常。

2. 血沉(ESR): 102mm/h。

3. C 反应蛋白(CRP): 69.4mg/L。

4. 生化全项: 肝肾功能、血脂、血糖均正常, 血钙: 2.01mmol/L, 白蛋白: 29.8g/L, 总蛋白: 62.2g/L。

5. 类风湿因子: 9.69IU/ml。

6. 抗链球菌溶血素 O: 108IU/ml。

7. 抗核抗体(ANA): 阳性, 滴度 1:100, dsDNA 阴性、ENA 阴性。

8. HLA-B27 阴性。

9. 肿瘤相关指标　AFP、CEA、CA199、PSA、NSE、XYF211 均正常。

10. 病毒八项　乙肝、丙肝、梅毒、HIV 均正常。

11. 双手 X 线片　未见骨质异常。

12. 胸部 CT　右上肺陈旧性病灶, 两侧胸膜肥厚。

13. 心电图　窦性心律、正常心电图。

14. 腹部 B 超　肝囊肿、肾囊肿。

？思维提示

本病例初步诊断为关节痛待查, 辅助检查中炎症反应指标(ESR、CRP)均升高, 结合病史、查体, 提示炎性关节炎。分析可能的诊断: ①类风湿关节炎, 患者有多关节肿痛, 晨僵, 主要累及外周关节, 但根据 1987 年 ACR 类风湿关节炎的分类标准, 诊断依据不足。患者关节痛为单侧, 类风湿因子正常, 病程不足 6 周, 晨僵不足 1 小时, X 线未发现骨侵蚀。因此考虑参照 2009 年 ACR 与 EULAR 联合提出新的分类标准及其诊断流程进一步完善检查, 如类风湿关节炎特异性抗体抗角蛋白抗体(AKA)、抗环瓜氨酸多肽(CCP)抗体、抗修饰型瓜氨酸化波形蛋白(MCV)抗体等, 影像学超声、MRI 等检查看有无早期关节滑膜病变。②反应性关节炎, 常为外周关节炎, 下肢多见, 非对称性, 寡关节炎, 一般有前驱感染的依据, 典型的有腹泻或尿道炎, HLA-B27 可阳性, 同时需排除其他关节炎。③系统性红斑狼疮, 常有发热, 也可引起关节痛, 以多脏器损害和多种自身抗体阳性为临床特征。该患者 ANA 虽然阳性, 但抗 dsDNA、抗 Sm 阴性, 还需查抗磷脂抗体以及排查有无重要脏器损害。

(三)进一步检查结果与思维提示

1. AKA 弱阳性。

2. 抗 CCP 抗体 798.3kU/ml。

3. 抗 MCV 抗体 >1 000.0RU/ml。

4. 抗磷脂抗体　抗心磷脂抗体阴性，抗 β₂ 糖蛋白 1 抗体：1.31RU/ml。

5. 右手 MRI　右手示指、中指第 1～2 近节及中节指骨骨髓水肿，右手退行性变，伴腕骨小囊性变（图 56-1）。

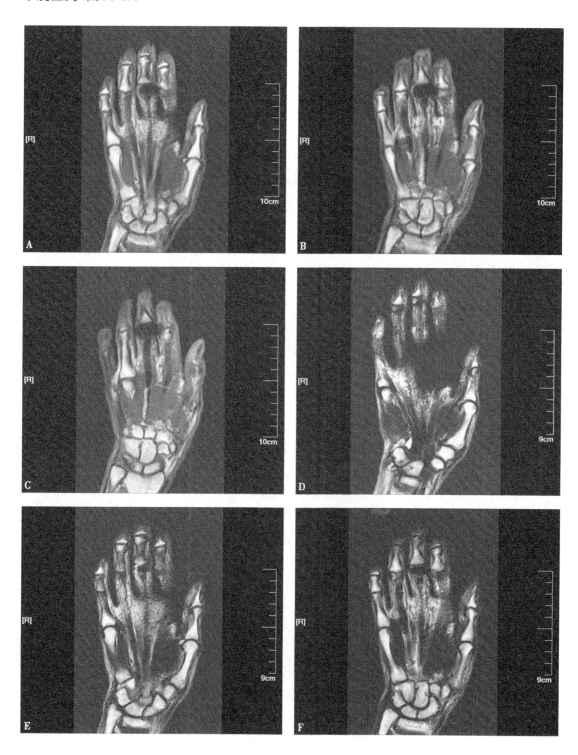

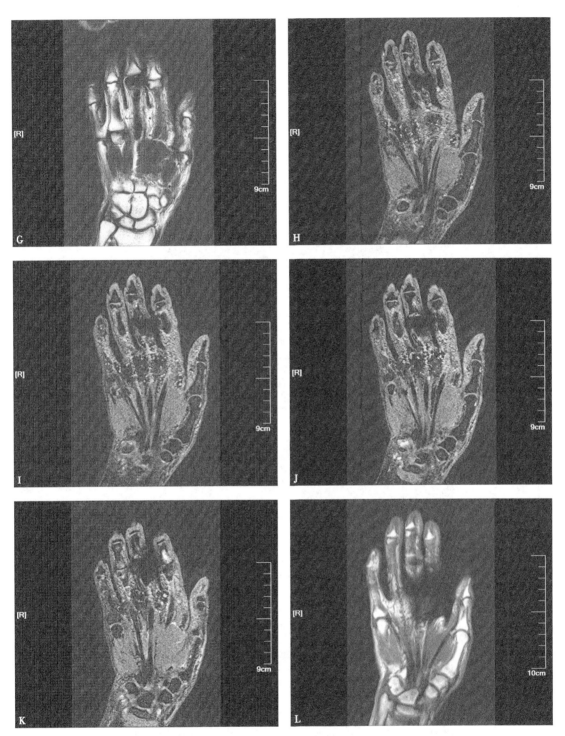

图 56-1 右手 MRI

A～L. 右手示指、中指第 1～2 近节及中节指骨骨髓水肿，右手退变，伴腕骨小囊性变

6. 关节超声 右手第一掌指关节滑膜增生 3 级、第三掌指关节滑膜增生 3 级，未见骨侵蚀；右腕关节多处滑膜增生；右踝关节多处滑膜增生，右侧胫骨后肌腱腱鞘炎，右侧跟骨后滑囊少量积液（表 56-1；图 56-2～图 56-4，见文末彩图）。

表 56-1　右手小关节超声评分情况

右手小关节超声评分	关节积液	滑膜增生	滑膜血流	骨侵蚀
第一掌指关节	1	3	1	0
第一指间关节	0	0	0	0
第二掌指关节	0	0	0	0
第二近端指间关节	0	0	0	0
第三掌指关节	1	3	2	0
第三近端指间关节	0	0	0	0

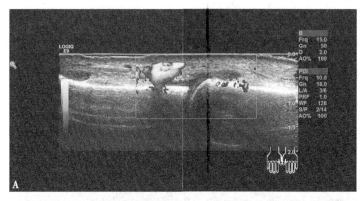

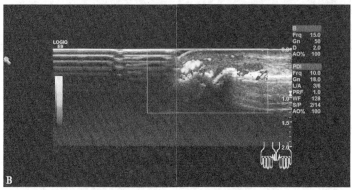

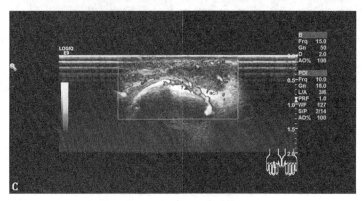

图 56-2　右手小关节超声评分

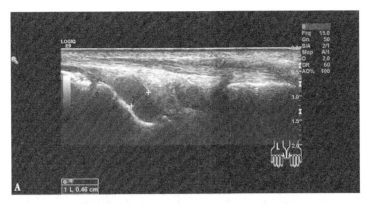

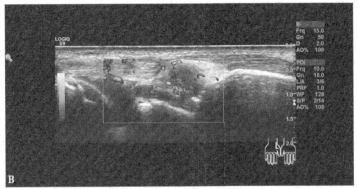

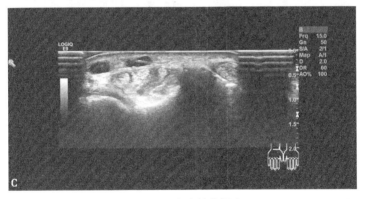

图 56-3　右腕关节超声

A～C. 右腕关节多处滑膜增生

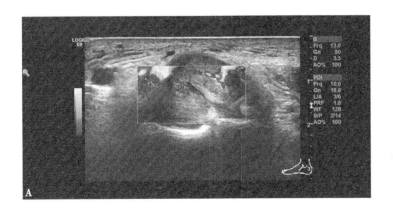

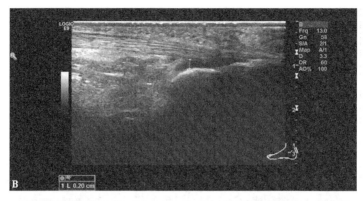

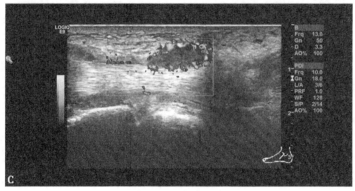

图 56-4 右踝关节超声

A~C. 多处滑膜增生,右侧胫骨后肌腱腱鞘炎,右侧跟骨后滑囊少量积液

思维提示

患者类风湿关节炎特异性抗体(AKA、CCP、MCV)均有阳性结果,MRI 提示有骨髓水肿,关节超声多个关节有滑膜增生,部分有关节积液,均支持类风湿关节炎的诊断。轻度贫血、血小板升高、ANA 阳性考虑与类风湿关节炎有关。抗磷脂抗体阴性,结合临床,系统性红斑狼疮诊断依据不足。抗 O、HLA-B27 为排查风湿性关节炎、血清阴性脊柱关节病指标,也都正常。发热的原因经以上检查暂未发现感染、结核、肿瘤等疾病,也考虑与结缔组织病相关。患者目前诊断类风湿关节炎,未发现关节外脏器损害。诊断明确的类风湿关节炎应进行病情评估,目前常用的判断疾病活动度指标包括 28 个关节疾病活动度评分,如 DAS28、ACR20、ACRSO 和 ACR70 等。该患者 DAS28 评分:6.09,提示病情高度活动。

五、治疗方案及理由

1. 治疗 该患者的药物治疗主要包括非甾体抗炎药(塞来昔布 0.2g 每日 2 次)、慢作用抗风湿药(甲氨蝶呤 10mg 每周 1 次、羟氯喹 0.2g/d、柳氮磺吡啶 1.0g 每日 2 次)、糖皮质激素(泼尼松 5mg/d)等。

2．理由

（1）非甾体抗炎药（NSAIDs）：主要通过抑制环氧化酶（COX）活性，减少前列腺素合成而具有抗炎、止痛、退热及减轻关节肿胀的作用，是类风湿关节炎治疗中最为常用的药物，适用于活动期患者。

（2）改变病情抗风湿药（DMARDs）：又被称为慢作用药，是治疗的核心，而甲氨蝶呤（MTX）又是 DMRADs 的核心，其他药物包括来氟米特（LEF）、柳氮磺吡啶（SASP）、羟氯喹（HCQ）、环孢素、硫唑嘌呤、环磷酰胺（CTX）等。DMRADs 应用原则是早期、联合。最常用的方案是 MTX＋SASP＋HCQ。

（3）糖皮质激素：对免疫调节蛋白和免疫调节细胞均有作用，可减少炎性渗出、降低炎性介质的产生和作用、减少炎性细胞的聚集、激活。目前比较认同的可以在类风湿关节炎中使用糖皮质激素的情况有：①根据病情发作的情况，加用小剂量激素（泼尼松＜10mg/d）以控制滑膜炎。②为威胁生命的关节外受累（如类风湿血管炎等）治疗，一般使用中等或大剂量。③局部应用，如关节腔内注射可有效缓解关节的炎症。

六、治疗效果及思维提示

1．入院前 3 日，暂时给予塞来昔布 0.2g 每日 2 次对症治疗，体温恢复正常，关节肿痛稍有减轻，但肿痛仍较重，伴晨僵，活动受限。期间完善相关检查，明确诊断为类风湿关节炎。

2．第 3 日加用口服药物泼尼松 10mg/d、MTX 10mg 每周 1 次、HCQ 0.2g/d、SASP 1.0g 每日 2 次，患者关节肿痛症状逐渐减轻。同时给予阿法骨化醇 0.25μg 每日 2 次、钙尔奇 D 0.6g/d 防止骨质疏松。

3．第 12 日复查血常规白细胞 9.10×10^9/L、血红蛋白 115g/L、血小板 350×10^9/L，ESR 50mm/h，CRP 10.0mg/L，肝肾功能无异常。患者无发热、腹痛、恶心、口腔溃疡、皮疹等不良反应。VAS 评分 3 分。DAS28 评分 4.42，提示病情中度活动。

4．患者出院，上述口服药物继续应用，嘱定期复查血常规、肝肾功能、ESR、CRP、CCP、MCV 等，根据病情调整药物。关节肿痛时注意休息和关节制动，关节肿痛缓解时需注意功能锻炼。

？ 思维提示

患者为早期类风湿关节炎，病情高度活动，无明显内脏受损。治疗方案为 NSAIDs、DMARDs 和小剂量激素的联合治疗。治疗期间需注意防止药物的副作用，定期检测病情活动情况。该治疗方案有一定效果，如效果不佳，可考虑更换 DMARDs 药物，还可应用生物制剂，包括肿瘤坏死因子拮抗剂、IL-1 抑制剂、IL-6 抑制剂、抗 CD20 单克隆抗体等。

最终诊断：类风湿关节炎。

七、本病例最新指南解读

中华医学会风湿病学分会于 2010 年在第 1 版类风湿关节炎（RA）诊治指南基础上，结合大量临床资料以及国际最新标准，推出了第 2 版类风湿关节炎诊断及治疗指南（以下简称新指南）。

新指南对 RA 进行了更为准确的定义，定义其为一种以侵蚀性关节炎为主要表现的全身性自身免疫病，强调了 RA 关节炎易出现"侵蚀性"的特征，与其他非侵蚀性关节炎进行了区分。许多早期 RA 患者晨僵可以并不明显，因此，对于晨僵的时间，新指南中没有再强调必须 >1 小时。

在血清学指标方面，除了旧指南提出的 RF、抗环瓜氨酸肽（CCP）抗体、抗角蛋白抗体（AKA）及抗核周因子（APF）外，新指南还增加了抗修饰型瓜氨酸化波形蛋白（MCV）抗体、抗 p68 抗体及抗瓜氨酸化纤维蛋白原（ACF）抗体，并指出这些自身抗体的检查对 RA 的诊断和预后评估有重要意义。

在影像学方面，新指南增加了 MRI 及超声检查这两方面内容，并强调了这些检查对早期判断关节炎症、评估关节情况的重要意义。MRI 可以显示关节炎性反应、初期出现的滑膜增厚，骨髓水肿和轻度关节面侵蚀，在显示关节病变方面优于 X 线，有益于 RA 的早期诊断；而高频超声能清晰显示关节腔、关节滑膜、滑囊、关节腔积液、关节软骨厚度及形态等，彩色多普勒血流显示像（CDFI）和彩色多普勒能量图（CDE）能直观地检测关节组织内血流的分布，反映滑膜增生的情况，并具有很高的敏感性。超声检查还可以动态来判断关节积液量的多少和距体表的距离，用以指导关节穿刺及治疗。

新指南中最大的变化就是诊断标准的变化。在继续使用 ACR1987 年分类标准外，同时采用了 2009 年 ACR/EULAR 提出的新的 RA 诊断分类和评分系统，对 RA 的诊断标准进行了重新界定。新标准主要分为两部分进行诊断：①当患者出现至少有 1 个关节肿痛，并有滑膜炎的证据，排除了其他疾病引起的关节炎时，就可诊断为 RA；②如不能满足第一部分诊断标准时，则采用第二部分即评分系统（表 56-2）进行诊断：该标准对关节受累情况、血清学指标、滑膜炎持续时间和急性时相反应物 4 个部分进行评分，总分≥6 分也可诊断为 RA。新指南删除了类风湿结节这一条标准，并减弱了晨僵的地位（评分系统中最多 1 分），没有过度依赖 X 线的典型骨破坏，提出了新的血清学检查即抗 CCP 抗体的作用，让少数关节甚至单个关节受累的患者也参与了诊断，部分 RF 阴性却抗 CCP 抗体阳性以及早期只出现单个关节受累，并

表 56-2　ACR/EULAR2009 年 RA 评分系统

关节受累情况（0~5）		RF 或抗 CCP 抗体低滴度（+）	2
1 个大关节	0	RF 或抗 CCP 抗体高滴度（+）	3
2~10 个中大关节	1	**滑膜炎的病程（0~1）**	
1~3 个小关节	2	<6 周	0
4~10 个小关节	3	≥6 周	1
>10 个关节至少 1 个小关节	5	**急性时相反应（0~1）**	
血清学（0~3）		CRP 和 ESR 正常	0
RF 和抗 CCP 抗体均（−）	0	CRP 或 ESR 升高	1

且没有 X 线表现的患者也纳入了诊断范围。与以往标准相比，新标准诊断更宽松，更有利于 RA 的早期诊断。

判断 RA 活动性的指标包括疲劳的程度、晨僵持续的时间、关节疼痛和肿胀的数目和程度以及炎性指标（如 ESR、CRP）等。除了这些常用的判断指标，新指南还提出临床可以采用疾病活动度评分 DAS28 等标准判断病情活动程度。

新的 RA 诊断标准的提出扩展了 RA 的诊断范围，但也因此会带来过度诊断、错误诊断的问题。因此，对于 RA 的诊断应当特别注意其他关节炎的鉴别。在新指南中，重点提出了骨关节炎、痛风性关节炎、血清阴性脊柱关节病（USPA）、系统性红斑狼疮（SLE）、干燥综合征（SS）及硬皮病等其他结缔组织病所致的关节炎与 RA 的鉴别。

在治疗方面，新指南提出了常用的联合治疗药物的选择。各种 DMARDs 药物中，MTX 仍占主要地位，如没有禁忌证是 RA 治疗的首选药物。SASP 可单用于病程较短及轻症 RA，或与其他 DMARDs 联合治疗病程较长和中度及重症患者。来氟米特主要用于病程较长、病情重及有预后不良因素的患者。抗疟药可单用于病程较短、病情较轻的患者，对于重症或有预后不良因素者应与其他 DMARDs 合用。青霉胺、金诺芬均用于病情较轻的患者，或与其他 DMARDs 联合应用于重症 RA。硫唑嘌呤、环孢素及环磷酰胺主要用于病情较重的患者，在多种药物治疗难以缓解时可酌情试用。根据 EULAR 的 2009 治疗推荐，若经初始 DMARDs 治疗未达控制目标，对有预后不良因素的患者可考虑加用生物制剂；如果患者对 MTX 和 / 或其他 DMARDs 治疗反应不理想，应考虑使用生物制剂。目前可治疗 RA 的生物制剂主要包括 TNF-α 拮抗剂、IL-1 和 IL-6 抑制剂、抗 CD20 单抗以及 T 细胞共刺激信号抑制剂等。

最新的 2015 年 ACR 关于 RA 治疗指南中，在总体原则上以疾病活动度为选择治疗的主要考虑因素，不再单独考虑预后不良等因素，将治疗费用作为考虑因素之一。对早期及长病程 RA 患者的治疗，无论是低疾病活动度还是中 / 高疾病活动度，均明确推荐首选 DMARDs（MTX）单药，单药治疗后仍然是中 / 高疾病活动度的患者，推荐给予 DMARDs 联合或 TNF 抑制剂或非 TNF 抑制剂（联合或不联合 MTX）而不是继续使用 DMARDs 单药，并强调联合治疗的推荐不分先后；且指南中首次纳入了托法替尼这一新型小分子药物。

八、结合指南对本病例的思考

本病例诊断的关键在于关节炎的鉴别诊断。该患者为非典型的 RA，单侧关节肿痛，晨僵时间 <1 小时，病程 <6 周，类风湿因子阴性，但较新的 RA 特异性抗体抗 CCP 抗体、抗 MCV 抗体阳性，同时应用超声和 MRI 检查发现滑膜病变、骨髓水肿，参照 2009 年 ACR/EULAR 分类标准，诊断为 RA。根据 DAS28 评分，该患者为高度病情活动。治疗中也依据指南，首选 MTX，并联合 HCQ、SASP，同时加用 NASAIDs 以及小剂量激素。从症状和炎症指标改善情况看，在较短的住院时间内有明显好转。RA 治疗的目标应尽早达到疾病缓解或低度活动状态（即达标治疗）。如果未达标，应定期（每 1～3 个月）随诊，调整治疗方案，如更换 DMARDs 药物，加用生物制剂等，使其达标。如已经达到疾病低活动度或临床缓解，可以每 3～6 个月进行随访和评估一次。

（施 青 王美美）

病例 57　多关节肿痛、眼红伴耳郭红肿 2 个月

男，54 岁，渔民，2011 年 8 月 11 日来诊。

一、主诉

多关节肿痛、眼红伴耳郭红肿 2 个月。

二、病史询问

（一）初步诊断思路及问诊目的

从症状上看，患者中年男性，主要症状累及关节、眼睛、皮肤（耳郭）多个不相关的组织和器官，没有发热过程。考虑某种结缔组织病可能，从一元论考虑，能够同时侵犯关节、眼睛、皮肤的常见风湿病有贝赫切特综合征、干燥综合征、血清阴性脊柱关节病、赖特综合征、复发性多软骨炎等。病史的询问应围绕关节、眼睛、皮肤（耳郭）的病变性质、范围、随时间演变的过程、相应的治疗和治疗后病情的变化进行展开，同时应该询问伴随症状以及与贝赫切特综合征、干燥综合征、血清阴性脊柱关节病、赖特综合征、复发性多软骨炎等有鉴别意义的症状等。

（二）问诊主要内容及目的

1. 关节肿痛的诱因、部位、发作规律、受累关节数目和类型、症状为一过性或持续性、关节病变为侵蚀性或非侵蚀性、病变程度及整个病程中的变化情况。

2. 眼红的性质和伴随表现　眼红的原因可能是结膜炎、巩膜炎、虹膜睫状体炎、青光眼等，伴随干涩、畏光则提示干燥的可能。

3. 既往史的询问　包括有无慢性病史，吸烟、饮酒史、传染病史、个人史等。

（三）问诊结果及思维提示

1. 患者 2 个月前无诱因出现双手中指、无名指近端指间关节肿痛，双手握拳困难。无发热、口眼干燥、口腔溃疡、面部红斑、皮疹及皮下结节。无外阴及肛周溃疡、腰背疼痛、尿频尿急尿痛、腹痛腹泻。

2. 伴双眼红，轻度胀痛，无干涩、畏光、视力下降，伴双耳郭红肿热痛，无破溃流脓、耳鸣、听力下降。就诊当地医院，检查头颅 MRI 及胸部 CT、自身抗体谱、ANCA 均未见明显异常，经过眼科、内分泌科、耳鼻喉科会诊，诊断"周围神经病、陈旧性脑梗死、双眼急性结膜炎"，给予利巴韦林滴眼液滴眼及改善供血、营养神经等治疗。但双耳郭红肿热痛及关节肿痛

症状逐渐加重，且仍有双眼结膜充血。遂于 2011 年 8 月 11 日来我院风湿免疫科就诊。患者平素身体健康，饮食睡眠佳，无尿频、尿急、尿痛、腹痛、腹泻、黑便，体重较前变化不明显。

3. 高血压病史 5 年，血压控制尚可，否认糖尿病及冠心病史。否认肝炎结核史。否认外伤史、不洁性接触史。否认药物过敏史。生于福建省宁德市，否认疫区旅居史，吸烟 20 余年，10 余支 /d，不饮酒。适龄婚育，育有一子。

> **？ 思维提示**
>
> 患者主要特点为多系统受累，关节炎、眼红、耳郭皮肤红肿，无感染迹象，重点关注同时累及以上部位的常见疾病的相关表现，如贝赫切特综合征的口腔溃疡、干燥综合征的口干和眼干、炎性肠病的腹痛腹泻和脓血便、赖特综合征的尿道炎、复发性多软骨炎的鞍鼻和耳郭畸形等。

三、体格检查

（一）重点检查内容及目的

根据问诊的结果，症状累及不相关的多个系统，应重点关注同时累及以上部位的常见疾病，如贝赫切特综合征的口腔溃疡、外阴溃疡、皮下结节；炎性肠病的腹部包块和压痛；赖特综合征下肢大关节炎、肌腱端病、腊肠指（趾）、尿道炎；干燥综合征的口眼干涩、发性多软骨炎的鞍鼻和耳郭畸形等，据此进行查体。

（二）体检结果及思维提示

T：36.5℃，P：72 次 /min，R：22 次 /min，BP：125/80mmHg。神清，精神好。双眼充血，双侧瞳孔等大，规则，角膜透明，前房无积脓，双耳郭红、肿，局部皮温升高，无破溃，外耳道无分泌物（图 57-1，见文末彩图）。口腔黏膜湿润，无溃疡。全身皮肤无皮疹、黄染及皮下结节。

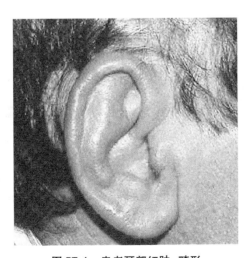

图 57-1 患者耳郭红肿，畸形

双肺呼吸音粗,未闻及干湿啰音。心律齐,心音有力,未闻及杂音。腹平软,无压痛、反跳痛及肌紧张,肝脾肋下未触及,肠鸣音正常,未见胃肠型及蠕动波,移动性浊音阴性。双手中指、无名指近端指间关节肿胀,压痛,其余关节未见异常,肌腱附着点无肿胀压痛,无腊肠样指(趾)、外阴及肛周无溃疡,尿道口无红肿及异常分泌物。

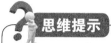

思维提示

患者关节炎、眼红本应重点考虑常见的贝赫切特综合征、炎症性肠病、赖特综合征、干燥综合征等,但是体征尚不充分,且以上疾病不能解释双侧同时出现的耳郭红肿。仔细体查发现耳郭红肿同时伴随形态异常,不仅累及皮肤,而且累及耳郭软骨。因此调整诊断思路:是否为累及双侧耳郭、双眼、多个关节的非化脓性软骨炎症?

四、实验室和影像学检查结果

(一)初步检查内容及目的

1. 血常规、尿常规、便常规+OB、生化全项、血沉、CRP,了解患者基本情况。
2. 复查肺部 CT,了解气管、支气管软骨有无亚临床改变。
3. 腹部 B 超 了解肝胆脾胰肾的情况。

(二)检查结果及思维提示

1. 血常规 WBC: 12.55×10^9/L, NE%: 81.7%, Hb: 150g/L, PLT: 144×10^9/L, MCV: 90.8fl。
2. ESR: 67mm/h, CRP: 59mg/L, ANA、ENA、肝功能、肾功能、尿常规、便常规均正常,便OB:(−)。
3. 腹部 B 超 肝胆脾胰肾无异常,无腹腔积液。
4. 肺 CT 气管下段增厚并部分钙化,纵隔与肺未见异常(图 57-2)。

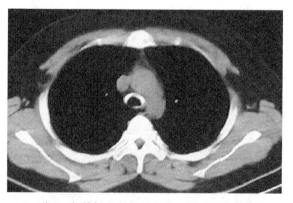

图 57-2 肺 CT 气管下段增厚并部分钙化,纵隔与肺未见异常

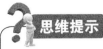

思维提示

患者除了非特异性炎症指标 ESR/CRP 外各项检查均无阳性发现,结合体格检查,不支持系统性红斑狼疮、贝赫切特综合征、炎性肠病、赖特综合征、干燥综合征。耳郭畸形、眼炎与气管软骨病变已经可以满足 1975 年 McAdam 关于复发性多软骨炎的诊断标准。进一步检查需要了解有无伴发疾病以及眼部损害的性质与程度。

（三）进一步检查结果及思维提示

1. PCT:0.037ng/ml,不支持感染。

2. 血清 IgG、IgA、IgM、IgE 及补体 C3、C4 正常,RF、抗 CCP 抗体、抗 AKA 抗体、ANA、抗 ENA 抗体、抗心磷脂抗体均为阴性,不支持系统性红斑狼疮、类风湿关节炎、抗磷脂综合征。

3. HLA-B27:阴性;骶髂关节 CT:未见异常。

4. 血清学间接免疫荧光法可见抗软骨细胞抗体及抗II型胶原抗体阳性。

5. 眼科检查 符合结膜炎并浅层巩膜炎。

思维提示

患者病情虽然复杂,但应首先试用一元论解释诊断。患者符合 1976 年 McAdam 关于复发性多软骨炎(relapsingpolychondritis,RP)标准诊断:①双耳软骨炎;②非侵蚀性多关节炎;③鼻软骨炎;④眼炎,包括结膜炎、角膜炎、巩膜炎、浅层巩膜炎及葡萄膜炎等;⑤喉和/或气管软骨炎;⑥耳蜗和/或前庭受损,表现为听力丧失、耳鸣和眩晕。具有上述 3 条或 3 条以上标准,并由病理活检证实(如耳、鼻或呼吸道软骨活检)可以确诊;若临床表现明显,并非每例患者均需做软骨活检即可以作出临床诊断。该患者符合①双耳软骨炎;②非侵蚀性多关节炎;③眼炎;④气管软骨炎等 4 项标准,临床表现典型,可以直接作出临床诊断。

五、治疗方案及理由

复发性多软骨炎(relapsingpolychondritis,RP)治疗的选择主要与其症状的严重程度和受累器官的范围有关,目前尚无统一的治疗方案。治疗方法包括药物、手术和介入。

手术治疗主要针对因气管软骨塌陷引起重度呼吸困难的 RP 患者,应立即行气管切开术,必要时用人工呼吸机辅助通气。该患者气管软骨增厚、钙化,但是没有塌陷,不存在适应证。

介入治疗适用于气管狭窄的部位在气管下段或支气管的 RP 患者,此时气管切开无效,需植入气道内支架。

药物治疗可以使用肾上腺皮质激素(激素)控制病变的急性发作,减少复发的频率及严重程度。RP 病情较轻者可选用非甾体抗炎药或氨苯砜,秋水仙碱对耳郭软骨炎有效且起效迅速。对于轻中度耳郭软骨炎、气管软骨炎、关节炎及眼炎患者,可予口服泼尼松 10～20mg/d。激素治疗无效或病情严重的 RP 患者如巩膜炎、气管支气管软骨炎、肾小球肾炎或心脏瓣膜受累时,应加用免疫抑制剂,如环磷酰胺、甲氨蝶呤、硫唑嘌呤等。

六、治疗效果及思维提示

1. 患者入院后根据诊断思路完善检查,结合临床表现及院外检查结果,入院当日即可确诊 RP。为防止病情发展、气管塌陷,入院第 2 日即给予静脉滴注甲基泼尼松龙 40mg;硫唑嘌呤 50mg 每日 2 次;秋水仙碱 0.5mg 每日 2 次。

2. 第 3 日开始关节肿痛消退,耳郭疼痛减轻,红肿范围缩小,眼疼痛与充血减轻。

3. 第 5 日耳郭疼痛消失,红肿区域皮肤皱缩,眼疼痛与充血消退。激素改为甲泼尼龙 8mg 每日 2 次;硫唑嘌呤 50mg 每日 2 次;秋水仙碱 0.5mg 每日 2 次。

4. 第 7 日关节肿痛、眼疼痛与充血、耳郭疼痛及红肿基本缓解,复查血常规、血沉、CRP、血液生化指标正常,予出院。

5. 出院后继续甲泼尼龙 8mg 每日 2 次;硫唑嘌呤 50mg 每日 2 次;秋水仙碱 0.5mg 每日 2 次巩固治疗 1 周。此后每周减少甲泼尼龙 2mg 至停药。

6. 出院 2 个月后停用甲泼尼龙,继续使用硫唑嘌呤 50mg 每日 2 次;秋水仙碱 0.5mg 每日 2 次。

7. 出院 3 个月后减为硫唑嘌呤 50mg/d;秋水仙碱 0.5mg/d。维持 6 个月,未再复发,于 2012 年 6 月始停药,随访至今未复发。

思维提示

患者存在轻度耳郭软骨非化脓性炎症、眼浅层巩膜炎与结膜炎、非侵蚀性多关节炎及气管软骨的亚临床炎症,没有气管塌陷及呼吸困难。入院后短期使用较大剂量激素[相当于泼尼松 1mg/(kg·d)]对防止气管软骨炎症恶化,迅速控制病情有利。病情缓解后,在联合使用免疫抑制剂硫唑嘌呤和抑制白细胞趋化药物秋水仙碱的情况下,激素改为中小剂量,相当于泼尼松 20mg,继续控制病情,防止发作。病情进一步稳定后,逐步减少激素直至撤药,尽可能减少激素的副作用,最后使用小剂量免疫抑制剂和秋水仙碱维持。

最终诊断: 复发性多软骨炎。

七、本疾病最新指南解读

2011 年复发性多软骨炎(RP)诊断和治疗指南由中华医学会风湿病学分会制定,是目前诊治该病最新的指南。RP 指南从病因、机制、临床表现、诊断标准、治疗原则的方面对该病进行了全面的剖析。

首先该指南界定复发性多软骨炎(RP)是一种软骨组织复发性退化性炎症,表现为耳、鼻、喉、气管、眼、关节、心脏瓣膜等器官及血管等软骨基质的结缔组织受累。主要病理机制为机体产生的主要针对Ⅱ型胶原的自身免疫反应,造成软骨破坏。

临床表现因受累及的部位而各不相同，也因合并的结缔组织病或血管炎而不同。指南描述的RP临床表现如下：

1. 耳郭软骨炎　耳郭软骨炎是最常见的症状，85%的病例受累，39%的病例为首发症状，以外耳轮突发的疼痛、肿胀、发红、发烫为特征，常见为对称性，单侧少见。由于炎症的反复发作可导致软骨破坏、外耳郭松弛、塌陷、畸形和局部色素沉着，称为菜花耳。如果病变侵犯外耳道或咽鼓管，导致狭窄或闭塞，使听力受到损害；病变累及中耳和内耳，可表现为听觉和/或前庭功能损伤。

2. 鼻软骨炎　发生率为63%～82%，表现为疼痛和红肿，数日后缓解。如反复发作可引起鼻软骨局限性塌陷，形成鞍鼻畸形。

3. 眼炎　主要表现为眼的附件炎症，发生率达55%。常见为结膜炎、角膜炎、虹膜睫状体炎、巩膜炎和色素膜炎。

4. 关节炎　发生率70%，表现为游走性、非对称性、非变形性关节炎，可累及周围或中轴的大小关节。

5. 呼吸系统受累　喉、气管及支气管树软骨病变发生率为50%～71%，26%为首发症状。气道阻塞在早期是炎性水肿所致，后期出现气道软骨环破坏，造成气道的弹性狭窄、塌陷；晚期纤维化和瘢痕收缩，造成气道的固定性狭窄；声带麻痹也可造成吸气性呼吸困难。

6. 心血管病变　发生率为30%，可累及心血管系统，表现为主动脉瘤、小血管或大血管炎症、心脏瓣膜损害、心包炎及心肌缺血等。

7. 血液系统　半数RP患者发生贫血、血小板减少，少数RP患者可出现脾脏肿大，还可并发骨髓异常增生综合征（MDS），表现为难治性贫血，红细胞、粒细胞、巨核细胞系统增生异常。如发生溶血性贫血，可出现黄疸、网织红细胞增加等表现。

8. 皮肤　25%～35%累及皮肤，其中10%为首发症状。RP皮损为非特异性的，如结节性红斑、脂膜炎、网状青斑、荨麻疹、皮肤多动脉炎结节及阿夫他溃疡等。

9. 肾脏　受累及不多见，约8%，最常见的病理组织类型为轻度系膜增生型和局灶节段新月体型肾小球肾炎。

指南关于复发性多软骨炎的检查如下：血沉增快最常见，且与疾病的活动性有关，可以出现类风湿因子及抗核抗体阳性及梅毒血清学反应假阳性。血循环免疫复合物阳性也很常见，间接荧光免疫法显示抗软骨抗体及抗天然胶原Ⅱ型抗体在活动期一般均阳性，用激素治疗后可转阴性。因此，抗天然胶原Ⅱ型抗体阳性对RP的诊断可能有帮助，尿液酸性黏多糖阳性，提示软骨破坏的程度。

X线检查很有意义，胸片可以发现肺不张及肺炎患者；气管支气管体层摄影可见气管，支气管普遍性狭窄，尤其两臂后伸挺胸侧位相可显示气管局限塌陷，同时也能显示主动脉弓进行性扩大，升和降主动脉及气管钙化；周围关节的X线显示关节旁的骨密度降低，偶有关节腔逐渐狭窄，但没有侵蚀性破坏。

CT可发现气管和支气管树的狭窄程度及范围，可发现气管和支气管壁的增厚钙化，管腔狭窄变形及肿大的纵隔淋巴结。

心脏超声检查可发现升主动脉瘤或降主动脉瘤，心包炎，心肌收缩受损。

纤维支气管镜检查可直接观察受累的气道，可以显示气管支气管树的炎症、变形、塌陷等，软骨环破坏者可见呼气时相应气道塌陷，可以镜下取活检，有助于明确诊断，但出血较多，且在评价气道阻塞程度中的作用不如肺功能，并可能诱发气道塌陷而窒息死亡。

　　活组织检查可提供进一步的诊断证据，但如果临床症状典型，活组织检查并不是必需的，活检的部位可以是鼻软骨、气道软骨、耳郭软骨等，但活检后可能激发复发性多软骨炎的发作，造成新的畸形，故应特别注意，取耳郭软骨应从耳后入手。

　　指南给出的复发性多软骨炎的诊断标准依然是 1975 年 McAdam 关于 RP 的诊断标准。符合下述 6 条的 3 条或 3 条以上，无需组织学证实即可确诊为 RP。如果临床表现非常典型，也可无需软骨的组织学证实。

　　1. 双耳复发性多软骨炎。

　　2. 非侵蚀性血清阴性多关节炎。

　　3. 鼻软骨炎。

　　4. 眼炎症、结膜炎、角膜炎、巩膜炎、外巩膜炎及葡萄膜炎等。

　　5. 喉和 / 或气管软骨炎。

　　6. 耳蜗和 / 或前庭受损。

我们认为凡有下列情况之一者应怀疑本病：

1. 一侧或两侧外耳软骨炎，并伴外耳畸形。

2. 鼻软骨炎或有原因不明的鞍鼻畸形。

3. 反复发作性巩膜炎。

4. 不明原因气管及支气管广泛狭窄，软骨环显示不清，或有局限性管壁塌陷，再结合实验室检查，如尿液酸性黏多糖含量增加及抗胶原Ⅱ型抗体存在，将有助于诊断。

　　指南对复发性多软骨炎（RP）的治疗给出具体的建议：

　　RP 患者如能早期诊断，及时治疗，有可能延长患者的存活期，取得较好的疗效。治疗的选择主要与症状的严重程度和受累器官的范围有关，但并无统一的治疗方案。

　　1. 病情较轻的患者　可以选用阿司匹林或其他非类固醇抗炎药和氨苯砜。氨苯砜在体内可抑制补体的激活和淋巴细胞转化，也能抑制溶菌酶参与的软骨退化性变，平均剂量为 75mg/d，剂量范围 25～200mg/d，从小剂量开始后逐渐加量，因有蓄积作用，服药 6 日需停药 1 日，持续约 6 个月。主要副作用为嗜睡、溶血性贫血、药物性肝炎、恶心及白细胞下降等。

　　2. 中重度的患者　可以选择糖皮质激素和免疫抑制剂。糖皮质激素可抑制病变的急性发作，减少复发的频率及严重程度。开始用泼尼松 30～60mg/d，在重度急性发作的病例中，如喉、气管及支气管、眼、内耳被累及时，泼尼松的剂量可达 80～200mg/d。待临床症状好转后，可逐渐减量为 5～20mg/d，维持用药时间 3 周至 6 年，少数需长期持续用药。在激素及氨苯砜治疗无效时，或病情严重的病例，包括巩膜炎、气管支气管软骨炎、肾小球肾炎或心脏瓣膜受累时，应加用免疫抑制剂，如甲氨蝶呤、环磷酰胺、硫唑嘌呤及巯嘌呤等。

　　3. 其他治疗

　　（1）手术：对具有严重的会厌或会厌下梗阻而导致重度呼吸困难的患者，应立即行气管切开行造瘘术，甚至需辅予合适的通气，以取得进一步药物治疗的机会。一般不选用气管插管，因可引起气道的突然闭塞死亡。

　　（2）金属支架：对多处或较广泛的气管或支气管狭窄，可以在纤支镜下或 X 线引导下置入金属支架，可以显著地缓解呼吸困难。

　　复发性多软骨炎一般预后良好，为降低病死率，改善预后，应早期诊断和及时治疗。主要死亡原因是重症患者喉和气管软骨支持结构塌陷所致的窒息，或心血管病变（大动脉瘤、心脏瓣膜病变）导致的循环系统功能不全。

八、结合指南对本病例的思考

综上所述,指南强调RP治疗的选择主要与其症状的严重程度和受累器官的范围有关,给予个体化治疗方案。本例患者属于轻度耳郭软骨非化脓性炎症、眼浅层巩膜炎与结膜炎、非侵蚀性多关节炎及气管软骨的亚临床炎症,无气管塌陷及呼吸困难。入院后短期使用较大剂量激素[相当于泼尼松 1mg/(kg·d)]对阻止气管软骨炎症恶化、迅速控制病情有利,未进行冲击治疗。由于氨苯砜有嗜睡、溶血性贫血、药物性肝炎、恶心及白细胞下降等副作用,同时在体内容易蓄积,故服药6日需停药1日,不方便用药,所以本例治疗没有选用氨苯砜。病情缓解后,在联合使用免疫抑制剂硫唑嘌呤和抑制白细胞趋化药物秋水仙碱的情况下,激素改为中小剂量,相当于泼尼松 20mg 水平,继续控制病情,防止发作。病情进一步稳定后,逐步减少激素直至撤药,尽可能减少激素的副作用,最后小剂量免疫抑制剂和秋水仙碱维持,取得较好疗效。

（吴碧青　吴琛琛　李忆农）

病例 58　腰背痛 13 年，便血 3 个月

女，42 岁，职员，2016 年 4 月 19 日就诊。

一、主诉

腰背痛 13 年，便血 3 个月。

二、病史询问

（一）初步诊断思路及问诊目的

从症状上看，患者主要症状集中在骨骼肌肉及消化系统，病史的询问应围绕一般资料、关节受累的诱因、部位、发展变化展开，同时应该询问伴随症状、家族史以及有鉴别意义的症状等。

（二）问诊主要内容及目的

1. 患者的一般资料，如发病的年龄、性别等　强直性脊柱炎多见于青年男性，类风湿关节炎多见于中老年女性，痛风多见于中年男性，骨关节炎多见于老年人。

2. 起病过程　退行性病变呈现缓慢、隐匿的发病过程；创伤有明确的相关事件；痛风等晶体性关节炎多数起病急骤，24 小时内达高峰，但有自限性，多于 1 周内缓解；反应性关节炎常在感染后数周内相继出现皮肤黏膜损害和关节炎；弥漫性结缔组织病则多呈缓解、活动交替，反复加重的慢性经过。

3. 伴随症状、既往史及家族史的询问　包括有无皮疹、腹痛、腹泻、银屑病家族史、吸烟、饮酒史、结核等传染病接触史、个人史等。

（三）问诊结果及思维提示

1. 患者 13 年前无明显诱因出现腰背痛，活动后减轻，逐渐出现双髋、双足跟、双膝关节肿痛。5 个月前患者双髋关节疼痛加重。当地医院查 HLA-B27 阳性，给予双氯芬酸钠口服，患者以上症状缓解。

2. 慢性浅表性胃炎 10 年，焦虑症 6 个月，近 3 个月偶有大便表面带鲜血。否认肝炎结核等传染病史及接触史。月经规律。否认银屑病等家族史。无特殊不良嗜好。

3. 1 个月前患者因胸闷、憋气、胸廓紧缩感就诊当地医院，查血常规 WBC：4.19×10^9/L，NE%：67.8%，Hb：88g/L，PLT：364×10^9/L，血沉：93mm/h，肺 CT：右肺纤维灶，肺功能：轻度阻塞性通气功能障碍。给予茶碱缓释片、溴己新、氟哌噻吨美利曲辛片等药物治疗，患者服药

后以上症状无明显缓解，中上腹疼痛，停药后腹痛缓解。

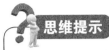

思维提示

　　患者为中年女性，慢性病程，青年起病，早期以炎性腰背痛为主要表现，特点为隐匿起病，腰背痛活动后可缓解，同时累及下肢大关节，包括双髋、双膝。此外患者出现双足跟肿痛，不排除附着点炎。近期患者关节症状加重，出现胸闷、气短、胸廓紧缩感，当地医院胸部CT、肺功能检查等初步排除肺炎、支气管哮喘、肺部肿瘤等疾病。此外本病例为42岁女性患者，当地医院给予口服抗焦虑抑郁药物效果欠佳，需要考虑器质性病变。

三、体格检查

（一）重点检查内容及目的

　　根据问诊的结果，需要检查胸部、心脏、腹部各项体征，此外骨关节系统也应该重点检查。包括Schober试验、指地距、胸廓活动度、枕墙距、"4"字试验。

（二）体检结果及思维提示

　　T: 36.5℃，P: 95次/min，R: 24次/min，BP: 130/87mmHg。神清，贫血貌，无瘀点、瘀斑。双肺呼吸音清，未闻及明显干湿啰音。心率95次/min，律齐，心音有力，未闻及杂音。腹平软，无压痛、反跳痛，肝脾肋下未扪及，肠鸣音3次/min。Schober试验阴性，指地距0cm，胸廓活动度2cm，枕墙距0cm，双侧"4"字试验阳性。

思维提示

　　患者胸廓活动度缩小，双侧"4"字试验阳性，不排除脊柱关节炎。患者无皮疹，银屑病关节炎可能性小。患者体温正常，肺部无明显啰音，心脏各瓣膜区未闻及杂音，腹部无阳性体征，四肢各关节无肿胀、压痛，提示感染可能性小。

四、实验室和影像学检查结果

（一）初步检查内容及目的

1. 血常规、尿常规、便常规及潜血、肝肾功能等检查了解患者基本情况。
2. 炎性指标，包括血沉、C反应蛋白。
3. HLA-B27、类风湿因子、抗CCP抗体、抗核抗体等。
4. 影像学检查，包括骶髂关节CT及关节超声。

(二)检查结果及思维提示

1. 血常规　WBC: 5.35×10^9/L, NE%: 54.84%, Hb: 86g/L, Hct: 29.4%, MCV: 68.9fl, MCHC: 293g/L, PLT: 358×10^9/L。尿常规、便常规及潜血正常。

2. 肝肾功能大致正常。

3. 血沉64mm/h,C反应蛋白正常。HLA-B27阳性。类风湿因子、抗CCP抗体、抗核抗体阴性。

4. 骶髂关节CT　双侧骶髂关节髂骨面骨质密度呈带状增高,内见囊状低密度灶,关节面光滑。关节周围软组织无肿胀。结论:双侧骶髂关节致密性髂骨炎并退行性变。

5. 关节超声　双膝髌上囊少量积液,双踝关节未见异常,符合双足第1跖趾关节滑膜炎表现。

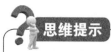

思维提示

患者血小板升高,血沉增快,提示炎症反应。HLA-B27阳性,骶髂关节CT异常,虽然未见典型的虫蚀样破坏,也不能完全排除脊柱关节炎。但是结合患者院外检查结果,患者存在持续的小细胞低色素贫血,血红蛋白长期在80g/L左右,与典型的强直性脊柱炎表现不符,需要寻找贫血的原因。患者近3个月偶有大便表面带血,提示可能存在结肠或直肠的疾病,患者月经正常,因此贫血不排除与消化系统疾病有关,首先重点检查消化系统。如果消化系统未见明显异常,可以再考虑其他血液系统检查。

(三)进一步检查结果及思维提示

1. 上消化道造影　胃窦炎(轻度)。

2. 结肠镜　全结肠可见弥漫分布表浅溃疡,大者约0.3cm×0.3cm,上覆白苔,周围充血水肿,以乙状结肠,直肠段病变为重。镜下诊断:结肠多发溃疡。病理:(结肠)黏膜急慢性炎,可见中性粒细胞浸润,隐窝脓肿。

思维提示

患者虽然有炎性腰背痛的表现,炎性指标升高,HLA-B27阳性,但是骶髂关节CT表现较轻。此外患者有中度贫血,应首先试用一元论解释诊断。脊柱关节炎包括强直性脊柱炎、银屑病关节炎、炎性肠病关节炎、幼年脊柱关节炎及未分化关节炎等。虽然中度贫血也见于银屑病关节炎患者,但此类患者往往有严重的皮肤损害,该例不符合。此外该例患者虽然无腹泻、黏液脓血便、腹痛等典型表现,仍然应该重点检查消化系统,排除炎性肠病关节炎。

五、治疗方案及理由

1. 治疗　非药物治疗包括患者教育、规律锻炼、物理治疗及饮食心理指导。药物治疗包括非甾体抗炎药，缓解病情药物（DMARDs），如柳氮磺吡啶、甲氨蝶呤等。根据病情变化及本人意愿考虑肿瘤坏死因子拮抗剂。

2. 理由　根据 2010 年（国际脊柱关节炎评估工作组）ASAS/ 欧洲抗风湿病联盟（EULAR）的推荐，可以给予非甾体抗炎药作为一线用药，患者有服药后中上腹痛病史，患浅表性胃炎，可以选择 COX-2 抑制剂。此外柳氮磺吡啶、甲氨蝶呤等 DMARDs 有一定疗效。但是对于中轴关节受累的患者，可以积极选择肿瘤坏死因子抑制剂。

六、治疗效果及思维提示

给予依托考昔 60mg/d 口服，柳氮磺吡啶 1.0g 每天 2 次口服，美沙拉嗪 3 天及抑酸、保护胃黏膜等治疗。患者症状无明显缓解。

思维提示

　　口服一种非甾体抗炎药无效，可以换用另一种非甾体抗炎药，不建议联用。柳氮磺吡啶起效较慢，口服药物 3 天疗程尚不足。但是患者以中轴关节受累为主，预测柳氮磺吡啶可能效果不佳。

最终诊断：炎性肠病关节炎、小细胞低色素贫血。

七、本疾病指南解读

ASAS 在 2009 年及 2011 年先后提出了中轴型 SpA 和外周型 SpA 的分类标准。其中中轴型 SpA 分类标准为起病年龄 <45 岁，腰背痛≥3 个月，影像学提示骶髂关节炎加上≥1 个 SpA 临床特征或者 HLA-B27 阳性加上≥2 个 SpA 临床标准。外周 SpA 的分类标准为患者无炎性腰背痛，有①外周关节炎（通常为非对称性，下肢关节）或②肌腱附着点炎（肌腱端炎）或③指（趾）炎加上以下任一 SpA 临床特征：葡萄膜炎、银屑病、炎性肠病、前驱感染、HLA-B27 阳性，影像学提示骶髂关节炎或加上以下至少 2 项 SpA 临床特征：关节炎、肌腱附着点炎（肌腱端炎）、指（趾）炎、炎性腰背痛既往史、SpA 家族史阳性。

八、结合指南对本病例的思考

根据 ASAS 提出的中轴型 SpA 和外周型 SpA 的分类标准，该患者诊断满足 SpA 的分类标准。主要表现为，起病年龄 <45 岁，腰背痛≥3 个月，影像学提示骶髂关节炎，HLA-B27 阳性，曾经出现跟腱附着部位的疼痛，对 NSAIDs 反应良好。该患者有血便病史，结肠镜提示多

发溃疡,以乙状结肠、直肠为著,病理支持溃疡性结肠炎,因此诊断考虑炎性肠病关节炎可能性大。

影像学检查在 SpA 的诊断、监测病情变化及预测药物反应等方面有重要意义。EULAR 2015 年的推荐意见主要如下:对于中轴型 SpA 诊断,一般推荐骶髂关节 X 线检查,如果临床和 X 线检查不能明确诊断,但是仍然怀疑 SpA,推荐骶髂关节 MRI。当怀疑外周型 SpA 时,超声或 MRI 可以用来检测外周附着点炎,这可以支持 SpA 的诊断。此外超声或 MRI 可以用来检测外周关节炎、腱鞘炎和滑囊炎。对于该例患者,骶髂关节 CT 有改变,结合典型的临床症状、体征及 HLA-B27 阳性,符合中轴型 SpA 的分类标准。该患者曾出现双膝、双足跟疼痛,给予关节超声检查,评价股四头肌、髌韧带、跟腱等主要附着点位置,均未见典型附着点炎表现,但是提示双膝及双侧跖趾关节炎。值得注意的是,患者无跖趾关节受累的症状及体征,但是超声可以检测到典型的跖趾关节炎表现。

(李　洁　李兴福)

病例 59 发热伴咳嗽咳痰 1 个月，血尿 1 天

男，51 岁，2011 年 9 月来诊。

一、主诉

发热伴咳嗽咳痰 1 个月，血尿 1 天。

二、病史询问

（一）初步诊断思路及问诊目的

从症状上看，患者主要症状集中在呼吸系统及泌尿系统，病史的询问应围绕发热的程度、特点、伴随症状、治疗经过及对药物的反应进行展开，咳嗽的特点及痰液的性状，随时间演变的过程、相应的治疗和治疗后病情的变化进行展开，对近 1 天出现的血尿，应询问尿量、尿路刺激症状等，同时应该询问有鉴别意义的症状等。

（二）问诊主要内容及目的

1. 发热的诱因、程度、热型、伴随症状。发热是否有诱因，发热的程度、频率，发热的时间特点，结合患者伴随咳嗽咳痰的症状，详细询问痰液的性状很重要。例如铁锈色痰考虑大叶性肺炎，黄色痰考虑细菌感染，痰中带血要考虑肿瘤、结核及少见的肺泡出血。还有就是对药物的反应，患者在院外使用抗生素的情况及机体情况，是否有发生复杂性感染、机会性感染的基础。此外，还要注意有无胸闷胸痛、气促、乏力、盗汗、皮疹、关节肌肉疼痛等伴随症状。

2. 就诊 1 天前新出现的血尿，应询问尿量、尿路刺激症状、用药情况及既往病史等情况，血尿是否与本身疾病相关、是否由治疗过程中药物副作用或既往疾病导致。如果有尿量的减少，要考虑发热、饮食、输血量等相关因素下血容量不足，或原发、继发的肾功能损害。需考虑是药物所致还是同一疾病的肺、肾同时受累。如果患者合并尿路刺激症状，要考虑感染。如果既往有结石病史，可能考虑与原有症状不相关。

3. 既往史的询问　包括有无慢性病史，长期用药史、吸烟、饮酒史、传染病史、个人史等。

（三）问诊结果及思维提示

1. 患者 1 个月前无明显诱因出现发热，最高达 39.5℃，多于下午和晚间出现，1 天发热 1~2 次，服布洛芬可退热，伴畏寒，无明显寒战，感全身肌肉酸痛，伴咳嗽咳痰，痰呈白色黏痰，无血痰及痰中带血，无胸闷胸痛，无心悸气促，无盗汗，无咽痛流涕和头痛头晕，无关节痛和皮疹。

2. 自服"感冒药"治疗，发热无好转，咳嗽咳痰加重，痰呈白色黏痰，无血痰及痰中带血，就诊于当地医院，血常规提示白细胞高（具体不详），肺部 CT 可见团块状影，考虑"肺部感染"，予头孢曲松抗感染治疗，疗效欠佳，5 天后加用左氧氟沙星，仍有发热，体温高峰未下降。

3. 1 天前患者出现肉眼血尿，呈均一淡红色洗肉水样，无浑浊，泡沫较前增多，尿量正常，无异味，无腰背痛，无尿频尿痛尿急，无颜面及双下肢无水肿。

现为进一步诊治收入院。自发病来，患者精神差，睡眠欠佳，进食较差，食量为平时的 1/3 至 1/2，大便量较平时少，性状正常，未见黑便及便中带血，体重较前变化不详。

4. 既往体健，否认高血压、糖尿病及冠心病史。否认肝炎结核史。否认外伤手术史。否认药物过敏史。病前未外出旅游，吸烟 20 余年，10 余支 /d，不饮酒。适龄婚育，育有一子。

思维提示

患者病史分为 2 个阶段。第一阶段：发热伴咳嗽咳痰，对抗感染治疗效果欠佳。第二阶段：患者出现肉眼血尿。总体表现为发热伴两个系统受累，考虑全身疾病肺、肾累及可能性大。

三、体格检查

（一）重点检查内容及目的

根据问诊的结果，症状主要集中在肺部及肾脏，应重点据此进行查体。患者两个系统受累，需警惕其他系统受累但临床症状不明显的情况，所以各个系统的检查都需要仔细进行，同时患者为发热待查，所以淋巴结的检查也非常重要，若存在肿大淋巴结可考虑局部淋巴结活检。

（二）体检结果及思维提示

T：36.5℃，P：98 次 /min，R：22 次 /min，BP：125/80mmHg。神清，精神差，全身无皮疹，皮肤巩膜无黄染。全身浅表淋巴结不大。胸骨无压痛，双肺呼吸音粗，未闻及干湿啰音。心律齐，心音有力，未闻及杂音。腹平软，无压痛、反跳痛，肝脾肋下未及，肠鸣音正常，未见胃肠型及蠕动波，移动性浊音阴性，双肾区无叩痛。双下肢无水肿。四肢关节无肿胀压痛，四肢肌肉无压痛，四肢肌力肌张力正常，病理征阴性。

思维提示

患者发热伴咳嗽咳痰，双肺无干湿啰音，结合病史中抗感染治疗效果欠佳，考虑单纯普通细菌感染可能性不大，同时患者出现血尿，考虑引起发热的疾病同时还会出现肺、肾的受累。

四、实验室和影像学检查结果

（一）初步检查内容及目的

1. 血常规、血气分析、尿常规、生化全项、凝血功能筛选＋D-dimer、血沉、CRP　了解患者基本情况。

2. 患者发热原因未明，且合并血尿，完善腹部超声。

3. 患者发热伴咳嗽咳痰，完善肺部 CT 明确肺部病变情况。

（二）检查结果及思维提示

1. 血常规　WBC：12.55×10^9/L，NE%：81.7%，Hb：80g/L，PLT：589×10^9/L。

2. 血气分析　pH：7.4，PCO_2：22.8mmHg，PO_2：85mmHg，SaO_2：94.9%，BE：－7.0mmol/L。

3. 生化　ALB：29.7g/L，GLB：45.6g/L，AST：14U/L，ALT：9U/L，GGT：71U/L，DBIL：8.5μmol/L，IBIL：8.7μmol/L，BUN：12.58μmol/L，CREA：181.1μmol/L，URIC：398.9μmol/L，Na^+：139.8mmol/L，K^+：4.5mmol/L，AG：19.9mmol/L。

4. 凝血功能筛选＋D-dimer　正常。

5. 尿常规　ERY：（＋＋＋＋），RBC：259/HP，尿红细胞形态：变异性80%，PRO：（＋＋）。

6. ESR：89mm/h，CRP：119.4mg/L。

7. 腹部 B 超　双肾饱满，双肾实质回声增强，余未见异常。

8. 肺部 CT　左中肺可见类圆形结节，直径约 2cm，内有空洞形成，右下肺可见一直径约 1cm 结节，无毛刺。

 思维提示

患者发热查因，抗生素治疗效果欠佳，出现两个器官的受累，初步实验室检查提示白细胞高、血小板高，血沉、CRP 等炎症指标高，需考虑①结缔组织病；②结核感染；③血液系统肿瘤；④肺癌并副癌综合征。进一步我们需要完善抗核抗体谱和 ANCA 以排除结缔组织病，结核斑点实验排除结核，视情况完善骨髓穿刺＋培养排除血液系统疾患，必要时完善肺穿刺活检。

（三）进一步检查结果及思维提示

1. ANAs：（－），cANCA：（＋），PR3：（＋），MPO：（－），肾小球基底膜（GBM）：（－）。

2. 结核斑点试验阴性。

3. 骨穿　骨髓增生活跃。

 思维提示

发热查因是临床工作的重点、难点，用一元论的观点，患者发热并肺肾受累，风

> 湿科医生很容易想到结缔组织病，完善相关抗体的检查不难得出诊断，但是一些自身抗体在其他一些感染性疾病及肿瘤中也可能出现阳性，临床需注意这类患者，完善相关检查排查。

最终诊断：肉芽肿性多血管炎。

五、本疾病最新指南解读

肉芽肿性多血管炎(granulomatosis with polyangiitis, GPA)，既往称为韦格纳肉芽肿病(Wegener granulomatosis, WG)。GPA 参考 2011 年中华风湿病学会制定的诊断和治疗指南。诊断标准采用 1990 年美国风湿病学会（ACR）分类标准，见表 59-1。符合 2 条或 2 条以上时可诊断为 GPA，诊断的敏感性和特异性分别为 88.2% 和 92.0%。

表 59-1　1990 年 ACR 的 GPA 分类标准

1. 鼻或口腔炎症	痛性或无痛性口腔溃疡，脓性或血性鼻腔分泌物
2. 胸部 X 线片异常	胸部 X 线片示结节、固定浸润病灶或空洞
3. 尿沉渣异常	镜下血尿（红细胞 >5/ 高倍视野）或出现红细胞管型
4. 病理性肉芽肿性炎性改变	动脉壁或动脉周围，或血管（动脉或微动脉）外区域有中性粒细胞浸润形成肉芽肿性炎性改变

GPA 早期诊断至关重要。无症状患者可通过血清学检查抗中性粒细胞胞质抗体（ANCA）以及鼻窦和肺脏的 CT 扫描辅助诊断。上呼吸道、支气管内膜及肾脏活检是诊断的重要依据，病理显示肺小血管壁有中性粒细胞及单个核细胞浸润，可见巨细胞、多形核巨细胞肉芽肿，可破坏肺组织，形成空洞。肾病理为局灶性、节段性、新月体性坏死性肾小球肾炎，免疫荧光检测无或很少免疫球蛋白及补体沉积。当诊断困难时，有必要进行胸腔镜或开胸活检以提供诊断的病理依据。

GPA 在临床上常被误诊，为了能早期诊断，对有以下情况者应反复进行活组织检查：不明原因的发热伴有呼吸道症状；慢性鼻炎及鼻窦炎，经检查有黏膜糜烂或肉芽组织增生；眼、口腔黏膜有溃疡、坏死或肉芽肿；肺内有可变性结节状阴影或空洞；皮肤有紫癜、结节、坏死和溃疡等。

治疗可分为 3 期，即诱导缓解、维持缓解以及控制复发。循证医学显示糖皮质激素加环磷酰胺联合治疗有显著疗效，特别是肾脏受累以及具有严重呼吸系统疾病的患者，应作为首选治疗方案。

1. **糖皮质激素**　活动期用泼尼松 1.0～1.5mg/（kg·d）。用 4～6 周病情缓解后逐渐减量并以小剂量维持。对严重病例如中枢神经系统血管炎、呼吸道病变伴低氧血症如肺泡出血、进行性肾功能衰竭，可采用冲击疗法：甲泼尼龙 1.0g/d，连用 3 天，第 4 天改口服泼尼松 1.0～1.5mg/（kg·d），然后根据病情逐渐减量。

2. **免疫抑制剂**

（1）环磷酰胺：应根据病情选择不同的方法。通常给予口服环磷酰胺 1～3mg/（kg·d），也可用环磷酰胺 200mg，隔天 1 次。对病情平稳的患者可用 1mg/（kg•d）维持。对严重病例给予环磷酰胺按 0.5～1.0g/m² 静脉冲击治疗，每 3～4 周 1 次。同时还可给予每天口服环磷酰胺 100mg。环磷酰胺是治疗本病的基本药物，可使用 1 年或数年，撤药后患者能长期缓解。环磷酰胺能显著改善 GPA 患者的生存期，但不能完全控制肾脏等器官损害的进展。

（2）硫唑嘌呤：有时可替代环磷酰胺。一般用量为 2～2.5mg/（kg•d），总量不超过 200mg/d。如环磷酰胺不能控制病情，可合并使用硫唑嘌呤或改用硫唑嘌呤。

（3）甲氨蝶呤：甲氨蝶呤一般用量为 10～25mg，每周 1 次，口服、肌内注射或静脉注射疗效相同，如环磷酰胺不能控制可合并使用。

（4）环孢素：作用机制为抑制 IL-2 的合成，抑制 T 细胞的激活。常用剂量为 3～5mg/（kg•d）。

（5）霉酚酸酯：初始用量 1.5mg，分 3 次口服，维持 3 个月，维持剂量 1.0g/d，分 2～3 次口服，维持 6～9 个月。

（6）丙种球蛋白：静脉用丙种球蛋白（IVIG）与补体和细胞因子网络相互作用，提供抗独特型抗体作用于 T/B 细胞。大剂量丙种球蛋白还具有广谱抗病毒、细菌及中和循环性抗体的作用。

3．其他治疗

（1）复方新诺明片：对于病变局限于上呼吸道以及已用泼尼松和环磷酰胺控制病情者，可选用复方新诺明片进行抗感染治疗（2～6 片 /d），能预防复发，延长生存时间。应警惕卡氏肺囊虫感染所致的肺炎，约 6% 的 GPA 患者在免疫抑制剂治疗的过程中出现卡氏肺囊虫肺炎，其可成为 GPA 的死亡原因。

（2）生物制剂：利妥昔单抗（rituximab）是一种能特异性降低 B 细胞数量的单克隆抗体，在多个临床试验及病例报道中显示能够诱导复发和难治性 GPA 的缓解或部分缓解，利妥昔单抗成为潜在的治疗 ANCA 相关血管炎的药物之一。也有肿瘤坏死因子（TNF）-a 受体阻滞剂治疗有效的报道。但确切的疗效还需要更多的临床资料证实。

（3）血浆置换：对活动期或危重病例，血浆置换治疗可作为临时性治疗。但仍需与激素及其他免疫抑制剂合用。

（4）透析：急性期患者如出现肾功能衰竭则需要透析，55%～90% 的患者能恢复足够的肾功能。

（5）外科治疗：对于声门下狭窄、支气管狭窄等患者可以考虑外科治疗。

未经治疗的 GPA 病死率可高达 90% 以上，经激素和免疫抑制剂治疗后，GPA 的预后明显改善。大部分患者通过用药，尤其是糖皮质激素加环磷酰胺联合治疗和严密的随诊，能诱导和维持长期的缓解。影响预后的主要因素是高龄、难以控制的感染和不可逆的肾脏损害。

六、结合指南对本病例的思考

ANCA 在肉芽肿性多血管炎的诊断中起着至关重要的作用，但是在诊断标准中 ANCA 阳性却不是诊断肉芽肿性多血管炎的必备条件，所以在临床工作中需要特别警惕 ANCA 阴性的韦格纳肉芽肿病。典型的肉芽肿性多血管炎 GPA 有三联征：上呼吸道、肺和肾病变，但是一些少见脏器受累引起的临床症状更应该引起我们的重视：眼、神经、皮肤黏膜等。本例患者诊断韦格纳肉芽肿病明确，合并肾脏进行性衰竭，我们给予了甲泼尼龙 1.0g/d，连用 3 天，后改甲泼尼龙 80mg/d 治疗，并加用环磷酰胺 0.8g，出院时患者体温正常无咳嗽咳痰，肾功能恢复正常，改口服泼尼松 1.0mg/（kg·d），后激素逐渐减量，3 个月后患者随访血尿减少，蛋白尿消失，肺部病灶吸收。肉芽肿性多血管炎进展快，累及重要脏器，早期诊断和强有力的治疗是改善预后的关键。

（李　芹）

病例 60　间断腰部胀痛 2 年伴恶心呕吐 1 个月

女, 39 岁, 无业, 2015 年 11 月 9 日来诊。

一、主诉

间断腰部胀痛 2 年伴恶心呕吐 1 个月。

二、病史询问

(一) 初步诊断思路及问诊目的

患者症状主要集中于骨骼肌肉和消化系统, 病史询问应就此展开, 包括: 腰部胀痛的诱因和部位, 可了解疼痛来源于骨骼、肌肉或是内脏器官; 恶心呕吐的原因和诱因及呕吐物的性质, 同时应询问伴随症状和有鉴别意义的症状等。

(二) 问诊主要内容及目的

1. 腰部胀痛诱因、部位及程度　患者自诉腰部胀痛以"感冒"、受凉及劳累后可加重, 尚可忍受, 未予治疗可自行缓解。腰部胀痛多见于: ①脊椎病变: 脊椎外伤, 椎间盘突出等; ②腰肌劳损; ③脊神经根病变; ④内脏疾病引起的腰背痛、泌尿系统疾病、盆腔器官疾病; ⑤消化系统疾病等, 患者年轻女性, 无外伤史, 未从事重体力劳动, 无腰椎等先天发育异常等病史, 目前重点考虑患者有无内脏疾病引起腰部胀痛感, 尤以泌尿系及盆腔疾病为主。

2. 恶心、呕吐的原因　患者于入院前 1 个月出现恶心、呕吐症状, 呕吐物为胃内容物, 与进食无关, 与腰部胀痛感相关, 腰部胀痛感缓解后恶心、呕吐可减轻, 无头痛、头晕, 无发热。恶心、呕吐原因包括: 胃肠道消化系统疾病、肾输尿管结石、急性肾盂肾炎、急性盆腔炎、中枢神经病变及前庭障碍性疾病等。

3. 既往史的询问　包括有无慢性病史, 吸烟饮酒史, 传染病史和个人史等。

(三) 问诊结果及思维提示

1. 患者青年女性, 入院前 2 年无明显诱因出现腰部胀痛不适, 以"感冒"及劳累后加重, 无尿频、尿急、尿痛及肉眼血尿, 伴全身多关节疼痛, 受凉后加重, 偶有晨僵, 伴轻度脱发, 偶有口腔溃疡, 患者未行相关检查, 自行服用中药治疗, 效果不佳。

2. 患者入院前 1 个月出现腰痛症状加重, 并出现间断恶心、呕吐, 伴排便、排气减少及双下肢凹陷性水肿, 患者自行服用"感冒药"及"胃药"治疗效果不佳, 于入院前 1 周就诊于当地医院, 查血常规示白细胞: $2.12 \times 10^9/L$, 血小板: $52 \times 10^9/L$; 生化示 ALT: 45U/L, AST: 125U/L,

总蛋白：50g/L，白蛋白：24g/L，CREA：38μmol/L；补体C3：10mg/dl，补体C4：1mg/dl；24小时尿蛋白：1 350mg/24h；腹部B超提示：①肝血管瘤、肝实质内钙化斑；②双肾弥漫性病变；③双肾积水；④右肾周积液；⑤脾大。病程中一般情况差，无胸闷气短、头晕头痛，无咳嗽咳痰及咯血，无光过敏、关节痛，睡眠可，饮食欠佳。

3. 既往体健，否认慢性病史和传染病史。否认手术外伤史。否认药物过敏史。生于当地，否认疫区旅居史，否认吸烟及饮酒史。适龄婚育，育有一子。患者近半年月经不规律，2~3个月行经一次。

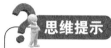

思维提示

患者病史分为2个阶段，主要特点为腰部胀痛2年伴全身多关节疼痛、轻度脱发及口腔溃疡，自行服用中药治疗。入院前1个月出现恶心、呕吐，排便排气减少，伴双下肢水肿，行相关检查提示双肾积水、低蛋白血症，为进一步诊治收住院。

三、体格检查

（一）重点检查内容及目的

根据问诊的结果，症状主要集中在肾脏及消化道，应重点据此进行查体。检查腹部各项体征，如腹膜刺激征、胃肠型和蠕动波、肠鸣音、移动性浊音、腹部血管杂音等。患者年轻女性，出现肾脏损害、消化及血液系统损害，提示多系统病变，弥漫性结缔组织病待排除。患者双下肢水肿的原因，考虑低蛋白血症。

（二）体检结果及思维提示

T：36.5℃，P：80次/min，R：20次/min，BP：122/76mmHg。神清，精神差，贫血貌，眼睑水肿。双肺呼吸音粗，未闻及干湿啰音。心律齐，心音有力，未闻及杂音。腹膨隆，无压痛、反跳痛及肌紧张，肝脾肋下未及，肠鸣音弱，未见胃肠型及蠕动波，移动性浊音阳性。双肾区无隆起，双侧肾区无压痛及叩击痛；双侧输尿管走形区无压痛及叩击痛；膀胱区无压痛。双下肢中度可凹性水肿。

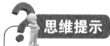

思维提示

患者主诉恶心、呕吐，查体腹膨隆，腹膜刺激征阴性，不考虑急腹症。考虑不全肠梗阻可能性大。双肾区无隆起，双侧肾区无压痛及叩击痛；双侧输尿管区无压痛及叩击痛；膀胱区无压痛，提示泌尿系无急性梗阻性病变。双下肢中度可凹性水肿，血生化提示低蛋白、24小时尿蛋白定量阳性，患者既往无心脏病史，提示存在肾性水肿，原因为肾脏蛋白丢失。

四、实验室和影像学检查结果

（一）初步检查内容及目的

1. 血常规、血气分析、尿常规、呕吐物潜血、生化全项、凝血四项＋D-dimer、血沉、CRP 了解患者基本情况。

2. 全腹部 CT　了解双肾积水、恶心、呕吐的原因。

3. 腹部 B 超　了解双肾大小、肾皮质厚度、腹腔积液是否存在、肠管的情况。

（二）检查结果及思维提示

1. 血常规　血红蛋白：107g/L，红细胞：3.43×10^{12}/L，白细胞：2.14×10^9/L，中性粒细胞百分比：67.2%，血小板：80×10^9/L。

2. 血生化　ALT：76U/L，AST：243U/L，总蛋白：45.03g/L，白蛋白：26.1g/L，LDH：285U/L，羟丁酸脱氢酶：259U/L，谷酰胺转肽酶：112.10U/L，钙：1.86mmol/L；肾功能未见异常。

3. 尿常规　潜血：(++)，尿蛋白：(++)，红细胞（高倍）：38/HPF。

4. 便常规　潜血阳性：(+++)；呕吐物潜血：阳性 +；免疫：HBsAg、HBeAg、HBcAg 阳性。

5. 胸部正位片　双肺纹理增多。

6. 全腹 CT　肝左叶 S3 段及肝右叶 S6 段多发异常低密度影；双肾肾盂积水并双输尿管扩张；脾大；肝 S7 段钙化灶；腹腔积液、盆腔积液；双肺下叶索条。建议全腹增强扫描。

7. 腹部立位平片　腹腔内多发小气液平，建议结合临床并定期复查。

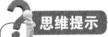

> **思维提示**
>
> 　　患者多项检查均有阳性发现，双肾肾盂积水、伴有血尿及蛋白尿，提示为肾脏受损。患者间断恶心、呕吐，腹部立位平片腹腔内多发小气液平，结合临床提示不全性肠梗阻。腹腔积液及盆腔积液目前考虑与低蛋白血症有关。血液系统存在三系减低，必要时行骨髓穿刺检查。患者肝功能异常，全腹 CT 提示肝左叶 S3 段及肝右叶 S6 段多发异常低密度影，必要时行全腹增强 CT 检查。

（三）进一步检查结果及思维提示

1. 自身抗体检查　cANCA 弱阳性，pANCA 阳性、NRNP 抗体阳性、抗 SS-A 抗体阳性、抗 Ro-52 抗体阳性、抗 dsDNA 抗体阳性、抗核小体抗体阳性、抗核糖体 P 抗体阳性、抗核抗体 1∶100 阳性。

2. 免疫球蛋白＋补体　C3：0.25g/L，C4：0.02g/L；CRP：7.84mg/L；血沉：23mm/h。

3. 类风湿因子＜9.19IU/ml；CRP：7.84mg/L。

4. 24h 尿蛋白定量：3.59g/24h。

5. 肿瘤标志物未见异常。

6. 降钙素原：0.105ng/ml。

7. 腹部增强CT　①肝脏多发类圆形异常强化病灶，考虑血管瘤；②肝S8类圆形异常密度影，动脉期病灶显示不明显，门脉期及延迟期呈低密度，建议随访复查；③双肾积水，双侧输尿管全程扩张；④双肾体积增大并双肾周渗出，请结合临床肾功能检查；⑤脾大；肝S7钙化灶；腹腔、盆腔积液；⑥直肠壁水肿、增厚；双肺下叶多发纤维索条灶。

8. 泌尿系超声　左、右肾窦内分别可见36mm和25mm的液性分离，左、右侧输尿管上段内径分别为10mm和13mm，未见明显结石影。

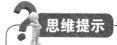

思维提示

　　患者病情复杂，应首先试用一元论解释。患者符合系统性红斑狼疮的诊断标准：肾脏病变、血液系统病变、关节炎、免疫学异常、抗核抗体异常，且目前可除外感染、肿瘤和其他结缔组织病。考虑诊断系统性红斑狼疮，累及肾脏出现蛋白尿、血尿，进而导致低蛋白血症；累及输尿管出现双肾肾盂积水、双侧输尿管扩张；累及消化系统，出现不全性假性肠梗阻；累及血液系统，导致三系减低，出现贫血、血小板减少、白细胞减低。

五、治疗方案及理由

1. 治疗　一般治疗包括禁食水、胃肠减压、促胃肠动力、抗感染、补液等，使用大剂量激素联合免疫抑制剂治疗才能从根本控制病情。

2. 理由　患者主要表现为系统性红斑狼疮引起多系统损害，包括肾脏、消化系统、血液系统、泌尿系统等，此病变病理基础多考虑血管炎，使用大剂量激素联合免疫抑制剂治疗可抑制自身免疫炎症，控制病情。患者不全肠梗阻多考虑免疫复合物沉积于肠血管壁导致，除大剂量激素联合免疫抑制剂治疗外，应给予禁食水、胃肠减压、补液等一般治疗，在抑制免疫炎症治疗过程中，应密切监测患者各项感染指标，必要时给予抗感染治疗。

六、治疗效果及思维提示

1. 患者前4天入住泌尿外科，根据诊断思路完善相关检查，考虑患者症状难以用单纯双肾积水解释，根据检查提示多系统损害，且多项自身抗体阳性，诊断考虑系统性红斑狼疮并多系统损害，遂转入风湿科继续治疗。患者治疗过程中出现白细胞、血小板较前下降。

2. 第4天至第17天于风湿科复查血常规示：白细胞下降至1.29×10^9/L、血小板下降至35×10^9/L，给予甲泼尼龙80mg/d联合环磷酰胺0.6g冲击治疗1次，余给予禁食水、胃肠减压、补液、输注白蛋白等对症支持治疗。患者治疗期间出现间断发热2天，虽血培养检查未见需氧菌及厌氧菌感染，但考虑患者使用激素治疗期间易合并感染，遂给予五水头孢唑林钠抗感染治疗。

3. 经治疗，患者肠梗阻症状明显缓解，无恶心、呕吐，排便、排气正常，复查腹部立位平片提示肠管部分充气，未见液气平。复查泌尿系超声提示：左、右肾窦内分别可见10mm、16mm的液性暗区，左、右侧输尿管上段均可见9mm扩张，提示输尿管病变未恢复正常，较前有所缓解。复查 24 小时尿蛋白定量示 1.17g/24h，较前减少 50% 以上，提示治疗有效。复查血常规示白细胞：6.24×10^9/L，中性粒细胞百分比：72.6%，血红蛋白：120g/L，血小板：138×10^9/L，红细胞 3.84×10^9/L，已恢复正常。复查肝功能 ALT：5U/L，AST：16U/L，总蛋白：51.42g/L，白蛋白：28.7g/L，肝功能恢复正常；低蛋白血症较前好转。

> **思维提示**
>
> 结合患者的症状、体征及相关检查结果回报，治疗方案是非常有效的。患者腰部胀痛较前缓解、未再出现恶心、呕吐，无关节痛，无发热，检查提示 24 小时尿蛋白定量较前减少 50% 以上，血常规恢复正常，腹部立位平片未见液气平等均提示治疗有效。目前患者检查仍提示双肾轻度积水，文献报道，提示系统性红斑狼疮累及输尿管恢复需较长治疗时间，且部分患者输尿管管壁增生后可能会出现不可逆损害。

最终诊断：系统性红斑狼疮、输尿管肾盂积水、假性肠梗阻、狼疮性肾炎、低蛋白血症、继发性血液系统损害、肝功能不全、肝血管瘤。

七、本疾病最新指南解读

2010 年中华医学会风湿病学分会系统性红斑狼疮诊断和治疗指南是目前国内最新指南。

在系统性红斑狼疮的诊断方面，指南推荐使用 1997 年美国风湿病学会提出的系统性红斑狼疮的分类标准：①颊部红斑，固定红斑，扁平或高起，在两颊突出部位；②盘状狼疮，片状高起于皮肤的红斑，黏附有角质脱屑和毛囊栓；陈旧病变可发生萎缩性瘢痕；③光过敏，对日光有明显反应，引起皮疹，从病史中得知或医生观察到；④口腔溃疡，经医生观察到的口腔或鼻咽部溃疡，一般为无痛性；⑤关节炎，非侵蚀性关节炎，累及 2 个或更多的外周关节，有压痛，肿胀或积液；⑥浆膜炎，胸膜炎或心包炎；⑦肾脏病变，尿蛋白 > 0.5g/24h 或 +++，或管型（红细胞、血红蛋白、颗粒或混合管型）；⑧神经病变，癫痫发作或精神病，除外药物或已知的代谢紊乱；⑨血液学疾病，溶血性贫血或白细胞减少，或淋巴细胞减少，或血小板减少；⑩免疫学异常，抗 dsDNA 抗体阳性，或抗 Sm 抗体阳性，或抗磷脂抗体阳性（包括抗心磷脂抗体、或狼疮抗凝物、或至少持续 6 个月的梅毒血清试验假阳性三者中具备一项阳性）；⑪抗核抗体阳性，在任何时候和未用药物诱发"药物性狼疮"的情况下，抗核抗体滴度异常。符合上述分类标准 11 项中的 4 项及以上，在除外感染、肿瘤和其他结缔组织病后，可诊断系统性红斑狼疮。本例患者符合 1997 年美国风湿病学会提出的系统性红斑狼疮的分类标准中第 7 条、第 9 条、第 10 条及第 11 条，且除外感染、肿瘤和其他结缔组织病，故系统性红斑狼疮诊断明确。

在病情评估方面，该指南推荐使用系统性红斑狼疮活动性指数（SLE disease activity index，SLEDAI）、系统性红斑狼疮活动性判断（systemic lupus activity measure，SLAM）和不列颠群岛狼疮活动分组（British Isles Lupus Activity Group，BILAG）进行评分。轻型 SLE 指诊断明确或高度怀疑者，但临床稳定且无明显内脏损害，所有系统 BILAG 评分为 C 或 D 类，SLEDAI 积分 < 10 分。中度活动型狼疮是指有明显重要脏器累及且需要治疗的患者，BILAG 评分 B

类（≤2 个系统），或 SLEDAI 积分在 10～14 分。重型 SLE 是指狼疮累及重要脏器，任何系统 BILAG 评分至少 1 个系统为 A 类和 / 或 >2 个系统达到 B 类者，或 SLEDAI≥15 分。狼疮危象是指急性的危及生命的重症 SLE。如急进性 LN、严重的中枢神经系统损害、严重的溶血性贫血、血小板减少性紫癜、粒细胞缺乏症、严重心脏损害、严重狼疮性肺炎或肺出血、严重狼疮性肝炎、严重的血管炎等。

系统性红斑狼疮患者个体差异大，不同患者累及器官及严重程度各不相同，针对该疾病特点，本指南对不同严重程度的患者进行病情评估后制定不同治疗方案。主要包括一般治疗及针对轻、中、重活动型 SLE 的治疗进行指导。一般治疗包括患者宣教、对症治疗和去除各种影响疾病预后的因素：如注意控制高血压，防治各种感染等。药物治疗方面，强调早期诊断和早期治疗，临床医生应根据病情的严重程度，把握好治疗的风险与效益之比。轻型 SLE 患者推荐使用的药物只要包括非甾体抗炎药（NSAIDs）、抗疟药、沙利度胺、小剂量激素，必要时可用硫唑嘌呤、甲氨蝶呤等免疫抑制剂。中度活动型 SLE 的治疗糖皮质激素治疗是必要的，通常泼尼松剂量 0.5～1mg/（kg•d），强调需要联用其他免疫抑制剂，并需要监测药物的不良反应。重型 SLE 的治疗主要分 2 个阶段，包括诱导缓解和巩固治疗。诱导缓解治疗时应注意过分免疫抑制诱发的并发症，尤其是感染，推荐药物包括糖皮质激素，通常剂量是泼尼松 1mg/（kg•d），并根据病情规律减量，治疗开始后需要记录血压、血糖、血钾、血脂、骨密度，胸部 X 线片等作为评估基线，并定期随访评估。免疫抑制剂推荐环磷酰胺等，根据不同的病情选择适当的药物，治疗过程中密切监测药物不良反应。另外该指南对狼疮肾炎、神经精神狼疮、狼疮危象及系统性红斑狼疮患者妊娠生育中的治疗进行了详细的评价指导。

随着诊断手段完善，糖皮质激素、免疫抑制剂及支持治疗的使用，系统性红斑狼疮患者预后较前已大幅提高，目前 10 年存活率已超过 80%。SLE 患者预后与多种因素相关，包括是否累及重要脏器、损伤程度，是否接受正规治疗和患者依从性等。死亡原因主要是 SLE 的多脏器严重损害和感染，尤其是伴有严重神经精神狼疮和急进性 LN 者；慢性肾功能不全和药物（尤其是长期使用大剂量激素）的不良反应，包括冠心病等，是 SLE 远期死亡的主要原因。早期诊断及合理正规治疗是改善预后的关键。

八、结合指南对本病例的思考

本例患者完全按照 2010 年系统性红斑狼疮重度活动型提示的要点进行诊治。假性肠梗阻及输尿管肾盂积水表现在系统性红斑狼疮中属少见并发症，通常系统性红斑狼疮累及泌尿系统表现为狼疮性肾炎；累及消化系统多表现肠系膜血管炎、急性胰腺炎、蛋白丢失性肠炎、肝脏损害等。患者实验室检查中，出现多种自身抗体阳性，结合患者多系统受累及自身抗体异常，考虑诊断系统性红斑狼疮。在临床工作中，如有多系统受累的表现和多种自身抗体异常，应特别考虑是否诊断 SLE。系统性红斑狼疮患者一旦诊断应早期、规律、合理治疗。系统性红斑狼疮累及泌尿系出现肾盂输尿管扩张，目前病因及发病机制不明，主要考虑与血管炎症相关，是一种功能性梗阻而非机械性梗阻。SLE 合并假性肠梗阻主要病因可能与肠壁血管炎导致缺血及神经受累有关，与尿路梗阻性质一致，是功能性梗阻而非机械性梗阻。治疗原则是在一般治疗基础上，给予足量糖皮质激素联合免疫抑制剂治疗，无需外科干预。由于系统性红斑狼疮合并假性肠梗阻及肾盂输尿管积水较少见，患者首次就诊科室可能为消化科或泌尿外科，所以容易被误诊，在临床工作中，如遇年轻女性，反复恶心、呕吐、肾盂输尿管积水患者应警惕是否为 SLE。因此，对系统性红斑狼疮合并假性肠梗阻或和 / 或肾盂输尿管积水的诊治，难点在于对原发病的判断，这需要临床医师的全面综合判断，遵照指南原则，结合临床实际灵活运用。

（王　轶）

病例61 双手遇冷发白发紫伴关节肿痛2年余，心慌胸闷1年，加重半个月

女,38岁,农民,2011年10月8日来诊。

一、主诉

双手遇冷发白发紫伴关节肿痛2年余,心慌胸闷1年,加重半个月。

二、病史询问

（一）初步诊断思路及问诊目的

初步病史采集后,患者有关节肿痛、雷诺现象（图61-1,见文末彩图）、手指溃疡、心慌胸闷等症状,首先考虑风湿免疫性疾病。病史询问应围绕关节肿痛及雷诺现象的特点,随时间的演变过程,有无伴随症状,相应的治疗和治疗后病情的变化,同时应该询问有鉴别意义的症状等。

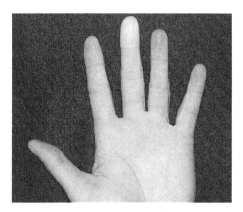

图61-1 雷诺现象

（二）问诊主要内容及目的

1. 关节肿痛诱因、程度、累及部位、发作特点,有无相关伴随系统症状;当地检查结果及治疗后反应。

2. 雷诺现象诱因,累及部位,伴随表现;是否有皮肤质地改变;消化道症状如腹胀、腹泻及便秘,恶心呕吐;是否有呼吸困难及活动后心悸胸闷,有无发热、干咳及夜间睡眠不能平卧及阵发性呼吸困难;是否伴有高血压、水肿及尿量减少,水肿的起因、部位、程度;有无近期

发生的头痛、恶心呕吐、视力下降及抽搐少尿等；有无肌痛肌无力，有无皮肤溃疡及指端坏死等。

3. 感染伴随症状，如呼吸系统、消化系统、泌尿生殖系统、中枢神经系统等。

4. 既往史的询问。

（三）问诊结果及思维提示

2 年前无明显诱因下出现双手近端指间关节肿痛，持续性不能缓解，无其他关节受累，无脱发、皮疹及口腔溃疡，无腰背部疼痛。伴有双手指遇冷发白发紫，就诊于当地医院，查"ESR、CRP、RF 升高"，考虑"类风湿关节炎（RA）"，予以美洛昔康、舒风活络丸等治疗，因胃肠道症状停用，改用中药治疗，症状控制不佳，并出现自双手指皮肤远端向近端发展的肿胀紧绷，逐渐累及双手掌指关节近端皮肤，双前臂及上胸部、面部，并伴关节活动受限，张口受限，未予重视。1 年前患者出现活动后心慌、胸闷，夜间睡眠尚可平卧，无阵发性呼吸困难。近半月症状加重，并出现手指溃疡，晨起颜面部及下肢轻度水肿，尿量无明显减少，无头痛及视力下降，无抽搐，近 1 周有咳嗽，少量咳白痰，无发热。病程中二便正常，近期体重稍有下降，有吞咽困难，无手足麻木。

既往史：高血压病史 2～3 年，否认糖尿病及冠心病史，否认肝炎结核史，否认慢性肾脏病史，否认外伤史，否认药物过敏史。生于原籍，无外地久居史，无疫区旅居史，无烟酒等不良嗜好，适龄结婚，育有一子一女，家人体健。

思维提示

对此类患者，临床上随着需进一步考虑该患者是关节病变还是系统性病变？

思路 1：所有疑诊风湿性疾病的患者要确定是关节病变还是系统性病变，如果考虑关节病变，具体是类风湿关节炎（RA）、骨关节炎（OA）、痛风性关节炎（Gout）、脊柱关节病（SPA）？如果考虑系统性病变，如：系统性红斑狼疮（SLE）、干燥综合征（SS）、硬皮病（SSc）、系统性血管炎、炎性肌病等？系统病变可以伴有关节炎，同时关节炎也可以系统受累。

思路 2：该患者有关节肿痛，考虑"关节炎"，化验 ESR、CRP、RF 升高，诊断为"RA"。但患者有雷诺现象，则应排除有系统性病变，尤其是随后出现手指、上肢及面颈部皮肤紧绷，活动受限，手指溃疡及心慌胸闷等症状，需考虑"SSc"诊断的可能。

三、体格检查

（一）重点检查内容及目的

1. 对于 SSc 患者而言，为进一步明确患者雷诺现象、皮肤紧绷、指端溃疡等可能的病因，查体的重点应该在于皮肤的受累范围：如胸腹部、颌面部、四肢等是否均有皮肤紧绷发硬？皮肤硬绷发硬范围和程度，为轻度、中度或重度？

2. 上述皮肤改变是否有助于判断患者病情？这些重要查体有助于患者的初步诊断，并对病情严重程度的判断亦有价值，mRSS 评分越高，病变越重；也越易合并器官系统受累情况，该患者有吞咽困难、心慌胸闷等，需明确患者是否有胃肠道受累、肺部及心脏等多系统受累？以确定是弥漫性或局限性硬皮病。

（二）体检结果及思维提示

T: 37.8℃，P: 108 次/min，R: 25 次/min，BP: 150/100mmHg。神清，精神差，全身充血性皮疹，双手及双上肢近端、面颈部、胸、腹部、双足及双下肢远端皮肤发紧、发硬，手指尖凹陷样瘢痕（图 61-2，见文末彩图），口周皮肤变紧，张口受限。颈静脉不怒张，双肺呼吸音粗，双下肺可闻及湿性啰音，心率 108 次/min，心音低钝，P2＞A2，P2 亢进，心尖部及肺动脉瓣听诊区Ⅱ～Ⅲ级吹风样收缩期杂音，腹软，全腹无压痛、反跳痛，肝颈反流征（－），未见胃肠型，腹部移动性浊音（－），肠鸣音正常。双手关节压痛（＋），但无肿胀，双下肢轻度水肿。

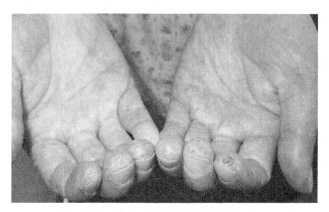

图 61-2　双手指尖凹陷样瘢痕

四、实验室和影像学检查结果

（一）初步检查内容及目的

1. 一般实验室检查及自身抗体检查，了解患者基本情况及风湿免疫疾病诊断。

2. 特殊检查如心电图、心脏彩超及胸片或/和肺部高分辨 CT（HRCT）检查了解脏器受累情况。

（二）检查结果及思维提示

1. 血常规　WBC: 11.49×10^9/L，NE%: 80.51%，Hb: 91g/L，PLT: 347×10^9/L。

2. 尿常规　隐血:（＋），蛋白:（＋＋＋），管型: 3 个/μl。

3. 肝肾功能及心肌酶谱　ALT: 45U/L，AST: 53U/L，LDH: 472U/L，CPK: 1 258U/L，CK-MB: 89U/L；BUN: 7.28mmol/L，Cr: 96.5μmol/L；血糖及血脂正常。

4. 抗核抗体（ANA）: 1∶100 阳性，Scl-70:（＋），抗 CCP 抗体:（－），RF: 38IU/L；ESR: 81mm/h，CRP: 24.35mg/L，C3 正常。

5. 心电图　阵发性室上性心动过速；左前分支传导阻滞；ST-T 改变。

6. 胸片及肺部 HRCT　两侧肺间质性炎症；两侧胸腔及心包腔积液（图 61-3、图 61-4）。心脏彩超示：左房左室增大；肺动脉高压（42mmHg），少量心包积液。

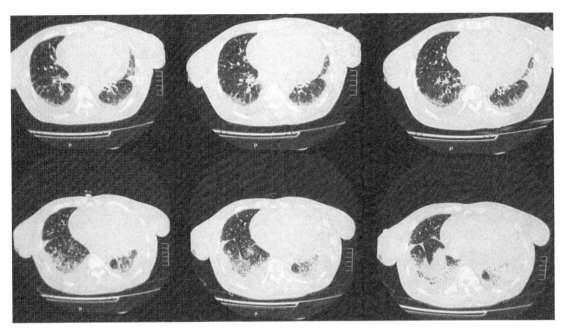

图 61-3　肺部 HRCT（肺窗）

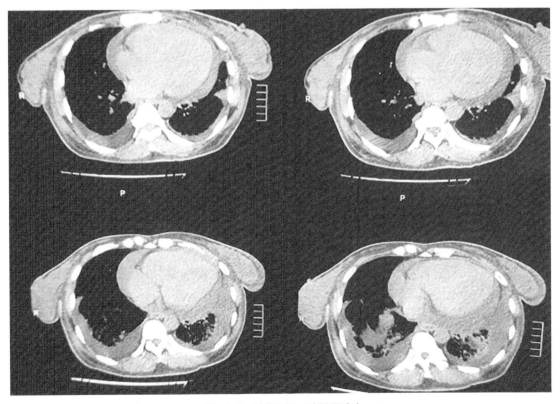

图 61-4　肺部 HRCT（纵隔窗）

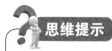

思维提示

问题1. 患者的诊断及鉴别诊断？

思路1. 诊断：患者有雷诺现象，全身皮肤紧绷发硬、手指尖凹陷样瘢痕；ANA 1∶100阳性、Scl-70(+)；多系统受累（肾脏、心脏、肺间质性炎症及肺动脉高压等），诊断为系统性硬化病（弥漫性）。

思路2. 鉴别诊断：患者虽然RF阳性，但水平不高，且CCP抗体(−)，手指皮肤绷紧肿胀，而非关节肿胀，故不支持"类风湿关节炎"。患者有多系统受累，ANA阳性，需考虑系统性红斑狼疮（SLE），但患者血常规、补体等正常，缺少SLE特异性抗体（如dsDNA、Sm抗体等），而患者皮肤硬化紧绷等，Scl-70阳性，故诊断仍SSc，不诊断SLE。

问题2. 如何解读患者及SSc自身抗体指标？

思路：根据患者病史和体征，结合其自身抗体示ANA 1∶100阳性，Scl-70阳性，诊断SSc明确。SSc患者体内可存在多种自身抗体，ANA阳性率可达90%以上，Scl-70等自身抗体不仅对诊断十分重要，还有助于疾病分型及对疾病严重程度和预后的判断。

问题3. 如何评估患者的病情？

思路：患者皮肤累及广泛，并有肺部病变、肾脏病变[尿常规示：隐血(+)，蛋白(+++)，管型3个/μl]；心脏左房左室增大，肺动脉高压（42mmHg），心肌酶升高、多浆膜腔积液；ESR、CRP也明显升高，为病情活动，多系统受累，病情严重。

问题4. 如何判读患者的肺部CT，肺间质病变是慢性纤维化还是急性或亚急性病变？是否合并感染？

思路1. 肺部HRCT肺窗下可见患者双下肺、对称性毛玻璃样变、条索网格影，近胸膜处明显为典型肺间质病变征象，同时中下叶可见斑片状渗出影；纵隔窗可见两侧胸腔及心包腔积液，为SSc肺间质病变伴浆膜腔积液，且以毛玻璃样变为主，未见慢性蜂窝肺样改变。

思路2. HRCT有斑片状渗出，结合患者有发热、咳嗽咳痰，实验室检查示白细胞升高，需排除SSc肺间质病变基础上合并感染可能，痰培养、降钙素原（PCT）、真菌试验（G试验、GM试验）、病毒系列抗体、PPD等的检测有助于鉴别感染的病原学。

问题5. 该患者存在心脏及肺动脉高压，如何评估？

思路：根据该患者有心慌、胸闷症状，心电图提示：阵发性室上性心动过速；ST-T改变；心脏彩超示：左房左室增大；肺动脉高压（42mmHg），少量心包积液；故该患者有心脏受累，且存在心律失常、肺动脉高压（轻中度）。

问题6. 该患者存在蛋白尿及高血压，如何评估肾脏病变？

思路：查体血压150/100mmHg，尿常规示隐血(+)，蛋白(+++)，管型3个/μl；需排除肾危象可能。但患者高血压已多年（未治疗）、肾功能正常，未使用过大剂量激素等。因此考虑为SSc肾脏表现，但应及时给予血管紧张素转化酶抑制剂，控制血压，对防治SSc肾危象具有积极的作用。

问题7. 针对患者可能存在的合并症及并发症，应如何完善进一步检查？

思路：①血气分析了解有无呼吸衰竭、PT及D-dimer了解血液出凝血障碍、有无电解质紊乱引起的心律失常等；②痰培养、痰找抗酸杆菌、真菌及降钙素原等，有助于判断患者肺部感染的病原学；③完善心脏检查，如动态心电图进一步明确患者心律失常类型；BNP 有助于明确患者是否合并心衰；④肺功能检查，了解肺通气和弥散功能；⑤肌钙蛋白、肌电图等检查，了解 CPK 升高是来自心肌还是肌肉；⑥肾脏系统检查，肾小球滤过率、24 小时尿生化、肾脏 B 超等；⑦明确是否还有其他器官系统受累，如甲状腺功能等。

（三）进一步检查结果及思维提示

1. 血气分析及电解质正常；心肌酶谱示 ALB：30.2g/L，ALT：51U/L，AST：98U/L，CPK：16 000U/L，CK-MB：98U/L；PT 正常，D-dimer：1.21μg/ml；脑钠肽（BNP）1 360pg/ml；肌钙蛋白 I：0.11ng/ml；24h 尿生化：24h 尿蛋白 0.4g/24h；降钙素原：1.2ng/ml；痰培养、痰找抗酸杆菌及真菌均为阴性。T_3、T_4、TSH 正常。ANCA、ACL、dsDNA、C1q 未见异常；复查肾功能正常。

2. 肺功能示混合性通气功能障碍，弥散功能中度减退。24h 动态心电图提示：①房性期前收缩（部分成对），短阵房性心动过速；②频发室性期前收缩（部分成对）；③室内传导阻滞；④心率变异性减低；肌电图示双侧腓神经感觉传导未引出；双侧三角肌、肱二头肌时限短，多相波增多。

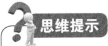
思维提示

问题：对入院后检查的判断及住院诊断。

思路 1. 根据心慌胸闷，活动后加重，BP：150/100mmHg，双下肺闻及湿性啰音，心率 108 次/min，心音低钝；EKG、心脏彩超（UCG）变化及 BNP 明显升高，心脏受累并合并心功能不全。

思路 2. 该患者肺部 CT 结果及血白细胞、炎性指标升高，结合 PCT 升高，考虑患者存在肺部感染可能，且细菌感染可能性大。需开始经验性抗感染治疗，且需要对治疗效果进行及时准确的评价。

思路 3. 心、肺、肾、骨骼肌等多系统受累，ESR：81mm/h，CRP：24.35mg/L，故原发病多器官受累且病情活动。

五、治疗方案及理由

1. 入院后予利尿、扩管、降压纠正心衰；阿奇霉素、盐酸左氧氟沙星抗感染，辅以抗凝、抗心律失常等对症支持治疗；同时以甲泼尼龙 80mg 静滴 5 天，体温不能控制，将激素减为 40mg，抗感染方案为替考拉宁 + 莫西沙星抗感染，患者体温逐渐降至正常，血压正常、心衰纠正，生命体征稳定，但皮肤紧绷等症状较前未见明显好转。

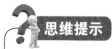

　　问题1. 对该患者如何治疗?

　　思路1. 首先纠正心衰、抗感染、降压、抗心律失常等，控制危及生命的合并症。

　　思路2. 原发病治疗：针对患者病情活动及多系统受累，则应给予全身糖皮质激素、免疫抑制剂使用及相应对症治疗等。

　　问题2. 该患者心衰、肺部感染等并发症控制后，下一步应如何处理?

　　思路1. 该患者肺部感染、高血压、心律失常，心功能不全等并发症改善后，虽已用激素，但患者的原发病SSc未见明显好转(皮肤硬化及多系统病变)，下一步需考虑免疫抑制剂的使用。

　　思路2. 患者有肺间质病变、蛋白尿，选择CTX可改善SSc的皮肤硬化、并同时可改善肺间质病变及肾脏病变。

　　2. 患者后续治疗方案　给予CTX 0.4g静滴，激素减量至甲泼尼龙40mg静滴后改为泼尼松30mg/d口服，继续抗感染为莫西沙星＋阿奇霉素，患者体温稳定正常7天，右肺湿啰音消失，左肺啰音明显减少后停用抗生素，皮肤紧绷感较前有所好转。复查血沉、CRP、BNP、心肌酶等恢复正常，病情好转出院，出院医嘱：病情稳定后激素逐渐减量，至5～10mg/d，CTX 0.4g静滴，半个月1次，及对症治疗等。

　　最终诊断：系统性硬化病、肺间质病变合并肺部感染、继发性心肌病、心律失常、肺动脉高压(轻中度)、心功能不全(心功能3级)、硬皮病肾病、高血压、继发性肌炎。

六、系统性硬化病诊疗指南

　　系统性硬化病(systemic sclerosis，SSc)又称硬皮病，是一种自身免疫性弥漫性结缔组织疾病。临床上以弥漫性或局限性皮肤增厚和纤维化为典型特征，如果皮肤病变广泛，并侵及内脏，称为弥漫性硬皮病；若病变累及局部皮肤，内脏受累晚且较少，则称为局限性硬皮病。弥漫性硬皮病另一个特点为血管病变，引起雷诺现象、手指末端缺血坏死、肺动脉高压、肺间质纤维化、肾脏病变、心肌病变及心包积液，消化系统如吞咽困难、食管反流等。肾危象、肺动脉高压及肺间质病变是死亡的主要原因。

　　SSc的分类(表61-1～表61-5)：

　　1. 弥漫性硬皮病　表现为面颈部、躯干、手指、手、臂和下肢的皮肤增厚；有雷诺现象后快速发病；内脏受累如肺、心、胃肠道及肾脏等；与抗核仁抗体、SCL-70抗体相关，而无抗着丝点抗体；病程长短不一，总体预后不良。

　　2. 局限性硬皮病　表现为手指、手、下肢、面部和颈部对称性的皮肤硬化；仅表现皮肤及皮下组织纤维化，包括硬斑病(斑块状)和线状硬皮病(长条形纤维化斑块)，在雷诺现象后发病；内脏受累晚，但可有肺动脉高压和肢端坏死；可有CREST综合征；抗着丝点抗体；预后较好。

　　3. 重叠综合征　表现为弥漫性或局限性SSc合并一种或多种其他结缔组织病。

表 61-1 1980 年 ACR 制定的 SSc 诊断标准

1. 符合 1 个主要标准或 2 个次要标准可诊断 SSc
（1）主要标准：对称性手指及掌指关节或跖趾关节近端的皮肤增厚、绷紧或硬化。这种改变可波及整个肢体、面部、颈部和躯干
（2）次要标准：①手指硬化，指上述皮损仅限于手指；②指端凹陷性瘢痕或指垫实质丧失；③双侧肺底纤维化
2. GREST 综合征：≥4 个症状或≥3 个症状 + 抗着丝点抗体阳性
（1）皮肤钙质沉着（calcinosis）
（2）雷诺现象（raynaud phenomenon）
（3）食管受累（esophageal dysmotility）
（4）指（趾）硬化（sclerodactyly）
（5）毛细血管扩张（telangiectasis）

表 61-2 2013 年 EULAR/ACR 制订的 SSc 诊断标准

标准	子标准	评分
双手指皮肤增厚越过掌指关节（MCP）		9
手指肿胀	手指肿胀整个手指	2
	远达 MCP	4
指尖损害	指尖溃疡	2
	凹陷样瘢痕	3
毛细血管扩张		2
异常甲褶微血管		2
肺部受累	肺动脉高压和 / 或间质性肺病	2
雷诺现象		3
SSc 相关抗体	抗着丝点抗体、抗 Scl70 抗体、抗 RNA 聚合酶Ⅲ，任何抗体出现	3
总分≥9 分为 SSc		

表 61-3 SSc 肺间质病变的临床特点

1. 有干咳、气喘、胸闷、少痰、进行性呼吸困难
2. 肺部有少量的干湿啰音，特征性的表现双肺中下部可闻及细湿啰音，咳后不消失，称 velcro 啰音（连续、高调的爆裂音）
3. 92% 患者有肺功能异常，早期为弥散功能障碍，晚期同时有限制性通气障碍，而阻塞性障碍少见
4. 胸片　急性期有以下肺为主的斑片状阴影，可相互融合，慢性期为网状或网状结节影阴影
5. 支气管灌洗　无症状期以淋巴细胞升高（>8%）为主；有症状期和进展期以中性粒细胞升高（>4%）为主
6. 治疗　以炎症为主表现，用糖皮质激素如泼尼松 30～60mg/d；联合环磷酰胺（CTX）、硫唑嘌呤（AZA）、环孢素（CsA）等免疫抑制剂治疗；肺纤维化后，治疗效果差

表 61-4 SSc 合并肺动脉高压的临床特点

1. 早期症状不明显，只有中度以上的肺动脉高压才有活动后心慌胸闷等，一旦出现症状，往往病情较重，严重者导致心衰
2. 起病隐匿，临床表现无特异性，单凭临床症状很难诊断，诊断依靠超声心动图和右心导管（较 UCG 更为准确）检查
3. 血管病变是引起肺动脉高压的主要原因
4. SSc 合并肺动脉高压的危险因素　发病年龄晚、有雷诺现象、肢端溃疡 / 指端凹陷性瘢痕、血 BNP 升高、肺功能（肺一氧化碳弥散量下降等）、抗 RNA 多聚酶Ⅲ抗体阳性，肌酶增高、肾脏受累、食管钡餐、心电图异常和甲襞微循环重度异常，Ig 及 CRP 升高等。

表 61-5　SSc 的治疗

对症治疗	雷诺现象	保暖和戒烟；硝苯地平 10～20mg，3 次 /d；前列腺素类似物如伊洛前列素或口服依前列醇 50～150mg，2 次 /d 小剂量阿司匹林、双嘧达莫、低分子肝素等抗凝
	消化系症状	根据病情选用质子泵阻滞剂、胃肠道动力药及喹诺酮或阿莫西林 - 克拉维酸治疗肠道细菌过度滋生造成的吸收不良
	皮肤病变	免疫抑制剂、青霉胺、依地酸钙钠（EDTA）等
	肺动脉高压	内皮素受体拮抗剂（波生坦等）、前列环素类似物（Trepostinil，万他维）、西地那非（万艾可）等
	肾危象	血管紧张素转换酶抑制剂，减少激素用量、透析等
糖皮质激素	肺间质病变、肾脏病变、血管病变等系统损害及血管病变等	①皮肤水肿期；②合并 PM；③有心包和心肌病变；④有浆膜炎；⑤肺间质病变；⑥有神经系统病变；⑦有肌炎等；需合并使用免疫抑制剂
免疫抑制剂	同上	甲氨蝶呤（MTX）、环磷酰氨（CTX）、吗替麦考酚脂（MMF）、环孢素 A（CsA）和硫唑嘌呤（AZA）等

临床关键点

1. 皮肤硬化及纤维化、血管病变及自身抗体是本病的最基本特征。

2. 1980 年 SSc 的分类标准不能对早期 SSc 有较好的诊断；2013 年 ACR/EULAR 分类标准对早期 SSc 诊断有较好的指导性。

3. 皮肤改变及自身抗体检测不可或缺。但自身抗体有时可以是阴性，需结合皮肤病理、甲襞毛细血管以及其他的临床表现进行判断。

4. 评估病情及内脏受累情况，如心、肺、肾、消化道等内脏受累情况；对选择治疗方案及判断预后很重要。

5. SSc 治疗以改善皮肤硬化、血管病变和防治内脏病变为主要目标。

6. 药物选择　免疫抑制剂，如环磷酰胺（CTX）、甲氨蝶呤（MTX）、吗替麦考酚酯（MMF）、硫唑嘌呤（AZA）、环孢素（CsA）等；激素根据病情使用，一般不用大剂量激素，晚期甚至不用激素。抗纤维化治疗药物、抗凝、扩管及其他对症治疗。

7. 一旦发现高血压，及早给予转化酶抑制剂药物，阻止肾危象发生。

8. 长期定期随访，并根据病情调整治疗方案。

思维提示

SSc 的治疗中措施主要包括哪些？

第一方面：抗炎及免疫抑制剂的治疗，主要包括糖皮质激素与免疫抑制剂。一般认为，糖皮质激素不能阻止 SSc 的进展，但对 SSc 早期水肿期、炎症性肌病、间质性肺病的炎症期、心包积液及心肌病变有一定疗效。也有研究者认为，中小剂量的糖皮质激素长期治疗对 SSc 病情改善有很大的帮助，但对晚期特别是有氮质血症患者，糖皮质激素能促使肾血管闭塞性改变，故禁用。免疫抑制剂中常用的有 CTX、AZA、甲氨蝶呤、MMF、他克莫司等。欧洲抗风湿联盟共识意见，即 MTX 推荐用于

SSc 的皮肤病变，但对 SSc 内脏受累无明确疗效；CTX 可改善 SSc 的皮肤病变，且可改善肾、肺间质病变及血管病变（手指溃疡、肺动脉高压等）。总之，免疫抑制剂的使用对皮肤、肺部、肾病变有一定效果。

第二方面：血管病变的治疗，主要包括指端血管病如雷诺现象和指端溃疡、肺动脉高压及肾危象的治疗。指端血管病变的治疗应注意保暖、戒烟等，治疗的药物主要包括：①抗血小板聚集药物，如阿司匹林、双嘧达莫、前列地尔等；②抗血管药物，如钙通道阻滞剂硝苯地平，血管紧张素转换酶抑制剂卡托普利，5- 磷酸二酯酶抑制剂、血管紧张素 II 受体抑制剂、前列腺素类似物等；③己酮可可碱；④西洛他唑。肺动脉高压是 SSc 致死的主要原因之一，需早期积极治疗，主要措施如下：①氧疗；②激素及免疫抑制剂，首选 CTX，也可用 MMF；③抗血小板聚集药；④利尿剂和强心药；⑤肺动脉扩张药，前列环素类似物、内皮素 -1 受体拮抗剂、5 型磷酸二酯酶抑制剂、氧化亚氮等；SSc 相关的肾危象也是 SSc 的常见死亡原因，其治疗关键是迅速控制恶性高血压，早期使用最大耐受剂量的血管紧张素转换酶抑制剂。

（蔡　静　徐建华）

病例 62 双耳流脓半个月，头晕 2 天

男，28 岁，体重 80kg，2015 年 4 月 5 日就诊于五官科。

一、主诉

双耳流脓半个月，头晕 2 天。

二、病史询问

（一）初步诊断思路及问诊目的

患者首诊于五官科，从症状上看主要集中于耳部，病史的询问应围绕双耳流脓的程度、随时间演变的过程、相应的治疗和治疗后病情的变化进行展开，同时应该询问伴随症状以及有鉴别意义的症状等。

（二）问诊主要内容及目的

1. 双耳流脓的诱因、程度 耳部流脓的发生是否有诱因，有无发热，听力有无下降等。
2. 头晕原因 头晕仅临床综合征，引起头晕的原因包括神经系统、耳内疾病、颈椎疾病；各种内科疾病如心脑血管病、贫血、感染、中毒、低血压等，需结合该患者仔细询问。
3. 既往史的询问 包括有无慢性病史，吸烟、饮酒史、传染病史、个人史等。

（三）问诊结果及思维提示

1. 患者半个月前无明显诱因下出现双耳流脓，伴听力下降，并有头晕，无头痛，无流鼻涕及鼻出血，偶有咳嗽无痰，无哮喘，无咯血，反复发热，无夜间睡眠盗汗，体温波动于 38～39℃。无关节肌肉及皮肤症状，无腹痛腹胀腹泻及心慌胸闷。
2. 近 2 天出现头晕，与体位变化无关，不伴视物旋转，除耳部流脓及偶有干咳外无其他伴随感染性表现。
3. 否认糖尿病及冠心病史。否认肝炎结核史。否认药物过敏史。无特殊药物及食物接触史。生于安徽，否认疫区旅居史，无吸烟，不饮酒。适龄婚育，育有一子一女。

三、体格检查

（一）重点检查内容及目的

根据问诊的结果，症状主要集中在耳部及头面部，应重点检查耳部相关体征，因患者就诊

于五官科，需借助器械检查；患者发热伴双耳流脓并且有咳嗽无痰，应考虑是否为外耳道感染或肺部感染，应听诊肺部啰音。同时伴有头晕且无头痛，需考虑是否为耳源性颅内感染或血源性肺部感染。

（二）体检结果及思维提示

T：38.5℃，P：100 次 /min，R：20 次 /min，BP：125/80mmHg。神清，皮肤黏膜无黄染及破溃，双耳郭对称无畸形，双外耳道内可见脓性分泌物，鼓膜未能窥及，双乳突区压痛（−）；外鼻无畸形，双侧鼻腔黏膜慢性充血，双下甲肥大，对麻黄素反应可，各鼻道未见明显异常分泌物及新生物，各鼻窦区压痛（−）；咽喉（−）；心肺腹（−），双下肢无水肿，关节肌肉（−），神经系统（−）。

> **思维提示**
>
> 双外耳道内可见脓性分泌物，考虑耳部感染性疾病可能，双侧鼻腔黏膜慢性充血，双下甲肥大，各鼻道未见明显异常分泌物及新生物，各鼻窦区压痛（−），需进一步借助影像学检查了解鼻窦有无炎症。

四、实验室和影像学检查结果

（一）初步检查内容及目的

血常规示 WBC：12.21×10⁹/L，NE%：78.01%；尿常规示隐血：(+++)，红细胞：32 个 /μl，CRP：127.77mg/L，生化、止凝血系列未见明显异常。免疫十项：（−）。结核抗体：（−）；心电图正常。电测听示双耳混合性聋；头颅 + 内听道 MRI 平扫示左侧筛窦、双侧上颌窦、中耳乳突炎症。鼻窦 + 中耳乳突 CT 示双侧筛窦及双侧上颌窦炎，双侧中耳乳突炎。全胸片示右上肺肿块。胸部 CT 平扫示两肺多发结节（图 62-1～图 62-3）。

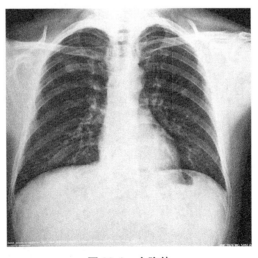

图 62-1　全胸片

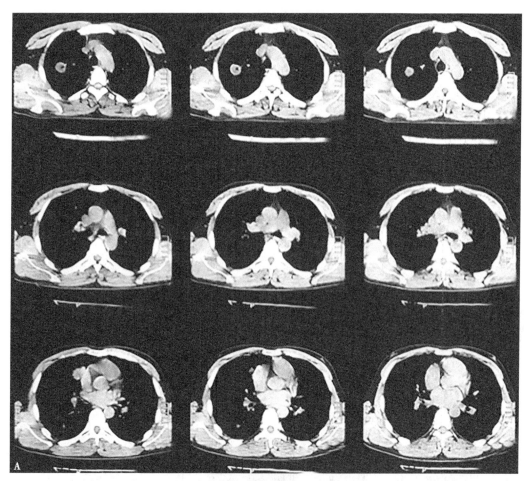

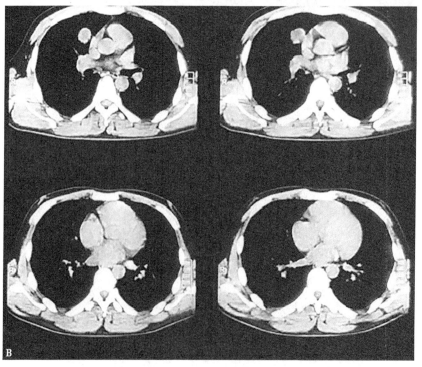

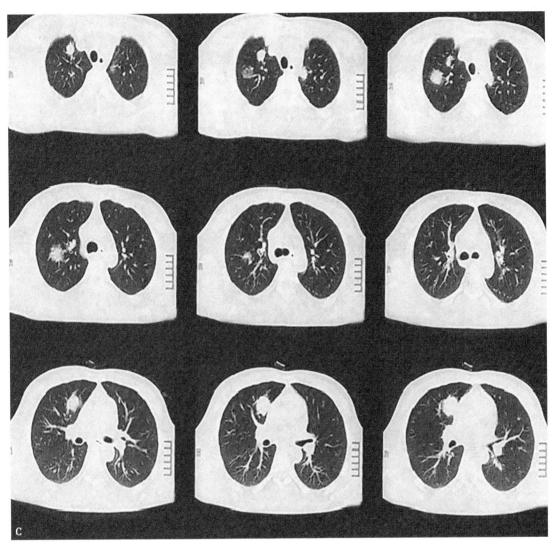

图 62-2　肺部 CT

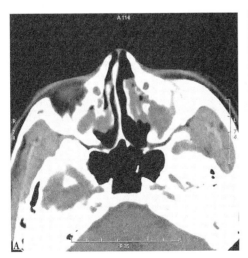
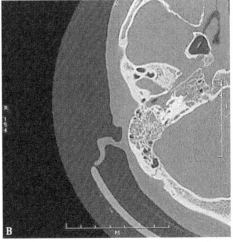

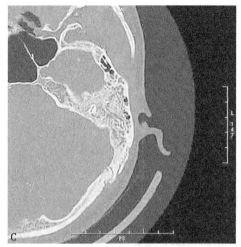
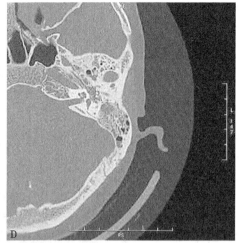
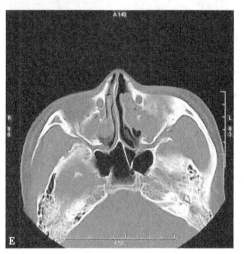

图 62-3　鼻窦 + 中耳乳突 CT

思维提示

患者病程短，有发热及双耳流脓，血象中白细胞及中性粒细胞比例增高，CT 及 MRI 均提示中耳乳突炎症，需考虑双耳感染性疾病；可予分泌物培养寻找病原学依据；另外，患者有发热伴咳嗽少痰，全胸片见右上肺圆形阴影，而肺部 CT 见两肺多发圆形结节病灶，结合患者持续中高热，需考虑败血症及肺部迁徙灶可能。

（二）进一步检查结果及思维提示

1．PCT 0.71ng/ml，不能完全排除细菌感染可能。

2．分泌物培养及血培养均未见特殊细菌生长。

3．于五官科住院期间仍有发热 38.7～39.5℃。

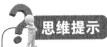

思维提示

目前不能排除化脓性中耳炎及败血症肺部迁徙可能。申请呼吸内科会诊。

根据呼吸内科会诊意见，考虑患者为"急性化脓性中耳炎，血源性肺脓肿"，给予美罗培南 + 左氧氟沙星 + 奥硝唑抗感染 3 天，中耳内脓液行过氧化氢溶液冲洗，患者临床症状并未好转，血培养及外耳道分泌物培养 + 药敏未见特殊细菌生长，于 4 月 9 日转入呼吸内科。

思维提示

此时拓宽思路，患者男性，既往无特殊病史，病程短，有发热及头晕等全身表现，有上呼吸道、下呼吸道及肾损害表现（血尿），以疾病一元化解释，需考虑结缔组织病，此为一组疾病可出现多系统受累（即皮肤、关节、肌肉、心、肾、造血系统、中枢神经等可同时受累），病程长，变化多，可伴发热、关节痛、血管炎、血沉增快、γ 球蛋白增高等，但又各具特征性的表现，同时体内存在多种自身抗体。

4. 相关自身抗体回报　抗核抗体 13 项（－）；ANCA 示 cANCA：1∶40（＋），PR3 抗体（＋）。24 小时尿 PRO：0.22g/24h；痰结核菌涂片检查、革兰氏染色查细菌及真菌、便常规均未见明显异常。腹部 B 超提示：脾大；心脏彩超：肺动脉压 36mmHg；肺功能正常。

请风湿免疫科会诊，根据 ACR（1990 年）确定的肉芽肿性多血管炎标准，符合 4 项标准中的 3 项，故考虑此诊断。进一步检查期望提供组织病理学依据，拟行肺部结节穿刺、肾脏穿刺或鼻窦新生物活检。可行肺穿刺活检病理学诊断，但该患者目前外周无活检部位，肺内病变活检困难，病灶位于心脏旁以及肩胛骨后，故肺穿刺困难，建议肾脏穿刺，家属拒绝。2015 年 4 月 15 日支气管镜检查示：气管、左主、右主及各级支气管黏膜光滑，管腔通畅，未见新生物。隆嵴锐利。右肺上叶尖段管口黏膜稍肿胀。活检、刷检部位：右肺上叶尖段管口刷检及灌洗送细胞学、革兰氏染色、抗酸染色。纤支镜刷检：镜下所见纤毛柱状上皮细胞和基底细胞，未见肿瘤细胞。胃镜示：慢性非萎缩性胃炎。

思维提示

患者诊断 GPA，但需要与临床上常见的鼻窦炎、鼻咽癌、淋巴瘤、肺炎、肺结核、肺癌、慢性肾炎等进行鉴别，并与以下几种疾病鉴别：

1. 显微镜下多血管炎　可侵犯肾脏、皮肤和肺等脏器的小动脉、微动脉、毛细血管的小静脉。常表现为坏死性肾小球肾炎和肺毛细血管炎。累及肾脏时出现蛋白尿、镜下血尿和红细胞管型。胸部 X 线检查在早期可发现无特征性肺部浸润影或小泡状浸润影，中晚期可出现肺间质纤维化，上述表现与 GPA 几乎难以鉴别，但 ANCA 阳性是 MPA 的重要诊断依据，60%～80% 为髓过氧化物酶（MPO）-ANCA 阳性，在荧光检测法示外周型（pANCA）阳性，且肾脏受累较突出，以此区分。

2. 嗜酸性细胞肉芽肿性血管炎（Churg-Strauss 综合征）　有重度哮喘；肺和肺外脏器有中小动脉、静脉炎及坏死性肉芽肿；周围血嗜酸性粒细胞增高。GPA 与 Churg-Strauss 综合征均可累及上呼吸道，但前者常有上呼吸道溃疡，胸片示肺内有破坏性病变如结节、空洞形成，而在后者则不多见。该患者周围血嗜酸性粒细胞无增高，也无哮喘发作，不考虑此诊断。

3. 淋巴瘤样肉芽肿病　是多形细胞浸润性血管炎和血管中心性坏死性肉芽肿病，浸润细胞为小淋巴细胞、浆细胞、组织细胞及非典型淋巴细胞，病变主要累及肺、皮肤、神经系统及肾间质，但不侵犯上呼吸道。

4. 复发性多软骨炎　复发性多软骨炎是以软骨受累为主要表现，临床表现也可有鼻塌陷、听力障碍、气管狭窄，但该病一般均有耳郭受累，而无鼻窦受累，实验检查 ANCA 阴性，该患者无耳郭受累，无气管塌陷及鼻部塌陷，ANCA 阳性，极易鉴别。

五、治疗方案及理由

1. 第一阶段　甲泼尼龙琥珀酸钠 40mg/d 2 天，80mg/d 9 天，患者体温正常，听力较前恢复，双耳道脓性分泌物减少。改为甲泼尼龙片 16mg 每天 3 次，环磷酰胺每半个月使用一次，剂量为 0.4g。

4 月 21 日复查 cANCA　阳性（1:40），PR3 抗体阳性；尿常规示隐血:(+)，红细胞 9 个 /μl，结晶 27 个 /μl；血常规示 WBC: 22.17×10⁹/L，NE%: 85.44%；生化示：丙氨酸氨基转移酶 118U/L，白蛋白 39.4g/L，乳酸脱氢酶 347U/L。复查胸部 CT 示肺部病灶减小，无明显胸闷气促，无发热，轻微咳嗽咳痰，胸部听诊未闻及湿啰音。4 月 28 日出院。

2. 第二阶段　患者给予泼尼松 20mg 每天 3 次联合 CTX 100mg/d 口服维持近 1 个月，体温时有反复，但基本维持于 37～38℃，第二次入院前一周前患者受凉后再次出现发热伴干咳，体温 38～39℃，热前有畏寒寒战伴胸闷气喘，4 天前患者出现腹泻，稀水便，3～4 次 /d。

思维提示

患者诊断 GPA 明确后，予以糖皮质激素联合环磷酰胺经典方案治疗。治疗过程中再次出现发热，需鉴别原发病活动或合并感染。通过详细询问病史并仔细体检，且完善相关辅助检查。

体检：神清，类库欣面容，颈前部及背部痤疮样皮疹，双肺呼吸音清，左下肺闻及湿性啰音，心率 84 次 /min，律齐，未闻及病理性杂音，腹软，脐周压痛(+)，肠鸣音活跃，余腹无明显压痛及反跳痛，双膝关节压痛(+)。

2015-6-29 检查结果：血常规 WBC: 10.51×10⁹/L，NE%: 91.14%，淋巴细胞（LY）%: 7.24%，RBC: 4.27×10¹²/L，Hb: 129g/L，PLT: 189×10⁹/L，PCT: 1.78ng/L，CRP: 232.50mg/L，CPK: 20U/L，LDH: 1213U/L，凝血指标: D- 二聚体 11.73μg/ml。ESR: 66mm/h。肝功能 ALB: 27.9g/L，ALT: 148U/L，RF: 197.0IU/ml，尿常规隐血:(+++)，RBC: 68 个 /μl。BNP: 98pg/ml。血培养 + 粪便

+骨髓培养阴性，ANCA 全套：cANCA 阳性（1∶40），PR3 抗体阳性，ANA 13 项（−），24h 尿蛋白 0.30g/24h。痰培养未见异常。

特殊检查及重要会诊：2015-6-29 肺部高分辨 CT 示①两肺间质性炎症病变，右下肺炎症性病变，右上肺肺大疱。②双侧胸腔少量积液，左侧叶间积液。鼻窦及乳突 CT 示两侧中耳乳突炎，两侧上颌及筛窦炎，鼻中隔偏曲（图 62-4）。

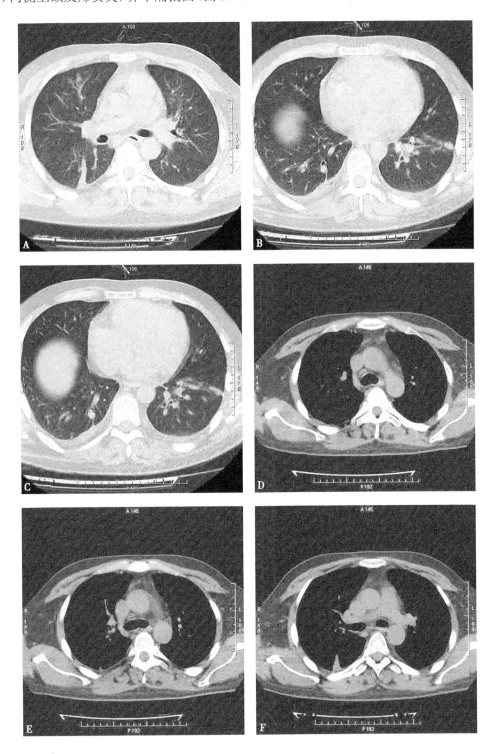

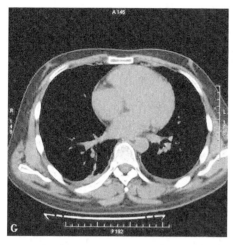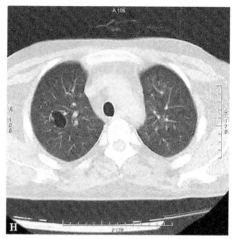

图62-4 肺部CT

 思维提示

患者有长期应用激素及免疫抑制剂应用史，为感染高危人群，结合临床症状体征及实验室检查，再次入院原因考虑感染可能，包括肺部感染及肠道感染；但感染同样会诱发原发疾病活动。

给予美罗培南联合替考拉宁，另加伏立康唑及预防性复方新诺明片（SMZCo）治疗，甲泼尼龙80mg/d治疗原发病，患者持续发热，2天后改为琥珀氢考200mg每天2次，2天后体温下降，改为琥珀氢考100mg每天3次6天，同时给予丙种球蛋白10g/d5天，患者咳嗽咳痰减轻，腹泻停止。

3. 第三阶段 2015年7月9日，患者病情发生变化，出现全身多关节肿痛，腹部及四肢关节多发瘀斑，并出现双侧睾丸疼痛肿胀，听力明显下降及双下肢水肿。

实验室检查示24h尿蛋白：4.05g，CRP：280.35mg/L，PCT：0.076ng/L，血常规WBC：14.30×10⁹/L，NE%：94.21%，LY%：4.72%，肝功能ALB：27.1g/L，ALT：57U/L，LDH：249U/L，Cr：60.0lμmol/L，D-dimer：22.40μg/ml，FDP：96.91μg/ml，血培养未见异常。CRP：280.35mg/L，PCT：0.076ng/L。

 思维提示

回顾患者入院后治疗过程，抗生素抗菌谱覆盖范围广，兼顾球菌、杆菌、真菌及预防性应用抗卡氏肺孢菌药物。且治疗后体温逐渐下降至正常，肺部感染及肠道感染症状体征好转；糖皮质激素总量逐渐减少的情况下患者再次出现听力下降、关节肿痛、睾丸炎及大量蛋白尿，考虑为原发疾病再次活动。

六、治疗效果及思维提示

给予甲泼尼龙 500mg 冲击 2 天，160mg 1 天，80mg/d 7 天，患者症状好转后改为 60mg/d，同时给予 CTX 0.2g（7-16、7-18、7-20、7-22、7-24），后 CTX 改为 50mg 每天 2 次，泼尼松减为 50mg/d。

2015 年 8 月 6 日，血常规：正常；肝功能：ALB：35.2g/L，ALT：81U/L，γ-GT：109U/L，CRP：7.86mg/L，Cr：74μmol/L，ESR：33mm/h，24 小时尿蛋白：0.98g。ANCA：cANCA 阳性（1∶10），PR3 抗体阳性。

患者体温正常，无头痛咳嗽及腹泻，一般情况良好，予以出院。

出院诊断：肉芽肿性多血管炎、肺部感染、肠道感染、肝功能异常、低蛋白血症。

门诊定期随访至今 2016 年 5 月已 9 个月，现治疗方案为泼尼松 5mg/d 维持治疗已 2 个月，CTX 50mg/d，预防性应用 SMZCo，并联合抗骨质疏松治疗，病情稳定。

思维提示

治疗方案有效，在强有力抗感染及支持对症处理下，及时给予甲泼尼龙并联合环磷酰胺冲击治疗，最终原发病情得到缓解。

最终诊断：肉芽肿性多血管炎。

七、本疾病诊治指南

肉芽肿性多血管炎（granulomatosis with polyangiitis，GPA），既往称为韦格纳肉芽肿病（Wegener granulomatosis，WG）。

GPA 是一种坏死性肉芽肿性血管炎，该病累及小动脉、静脉及毛细血管，偶尔累及大动脉，其病理以血管壁的炎症为特征，主要侵犯上、下呼吸道和肾脏，通常以鼻黏膜和肺组织的局灶性肉芽肿性炎症为开始，继而进展为血管的弥漫性坏死性肉芽肿性炎症。临床常表现为鼻和鼻窦炎、肺病变和进行性肾功能衰竭。还可累及关节、眼、皮肤，亦可侵及眼、心脏、神经系统及耳等。

典型的 GPA 有三联症：上呼吸道、肺和肾病变。

1. 上呼吸道症状　大部分患者以上呼吸道病变为首发症状。通常表现是持续流涕，且不断加重。流涕可来源于鼻窦的分泌，并导致上呼吸道的阻塞和疼痛。伴有鼻黏膜溃疡和结痂，鼻出血、唾液中带血丝，鼻窦炎可以较轻，严重的 GPA 鼻中隔穿孔，鼻骨破坏，出现鞍鼻。咽鼓管的阻塞能引发中耳炎，导致听力丧失。而后者常是患者的第一主诉。部分患者可因声门下狭窄出现声音嘶哑，及呼吸喘鸣。气管受累可出现气管狭窄。

2. 下呼吸道症状　肺部受累是本病基本特征之一，约 50% 的患者在起病时即有肺部表现，总计 80% 以上的患者将在整个病程中出现肺部病变。胸闷、气短、咳嗽、咯血以及胸膜炎是最常见的症状，及肺内阴影。大量肺泡性出血较少见，但一旦出现，则可发生呼吸困难和呼吸衰竭。有约 1/3 的患者肺部影像学检查有肺内阴影，可缺乏临床症状。查体可有叩浊、呼吸音减低以及湿啰音等体征。GPA 的肺部浸润可能是一过性的，甚至在治疗之前就已消退。GPA 的肺部结节多为双侧且多发，常有空洞形成（50%）。有肺部症状患者尽可能及时排除感染，因为免疫缺陷伴肺炎可导致 50% 病死率，在 GPA 患者中肺炎占严重感染的 40%，是最常见的病死原因。

3. 肾脏损害　大部分（70%～80%）病例有肾脏病变，出现蛋白尿，红、白细胞及管型尿，严重者伴有高血压和肾病综合征，终可导致肾功能衰竭，是 GPA 的重要死因之一。无肾脏受累者称为局限型 GPA，应警惕部分患者在起病时无肾脏病变，但随病情进展可逐渐发展至肾小球肾炎。

4. 眼受累　眼受累的最高比例可至 50% 以上，其中约 15% 的患者为首发症状。GPA 可累及眼的任何区域，可表现为眼球突出、视神经及眼肌损伤、结膜炎、角膜溃疡、表层巩膜炎、虹膜炎、视网膜血管炎、视力障碍等。

5. 皮肤黏膜　多数患者有皮肤黏膜损伤，表现为下肢可触及的紫癜、多形红斑、斑疹、瘀点（斑）、丘疹、皮下结节、坏死性溃疡形成以及浅表皮肤糜烂等。其中皮肤紫癜最为常见。

另外约 1/3 的患者在病程中出现神经系统病变，以外周神经病变最常见，多发性单神经炎是主要的病变类型。

关节病变在 GPA 中较为常见，发病时约 30% 的患者有关节病变，全部病程中可有约 70% 的患者关节受累。

（一）诊断

目前 GPA 的诊断标准仍采用 1990 年美国风湿病学会分类标准：

1. 鼻或口腔炎症痛性或无痛性口腔溃疡，脓性或血性鼻腔分泌物。

2. 胸片异常，胸片示结节、固定浸润病灶或空洞。

3. 尿沉渣异常，镜下血尿（RBC>5/ 高倍视野）或出现红细胞管型。

4. 病理性肉芽肿性炎性改变，动脉壁或动脉周围，或血管（动脉或微动脉）外区有中性粒细胞浸润。

符合 2 条或 2 条以上时可诊断为 GPA，诊断的敏感性和特异性分别为 88.2% 和 92.0%。

GPA 在临床上常被误诊，为了能早期诊断，对有以下情况者应反复进行活组织检查：不明原因的发热伴有呼吸道症状；慢性鼻炎及鼻窦炎，经检查有黏膜糜烂或肉芽组织增生；眼、口腔黏膜有溃疡、坏死或肉芽肿；肺内有可变性结节状阴影或空洞；皮肤有紫癜、结节、坏死和溃疡等。

（二）治疗用药

1. 糖皮质激素　活动期用泼尼松 1.0～1.5mg/（kg•d），持续 4～6 周，病情缓解后减量并以小剂量维持。对严重病例如中枢神经系统血管炎、呼吸道病变伴低氧血症如肺泡出血、进行性肾功能衰竭，可采用冲击疗法；甲泼尼龙 1.0g/d 3 天，第 4 天改口服泼尼松 1.0～1.5mg/（kg•d），然后根据病情逐渐减量。

2. 免疫抑制剂

（1）环磷酰胺：通常给予每天口服 1.5～2mg/kg，也可用 200mg，隔天一次。对病情平稳的患者可用 1mg/kg 维持。对严重病例给予 1.0g 冲击治疗，每 3～4 周一次，同时给予每天口服

100mg。或每2周给予静滴0.6～0.8g。环磷酰胺是治疗本病的基本药物，可使用一年或数年，撤药后患者能长期缓解。用药期间注意观察不良反应，如骨髓抑制等。环磷酰胺能显著改善GPA患者的生存期，但不能完全控制肾脏等器官损害的进展。

（2）硫唑嘌呤：为嘌呤类似药，有抗炎和免疫抑制双重作用，有时可替代环磷酰胺。一般用量为1～4mg/（kg·d），总量不超过200mg/d。

（3）甲氨蝶呤：一般用量为10～25mg，一周一次，口服、肌注或静注疗效相同，如环磷酰胺不能控制可合并使用。

（4）环孢素：作用机制为抑制IL-2合成，抑制T淋巴细胞。优点为无骨髓抑制作用。但免疫抑制作用也较弱。常用剂量为3～5mg/（kg·d）。

（5）吗替麦考酚酯：初始用量1.5g/d，分2～3次口服，维持3个月，维持剂量1.0g/d，分2～3次口服，维持6～9个月。

（6）丙种球蛋白：一般与激素及其他免疫抑制剂合用，剂量为300～400mg/（kg·d），连用5～7日。

3. 其他治疗

（1）复方新诺明片（SMZ Co）：对于病变局限于上呼吸道以及已用泼尼松和环磷酰胺控制病情者，可选用复方新诺明片进行抗感染治疗（2～6片/d），认为有良好疗效，能预防复发，延长生存时间。约6%的GPA患者在免疫抑制治疗的过程出现卡氏肺孢菌肺炎，并可成为GPA的死亡原因。

（2）生物制剂：利妥昔单抗即抗CD20单克隆抗体可以清除B细胞，以往临床上主要用于治疗淋巴瘤，目前已有临床试验证实该药能够诱导缓解。

（3）血浆置换：对活动期或危重病例，可用血浆置换治疗作为临时治疗。但需与激素及其他免疫抑制剂合用。

（4）急性期患者如出现肾衰竭则需要透析，55%～90%的患者能恢复足够的功能。

4. 对于声门下狭窄、支气管狭窄等患者可以考虑外科治疗。

（三）AAV治疗进展

如果不治疗，AAV通常是致命的，6个月的死亡率约为60%，1年的死亡率高达80%。由于免疫抑制疗法的出现，尤其是糖皮质激素联合每日口服环磷酰胺（CTX）的出现，极大地改善了AAV的结局。在此方案治疗下，85%的患者获得缓解。

2014年BSR/BHPR（英国风湿病协会/英国风湿病健康理事）指南建议：没有器官损伤证据AAV患者可考虑用MTX或者MMF替代治疗；诱导缓解对于先前未经治疗的患者，（利妥昔单抗）RTX和CTX一样有效，RTX更适用于病情不严重及CTX有禁忌的患者。重症及难治患者可辅助血浆置换治疗等。但RTX治疗也有局限性：文献报道可能出现眼眶肿瘤、耳鼻喉症状、气管和支气管狭窄和硬脑膜炎。CTX或MTX作为一线药物对GPA患者似乎更加合理。

AAV的治疗是根据疾病的阶段和活动度进行选择。欧洲血管炎研究组（EUVAS）设计了一个系统，用于子分组AAV演示不同的治疗方案（表62-1）。

在CTX诱导缓解后，应该使用毒性较小的药物来替代CTX作为维持治疗，比如硫唑嘌呤（AZA）、甲氨蝶呤（MTX）、来氟米特（LEF）或吗替麦考酚酯（MMF）。在这些维持治疗的药物中，建议首选AZA。

表 62-1　AAV 分型诱导治疗

分型	定义	诱导治疗
局部型	上呼吸道和 / 或下呼吸道损害，无其他系统损害或全身症状	环磷酰胺 + 糖皮质激素
早期系统型	任何没有脏器损害或生命危险的情况	氨甲蝶呤 + 糖皮质激素
广泛型	肾脏或其他重要脏器损害，肌酐 < 500μmol/L	环磷酰胺（静脉滴注或口服）+ 糖皮质激素
重症型	肾脏或其他重要脏器衰竭，血肌酐 > 500μmol/L	联合血浆置换
难治型	疾病进展，对糖皮质激素和环磷酰胺治疗反应差	霉酚酸酯、脱氧精胍素、抗胸腺球蛋白、利妥昔单抗、英夫利昔单抗等

预后：影响预后的主要因素是难以控制的感染和不可逆的肾脏损害，年龄 57 岁以上，血肌酐升高是预后不良因素。故早期诊断、早期治疗、力争在肾功能损害之前给予积极治疗，可明显改善预后。

八、结合诊治指南对本病例的思考

肉芽肿性多血管炎为累及多器官的自身免疫疾病，早期表现可非特异且不典型，独特的自身抗体（抗蛋白酶 3 抗体）及鼻腔新生物、肺、肾活检对诊断至关重要。明确诊断后及早进行糖皮质激素联合环磷酰胺治疗，重症患者可联合血浆置换或利妥昔单抗等新型免疫抑制剂处理。本身疾病及激素和免疫抑制剂的应用，免疫状态低下，感染及疾病复发贯穿整个病程，并直接影响预后，是导致死亡的两个重要因素。本例患者以外耳流脓起病，首诊非风湿免疫科，从发病到诊断经历曲折过程，诊断明确后激素和环磷酰胺应用过程中跨越感染及疾病复发两道关卡，最终安全度过，仅小剂量糖皮质激素联合环磷酰胺口服，病情控制稳定。只有在临床工作中熟练掌握本病的诊疗指南，结合患者病情、体征及实验室检查，及时甄别病情，把握治疗重点，个体化治疗，才能最大限度改善患者预后。

（徐建华）

病例 63　四肢近端肌肉疼痛、乏力 3 个月

男，64 岁，务农，2011 年 3 月 21 日来诊。

一、主诉

四肢近端肌肉疼痛、乏力 3 个月。

二、病史询问

（一）初步诊断思路及问诊目的

从症状上看，患者主要症状集中在四肢近端肌肉，病史的询问应围绕肌肉疼痛的部位及乏力的程度、随时间演变的过程、相应的治疗和治疗后病情的变化进行展开，同时应该询问伴随症状以及有鉴别意义的症状等。

（二）问诊主要内容及目的

1. 肌肉疼痛　肌肉疼痛的发生是否有诱因，如是否有上呼吸道感染或服用药物史等。肌肉疼痛的部位，如四肢近端肌肉、远端肌肉或近端 / 远端均累及，是否对称性，或可具体到某一肌肉等。对称性近端肌肉疼痛主要考虑多发性肌炎 / 皮肌炎、风湿性多肌痛、椎间盘病变等，对称性远端肌肉疼痛主要见于多发性肌炎 / 皮肌炎、椎间盘病变、感染性疾病等，单侧肢体肌肉疼痛主要见于肌肉劳损、椎间盘病变等。此外，还要注意有无发热、乏力、无力、麻木、皮疹等伴随症状。肌肉疼痛是否予以治疗，治疗后的反应变化情况。

2. 肌肉乏力　要详细询问乏力的起因、程度等。乏力是否有时间规律，休息后能否改善，以及治疗后的变化均应询问。伴随症状，如有无发热、气短、是否伴随呼吸困难或情绪变化等。

3. 既往史的询问　包括既往疾病的治疗，有无慢性病史，吸烟、饮酒史、传染病史、个人史等。

（三）问诊结果及思维提示

1. 患者于 2010 年 9 月开始出现双眼视力下降，视物模糊，无视物旋转，无耳鸣，在当地医院考虑为"玻璃体浑浊"，给予中药治疗 35 天后症状改善。

2. 2011 年 1 月无明显诱因开始出现双肩关节和咽喉部疼痛，吞咽时明显，并有上肢上举时肩关节疼痛加重。

3. 2011 年 2 月出现上述症状加重，并有双下肢近端肌肉疼痛，下蹲后站起困难，在外院

诊治，考虑为"风湿性肌炎"，治疗 1 周后双肩关节疼痛缓解，但仍有四肢近端肌肉疼痛和乏力，并逐渐加重。

4. 1 周前来我院门诊，查四肢近端肌肉压痛明显，肌力Ⅳ级，ANA（+），自身抗体均阴性，给予泼尼松 10mg/d，共 5 天，症状改善。患者自发病以来，无头痛、头晕，无鼻塞、流涕，无明显体重改变，饮食、睡眠可，二便正常。

5. 患者既往健康，否认高血压、糖尿病、冠心病等疾病史，否认乙肝等其他急、慢性传染病病史，否认肺结核接触史。预防接种史不详。无外伤史、输血史、药物过敏史等。无烟酒嗜好。

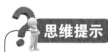

思维提示

患者病史分为 4 个阶段，先出现眼部症状，但治疗后好转，该病程与本病是否有关未知；然后出现肩关节及上肢肌肉疼痛；随后出现下蹲困难；给予激素治疗有效。但 ANA 低滴度阳性。

三、体格检查

（一）重点检查内容及目的

根据问诊的结果，症状主要集中在四肢肌肉及关节，应重点据此进行查体。检查肌肉是否有压痛，还是主观感觉为主；是弥散性压痛还是有局部压痛点。关节疼痛应检查关节是否有压痛点，主动活动范围是否受限，是否有被动活动时疼痛。肌肉急性损伤或劳损主要表现有局部压痛点；约 1/3 的多发性肌炎 / 皮肌炎患者会出现弥漫性压痛；包涵体肌炎患者可能有单侧下肢肌肉压痛；外周神经压迫引起的疼痛一般不会有肌肉压痛，可合并肢体麻木等症状。单侧肌力减退应考虑外周 / 中枢神经病变或肌肉病变等。小关节疼痛应考虑类风湿关节炎、痛风、强直性脊柱炎、结核等；大关节疼痛应考虑类风湿关节炎、风湿热、骨关节炎等。

（二）体检结果及思维提示

T：36.7℃，P：85 次 /min，R：14 次 /min，BP：100/70mmHg。发育正常，营养中等，自主体位。皮肤黏膜有弹性，无紫癜、皮疹、色素沉着等。全身浅表淋巴结无肿大；口腔黏膜无溃疡；肺部叩诊清音，双肺呼吸音清，未闻及干、湿啰音。心前区无隆起；无震颤或摩擦感；心界不大，心律齐，各瓣膜听诊区未闻及杂音。腹平软，全腹无压痛及反跳痛，肝、脾肋下未触及；移动性浊音阴性。四肢近端肌肉无压痛，肌力Ⅴ级，生理反射存在，病理征未引出。关节无红肿、压痛。

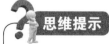

思维提示

患者入院前 1 周在门诊查四肢近端肌肉压痛明显，肌力Ⅳ级，当给予泼尼松 10mg/d，共 5 天后症状即改善，入院后查四肢近端肌肉无压痛，肌力Ⅴ级，表明激素治疗效果明显。

四、实验室和影像学检查结果

（一）初步检查内容及目的

1. 血常规、尿常规、生化全项、凝血四项＋D-dimer、血沉、CRP、抗核抗体、抗 CCP 抗体、类风湿因子、肌酶谱　了解患者基本情况。

2. 胸片、心电图、腹部 B 超　了解患者基本情况。

3. 肌电图　了解是否存在肌肉或外周神经病变。

（二）检查结果及思维提示

1. 血常规　WBC: 10.35×10^9/L, NE%: 66.7%, Hb: 102g/L, PLT: 287×10^9/L, MCV: 90.2fl。

2. 血生化　ALB: 33.7g/L, GLB: 35.7g/L, AST: 16U/L, ALT: 21U/L, DBIL: 3.6μmol/L, IBIL: 6.4μmol/L, BUN: 4.1μmol/L, CREA: 63μmol/L, URIC: 238μmol/L, Na^+: 138.7mmol/L, K^+: 5.08mmol/L，总胆固醇: 4.4mmol/L，高密度脂蛋白: 1.39mmol/L，低密度脂蛋白: 2.44mmol/L。

3. 肌酶谱　乳酸脱氢酶: 162U/L，α-羟丁酸脱氢酶: 106U/L，肌酸激酶: 23U/L，心型肌酸激酶: 4U/L。

4. 炎性指标　C 反应蛋白: 70.3mg/L，血沉: 104mm/1h。

5. 类风湿因子、抗 CCP 抗体均阴性，抗核抗体（ANA）:（+）。

6. 尿常规　尿隐血:（±），红细胞 29.1/μl，尿上皮细胞 7.5/μl。

7. 便常规　正常。

8. 甲状腺功能、24h 尿蛋白定量、乙肝五项、丙肝抗体、ANCA、人巨细胞病毒均正常。

9. 凝血四项　PT: 12.9s, PT%: 72.6%, INR: 1.09, APTT: 30.8s, Fbg 4.74g/L, TT: 18.6s。

10. 腹部 B 超　肝、胆、脾、胰、双肾未见异常，前列腺稍增大。

11. 胸片　两肺间质性病变，主动脉硬化，双肺上叶陈旧性病灶。

12. 心电图　窦性心律，正常心电图。

13. 肌电图　未见异常。

思维提示

　　患者有明显的炎性指标升高，还有抗核抗体阳性，因此首先考虑结缔组织病可能，应进一步查自身抗体全套；但也应注意患者为老年人，约 5% 老年人可能出现低滴度抗核抗体阳性。患者查肌酶谱、肌电图正常，暂不考虑肌肉损伤相关的多发性肌炎/皮肌炎或外周神经病变相关的疾病等。患者抗 CCP 抗体、类风湿因子均阴性，关节疼痛主要表现为双肩关节，类风湿关节炎可能性小。患者关节疼痛部位为肩关节，血尿酸正常，无痛风典型表现，晶体性关节炎暂不考虑。患者无发热，无食生鱼片等病史，暂不考虑寄生虫感染。

（三）进一步检查结果及思维提示

1. 自身抗体全套　抗核抗体（ANA）（+），但抗双链 DNA 抗体、抗 Sm 抗体、U1RNP 抗体、抗核糖体 P 蛋白抗体、抗增殖细胞核抗原抗体、抗线粒体抗体（M2）、抗着丝点抗体、抗 PM-Scl 抗体、抗 SSA 抗体、抗 SSB 抗体、抗 Jo-1 抗体、抗 Scl-70 抗体、抗核小体抗体、抗组蛋白抗体、重组 Ro52 均阴性。

2. 自身抗体定量　ANA、dsDNA、Sm、U1RNP 均正常。

3. 补体　C3、C4 正常。

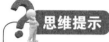
思维提示

> 患者查自身抗体全套及自身抗体定量均正常，考虑为正常老年人出现的低滴度 ANA 阳性可能性大，暂不考虑结缔组织病。根据患者四肢近端肌肉疼痛伴肩关节疼痛、下蹲困难，除炎性指标升高外其他检查指标正常，考虑风湿性多肌痛可能。且患者对激素效果好，服用激素 5 天后复查血沉 82mm/h；CRP 24.0mg/L，症状有明显改善，进一步支持风湿性多肌痛。

五、治疗方案及理由

1. 治疗　泼尼松 20mg/ 早，替普瑞酮胶囊 50mg/d；骨化三醇 0.25μg 每天 2 次；碳酸钙 1 片 /d。

2. 理由　风湿性多肌痛一般首选泼尼松 10～15mg/d 口服，一周内症状应明显改善，血沉开始下降。对病情较重，发热、肌痛、活动明显受限者，可以泼尼松 15～30mg/d。随症状好转逐渐减量，维持量 5～10mg/d，维持时间不应少于 6～12 个月。减量过早、过快或停药过早，可导致病情复燃或复发，大多数患者在 2 年内可停用激素，少数患者需小量维持多年。必须指出，对老年人长期使用糖皮质激素应特别注意其不良反应及并发症（高血压、糖尿病、白内障、骨质疏松），及时给以相应治疗甚为重要。因此，对该患者使用激素的同时加用防治骨质疏松的药物。

六、治疗效果及思维提示

1. 患者治疗 1 个月后复查血沉为 42mm/h，C 反应蛋白 12.5mg/L；因炎性指标仍高，维持上述治疗方案不变。

2. 患者治疗 2 个月后复查血沉为 35mm/h，C 反应蛋白 6mg/L；因患者炎性指标下降明显，将泼尼松改为 15mg/ 早，其余药物不变。

3. 治疗 3 个月后复查血沉为 32mm/h，C 反应蛋白 4mg/L；遂将泼尼松改为 10mg/ 早，其余药物不变。

4. 患者半年后来诊，述停药 2 个月，四肢近端肌肉疼痛症状再次出现，查血沉为 85mm/h，C 反应蛋白 36mg/L；考虑病情复发，再次改泼尼松为 20mg/d；嘱患者定期复查，逐渐减少泼尼松用量。

5. 患者 1 年半后来诊，血沉 24mm/h，C 反应蛋白 0.9mg/L，当时服用泼尼松 2.5mg/d，嘱患者 2 个月后复查，如 CRP 正常，可停止治疗。

思维提示

　　激素对风湿性多肌痛疗效显著，一般治疗 1 周即可见明显效果，复查血沉、C 反应蛋白相比基线时下降明显。但如果减量过早、过快或停药过早，可导致病情复发，该患者即在治疗 3 个月后停药，出现病情复发。复发患者的治疗方案同前，激素仍有效，大多数患者在 2 年内可停用药物。相对来说，临床上 C 反应蛋白比血沉更能反映炎症变化，因部分老年人血沉可持续略升高，这种情况可视为正常。

最终诊断：风湿性多肌痛。

七、本疾病最新指南解读

　　2015 年欧洲抗风湿病联盟 / 美国风湿病学会关于风湿性多肌痛管理建议：中华医学会 2005 版《临床诊疗指南·风湿病分册》上曾发表"风湿性多肌痛临床诊疗指南"，但 2015 年 EULAR/ACR 共同推出了风湿性多肌痛的管理建议，被认为是目前最新推荐。

　　建议采用 GRADE（grading of recommendations, assessment, development and evaluation）方法作为研究框架，制定出了 8 条关于风湿性多肌痛（PMR）的管理原则以及 10 条具体的管理建议，囊括了 PMR 患者治疗基期和随访期调查评估、危险因素评估、患者临床路径及专科医生建议、治疗策略如糖皮质激素（GC）初始剂量以及后续减药方案、肌内注射甲泼尼龙及 DMARDs 的应用、NSAIDs 及非药物干预措施的作用等。

（一）PMR 患者管理的原则

　　1. 采用可靠、特异的方法确定 PMR 定义　临床应排除类似疾病状态［如非炎性疾病、炎性（如巨细胞动脉炎或 RA）疾病、药物相关性、内分泌相关性、感染性和肿瘤性疾病］。

　　2. 开始药物治疗之前，每个 PMR 患者应进行以下评估（全科或内科医师）：①患者基本的实验室数据，有助于排除类似疾病并与治疗中的情况进行监测。包括 RF 和 / 或抗 ACPA 抗体、CRP 和 / 或 ESR、血细胞计数、血糖、血肌酐、肝功能、骨代谢（包括血钙、碱性磷酸酶）和尿液分析。附加检查应考虑蛋白电泳、促甲状腺激素（TSH）、肌酸激酶和维生素 D 水平。②根据患者临床症状和体征所提示的其他诊断的可能性，可考虑进行其他的血清学检查，如 ANA、ANCA 及结核试验等以排除其他类似疾病，胸部 X 线片可排除其他诊断。③明确有无合并症，尤其是高血压、糖尿病、糖耐量异常、心血管疾病、血脂异常、消化性溃疡、骨质疏松症等。④与 PMR 高复发率和 / 或延长治疗相关的可能基线因素包括：女性、ESR 升高（>40mm/1h）以及外周炎性关节炎。

　　3. 应考虑专科医生建议，尤其对症状不典型的病例（如外周炎性关节炎、系统性症状、低炎症指标及年龄＜60 岁），曾有治疗相关不良反应或存在治疗相关不良反应高危因素、对 GC 治疗抵抗的 PMR 患者和疾病复发延长治疗的患者。

　　4. PMR 的治疗目标在于获得最佳治疗，这基于患者与医生共同的决定。

　　5. 对患者遵循个体化的治疗方案。在 GC 初始用量以及后续减药方案的选择过程中，应考虑患者的观点或意愿。

6. 患者应接受关于 PMR 疾病危害、治疗（包括合并症和疾病预测因素）以及针对个体所制订锻炼计划的教育。

7. PMR 患者应监测以下指标　GC 不良反应的相关危险因素和证据、伴发疾病、其他相关药物的应用、疾病复发，延长治疗的证据和危险因素。在给予 GC 治疗时，应对临床和实验室数据进行连续监测。建议第 1 年每 4～8 周随访 1 次，第 2 年每 8～12 周随访 1 次。

8. 患者在病情变化（如复发或不良事件）时，能从医护人员获得直接快速的建议至关重要。

（二）PMR 患者管理建议

基于以下建议，专家组同时给出了 PMR 治疗管理的简要流程。

1. 强烈推荐在 PMR 治疗中应用 GC 代替 NSAIDs。

2. 强烈推荐制订 GC 治疗最短而有效的个体化疗程。

3. 酌情推荐使用最小有效剂量的 GC 作为 PMR 的初始治疗　等同于泼尼松 12.5～25mg/d 的剂量范围，对于有病情复发高危因素且不良事件发生率较低的情况下，应选择该范围内较高的激素用量，而对于合并有其他疾病（如糖尿病、骨质疏松症、青光眼等）和存在激素相关不良的高危因素时，推荐使用该范围内的较小剂量；不推荐 GC 初始剂量≤7.5mg/d 或 >30mg/d。

4. 强烈推荐制订个体化的激素减量方案。激素减量原则建议如下：①初始减量，在 4～8 周内减至口服 10mg/d 泼尼松剂量或等效剂量；②复发治疗，口服泼尼松加量至复发前用量，并逐渐（在 4～8 周内）减至复发时的剂量；③缓解后减量（在初始和复发治疗后），每 4 周减 1mg 口服泼尼松（或以 1.25mg 逐渐减量，如 10mg/7.5mg 交替治疗减药方法），在保证维持临床缓解下直至停药。

5. 酌情推荐肌内注射甲泼尼龙可替代口服 GC。口服 GC 或肌内注射甲泼尼龙可由医生酌情决定。

6. 酌情推荐 GC 用药应单次口服而非分次服用。

7. 酌情推荐除 GC 外，应考虑早期使用甲氨蝶呤，尤其对于有高危复发和 / 或需要延长治疗的患者，以及存在 GC 相关不良反应的危险因素、合并症及合并用药时。对复发患者随访治疗、对激素反应不足患者或出现激素相关不良事件的患者也应考虑应用甲氨蝶呤。

8. 强烈不推荐应用 TNF-α 拮抗剂治疗 PMR。

9. 酌情推荐制订 PMR 患者个体化的锻炼计划，旨在维持肌肉质量和功能、降低跌倒风险，尤其对长期应用 GC 的老年患者以及体质较差患者。

10. 强烈不推荐应用中草药制剂和胶囊及痹祺胶囊治疗 PMR。

八、结合指南对本病例的思考

本例患者完全按照 2015 年 EULAR/ACR 的风湿性多肌痛的管理建议进行治疗，患者排除了结缔组织病、类风湿关节炎、多发性肌炎 / 皮肌炎等常见疾病后诊断该病。给予 20mg 激素治疗后，症状明显缓解，并 4 周减量一次，但患者未遵医嘱快速停药，出现病情复发，继续使用激素治疗有效。此后遵医嘱进行激素减量，最终实现完全停药。综上所述，对于风湿科疾病，遵照指南进行诊治，以及定期随访是关键。

（赵进军　黄　琴　杨　敏）

病例 64　搏动性头痛 1 个月，发热 10 天

男，69 岁，无业，2014 年 6 月 16 日来诊。

一、主诉

搏动性头痛 1 个月，发热 10 天。

二、病史询问

（一）初步诊断思路及问诊目的

从症状上看，病史的询问应围绕头痛、发热两大症状展开，包括头痛的起病时间、病程急缓、部位与范围、性质、程度、频度、激发或缓解因素，以及发热的诱因、时间、程度、频度。同时应该询问伴随症状以及有鉴别意义的症状等。

（二）问诊主要内容及目的

1. 头痛的部位、程度与性质　了解头痛部位是单侧、双侧、前额或枕部、局部或弥散、颅内或颅外对病因的诊断有重要价值。如偏头痛及丛集性头痛多在一侧。颅内病变的头痛常为深在性且较弥散，颅内深部病变的头痛部位不一定与病变部位相一致，但疼痛多向病灶同侧放射。高血压引起的头痛多在额部或整个头部。全身性或颅内感染性疾病的头痛，多为全头部痛。头痛的程度一般分轻、中、重三种，但与病情的轻重并无平行关系。三叉神经痛、偏头痛及脑膜刺激的疼痛最为剧烈。脑肿瘤的痛多为中度或轻度。有时神经功能性头痛也颇剧烈。高血压性、血管性及发热性疾病的头痛，往往带搏动性。另外还应询问头痛出现的时间及持续时间，加重及减轻头痛的因素，头痛的伴随症状，如有无抽搐、呕吐、视力障碍、意识障碍等。

2. 发热的诱因、时间、程度、频度　发热的发生是否有诱因，发热的时间、程度（热度高低）、频度（间歇性或持续性）。发热的伴随症状很关键，例如有无畏寒、寒战或盗汗，是否伴有咳嗽、咳痰、咯血、胸痛；腹痛、恶心、呕吐、腹泻；尿频、尿急、尿痛；皮疹、出血、头痛、肌肉关节痛等。此外，还要注意诊治经过的询问（药物、剂量、疗效）。

3. 既往史的询问　包括有无慢性病史，吸烟、饮酒史、传染病史、个人史等。

（三）问诊结果及思维提示

1. 患者 1 个月前无明显诱因出现搏动性头痛，疼痛位于颞顶部及枕部，为胀痛，呈持续性，伴恶心，偶有复视，自觉视物模糊，无呕吐、头晕、黑矇，无胸闷气促，无心悸。就诊当地

医院，行头颅 CT 提示轻度脑萎缩，颈椎 CT 示颈椎病，予甲钴胺、布洛芬、二氢麦角碱缓释片等药物治疗，症状稍好转。

2. 近 10 天患者每天出现发热，常于午后体温升高，最高 38.5℃，发热前无寒战，无皮疹、咳嗽、咳痰，无咯血、胸痛、腹痛、腹泻等不适，予布洛芬混悬滴剂口服及物理降温，体温波动于 36.5～38℃。发热时头痛症状加重，热退时头痛可缓解。

3. 高血压病史 5 年，血压最高 180/100mmHg 左右，服用降压药物后，血压控制在 130/65mmHg。否认糖尿病及冠心病史。否认肝炎结核史。否认手术、外伤史。否认食物、药物过敏史。生于广东省佛山市，否认疫区旅居史，吸 40 余年，20 支 /d，未戒烟，不饮酒。

思维提示

　　患者病史分为 2 个阶段，患者以头痛为首要症状，主要表现为颞部及顶部的波动性胀痛，无刺痛，首先考虑血管性头痛。患者出现眼睛复视，视物模糊，应考虑是否有颅内病变或累及视神经，但头颅 CT 未见异常，排除颅内病变。颈椎 CT 检查考虑颈椎病，也应考虑颈椎病引起头痛症状。患者随后出现发热，应首先排除感染性疾病。

三、体格检查

（一）重点检查内容及目的

　　根据问诊的结果，症状主要为头痛及发热，不能排除感染性疾病、肿瘤性疾病等可能，应重点据此进行查体。检查时应注意一般体格检查及神经系统等检查。神经系统检查应全面，包括姿势、步态、精神和意识状态、脑神经检查、运动系统检查、神经反射。一般的体格检查包括血压、脉搏、呼吸状态等，头颈部、面部视诊、触诊包括左右是否有差别、有无外伤、肿胀、发红、出汗、流泪、流涕、瞬目、耸肩等，血管（颞浅动脉、眶上动脉、枕动脉等）、神经（枕大神经、枕小神经、三叉神经等）有无压痛，以及肌肉状态等。

（二）体检结果及思维提示

　　T：37.8℃，P：90 次 /min，R：25 次 /min，BP：131/72mmHg。发育正常，营养良好。全身浅表淋巴结无肿大。头颅无皮疹、畸形、压痛。双侧颞浅动脉明显突出，走行清晰，局部可触及结节，有压痛。双肺呼吸音清晰，双肺未闻及干、湿啰音，无胸膜摩擦音。心律齐，各瓣膜听诊区未闻及病理性杂音。腹平坦，无压痛、反跳痛，肝脏肋下未触及。神经系统：神志清楚，言语流利，情感智能无障碍，双眼眼位正，眼球各方向运动到位无受限，粗测视力正常，诸脑神经无明显阳性体征，全身浅深感觉无异常，四肢肌力、肌张力未见异常，生理反射存在，病理征未引出，脑膜刺激征（-）。

思维提示

　　患者神经系统检查未见明显异常，且头颅 CT 未见颅内病变，可排除神经性头痛。患者近期出现低热，首先应进一步排查感染性疾病，因患者为老年人，也应警惕肿瘤性疾病。患者查体可见双侧颞浅动脉明显突出，走行清晰，局部可触及结节，有压痛，结合头痛及发热症状，应考虑巨细胞动脉炎可能。

四、实验室和影像学检查结果

（一）初步检查内容及目的

1. 血常规、生化全项、血沉、CRP、PCT，心电图、B 超　了解患者基本情况。

2. 胸片、PPD 试验　排查有无结核。

3. 巨细胞病毒、EB 病毒、寄生虫　排查有无病毒、寄生虫感染。

4. 头颅增强 MRI　了解有无颅内病变。

5. 腰穿　排查有无颅内感染。

（二）检查结果及思维提示

1. 血常规　WBC: 9.22×10^9/L, NE%: 76.2%, Hb: 128g/L, PLT: 484×10^9/L。

2. ESR: 106mm/h; CRP: 114.53mg/L; PCT: 0.05ng/ml。

3. 生化　ALB: 37.6g/L, GLB: 23.9g/L, AST: 9U/L, ALT: 19U/L, DBIL: 2.5μmol/L, IBIL: 5.6μmol/L, BUN: 3.28μmol/L, CREA: 63μmol/L。

4. 心电图及 B 超未见异常。

5. 胸片　主动脉硬化; PPD 试验阴性。

6. 巨细胞病毒定量＜500 拷贝/ml; EB 病毒定量＜500 拷贝/ml; 弓形虫 IgG 阴性。

7. 头颅 MRI　脑白质变性; 轻度动脉硬化; 右侧胚胎型大脑后动脉; 双侧海马区 Virchow-Robin 腔增宽，脑萎缩。

8. 腰穿　脑脊液常规: 无色、透明、蛋白定性(-)、脑脊液白细胞计数: 1 个/μl; 脑脊液生化 Cl⁻: 116.8mmol/L, 葡萄糖: 4.15mmol/L, ADA: 0, 总蛋白浓度: 0.17g/L; 穿刺培养涂片未查到细菌、真菌。

思维提示

　　患者白细胞、中性粒细胞、PCT 不高，病毒和寄生虫检查均阴性，脑脊液常规、生化正常，穿刺培养涂片未查到细菌、真菌，暂不考虑常见的细菌、病毒、寄生虫等感染性疾病; 查 PPD 试验阴性及胸片正常，暂不考虑结核。头颅增强磁共振未见异常，排除颅内占位性或血管性病变。患者 CRP、ESR 明显升高，查体发现颞动脉走行明显，有局部压痛，应考虑巨细胞动脉炎，进一步行颞动脉活检。

（三）进一步检查结果及思维提示

颞浅动脉活检：（右颞浅动脉）管壁增厚、管腔狭窄，中膜平滑肌局部变性、坏死，伴纤维组织增生及灶状钙化，管壁内多量淋巴细胞、单核细胞及散在多核巨细胞浸润，并见肉芽肿形成。特殊染色：AAS（－），PAS（－），GMS（－），GRAM（－）。符合动脉炎改变（图 64-1，见文末彩图）。

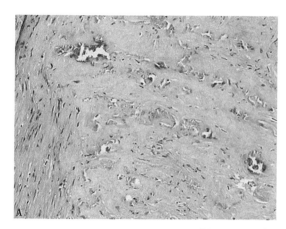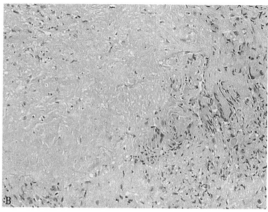

图 64-1　颞浅动脉活检病理图片

？ 思维提示

颞动脉活检显示管壁增厚，管壁内大量淋巴细胞、单核细胞及巨细胞浸润，并有肉芽肿改变，考虑动脉炎改变。根据 1990 年 ACR 巨细胞动脉炎分类标准：①发病年龄≥50 岁。②新近出现的头痛。③颞动脉病变，颞动脉压痛或触痛、搏动减弱，除外颈动脉硬化所致。④ESR 增快，魏氏法测定 ESR≥50mm/h。⑤动脉活检异常，活检标本示血管炎，其特点为单核细胞为主的炎性浸润或肉芽肿性炎症，常有多核巨细胞。符合上述 5 条标准中至少 3 条可诊断为巨细胞动脉炎。患者符合分类标准中的 5 条，因此考虑巨细胞动脉炎。

五、治疗方案及理由

1. 治疗　泼尼松 60mg/d，艾司奥美拉唑 20mg/d，碳酸钙 2 片 /d。
2. 理由　巨细胞动脉炎一般首选泼尼松 40～60mg/d 口服，在 2～4 周内头痛等症状可见明显减轻，CRP、ESR 开始下降。根据病情可采用甲氨蝶呤 7.5～15mg，每周 1 次。激素疗程和剂量依据病情反应而定，随着症状好转，CRP、ESR 接近正常而逐渐减量，通常每 1～2 周减 5～10mg，至 20mg/d 改为每周减 10%，一般维持量为 5～10mg/d，大部分患者在 1～2 年内可停用糖皮质激素，少数患者需要小剂量糖皮质激素维持治疗几年。减量过早、过快或停药过早，可导致病情复燃或复发。

六、治疗效果及思维提示

1. 患者治疗 1 个月后未再发热，头痛症状明显减轻，未再出现复视、视物模糊症状，复查血沉为 60mm/h，C 反应蛋白 12.05mg/L；因炎性指标仍高，继续维持泼尼松 60mg/d 治疗。

2. 治疗 2 个月后头痛症状进一步减轻，复查血沉为 15mm/h，C 反应蛋白 4.15mg/L；患者临床症状及炎性指标明显改善，泼尼松剂量开始每周减 5mg。

3. 治疗 5 个月后，泼尼松剂量已减至 10mg/d，患者头痛症状再次出现，查血沉为 34mm/h，C 反应蛋白 19.01mg/L；考虑泼尼松减量过快，病情复发，再次调整泼尼松片改为 20mg/d，嘱该剂量维持 1 个月，并加用甲氨蝶呤 10mg 每周 1 次。

4. 治疗 6 个月后复查血沉为 13mm/h，C 反应蛋白 3.42mg/L；泼尼松剂量继续减量至 15mg/d，维持 1 个月后减量。

5. 患者 1 年后来诊，血沉 12mm/h，C 反应蛋白 3.1mg/L，当时服用泼尼松 5mg/d，甲氨蝶呤 7.5mg 每周 1 次，定期门诊随访，如 CRP、ESR 长期稳定，可考虑逐渐停药。

思维提示

患者服用大剂量激素 1 个月后复查血沉、C 反应蛋白显著下降，说明治疗有效。但患者在减药过程中，因为减药过快，出现病情复发。此时可考虑加用免疫抑制剂，如甲氨蝶呤等，在控制疾病同时可保障激素的安全撤退。

最终诊断：巨细胞动脉炎、高血压 3 级（极高危组）、脑白质变性、低蛋白血症。

七、本疾病最新指南解读

2011 年由中华医学会风湿病学分会制定的巨细胞动脉炎诊断和治疗指南是目前国内最新的诊治指南。

指南目前采用 1990 年 ACR 巨细胞动脉炎分类标准：①发病年龄≥50 岁。②新近出现的头痛。③颞动脉病变，颞动脉压痛或触痛、搏动减弱，除外颈动脉硬化所致。④ ESR 增快，魏氏法测定 ESR≥50mm/1h。⑤动脉活检异常，活检标本示血管炎，其特点为单核细胞为主的炎性浸润或肉芽肿性炎症，常有多核巨细胞。符合上述 5 条标准中的至少 3 条可诊断为巨细胞动脉炎。此标准的诊断敏感性和特异性分别是 93.5% 和 91.2%。

巨细胞动脉炎的治疗方案及原则：糖皮质激素是治疗 GCA 的主要药物，联合免疫抑制剂（如环磷酰胺）治疗有利于尽快控制血管炎症，减少并发症。

1. 诱导治疗　首选泼尼松 40～60mg/d，顿服或分次口服。一般在 2～4 周内头痛等症状可见明显减轻。免疫抑制剂一般首选环磷酰胺。根据病情可采用环磷酰胺 0.5～0.75g/m² 静脉滴注，3～4 周 1 次；或环磷酰胺 0.2g，静脉注射，隔天 1 次。疗程和剂量依据病情反应而定。甲氨蝶呤 7.5～25mg，每周 1 次，口服或深部肌内注射或静脉用药。对糖皮质激素和免疫抑制剂无效的患者，英夫利昔单抗可能有一定的作用，疗效有待进一步研究证实。使用免疫抑制剂期间应注意定期查血常规、尿常规和肝功能、肾功能、避免不良反应。

2.维持治疗　经上述治疗2～4周，病情得到基本控制，ESR接近正常时，可考虑糖皮质激素减量，通常每1～2周减5～10mg，至20mg/d改为每周减10%，一般维持量为5～10mg/d，大部分患者在1～2年内可停用糖皮质激素，少数患者需要小剂量糖皮质激素维持治疗几年。维持治疗时可考虑联用免疫抑制剂。

3.辅助治疗　由于GCA患者会发生治疗相关的不良反应，如骨折、无菌性股骨头坏死、糖尿病、高血压、消化道出血、感染等，建议给予补钙和维生素D，对骨密度明显减低时给予双膦酸盐治疗，小剂量阿司匹林和质子泵抑制剂可和糖皮质激素联合使用。

八、结合指南对本病例的思考

本例患者完全按照2011年中华医学会风湿病学分会制定的巨细胞动脉炎诊治指南进行治疗，患者排除了神经性头痛、感染性疾病、肿瘤性疾病，并行颞动脉活检后，确诊巨细胞动脉炎。给予60mg激素治疗后，维持8周后，症状明显缓解，并每周减量5mg，因减量速度过快，出现病情复发，激素调整为20mg维持1个月再逐步减量，并加用免疫抑制剂甲氨蝶呤，症状得到有效控制，患者疾病长期处于稳定缓解状态，后期有望完全停药。综上所述，对于风湿科疾病，遵照指南进行诊治，以及定期随访是关键。

（黄　琴　赵进军　杨　敏）

病例 65　鼻塞、气喘 3 年，下肢麻木 2 年，皮疹 1 个月

女，36 岁，职员，2013 年 6 月 28 日入院。

一、主诉

鼻塞、气喘 3 年，下肢麻木 2 年，皮疹 1 个月。

二、病史询问

（一）初步诊断思路及问诊目的

从症状上看，患者主要症状集中在呼吸系统、神经系统及皮肤，病史的询问应围绕鼻塞、气喘、下肢麻木及皮疹的症状特点，随时间演变的过程、相应的治疗和治疗后病情的变化进行展开，同时应询问伴随症状以及有鉴别意义的症状。

（二）问诊主要内容及目的

1. 鼻塞、气喘发病的时间、诱因、性质、伴随的症状以及演变发展情况要详细询问。发病的时间很重要，当鼻塞出现在气候变化与空气冷热、潮湿改变时，要考虑是否有过敏性鼻炎，而支气管哮喘引起的气喘，经常与季节相关，夜间及凌晨发作或加重。询问诱因相当重要，当患者的症状出现在上呼吸道感染，吸入、食入或接触某种过敏原，运动，过度疲劳或情绪紧张，月经来潮时，要考虑气喘是否由支气管哮喘引起。询问上述症状的性质，如症状的严重程度及发作的频度，如鼻塞、气喘只呈发作性的，则可能只是单纯的支气管哮喘，如呈持续性的，则要考虑有持续的炎症存在，需要进一步检查有无其他疾病的可能性。此外，还要注意有无其他伴随症状，如鼻塞同时伴随有喷嚏、清涕、鼻痒等症状，要考虑只是单纯的过敏性鼻炎，如伴随有其他症状，则一定不能局限于过敏性鼻炎的诊断，如伴随有哮喘症状，则可能是支气管哮喘。支气管哮喘可同时伴有咳嗽、气急、胸闷等症状，当出现明显的咳痰，尤其在清晨排痰较多，起床后或体位变动可刺激排痰时，要考虑有无喘息性支气管炎，而当同时伴有阵发性夜间呼吸困难时，则需考虑有无心源性哮喘。重要的是，当患者同时伴有其他系统的症状，如周围神经病变、胃肠道、泌尿道及心脏表现时，一定不能忘了有风湿病的可能性，尤其是系统性血管炎。症状的演变、发展情况相当重要，要全程跟踪该症状在整个病程中的变化情况，询问曾经做过的检查及药物使用情况。

2. 下肢麻木的性质　要清楚麻木的分布范围，是单侧还是双侧，出现时间，加重或缓解因素，有无伴随运动障碍，有无出现其他神经系统症状等。同时注意观察病变局部的皮肤颜色、有无皮疹等。

3. 皮疹的性质　要清楚皮疹的损害是单一性的还是多形性的，其次注意其分布特征，如

蝶形红斑提示系统性红斑狼疮，眶周水肿性紫红色斑提示皮肌炎，而瘀点、瘀斑、紫癜、伴或不伴溃疡的皮肤结节、出血性病变则通常提示为小血管性血管炎。

4. 既往史的询问　包括有无慢性病史、服药史、吸烟及饮酒史、传染病史、个人史及家族史等。

（三）问诊结果及思维提示

1. 患者 3 年前每于天气转换易出现鼻塞、打喷嚏，曾诊断"过敏性鼻炎"。

2. 鼻塞症状数月后，出现咳嗽，初为干咳，后出现咳痰，黄色黏痰，伴胸闷、气喘、呼吸困难。先后在多个医院就诊，诊断为"支气管哮喘"，治疗后症状反复。

3. 2 年余前因鼻塞、咳嗽、气喘反复发生，至某医院住院并进一步检查。血常规示嗜酸性粒细胞增多（16%），尿常规示尿隐血（+++），尿蛋白 0.3g/L。痰细胞分类嗜酸性粒细胞 83%，骨髓涂片示嗜酸性粒细胞增多，CT 示两下肺多发渗出灶，两肺门、纵隔多发淋巴结增大，两侧胸腔少量积液。气管镜行气管黏膜活检示气管黏膜组织鳞状化生伴中度不典型增生，有嗜酸性粒细胞，中性粒细胞渗出，黏膜下亦可见大量嗜酸性粒细胞浸润，未见明显血管炎。风湿检查示抗核抗体、抗中性粒细胞抗体、抗 dsDNA 抗体均阴性。诊断"嗜酸性粒细胞增多症"，给予激素等治疗症状渐好转，规范服药，咳嗽、气喘症状控制好。

4. 2 年前右足底感觉突然丧失，随即出现双下肢麻木、疼痛，再次入住某院，肌电图检查示多发性周围神经轻度损害。予甲钴胺、普瑞巴林等口服，症状稍改善，未完全缓解。出院后患者规范服用激素，症状控制尚可，但减激素量后，症状有反复。

5. 1 个月前患者无明显诱因出现四肢散在皮疹，红色斑疹，局部瘙痒，自用"氟米松软膏"皮疹无好转。随即出现左足麻木、疼痛加重，咳嗽明显、咳少许白痰，气喘加重，但无夜间阵发性呼吸困难，加用激素后症状无减轻，入住本院。

6. 否认肝炎结核病史，否认遗传病史及药物过敏史。家族史无殊。

？思维提示

　　患者病史分为五个阶段，第一阶段，主要表现为鼻炎的症状；第二阶段，出现哮喘症状及肾脏损害；第三阶段，出现了神经病变；第四阶段，出现了皮肤病变；第五阶段，上述症状加重入院。纵观整个病史，每个阶段都曾诊断一种疾病，而按上述的诊断进行积极治疗后，病情仍在发展，说明患者的诊治有待进一步修正。一般而言，当患者由单一症状逐渐出现多系统、多脏器损害的时候，需考虑到有风湿病的可能。尤其当血、痰、气管黏膜活检均显示有嗜酸性粒细胞增多时，作为风湿科医生，应该很快能考虑到嗜酸性肉芽肿性多血管炎（EGPA）这个疾病。

三、体格检查

（一）重点检查内容及目的

根据问诊的结果，症状主要集中在呼吸道、周围神经及皮肤，应重点据此进行查体。检查鼻腔、胸部各项体征，如呼吸运动、呼吸频率、胸廓扩张度、语音震颤、异常叩诊音、异常呼吸音等。尤其要注意肺部啰音为湿啰音，还是干啰音，如 velcro 啰音多见于肺间质纤维化，而干啰音常见于支气管哮喘。神经检查需确定受损部位及平面，进行感觉功能和运动功能检查。检查皮损时要注意其性质、分布部位。根据病史，提示有 EGPA 的可能，则除外上述重点检查内容外，尚需注意对心脏、胃肠道方面的检查。

（二）体检结果及思维提示

T：36.3℃，P：96 次 /min，R：25 次 /min，BP：103/67mmHg。神清疲倦，体型消瘦，慢性病容，面部无水肿，四肢散在硬币大小暗褐色斑疹，浅表淋巴结无肿大，鼻腔无溃疡。双肺呼吸音粗，可闻及以呼气相为主的哮鸣音。心率 96 次 /min，律齐，未闻及杂音。腹软，无压痛及反跳痛，肝脾肋下未触及。关节肌肉无压痛，双下肢无水肿。双下肢膝关节以下平面触觉、痛觉减退，肌力 V 级，运动功能正常，病理征未引出。

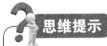

思维提示

体检发现患者有呼吸系统、周围神经、皮肤的损害，提示为多系统多脏器损害。

四、实验室和影像学检查结果

（一）初步检查内容及目的

1. 血、尿常规、生化全项、血沉、C 反应蛋白，了解患者基本情况。
2. 风湿项目检查　ANA、ENA、dsDNA、IgE、C3、C4、ANCA 检查，了解患者症状是否与风湿病相关。
3. 心电图、胸片、腹部 B 超，心脏彩超，了解心、肺、肝、脾、肾的情况。
4. 肌电图检查，了解神经病变情况。

（二）检查结果及思维提示

1. 血常规　WBC：7.35×10^9/L，EO：11%；大便 OB：（+）；尿常规：正常。
2. 生化　ALB：32.7g/L，CHOL：6mmol/L，低密度脂蛋白胆固醇（LDL-Ch）：2.29mmol/L。
3. 风湿　ANA、ENA、dsDNA、ANCA 均阴性，IgE：201.46IU/ml，C3：0.65g/L，C4：0.1g/L。
4. 心电图示 ST 低平，胸片未见明显异常。
5. 腹部 B 超　肝、脾、肾未见异常。
6. 心脏彩超　二尖瓣轻度关闭不全。
7. 肌电图　双下肢神经源性受累，右下肢为著，左侧轻度可疑。
8. 肺功能示中度阻塞性通气障碍。

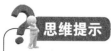

思维提示

　　患者血常规显示嗜酸性粒细胞增高，需考虑到有过敏性疾病、寄生虫病、皮肤病、血液病、某些传染病及风湿病的可能。大便 OB 阳性，需注意有无消化道出血，尤其是长期服用糖皮质激素的患者，需复查大便 OB，同时应详细询问病史，有无痔疮或肛裂。血白蛋白降低，除外营养不良，需注意有无肝、肾方面的病变。IgE 增高，可见于多种疾病，尤其是过敏性疾病，嗜酸性粒细胞增多症及风湿病等。心电图示 ST 低平，提示有心肌病变，需引起重视，因为心脏是 EGPA 的主要靶器官之一，由于冠状动脉炎导致的心肌炎和心肌梗死是 EGPA 患者的最主要死因。肌电图示双下肢神经源性损害，说明有周围神经病变。胸片虽然显示无异常，但由于患者有明显的咳嗽、喘息，可行肺 CT 检查，因为肺部早期病变，如肺间质病变，胸片可以表现为正常。患者的风湿相关抗体检查项目均阴性，为进一步明确诊断，应对受累的组织皮肤进行活检。

（三）进一步检查结果及思维提示

　　1. 肺 CT　右肺上叶肺间质病变。

　　2. 右前臂皮肤活检结果示真皮层内见纤维素样坏死及大量嗜酸性粒细胞浸润，符合嗜酸性肉芽肿性多血管炎。

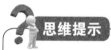

思维提示

　　该患者刚开始表现为"过敏性鼻炎"和"支气管哮喘"的症状，故初始诊断为"鼻炎"，继而诊断为"哮喘"。但是当患者出现肾脏的损害，并逐渐出现周围神经病变和皮肤改变等多个脏器的损害时，临床上需考虑到 EGPA 的诊断。因为这类血管炎最常累及的脏器分别是肾、肺、耳鼻喉、皮肤、周围神经等，本例患者逐渐地全部累及到。患者 ANCA 检查虽然阴性，但对嗜酸性肉芽肿性多血管炎这个疾病而言，多达 60% 的患者 ANCA 可以呈现阴性。最后的皮肤活检确定了 EGPA 的诊断。当然，当 EGPA 表现的不典型时，如当没有出现神经及皮肤病变时，需与多种疾病相鉴别，如嗜酸性粒细胞增多症，肺嗜酸性粒细胞浸润症及变应性支气管肺真菌病等。而即使出现了多系统的损害，也需与其他 ANCA 相关性血管炎相鉴别，如肉芽肿性多血管炎和显微镜下多血管炎。

五、治疗方案及理由

　　1. 治疗　甲泼尼龙 500mg 冲击 3 天，环磷酰胺 0.4g 连续静滴 2 天，继而甲泼尼龙每天 40mg 及吗替麦考酚酯治疗。

　　2. 理由　ANCA 相关性血管炎的自然病程是快速进展的，且通常是致命的，2 年病死率为 85%。该患者主要为鼻、肺、周围神经、皮肤、心肌等多脏器损害，入院时呼吸系统、周围神经病变加重，同时新发皮肤、心脏病变，需要积极地诱导缓解治疗，所以给予糖皮质激素冲击及环磷酰胺治疗，尽快使病情缓解。但患者为年轻女性，在保证生命安全的情况下，尽量保护卵巢功能，所以后续的免疫抑制剂采用吗替麦考酚酯替代环磷酰胺。

六、治疗效果及思维提示

1. 治疗第二天，患者诉咳嗽、气喘减轻，左下肢疼痛、麻木症状稍好转，无新发皮疹。查体：双肺呼吸音粗，未闻及啰音。

2. 治疗第七天，患者诉少许咳嗽，无明显气喘，左下肢仍有少许麻木。原有皮疹消退，遗留暗褐色色素沉着，两肺未闻及啰音。复查血常规示嗜酸性粒细胞 0.2%，心电图正常。

？ 思维提示

> 治疗方法有效，患者肺部症状缓解，周围神经症状有所减轻，皮疹消退。针对患者的周围神经病变，请康复科医师会诊，配合物理治疗。治疗过程中需注意患者的病情变化，当累及到肾脏、胃肠道、心脏中枢神经等时，往往提示预后不良，需及时调整治疗方案。治疗过程当中也需密切关注药物的副作用及并发症，尤其是感染。

最终诊断：嗜酸性肉芽肿性多血管炎。

七、本疾病最新指南解读

1990 年 ACR EGPA 分类标准为：①哮喘；②外周血嗜酸性粒细胞增多，＞10%；③单发或多发性神经病变；④游走性或一过性肺浸润；⑤鼻窦病变；⑥血管外嗜酸性粒细胞浸润。凡具备上述 4 条或 4 条以上者可诊断本病。

2015 年 EGPA 诊治共识和推荐，共有 22 条：

1. EGPA 应在有中小血管血管炎诊治经验的中心进行诊治或与其合作。

2. 鉴别诊断检查至少需进行弓蛔虫病和艾滋病的血清学检测、进行曲霉菌特异性 IgE 和 IgG 水平检测，从痰和 / 或支气管肺泡灌洗液中寻找曲霉菌，检测类胰蛋白酶和维生素 B_{12} 水平，检查外周血涂片（寻找增生不良的嗜酸细胞或原始细胞），胸部 CT 扫描。其他的检查需根据患者特定的临床表现，全面寻找嗜酸细胞升高的原因。

3. 鼓励获取怀疑嗜酸性肉芽肿性多血管炎患者的活检标本。

4. 怀疑 EGPA 患者应行 ANCA 检测（间接免疫荧光和 ELISA）。

5. 目前并无可靠的评估 EGPA 疾病活动性的生物标志物。

6. 一旦诊断 EGPA，评估可能受累的肺、肾脏、心脏、消化道和 / 或周围神经。

7. 定义 EGPA 的缓解：缺乏临床系统表现（除外哮喘和 / 或耳鼻喉）。

8. 定义 EGPA 的复发：出现新的或复发或恶化的 EGPA 的临床表现（除外哮喘和 / 或耳鼻喉），需要加用、改变或增加糖皮质激素和 / 或免疫抑制剂剂量。

9. 为达到 EGPA 的缓解，需使用糖皮质激素；有器官或生命危险临床表现者应给予泼尼松 1mg/（kg·d），推荐等级 A。

10. 有生命和 / 或器官受损表现的患者（如心脏、胃肠道、中枢神经系统、严重周围神经病变、严重眼病、肺泡出血和 / 或肾小球肾炎）应该使用糖皮质激素加免疫抑制剂（如环磷酰胺）的诱导缓解方案。推荐等级 B。

11. 有生命和 / 或器官受损表现使用诱导缓解方案后推荐进行维持治疗（使用硫唑嘌呤或甲氨蝶呤）。推荐等级 C。

12. 无生命和 / 或器官受损表现者单独使用糖皮质激素可能是合适的；额外的免疫抑制剂可考虑有选择地用于治疗 3～4 个月后糖皮质激素剂量不能减到 7.5mg/d 者或复发者。推荐等级 C。

13. 血浆置换通常对 EGPA 无效，但可考虑有选择地用于 ANCA 阳性的快速进展性肾小球肾炎或肺 - 肾综合征患者。推荐等级 D。

14. 利妥昔单抗可考虑有选择地用于 ANCA 阳性肾受累者或难治性疾病者。推荐等级 C。

15. 静脉丙种球蛋白可考虑用于妊娠期使用糖皮质激素和 / 或其他免疫抑制剂治疗中复发且其他治疗耐药的 EGPA 患者；药物诱发的低丙种球蛋白血症者伴有严重和 / 或复发性感染情况下，可考虑免疫球蛋白替代治疗。推荐等级 C。

16. α- 干扰素可作为二线或三线治疗有选择地用于 EGPA 患者。推荐等级 C。

17. 白三烯受体拮抗剂如有需要，可用于 EGPA 患者。推荐等级 B。

18. 应鼓励针对流感和肺炎球菌的灭活疫苗接种；使用免疫抑制剂者和 / 或泼尼松剂量 ≥20mg/d 者减毒活疫苗为禁忌证。推荐等级 D。

19. 鼓励实施患者教育。推荐等级 D。

20. 有周围神经受累和运动神经功能障碍者应常规转诊给物理治疗师。推荐等级 D。

21. 应建议患者避免吸烟和刺激物。推荐等级 D。

22. 静脉血栓和肺栓塞应根据一般的血栓性疾病处理指南来治疗；尚不清楚对于复发或病情持续者的抗凝治疗是否应该延长。推荐等级 D。

八、结合指南对本病例的思考

回顾患者的整个病史，完全符合 EGPA 的临床经过，首先表现为过敏性鼻炎症状，继而出现支气管哮喘症状；然后出现肺部嗜酸粒细胞浸润；最后出现外周神经、皮肤、心脏等多器官受累，疾病转变为系统性疾病，发展为血管炎症期。完全符合 1990 年 ACR EGPA 分类标准中的全 6 条。

本例患者初始被误诊的原因可能有以下几个原因：① EGPA 在临床上属于少见病，所以其他科的医生可能并不认识；②患者最初的临床表现只是局限于过敏性鼻炎和哮喘的症状，尚未出现系统性损害；③虽然疾病的发展出现了周围神经损害，但由于 ANCA 检查阴性，所以未被及早确诊。EGPA 的临床表现比较有特点，一旦了解到这种疾病，临床上比较容易做出诊断。重要的是一旦怀疑患者是 EGPA，即使 ANCA 阴性，也需要及时对病变组织进行活检。

糖皮质激素加免疫抑制剂治疗 EGPA 是传统的治疗方案，该患者目前以糖皮质激素加用吗替麦考酚酯治疗，病情控制平稳。根据专家共识，如果对传统治疗方案反应不佳，还可采用目前来说对 EGPA 治疗比较有前景的治疗，包括利妥昔单抗、丙种球蛋白、α- 干扰素、白三烯受体拮抗剂等，而血浆置换可有选择性地用于 ANCA 阳性的快速进展性肾小球肾炎或肺 - 肾综合征患者。

（何伟珍）

病例 66　双手遇冷变白变紫、关节痛伴干咳3年，再发10天

女，46岁，职员，2013年1月4日来诊。

一、主诉

双手遇冷变白变紫、关节痛伴干咳3年，再发10天。

二、病史询问

（一）初步诊断思路及问诊目的

从症状上看，患者症状累及血管、关节及呼吸系统，病史的询问应围绕双手遇冷变白变紫、关节痛、干咳的性质、程度、持续时间、随时间演变的过程、伴随症状、既往的诊治经过及治疗后病情的变化展开。

（二）问诊主要内容及目的

1. 双手遇冷变白变紫的伴随症状　　双手遇冷变白变紫符合典型雷诺现象表现，可以是原发的，也可以是继发的。常继发于结缔组织病，如系统性硬化病、类风湿关节炎、系统性红斑狼疮、皮肌炎等，可有发热、皮疹、关节痛、口腔溃疡、光过敏、脱发、皮肤增厚变硬、吞咽困难、肌无力等表现；也可继发于其他系统疾病，如阻塞性动脉疾病、原发性肺动脉高压、神经系统疾病或血液异常等，并具有相应系统受累表现，故应对双手遇冷变白变紫的伴随症状进行仔细询问。

2. 关节痛的诱因及受累关节　　要注意询问关节痛是否有诱因，如痛风性关节炎常与高嘌呤饮食相关，风湿热常有上呼吸道前驱症状。受累关节的问诊尤为重要，游走性大关节痛常提示风湿热，对称性的多关节痛伴双手小关节受累常提示类风湿关节炎，腰、膝、踝等负重关节受累常提示骨关节炎。还要注意关节痛是否伴有红肿、活动受限，以及随着疾病进展过程中是否出现关节畸形。

3. 干咳的时间与规律　　慢性干咳，主要考虑呼吸道疾病，需与其他因素如服用 ACEI 后咳嗽、胃食管反流病所致咳嗽以及习惯和心理性咳嗽等进行鉴别，要注意询问咳嗽的时间与规律。

4. 既往史的询问　　包括有无慢性病史，吸烟、饮酒史、传染病史、个人史等。

（三）问诊结果及思维提示

1. 患者3年前无明显诱因反复出现手指遇冷苍白变青紫，伴有肩关节、肘关节、膝关

肿痛、僵硬，呈对称性、持续性，疼痛尚可忍受，曾于外院以"风湿病"治疗无效，后手指遇冷变紫现象波及十指，并出现周身皮肤硬变、颜色晦暗，伴有干咳，为阵发性咳嗽，无明显昼夜规律，于外院查胸片示"支气管炎"，予抗感染治疗后效果不佳。

2. 病情缓慢进展，手指皮肤逐渐变硬、变厚，有紧绷感。1 年前起出现吞咽困难，干食难以下咽，烧心，间有反酸；伴活动后气促、口干、畏寒、多汗、脱发、皮肤瘙痒，无发热、皮疹、口腔溃疡、胸闷、心悸、肌无力等症状。

3. 患者于 2012 年 8 月就诊于杭州某医院，查自身抗体全套示：ANA、Scl-70 阳性，考虑系统性硬化病、间质性肺病，予"泼尼松 20mg/d、昆明山海棠片、白芍总苷胶囊"及改善循环等对症支持治疗，病情好转。出院后患者一直予中药、白芍总苷、阿司匹林、血栓通等药物治疗，逐渐将激素减量后停药。10 天前患者再次出现干咳、活动后气促，症状大致同前，现为求进一步诊治收入我科。本次起病以来，精神、睡眠可，胃纳可，大小便正常，体重无明显变化。

4. 诉幼时曾患"肝炎"，已治愈，具体不详。否认"糖尿病、肾病、高血压"等病史；否认"结核"传染病史；未发现食物及药物过敏史，无输血及血制品使用史，1993 年曾行"剖宫产术"，无其他重大外伤手术史，预防接种史不详。

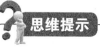

思维提示

患者为中年女性，有双手雷诺现象，皮肤、关节、食管、肺部受累，既往外院检查可见特异性抗体 Scl-70(+)，可明确诊断系统性硬化病。患者既往外院曾诊断间质性肺病，目前再发干咳、活动后气促，予收入院评估病情。

三、体格检查

（一）重点检查内容及目的

根据问诊的结果，症状累及皮肤、关节、食管及肺部，应对相应系统进行重点查体。检查皮肤，包括皮肤增厚的程度、病变的范围、有无皮肤萎缩、溃疡、指端坏死及关节部位挛缩等。检查关节，如关节肿胀、压痛、活动受限、关节畸形等。患者已出现食管受累表现，还应仔细检查有无其余胃肠道受累表现，如张口情况、咽部活动、是否有腹部膨隆、压痛、反跳痛、肠鸣音等。系统性硬化病除引起间质性肺病外，还可出现肺动脉高压及心脏受累，以上皆可表现为活动后气促，故查体时应仔细鉴别。间质性肺病的典型特征为双肺底吸气相细小的爆裂音（即"velcro"啰音）；肺动脉高压早期体格检查可以正常，但随疾病的进展可以出现三尖瓣反流引起的收缩期杂音、S2 亢进、S3 奔马律和右心衰的体征（右侧胸骨旁隆起、颈静脉怒张、肝大、周围水肿等容量负荷过重的体征）；心脏病变可为心内膜、心肌和心包单独受累或并存，故查体时亦需要留意相应体征。

（二）体检结果及思维提示

T: 36.6℃, P: 80 次 /min, R: 18 次 /min, BP: 118/68mmHg。神清，对答切题，查体合作。颜面部未见肿胀，张口无受限，口腔黏膜正常；双肺叩诊清音，双肺呼吸音清，左下肺闻及少许爆裂音,未闻及湿啰音。心前区无隆起,未及震颤和抬举性心尖搏动,心界不大,心率 80 次 /min,律齐,心音有力,各瓣膜听诊区未闻及病理性杂音。腹部平软,无压痛及反跳痛,肝脾肋下未及,肠鸣音正常。双手肿胀,皮肤粗糙,皮温降低,皮肤硬、不易提起,无溃疡、皮疹,关节活动无明显受限,四肢肌张力、肌力正常,双下肢无水肿。

思维提示

患者皮肤改变符合典型硬皮病皮肤病变硬化期表现;左下肺闻及少许爆裂音,无其余肺脏及心脏查体阳性体征,支持间质性肺病表现。

四、实验室和影像学检查结果

(一)初步检查内容及目的

1. 血常规、便常规 + 隐血、尿常规、生化全项、凝血功能、血沉、hsCRP 了解患者基本情况。
2. 自身免疫抗体 了解有无抗体谱改变。
3. 食管造影 了解食管蠕动功能。
4. 胸部 CT 评估肺间质纤维改变的类型及程度。

(二)检查结果及思维提示

1. 血常规 WBC: 7.33×10^9/L, NE%: 67.2%, Hb: 123g/L, PLT: 270×10^9/L, MCV: 90.8fl。
2. 生化 IgG: 33.39g/L。
3. 尿常规 LEU: 2~5/HP, ERY: 2~5/HP, PRO:(-)。
4. 便常规 + 隐血:(-)。
5. ESR: 70mm/h。
6. hsCRP: 8.88mg/L。
7. 自身免疫抗体 ANA:(+)、Scl-70:(+)。
8. 食管造影 食管扩张并蠕动明显减弱,符合硬皮病改变(图 66-1)。
9. 胸部 CT 双肺局限性肺气肿,弥漫性肺纤维化(图 66-2)。

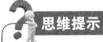

思维提示

系统性硬化病患者可有血沉及 IgG 升高,自身免疫抗体可见 ANA(+)、Scl-70(+)。食管造影及胸部 CT 结果从影像学上支持患者已出现食管及肺部受累。因患者已出现间质性肺病,需进一步完善肺功能检查以评估患者肺弥散功能受限情况。伴间质性肺病的患者因低氧及肺血管床的破坏可出现肺动脉高压,因此还需完善心脏彩超检查评估肺动脉压。

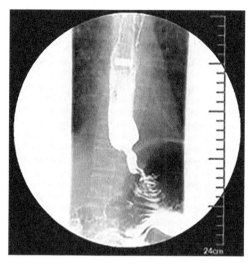

图 66-1　食管造影

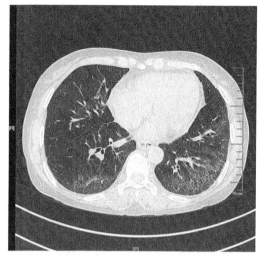

图 66-2　胸部 CT 平扫

（三）进一步检查结果及思维提示

1．肺功能　肺通气功能正常，肺弥散功能中度下降。
2．心脏彩超　心脏形态、结构、功能及各瓣膜活动未见明显异常，肺动脉压力 21mmHg。

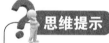

> 患者符合系统性硬化病的诊断标准：手指及掌指关节近端皮肤增厚、紧绷，符合分类标准中的主要条件，可明确诊断系统性硬化病。雷诺现象、多发性关节痛、食管蠕动异常、血清有 ANA、Scl-70 阳性均有助于诊断。胸部 CT 示肺间质纤维化，肺功能可见中度弥散功能下降，可诊断间质性肺病。患者有吞咽困难、反酸、烧心，食管造影示食管蠕动功能异常，可诊断胃食管反流。肺动脉压 21mmHg，暂未达到肺动脉高压诊断标准。结合患者近期症状加重，血沉及 IgG 升高，考虑患者存在疾病活动。

五、治疗方案及理由

1．治疗　予环磷酰胺免疫调节，硝苯地平扩张血管，阿司匹林改善循环及 PPI 治疗胃食管反流。嘱患者注意双手保暖。
2．理由　患者诊断系统性硬化病，伴间质性肺病、雷诺现象、胃食管反流。系统性硬化病治疗措施主要包括抗炎及免疫调节、针对血管病变的治疗及抗纤维化治疗 3 个方面。糖皮质激素对本症效果不显著，通常用于疾病早期，故对本例患者未予应用。最近报道显示，用环磷酰胺进行免疫抑制可延缓系统性硬化病并发间质性肺病的发展，因此对本例患者采用环磷酰胺治疗。雷诺现象表明患者有指端血管病变，应用硝苯地平可有助于扩张指端血管，同时应用阿司匹林改善循环有助于预防指端缺血；嘱患者双手保暖，避免寒冷刺激诱发血管痉挛。目前尚无有效抗纤维化药物，故未予应用。应用 PPI 有助于改善胃食管反流症状。

六、治疗效果及思维提示

患者出院后未坚持环磷酰胺治疗，于当地医院调整治疗方案为环孢素25mg每天2次、羟氯喹0.1g每天2次及白芍总苷胶囊0.3g每天2次治疗。2015年10月患者因再发干咳再次于我科住院，评估病情发现患者肺间质纤维化较前进展，余系统受累表现同前。

？思维提示

　　对系统性硬化病的治疗目标主要是定期筛查，早期发现严重并发症，尽早治疗，延缓疾病进展，对于已出现的脏器受损难以逆转。本例患者尽管已坚持免疫调节治疗，疾病仍持续进展，未来将要调整免疫抑制治疗方案。

最终诊断：系统性硬化病、间质性肺病、胃食管反流。

七、本疾病最新指南解读

2011系统性硬化病诊断及治疗指南，该指南是由中华医学会风湿病学分会制定并颁布的指南，是目前国内最新的指南。

系统性硬化病（systemic sclerosis，SSc）是一种以皮肤变硬和增厚为主要特征的结缔组织病，女性多见，多数发病年龄在30～50岁。SSc最多见的初期表现是雷诺现象和隐袭性肢端和面部肿胀，并有手指皮肤逐渐增厚，继而出现面部、颈部受累，皮肤病变可局限在手指（趾）和面部，或向心性扩展，累及上臂、肩、前胸、背、腹和下肢；有的可在几个月内累及全身皮肤。SSc除皮肤病变外，还累及骨、关节、消化系统、肺脏、心脏、肾脏等系统。

SSc的常规实验室检查一般无特殊异常。血清抗核抗体阳性率达90%以上，还可出现其他自身免疫抗体阳性，最常见的3种特异性抗体包括：抗Scl-70抗体、抗着丝点抗体及抗RNA聚合酶Ⅰ/Ⅲ抗体。抗Scl-70抗体阳性率为15%～20%，该抗体阳性与弥漫性皮肤硬化、肺纤维化、指趾关节畸形、远端骨质溶解相关；抗着丝点抗体在SSc中的阳性率是15%～20%，是局限性皮肤型SSc的亚型CREST综合征较特异的抗体，常与严重的雷诺现象、指端缺血、肺动脉高压相关；抗RNA聚合酶Ⅰ/Ⅲ抗体的阳性率为4%～20%，常与弥漫性皮肤损害、SSc相关肾危象相关。硬变皮肤活检见网状真皮致密胶原纤维增多，表皮变薄，表皮突消失，皮肤附属器萎缩；真皮和皮下组织内（也可在广泛纤维化部位）可见T细胞大量聚集。甲褶毛细血管显微镜检查显示毛细血管襻扩张与正常血管消失。影像学检查有助于发现肺间质纤维化、消化道蠕动功能异常及骨关节的病变。

目前SSc的诊断仍主要依赖于临床症状，常用的标准是1980年美国风湿病学会提出的SSc分类标准，该标准包括以下条件：

1. 主要条件　近端皮肤硬化：手指及掌指（跖趾）关节近端皮肤增厚、紧绷、肿胀；这种改变可累及整个肢体、面部、颈部和躯干（胸、腹部）。

2. 次要条件　①指硬化：上述皮肤改变仅限手指。②指尖凹陷性瘢痕或指垫消失：由于缺血导致指尖凹陷性瘢痕或指垫消失。③双肺基底部纤维化：在立位胸部X线片上，可见条状或结节状致密影，以双肺底为著，也可呈弥漫斑点或蜂窝状肺，但应除外原发性肺病所引起的这种改变。具备主要条件2条或2条以上次要条件者，可诊为SSc。

雷诺现象、多发性关节炎或关节痛、食管蠕动异常、皮肤活检示胶原纤维肿胀和纤维化、血清有抗核抗体、抗Scl-70抗体和抗着丝点抗体阳性均有助于诊断。但是该标准的敏感性较低，无法对早期的硬皮病作出诊断，为此欧洲硬皮病临床试验和研究协作组提出了"早期硬皮病"的概念和诊断标准，即如果存在：①雷诺现象；②手指肿胀；③抗核抗体阳性，应高度怀疑早期硬皮病的可能；应进行进一步的检查；如果存在下列2项中的任何一项就可以确诊为早期硬皮病：①甲床毛细血管镜检查异常或②硬皮病特异性抗体，如抗着丝点抗体阳性或抗Scl-70抗体阳性。

SSc早期治疗的目的在于阻止新的皮肤和脏器受累，而晚期治疗的目的在于改善已有的症状。治疗措施包括抗炎及免疫调节治疗、针对血管病变的治疗及抗纤维化治疗3个方面。

1. 抗炎及免疫调节治疗　糖皮质激素对本病效果不显著，通常对于皮肤病变的早期（水肿期）、关节痛、肌肉病变、浆膜炎及间质性肺病的炎症期有一定疗效。因糖皮质激素可能导致硬皮病肾危象，故应避免长期使用，并且使用过程中应密切监测血压和肾功能。常用的免疫抑制剂有环磷酰胺、环孢素、硫唑嘌呤、甲氨蝶呤等。甲氨蝶呤被推荐用于治疗弥漫性SSc的早期皮肤症状。环磷酰胺被推荐用于治疗SSc的间质性肺病，环磷酰胺冲击治疗对控制活动性肺泡炎有效。近期的非对照性实验显示抗胸腺细胞抗体和霉酚酸酯对早期弥漫性病变包括间质性肺病可能有一定疗效。

2. 血管病变的治疗

（1）SSc相关的指端血管病变（雷诺现象和指端溃疡）：应戒烟，手足避冷保暖。常用的药物为二氢吡啶类钙离子拮抗剂，如硝苯地平，可以减少SSc相关雷诺现象的发生和严重程度，常作为SSc相关雷诺现象的一线治疗药物；静脉注射伊洛前列素，可用于治疗SSc相关的严重的雷诺现象和局部缺血。

（2）SSc相关的肺动脉高压：主要措施包括：①氧疗，对低氧血症患者应给予吸氧。②利尿剂和强心剂，地高辛用于治疗收缩功能不全的充血性心力衰竭；此外，右心室明显扩张，基础心率>100次/min，合并快速心房颤动等也是应用地高辛的指征。对于合并右心功能不全的肺动脉高压患者，初始的治疗应给予利尿剂，但应注意肺动脉高压患者有低钾倾向，补钾应积极且需密切监测血钾。③肺动脉血管扩张剂，目前临床上应用的血管扩张剂有：钙离子拮抗剂、前列环素及其类似物、内皮素-1受体拮抗剂及5型磷酸二酯酶抑制剂等。

（3）SSc相关肾危象：应使用血管紧张素转换酶抑制剂（ACEI）控制高血压。

3. 抗纤维化治疗　虽然纤维化是SSc病理生理的特征性表现，但迄今为止尚无一种药物（包括D青霉胺）被证实对纤维化有肯定的疗效。

4. 其他脏器受累的治疗　SSc的消化道受累很常见，质子泵抑制剂对胃食管反流性疾病、食管溃疡和食管狭窄有效。促动力药物如甲氧氯普胺和多潘立酮可用于治疗SSc相关的功能性消化道动力失调。

SSc一般是慢性病程，预后与确诊的时间密切相关，出现内脏并发症影响预后。最近的数据显示SSc的5年生存率超过80%，但一些亚型的预后仍较差，如进展性的肺动脉高压2年生存率低于50%。而病死率最高的是合并肾危象，1年生存率低于15%，早期使用ACEI可能改善预后。SSc病变仅限于皮肤，没有内脏受累的预后较好。

八、结合指南对本病例的思考

本例患者出现周身皮肤硬化，符合 1980 年美国风湿病学会提出的 SSc 分类标准的主要条件，可明确诊断系统性硬化病。此外，患者出现雷诺现象、多发关节痛、食管蠕动异常、血清有抗核抗体、抗 Scl-70 抗体阳性均有助于诊断。患者系统受累表现为：皮肤受累、指端血管病变、间质性肺病及胃食管反流。根据指南推荐，选择环磷酰胺进行免疫抑制治疗，因患者并非处于疾病初期，未予糖皮质激素治疗。尽管随着对疾病认识的加深，SSc 的预后已较前有明显改善，但至今尚无能改变 SSc 自然病程的有效疗法。本例患者出院后未能坚持环磷酰胺治疗，在 2 年后随访发现间质性肺病较前进展，若患者坚持环磷酰胺治疗，患者能否取得更好的获益仍有待我们进一步探讨。

（梁安琪　侯丽君）

病例 67　发现血小板减少 1 年余，乏力 2 周

女，37 岁，文员，2006 年 2 月 16 日收治入院。

一、主诉

发现血小板减少 1 年余，乏力 2 周。

二、病史询问

（一）初步诊断思路及问诊目的

患者年轻女性，慢性病程，发现血小板减少 1 年余，2 周前开始出现乏力症状，就诊时门诊查血常规提示血小板减少伴轻度贫血，病史的询问应按两系减少查因的诊断思路进行，注意乏力症状是否与贫血程度符合。询问病史应包括血液系统疾病的常见三大临床表现：出血、贫血和感染，以及原发恶性血液系统疾病的伴随症状，如发热、骨痛、消瘦及器官浸润表现，还应该询问有无可引起两系减少的其他系统疾病，如甲亢、肝病、自身免疫性疾病等。

（二）问诊主要内容及目的

1. 血液系统疾病的表现　血小板减少引起的出血表现与血小板降低的水平和下降速度有关，常见的出血部位是皮肤、黏膜，表现为皮肤出血点、瘀点、瘀斑、鼻出血和牙龈出血，严重者可有内脏出血，如消化道出血、泌尿道出血和脑出血。女性患者慢性血小板减少常表现为月经量增多。贫血的临床表现与贫血的病因、贫血的程度和贫血发生的速度有关，全身各系统都可有相应表现。发热、消瘦、盗汗、骨痛、肝脾淋巴结肿大是恶性血液系统疾病的常见表现。

2. 其他可引起两系减少的疾病　甲状腺疾病、肝病、脾功能亢进、自身免疫性疾病以及药物因素，应仔细询问，不能遗漏。

3. 既往史的询问　包括有无慢性病史，吸烟、饮酒史、传染病史、个人史、家族史等。

（三）问诊结果及思维提示

1. 患者 1 年余前怀孕期间在珠海市妇幼保健院定期产检，检查血常规发现血小板减少，波动于 $(52 \sim 87) \times 10^9/L$，白细胞、血红蛋白正常。无皮肤出血点、瘀点、瘀斑，无牙龈出血、鼻出血、口腔血疱、呕血、黑便、无尿色异常，无咯血，平时月经量不增多。

2. 患者 2 周前开始出现乏力，面色稍苍白，无头晕、头痛，无活动后气促，无胸闷、心悸，无食欲下降、黄疸、厌油腻。1 天前到我院门诊就诊，查血常规 WBC： $4.2 \times 10^9/L$，Hb：87g/L，

PLT: $45 \times 10^9/L$, MCV: 59fl, MCH: 18.9pg, MCHC: 318g/L, 收入院诊治。

3. 自发病以来，患者无发热、盗汗、消瘦，无骨痛，无皮疹、关节痛、口腔溃疡，无双手变白变紫，无口干、眼干，精神一般，睡眠欠佳，进食尚可，大小便正常，体重无明显变化。

4. 否认高血压、糖尿病、冠心病及慢性肾病史。否认肝炎、结核史。半年前行剖宫产术。否认外伤史。否认药物过敏史。生于本市，否认疫区旅居史，不嗜烟酒。适龄婚育，育有一子，平时月经量正常。

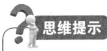

思维提示

患者年轻女性，慢性病程，产检发现血小板减少，继而出现小细胞低色素性贫血。小细胞低色素性贫血可见于四种疾病：缺铁性贫血、地中海贫血、慢性病性贫血和铁粒幼细胞性贫血。

三、体格检查

（一）重点检查内容及目的

根据问诊的结果，患者阳性症状主要集中在血液系统，但其他各系统疾病也可继发血液系统损害，年轻女性患者尤其要注意是否合并自身免疫性疾病。因此在体格检查时，除了重点检查有无恶性血液病器官浸润表现，如：淋巴结、甲状腺、肝脏、脾脏有无肿大，还要检查其他系统表现，如关节有无畸形，有无皮疹、口腔溃疡、猖獗龋齿等。

（二）体检结果及思维提示

T: 36.5℃, P: 92 次/min, R: 18 次/min, BP: 125/80mmHg。神清，精神一般，贫血貌，无巩膜黄染。口腔无溃疡，牙齿好。全身浅表淋巴结无肿大。甲状腺无肿大。胸骨无压痛。双肺呼吸音清，未闻及干湿啰音。心律齐，心音有力，未闻及病理性杂音。腹平软，肝脾肋下未及。四肢关节无畸形，双下肢无水肿。

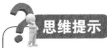

思维提示

体格检查发现贫血貌，未发现其他阳性体征。

四、实验室和影像学检查结果

（一）初步检查内容及目的

1. 血常规、尿常规、便常规 + 潜血、生化全项、凝血四项、血沉、CRP、免疫球蛋白、铁蛋白、地中海贫血基因、甲状腺功能、自身免疫抗体　了解患者基本情况。

2. 骨髓穿刺 了解骨髓造血情况、铁染色。

3. 腹部 B 超 了解有无肝脾肿大。

4. 心电图和心脏彩超 了解有无心肌缺血、心脏扩大。

（二）检查结果及思维提示

1. 血常规 WBC: 3.7×10^9/L, Hb: 89g/L, PLT: 54×10^9/L, MCV: 61fl, MCH: 18.3pg, MCHC: 318g/L, RET: 0.7%。

2. 尿常规 正常。

3. 便常规 正常，潜血阴性。

4. 生化 AST: 188U/L, ALT: 175U/L, ALB: 34g/L, GLB: 41.3g/L, GGT: 153U/L, DBIL: 7.9μmol/L, IBIL: 9.1μmol/L, BUN: 4.3mmol/L, CREA: 59μmol/L, Na^+: 142mmol/L, K^+: 3.5mmol/L, IgA: 2.3g/L, IgG: 34g/L, IgM: 0.88g/L。

5. 凝血四项 正常。

6. 贫血三项 铁蛋白: 2.3ng/ml。

7. 甲状腺 7 项 正常。

8. 地中海贫血基因 阴性。

9. 自身免疫抗体 ANA>1:500, ENA 抗体谱阴性。

10. 甲肝抗体、乙肝五项、丙肝抗体、丁肝抗体、戊肝抗体阴性。

11. 骨髓穿刺 骨髓象呈增生性贫血表现，粒细胞系、巨核细胞系增生伴程度不同受阻现象，铁粒染色法：外铁（-），内铁 95%（-），5%（+）。

12. 腹部 B 超 肝脏光点增多，胆囊壁毛糙、胆囊小息肉，脾脏稍大，形态饱满，厚约 4.5cm，长约 13.7cm，实质回声均匀，切面内未见异常回声。胰腺未见异常。子宫及双附件未见异常。

13. 心电图、心脏彩超、胸片未见异常。

? 思维提示

三系减少、肝酶异常、高球蛋白血症和 ANA 高滴度，提示我们需要考虑自身免疫性疾病。ENA 抗体谱阴性，肝酶异常，高球蛋白血症，提示我们需要进一步检查自身免疫性肝病抗体谱。骨髓铁染色和血清铁蛋白提示缺铁性贫血，需要进一步查追查缺铁病因，安排胃肠镜检查，寻找失血证据。

（三）进一步检查结果及思维提示

1. 自身免疫性肝病抗体谱 抗 SMA 抗体阳性。

2. 血清蛋白电泳 未见单克隆免疫球蛋白增多。

3. 胃镜 食管胃底静脉曲张（轻度），慢性非萎缩性胃炎伴糜烂出血。

4. 肠镜 未见异常。

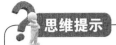
思维提示

　　患者临床表现不典型，试用一元论解释诊断。血象从一系减少进展为三系减少，肝酶升高，ANA 高滴度，抗 SMA 抗体阳性，高球蛋白血症，诊断考虑自身免疫性肝炎。尽管肝硬化表现不明显，但是脾脏增厚、食管胃底静脉曲张，提示患者早期肝硬化。胃镜检查提示胃糜烂出血是导致缺铁性贫血的主要病因。

五、治疗方案及理由

　　1. 治疗　泼尼松 30mg/d 口服，奥美拉唑 20mg 每天 2 次抑制胃酸，琥珀酸亚铁 0.2g 每天 2 次补铁治疗。

　　2. 理由　自身免疫性肝炎没有可以根治的特效药物，其治疗的基本目的是迅速缓解病情和使病情处于持续缓解期。可应用的药物主要是糖皮质激素和免疫抑制剂。糖皮质激素对自身免疫性肝炎有良好的疗效，临床症状可明显减轻，临床预后得到显著改善。常用起始量为泼尼松 1mg/(kg·d)，初始剂量的大小、何时开始减量以及维持时间需视病情而定。缺铁性贫血患者注意补足铁储备，还要针对病因诊治。

六、治疗效果及思维提示

　　1. 治疗 1 周时复查血常规，WBC：4.5×10^9/L，Hb：95g/L，PLT：105×10^9/L，RET：3.2%，ALT：83U/L，AST：74U/L。

　　2. 治疗 1 个月时门诊复查血常规、肝酶、免疫球蛋白完全正常，继续补铁治疗，泼尼松逐渐减量。半年后减至 5mg/d 维持治疗。

　　3. 患者进入维持治疗后未再定期随诊，自停激素。后多次在我科和消化科住院，逐渐出现肝硬化失代偿期表现，大量腹水，且并发感染性腹膜炎。3 个月前患者突发食管胃底静脉曲张破裂大出血，在我院行紧急门奇静脉断流术，术后恢复情况尚可。

思维提示

　　患者初始治疗有效，血象、肝酶和免疫球蛋白恢复正常，但病情反复，且患者依从性差，未规律随诊，最终发展为肝硬化失代偿期，出现严重并发症。

最终诊断：自身免疫性肝炎、慢性非萎缩性胃炎伴糜烂出血、缺铁性贫血。

七、本疾病最新指南解读

　　自身免疫性肝炎诊断和治疗共识（2015）：该共识由中华医学会肝病学分会、中华医学会消化病学分会和中华医学会感染病学分会组织国内有关专家制定，是目前我国最新的诊疗共识，旨在帮助医师在自身免疫性肝炎（autoimmune hepatitis，AIH）诊治工作中做出合理决策。临床医师应充分了解本病的临床特点和诊断要点，认真分析单个病例的具体病情，进而制订出全面合理的诊疗方案。

　　AIH 是一种由针对肝细胞的自身免疫反应所介导的肝脏实质炎症，以血清自身抗体阳性、高免疫球蛋白 G 和 / 或 γ- 球蛋白血症、肝组织学上存在界面性肝炎为特点，如不治疗常可导致肝硬化、肝功能衰竭。AIH 的临床表现多样，一般表现为慢性、隐匿起病，但也可表现为急性发作，甚至引起急性肝功能衰竭。临床上如遇到不明原因肝功能异常和 / 或肝硬化的任何年龄、性别患者，均应考虑 AIH 的可能。2008 年 IAIHG 提出了 AIH 简化诊断积分系统。简化诊断积分系统分为自身抗体、血清 IgG 水平、肝组织学改变和排除病毒性肝炎等四个部分，每个组分最高计 2 分，共计 8 分。积分 6 分者为"可能"的 AIH；积分 ≥7 分者可确诊 AIH。但简化积分系统容易漏诊部分不典型患者如自身抗体滴度低或阴性和 / 或血清 IgG 水平较低甚至正常的患者。因此，对于疑似患者而简化诊断积分不能确诊的患者，建议再以综合诊断积分系统进行综合，以免漏诊。推荐意见：

　　1. AIH 主要表现为慢性肝炎、肝硬化，也可表现为急性发作，甚至急性肝功能衰竭。因此，原因不明的肝功能异常患者均应考虑存在 AIH 的可能（1B）。

　　2. 拟诊 AIH 时应检测肝病相关自身抗体，并可根据自身抗体将 AIH 分为两型：1 型 AIH 呈 ANA、ASMA 或抗 -SLA 阳性，2 型 AIH 呈 LKM-1 和 / 或 LC-1 阳性（1B）。

　　3. 拟诊 AIH 时应常规检测血清 IgG 和 / 或 γ- 球蛋白水平，血清免疫球蛋白水平对诊断和观察治疗应答有重要价值（1B）。

　　4. 应尽可能对所有拟诊 AIH 的患者进行肝组织学检查以明确诊断。AIH 特征性肝组织学表现包括界面性肝炎、淋巴 - 浆细胞浸润、肝细胞玫瑰花环样改变和淋巴细胞穿入现象等（1B）。

　　5. AIH 患者常并发其他器官或系统性自身免疫性疾病（1C）。

　　6. AIH 的诊断应结合临床症状与体征、血清生化、免疫学异常、血清自身抗体以及肝脏组织学等进行综合诊断，并排除其他可能病因（1A）。

　　7. 简化积分系统可用于我国 AIH 患者的临床诊断，具有较高的敏感性和特异性。但遇到临床表现、血清生化和免疫学或肝组织学不典型的病例时，可使用综合评分系统进行评估（1B）。

　　8. 诊断 AIH 时需注意与药物性肝损伤、慢性 HCV 感染、Wilson 病和非酒精性脂肪性肝炎等肝脏疾病进行鉴别，合并胆汁淤积表现时需与 PBC、PSC 和 IgG4 相关硬化性胆管炎等鉴别（1A）。

　　AIH 治疗的总体目标是获得肝组织学缓解、防止肝纤维化的发展和肝功能衰竭的发生，提高患者的生存期和生存质量。临床上可行的治疗目标是获得完全生化缓解即血清转氨酶（ALT/AST）和 IgG 水平均恢复正常，肝组织学缓解可能是治疗的重要目标。目前 AIH 的治疗仍为全身免疫抑制剂的应用，优化治疗方案或二线药物的选择有待临床验证。共识关于治疗的推荐意见：

　　1. 治疗目标是获得生化缓解（血清转氨酶、IgG 和 / 或 γ- 球蛋白水平均恢复正常）和肝组织学缓解，防止疾病进展（1B）。

　　2. 中重度 AIH、急性表现、活动性肝硬化等活动性 AIH 患者均建议行免疫抑制治疗（1A）。

　　3. 以肝组织学为依据，存在中、重度界面性肝炎的患者应行免疫抑制治疗。轻度界面性肝炎的年轻患者亦推荐行免疫抑制治疗，而存在轻度界面性肝炎的老年（>65 岁）患者可暂不予免疫抑制治疗（1B）。

4. 对于无疾病活动或自动缓解期的 AIH、非活动性肝硬化可暂不考虑行免疫抑制治疗，但应长期密切随访（如每隔 3～6 个月随访 1 次）(2C)。

5. 一般选择泼尼松（龙）和硫唑嘌呤联合治疗方案。推荐泼尼松（龙）初始剂量一般为 30～40mg/d，4～6 周内逐渐减至 15mg/d，并以 5～7.5mg/d 维持；硫唑嘌呤剂量为 50mg/d 或 1mg/(kg·d)，可尝试在维持治疗中完全停用泼尼松（龙）而以硫唑嘌呤单药维持治疗(1B)。

6. 选择泼尼松（龙）单药治疗方案时，推荐泼尼松（龙）初始剂量一般为 40～60mg/d，并于 4～6 周内逐渐减量至 15～20mg/d，以 5～10mg/d 剂量维持治疗(1B)。

AIH 患者在获得生化缓解后一般预后较好、生存期接近正常人群。预后不佳的危险因素主要包括诊断时已有肝硬化和治疗后未能获得生化缓解，诊断时的肝硬化和治疗应答是决定患者长期预后的两个最重要的危险因素。

八、结合指南对本病例的思考

本例患者起病隐匿，临床表现不典型，检查发现肝酶升高、高球蛋白血症和 ANA 高滴度，是诊断的重要线索。按照 2008 年 IAIHG 提出了 AIH 简化诊断积分系统，积分 6 分者为"可能"的 AIH；积分 ≥7 分者可确诊 AIH。该患者不同意进行肝脏穿刺病理检查，治疗前评分为 6 分。在随访中，患者对治疗的反应和病情的演变过程符合自身免疫性肝炎。

（钟淑萍　侯丽君）

病例 68　　指端发作性青紫半年余，伴肿胀 1 个月

女，43 岁，职员，2015 年 9 月 20 日来诊。

一、主诉

指端发作性青紫半年余，伴肿胀 1 个月。

二、病史询问

（一）初步诊断思路及问诊目的

患者症状主要为指端发作性青紫，即雷诺现象，病史询问过程中应注意询问该现象发生的诱因及缓解的因素，是否蔓延到其他部位和对治疗的反应等。此外，还应注意了解病变部位有否出现新的改变，如局部肿胀、硬化及破溃等。同时应该询问其余伴随症状以及有鉴别意义的症状，如发热、关节肿痛、脱发、口腔溃疡、口干、眼干、肌肉乏力、排肉眼血尿及泡沫样尿等。

（二）问诊主要内容及目的

1. 雷诺现象的病程、诱因、部位、缓解因素及频率　雷诺现象常见于以下几种疾病：①结缔组织病，尤其以系统性硬化病（SSc）及混合性结缔组织病（MCTD）最为常见；②动脉血栓形成；③脊髓病变；④原发性肺动脉高压；⑤血液系统疾病，如自身免疫性溶血性贫血及淋巴瘤等；⑥慢性创伤，如建筑工人的慢性振动病；⑦吸烟；⑧药物，如 β- 受体阻滞剂、可乐定及麦角制剂等。为了鉴别上述情况，通常需要询问雷诺现象的相关特征：①病程，雷诺现象的病程对疾病的诊断及鉴别诊断有重要意义，如病程短的雷诺现象可能倾向于急性血管病变，而绝大多数雷诺现象属于慢性病程。②诱因及缓解因素，雷诺现象的诱因常见于受寒、吸烟及情绪激动等，而缓解因素通常为保暖及情绪稳定。③部位及发作频率，雷诺现象部位广泛程度及发作频率有助于判断病情的严重程度。

2. 指端肿胀的病程及疼痛与否　临床工作中指端肿胀首先应该与关节肿胀相鉴别。关节肿胀仅局限于关节本身，关节之间的肢体无明显异常，常见于炎症性关节病，如类风湿关节炎、骨关节炎及痛风等。指端肿胀为手指弥漫性肿胀，无痛性指端肿胀者通常为局部水肿，或局部皮肤增厚引起的病变。痛性指端肿胀常见原因分别为：①自身免疫疾病或炎症性疾病引起的弥漫性肢体肿胀，如脊柱关节炎引起的腊肠指；②局部感染；③外伤。通过询问病程、诱因及对治疗的反应，有助于进行鉴别。

3. 既往史等病史的询问　注意询问患者有否循环系统、呼吸系统和 / 或神经系统疾病的

病史，是否合并传染性疾病，是否有吸烟、嗜酒及长期用药史，相关的职业情况及家族史等。

（三）问诊结果及思维提示

1. 患者半年余前出现双手各指端受寒后出现苍白伴麻木，数分钟后指端变紫红伴隐痛，保暖后指端逐渐变鲜红，隐痛缓解。患者未予重视，上述症状反复出现，约 2～3 天发生一次。

2. 患者 1 个月前无明显诱因出现双侧各指端肿胀伴持续性隐痛，受寒后加重，保暖后可改善，与活动无关，伴干咳及活动后轻微呼吸困难，且指端发作性青紫仍反复出现，无发热及胃寒，无胸痛及咯血、无皮疹及光过敏，无口干及眼干，无肢体乏力，无抽搐及神志异常，无头晕及头痛，无排肉眼血尿及泡沫样尿等不适。患者至当地医院求医，诊断为"雷诺病"，给予"硝苯地平"治疗后指端发作性青紫及肿胀均无改善。

3. 患者为进一步诊疗，于 2015 年 9 月 20 日至我院求医，门诊拟"雷诺现象查因：SSc？"收入我科。

4. 患者无循环系统、呼吸系统及神经系统疾病病史，无肝炎及结核病史，无药物过敏史。吸烟 20 余年，20 支 /d；饮酒 20 余年，150g/d；否认长期用药史。生长于广东湛江，长期从事办公室文员工作。已婚 20 年，配偶体健。育 1 子，亦体健。月经史及家族史无异常。

思维提示

患者指端雷诺现象半年，伴指端肿胀 1 个月，应考虑"雷诺现象查因：SSc？"。同时，患者有呼吸系统症状，应警惕该病相关的肺病变。

三、体格检查

（一）重点检查内容及目的

患者目前主要症状位于指端皮肤，查体时应针对患者全身皮肤进行体格检查，特别是颜面部及足部皮肤，要注意检查皮肤颜色、皮温、皮肤紧张程度等，同时也要留意关节肿胀、畸形及指端溃烂等情况。SSc 皮肤改变可分水肿期、硬化期及萎缩期三个阶段。水肿期主要表现为指（趾）端无痛性肿胀，呈非凹陷性。硬化期是 SSc 最典型的皮肤改变时期，表现为皮肤变厚及僵硬从而难以提起，且逐渐向上臂、颈部、胸部、腹部及背部蔓延。面部皮肤受累表现为纹理消失、面容刻板、鼻尖变小、嘴唇变薄而内收，口周有皱褶，张口受限。病程 5～10 年后进入萎缩期，皮肤表现为光滑而菲薄，紧紧贴于皮下骨面，导致关节屈曲挛缩而不能伸直，甚至出现皮肤溃疡。部分萎缩的皮肤可出现毛发脱落、色素沉着间以脱色白斑及皮下组织钙化。患者存在干咳及活动后呼吸困难，也需要对呼吸系统及心脏进行重点检查。SSc 作为一种系统性疾病，对全身进行相对详细的体格检查是很有必要的。

（二）体检结果及思维提示

T：36.4℃，P：70 次 /min，R：16 次 /min，BP：120/75mmHg。发育正常，营养良好，神志清醒，自主体位，查体合作。头颈部查体未见异常。双肺呼吸音粗，双侧中下肺可闻及 velcro 啰音。心率 70 次 /min，心律齐，各瓣膜听诊区未闻及杂音和额外心音。腹平软，无压痛及反跳痛，肝脾肋下未及，肠鸣音无亢进。专科情况：双侧各手指中、远指节肿胀无压痛、局部皮温低，四肢关节未见肿胀及压痛，脊柱无异常。右手肢端浸泡冷水后发生雷诺现象（图 68-1，见文末彩图）。

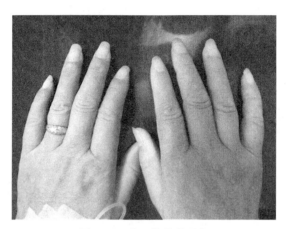

图 68-1　右手指雷诺现象

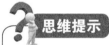

　　结合患者病史及体格检查，患者为 SSc 可能性大，同时可能合并呼吸系统病变，所以进一步检查首先应明确诊断及评估病情严重性，同时了解患者整体情况以指导诊疗。

四、实验室和影像学检查结果

（一）初步检查内容及目的

1．血常规、尿常规、便常规及凝血功能等常规检查了解患者基本情况。

2．传染病筛查，如乙肝五项、丙型肝炎抗体（HCV-Ab）、人获得性免疫缺陷病毒抗体（HIV-Ab）、梅毒螺旋体抗体（TPPA）及结核 T 淋巴细胞释放试验（T-SPOT）等，了解患者有否与日后免疫调节治疗存在冲突的情况。

3．肝肾功能、电解质、心肌酶、血脂、血糖、免疫球蛋白、补体、C 反应蛋白（CRP）及类风湿因子（RF）等生化指标。

4．红细胞沉降率（ESR）了解疾病活动性。

5．自身抗体，包括抗核抗体（ANA）、抗双链 DNA 抗体（dsDNA）、ENA 系列、抗心磷脂抗体（ACA）、抗 β2 糖蛋白 I 抗体（β2-GPI）、狼疮抗凝物（LA）、抗中性粒细胞胞浆抗体（ANCA）、抗角蛋白抗体（AKA）、抗环瓜氨酸抗体（CCP）等，对诊断及鉴别诊断有极其重要的意义。

6．胸部正侧位片可用于对心肺病变进行初步筛查，并了解有否存在心包及胸腔积液。

7．腹部超声检查有助于了解患者腹部脏器基本情况。

8. 心脏超声检查有助于了解心脏结构及心功能，检测有否存在心包积液及肺动脉高压。

（二）检查结果及思维提示

1. 血尿便常规、凝血功能、D-二聚体及纤维蛋白原均无异常。

2. 乙肝五项、HCV-Ab、HIV-Ab、TPPA及T-SPOT均无异常。

3. 肝肾功能、电解质、心肌酶、血脂、血糖、免疫球蛋白、补体、CRP及RF等生化指标均无异常。

4. ESR：39mm/h。

5. ANA：1∶1 000核仁型，抗拓扑异构酶Ⅰ（Scl-70）抗体阳性。dsDNA、ACA、β2-GPI、LA、ANCA、AKA及CCP均无异常。

6. 胸片提示双下肺间质性病变，心脏及纵隔无异常（图68-2）。

7. 肝、胆、胰、脾、双肾及输尿管、膀胱、子宫及附件无异常。

8. 心脏结构及功能未见明显异常（肺动脉压28mmHg）。

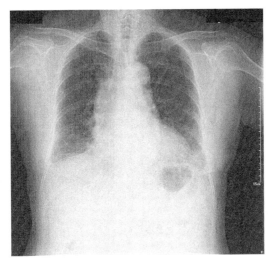

图68-2　胸片
双下肺间质性病变，心脏及纵隔无异常

思维提示

①患者主要临床表现为指端雷诺现象伴肿胀，辅助检查提示ESR升高、ANA及Scl-70阳性，胸片提示可疑肺间质病变，根据1980年美国风湿病学会（ACR）制定的SSc分类标准，目前SSc的诊断尚未满足，可能处于疾病早期可能性大。但根据2013年ACR/欧洲抗风湿联盟（EULAR）制定新的SSc分类标准，该患者评分如下：手指肿胀（2分）+肺间质疾病（2分）+雷诺现象（3分）+Scl-70抗体阳性（3分）=10分，SSc的诊断成立。②为进一步明确诊断或了解病情，可完善甲襞微循环镜及皮肤活检检查。前者为无创性检查，但目前在多数医院尚未普及。后者对SSc的诊断有一定的意义，但目前尚未纳入SSc的分类标准，且可能由于病灶循环异常导致创口难以愈合，故暂不进行该操作。③患者胸片提示双下肺间质性病变，可完善胸部

CT 及请呼吸内科会诊行经支气管 / 皮肺活检术以进一步明确诊断并协助病理分型。其次,肺功能检查可了解有否存在限制性及阻塞性通气功能障碍。此外,行血气分析有助于判断是否存在低氧血症及水、电解质及酸碱平衡紊乱等异常。肺间质病变易发肺部感染,需要完善降钙素原(PCT)、G 试验及痰液病原学检查。④肺动脉高压常伴发于 SSc 合并肺间质病变,如有需要可进一步行右心导管检查测定肺动脉压力。⑤ SSc 可累及上消化道引起吞咽困难、反流性食管炎及消化不良等异常,而长期使用糖皮质激素及免疫抑制剂也对消化道黏膜有不良影响,故应完善胃镜检查。⑥ SSc 的发生与发展与肿瘤密切相关,可完善相关筛查。

(三)进一步检查结果及思维提示

1. 血气分析未见异常。

2. PCT: 0.02ng/L。

3. G 试验: 32.76pg/ml。

4. 痰涂片及痰培养均无异常。

5. 肿瘤指标癌胚抗原(CEA)、甲胎蛋白(AFP)、糖链抗原(CA19-9)、癌抗原 CA125(CA125)、癌抗原 15-3(CA15-3)、鳞癌抗原(SCC)、神经元特异性烯醇化酶(NSE)、血清铁蛋白(SF)及人绒毛膜促性腺激素(HCG)无异常。

6. 胸部 CT 双肺见散在多发斑片状、条索状高密度影,考虑肺间质纤维化(图68-3)。

7. 肺功能检查

(1)轻度限制性通气功能障碍。

(2)气道总阻力升高,弹性阻力正常,响应频率升高,肺顺应性正常。

(3)肺弥散功能中度下降。

(4)残气量正常,肺总量下降,残总比升高。

8. 胃镜检查提示慢性浅表性胃炎。

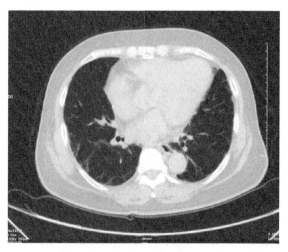

图68-3 胸部 CT

双肺见散在多发斑片状、条索状高密度影,考虑肺间质纤维化

思维提示

①患者目前SSc合并肺间质纤维化诊断明确，已出现呼吸功能异常，无低氧血症及水、电解质及酸碱平衡紊乱，也没有肺部感染的充分证据。呼吸内科会诊，建议暂不进行肺活检术及抗感染治疗，行免疫调节治疗。②患者无合并肿瘤及消化道异常的直接证据。

五、治疗方案及理由

1. 治疗

（1）一般治疗：注意防寒、保暖，放松心情、避免劳累和情绪紧张，戒烟戒酒。

（2）免疫调节治疗：泼尼松（30mg/d）、环磷酰胺（0.6g/2周静脉滴注）及秋水仙碱（1mg/d）。

（3）改善循环治疗：贝前列素（120μg/d）及硝苯地平（30mg/d）。

（4）肺间质纤维化的辅助治疗：乙酰半胱氨酸（0.6g/d）。

（5）辅助治疗：碳酸钙 D_3（0.6g/d）、骨化三醇（0.25μg/d）及泮托拉唑（40mg/d）。

2. 理由

（1）患者目前主要临床表现为雷诺现象，故应避免接触诱发雷诺现象的因素。患者虽然无SSc相关的消化道损害证据，但长期使用糖皮质激素可能引起消化道黏膜损害，故建议患者戒酒。

（2）患者SSc诊断明确，目前指端肿胀结合ESR高，考虑病情活动，应积极免疫调节治疗。由于SSc患者使用大剂量糖皮质激素引起肾危象的风险高，故仅予泼尼松（30mg/d）口服。同时，患者合并肺间质纤维化，环磷酰胺静滴可能有较好的效果。

（3）雷诺现象的实质为血管功能异常，故使用前列腺素制剂、血管紧张素转移酶抑制剂、血管紧张素受体拮抗剂和/或钙离子拮抗剂有一定的效果，必要时可使用磷酸二酯酶拮抗剂和/或内皮素受体拮抗剂。

（4）乙酰半胱氨酸可改善肺间质纤维化，有条件者可尝试使用吡非尼酮。

（5）患者长期使用糖皮质激素可诱发骨质疏松，故需要常规补充钙及活性维生素D。此外，质子泵抑制剂可拮抗糖皮质激素相关的消化道黏膜损害。

六、治疗效果及思维提示

患者使用上述治疗后指端肿胀及感觉异常明显改善，雷诺现象发作频率明显下降，低于每周一次，干咳及呼吸困难缓解，期间多次复查血常规、肝肾功能及ESR等指标，未见治疗相关不良反应，且ESR恢复正常。半年后患者糖皮质激素已减量至泼尼松10mg/d，复查胸部CT及肺功能无明显进展，仍无肺动脉高压，治疗有效。

思维提示

该患者为SSc并已出现肺间质纤维化，但两者均处于疾病早期且病情活动，当前无感染的证据，故相对积极的免疫调节治疗可有效缓解病情且改善预后。

最终诊断：系统性硬化病（SSc）合并肺间质纤维化。

七、本疾病最新指南解读

目前临床上常用的标准是 1980 年美国风湿病学会（ACR）提出的 SSc 分类标准，该标准包括以下条件：

1. 主要条件　近端皮肤硬化：手指及掌指（跖趾）关节近端皮肤增厚、紧绷、肿胀。这种改变可累及整个肢体、面部、颈部和躯干（胸、腹部）。

2. 次要条件　①指硬化：上述皮肤改变仅限手指。②指尖凹陷性瘢痕或指垫消失：由于缺血导致指尖凹陷性瘢痕或指垫消失。③双肺基底部纤维化：在立位胸部 X 线片上，可见条状或结节状致密影。以双肺底为著，也可呈弥漫斑点或蜂窝状肺，但应除外原发性肺病所引起的这种改变。判定：具备主要条件 2 条或 2 条以上次要条件者。可诊为 SSc。然而，该标准的敏感性 0.75，特异性 0.72，敏感性和特异性均不高，不利于疾病的早期诊断。

2013 年美国风湿病学会（ACR）及欧洲抗风湿联盟（EULAR）共同发表了 SSc 的分类标准（表 68-1、表 68-2）。该标准是在 1980 年 ACR 分类标准的基础上，增加了甲襞微循环异常和抗拓扑异构酶 I、抗 RNA 聚合酶Ⅲ抗体等内容。新的分类标准敏感性和特异性分别是 0.91 和 0.92，该标准对于 SSc 的诊断更加敏感，更有利于 SSc 的早期诊断。

新标准包含了 SSc 特征性的三个临床表现：皮肤和 / 或内脏纤维化，特定自身抗体的产生及血管病变。其中包含了 1980 年的 ACR 标准由 4 个条目（接近掌指关节的硬皮症、指端硬化、手指凹陷性瘢痕（非肌肉组织缺失）及双肺基底纤维化），以及 2001 年 LeRoy 和 Medsger 提出的标准中的条目（雷诺现象、自身抗体、甲襞微血管异常和皮肤纤维化）。

表 68-1　美国风湿病学会 / 欧洲抗风湿联盟系统性硬化症（SSc）分类标准

编号	条目	子条目	权重 / 评分
1	双手指延伸至掌指关节皮肤增厚（充分标准）	—	9
2	手指皮肤增厚（只取较高值）	手指肿胀	2
3		指端 SSc（远至掌指关节，近至近端指趾间关节）	4
4	手指损伤（只取较高值）	指尖溃疡	2
5		指端凹陷性瘢痕	3
6	毛细血管扩张	—	2
7	甲襞毛细血管异常	—	2
8	肺动脉高血压和 / 或肺间质疾病（最高得分 2 分）	肺动脉高血压	2
9		肺间质疾病	2
10	雷诺现象	—	3
11	SSc 相关自身抗体（抗着丝点抗体，抗拓扑异构酶 I［抗 Scl-70］，抗 RNA 聚合酶Ⅲ）（最高得分 3 分）	抗着丝点抗体 抗拓扑异构酶 I 抗 RNA 聚合酶Ⅲ	3

注：总分由每一项中最高分相加得出；总得分≥9 分的患者诊为患有 SSc

表68-2　美国风湿病学会/欧洲抗风湿联盟对系统性硬化病(SSc)分类标准中条目/子条目的定义

编号	条目	定义
1	皮肤增厚	皮肤增厚或硬化并非由于损伤创伤等致的瘢痕
2	手指肿胀	指趾肿胀——呈弥漫性，通常为非凹陷性指趾软组织块的增长，超过正常关节囊范围；正常指趾随着指趾骨轮廓及关节构造的组织逐渐变细，肿胀的指趾破坏了这些构造，而不是由于指趾炎之类的其他原因
3	指尖溃疡或凹陷性瘢痕	非创伤性的远或近端指间关节溃疡或瘢痕；指端凹陷性瘢痕是由于指端局部缺血而非创伤或外源性原因
4	毛细血管扩张	毛细血管扩张是压力过大时可见的表层血管膨胀，压力缓解时血流会缓慢恢复；SSc样下毛细血管扩张是圆形的，边界清楚的，发现在手、嘴唇、口腔内和/或伴有大的片状毛细血管扩张；能迅速地与中心小动脉充血的蜘蛛痣和扩张的表皮血管区别开来
5	符合系统性硬化病甲襞毛细血管异常	毛细血管扩张和/或毛细管损伤伴或不伴甲襞毛细血管周出血，这种现象也可出现于角质层
6	肺间质疾病	可于高分辨率计算机断层扫描或胸片中发现肺纤维化，多发于肺基底部，或听诊可见Velcro爆裂音，需要排除其他疾病如充血性心力衰竭
7	雷诺现象	由患者个人报告或医生报告，手指和脚趾出现至少两相颜色变化，主要包括苍白、发绀和/或反应性充血，在寒冷或情感变化时出现；常保持在苍白相
8	肺动脉高压	用右心导管插入术确诊
9	SSc相关自身抗体	抗着丝点抗体或抗核抗体试验中的抗着丝点型和着丝点抗体，抗拓扑异构酶Ⅰ抗体（也称为抗Scl-70抗体），或抗RNA聚合酶Ⅲ抗体；阳性参考当地实验室标准

　　新标准中包含一条可以独立分类SSc的标准：延伸到掌指关节的手指皮肤增厚。这一点与1980年标准类似。如果不满足此条单一标准，则应用评分体系进行评判，得分≥9分的患者可分类SSc。分类标准中的所有条目代表了对日常临床实践中所见的测量。标准必须能够包括纳入研究中的SSc患者，而非进行诊断之用。尽管分类标准中的条目模拟了常用于诊断的条目，但临床诊断中也常常应用分类标准中没有包括的条目，如腱摩擦音、钙质沉着和吞咽困难等。因此，分类为SSc的患者是应诊断为SSc的患者中的一部分，因为临床诊断更为敏感。理想状态是诊断和分类标准之间没有差异。

　　新的分类标准在SSc的诊断方面取得了巨大的进步。其中包括了特异的血清自身抗体如抗拓扑异构酶Ⅰ、抗着丝点抗体和抗RNA聚合酶Ⅲ等。还有对其他可能的系统性硬化病自身抗体如anti-Th/To、anti-U3 RNP等提供了可能的广阔应用前景。标准也认识到了放大的甲襞表现在SSc诊断中起到的作用。尽管可应用更为专业的设备如甲襞镜相机进行毛细血管检查，但在门诊，眼底镜或皮血管镜足以对正常和异常的甲襞微血管做出分辨。甲襞镜现已广泛应用，并因其放大甲襞表现的作用而用于SSc的诊断和管理，故新标准的出台鼓励内科医师在接诊SSc患者时能够掌握此项技术。同样，肺动脉高压的诊断也历经多年的改变。ACR/EULAR委员会认识到了这一点，标准中肺动脉高压的诊断需基于近年来公认的右心导管检查。

　　若干条目在临床实践中有助于SSc的诊断，如钙质沉积、手指屈曲挛缩、腱或囊摩擦音、肾危象及吞咽困难等，这些均未纳入标准之中。这是因为这些条目并不能够大幅提高标准的敏感性和特异性。例如，肾危象是SSc一个强有力的指示，但因其出现频率低，故对分类之目的帮助不大。委员会还制订了一个没有得分点的辅助体系，正如ACR SLE标准或1980年

ACR 的 SSc 标准一样。但我们认为，权重体系在 SSc 分类方面更胜一筹。权重经简化为个位数使系统简化并无需计算即可应用。类似的权重体系也应用于其他风湿性疾病。委员会一致同意，不将"可能的"或"大概的"SSc 纳入体系之中。

改编 1980 年 ACR 标准的主要原因是此标准的敏感性不足，尤其在早期 SSc 患者和限制性皮肤型 SSc 患者。相对 1980 年 ACR 分类标准及 LeRoy 和 Medsger 的分类标准，新标准表现出了更为优越的敏感性和特异性。大多数专家认为可归类为 SSc 的患者应用新的体系也可分类为 SSc，新的体系在疾病早期应用更加广泛，表现更好。

八、结合指南对本病例的思考

新分类标准纳入了更多特异性自身抗体以及检查技术，敏感性和特异性更高，值得临床运用。根据新的分类标准，该患者可以进一步抗着丝点抗体、抗 RNA 聚合酶Ⅲ抗体和进行甲襞微血管的检查。该患者目前有典型的雷诺现象，皮肤病变处于水肿期，存在早期间质性肺病改变，可以运用糖皮质激素和环磷酰胺进行免疫调节。雷诺现象的实质为血管功能异常，目前的治疗方法包括针对诱因治疗，尤其患者有多年吸烟史，应该戒烟，因吸烟可以诱发和加重雷诺现象。糖皮质激素对皮肤病变的早期、关节痛、肌肉病变、浆膜炎及间质性肺病的炎症期有一定疗效，是治疗该患者的主要药物之一，但需要注意大剂量糖皮质激素可以引起肾危象。肺部存在肺间质病变，且运用免疫抑制剂，需要警惕肺部感染，并积极预防和治疗，亦需要积极控制疾病，监测和防治间质性肺病和肺动脉高压。

（李天旺）

病例 69　全身酸痛不适10余年，加重1年

女，51岁，退休人员，2014年4月4日来诊。

一、主诉

全身酸痛不适10余年，加重1年。

二、病史询问

（一）初步诊断思路及问诊目的

从症状上看，患者主要症状集中在骨骼肌肉运动系统，病史的询问应围绕疼痛性质、部位及程度，其随时间演变的过程，外院检查情况及相应的治疗和治疗后病情的变化进行展开，同时应询问伴随症状、疲劳感、认知功能、睡眠情况以及有鉴别意义的其他症状等。

（二）问诊主要内容及目的

1. 疼痛的诱因、部位、程度　全身疼痛的发生是否有诱因。疼痛的部位较关键，要详细询问。四肢近端肌肉疼痛要考虑多发性肌炎；双手近端指间关节、掌指关节、腕关节、膝关节等全身多关节对称性疼痛要考虑类风湿关节炎；颈、肩、骨盆肢带肌疼痛为主，要考虑风湿性多肌痛；双膝关节、远端指间关节及其他负重关节疼痛主要考虑骨关节炎。疼痛的程度往往提示病情的严重程度，对疾病诊断的判断有一定帮助。此外，还要注意有无晨僵、关节肿胀、肌无力、皮疹、口腔溃疡、脱发等伴随症状。全身疼痛是否曾予以治疗，治疗后的反应。

2. 一般情况询问　有无明显疲劳感，休息后是否有缓解，食欲、睡眠情况如何，疼痛症状是否严重影响到工作及生活。

3. 既往史的询问　包括有无慢性病史，吸烟、饮酒史、过敏史、个人史等。

（三）问诊结果及思维提示

1. 患者自10余年前始无明显诱因出现四肢（包括近端及远端）、腰背部酸痛不适，疼痛程度可忍受，无放射，伴四肢发凉、麻木，偶有四肢乏力，无明显关节肿痛，间有头晕、头痛、胸闷、心悸不适，无晨僵、皮疹、口腔溃疡、脱发、口干、眼干。曾予中药（具体不详）、理疗等对症治疗，有短期疗效，其后症状反复。

2. 近1年患者上述症状加重，疼痛严重时影响睡眠、流泪，活动无受限。时有全身大汗等不适。于多家医院就诊，诊断不详，给予口服消炎、止痛药物治疗，治疗效果不佳。

3. 起病来，容易有疲劳感，症状持续一整天，休息后无明显缓解，精神、食欲情况一般，

睡眠欠佳，轻微声音可惊醒，早醒后难入睡。大小便正常。体重无明显增减。

4. 近 2 年来血压偏高，未诊断高血压病，未服药。乙型肝炎病毒携带 10 余年。否认糖尿病，否认冠心病，否认结核病史，否认手术、输血、外伤史，否认食物、药物过敏史，预防接种史不详。

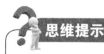

思维提示

主要特点为全身疼痛伴疲劳、睡眠障碍，伴随部分躯体症状，治疗效果不佳。

三、体格检查

（一）重点检查内容及目的

根据问诊的结果，症状主要集中在骨骼肌肉运动系统，应重点据此进行查体。检查各项体征：①四肢关节是否存在畸形，是否有肿胀、压痛情况。类风湿关节炎可存在明显关节畸形，如"天鹅颈样畸形""扭麻花样畸形"。纤维肌痛综合征、骨关节炎往往无关节肿胀。②四肢肌肉营养状况，是否存在萎缩，肌张力、肌力情况评估，多发性肌炎患者近端肢体肌力可出现下降，症状持续时间长可合并失用性萎缩。③压痛点检查，根据 1990 年 ACR 纤维肌痛综合征分类标准，需检查以下 18 个压痛点：双侧枕下肌枕骨附着处、颈前胸锁乳突肌中下三分之一交界处（第 5 颈椎和第 7 颈椎之间）、斜方肌中点、肩胛骨冈上肌起始处、第二肋骨肋软骨交界处、臀大肌外上象限、肱骨外上髁远端 2cm 处、大转子外侧 2cm 和膝关节内侧，以判断是否符合纤维肌痛综合征。④直腿抬高试验、"4"字试验、指地距检查，协助排除椎间盘突出、脊柱关节炎等疾病所致腰痛。⑤头发、口腔黏膜、皮肤情况观察。纤维肌痛综合征亦可继发于系统性红斑狼疮等其他结缔组织病。

（二）体检结果及思维提示

T：36.4℃，P：87 次 /min，R：20 次 /min，BP：176/106mmHg。神清，精神疲惫。心肺腹查体无明显异常。关节无畸形，四肢关节无肿胀、压痛，营养状况良好，四肢肌力、肌张力正常。双侧枕下肌枕骨附着处、斜方肌中点、肩胛骨冈上肌起始处、第二肋骨肋软骨交界处、臀大肌外上象限、肱骨外上髁远端 2cm 处和膝关节内侧有压痛点。头发浓密，无皮疹，无口腔溃疡，双膝关节可触及骨擦感。

思维提示

关节无畸形，四肢关节无明显肿痛、压痛，暂不考虑类风湿关节炎。肌力正常，暂无支持多肌炎依据，进一步完善肌酶、肌电图检查。躯体多个压痛点，需重点排除纤维肌痛综合征。而纤维肌痛综合征可合并风湿性疾病，如系统性红斑狼疮、类风湿关节炎、干燥综合征骨关节炎等。该患者双膝关节骨擦感阳性，需注意排除骨关节炎。

四、实验室和影像学检查结果

（一）初步检查内容及目的

1. 血常规、尿常规、生化全项、血沉、CRP　了解患者基本情况。

2. 甲状腺功能　排除甲状腺功能减退所致的全身乏力、全身肌肉疼痛和睡眠障碍。

3. RF、抗 CCP 抗体、ANA、抗 ENA 抗体排查患者免疫学异常。

4. 骨密度、肌电图检查　排除骨质疏松所致全身疼痛，排除神经系统疾病所致全身痛觉异常，明确是否存在肌源性损害，排除炎症性疾病及其他原因所致肌病。

5. 疼痛部位 X 线片、CT 检查　排除感染性关节炎及其他器质性病变。

（二）检查结果及思维提示

1. 血常规　WBC：4.87×10^9/L，NE%：46.8%，Hb：112g/L，PLT：291×10^9/L，MCV：95.6fl，尿常规无明显异常。生化：ALB：44.6g/L，GLB：27.4g/L，AST：23U/L，ALT：17U/L，TBIL：16.4μmol/L，BUN：3.06mmol/L，CREA：82μmol/L，Na^+：141.8mmol/L，K^+：3.83mmol/L。炎症指标 ESR：10mm/h，hsCRP：1.26mg/L。

2. 甲状腺功能无明显异常。

3. 免疫学　ANA、ENA、RF、抗 CCP 抗体（-）。

4. 骨密度检查　骨量减少；肌电图结果示：上下肢周围神经运动感觉传导功能正常，右侧股内侧肌、三角肌、肱二头肌 EMG 未见明显神经源性或肌源性损伤表现。

5. 颈椎 CT　退行性变。

> **思维提示**
>
> 患者实验室、影像学检查基本正常。血常规正常，不支持一般细菌感染，炎症指标不高，自身抗体阴性，无结缔组织病依据，骨密度未达到骨质疏松标准，颈椎 CT 支持骨关节炎诊断。纤维肌痛综合征患者一般实验室及影像学检查正常，诊断主要依靠临床表现，但因可同时合并骨关节炎及类风湿关节炎，因此可合并上述关节炎的实验室及影像学表现。该患者存在广泛肌肉疼痛 3 个月以上，合并有疲劳感、睡眠质量、记忆力下降，以及头晕、胸闷等较多躯体化不适，查体有大于 11 个 ACR 指定压痛点。根据 2010 ACR 纤维肌痛综合征量表评分，WPI 9 分，SS 7 分，诊断纤维肌痛综合征成立。

五、治疗方案及理由

1. 治疗　采用综合治疗，包括宣教、药物、心理和行为治疗以及针对并存综合征的治疗。目前用于治疗 FMS 的主要药物有抗炎药物和作用于中枢神经系统的药物。其他用于治疗 FMS 的中枢神经系统活性药物包括抗抑郁药物、抗癫痫药物、催眠镇静药物和肌肉松弛药物等。非药物治疗包括心血管功能锻炼、增强肌肉力量、理疗、生物反馈治疗、行为治疗和压痛点局部注射。具体药物治疗方案：骨化三醇 0.25μg/d，布洛芬 300mg/d，氟哌噻吨美利曲辛 10.5mg/d，艾司唑仑 1mg 每晚 1 次，谷维素 10mg 每天 3 次，硝苯地平控释片 30mg/d，缬沙坦 80mg/d，维生素 D₃ 碳酸钙 300mg 每天 2 次。

2．理由　由于对 FMS 的认识不足以及患者的实验室检查没有异常，因此很多患者都被告知无病或被误诊为"神经症"，给患者造成很大的心理压力。因此，首先要告知患者 FMS 并非神经症，同时还要向患者强调 FMS 本身是一种预后良好的疾病，对患者的寿命没有影响，以减轻患者的思想负担。但也应该告知患者 FMS 是一种需要治疗的终生疾病，即使经过治疗，大多数患者还会有轻度的疼痛和乏力。另外，非药物治疗也有一定作用：①心血管功能锻炼，临床观察研究发现，通过骑自行车进行心血管功能锻炼患者压痛点的压痛阈明显改善，患者对疾病的评价也有改善，但对于睡眠障碍没有帮助。在临床实践中还发现，适度的快速行走、游泳和水上运动等有氧运动的患者，疼痛症状和乏力都会明显改善。②增强肌肉力量，一项对照研究显示，肥胖和平时很少活动的 FMS 患者在进行增强肌肉力量的锻炼后，疼痛、压痛点数目和抑郁指数都明显改善。③生物反馈治疗和行为治疗，临床研究显示生物反馈治疗可以明显改善疼痛、晨僵和压痛点数目；认知行为治疗也可以改善患者的临床症状。④压痛点注射，一般在一些所谓的"压痛触发点"进行局部封闭注射，所谓压痛触发点即按压这些部位可以诱发明显的疼痛症状者。如果与增强肌肉力量和理疗配合则效果更佳。

六、治疗效果及思维提示

经宣教、口服消炎止痛药、物理治疗、心理辅导、调整生活作息时间后，患者四肢肌肉疼痛及睡眠障碍情况较前有所好转。但未完全缓解，且时有反复。

> **思维提示**
>
> 治疗方案有一定效果。但大多数患者的慢性疼痛和乏力会持续存在。一项研究显示，对患者随访 14 年后患者的临床症状都没有明显的变化。但大多数患者仍然可以从事原工作和正常的日常生活。总的来说，FMS 患者的寿命与无 FMS 者没有明显差异。随诊过程中，注意多与患者解释病情，解除其疑虑及担忧，同时对其多发的躯体症状给予对症处理。

最终诊断： 纤维肌痛综合征、骨关节炎、躯体化神经功能紊乱、高血压病（2 级高危组）。

七、本疾病最新指南解读

2011 年纤维肌痛综合征诊断和治疗指南：纤维肌痛综合征一直是复杂且具有争议的疾病，我国对纤维肌痛综合征研究力度较弱，多偏于临床经验总结或回顾性分析，缺乏系统研究。而该指南是我国目前最新的指南，对该病做出了系统性的总结。

指南首先给予概述，指出纤维肌痛综合征是一种病因不明的以全身广泛性疼痛以及明显躯体不适为主要特征的一组临床综合征，常伴有疲劳、睡眠障碍、晨僵以及抑郁、焦虑等精神症状。可分为原发性和继发性两类。

纤维肌痛综合征并不是排他性疾病，但需要指出其与其他结缔组织病引起的关节疼痛相比，有自身特点。其全身广泛性疼痛一般起病隐匿，较难准确定位，劳累、精神应激、阴雨天气均可以加重。

指南明确指出了其用于诊断的 18 个压痛点（9 对）：枕骨下肌肉附着点两侧、第 5、7 颈椎横突间隙前面的两侧、两侧斜方肌上缘中点、两侧肩胛棘上方近内侧缘的起始部、两侧第 2 肋骨与软骨交界处的外上缘、两侧肱骨外上髁远端 2cm 处、两侧臀部外上象限的臀肌前皱襞处、两侧大转子的后方、两侧膝脂肪垫关节褶皱线内侧。

纤维肌痛综合征患者辅助检查多无明显异常，指南总结出可出现促肾上腺皮质激素、促性腺激素释放激素、生长激素、类胰岛素生长激素 -1、甲状腺素、头颅 MRI 及一些系统评估量表的异常。

治疗上以药物治疗为主，非药物治疗为辅。药物主要包括抗抑郁药、肌松类药物、第 2 代抗惊厥药、镇痛药物、非麦角碱类选择性多巴胺 D2 和 D3 受体激动剂。明确指出对激素治疗无效。辅以非药物治疗可以明显提高疗效，减少药物不良反应。需要风湿科、神经科、医学心理科、康复科及疼痛科等多学科医生共同参与制定。

八、结合指南对本病例的思考

患者长期全身疼痛但无关节肿痛、血沉升高等提示炎症依据，伴有明显睡眠障碍、躯体压痛点。本例患者诊断符合 2011 年纤维肌痛综合征诊治指南。对于主诉全身疼痛但辅助检查尤其炎症指标及自身抗体全阴性患者，往往被认为神经症或慢性疲劳综合征，鉴别诊断尤其需注意询问睡眠情况、精神状态情况以及压痛点的检查。尤其指出很多患者提及即使睡眠时间充分晨起仍感疲劳，与慢性疲劳综合征相似，但该患者不论临床症状还是查体均完全符合 1990 年美国风湿病学会提出的 FMS 分类标准。但我们需同时认识到，即使诊断完全符合，该患者仍存在合并其他风湿性疾病——骨关节炎的可能。因此，我们在临床工作中除了尽量用一元论解释病情，也要注意分析是否存在其他合并症及伴随疾病。治疗方面，目前纤维肌痛综合征患者普遍不能接受使用抗抑郁药控制病情，这往往更需要临床医生多与患者沟通及解释病情，以求达到疾病最好的控制状态。

（谢静仪　刘冬舟）

病例 70 咳嗽、痰中带血 1 个月余，颜面、下肢水肿 1 周

男，64岁，农民，2015年10月21日来诊。

一、主诉

咳嗽、痰中带血1个月余，颜面、下肢水肿1周。

二、病史询问

（一）初步诊断思路及问诊目的

患者主诉分为两个部分。前半部分为呼吸系统的症状，病史的询问应围绕咳嗽的程度，痰液的性质、量，痰中带血的颜色、量，症状出现的时间规律及随时间演变的过程，相应的治疗和治疗后病情的变化展开，同时应该询问有无发热、胸闷、气促等伴随症状以及有鉴别意义的症状等。后半部分为水肿症状，应注意询问水肿累及的部位、出现的时间、是否为可压陷性水肿，及有无少尿、泡沫尿等伴随症状。

（二）问诊主要内容及目的

1. 咳嗽、咳痰的性质、程度及痰中带血的情况　咳嗽是否伴有明显咳痰，如间质性肺炎、肺动脉高压常为干性咳嗽。痰液的颜色、性状、量也需详细询问，有助于判断肺部感染的病原菌，如肺炎链球菌多为铁锈色痰，肺炎克雷伯杆菌为砖红色胶冻状痰。痰中带血为血丝还是血块，颜色为鲜红色还是暗红色。此外，还要注意有无发热、畏寒、寒战、胸痛、呼吸困难等伴随症状，曾予以何种治疗，治疗后的反应，要全程跟踪该症状在整个病程中的变化情况。

2. 水肿的部位、程度　水肿主要表现在哪些部位，是如何发展的，凹陷性是否明显，有无时间规律，均可对明确水肿病因有一定帮助。还有很重要的伴随症状，如伴有少尿、肾功能不全首先考虑肾性水肿，如有呼吸困难、不能平卧则主要考虑心源性水肿。

3. 既往史的询问　包括有无慢性病史，吸烟、饮酒史，传染病史，个人史等。

（三）问诊结果及思维提示

1. 患者于1个月余前无明显诱因出现咳嗽，咳少许白色稀痰，可见痰中带暗红色血丝，量少，晨起明显，无畏寒、发热，无胸闷、气促，无头晕、头痛，无胸痛、心悸，无恶心、呕吐等不适，当时未予重视，未作特殊处理。

2. 10天前患者自觉胸闷，活动后气促，爬行楼梯至2楼或爬坡时明显，休息后好转，无端坐呼吸，无夜间阵发性呼吸困难，仍未诊治。

3. 1周前患者无明显诱因出现颜面及双下肢凹陷性水肿，晨轻暮重，无明显尿量减少、尿色异常，于浏阳市人民医院住院治疗，查血常规 WBC：10.06×10^9/L，NE%：90.2%，Hb：50g/L；ESR：136mm/h；肾功能 BUN：16.01mmol/L，CREA：441.6μmol/L；胸片示双肺多发片状密度增高影，弥漫性肺部感染？急性肺水肿？其他疾病待排；胸部 CT 示双肺弥漫性片状渗出病变，原因待查。诊断为"慢性肾功能不全 CKD4 期、肺出血原因待查"等，予甲泼尼龙 40mg 4天静滴及护肾、输血、头孢类抗感染等对症治疗，患者上述症状稍有改善，出院前复查血常规 WBC：16.11×10^9/L，NE%：90.4%，Hb：62g/L。现为进一步诊治收入院。自发病来，患者精神、睡眠、胃纳可，二便如常，体重无明显变化。

4. 2007年于浏阳市人民医院诊断"甲状腺功能亢进症"，行碘-131 治疗，治疗后一直未复查甲状腺功能，于1周前当地医院再次住院期间检查发现甲状腺功能减退，现予服用"优甲乐 100μg/d"替代治疗。有高血压病3年余，最高血压为 180/100mmHg，现服用"氨氯地平片 5mg/d"降压治疗，血压控制不详。否认糖尿病及冠心病史。否认肝炎、结核史。否认慢性肾脏病史。否认外伤史。否认药物过敏史。生于湖南浏阳，否认疫区旅居史，否认吸烟、酗酒。

> **思维提示**
>
> 患者病史分为3个阶段，主要特点为呼吸系统症状逐渐进展，后续伴随水肿，检查发现贫血、肾功能不全、双肺病变。

三、体格检查

（一）重点检查内容及目的

根据问诊的结果，症状主要集中在呼吸系统及肾脏，应重点据此进行查体。检查应侧重呼吸系统常见疾病的主要体征，如呼吸节律、深度、频率，语音震颤，肺界叩诊，呼吸音、啰音、胸膜摩擦音等。应鉴别水肿的原因，低蛋白血症引起的水肿，为全身性，低垂处为著。右心功能不全引起的水肿为双下肢水肿。肾病综合征引起的水肿开始部位为眼睑，晨轻暮重，严重时可累及全身。患者贫血，应注意皮肤黏膜的检查，听诊心脏，注意有无心率、心律改变。

（二）体检结果及思维提示

T：36.5℃，P：82 次/min，R：22 次/min，BP：153/78mmHg。神清，颜面水肿，皮肤、黏膜苍白，全身无皮疹、皮下出血。双肺呼吸音粗，双下肺可闻及湿啰音，未闻及干性啰音。心率 82 次/min，律齐，各瓣膜听诊区未闻及病理性杂音。腹平软，无压痛、反跳痛。双下肢中度凹陷性水肿。

> **思维提示**
>
> 双肺呼吸音粗，双下肺可闻及湿啰音，啰音局限在双下肺考虑肺淤血或支气管肺炎，而患者无心力衰竭表现，不考虑肺淤血。结合影像考虑存在肺部炎症，需鉴别

感染性炎症和非感染性炎症。颜面、双下肢水肿严重，患者无心脏病史，且外院检查发现肾功能不全，提示存在肾性水肿，原因为肾脏蛋白丢失及水钠潴留。患者重度贫血，需注意寻找贫血原因。

四、实验室和影像学检查结果

（一）初步检查内容及目的

1. 血常规、血气分析、尿便常规、痰涂片及培养、生化全项、凝血四项 + D-dimer、肿瘤标志物、血沉、CRP　了解患者基本情况。

2. 胸部 CT　了解咳嗽、痰中带血的原因。

3. 腹部 B 超　了解双肾大小、肾皮质厚度、有无输尿管梗阻，腹腔积液是否存在、肝脾的情况。

（二）检查结果及思维提示

1. 血常规　WBC: 11.6×10^9/L, NE%: 85.6%, Hb: 60g/L, MCV: 94.8fl, MCHC: 33%。

2. 血气分析　未见异常。

3. 生化　ALB: 29.5g/L, GLB: 27.6g/L, AST: 40.1U/L, ALT: 41.6U/L, GGT: 46U/L, DBIL: 4.54μmol/L, IBIL: 6.06μmol/L, BUN: 24.29mmol/L, CREA: 218μmol/L, 血尿酸: 372μmol/L, 电解质未见异常。

4. 凝血四项　未见异常。

5. 尿常规　LEU:（++）, RBC: 250 个 /μl, PRO: 1.5g/L, SG: 1.009。

6. 便潜血　阴性。

7. ESR: 108mm/h, hsCRP: 16.08mg/L。

8. 痰培养、痰涂片未见细菌、真菌。

9. 腹部 B 超　肝胆脾未见异常，腹腔未见积液。双肾体积稍小，实质回声增强。

10. 胸部 CT　双肺见多发斑片状磨玻璃影，双肺门不大，纵隔见少许小淋巴结，双侧胸膜增厚。对比外院旧片考虑左肺及右下肺病灶较前吸收（图 70-1）。

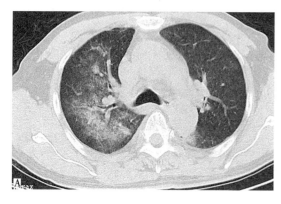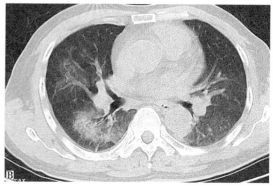

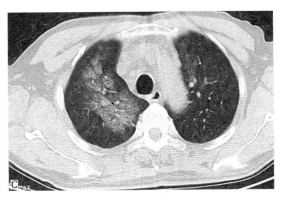

图 70-1　胸部 CT

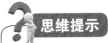

　　患者血象升高不明显、痰检阴性、有痰中带血及血红蛋白下降，CT 示肺部多发磨玻璃影，考虑可能存在肺泡出血及间质性肺炎，应完善 PCT、G 试验、肺功能等检查，有条件应行气管镜检查进一步了解肺部情况。患者双肾体积缩小、实质回声增强、肾功能不全程度重、伴有血尿及蛋白尿，考虑存在肾性肾功能不全，进一步需鉴别急性与慢性，目前血肌酐较前有所下降，考虑存在急性肾损伤，查甲状旁腺素，有条件可考虑肾穿刺活检明确。该患者尚无电解质紊乱、酸碱平衡失常，但肾穿风险较大。血液系统方面，正细胞正色素贫血伴肾功能衰竭，除肾性贫血外需排除溶血方面的疾病，查 Ham 试验、Coombs 试验，查网织红细胞比例，并结合骨穿结果进行判断。患者肺、肾、血液系统多器官功能损害，应用糖皮质激素治疗后有改善，如用一元论解释，应考虑风湿免疫疾病，如系统性红斑狼疮、血管炎病，可检查 ANA、抗 ENA 抗体、ANCA 等。并注意患者有无眼耳鼻及消化道等其他脏器受累。

（三）进一步检查结果及思维提示

　　1. PCT：0.5ng/ml，真菌 1-3-β-D 葡聚糖：13.4pg/ml，肺支原体抗体、结核分枝杆菌抗体、肿瘤标志物未见异常。

　　2. 肺功能　限制性通气功能障碍。

　　3. 气管镜　肺泡灌洗液涂片中可见含铁血黄素的肺泡吞噬细胞、淋巴细胞、中性粒细胞（图 70-2，见文末彩图），取右侧支气管黏膜组织病理示肺泡腔内见多量血液，肺泡上皮增生，淋巴细胞、浆细胞浸润。

　　4. 甲状旁腺素正常，患者拒绝肾穿刺。

　　5. 患者拒绝骨髓穿刺。网织红细胞比例正常，Ham 试验及 Coombs 试验均阴性。

　　6. ANA、抗 ENA 抗体阴性，抗中性粒细胞胞浆抗体核周型（+++）、抗 MPO 抗体阳性，免疫球蛋白及补体未见异常。

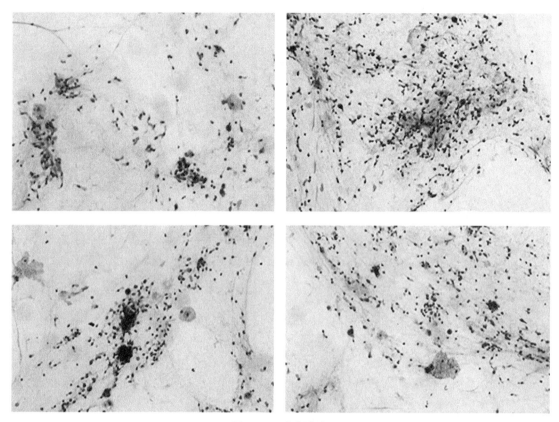

图 70-2 肺泡灌洗

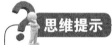 思维提示

　　患者病情涉及多个系统，应首先试用一元论解释诊断。患者为64岁男性，有蛋白尿、血尿、急性肾功能不全等肾损害表现，有明确的肺泡出血，尤其还有MPO-ANCA阳性，支持显微镜下多血管炎（MPA）的诊断。MPA至今尚无统一的诊断标准，需结合患者临床表现、实验室检查，肾、肺活检有助于诊断。该患者肾活检风险大，且患者拒绝肾活检，而气管镜取肺泡灌洗液及肺组织活检对诊断起了决定性的作用。患者贫血，查网织红细胞计数正常，Ham试验及Coombs试验均阴性，且胆红素不高，诊断溶血性贫血证据不足。贫血的原因可能为肺泡出血所致失血性贫血，但因患者拒绝骨髓穿刺，尚不能排除合并骨髓增生异常综合征（MDS）等血液系统疾病，可在后续治疗中观察。

五、治疗方案及理由

　　1. 治疗　使用大剂量激素（甲泼尼龙500mg/d 3天）、丙种球蛋白（20g/d 3天）冲击治疗，冲击后改为甲泼尼龙60mg/d，并予环磷酰胺0.2g每3天1次。同时予头孢他啶抗感染及输红悬液、补充白蛋白、利尿、控制血压等治疗。

2．理由　患者为初次发病，病程 1 个月余，主要问题为弥漫性肺泡出血、急性肾功能不全，考虑初发的重型 MPA，且有暴发性 MPA 倾向，需尽快诱导缓解。因肺泡出血极易并发感染，而患者目前尚未出现严重感染表现，应抓住激素冲击治疗时机，否则一旦并发感染，而肺肾功能又进一步恶化，则治疗将处于两难境地，导致预后不佳。大剂量丙种球蛋白可提供抗感染免疫支持，提高抵抗力，且对于封闭抗体、控制原发病也有重要作用，经济条件允许时应积极应用。而冲击治疗过后，应尽快应用环磷酰胺，抑制体液免疫，可提高诱导缓解率，减少复发率。

六、治疗效果及思维提示

1．患者收入呼吸内科，入院前 3 天未应用糖皮质激素，仅予莫西沙星抗感染，同时完善相关检查协助诊断。患者入院第 4 天出现发热，颈部及双上肢红色斑丘疹，入院第 5 天加用甲泼尼龙 40mg/d，患者未再发热，但肌酐上升至 645μmol/L。

2．上述检查结果回报后，经风湿免疫科会诊，考虑显微镜下多血管炎，患者拒绝转科治疗，入院第 7 天至第 9 天在风湿科指导下给予甲泼尼龙 500mg/d 及丙种球蛋白 20g/d 冲击治疗，同时予头孢他啶抗感染及输红悬液、补充白蛋白、利尿、控制血压等治疗。

3．经上述治疗，患者无发热、胸闷、咯血，皮疹消退，复查 Hb：71g/L、血肌酐：475μmol/L，冲击后改为甲泼尼龙 60mg/d，并予环磷酰胺 0.2g 每 3 天 1 次。环磷酰胺共应用 0.8g。患者症状及各项指标逐渐好转。入院第 20 天复查 Hb：80g/L、血肌酐：317μmol/L，患者带口服药出院。

？思维提示

治疗方案是非常有效的。患者血红蛋白逐步上升证实为失血性贫血，也说明肺泡出血得以控制。肾功能最终仍未恢复正常，结合 B 超提示肾脏体积稍有缩小，考虑存在慢性肾功能不全，因患者既往未曾检测肾功能，具体肾功能异常的时间无法追溯。而且患者有高血压病史 3 年余，不除外高血压肾病影响，但因患者拒绝肾活检具体情况无法确定。随着 MPA 病情的控制，期待肾功能能够得到进一步的恢复。

最终诊断：显微镜下多血管炎、肾功能衰竭、弥漫性肺泡出血、重度贫血、高血压病 3 级（极高危组）、低蛋白血症。

七、本疾病最新指南解读

目前 MPA 诊断参考 2012 年 Chapel Hill 会议的定义和中华医学会风湿病学分会的指南性意见。在此之前应用的是 1994 年 Chapel Hill 会议的推荐。CHCC 2012 标准较之 CHCC 1994 标准有三大重要变化：①除大血管炎、中血管炎、小血管炎以外，增加了变异性血管炎、单器官性血管炎、与系统性疾病相关的血管炎及与可能的病因相关的血管炎四大类；②将某些以人名命名的疾病更名为基于疾病特点或病因的命名，韦格纳肉芽肿病（WG）更名为肉芽肿性多血管炎（GPA），Churg-Strass 综合征更名为嗜酸性肉芽肿性多血管炎（EGPA）；③将小血管炎细分为两大类：ANCA 相关性血管炎和免疫复合物性小血管炎。

MPA 沿用原来的命名，与 GPA、EGPA 同属于 ANCA 相关性血管炎。MPA 可侵犯全身多个系统器官。肺和肾脏是最易受累的器官。胸部 CT 是发现和评估 MPA 肺损害常用的检查方法，国内较为大宗的病例报道中有的以肺泡出血最为常见，有的则报道 MPA 肺损害以肺纤维化开始，还有认为肺纤维化可能是 MPA 肺损害较晚期的表现。肺毛细血管炎导致的弥漫性肺泡出血是经典表现，提示病情凶险，见于 12%～55% 的患者。这些患者不一定有咯血表现，可仅有胸痛、呼吸困难、血红蛋白下降等，通过影像学或肺泡灌洗明确。在 MPA 的所有受累脏器中，另一重要脏器是肾脏，研究报道 MPA 患者肾脏受累概率为 80%～100%。肾脏受累时，无症状的尿沉渣异常、典型表现为急进性肾小球肾炎、需要透析治疗的终末期肾病均可发生。肾脏组织学特征为寡免疫复合物沉积的坏死性新月体肾小球肾炎，新月体形成几乎见于全部标本，而纤维素样坏死仅见于 20% 的标本。肾小管炎性反应被认为肾功能恶化及预后不良的重要标志。目前，临床上经过糖皮质激素和环磷酰胺联合应用治疗，约有 90% 的肾脏受累患者能达到完全缓解或部分缓解，但无论如何积极治疗，仍有约 20% 的患者最终进展为终末期肾病，需要接受长期血液透析或肾移植治疗。另外，MPA 也可伴有胃肠道、心脏、眼、耳、关节等全身各器官受累表现。

治疗方面，仍以大剂量糖皮质激素和环磷酰胺作为诱导缓解主要用药，霉酚酸酯、甲氨蝶呤、硫唑嘌呤等可为二线或维持缓解治疗。弥漫性肺泡出血和急进性肾小球肾炎等危重症需激素冲击和 / 或血浆置换治疗。对于难治或复发型 MPA，可考虑使用利妥昔单抗。

MPA 死亡率较高，高于 GPA 和 EGPA。在 MPA 患者的诊治过程中，病程前 3 个月内密切观察及随诊尤其关键，发现病情变化及时处理对预后非常重要。高疾病活动度、感染和心血管受累可能是 MPA 患者除肿瘤外的主要死亡原因。

八、结合指南对本病例的思考

本例患者属典型病例，符合中华医学会风湿病学分会的最新诊断指南，难点在于对肺部病变的鉴别。弥漫性肺泡出血的临床表现无特异性，影像学表现多样，有时较难与肺水肿和肺部感染相鉴别。本例患者的胸部 CT 表现并不特异，及时的支气管镜检查为诊断提供了决定性的帮助。支气管肺泡灌洗液在确诊 DAH 中占重要地位，多段支气管肺泡灌洗回收液呈血性或肺泡巨噬细胞含有含铁血黄素可确诊。该患者肺泡灌洗液及支气管黏膜组织活检均支持了 DAH 的诊断。而在 DAH 的病因中，弥漫性结缔组织病（CTD）是引起 DAH 的常见病，多见于以 MPA 为代表的 ANCA 相关性血管炎，以及以 SLE 为代表的自身免疫性疾病。最终，综合患者年龄、性别、MPO-ANCA 阳性等，得以确诊 MPA。治疗上，因患者有明确的弥漫性肺泡出血有肾功能不全，按照指南对于治疗的推荐，进行了激素冲击治疗，最终证实我们把握住了时机，阻止了肺泡大量出血和肾功能的急骤恶化。可见不断积累临床经验、增强对该病的认识、遵循指南原则，才能做到早期诊断、及时干预，从而使患者获得良好的预后。

（刘翠莲　刘冬舟）

病例71 腰臀腕肿痛4年，全身皮疹2年，加重4个月

男，21岁，无业，2012年6月22日来诊。

一、主诉

腰臀腕肿痛4年，全身皮疹2年，加重4个月。

二、病史询问

（一）初步诊断思路及问诊目的

从症状上看，患者主要症状集中在腰、关节及皮肤。病史的询问应围绕关节肿痛及皮疹的程度、持续时间、范围、性质、加重或缓解的诱因、随时间演变的过程、相应的就诊治疗的情况和治疗后病情的变化展开，同时应该询问伴随症状以及有鉴别意义的症状等。

（二）问诊主要内容及目的

1. 腰及关节肿痛的起病急缓、持续时间、程度、性质、加重或缓解的诱因、伴发的症状；有无夜间痛、晨僵，以及严重程度和持续时间。通过了解这些能够初步鉴别炎症性疼痛和机械性疼痛：隐匿性起病、持续超过6周，休息可缓解，活动减轻多提示炎症性疼痛；急性起病，活动加重，休息减轻，则提示机械性疼痛。是否伴随其他关节症状、皮肤及指甲病变、关节外如虹膜炎、附着点炎，起病前是否存在泌尿生殖系统、呼吸系统、消化系统的感染等情况。通过了解这些能够初步判断病变累及的范围、系统，关节炎的性质、可能的原因。

2. 皮疹的形状、范围、特点，以及伴随症状。通过了解这些能够初步判断皮疹的性质和可能的病因。

3. 既往史和家族史的询问　包括有无反复腹泻、呼吸道感染、炎症性肠炎等，有银屑病的既往史和家族史等，有无其他慢性病史，吸烟、饮酒史，传染病史，个人史等。

（三）问诊结果及思维提示

1. 患者4年前无明显诱因出现腰及双侧臀部疼痛，夜间痛加重，半夜痛醒，需下床活动1小时左右方可减轻后重新入睡。伴双腕关节的肿胀、疼痛，不伴皮肤潮红。晨起关节疼痛加重，伴僵硬，活动1小时左右开始减轻。在当地医院就诊，诊断"强直性脊柱炎"，予塞来昔布胶囊治疗。症状有所减轻，但患者未能坚持规律用药，症状时轻时重，未能完全缓解。

2. 2年前症状明显加重，又到当地医院就诊，予"柳氮磺吡啶、塞来昔布"等治疗后，疼痛症状减轻，但逐渐出现红色皮疹，累及躯干和四肢，皮疹高出皮面，伴瘙痒，搔抓后出现脱屑。

到中山大学附属第一医院皮肤科就诊，诊断："银屑病，银屑病关节炎"，予"沙利度胺、柳氮磺吡啶、塞来昔布"等治疗后，关节炎和皮疹的症状均有减轻。

3. 半年前患者自行停药，4个月前腰、双臀、双腕关节痛及皮疹均明显加重。重新恢复"沙利度胺、柳氮磺吡啶、塞来昔布"等治疗后症状无明显好转，到我院门诊就诊。为进一步治疗，收入我科。起病以来，无口腔溃疡、脱发、发热、咳嗽、腹痛、腹泻、尿频、尿急、尿痛等不适。睡眠稍差，大小便正常，体重无明显变化。

4. 否认高血压、糖尿病及冠心病病史，否认肝炎结核史。否认外伤史。否认药物过敏史。生于深圳，否认疫区旅居史，否认吸烟、饮酒史。未婚育。否认类似家族史。

> **？ 思维提示**
>
> 患者病史分为3个阶段，主要特点为先出现腰痛及关节炎（双臀及双腕关节肿痛），再出现皮疹，经治疗后病情好转。后又因停药后病情复发，出现病情加重，用原方案治疗效果不好。

三、体格检查

（一）重点检查内容及目的

根据问诊的结果，症状主要集中在腰、髋关节、腕关节及皮肤，应重点据此进行查体。检查是否有中轴关节受累：脊柱棘突压痛，髋关节被动活动痛，骶髂关节压痛，骨盆挤压实验和"4"字征是否阳性。检查外周关节的情况：检查外周关节，尤其是双手双足小关节有无肿胀、压痛，有无畸形或强直等情况。检查皮肤和指甲的情况，头发和头皮的情况。注意寻找有无银屑病典型的皮疹，观察去除鳞屑后是否有薄膜和点状出血的现象，仔细查看指甲有无顶针样凹陷、横嵴、纵嵴、甲下角化过度、甲松解等变化。同时要注意检查有无存在肌腱端病：足跟有无压痛，有无存在腊肠指（趾）：手指或足趾弥漫性红肿、发亮、触痛。

（二）体检结果及思维提示

T: 36.8℃, P: 90 次/min, R: 22 次/min, BP: 120/80mmHg。神清，精神尚佳，无贫血貌，无全身水肿。双肺呼吸音清，未闻及干湿啰音。心律齐，心音有力，未闻及杂音。腹柔软无膨隆，无压痛、反跳痛及肌紧张，肝脾肋下未及，肠鸣音正常，未见胃肠型及蠕动波，移动性浊音阴性。四肢及躯干皮肤可见散在红色皮疹，高出皮面，部分表面有鳞屑，用棉签去除鳞屑后可见有薄膜和点状出血。双腕关节肿胀、压痛、被动活动痛，关节表面皮肤颜色正常，无潮红。右手中指及示指指甲可见散在顶针样凹陷。双手远端指间关节、近端指间关节、双足趾跖关节及其他关节均无肿胀、压痛及畸形或强直等。双直腿抬高实验阴性，骨盆挤压实验阳性，双髋关节被动内旋内收、外展外旋时痛，双"4"字征阳性。脊柱无压痛，双骶髂关节压痛。

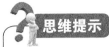

思维提示

①骨盆挤压实验阳性，双髋关节被动内旋内收、外展外旋时痛，双"4"字征阳性，双骶髂关节压痛。双腕关节肿胀、压痛，结合患者为年轻男性，提示脊柱关节病的可能性大，但需要与类风湿关节炎、系统性红斑狼疮等结缔组织病鉴别。②患者有关节痛伴皮疹的特点，提示银屑病关节炎可能性大，但要与强直性脊柱炎鉴别。

四、实验室和影像学检查结果

（一）初步检查内容及目的

1. 血常规、尿常规、HLA-B27、血沉（ESR）、C反应蛋白（CRP）、类风湿因子（RF）、抗环瓜胺酸抗体（CCP）、抗角蛋白抗体（AKA）、抗核抗体（ANA）、生化全项，了解患者基本情况，寻找脊柱关节病的证据，排除类风湿关节炎、系统性红斑狼疮等结缔组织病。

2. 骨盆正位X线、脊柱正侧位X线、双手关节正位X线，了解腰椎、骨盆尤其骶髂关节、髋关节、腕及手关节情况，寻找脊柱关节病的证据，排除类风湿关节炎。

（二）检查结果及思维提示平片

1. 血常规　WBC: 9.71×10^9/L, NE%: 75.5%, Hb: 107g/L, PLT: 501×10^9/L。

2. HLA-B27:（+）。

3. RF: 12IU/ml, CCP:（−）, AKA:（−）, ANA:（−）。

4. 血沉: 64mm/h, C反应蛋白: 16.54mg/L。

5. 尿常规　未见异常。

6. X线

（1）骨盆正位X线：骨盆各组成骨皮质连续，双侧股骨头、双侧髋臼密度不均，关节间隙变窄。双侧骶髂关节在位，关节间隙模糊，关节面欠规整，周围软组织未见异常密度影（图71-1）。

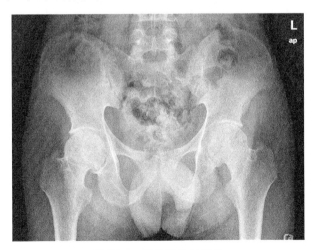

图71-1　骨盆正位X线片

（2）双手正位X线：双腕各骨骨质密度稍减低，关节间隙毛糙、模糊，右侧间隙明显变窄，周围软组织密度增高。余手各掌指关节骨质完整，未见明显骨质疏松、增生及破坏，各关节对合良好，关节面光整，关节间隙未见明显增宽及变窄，周围软组织未见异常密度影（图71-2）。

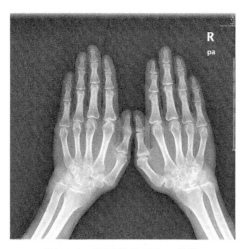

图71-2　双手关节正位X线片

（3）脊柱正侧位X线：腰椎生理曲度存在，序列尚齐，各椎体及附件骨质完整，腰椎椎旁韧带少许骨化，余未见明显骨质增生及破坏征象，各椎间隙未见明显增宽或变窄，椎旁软组织未见异常密度影。双侧骶髂关节在位，关节间隙模糊，关节面欠规整（图71-3）。

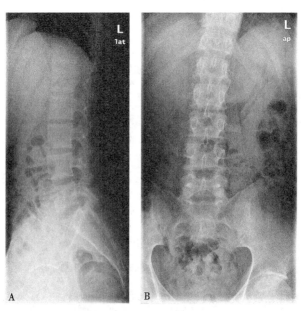

图71-3　脊柱正侧位X线片

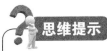
思维提示

　　患者年轻男性，血尿常规未见明显异常，双手小关节的破坏不明显，RF、CCP、AKA 和抗核抗体（ANA）阴性，类风湿关节炎和系统性红斑狼疮等结缔组织病证据不足。HLA-B27 阳性，双侧骶髂关节、髋关节的异常表现，提示脊柱关节病可能性大，但脊柱关节病包括强直性脊柱炎、银屑病关节炎、反应性关节炎、炎症性肠病性关节炎及未分化脊柱关节病等类型。起病前患者无感染病史，无炎症性肠炎病史，故反应性关节炎、炎症性肠病性关节炎基本可以排除。患者有关节痛加皮疹的特点，提示银屑病关节炎可能性大。但患者关节痛在前、皮疹在后，尤其是用药后逐渐出现皮疹，还需与药物性皮疹鉴别，故需进一步明确皮疹的性质。

（三）进一步检查结果及思维提示

　　皮肤科医生会诊，提示皮疹散在分布于四肢及躯干，红色丘疹，高出皮面，部分表面有鳞屑，用棉签去除鳞屑后可见有薄膜和点状出血。可确诊为寻常型银屑病。

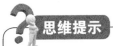
思维提示

　　患者银屑病明确，脊柱关节病明确，故可以诊断银屑病关节炎

五、治疗方案及理由

　　1. 治疗　非甾体抗炎药（NSAIDs）、小剂量糖皮质激素、甲氨蝶呤（MTX）、柳氮磺吡啶（SASP）、抗肿瘤因子拮抗剂治疗。

　　2. 理由　患者主要问题为关节炎和银屑病，治疗的原则是兼顾关节炎和皮疹，缓解症状，提高生活质量，减少或延缓关节的损坏。

　　（1）首先应使用 NSAIDs 可缓解患者关节炎的症状。因患者之前长期使用塞来昔布胶囊，此次发病再次使用塞来昔布胶囊效果不佳，可考虑换另一种 NSAIDs。因塞来昔布胶囊为特异性选择性 COX-Ⅱ抑制剂，可换成非特异性选择性 COX 抑制剂的双氯芬酸钠。另外，该患者炎症指标明显升高，可考虑加用小剂量糖皮质激素。目前有专家认为重度 PsA 患者尤其是一般药物无法控制的患者，可用小剂量糖皮质激素效缓解症状，在"DMARDs"起效前起到桥梁的作用。

　　（2）因 NSAIDs 主要是缓解关节炎症状，对关节破坏和皮疹无效，应尽快加用 DMARDs 药物控制病情的发展。由于患者多次复发，长期使用 SASP，应考虑联合其他 DMARDs。甲氨蝶呤（MTX）对 PsA 的皮疹和关节炎均有效，可作为首选，并与 SASP 联合使用。MTX 可口服、肌注或静滴，肌注或静滴的效果优于口服，开始 10mg，每周一次，如无不良反应，逐渐加至 15～25mg，每周一次。

　　（3）若联合两种 DMARDs，如甲氨蝶呤和柳氮磺吡啶，效果仍不满意的话，后期可考虑改用或加用另一种 DMARDs，如来氟米特（LEF）。若效果仍不佳或无法耐受不良反应，可考虑使用抗肿瘤坏死因子拮抗剂治疗。

六、治疗效果及思维提示

1. 入院经检查明确诊断为银屑病关节炎后，第一周早饭后泼尼松 10mg 口服，晚饭后双氯芬酸钠口服，每周一次 MTX 10mg 静滴，SASP 每天 2.0g 分两次口服。

2. 第二周复查血常规、肝肾功能未见异常，MTX 加到 12.5mg 每周一次静滴，余治疗同前。患者自觉关节痛较前减轻，皮疹的颜色较前变淡。患者出院，在门诊继续随访治疗。

3. 患者出院后在门诊继续随访治疗，MTX 逐渐加到 15mg 每周一次，为方便执行改为肌注，患者无法耐受恶心呕吐等胃肠道副作用，未能继续加量。治疗 12 周后，髋关节肿痛有所减轻，但仍有痛感，腕关节肿痛缓解不明显。皮疹的颜色较前减轻，但有新发皮疹。复查血沉 50mm/h，C 反应蛋白 12.21mg/L，在原治疗基础上，予加用 LEF，但患者恶心呕吐等胃肠道副作用明显，无法耐受。遂停用 LEF，加用抗肿瘤坏死因子单克隆抗体（注射用英夫利昔单抗），患者关节肿痛明显好转，皮疹明显减轻，加用注射用英夫利昔单抗 3 个月后复查血沉 20mm/h，C 反应蛋白 6.41mg/L。泼尼松逐渐减量至停药。加用注射用英夫利昔单抗半年后患者无明显关节痛，皮疹稳定，MTX 减到 10mg 每周一次维持，SASP 每天 2.0g，分两次口服，注射用英夫利昔单抗每 8 周一次维持，病情稳定。

> **思维提示**
>
> 患者采用传统 DMARDs 药联合治疗，效果不甚理想，且无法耐受不良反应，加用生物制剂（注射用英夫利昔单抗）后，症状明显缓解，病情好转。

最终诊断：银屑病性关节炎、寻常型银屑病。

七、本疾病最新指南解读

2005 年银屑病关节炎诊治指南：银屑病关节炎（PsA）是一种与银屑病相关的炎性关节病。其中关节的表现多种多样，可以累及四肢外周关节，部分也可累及脊柱。该指南将银屑病关节炎依据临床特点分为五型：①单关节炎或寡关节炎型；②远端指间关节型；③毁损性关节型；④对称性多关节炎型；⑤脊柱关节病型。但近年来，有学者建议将 PsA 分为 3 种类型：①类似反应性关节炎型伴附着点炎的单关节炎或寡关节炎型；②类似类风湿关节炎的对称性多关节炎型；③类似脊柱关节炎型以中轴关节病变为主的（脊柱炎、骶髂关节炎和髋关节炎），伴有或不伴有周围关节病变的脊柱病型。后者似更加便于临床使用。

皮肤银屑病是 PsA 的重要诊断依据。皮肤银屑病变好发于头皮及四肢伸侧，尤其肘、膝等部位。多表现为高于皮面的丘疹或斑块，表面可有鳞屑，去除后为发亮的薄膜，去除薄膜后可有点状出血。

本病没有特异性的实验室检查，约半数以上 HLA-B27（+），大多数类风湿因子阴性，少部分可以有低滴度阳性。病情活动时可出现血沉、CRP 升高等。

诊断上应注意与类风湿关节炎、强直性脊柱炎、骨关节炎鉴别。皮肤银屑病出现在关节炎后时，诊断较困难。应仔细询问病史，尤其是银屑病的家族史。

治疗的原则是兼顾关节炎和皮疹，缓解症状，提高生活质量，减少或延缓关节的损坏。

治疗分为一般治疗和药物治疗。

一般治疗包括适当休息，加强体育锻炼，但要注意关节的保护，避免过度疲劳和损伤。饮食清淡，戒烟酒。

药物治疗包括：

1. 非甾体抗炎药（NSAIDs）　有抗炎止痛退热作用，可缓解轻中度关节炎的症状。对关节破坏和皮疹无效。一种使用 1 到 2 周无效后才更换另一种，应避免两种或两种以上 NSAIDs 药物联合使用。

2. 改善病情抗风湿病药（DMARDs）　可控制、改善病情，延缓关节的破坏。可以根据病情单用或联合使用。其中首选甲氨蝶呤（MTX），并以 MTX 作为联合治疗的基本药物

（1）甲氨蝶呤（MTX）：对皮疹和关节炎均有效，可口服、肌注或静滴。

（2）柳氮磺吡啶（SASP）：对外周关节炎有效，磺胺过敏者禁用。

（3）来氟米特（LEF）：有报道可用于中重度 PsA 患者。

（4）环孢素：可用于重度 PsA 患者。

（5）糖皮质激素：用于重度 PsA 患者尤其是一般药物无法控制的患者。目前，也有专家认为可用小剂量糖皮质激素缓解症状，在"DMARDs"起效前起到过渡的作用。

（6）植物药：如雷公藤、雷公藤多苷等。

（7）其他：如硫唑嘌呤、青霉胺、羟氯喹等。

（8）局部用药及物理治疗。

八、结合指南对本病例的思考

本例患者为以中轴关节病变为主的伴周围关节病变的脊柱病型银屑病性关节炎。按照 2005 年银屑病关节炎诊治指南进行治疗，根据病情采取传统药物治疗，联合用药，逐渐加量。但因使用传统药物治疗效果欠佳，以及患者无法耐受不良反应，后予加用生物制剂后症状明显缓解。待病情好转稳定后，对症的药物逐渐减少，改善病情药物减量至长期维持。综上所述，遵照指南原则，结合临床实际进行个体化运用，是最终成功的关键。

（王庆文）

病例 72 反复视物模糊 7 年, 腰痛 6 年, 左眼失明 2 天

男, 34 岁, 自由从业者, 2010 年 1 月 27 日入院。

一、主诉

反复视物模糊 7 年, 腰痛 6 年, 左眼失明 2 天。

二、病史询问

(一) 初步诊断思路及问诊目的

从症状上看, 主要集中在腰痛以及眼睛视力变化, 病史的询问应围绕腰痛的诱因、性质、部位、疼痛持续时间、缓解方式、伴随症状, 有否活动受限, 受限程度, 腰痛与眼部症状的关系。其次, 眼部症状的发生、发展, 诊治过程, 治疗效果, 有否反复, 反复发作的诱因进行展开, 同时应该询问伴随症状以及有鉴别意义的症状等。

(二) 问诊主要内容及目的

1. 腰痛部位、诱因、性质、时间等需详细询问, 起病的方式, 是否隐匿、腰痛的部位是局限还是弥散的, 有无向其他部位放射, 有无外伤、饮食、天气等诱因。疼痛发生的时间、性质、缓解方式尤为重要, 是鉴别炎症性腰痛与机械性腰痛的关键, 如出现晨僵, 休息后疼痛加重, 活动后逐渐缓解, 提示炎症性腰痛可能性大; 相反, 劳累后加重, 休息缓解则需考虑机械性疼痛。

2. 眼部视物、视力的变化, 首先要考虑是眼部情况, 视力变化的程度, 诊治过程, 使用的药物, 疗效以及症状反复的诱因; 同时需询问全身的伴随症状。

3. 既往史的询问 包括有无慢性病史, 吸烟史、饮酒史、冶游史、食生鱼史等个人史以及传染病史、家族史等。

(三) 问诊结果及思维提示

1. 患者 7 年前无明显诱因出现反复的、发作性的视物模糊和视力下降, 严重时失明, 仅有光感, 伴眼部剧烈疼痛、眼睛充血、畏光、流泪、头痛, 无发热, 双侧交替出现, 以左侧居多, 于某眼科中心就诊, 诊断"葡萄膜炎", 予口服激素 1～2 周后症状消失, 视力恢复正常, 但时有反复发作。

2. 患者 6 年前无明显诱因开始出现腰骶部隐痛, 以晨起为重, 间有起床困难, 伴晨僵, 持续约 1 小时, 与饮食、劳累, 天气变化无明显相关。无交替性臀部疼痛, 无足底、跟腱疼痛。自服中药(具体不详), 间有缓解, 未做系统治疗。

3. 3 年前因腰痛加重, 查泌尿系超声提示右肾可疑占位病变。肾 CT: 右肾占位性病变,

考虑肾癌可能性大，入住我院泌尿外科行手术治疗。术后诊断：右肾血管平滑肌脂肪瘤。术后仍有腰痛，发作性眼痛、失明。

4.2天前再次突发左侧剧烈头痛，左侧眼痛，继而左眼失明，仅有光感，自滴"扩瞳眼水"后疼痛好转。

5.起病以来，无发热、盗汗、口腔溃疡、皮疹，无脱发、光过敏、雷诺现象、口干、眼干、耳鸣，无四肢关节红肿热痛、肌痛、肌无力、胸闷、胸痛、心悸、气促，无恶心、呕吐、腹胀、腹痛、腹泻，无尿频、尿急、尿痛，无排泡沫样尿、排尿困难，精神、胃纳、睡眠一般，大小便如常，体重近期无明显下降。

6.3年前曾行"右肾血管平滑肌脂肪瘤切除术"，否认外伤史。否认高血压、糖尿病、冠心病等病史。否认"肝炎""肺结核""伤寒"等传染病史，否认家族中相似病史。无烟酒嗜好，无食生鱼史，否认冶游史。

？思维提示

患者7年病史，眼部症状先于腰痛，未作系统治疗前腰痛，眼部症状反复，3年前行右肾血管平滑肌脂肪瘤切除术，术后仍有腰痛和眼部症状反复。本次因眼痛、失明伴腰痛症状加重再次住院。

三、体格检查

（一）重点检查内容及目的

根据问诊的结果，症状主要集中在眼睛和腰部，应重点据此进行查体。

1. 眼部需注意眼睑、巩膜、瞳孔、眼球运动和对光反射等情况。虹膜、脉络膜、眼底、视野和视网膜等可请眼科进一步检查。

2. 腰部检查应包括中轴及外周关节的外观，皮温及活动受限程度，如棘突及椎旁的压痛和叩击痛，阳性需鉴别腹膜后、腰肌和椎间盘疾病。脊柱活动度等检查如枕墙距、指地距、Schober试验和胸廓活动度等，外周关节、骶髂关节以及各肌腱附着点检查如"4"字征、骨盆挤压试验等。

（二）体检结果及思维提示

T：36℃，P：69次/min，R：20次/min，BP：121/58mmHg。发育正常，营养中等，神志清楚，呼吸平顺，自动体位，对答切题，检查合作。皮肤黏膜无黄染，全身浅表淋巴结未触及。头颅五官无畸形，双侧瞳孔等圆等大，对光反射存在。双眼睑无肿胀，左眼畏光，流泪，巩膜充血，右眼未见异常。颈无抵抗，各向运动无受限。心界不大，心率69次/min，律齐，未闻及病理性杂音。腹平软，未及包块，无压痛，无反跳痛，肝脾肋下未及，肝区无叩击痛，双肾区无叩击痛，移动性浊音阴性，肠鸣音存。脊柱四肢无畸形，颈椎未见后突，脊椎各棘突无压痛或叩击痛。椎旁肌肉无肿胀或压痛。脊柱前屈稍受限，指地距10cm，后伸、侧弯、转动无受限。枕墙距2cm，Schober试验8.5cm，胸廓活动度5.5cm，四肢关节无红肿压痛，双侧骶髂关节有压痛，双侧"4"字征阳性，各肌腱附着点无压痛。肌力正常。生理反射存在，病理反射未引出。

思维提示

　　左眼畏光、流泪、巩膜充血提示葡萄膜炎可能性大，需进一步眼科会诊了解视力、视野、视网膜、眼底等情况。枕墙距2cm、指地距10cm、双侧骶髂关节有压痛，双侧"4"字征阳性提示脊柱、骶髂关节和髋关节病变。

四、实验室和影像学检查结果

（一）初步检查内容及目的

　　1. 血常规、尿常规、生化全项、血沉、CRP、血传播八项、性病两项、结核菌抗体、PPD皮试，了解患者基本情况。

　　2. 免疫学检查　免疫八项、风湿三项、ANA、ENA、HLA-B27，寻找有无自身免疫病及脊柱关节病证据。

　　3. 影像学检查　脊柱X线、骶髂关节CT、腹部B超、心脏超声，了解脊柱、关节、腹腔脏器及心脏情况。

（二）检查结果及思维提示

　　1. 血常规　WBC: 11.97×10^9/L, NE%: 87.7%, Hb: 80g/L, PLT: 140×10^9/L，尿常规: LEU、RBC、PRO均阴性。

　　2. 生化　ALB: 35g/L, GLB: 35.3g/L, AST: 14U/L, ALT: 9U/L, GGT: 40U/L, DBIL: 8.5μmol/L, IBIL: 8.7μmol/L, BUN: 27mmol/L, CREA: 100μmol/L, Na$^+$: 139.8mmol/L, K$^+$: 4.0mmol/L，血传播八项: 乙肝抗原及抗体、丙肝抗体、梅毒抗体、HIV抗体均（−），C反应蛋白: 1.78mg/dl，超敏C反应蛋白: 16.97mg/L, ESR: 65mm/h，降钙素原（−），结核感染T细胞检测（−），性病两项（−）。

　　3. 免疫学检查　免疫八项、ANA、ENA、RF（−），HLA-B27（+）。

　　4. 胸片、心电图未见异常。

　　5. 超声　肝实质回声较密集，胆囊泥沙样结石可能声像，脾脏、胰腺不大。右肾术后改变声像，双肾未见结石及积液，双输尿管上段未见扩张，膀胱未见结石。前列腺不大。

　　6. 胸椎及骨盆片　①两侧骶髂关节骨质边缘密度增高，关节面、关节间隙稍变窄。余骨盆诸骨未见明确骨质异常征象。胸椎生理曲度存在，各胸椎椎体边缘骨质增生、变尖。椎体无明显变形，各韧带未见明显硬化征象。②胸椎退行性改变，未除外早期强直性脊柱炎表现，请结合临床。

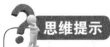

思维提示

　　综合患者各项检查提示炎症指标白细胞、中性粒细胞、血沉、C反应蛋白等升高，HLA-B27（+）、胸椎及骨盆片提示需除外早期强直性脊柱炎。有条件应行骶髂关节CT进一步明确骶髂关节情况。眼睛病变可做眼科的进一步检查。

（三）进一步检查结果及思维提示

骶髂关节 CT：双侧骶髂关节骨性关节面缘密度增高，关节面毛糙，关节面下可见小囊状低密度区，关节间隙变窄；邻近腰椎附小关节面亦见骨质增密。周围软组织未见密度影。双骶髂关节改变，拟强直性脊柱炎。眼底血管照影及眼底照相：左眼葡萄膜炎改变。

思维提示

患者病情长达 7 年，全身多部位、器官受累，病情较复杂，3 年前发现肾脏占位病变，考虑其为腰痛的原因。术后病理提示右肾血管平滑肌脂肪瘤。术后仍有腰痛，从疾病一元论解释，找不到右肾血管平滑肌脂肪瘤与反复发作的葡萄膜炎之间的关系；且病因去除后，腰痛症状仍未消失，按临床经验仍需继续寻找腰痛及葡萄膜炎的病因。按照 2009 年国际脊柱关节炎评估工作组（ASAS）提出的中轴型脊柱关节炎分类标准，年龄小于 45 岁、时间超过 3 个月的慢性腰背痛患者，影像学骶髂关节炎加上至少 1 条 SpA 的特点或 HLA-B27 加上 2 条 SpA 的特点，可考虑中轴型脊柱关节炎的诊断。SpA 的特点包括如下几条：炎性腰背痛、关节炎、跟腱炎、葡萄膜炎、克罗恩病 / 结肠炎、NSAIDs 治疗有效、SpA 家族史、HLA-B27 阳性、CRP 升高。该患者符合诊断标准，明确强直性脊柱炎诊断。

五、治疗方案及理由

1. 治疗　首先是眼部治疗。包括局部以及全身治疗：①散瞳合剂结膜下注射，左眼，地塞米松 0.25 结膜下注射。② 1% 阿托品眼膏涂眼。③静脉或口服激素。其次是关节和脊柱病变的治疗，包括加用 NSAIDs、甲氨蝶呤、柳氮磺胺吡啶、沙利度胺、来氟米特等治疗。建议患者使用生物制剂治疗，因其对患者伴随的葡萄膜炎、炎性肠病、银屑病均有治疗效果。基于经济原因，患者拒绝使用。

2. 理由　反复发作的葡萄膜炎经积极治疗可好转，但也有部分不可逆，可致残，应积极予以局部和全身激素治疗。沙利度胺及来氟米特除改善患者中轴脊柱关节疾病外，对关节外的表现如葡萄膜炎等也有较好的改善作用。

3. 经治疗左眼视力较前改善，眼痛消失。双眼底荧光血管造影提示葡萄膜炎致视网膜病变程度较前明显减轻。腰痛减轻，晨僵时间缩短。

思维提示

治疗方案是非常有效的。患者视力明显改善，眼痛症状消失。腰痛明显减轻，无明显活动受限。

最终诊断：强直性脊柱炎、葡萄膜炎、右肾血管平滑肌脂肪瘤切除术后。

六、本疾病最新指南解读

2009 年 ASAS 提出了一项新的关于中轴型 SpA 的分类标准:对于 45 岁以前起病且病程大于 3 个月的慢性腰背痛患者,满足影像学骶髂关节炎加上 SpA 特征中的一项,或 HLA-B27 阳性加上 SpA 特征中的其他两项,即可分类为 SpA。其中,影像学骶髂关节炎是指:MRI 可见的活动性(急性)炎症、高度提示与 SpA 相关的骶髂关节炎或按修订的纽约标准诊断的明确的放射学骶髂关节炎。SpA 特征包括:①炎性背痛;②关节炎;③肌腱端炎(足跟);④葡萄膜炎;⑤指(趾)炎;⑥银屑病;⑦克罗恩病/溃疡性结肠炎;⑧对 NSAIDs 治疗反应好;⑨家族史;⑩ HLA-B27 阳性;⑪ CRP 升高。2010 年欧洲抗风湿病联盟(EULAR)及 ASAS 共同更新了 AS 的治疗指南,该指南同样适用于 SpA 的治疗。同年中华医学会风湿病分会也更新了我国 AS 诊断及治疗指南,两个指南的更新对于 AS 及 SpA 的治疗具有指导意义。

指南明确了治疗目标与目标治疗。国内指南提出的治疗目标为:①缓解症状和体征;②恢复功能;③防止关节损伤;④提高患者生活质量;⑤防止脊柱疾病的并发症。随着生物制剂及其他新型药物的出现,该病的目标治疗有望成为可能。

指南指出,AS 的治疗应包括非药物性治疗及药物治疗两大部分。

1. 非药物治疗　包括健康教育及功能锻炼,必要时给予物理治疗,因吸烟是功能预后不良危险因素之一,应鼓励患者戒烟。

2. 药物治疗

(1)非甾体抗炎药(NSAIDs):与既往指南相同,新近的两部指南均推荐包括昔布类在内的 NSAIDs 作为治疗 AS 的一线用药。持续治疗可预防新骨形成。不管使用何种 NSAIDs,不仅为了达到改善症状的目的,同时为了延缓或控制病情进展,通常建议较长时间持续在相应的药物治疗剂量下使用。应针对每例患者的具体情况选用一种 NSAIDs。同时使用两种或两种以上的抗炎药不仅不会增加疗效,反而会增加药物不良反应,甚至带来严重后果。评估某种 NSAIDs 是否有效,应持续规则使用同样剂量至少 2 周。如一种药物治疗 2~4 周疗效不明显,应改用其他不同类别的 NSAIDs,同时应注意药物使用的不良反应。

(2)糖皮质激素:不主张口服或静脉全身用皮质激素治疗 AS,因其不良反应大,且不能阻止 AS 的病程。糖皮质激素主要用于局部治疗顽固性外周关节炎、肌腱端炎及 SpA 并发的眼炎。眼色素膜炎可以通过扩瞳和激素滴眼得到控制,对难治性葡萄膜炎需要眼科专科诊疗并局部注射糖皮质激素治疗,必要时全身使用激素、免疫抑制剂或生物制剂治疗。

(3)缓解疾病的抗风湿药物(DMARDs):两部指南推荐的 DMARDs 包括柳氮磺吡啶(SSZ)及甲氨蝶呤(MTX)、来氟米特(LEF)。指南认为目前无证据证明 SSZ 对于 AS 的中轴病变有效,SSZ 可改善 AS 的关节疼痛、肿胀和发僵,并可降低血清 IgA 水平及其他实验室活动性指标,对 SpA 患者的外周关节炎以及 PsA 患者的皮疹有明显的治疗作用,对 SpA 的眼炎有一定的预防与治疗作用。使用 MTX 可明显改善外周关节炎,使炎性指标下降,NSAIDs 用量减少,但脊柱病变没有变化。LEF 对 AS 的外周关节炎治疗有效,但其不能改善中轴关节症状。部分难治性 AS 患者应用沙利度胺后,临床症状、ESR 及 CRP 均明显改善。

(4)生物制剂:目前用于治疗 AS 的生物制剂主要为抗肿瘤坏死因子(TNF-α)拮抗剂。此类药物主要包括:依那西普(etanercept)、英夫利昔单抗(infliximab)、阿达木单抗(adalimumab)及戈利木单抗(golimumab)等。我国指南目前推荐使用的生物制剂包括前 3 种。TNF-α 拮抗剂可明显改善 AS 患者中轴关节的疼痛与功能，对外周关节及肌腱端炎亦有明显疗效，且对 SpA 患者伴随的葡萄膜炎、炎性肠病、银屑病均有治疗效果。TNF-α 拮抗剂对 AS 及 SpA 患者均有效，且两者疗效相当，对于早期及极早期患者疗效更好。使用 TNF-α 拮抗剂可改善 AS 患者 MRI 显示的脊柱炎，但目前无证据表明其可抑制新骨形成。ASAS 推荐 TNF-α 拮抗剂用于治疗持续高疾病活动度的 AS 患者，没有证据显示在使用 TNF-α 拮抗剂前必须使用 DMARDs。不同种类的 TNF-α 拮抗剂在改善肌肉、关节症状方面未被证实存在差异，对于眼炎的治疗是否存在差异目前亦无证据。对于使用一种 TNF-α 拮抗剂无效的患者，换用另外一种 TNF-α 拮抗剂可能有效，目前还没有证据证明除 TNF-α 拮抗剂之外的生物制剂如利妥昔单抗对 AS 患者有效。

七、结合指南对本病例的思考

患者病情长达 7 年，全身多部位、器官受累，病情较复杂，3 年前发现肾脏占位病变，考虑其为腰痛的原因，术后病理提示右肾血管平滑肌脂肪瘤。术后仍有腰痛，从疾病一元论解释，找不到右肾血管平滑肌脂肪瘤与反复发作的葡萄膜炎之间的关系；且病因去除后，腰痛症状仍未消失，按临床经验仍需继续寻找腰痛及葡萄膜炎的病因。应考虑有否风湿性疾病，及时做相关的检查，CT 在诊断 AS 尤其是骶髂关节病变的价值上获得普遍的认同，对平片疑诊病变，CT 可排除或肯定诊断。AS 是一种慢性、系统性、全身炎症性疾病，病程中除了出现脊柱和关节受累外，还会出现脏器受累，眼部为 AS 易受累的器官之一。葡萄膜炎是 AS 最常合并的眼部损伤，多出现在 AS 症状之后，但也有像本例患者，葡萄膜炎出现后才有脊柱关节症状。综上所述，在临床工作中，应以一元论解释疾病，从某个专科角度不能解释，或全身多器官受累时，应考虑是否为风湿性疾病，避免延误诊断及治疗。一旦明确诊断，即应规范治疗，以免造成不可逆的严重后果。

（叶珊慧）

病例 73　口、眼、外阴溃疡伴视物不清 4 年，全身皮疹 2 周

男性，37 岁，已婚育，海员，2012 年 5 月 2 日来诊。

一、主诉

口、眼、外阴溃疡伴视物不清 4 年，全身皮疹 2 周。

二、病史询问

（一）初步诊断思路及问诊目的

从症状上看，患者主要症状为皮肤损害如皮疹和多发溃疡，病史的询问应围绕皮疹的部位、形态、面积、受损程度、随时间演变的过程、相应的治疗和治疗后病情的变化展开，同时应该询问伴随症状以及有鉴别意义的症状等。

（二）问诊主要内容及目的

1. 溃疡的诱因、部位、程度　溃疡的发生是否有诱因，要详细询问。溃疡的部位和形态很关键，能够影响诊断和判断病情，溃疡可以发生在口腔的任何部位，多位于舌缘、颊、唇、软腭、咽、扁桃体等处。可为单发，也可成批出现，孤立散在分布。此外，还要注意溃疡是否会自行消退，有无留瘢痕。患者出现生殖器溃疡，病变与口腔溃疡是否相似。出现次数、溃疡深度、疼痛程度、愈合过程。有无分泌物增多和坏死破裂出血。溃疡是否予以治疗，治疗后的反应，要全程跟踪该症状在整个病程中的变化情况。

2. 皮疹的程度　首先观察皮疹形态有无多种多样，有无结节性红斑、疱疹、丘疹、痤疮样皮疹，多形红斑、环形红斑、坏死性结核疹样损害、大疱性坏死性血管炎、Sweet 病样皮损、脓皮病等。

3. 视物模糊的程度　首先考虑什么原因引起的视物模糊，是否双眼累及。表现有无视物模糊、视力减退、眼球充血、眼球痛、畏光流泪、异物感、飞蚊症和头痛等。有无表现为慢性、复发性、进行性病程。有无视野缺损。

4. 既往史的询问　包括有无慢性病史，吸烟、饮酒史、传染病史、个人史等。

（三）问诊结果及思维提示

1. 患者 4 年前，无明显诱因出现反复口腔溃疡，及外生殖器溃疡伴双眼变红，视物不清。与我院皮肤科门诊就诊，诊断"贝赫切特综合征"，给予口服"甲泼尼龙片"等药物治疗症状好转，后药物逐渐减量症状无明显反复。

2. 半年前患者自觉症状好转，停用激素类药物，并自行口服增强免疫类保健药品。

3. 今年 3 月底患者再次出现双眼变红，视物模糊等症状，2012 年 4 月 7 日于我院眼科住院治疗，予局部抗生素、环孢素、表皮生长因子、人工泪液、减低眼压等眼药水改善眼睛症状，头孢孟多脂抗感染，地塞米松抑制免疫等治疗，2012 年 4 月 22 日，出现发热、咳嗽、体温最高 39℃，咳黄痰，口腔弥漫性溃疡，手心、足心皮疹，考虑"呼吸道感染或贝赫切特综合征活动"，改用万古霉素及美罗培南抗感染，糖皮质激素减量，患者皮疹逐渐加重，手掌、脚掌逐渐出现大量水疱渗出，持续发热。

4. 我院呼吸科以肺部感染继续治疗，予万古霉素及美罗培南抗感染，后因肝功异常改为替考拉宁及美罗培南抗感染，同时予止咳化痰、补液及激素、丙种球蛋白冲击等治疗，患者发热、咳嗽症状得到缓解。

5. 2012 年 5 月 3 日入我科治疗，当时患者全身皮肤大面积皮疹，部分表皮剥脱，皮下水肿，不伴瘙痒或疼痛，双眼角膜模糊，视物不清，口腔及外阴溃疡。患者自起病以来有发热、皮疹、口腔溃疡，无关节肿痛、脱发等症状，精神、睡眠、饮食尚可，近期大便增多，小便基本正常，体重无明显变化。

6. 否认高血压、糖尿病及冠心病史。否认肝炎结核史。否认慢性肾脏病史。阑尾切除术后。否认外伤史。否认药物过敏史。生于广州，否认疫区旅居史，无吸烟，不饮酒。适龄婚育，育有一子。

思维提示

患者病史分为 5 个阶段，主要特点为皮肤黏膜溃疡同时伴皮疹，治疗后病情反复，出现肺部感染，且肺部感染加重，合并病情反复，抗感染治疗部分有效，病情复杂。

三、体格检查

（一）重点检查内容及目的

根据问诊的结果，症状主要集中在皮肤和黏膜损害，全身弥漫性红斑及丘疹，部分表皮剥脱，其中手掌、脚趾大疱，眼睛、口腔、阴囊糜烂渗出。杵状指。右眼结膜轻度充血，双眼角膜模糊，视物不清，角膜可见数个小片状云翳，角膜缘血管网长入约 2mm；左眼结膜充血，角膜中央见片状溃疡灶，约 4mm×5mm，深达基质层，溃疡灶干洁，中央后弹力层膨隆，见上皮修复，大量新生血管朝向溃疡灶长入角膜缘，虹膜后粘连肿胀、溃疡。不伴有瘙痒疼痛，口腔及外阴溃疡，患者自起病以来有发热、皮疹、口腔溃疡，无关节肿痛、脱发等症状，精神、睡眠、饮食尚可，近期大便难解，小便基本正常，体重无明显变化。

（二）体检结果及思维提示

T: 36.6℃，P: 82 次 /min，R: 20 次 /min，BP: 123/74mmHg。体重：61kg。神清，精神弱，全身可见广泛分布皮疹。双肺呼吸音粗，未闻及干湿啰音。心律齐，心音有力，未闻及杂音。腹膨隆，无压痛、反跳痛及肌紧张，肝脾肋下未及，肠鸣音弱，未见胃肠型及蠕动波，移动性浊音阴性。双下肢无水肿（图73-1，见文末彩图）。

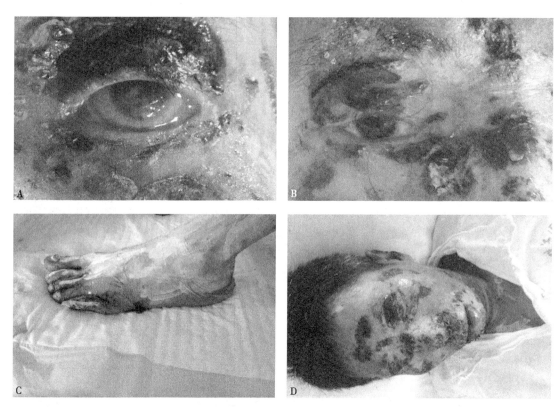

图73-1 全身广泛皮肤和黏膜损害并角膜损害

思维提示

患者全身广泛皮肤和黏膜损害并角膜损害，提示全身系统性疾病，根据既往病史考虑诊断贝赫切特综合征。目前严重皮疹究竟是药物过敏反应还是原发病发作需要进行鉴别，鉴于此次考虑患者停药后贝赫切特综合征复发，且无特殊过敏史，考虑皮疹仍为贝赫切特综合征相关。在治疗过程中患者出现肺部感染，需要加强抗感染治疗。

四、实验室和影像学检查结果

（一）初步检查内容及目的

1. 血常规 WBC：11.66×10^9/L，NE%：83.4%，Hb：123g/L，PLT 正常。

2. 生化 钠：133.0mmol/L，氯：94.4mmol/L，白蛋白：44.2g/L，球蛋白：46.5g/L，丙氨酸氨基转移酶：82IU/L，天冬氨酸氨基转移酶：65IU/L，谷氨酰转肽酶：260IU/L，肌酸激酶：189IU/L，肌酸激酶同工酶：157IU/L，乳酸脱氢酶：445IU/L，α- 羟丁酸脱氢酶：445IU/L。肾功能、胆红素、补体、免疫球蛋白 E 正常。

3. 血沉：86mm/h，超敏 CRP：17.8mg/L，类风湿因子：（－）。

4. 乙肝、丙肝　未见异常。

5. 抗中性粒细胞抗体阴性。

6. 真菌 D 葡聚糖：165.7μg/L，细菌内毒素：442.6μg/L，降钙素原：0.13μg/L。

思维提示

　　患者各项检查均有阳性发现，免疫球蛋白 E 正常，减弱过敏因素引起皮疹可能性。抗中性粒细胞抗体阴性可排除 ANCA 相关血管炎。血常规提示白细胞升高，中性粒细胞为主，考虑患者目前合并感染。真菌 D 葡聚糖、细菌内毒素、降钙素原均升高，也提示患者感染严重，预后不良。

（二）进一步检查结果及思维提示

　　胸部 CT：双下肺后基底段实变影，考虑炎症，左上肺下舌段及双下肺间质性改变（图 73-2）。

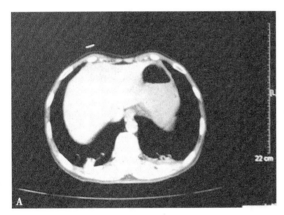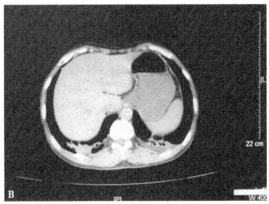

图 73-2　胸部 CT
双下肺后基底段实变影，考虑炎症，左上肺下舌段及双下肺间质性改变

思维提示

　　患者病情复杂，此次为患者自行停药后导致疾病反复，目前全身炎症反应重，皮疹广泛并合并角膜炎症，治疗难度大，在治疗的同时要兼顾肺部感染问题。

五、治疗方案及理由

　　1. 风湿免疫病的治疗　甲泼尼龙 80mg 静滴 1 次/d，沙利度胺 25mg 口服 2 次/d，秋水仙碱 0.5mg 口服 3 次/d，环孢素 50mg 口服 2 次/d。

　　2. 感染的治疗　盐酸左氧氟沙星注射液 4ml 静滴 1 次/d，头孢哌酮/他唑巴坦钠粉针 2g

静滴 2 次 /d，锋克松静滴 2 次 /d。

　　3. 其他治疗　双眼、口腔、皮肤多种外用药物对症。

治疗后结果复查如下（表 73-1）：

表 73-1　治疗后结果

生化	AlB/(g·L⁻¹)	GlB/(g·L⁻¹)	ALT/(U·L⁻¹)	AST/(U·L⁻¹)	CK/(U·L⁻¹)	CK-MB/(U·L⁻¹)
5-3	33.2	46.5	82	65	189	157
5-8	30.8	35.1	45	28	129	66
5-13	29.7	29.7	61	30	60.1	40.9
5-20	31.9	30.1	114	40	29	28.6

血常规	WBC/(10⁹·L⁻¹)	NE/%	LY/%	RBC/(10¹²·L⁻¹)	Hb/(g·L⁻¹)	PLT/(10⁹·L⁻¹)
5-3	11.66	83.4	12.2	4.38	123	244
5-8	3.17	67.8	17.7	4.29	120	308
5-13	4.96	61.9	23.2	4.16	114	215
5-20	7.11	71.9	14.2	4.06	113	267

六、治疗效果及思维提示

治疗效果如图 73-3（见文末彩图）所示。

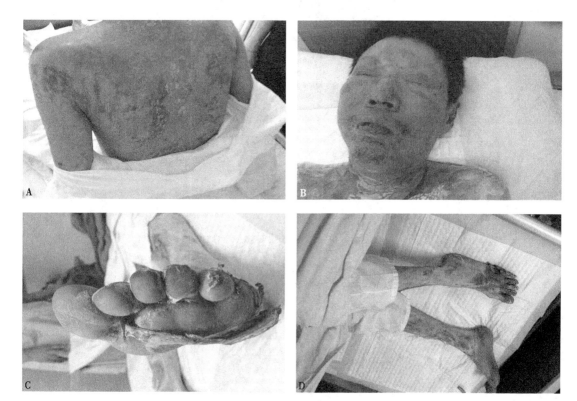

图 73-3　治疗后患者皮疹改善情况明显

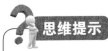

思维提示

> 治疗方案是非常有效的。患者各情况好转明显，皮疹消退。肺部感染得到控制。

最终诊断：贝赫切特综合征、肺部感染。

七、本疾病临床表现及诊断

贝赫切特综合征（BD）是一种以口腔溃疡、外阴溃疡、眼炎及皮肤损害为临床特征的自身免疫性疾病。病情呈反复发作和缓解的交替过程。大部分患者的预后良好，部分患者遗有视力障碍，20% 的患者出现内脏器官受累：①血管型，有大、中型动脉、静脉受累者；②神经型，有中枢或周围神经受累者；③胃肠型，有胃肠道溃疡、出血、穿孔等；④血管炎；⑤皮肤、黏膜、视网膜、脑、肺等，中性多形核白细胞在血管壁的浸润；⑥血管周围有炎症细胞浸润，严重者有血管壁坏死；⑦大中小微血管（动、静脉）均可受累，出现管腔狭窄和动脉瘤样改变；⑧血栓形成。

本病无特异性血清学及病理学特点，诊断主要根据临床症状，故应注意详尽的病史采集及典型的临床表现。目前较多采用国际贝赫切特综合征研究组于 1989 年制定的诊断标准（表 73-2）。

表 73-2　贝赫切特综合征国际诊断标准

1．反复口腔溃疡　1 年内反复发作 3 次。由医生观察到或患者诉说有阿弗他溃疡
2．反复外阴溃疡　由医生观察到或患者诉说外阴部有阿弗他溃疡或瘢痕
3．眼病变　前和 / 或后色素膜炎、裂隙灯检查时玻璃体内有细胞出现或由眼科医生观察到视网膜血管炎
4．皮肤病变　由医生观察到或患者诉说的结节性红斑、假性毛囊炎或丘疹性脓疱；或未服用糖皮质激素的非青春期患者出现痤疮样结节
5．针刺试验阳性　试验后 24～48 小时由医生看结果
有反复口腔溃疡并有其他 4 项中 2 项以上者，在除外其他疾病后，可诊断为本病
其他与本病密切相关并有利于诊断的症状有：关节痛或关节炎、皮下栓塞性静脉炎、深部静脉栓塞、动脉栓塞和 / 或动脉瘤、中枢神经病变、消化道溃疡、附睾炎和家族史

应用标准时注意：并非所有贝赫切特综合征患者均能满足国际研究组的标准；对血管及神经系统病变的关注应成为进行疾病评价的一部分；患者的多种表现可以在几年内陆续出现，医生的记录应作为诊断依据。对符合诊断标准中 1～4 条者可诊为完全贝赫切特综合征，对符合诊断标准中 2 条，尤其有眼部特异表现合并另一条标准者，在除外其他疾病后可诊断不完全贝赫切特综合征，但应密切随访。

八、结合诊断对本病例的思考

本例患者患者发病以全身广泛皮肤和黏膜损害并合并角膜损害为主，全身系统性疾病无疑，根据既往病史考虑诊断贝赫切特综合征。鉴于患者停药后贝赫切特综合征复发，考虑皮疹为贝赫切特综合征相关。患者入院后各项检查均有阳性发现,免疫球蛋白E正常,减弱过敏因素引起皮疹可能性。抗中性粒细胞抗体阴性可排除ANCA相关血管炎。血常规提示白细胞升高,中性粒细胞为主,提示患者出现肺部感染,给予加强抗感染治疗,真菌D葡聚糖、细菌内毒素和降钙素原均升高,也提示患者感染严重,预后不良。使用治疗后效果明显,患者各情况好转明显。

(毋 静 于清宏)

病例 74 停经 28 周，牙龈出血 2 个月，排泡沫尿 1 周

女，22 岁，于 2015 年 5 月 17 日入院。

一、主诉

停经 28 周，牙龈出血 2 个月，排泡沫尿 1 周。

二、病史询问

（一）初步诊断思路及问诊目的

从症状上看，患者主要症状集中在血液系统及泌尿系统，病史的询问应围绕出血、排泡沫尿的程度、随时间演变的过程、相应的治疗和治疗后病情的变化展开，同时应该询问伴随症状以及有鉴别意义的症状等。

（二）问诊主要内容及目的

1. 出血的原因很多，包括血管壁损害、血小板减少和功能障碍、凝血因子缺乏等。因此，首先要详细询问什么情况下出血，出血部位在哪里，出血量有多大，反复出血有多长时间，既往检查血常规、凝血常规等的结果如何。此外，还要询问有无面色苍白、排酱油样尿或血尿、关节肿痛等伴随症状。是否曾经就诊，如何治疗，治疗效果如何，要明确该出血症状在整个病程中的变化情况。

2. 排泡沫尿，首先考虑肾脏疾病尤其是肾炎，尿中含有蛋白可引起泡沫尿。要注意询问伴随症状，如有无排肉眼血尿、颜面和 / 或下肢水肿，有无尿路刺激征、是否伴随腰痛等。

3. 既往史的询问 包括有无慢性病史、不良孕产史、输血史、传染病史、个人史等。

（三）问诊结果及思维提示

1. 患者末次月经 2014-11-2，预产期 2015-8-9。孕早期有轻度恶心、呕吐等早孕反应，于 2015-2-12 初次产检时发现血小板 $59 \times 10^9/L$，血红蛋白 111g/L，当时未予重视，未进一步检查。于 2 个月前出现牙龈出血，皮肤易出现瘀斑，一直未予治疗。1 周前出现排泡沫尿，到当地妇幼保健院就诊，查血小板 $42 \times 10^9/L$，血红蛋白 116g/L。尿常规 PRO（++），转至我院急诊。

2. 我院急诊查血常规 WBC：$9.56 \times 10^9/L$，Hb：116g/L，PLT：$27 \times 10^9/L$。尿常规 PRO：（+++），凝血常规 PT INR：1.1，APTT：68.5s，Fbg：5.1g/L，D- 二聚体：347mg/L，生化 ALT：36.4U/L，AST：55.6U/L，ALB：27.8g/L，BUN：3.50mmol/L，CREA：50μmol/L，UA：473μmol/L，K^+：3.37mmol/L。

3．否认慢性肾脏病史，否认外伤史，否认药物过敏史。曾有两次不良孕产史，均于孕 10 周时自然流产，且妊娠时伴有指尖红斑并疼痛，流产后缓解，未进行相关检查。

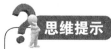

思维提示

患者为青年女性，有两次不良孕产史，本次妊娠伴牙龈出血、血小板减少，APTT 延长，但 D- 二聚体正常，患者存在蛋白尿，肾功能正常。

三、体格检查

（一）重点检查内容及目的

根据问诊的结果，症状主要集中在皮肤黏膜及肾脏，应重点据此进行查体。检查全身皮肤有无瘀斑、出血点、皮疹、红斑，口腔黏膜有无血泡、口腔溃疡，牙龈有无活动性渗血或血痂。患者肾脏存在病变有可能存在水肿，轻则眼睑，严重时可累及全身，低蛋白血症引起的水肿为全身性，以低垂处为著。妊娠可引起下肢水肿，是由于怀孕中、后期，子宫增大压迫下腔静脉，使下肢血液回流受阻，以及内分泌变化导致水钠潴留而产生的水肿现象。

（二）体检结果及思维提示

T: 36.6℃，P: 96 次 /min，R: 20 次 /min，BP: 151/92mmHg，神清，精神倦，四肢皮肤可见散在瘀斑、少许针尖样出血点，口腔黏膜未见溃疡及血泡，双肺呼吸音清，未闻及干湿啰音。心律齐，心音有力，未闻及杂音。产科情况：宫高 25cm，腹围 82cm，头先露，胎方位左枕前（LOA），半入盆，胎心音 145 次 /min，规则，未扪及宫缩。双下肢可凹性水肿。

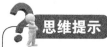

思维提示

患者皮肤可见瘀斑，为血小板减少导致；患者有血压升高，双下肢可凹性水肿，结合患者尿蛋白阳性，提示存在肾性水肿，但患者为孕 28 周孕妇，伴血压升高，有可能存在妊高症引起的水肿。患者同时存在血液系统及肾脏病变，既往有两次自发流产，需要警惕免疫紊乱导致的疾病。

四、实验室和影像学检查结果

（一）检查内容及目的

1．血常规、尿常规、血气分析、生化组合、凝血常规＋D-dimer、血沉、CRP、乙肝等传染病筛查，了解患者基本情况。

2．补体、自身免疫病组合（包括 ANA 谱及抗中性粒细胞胞浆抗体）、抗心磷脂抗体、狼疮抗凝物，了解是否存在自身抗体。

3. 腹部 B 超　了解肝脏、双肾情况。

（二）检查结果及思维提示

1. 血常规　WBC: $9.55 \times 10^9/L$, Hb: 106g/L, PLT: $27 \times 10^9/L$。

2. 尿常规　LEU: (++), BLD: (++), PRO: (+++)+, SG: 1.021。

3. 血气分析　pH: 7.401, PCO_2: 26.8mmHg, PO_2: 81.6mmHg, SaO_2: 94.9%, BE: −3.0mmol/L。

4. 生化　ALT: 28.4U/L, AST: 36.6U/L, ALB: 26.8g/L, BUN: 3.50mmol/L, CREA: 60μmol/L, UA: 453μmol/L, K^+: 3.57mmol/L。

5. 凝血常规　PT INR 1.1, APTT: 68.5s, Fbg: 5.1g/L, D-二聚体: 347mg/L, 3P 试验: (−)。

6. 自身免疫病组合　ANA: (−), 抗 dsDNA: 20U/ml, 抗 β2GP1: (+); 狼疮抗凝物阳性; 抗磷脂抗体: 110.8U/ml。

7. 消化系 + 泌尿系彩超　脾大, 余结果未见明显异常。

8. 胸片　心、肺、膈未见异常。

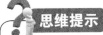

思维提示

　　患者病情复杂，应首先试用一元论解释诊断。患者为孕 28 周女性，出现血液系统及肾脏损害，首先需排除自身免疫性疾病，患者 ANA 及 dsDNA 均阴性，红斑狼疮暂时可排除，但患者体内存在高滴度抗心磷脂抗体，抗 β2GP1(+)，APTT 延长，结合患者有两次孕 10 周流产史，应考虑有无抗磷脂综合征。但根据抗磷脂综合征分类标准，实验室检查方面，需要两次间隔至少 12 周的狼疮抗凝物阳性或中高滴度抗心磷脂抗体或抗 β2GP1(+)，而该患者既往未进行相关检查，我们只能拟诊"抗磷脂综合征"，抗磷脂抗体亦可能存在感染、肿瘤患者，但均为一过性，目前该孕妇没有明显感染、肿瘤证据，根据排除性诊断，仍考虑抗磷脂综合征可能性大。30% 的 APS 患者伴有血小板减少，孕妇目前病情重，血小板短期内下降明显，需要进行治疗，而不是等到确立诊断才实施治疗。但患者尿蛋白及高血压是妊高症引起，还是抗磷脂综合征引起，目前难以鉴别，需行肾活检或终止妊娠后复查才能明确。

五、治疗方案及理由

（一）治疗方案

　　患者于 2015-5-17 入住我院产科，经检查诊断为：①抗磷脂综合征，②重度子痫前期。治疗上先给予解痉、镇静、降压等对症支持治疗，于 2015-5-18 开始给予甲泼尼龙 80mg/d 静滴，并给予丙种球蛋白 1g/(kg·d) 连续两天，2015-5-19 剖宫产终止妊娠。2015-5-22 拟"抗磷脂综合征"转入风湿科治疗。

（二）理由

　　一般对血小板计数 $< 50 \times 10^9/L$ 的 APS 患者，需采用糖皮质激素和免疫抑制剂、静脉注射

免疫球蛋白甚至血浆置换等治疗，因患者为孕产妇，故先给予激素及免疫球蛋白治疗。

六、治疗效果、转归及思维提示

1. 经激素、免疫球蛋白治疗及终止妊娠，2015-5-20 血常规提示 PLT：59×10^9/L，2015-5-21 PLT：77×10^9/L，2015-5-22 复查尿常规提示尿蛋白（−），2015-5-23 PLT：104×10^9/L，甲泼尼龙由 2015-5-21 减至 60mg/d，2015-5-23 减至 40mg/d；尿蛋白在终止妊娠后 2 天即转为阴性，故蛋白尿考虑由子痫前期引起。

2. 2015-5-23 夜间患者出现上腹部剧烈疼痛，为持续性胀痛，伴呕吐两次胃内容物，无咖啡样物，给予 PPI 等保护胃黏膜并给予罗通定止痛、屈他维林等解痉治疗，病情未见好转，次日出现低热及双手指指腹点状红斑伴疼痛。2015-5-24 急诊肝功提示转氨酶升高，ALT：50.8U/L，AST：66.9U/L，血常规提示 WBC：11.84×10^9/L，PLT：69×10^9/L，Hb：101g/L，降钙素原：0.35ng/ml，急查血、尿淀粉酶正常，腹平片无异常发现。

思维提示

患者经过治疗后血小板上升，尿蛋白转阴，但在激素减量的过程中患者病情反复，血小板再次下降，并出现新的病情变化——上腹痛。上腹痛常见于使用激素、非甾体抗炎药的患者，但一般给予胃黏膜保护药后可好转；患者使用激素、行剖宫产手术，腹痛后出现低热，复查白细胞升高、降钙素原略高，需警惕败血症、膈下脓肿等可能；患者拟诊抗磷脂综合征，剧烈腹痛需警惕腹腔脏器梗死、肠系膜动脉血栓可能；另外急性胰腺炎、消化道穿孔经检查已排除。

3. 进一步检查结果及思维提示　2015-5-24 全腹部 CT 平扫＋增强（图 74-1）：肝脏多发低密度影，考虑局灶性肝坏死；脾大；复旧子宫，宫腔内积血；子宫前壁肌层内异常强化影，考虑小血肿可能；盆腔积液。

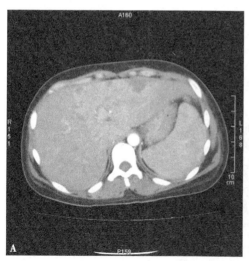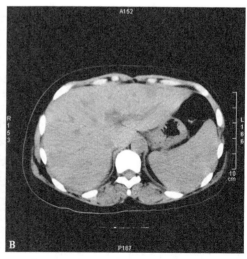

图 74-1　腹部 CT 平扫＋增强

思维提示

全腹部 CT 平扫＋增强：肝脏多发低密度影，考虑局灶性肝坏死；脾大；其中肝实质内见多个小片状低密度影，呈楔形，基底朝外，主要分布在肝脏外围及门脉周围，增强扫描病灶周围组织明显强化。至此，患者上腹痛原因明确，为抗磷脂综合征引起的肝梗死。

七、进一步治疗、转归及思维提示

1. 进一步治疗方案　明确诊断后于 2015-5-24 加大激素剂量至甲泼尼龙 80mg/d，使用免疫抑制剂环磷酰胺，并给予拜阿司匹林抗血小板聚集、伊诺肝素钠针 4 000U 每天 2 次皮下注射抗凝。2015-5-30 日开始予华法林抗凝。

2. 转归　患者腹痛缓解，无再呕吐、腹胀，手指红斑渐渐消失、指腹疼痛缓解，精神改善，复查各项指标改善，2015-5-28 血常规 WBC：6.39×10^9/L，PLT：106×10^9/L，Hb：110g/L，肝功能好转 ALT：39.1U/L，AST：13.9U/L，2015-6-1 血小板：241×10^9/L，2015-6-3 凝血常规：PT INR：2.3，APTT：39s，Fbg：1.45g/L，病情稳定，2015-6-3 予以出院。出院后门诊继续治疗，激素逐渐减量，继续华法林抗凝，维持 PT INR：2.3～2.6，患者病情稳定，1 个月后复查肝脏 CT，肝梗死病灶消失。

思维提示

进一步治疗方案是非常有效的。患者血小板逐步上升，腹痛缓解说明肝栓塞血管再通，肝梗死血供得到恢复。手指指腹的红斑及疼痛亦由抗磷脂综合征导致的手指小动脉血栓引起，经抗炎、抗凝治疗后好转。抗磷脂综合征主要表现为多发性血栓症，好发于中小血管，动静脉均可受累，且患者产后 3 个月仍是血栓高发期，故患者出院仍需要继续抗凝治疗。

最终诊断：抗磷脂综合征、肝梗死、重度子痫前期、孕 3 产 1 孕 28＋2 周 LOT 剖宫产。
注：随访 3 个月，复查抗磷脂抗体为 90.8U/ml。

八、本疾病最新指南解读

抗磷脂综合征（antiphospholipid syndrome，APS）是一种非炎症性自身免疫病，临床上以动、静脉血栓形成，病态妊娠（妊娠早期流产和中晚期死胎）和血小板减少等症状为表现，血清中存在抗磷脂抗体（antiphospholipid antibody，aPL），上述症状可以单独或多个共同存在。

在产科方面，抗磷脂综合征可致胎盘血管血栓形成，导致胎盘功能不全，可引起习惯性流产、胎儿宫内窘迫、宫内发育迟滞或死胎。典型的 APS 流产常发生于妊娠 10 周以后，但亦可发生得更早，这与抗心磷脂抗体的滴度无关。APS 孕妇可发生严重的并发症，早期可发生先兆子痫，亦可伴有 HELLP 综合征（溶血、肝酶升高及血小板减少）。

APS 血栓形成的临床表现取决于受累血管的种类、部位和大小，可以表现为单一或多个血管累及，APS 的静脉血栓形成比动脉血栓形成多见。静脉血栓以下肢深静脉血栓最常见，此外还可见于肾脏、肝脏和视网膜。动脉血栓多见于脑部及上肢，还可累及肾脏、肠系膜及冠状动脉等部位。

血小板减少是 APS 的另一重要表现。

抗 β2- 糖蛋白 1 抗体与血栓的相关性比 aCL 强，假阳性低，对诊断原发性 APS 的敏感性与 aCL 相近。该抗体已被列入 2006 年悉尼标准。悉尼 APS 分类标准为了提高诊断特异性，对血栓和病态妊娠的临床表现进行了定义：血管栓塞需影像学的依据，如为小血管的栓塞，组织学还必须证实血管壁附有血栓，但没有显著炎症反应；对于病态妊娠有了明确的定义，同时要排除母亲解剖、激素异常及双亲染色体异常。

对原发性 APS 的治疗主要是对症处理、防止血栓和流产再发生。一般不需用糖皮质激素或免疫抑制剂治疗，特殊情况下如继发于 SLE 或伴有严重血小板减少（$< 50 \times 10^9/L$）或溶血性贫血等则需要使用激素或免疫抑制剂。

APS 孕妇应按以下情况处理：①既往无流产史，或妊娠前 10 周发生的流产，通常以小剂量阿司匹林治疗；②既往有妊娠 10 周后流产病史，在确认妊娠后，皮下注射肝素 5 000U，每天 2 次，直至分娩前停用；③既往有血栓史，在妊娠前就开始用肝素或 LMWH 抗凝治疗，在妊娠期不用华法林；④产后治疗，由于产后 3 个月内发生血栓的风险极大，故产后应该继续抗凝治疗 6～12 周；如果可能，在产后 2 至 3 周内把肝素改为华法林。

对血小板 $> 50 \times 10^9/L$ 的轻度血小板减少而不合并血栓的患者，可以观察；对有血栓而血小板 $< 100 \times 10^9/L$ 患者要谨慎抗凝治疗；血小板 $< 50 \times 10^9/L$ 禁止抗凝，可以用泼尼松、大剂量静脉丙种球蛋白注射，待血小板上升后抗凝治疗。

九、结合指南对本病例的思考

本例患者符合抗磷脂综合征分类标准，但由于患者既往没有进行相关检查，本次起病急、病情进展快。所以，虽然未能首诊明确诊断为抗磷脂综合征，我们仍然按抗磷脂综合征的处理原则进行治疗，入院第二天即给予糖皮质激素及免疫球蛋白治疗，经治疗及终止妊娠后，患者病情有所好转。但有可能是激素减量过快，当甲泼尼龙减至 40mg/d 时，血小板再次下降，当甲泼尼龙加量至 80mg/d 后，血小板可显著上升；在血小板上升后，按照指南，应给予抗凝治疗，而我们在第一次血小板正常后没有及时给予低分子肝素抗凝，也许与患者在血小板恢复正常的当晚即出现肝梗死有一定关系，当我们在肝梗死明确诊断后给予抗凝治疗，病情明显好转，1 个月后复查肝脏 CT，肝梗死病灶消失。而在随诊 12 周后，我们再次进行了抗磷脂抗体的检测，仍显示高滴度阳性。因此，该患者最终诊断为：抗磷脂综合征、肝梗死。

（张建瑜　吴炜戎）

病例 75　多关节肿痛14年,加重3个月

男,30岁,职员,2016年6月17日来诊。

一、主诉

多关节肿痛14年,加重3个月。

二、病史询问

(一)初步诊断思路及问诊目的

从症状上看,患者主要症状集中在关节及其周围软组织上,病史的询问应围绕关节肿痛部位、范围、程度、随时间演变的过程、加重及缓解因素、相应的治疗和治疗后病情的变化展开,同时应该询问伴随症状等。

(二)问诊主要内容及目的

1. 关节肿痛的诱因、部位、程度　关节肿痛的发生是否有诱因,要详细询问。关节肿痛的部位很关键,能够大致提供疾病的倾向性。询问关节肿痛是否予以治疗,治疗后的反应,要全程跟踪该症状在整个病程中的变化情况及伴随症状(如阳光过敏、脱发、乏力、肌痛、皮疹、口腔溃疡、雷诺现象等)。此外,还要注意有无发热、咳嗽、咳痰、腹痛、腹泻、尿频、尿急、尿痛等伴随症状以鉴别是否有感染史,以排除反应性关节炎等疾病。

2. 既往史的询问　包括有无慢性病史,有无胃肠道疾病,药物过敏,吸烟、饮酒史、传染病史、个人史等。

(三)问诊结果及思维提示

1. 患者于2002年左膝关节无明显诱因出现肿痛,于附近诊所行关节穿刺抽出关节积液并注入药物(具体不详)后好转,未经进一步诊治。患者2003年饮酒后突然出现左侧第一跖趾关节红、肿、热、痛,夜间为重,一周内自行缓解。患者半年后饮酒再次出现左踝关节红肿热痛,未经治疗。患者2006年无明显诱因出现双膝关节肿胀,伴活动受限,自行口服止痛药物后好转。患者自2007年起双膝关节肿痛反复发作,活动后或劳累后加重,并开始出现双手多个关节肿痛、左手背出现皮下结节,患者仍未予重视。2009年患者多关节肿痛持续不缓解,来我院就诊,诊断"痛风",应用秋水仙碱、苯溴马隆、碳酸氢钠治疗后症状好转出院,出院后患者规律用药1年,症状控制良好。患者2010年自行停用以上药物,间断口服碳酸氢钠片,2010年末以上关节肿痛加重,关节肿痛持续发作,周身多处关节伸侧出现皮下结节,患者间

断口服苯溴马隆、止痛药物（具体不详），症状可缓解。

2. 3 个月前患者劳累后出现双膝关节、双踝关节肿痛，尚可行走，曾自行口服依托考昔 120mg/d，初症状控制尚可，后止痛效果不佳。

3. 1 个月前患者双膝关节肿痛较前加重，出现行走困难、卧床，口服依托考昔症状缓解不明显。于某医院就诊膝关节 X 线检查发现双膝关节间隙明显变窄、关节面密度增高、所组成膝关节诸骨质增生变尖，部分骨赘形成，骨质密度普遍减低，骨小梁稀疏，部分骨质穿凿样破坏；双肾彩超：双肾多发结石、双肾多发扩张样囊性回声。患者自发病以来二便正常，饮食欠佳，睡眠尚可。5 天前入我科治疗，给予帕瑞昔布钠 40mg/d 静滴、保护胃黏膜药物治疗，患者双膝关节肿痛较前好转。

4. 患者从 1995 年小学期间开始有高强度体育训练，2002 年有外伤史，曾行胫骨腓骨分离手术，右腕关节肌腱断裂病史，2013 年左手背及右足第 3 趾伸侧痛风石切除史，该患者肥胖，体重 92kg，饮酒史 10 年，自 2003 年已戒断酒，吸烟史 18 年，每天 10 支烟，否认高血压、糖尿病史，否认家族遗传病和传染病史，否认乙肝、结核病史，否认药物过敏史，适龄结婚，未育。

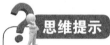

思维提示

患者病史分为 2 个阶段，主要特点为急性关节炎期、慢性关节炎期。

三、体格检查

（一）重点检查内容及目的

根据问诊的结果，该患者的临床特点是青年、男性、肥胖、长期高强度运动训练，患者的症状主要集中在关节肿痛，活动后或劳累后加重为主要临床表现。

（二）体检结果及思维提示

查体发现双膝关节活动受限，双膝关节活动时可触及明显骨擦感，双膝关节肿胀、压痛阳性。除膝关节外，双手多个近端指间关节、掌指关节、右腕关节肿胀，压痛阳性，左手背、右足第 3 足趾伸侧可见痛风石。可见这些病例特点提示应考虑与慢性多关节炎有关的临床问题。

思维提示

骨关节炎的发生与患者的遗传因素、年龄、肥胖、性激素水平、骨密度、过度运动、吸烟等易感因素有关。此外与关节形态异常、长期从事反复使用某些关节的工作或剧烈运动也有关。该患者肥胖、过度运动、吸烟，这些都是骨关节炎的易感因素。且患者痛风病史十余年，也是继发性骨关节炎的重要危险因素。膝关节查体发现膝关节肿胀，活动受限，骨擦感阳性。

四、实验室和影像学检查结果

(一)初步检查内容及目的

1. 血常规、尿常规、便常规、生化全项、凝血四项＋D-dimer、血沉、CRP　了解患者基本情况。

2. 双膝关节 X 线检查、类风湿因子、抗 CCP 抗体、HLA-B27 等检查项目　了解关节肿痛的原因。

3. 受累关节彩超　了解受累关节软骨破坏、骨赘形成和滑膜增生等的情况。

(二)检查结果及思维提示

1. 血常规　WBC: 5.55×10^9/L, Hb: 121g/L, PLT: 263×10^9/L。

2. 尿常规、便常规、肝功能基本正常。血尿酸: 775.30μmol/L, ESR: 103mm/h, CRP: 72.9mg/L。自身抗体检查:类风湿因子阴性,抗 CCP 抗体正常、抗核抗体阴性。HLA-B27 阴性。肾脏彩超:双肾多发结石、双肾多发扩张样囊性回声。

3. 膝关节 X 线检查　双膝关节间隙明显变窄,关节面密度增高,所组成膝关节诸骨质增生变尖(图 75-1,见文末彩图)。

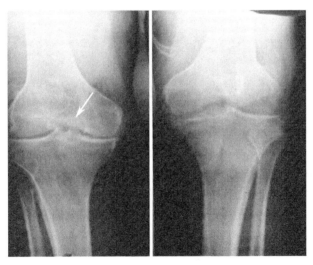

图 75-1　膝关节 X 线片

4. 受累关节彩超　双膝关节少量积液,有较陈旧轻度滑膜增生;双侧股骨下端骨面毛糙,可见骨质破坏;双侧股骨下端退行性病变,请结合临床除外晶体性关节炎;双踝关节少量积液;双踝关节可见多处痛风石;双踝关节组成骨骨面毛糙,多发骨侵蚀。

思维提示

　　该患者痛风诊断明确,然而该患者除症状体征,有多项检查阳性支持膝骨关节炎的诊断，双膝 X 线片及关节彩超均提示有膝关节骨关节炎的可能。该患者既往有痛风病史，需鉴别患者膝关节病变具体病因及关节破坏严重程度，可继续检查膝关节 MRI。

（三）进一步检查结果及思维提示

膝关节 MRI 结果示：左膝股骨下段、胫骨上段、髌骨异常信号影，考虑退行性改变，请结合临床；左侧股骨下段后方多发骨性小结节，请结合 CT；左膝内、外侧半月板后角退变；左膝髌上囊及关节腔内滑膜增生。

思维提示

患者病情复杂，周身多关节肿痛，既往痛风病史，现患者双膝关节肿痛、活动受限，是痛风所致，还是膝骨关节炎？该患者症状体征及辅助检查符合膝骨关节炎诊断标准即临床＋影像学标准（1986 年）：①近 1 个月大多数时间有膝关节疼痛；②X 线片示关节边缘有骨赘形成；③关节液检查符合骨关节炎；④年龄大于等于 40 岁；⑤晨僵持续时间小于等于 30 分钟；⑥关节活动时有骨擦音；满足 1＋2 条或 1＋3＋5＋6 条者可诊断膝骨关节炎。

五、治疗方案及理由

1. 治疗　非药物治疗包括患者教育、运动、生活指导及物理治疗等。根据患者情况，制订治疗方案。药物治疗包括抗炎镇痛、局部外用药物、对症治疗，该患者合并痛风需加用降尿酸药物治疗。

2. 理由　治疗尽量避免易感因素，除了药物治疗外骨关节炎非药物治疗也非常重要。非药物治疗在骨关节炎的治疗上占据核心地位。患者为青年男性，主要问题为双膝关节肿胀疼痛、活动受限，行走不能，给予非甾体抗炎药、关节结构改善药物。应用非甾体抗炎药物既有止痛作用又有抗炎的作用，但应注意患者是否有胃肠道不适、心血管不良事件的高危因素。改善关节结构药物倾向于保护、延缓、稳定，甚至逆转骨关节炎进展。该患者既往痛风病史，此次血尿酸升高、不排除关节肿痛与痛风相关，需积极治疗痛风，加用降尿酸药物。

六、治疗效果及思维提示

1. 前 3 天给予非甾体抗炎药及双醋瑞因；氨基葡萄糖和硫酸软骨素保护软骨，给予维生素 D 治疗。患者关节肿痛减轻，第 3 天可下地行走。

2. 第 3 天至第 10 天患者自觉膝关节肿痛减轻，下地行走时膝关节疼痛明显，给予局部外用非甾体抗炎药制剂。

3. 经治疗，患者关节肿痛明显好转，复查 ESR 下降。患者未出现不良反应。

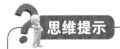

思维提示

　　根据患者的患病危险因素、受累关节的部位、关节结构改变、炎症情况、疼痛程度、伴发病等具体情况及病情制订治疗方案，经治疗患者病情明显改善。骨关节破坏不可逆，给予患者改善关节结构或延缓病程的药物。告知患者需要 2~4 周内进行首次随诊。之后根据病情延长随诊时间间隔。患者的下一步治疗计划是改善生活方式、调整饮食、减轻体重至标准体重并保持；进行适当的负重运动。关节肿痛缓解后可停用非甾体抗炎药。双醋瑞因、氨基葡萄糖和硫酸软骨素以及维生素 D 可维持 3~6 个月，根据病情逐渐减量并停用。降尿酸药物治疗维持 6 个月，根据病情减量或停用。

　　最终诊断： 膝骨关节炎、痛风、双肾结石。

七、本疾病治疗指南

　　骨关节炎的治疗指南不断在更新，骨关节炎治疗原则应以非药物治疗联合药物治疗为主，必要时手术治疗。所有版本指南中均强调改变生活方式和锻炼方式的重要性，最新版本的治疗指南更是把改变生活和锻炼方式放在了首要位置。

　　非药物治疗包括患者教育、生活方式的干预、运动指导、保护关节、辅助工具的使用及物理治疗等，制订个体化治疗方案。

　　1. 患者教育　让患者对骨关节炎疾病了解，知道本病是一种慢性病，大多数预后良好，消除其思想负担，配合治疗；建立合理的生活方式，避免对本病治疗不利的各种因素，如长时间蹲位、站立、跪位、爬楼梯；在医生指导下规范治疗。

　　2. 生活方式的干预　减轻体重至标准体重并保持、饮食调整。

　　3. 制订运动锻炼方案　关节在非负重的状态下运动，保持关节活动度，增强股四头肌的力量以增加关节的稳定性；对受累关节进行锻炼；有氧运动，如步行、游泳、骑自行车等有助于保护关节。

　　4. 保护关节　可带护膝等。

　　5. 辅助工具　减轻关节负重，如轮椅、手杖。

　　6. 物理治疗　包括针灸、按摩、推拿、热疗、水疗等。

　　药物治疗包括改善关节疼痛的药物、改善关节结构或延缓病程的药物、关节营养药物等。

　　1. 改善关节疼痛药物包括对乙酰氨基酚、非甾体抗炎药、关节腔内注射药物糖皮质激素、关节腔内注射透明质酸衍生物、局部外用非甾体抗炎药及辣椒碱等。

　　2. 改善关节结构或延缓病程的药物包括双醋瑞因、多西环素等。

　　3. 关节营养药物包括氨基葡萄糖、硫酸软骨素、维生素 D 等。

　　在改善关节疼痛上 2010 年中国指南推荐应用以上药物治疗。

　　2013 年 AAOS 对治疗骨关节炎（针对症状性膝关节骨关节炎患者）推荐口服或局部使用非甾体抗炎药或曲马多；不建议使用氨基葡萄糖和软骨素；既不赞成也不反对使用关节腔内注射糖皮质激素；不建议使用透明质酸；既不赞成也不反对使用关节腔内注射生长因子和 / 或富血小板血浆。

2014 年 NICE 指南推荐：传统 NSAIDs 和选择性 COX-2 抑制剂，对乙酰氨基酚或局部应用 NSAIDs 缓解 OA 患者的疼痛无效时，应当考虑应用口服传统 NSAIDs/COX-2 抑制剂替代；对乙酰氨基酚或局部应用 NSAIDs 不能完全缓解 OA 患者的疼痛时，应当在对乙酰氨基酚基础上加用口服传统 NSAIDs/COX-2 抑制剂；应用最低有效剂量的口服 NSAIDs/COX-2 抑制剂治疗的时间尽可能短；当采用口服 NSAIDs/COX-2 抑制剂治疗时，首选传统 NSAIDs 或 COX-2 抑制剂。在每个病例中，若需要应用 PPI（质子泵抑制剂），选择一个最低成本的 PPI。2014 年 NICE 指南推荐对缓解骨关节炎患者的中重度疼痛而言，关节内注射皮质类固醇应被视为核心治疗的一种辅助，不推荐应用关节内注射透明质酸治疗 OA。

2014 年 OARSI 指南建议患者口服 NSAIDs，但不确定患有心脏病和其他相关问题的患者是否也应口服非甾体抗炎药；应用非甾体抗炎药时，当考虑可能有胃出血的情况下伴随使用质子泵抑制剂；指南指出萘普生在心血管系统安全性方面似乎优于 COX-2 抑制剂。双氯芬酸发生肝酶异常似乎有更高的发生率，而塞来昔布（西乐葆）在胃肠道不良反应少见但需警惕心血管事件；2014 OARSI 指南推荐在没有相关合并症的情况下使用皮质类固醇和对乙酰氨基酚，指南不推荐透明质酸应用于关节腔注射；2014 年 OARSI 指南指出盐酸葡糖胺是无效的；硫酸葡糖胺是否有效，尚未得出一致结论。

外科治疗包括关节镜手术、开放手术。

然而大部分干预手段会有潜在的一些不良反应，尤其是介入或手术治疗。应尽量采取不良反应发生率低的治疗方式以降低风险，改善疗效和医患关系。

八、结合指南对本病例的思考

本病例患者既往痛风病史，痛风可累及双膝关节，导致关节肿痛、关节畸形、活动受限等，然该患者根据膝骨关节炎诊断标准符合膝骨关节炎诊断，患者是年轻男性不符合骨关节发病人群，经仔细询问病史患者既往高强度训练，考虑患者骨关节炎发病与其长期剧烈运动及痛风病史有关。本病例主要目的在于患者关节炎的病因不一定要一元论来解释，有可能是两种或以上疾病所致。所以在询问病史、体格检查及辅助检查时需考虑多种因素，这样治疗上也有不同，并能在很大程度上改善患者预后。

（张志毅）

病例 76　肩背、臀部肌肉疼痛 1 年余

女, 62 岁, 无业, 2015 年 11 月 12 日来诊。

一、主诉

肩背、臀部肌肉疼痛 1 年余。

二、病史询问

(一) 初步诊断思路及问诊目的

从症状上看, 患者主要表现集中在肌肉骨骼系统, 病史的询问应围绕肌肉疼痛的部位、程度、随时间演变的过程、相应的治疗和治疗后病情的变化等展开, 同时应该询问有无肌肉无力、痉挛、萎缩、瘫痪, 有无关节受累、运动障碍以及其他有鉴别意义的症状。

(二) 问诊主要内容及目的

1. 肌肉疼痛的起病情况、诱因、部位、程度、演变及伴随症状, 要详细询问。特发性炎性肌病多数呈缓慢起病, 肌肉和皮肤表现是两组主要症状, 受累肌群包括四肢近端肌肉、颈部屈肌、脊柱旁肌肉等, 常表现为髋周、肩周、颈部肌肉进行性无力。感染性肌病多有明确的感染病史, 于感染期间或在其后出现肌肉表现。代谢性肌病多见于青少年, 主要表现为运动不耐受、肌无力、肌红蛋白尿, 呈缓慢进行性发展, 常合并多系统损害。横纹肌溶解的发生与过量运动、代谢紊乱、服用药物或毒物等有关, 出现肌肉的疼痛、肿胀及无力, 尿外观呈茶色或红葡萄酒色; 当并发急性肾功能衰竭时, 有少尿、无尿及其他氮质血症的表现。内分泌性肌病多合并有明确的内分泌疾病; 药物性肌病有糖皮质激素、青霉胺等用药史或饮酒史, 症状常从下肢开始, 渐向肩、背部发展。重症肌无力症状每于清晨或休息后减轻, 午后或过劳时加重。风湿性多肌痛多在 50 岁以后发病, 以颈、肩胛带、骨盆带肌肉受累为主。此外, 还要注意有无肢体感觉或运动障碍、肌肉萎缩、行动困难、全身乏力、不适等伴随症状, 以及是否进行治疗, 治疗后的反应。

2. 关节症状　年轻男性伴腰、髋部疼痛, 要注意排除脊柱关节病变, 老年人则要排除腰椎、关节退行性改变。要询问关节痛的起因、部位、程度及治疗后的变化, 并询问伴随症状, 如有无关节肿胀、晨僵、有无皮疹等。

3. 既往史的询问　包括有无慢性病史, 长期用药史, 吸烟史、饮酒史、传染病史、个人史等。

(三) 问诊结果及思维提示

1. 患者 1 年前无明显诱因出现双侧肩背部肌肉疼痛, 其后渐扩展至双侧臀部, 晨起有僵

硬感，无面颈部及关节伸侧皮疹，无发热，无关节肿痛，自服布洛芬可缓解，未予重视。

2. 患者近 2 个月余疼痛症状加重，伴抬腿困难、步行受限、下蹲后起立困难，在当地医院住院效果不佳（具体治疗不详）。其后至我院门诊，查 C 反应蛋白（CRP）35.5mg/L，血沉 120mm/h，血清肌酸激酶 38U/L，RF<20IU/ml，抗 CCP<25RU/ml，抗 MCV<20U/ml，ANA（-），ENA（-），予复方倍他米松 1ml 肌注，症状好转，其后未再复诊。

3. 1 周前原有症状又出现，伴双下肢乏力，下蹲起立受限，行走不稳，再至我院，查 CRP：22.5mg/L，血沉：89mm/h，为求进一步诊治收住入院。病程中，患者无发热，无头痛、头昏，无面部红斑、光过敏，无口干、眼干，无肢体麻木，饮食、睡眠尚可，二便正常，自诉 1 年内体重减轻 10kg。

4. 既往有"高血压"病史，未正规治疗，血压控制不佳；否认"糖尿病"病史，否认"肝炎、结核"等重大传染病史，否认重大手术及外伤史，否认输血史，否认食物、药物过敏史；否认吸烟、酗酒史，家族史无特殊。

思维提示

患者主要特点为老年女性，肩胛、骨盆带肌肉疼痛，症状缓慢发展、逐步加重，外周血中炎症指标如 CRP、血沉明显升高，但肌酶、自身抗体正常，初期应用非甾体抗炎药即可控制，病情进展后给予糖皮质激素才能缓解。

三、体格检查

（一）重点检查内容及目的

根据问诊的结果，症状主要集中在脊柱和四肢，应重点据此进行查体。检查脊柱有无畸形、压痛、叩击痛、活动度，检查四肢有无畸形、杵状指（趾）、水肿、肌肉萎缩、肢体瘫痪或肌张力增强，关节有无红肿、疼痛、压痛、积液、活动度受限或强直。同时应注意生命体征和重要脏器如心、肺有无异常，必要时做运动、感觉等神经系统检查。

（二）体检结果及思维提示

T：37.5℃，P：72 次 /min，R：20 次 /min，BP：167/86mmHg。神志清，精神一般；全身皮肤黏膜无黄染，浅表淋巴结未及明确肿大，口唇无发绀，咽不红，扁桃体无肿大。颈软，无抵抗；双肺呼吸音粗，双下肺可及捻发音；心率 72 次 /min，心律齐；腹平软，无压痛、反跳痛，肝脾肋下未触及，Murphy 征（-），移动性浊音（-），肝肾区叩击痛（-）。脊柱无畸形压痛，四肢关节无肿痛及活动障碍；双下肢无水肿，双上肢肌力 4 级，双下肢肌力 4 级；生理反射存在，病理反射未引出。

思维提示

肌力减退可能是因为肌肉疼痛导致身体活动度下降，引起失用性肌力减退，但应排除其他器质性病变。

四、实验室和影像学检查结果

（一）初步检查内容及目的

1. 血常规、尿常规、生化全套、血沉　了解患者基本情况。
2. 全胸片、心电图、心脏超声、腹部 B 超　了解有无其他基础疾病。
3. 血糖、甲状腺功能　了解有无内分泌异常。

（二）检查结果及思维提示

1. 血常规　WBC: 5.4×10^9/L, NE%: 76.2%, Hb: 111g/L, PLT: 414×10^9/L, MCV: 8.8fl。
2. 尿常规　BLD:（−）, WBC:（+）, PRO（−）。
3. 生化全套　AST: 16.6U/L, ALT: 18.0U/L, AKP: 96U/L, GGT: 19.8U/L, TBIL: 7.1μmol/L, DBIL: 1.5μmol/L, ALB: 33.7g/L, GLB: 35.6g/L, GlU: 6.14mmol/L, BUN: 8.0mmol/L, CREA: 53μmol/L, URIC: 262μmol/L, Ca^{2+}: 2.37mmol/L, Na^+: 140.9mmol/L, K^+: 3.95mmol/L, Cl^-: 104.3mmol/L。
4. 血沉: 118mm/h。
5. 全胸片　未见明显异常。心电图: 心率 70 次 /min, 窦性心律, 左心室肥大伴 ST-T 改变。
6. 超声心动图　左心房增大, 升主动脉稍增宽, 主动脉瓣增厚钙化伴轻 - 中度反流, 二尖瓣、三尖瓣轻度反流, 左室舒张功能减退。
7. 腹部 B 超　肝脏、胆囊、肝内外胆管、胰腺、脾脏未见明显异常。右侧肾脏囊肿, 双侧输尿管未见扩张。
8. TSH: 1.29mIU/L, FT_3: 3.00pmol/L, FT_4: 15.62pmol/L, 抗胸腺细胞球蛋白（ATG）: 16.61IU/ml, 抗甲状腺过氧化物酶抗体（ATPO）: 19.79IU/ml。

> **思维提示**
>
> 　　患者常规检查中以血沉增快最为显著, 伴有血小板增高, 提示为炎性改变。心电图、超声心动图的异常所见则考虑与患者基础疾病高血压有关。老年患者出现颈部、肩胛部或骨盆部肌痛, 血沉超过 40mm/h 以上, 首先要考虑风湿性多肌痛; 但须排除其他疾病尤其是炎性肌病、内分泌疾病等所致, 老年人还需注意有无合并肿瘤及脊柱和关节的退变。患者伴有双下肢乏力, 检查肝肾功能、电解质正常, 球蛋白略高, 自身抗体正常, 甲状腺功能也基本正常, 下一步可行肌电图了解下肢肌肉受累情况, 行腰椎 MRI、骨密度检查了解有无退行性关节病变和骨质疏松, 并进行肿瘤指标筛查。

（三）进一步检查结果及思维提示

1. 肌电图　左股内侧肌、右胫前肌未见病理性自发电位, 其 MUP 平均时限及平均波幅未见明显异常, 运动单位数目未见减少。

2. 腰椎 MRI　腰椎生理曲度欠佳,序列规整,椎体边缘增生变尖伴信号欠均匀,$L_{4/5}$ 椎体边缘见片状短 T_1 长 T_2 信号,T_2WI 上各椎间盘信号降低,$L_{4/5}$、L_5/S_1 椎间盘向周围轻度膨出,硬膜囊前缘受压;脊髓末端约位于 L_1 椎体上缘水平(图 76-1)。

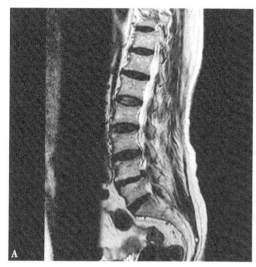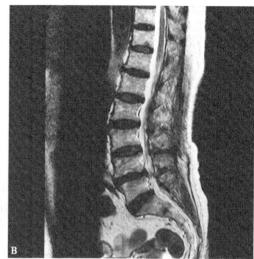

图 76-1　腰椎 MRI

3. 骨密度　股骨颈 T 值:-2.2,Wards 三角:-3.2,大粗隆:-2.8,全部:-2.5,提示为骨质疏松症。

4. 肿瘤全套　AFP:2.50ng/ml,CEA:0.87ng/ml,CA72-4:0.72U/ml,CA125:10.40U/ml,CA19-9:8.10U/ml,CA15-3:12.02U/ml,CA242:4.33U/ml,CA50:4.17IU/ml,β2-MG:1 345ng/ml,铁蛋白:183.1ng/ml。

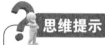 **思维提示**

　　患者病情较为复杂。根据中华医学会风湿病学分会风湿性多肌痛和巨细胞动脉炎诊断和治疗指南,满足以下 3 条标准可以诊断风湿性多肌痛:①发病年龄≥50 岁;②两侧颈部、肩胛部或及骨盆部肌痛晨僵;③血沉≥40mm/1h 或小剂量糖皮质激素有效;患者符合全部 3 项,诊断成立。后续检查中,肌电图、肿瘤指标筛查无明显异常;骨密度示 T 值明显减低;腰椎 MRI 示腰椎退变,$L_{4/5}$、L_5/S_1 椎间盘膨出,$L_{4/5}$ 椎体终板炎,故患者同时存在骨质疏松症、腰椎退变,而这些病变也加重了其症状。此外,患者血压虽以收缩压升高为主,舒张压尚正常,但已出现心血管改变,宜进行干预。

五、治疗方案及理由

1. 治疗　复方倍他米松 1ml 肌注,甲泼尼龙 12mg/d 口服;碳酸钙 D_3、阿法骨化醇、阿仑膦酸钠治疗骨质疏松症;贝那普利降压。

2. 理由　患者主要问题为风湿性多肌痛,小剂量糖皮质激素为首选用药,通常能迅速改善症状，缓解病情；对使用激素有禁忌证或效果不佳、或减量困难、或不良反应严重者，可联合使用免疫抑制剂如甲氨蝶呤、硫唑嘌呤等进行治疗。需要注意的是，一方面激素减量过快或停药过早是导致病情复发的重要原因；另一方面患者已存在骨质疏松，而骨量丢失的程度又与糖皮质激素使用剂量和时间明显有关，长期应用此类药物会引起糖皮质激素性骨质疏松症（GIOP），加重其病变。因此，应尽可能给予最低剂量激素控制风湿性多肌痛并对骨质疏松症采取相应的治疗。骨质疏松症需防治骨折发生，要告知患者调整生活方式，如食用富含钙、低盐和适量蛋白质的均衡膳食，增加户外活动和日照，避免吸烟、酗酒，预防跌倒等，并补充钙剂和维生素 D 作为基础治疗，同时给予双磷酸盐类药物保护骨骼微结构完整性。至于高血压，根据 2014 年美国指南，对于≥60 岁的一般人群，当收缩压≥150mmHg 或舒张压≥90mmHg时应起始药物治疗，初始降压治疗可选用噻嗪类利尿剂、钙拮抗剂、血管紧张素转换酶抑制剂或血管紧张素受体拮抗剂。

六、治疗效果及思维提示

患者在肌注一支复方倍他米松针剂后，次日肌痛及下肢乏力症状即有明显减轻，其后逐日改善，治疗过程血压平稳，1 周后复检血沉 27mm/h，予以出院。

> **思维提示**
>
> 患者对以糖皮质激素为主的治疗方案非常有效，症状缓解，血沉接近正常，这也进一步证实风湿性多肌痛的诊断。当疾病控制后，需要逐步减少激素的用量以避免其众多的不良反应，并嘱患者定期门诊随访，同时积极治疗合并症（骨质疏松症、腰椎退变和高血压病），以改善患者的长期预后。

最终诊断：风湿性多肌痛、骨质疏松症、腰椎退变、高血压病。

七、本疾病最新指南解读

对于风湿性多肌痛的治疗，尤其是糖皮质激素的剂量、减药策略、非甾体抗炎药的应用和治疗疗程等方面，目前尚缺乏统一的标准。2015 年，欧洲抗风湿联盟与美国风湿病学会以GRADE 分级系统作为框架，结合文献证据和专家共识，共同提出了风湿性多肌痛的管理建议。该建议包括 8 项原则和 10 条具体建议，其目标人群是基于现有诊断或分类标准，临床诊断为风湿性多肌痛的患者。

（一）总体原则

1. 采用可靠、特异的方法确定本病，排除类似的疾病状态，如非炎性疾病、炎性疾病（如巨细胞动脉炎或类风湿关节炎）以及药物诱导的、内分泌性、感染性和肿瘤性疾病。

2. 每位患者开始治疗之前应进行以下评估：

（1）记录患者的基础实验室数据，包括类风湿因子和 / 或抗环瓜氨酸肽抗体、CRP 和 / 或血沉、血细胞计数、血糖、肌酐、肝功能、骨代谢指标（包括血钙、碱性磷酸酶）和尿液分析。其他还可有蛋白电泳、促甲状腺激素（TSH）、肌酸激酶和维生素 D 等。

（2）根据患者临床症状和体征以及需鉴别诊断的疾病，可考虑进行其他的血清学检查（如抗核抗体、抗中性粒细胞胞浆抗体或结核试验）或其他检查如胸部 X 线片。

（3）明确有无合并症（尤其是高血压、糖尿病、糖耐量异常、心血管疾病、血脂异常、消化性溃疡、骨质疏松症、白内障或青光眼、慢性或复发的感染），有无合并应用非甾体抗炎药或存在其他可能增加糖皮质激素不良反应的药物及危险因素。

（4）尚不清楚哪些因素会导致疾病复发或延长疗程。有少量研究提示与女性、血沉升高（>40mm/1h）以及外周炎性关节炎有关，但未得到其他研究证实。

3. 应建议患者至专科诊治，尤其是症状不典型（如具有外周炎性关节炎、系统性症状、炎症指标不高、年龄 <60 岁）、曾有治疗相关不良反应或存在高危因素、对糖皮质激素治疗抵抗和 / 或疾病复发、疗程延长的患者。

4. 患者的治疗应由患者与医生共同决定，使其得到最佳的救治。

5. 遵循个体化的治疗方案。在起始应用糖皮质激素以及后续减药的过程中，应考虑到患者的期望和意愿。

6. 患者应得到关于疾病危害、治疗（包括合并症和疾病预测因素）的教育以及针对个体所制订的锻炼计划的建议。

7. 每个接受治疗的患者应监测以下指标 激素相关不良反应的危险因素和证据、合并症、其他相关药物应用情况、疾病复发 / 疗程延长的证据和危险因素。在给予糖皮质激素治疗时要进行连续监测，建议第 1 年每 4~8 周随访 1 次，第 2 年每 8~12 周随访 1 次。

8. 对于患者来说，在病情变化（如复发或不良事件）时，能从医生、护士或训练有素的医疗保健人员快速直接地获得建议非常重要。

（二）具体的管理建议

1. 强烈推荐在风湿性多肌痛患者治疗中应用糖皮质激素替代非甾体抗炎药，除非当患者合并其他原因引起的疼痛时，可短期应用非甾体抗炎药和 / 或镇痛药。

2. 以糖皮质激素治疗患者时，强烈推荐采用最短的且有效的个体化疗程。

3. 酌情推荐使用最低有效剂量的糖皮质激素作为起始治疗用量（范围约相当于泼尼松 12.5~25mg/d）。对于病情复发风险高且不良反应风险低的患者，可给予较高的起始用量，而对于存在相关合并症（如糖尿病、骨质疏松症、青光眼等）和具有其他激素相关不良反应高风险的患者，宜减少激素用量。不推荐起始剂量≤7.5mg/d，同时强烈不推荐起始剂量 >30mg/d。

4. 强烈推荐在定期监测患者的病情活动性、实验室指标以及不良反应的基础上，制订个体化的激素减量方案。激素减量原则建议如下：①起始减量，在 4~8 周内减至口服 10mg/d 泼尼松的等效剂量。②复发治疗，将口服泼尼松加量至复发前用量，并逐渐在 4~8 周内减至复发时的剂量；③缓解后减量，在维持临床缓解下每 4 周减 1mg 泼尼松（或以 1.25mg 递减），直至停药。

5. 酌情推荐以肌内注射甲泼尼龙作为口服糖皮质激素的一种替代治疗，具体选择由经治医生决定。

6. 酌情推荐给予单次而非分次口服糖皮质激素治疗疾病，除特殊情况如夜间疼痛明显而激素已减至低剂量（<5mg/d）时。

7. 酌情推荐在糖皮质激素之外，早期加用甲氨蝶呤，尤其是有复发和 / 或疗程延长高风险的患者，以及存在危险因素、合并症及合并用药，易出现激素相关不良反应时。对于复发患者、对激素反应不佳的患者或出现激素相关不良反应的患者也应考虑应用甲氨蝶呤。在临床试验中，甲氨蝶呤的口服剂量为 7.5～10mg/w。

8. 强烈不推荐应用肿瘤坏死因子拮抗剂治疗本病。

9. 酌情推荐制订患者个体化的锻炼计划，旨在维持肌肉质量和功能、降低跌倒风险，尤其对长期应用激素治疗的老年患者以及体质较差患者。

10. 强烈不推荐应用中草药制剂（阳和胶囊及痹祺胶囊）治疗本病。

需要额外说明的是，当风湿性多肌痛患者同时合并有巨细胞动脉炎、类风湿关节炎时，或临床某些情况表现为风湿性多肌痛临床特征或出现类似表现时，不适用于此建议。

八、结合指南对本病例的思考

本例患者基本上是遵循欧洲抗风湿联盟与美国风湿病学会共同建议中提示的要点进行治疗。老年人出现肩背四肢疼痛、活动障碍，血沉显著升高，而肌肉本身无明显病变时，要想到本病的诊断。糖皮质激素仍是风湿性多肌痛的最主要治疗药物，常有着非常迅速的效果，但在使用时需避免两个极端：一是担忧药物的不良反应而不应用此类药物；二是大剂量、长时间应用。患者的依从性对治疗效果也有着很大的影响，要重视患者教育和慢病管理。另外，国内有一些中药制剂"号称"能治疗多种风湿病，但在规范的循证医学证据出现之前，不要进行尝试。总之，遵照指南原则，结合临床实际灵活运用，是最终成功的关键。

（冯学兵）

病例 77　流涕、声嘶、耳疼 4 个月、双眼胀痛 1 个月余

男,51 岁,干部,2011 年 11 月 27 日来诊。

一、主诉

流涕、声嘶、耳疼 4 个月、双眼胀痛 1 个月余。

二、病史询问

(一)初步诊断思路及问诊目的

根据患者主诉,症状主要集中在五官部位。病史询问应围绕鼻、咽喉、双耳及眼部的相关表现,发生发展的过程,以往的治疗处理及疗效,治疗后的病情演变等方面展开。同时应关注全身一般情况,如有无发热、疲劳、消瘦、衰弱等,有无下呼吸道及全身其他系统的伴随症状。

(二)问诊主要内容及目的

1. 上呼吸道为感染的好发部位,流涕、咽痛、声音嘶哑等首发症状,首先需排除一般感冒。但病情迁延 4 个月呈慢性化且波及双耳及眼部,应考虑到多器官受累的弥漫性结缔组织病。系统性红斑狼疮、类风湿关节炎、干燥综合征、多发性肌炎/皮肌炎、系统性硬化病、系统性血管炎,特别是 ANCA 相关性血管炎(AAV)、Cogan 综合征、复发性多软骨炎等均可累及眼、耳、上呼吸道等。上述疾病主要临床表现均应在问诊范围,以除外可能的相关疾病。

2. 下呼吸道、肾脏、神经系统、皮肤黏膜、关节肌肉及其他系统有无明显症状,对于考虑或排除上述疾病,获得初步印象十分重要,以达到拟诊的目的。

3. 既往史　包括有无慢性病史、传染病史、个人史及家族史等。

(三)问诊结果及思维提示

1. 患者起病后,即在当地医院诊为"上呼吸道感染",但抗生素治疗无效。症状迁延,鼻塞、流清涕或浓涕、偶有出血,然而下呼吸道症状不明显,诊为"鼻窦炎",局部用药疗效不明显。后出现双侧耳痛、耳鸣、自觉听力下降,同时双耳有大量脓性分泌物渗出,以左耳为著,诊为"中耳炎"。在外院住院治疗,双耳分别每天抽吸分泌物(具体量不详)后,局部灌注地塞米松 5mg/d,共 20 天;同时每天静脉输注地塞米松 10mg,共 8 天,治疗后症状好转出院并停药。

2. 出院后,间断中轻度发热,全身乏力,关节肌肉酸痛不适,偶有口腔溃疡,鼻咽部、耳部症状轻重交替,声音嘶哑不明显,无咳嗽、咳痰、咯血、胸闷气促及胸痛等下呼吸道症状,尿液检查无蛋白尿,红、白细胞及管型尿,未出现神经系统、皮疹及关节炎等病变。

3. 40 天前出现双眼肿胀、疼痛、发红，视力下降，当地医院予糖皮质激素、抗生素及抗病毒等药物局部外用治疗（具体用药及剂量不详），症状未见明显好转，遂于近日赴京治疗，在外院检查，眼部超声提示双眼球后占位；眼部 MRI 检查提示双侧泪腺肿大。初步诊断："双眼眶内病变、性质待定"，建议到我院风湿免疫科就诊并收入病房。

4. 既往体健，入院前发现血糖偏高，未予诊治；否认高血压及冠心病史。否认肝炎结核病史。否认慢性肾脏病史。腹腔镜胆囊摘除术后，否认外伤史。否认药物过敏史。生于兰州，否认疫区旅居史，无烟酒嗜好。适龄婚育，育有一子。

> **思维提示**
>
> 患者病史可分为 3 个阶段，发病初期主要出现流涕、声嘶等类似感冒的症状，但经一般治疗无效，症状持续；中间阶段以耳部症状为主，在当地住院，按"中耳炎"治疗处理，症状缓解，出院后上述症状反复出现；最后出现眼部胀痛，眼球突出等，局部抗感染及局部激素治疗无效。考虑到患者病程 4 个月，多器官病变，病情复杂，遂就诊风湿免疫科。

三、体格检查

（一）重点检查内容及目的

根据问诊的结果，症状主要集中在鼻、咽、双耳、双眼部位，应请耳鼻喉科和眼科医师进行专科检查；同时全身系统检查十分重要，以期发现心、肺、腹（尤其是肾脏）、皮肤黏膜、神经、关节等器官系统有无阳性体征。

（二）体检结果及思维提示

T：36.3℃，P：94 次 /min，R：18 次 /min，BP：120/80mmHg。神清，精神可，发育正常，营养良好。全身皮肤无皮疹及皮下出血，全身浅表淋巴结无肿大。头颅大小正常，咽红充血，扁桃体不大。鼻腔通气良好，有少量脓性分泌物，各鼻窦区无压痛，未见鞍鼻。双眼睑水肿，眼球突出，左侧明显，双眼球结膜水肿、外侧充血，眼球运动自如，双侧瞳孔等大等圆，对光反射灵敏。双侧耳郭正常无畸形，外耳道无异常分泌物，乳突无压痛。双肺呼吸音清晰，未闻及干湿性啰音。心律齐，未闻及杂音。腹部平坦，无压痛、反跳痛及肌紧张，肝脾肋下未及，双肾区无叩击痛。双下肢无水肿，四肢关节无肿胀及压痛。

> **思维提示**
>
> 经全面体格检查，阳性体征局限于鼻咽、双耳及眼部，未见全身内脏器官受损表现，结合病史中提供的鼻咽、耳、眼症状，不除外累及多器官多系统的自身免疫性疾病。

四、实验室和影像学检查结果

（一）初步检查内容及目的

1. 血尿便常规、生化全项、肌酶谱、血沉、CRP、免疫球蛋白三项、类风湿因子、补体 C3、补体 C4，抗核抗体、ENA 抗体谱、抗中性粒细胞胞浆抗体等，为诊断寻找依据。

2. 眼科会诊、眼眶磁共振等检查了解双眼胀痛、外凸的原因。

3. 耳鼻喉科会诊、鼻窦 CT，了解各鼻窦、外耳道情况。

4. 胸部 CT，了解肺部情况。

（二）检查结果及思维提示

1. 血常规　WBC：$5.1 \times 10^9/L$，NE%：66.9%，Hb：131g/L，PLT：$250 \times 10^9/L$。尿常规、便常规均正常。

2. 血沉：40mm/h，C 反应蛋白：37.4mg/L。

3. 血生化　肝肾功能、肌酶谱等均正常。

4. 类风湿因子：327IU/ml，IgG：14.3g/L，IgA：2.12g/L，IgM：0.7g/L，补体 C3：1.65g/L，补体 C4：0.27g/L。

5. 甲状腺功能　正常。

6. 降钙素原：0.5ng/ml。

7. 抗核抗体及 ENA 抗体谱：阴性；ANCA：cANCA（+），抗 PR3（+）。

8. 超声　脂肪肝，胰、脾未见异常，左肾囊肿，右肾及膀胱、前列腺未见异常，甲状腺超声无异常，双侧颈动脉未见异常，双眼球后占位？双上斜肌肥大。

9. 眼眶 MRI 平扫及增强检查所见异常　眼球前凸，左侧较明显，两侧泪腺略有增大；右上颌窦内侧壁破坏，中鼻甲未见，余两侧鼻甲略萎缩。全组鼻窦黏膜增厚，右侧明显。两侧乳突 T_2 高信号（图 77-1）。

10. 胸部 CT 检查所见异常　胸廓对称，肋骨完整。双肺可见多发结节影，以胸膜下为著，密度不均匀，双肺另见索条状及片状影；各叶、段支气管通畅，未见狭窄受压征象。纵隔内未见肿大淋巴结。双侧胸膜局限性增厚（图 77-2）。

> **思维提示**
>
> 患者中老年男性，以类似"感冒"起病，但症状持续并逐渐加重。上呼吸道症状如"鼻咽疼痛不适"，持续性流涕、声音嘶哑，双耳疼痛，分泌大量分泌物，听力下降。继而间断发热、疲乏、食欲下降，关节肌肉酸痛等。近 40 天双眼肿胀疼痛，视力下降。体格检查：无发热等，双眼睑肿胀，结膜充血水肿，眼球突出，左侧为著。其他部位未见明显阳性体征。实验室检查，血尿便常规、肝肾功能、肌酶谱、甲状腺功能、降钙素原均未见异常。抗核抗体 ENA 谱、免疫球蛋白、补体正常。cANCA（+），抗 PR3 抗体（+）。影像学检查，眼眶 MRI 平扫及增强检查可见双侧眼睑明显增厚，

眼球突出，左侧较明显；鼻窦炎、双侧乳突炎。胸部 CT 示双肺小结节。

　　根据以上病史资料、体格检查、实验室及影像学检查，不支持系统性红斑狼疮、类风湿关节炎、多发性肌炎 / 皮肌炎及多种系统性血管炎，拟诊为 AAV 中的肉芽肿性多血管炎（GPA）。为精确诊断，尚需进行更深入的工作。

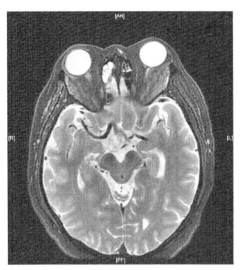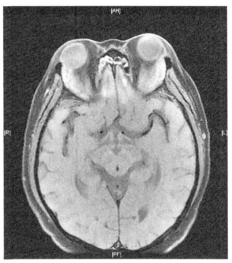

图 77-1　眼眶 MRI 平扫及增强检查

眼球前凸，左侧较明显，两侧泪腺略有增大；右上颌窦内侧壁破坏，中鼻甲未见，余两侧鼻甲略萎缩。全组鼻窦黏膜增厚，右侧明显。两侧乳突 T_2 高信号

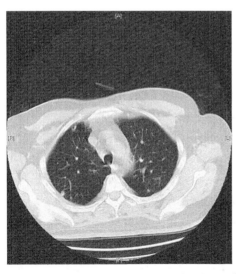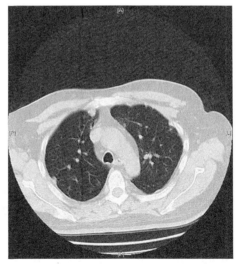

图 77-2　胸部 CT 检查

胸廓对称，肋骨完整。双肺可见多发结节影，以胸膜下为著，密度不均匀，双肺另见索条状及片状影；各叶、段支气管通畅，未见狭窄受压征象。纵隔内未见肿大淋巴结。双侧胸膜局限性增厚

（三）进一步检查结果及思维提示

1. 心电图大致正常。

2. 肺功能检查 通气功能正常，弥散功能轻度下降。

3. ANCA: IF-ANCA（+），C1：20，PR3-ANCA＞200RU/ml，MPO-ANCA 阴性；抗核抗体及 ENA 抗体谱均阴性。

4. 促甲状腺激素受体抗体阴性，可排除甲状腺眼病的可能。

5. 反复多次化验尿常规均阴性。

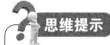

思维提示

患者病情复杂，受累器官包括鼻咽、双耳、双眼及肺部（无明显症状），应首先试用一元论解释，按照目前普遍采用的 1990 年 ACR 分类标准，4 条中满足 2 条，除外其他疾病后，即可诊断。由于患者缺乏肾脏及其他系统受累的表现，因此可诊断为 GPA（局限型）。通过进一步检查，经权威实验室验证，具有诊断价值的 GPA 特异性抗体 cANCA、PR3-ANCA 高滴度阳性（＞200RU/ml）进一步支持诊断，且提示病情高度活动。

五、治疗方案及理由

1. 治疗 予甲泼尼龙 40mg/d 静滴，并给予环磷酰胺 0.2g/d 静滴。

2. 理由 患者目前为 GPA 急性活动期，治疗首先应积极缓解病情，糖皮质激素加环磷酰胺联合治疗有明显的疗效。目前患者无明显肺、肾等重要脏器受累，仅有眼、耳、鼻等上呼吸道受累，故选择中等强度治疗以控制病情进展。

六、治疗效果及思维提示

1. 给予甲泼尼龙和环磷酰胺治疗 2 周后，双眼球结膜充血、水肿明显减轻，自觉双眼胀痛，耳鼻无明显疼痛及分泌物渗出，多关节肌肉酸胀疼痛、乏力明显改善。

2. 治疗 4 周后，患者双眼充血、水肿、外凸均明显好转，查体：双侧眼睑无明显水肿，前房未见异常，双侧球结膜外侧无明显水肿及充血。复查血沉：5mm/h；CRP：2.3mg/L，类风湿因子：93IU/ml；血尿便常规均正常；复查 ANCA 示 IF-ANCA：（+），C1：10，PR3-ANCA：135RU/ml，MPO-ANCA 阴性；鉴于患者病情好转，遂逐渐减量激素，并将环磷酰胺改为 0.6g/2 周静滴。患者出院。

3. 随诊 患者病情缓解出院后，平均每 3～6 个月随诊一次，至今已 4 年半。每次复诊注重患者一般表现，耳鼻喉、肺部及眼部症状特别是观察有无肾病出现；实验室检查包括血尿常规、肝肾功能、CRP、血沉、ANCA 等。必要时复查眶周 MRI 胸部 CT 等，发现病情活动时先后住院治疗 5 次，使用大剂量糖皮质激素联合环磷酰胺，病情缓解后，小剂量激素及口服环磷酰胺维持。并曾用硫唑嘌呤或霉酚酸酯替换环磷酰胺。纵观患者全病程，发现病情活动与缓解交替。疾病损伤程度有缓慢进展，鼻部眼部病变有所加重（图 77-3），肺部结节增多，结节内可见空洞，气液平面等（图 77-4），肺功能无严重受损，始终未发现肾脏异常。

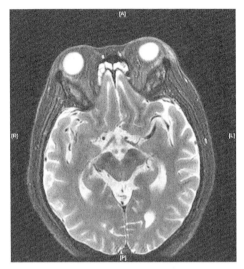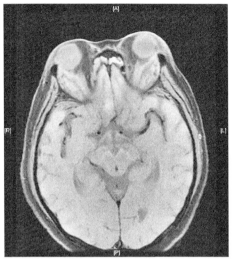

图 77-3　眼眶 MRI 平扫及增强检查

眼球前凸，双眼球外侧可见软组织增厚，呈不均匀 T_2W1 高信号改变，外直肌增厚、边界模糊；双侧晶状体变薄，玻璃体大致结构未见明显异常；视神经略受推挤；右上颌窦内侧壁及中下鼻甲未见，全组副鼻窦黏膜增厚、窦腔减少

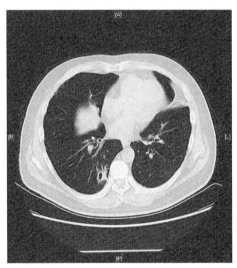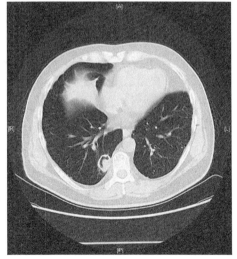

图 77-4　胸部 CT

两肺多发小结节影，右肺下叶见多个小厚壁空洞影，较大空洞内见结节影、形成空气新月征，大小约 2.6cm×1.9cm；两肺上叶见类圆形透亮线，部分薄壁；右肺中叶楔形实变，左肺上叶及双肺下叶见少许磨玻璃影及网格、条索状高密度影，右肺中叶支气管闭塞；纵隔内见多个小淋巴结；两侧胸膜局部稍增厚、钙化

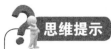

思维提示

治疗方案非常有效。在我院初次住院和长期随诊过程中，病情活动期大剂量糖皮质激素和环磷酰胺冲击，可较快诱导缓解，减量维持缓解。患者鼻咽、耳、眼部症状得到改善，血沉、C 反应蛋白等炎性指标恢复正常，特异性抗体 cANCA、PR3 抗体滴度显著下降。眼眶核磁显示原双侧泪腺区异常肿胀及信号增高征象均明显消退。今后仍应长期随访，定期复查各项相关指标，评估疾病活动性、器官损伤程度及功能状态、防止病情复发，不断及时调整治疗方案。

最终诊断： 肉芽肿性多血管炎（局限型）。

七、本疾病最新指南解读

我们结合国内外相关文献，对 2011 年中华医学会风湿病学分会《韦格纳肉芽肿病诊断指南》进行解读。

血管炎是一组以血管壁的炎症和破坏为主要病理改变的异质性疾病，可累及大、中、小各血管，临床表现复杂多样，且可交叉重叠。属于自身免疫病范畴，按照 2012 年 Chapel Hill 会议（CHCC）的分类标准，血管炎可分为 7 大类，其中小血管中 ANCA（抗中性粒细胞胞浆抗体）相关性血管炎（AAV），包括肉芽肿性多血管炎（granulomatosis with polyangitis，GPA），以往称为韦格纳肉芽肿病（Wegener granulomatosis，WG）。本病主要累及小动脉、微动脉、毛细血管、小静脉，也可累及中等动静脉。

GPA 患病率低，男性略多于女性，高发年龄为 40～50 岁，大多缓慢起病，也可快速进展性起病。临床特征是上、下呼吸道和肾脏受累，也可累及眼、关节、皮肤黏膜、周围和中枢神经系统、心脏和消化系统等。GPA 可以局限于呼吸道，而无系统受累时，称为局限型。大约 10% 的局限型 GPA 经过中位时间 6 年后，可演变为广泛性疾病。

初起症状常有发热、伴疲乏、食欲下降、虚弱、体重下降等。上呼吸道病变，最为常见，早期发于 70% 以上的患者，最终发生于超过 90% 以上的患者。大部分患者首先出现持续流涕等感冒样症状，但一般处理无效，且逐渐加重。鼻部受累表现为鼻黏膜溃疡血性分泌物或鼻出血、结痂、鼻腔阻塞。常伴有口腔溃疡、鼻窦炎在全病程中发病超过 80%，可鼻中隔穿孔，软骨塌陷，造成鞍鼻。可发生浆液性中耳炎、传导性耳聋。喉和气管病变可造成声音嘶哑、喘鸣、声门下狭窄和上呼吸道梗阻。

肺部累及是 GPA 基本特征之一，大约 50% 的患者在起病时即有下呼吸道病变，而在全病程中出现于 80% 以上的患者，胸闷、气短、咳嗽、咳血，以及胸腔炎是最常见的症状。大量肺泡性出血少见，但一旦出现，可发生呼吸困难和呼吸衰竭。但 1/3 的患者可能并无症状。影像学异常最常见的肺部浸润和结节，可形成中心性空洞。肺部浸润可以是一过性的，也可是广泛性，尤其是并发严重肺出血时。也可显示胸腔积液和纵隔或肺门淋巴结肿大。

大部分患者起病时仅 20% 出现肾脏病变，但在全病程中，可见于大约 80% 的患者。肾脏病变一旦出现常呈进展性，发展至肾小球肾炎，临床出现蛋白尿，红、白细胞尿及管型尿，严重者伴有高血压和肾病综合征，最终可导致肾功能衰竭，是 GPA 的主要死因之一。

在 15% 初发的 GPA 患者中可有多种形式的眼受累，全病程中 50% 出现眼部病变。角膜炎、结膜炎、巩膜外层炎、巩膜炎、视网膜血管炎、眼肌麻痹、泪道阻塞、球后肉芽肿、视神经炎都可发生，特别是后两者易造成失明。此外，神经系统、皮肤黏膜、肌肉骨骼以及心脏、消化系统均可能受累。诊断包括临床特征，如多系统受累，特别是出现不明原因耳鼻喉病变经常要考虑 GPA；影像学检查，特别是鼻窦、眼、肺部 CT、MRI；对受累组织进行病理组织活检，可显示小血管及周围组织有中性粒细胞及单核细胞浸润，多形核细胞肉芽肿，可破坏肺组织形成空洞。有肾脏受累时，病理为局灶性、节段性、新月体型坏死性肾小球肾炎，免疫荧光检测无或很少免疫球蛋白及补体沉积。实验室检查可见周围血红、白细胞增多，正细胞正色素贫血，血小板增多。肾脏受累时尿中可出现蛋白尿、红白细胞或管型。C 反应蛋白升高，血沉增快提示急性炎症状态。ANCA 检测十分重要，现认为 ANCA 参与小血管炎发病。其亚型胞浆型 cANCA 即 PR3 抗体与耳鼻喉和肺部病变强相关，而核周型 p-ANCA 即 MPO- 抗体与肾脏病变强相关。在 GPA 中 cANCA 在活动期敏感性高达 90%，缓解期 40%；其诊断特异性超过 95%，因此具有极高的诊断价值，且可用来评估疾病的活动性。pANCA 阳性率大约 10%。目前临床上仍广泛使用 1990 年 ACR 分类标准（表 77-1），该标准是在能够可靠检测 ANCA 以及 ANCA 检测被广泛应用之前完成的，因此 ANCA 未被纳入。2012 年 Chapel Hill 的 AAV 研究组首次提出根据 ANCA 抗体亚型对 AAV 进行分类，以便更好地进行临床研究达到精准的个体化治疗的目的。2014 年欧洲学者也提出了相同的分类观点。

表 77-1　1990 年 ACR 的 WG 分类标准

1. 鼻或口腔炎症	痛性或无痛性口腔溃疡，脓性或血性鼻腔分泌物
2. 胸部 X 线片异常	胸部 X 线片示结节、固定浸润病灶或空洞
3. 尿沉渣异常	镜下血尿（红细胞 > 5/ 高倍视野）或出现红细胞管型
4. 病理性肉芽肿性炎性改变	动脉壁或动脉周围，或血管（动脉或微动脉）外区域有中性粒细胞浸润形成肉芽肿性炎性改变

注：符合 2 条或 2 条以上时可以诊断

治疗的目标为诱导缓解，维持缓解、控制复发。最近发布的"EULAR"关于《ANCA 相关性血管炎的治疗推荐》指出：环磷酰胺（口服或静脉给药）和糖皮质激素用于诱导缓解；使用大剂量糖皮质激素是诱导缓解治疗的重要部分；对于非危及器官或生命的，联合使用甲氨蝶呤和糖皮质激素诱导缓解；维持缓解治疗使用小剂量糖皮质激素和硫唑嘌呤、来氟米特、甲氨蝶呤等。我国诊断及治疗指南强调：糖皮质激素加环磷酰胺联合治疗有显著疗效，特别是肾脏受累以及严重呼吸系统疾病的患者，应作为首选。具体治疗方案如下：诱导缓解阶段应大剂量使用糖皮质激素及足量环磷酰胺，除口服外必要时可采用冲击疗法，待病情缓解后逐渐减量并以小剂量维持；环磷酰胺不能控制病情时，可合用硫唑嘌呤、甲氨蝶呤等。

此外，静脉用丙种球蛋白也可用于诱导缓解期，一般与激素及其他免疫抑制剂合用。作为环磷酰胺的替代，生物制剂利妥昔单抗（rituximad），一种可以清除 B 细胞的嵌合型 CD20 单克隆抗体，显示与环磷酰胺在疾病缓解率、缓解达到时间、严重不良反应无明显差异。此外，贝利木单抗（belimumad），阿巴西普（abatacept）以及针对 C5a 受体的单克隆抗体的临床研究正在进行中。

对于快速进展的严重肾病患者应进行血浆置换治疗，但仍需与糖皮质激素及免疫抑制剂合用。

维持缓解阶段除小剂量糖皮质激素外，可使用另一种不良反应更少的免疫抑制剂如甲氨蝶呤、硫唑嘌呤、霉酚酸酯、来氟米特等，替代CTX。在GPA治疗全程，建议患者严密随诊，使用Birmingham血管炎活动性量表（目前为第3版）和其他有关量表，评估疾病活动性、损伤程度等，以诊断修订进一步治疗方案。

本病预后较差，未经治疗GPA 1年、2年内死亡率达80%、90%。近年来通过早期诊断和及时治疗，预后明显改善。经过用药，其中糖皮质激素联合环磷酰胺治疗和严密随诊5年、10年生存率大约80%、90%。死亡风险有高龄、终末期肾病、高活动性和难以控制的感染。

八、结合指南对本病例的思考

本例患者在我院就诊前4个月，在外院曾分别诊断过"上呼吸道感染""鼻窦炎""中耳炎""双眼眶内病变，性质待定"。纵观病史考虑到多器官多系统损伤，才到风湿免疫科就诊。患者作为一个整体，陆续出现多种多样的局部病变时，应将复杂的临床表现联合起来，进行系统性解释和诊断，不能仅满足局部"诊断"。GPA大多起病缓慢、逐渐进展，初始症状不典型，应密切随访，力求早期诊断。在我院住院后，依据全面病史、详细查体、实验室及影像学检查，在除外其他弥漫结缔组织病后，按照1990年ACG的分类标准，确诊为GPA（局限型），然而在起病初期肾脏损伤仅20%患者出现，在全病程中可出现于80%患者。在今后的长期随诊中应高度关注，以期及早发现。本病例未能获得病理组织学检查，视为不足，本例患者确诊后遵循国内外指南和推荐意见，在诱导缓解期和维持期，规范使用糖皮质激素和环磷酰胺等免疫抑制剂，并定期评估疾病活动性和损伤程度，取得较好的治疗效果。今后仍需长期随诊，并重视长期大量使用药物可能发生的不良反应，特别是感染风险，必要时予以抗感染治疗。

（白云静　姜德训　伍沪生）

病例 78 反复皮疹、肌酸激酶升高 4 年余，加重 15 天

男，22 岁，学生，2013 年 8 月 27 日来诊。

一、主诉

反复皮疹、肌酸激酶升高 4 年余，加重 15 天。

二、病史询问

（一）初步诊断思路及问诊目的

从症状上看，患者主要症状集中在皮肤系统及肌肉系统，病史的询问应围绕皮疹的特点、肌酸激酶升高的情况、随时间演变的过程、相应的治疗和治疗后病情的变化展开，同时应该询问伴随症状以及有鉴别意义的症状等。

（二）问诊主要内容及目的

1. 皮疹的诱因、部位、程度　皮疹多为全身性疾病的表现之一，皮疹的出现是否有诱因，要详细询问。皮疹出现和消失的时间、发展顺序、分布部位、形态大小、颜色及压之是否褪色、平坦或隆起，有无瘙痒或脱屑等对不同类型的皮疹的鉴别非常重要。

2. 肌酸激酶升高的程度及伴随症状　需要注意化验前是否有剧烈运动，有无服用引起肌酸激酶升高的药物；另外，肌酸激酶升高的程度，其同工酶是否升高，有无伴随肌肉酸痛、肌无力、心前区疼痛等症状，有无其他引起肌酸激酶升高的原因如甲状腺及甲状腺疾病、恶性肿瘤、感染等。

3. 既往史的询问　包括有无慢性病史，吸烟、饮酒史、传染病史、个人史等。

（三）问诊结果及思维提示

1. 患者 4 年余前无明显诱因出现全身皮疹，先累及腹部，后逐渐累及全身，高于皮面，色红，大小不一，形状不规则，伴瘙痒，无脱屑、出血点，曾有发热（具体体温不详，持续约 1～2 天可自行下降至正常），无关节痛及晨僵等，无肌无力、肌肉酸痛，无吞咽困难、呼吸困难，无胸痛、心悸，无怕热、多汗，曾在我院查肌酸激酶升高（具体不详），胃镜提示胃窦炎、十二指肠球部溃疡，考虑"多发性肌炎？十二指肠球部溃疡"，予泼尼松 10mg/d、替普瑞酮胶囊 50mg 每天 3 次和碳酸钙 D_3 0.6g/d 等治疗后多次复查 CK 正常，后逐渐停药。

2. 半个月前再次出现皮疹，性质同前，1 天前予地塞米松治疗后皮疹消退。

3. 入院 1 天后再次出现皮疹，色红，高于皮面，皮疹中心苍白，大小不一，主要累及上肢

和躯干，伴明显瘙痒。查体：双侧上肢、躯干可见皮疹，红褐色匐行边缘、中央苍白、高出皮面，部分融合，伴明显抓痕（图 78-1，见文末彩图）。

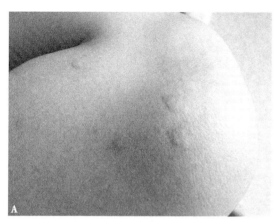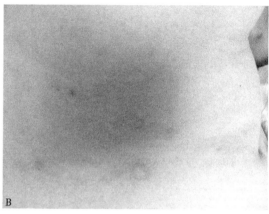

图 78-1　环形红斑

4. 否认高血压、糖尿病及冠心病史。否认肝炎结核史。否认慢性肾脏病史。否认手术外伤史。否认药物过敏史。生于珠海，否认疫区旅居史，偶有吸烟，不饮酒。未婚未育。

思维提示

　　患者病史主要特点为反复全身皮疹伴肌酸激酶升高，予激素治疗后病情反复。皮疹可是多种全身性疾病的表现之一，应注意皮疹的诱因、伴随症状和皮疹的特点等。肌酸激酶升高有较多原因引起，其中包括心肌病变、肌肉病变和全身代谢性疾病等。在风湿免疫性疾病中以肌炎多见，故问诊时应注重询问需要鉴别诊断的疾病特征。

三、体格检查

（一）重点检查内容及目的

　　根据问诊的结果，症状主要集中在皮肤和肌肉，应重点据此进行查体。应检查淋巴结及甲状腺有无肿大，四肢关节有无畸形、肿胀压痛等。检查皮肤的情况如皮疹部位、大小形状、平坦或隆起、压之是否褪色等。患者有肌酸激酶升高，应鉴别肌酸激酶升高的原因，肌肉疾病引起的肌酸激酶升高，可伴随肌萎缩、肌无力、肌肉压痛等，视诊时应注意有无肌肉萎缩、肌肉肿胀，有无肌肉压痛，并进行肌力和肌张力的检查。心脏疾病引起的肌酸激酶升高可伴随血压下降、心律失常，叩诊应注意心脏范围有无扩大，听诊应注意心音、有无杂音及附加音、有无心包摩擦音等。

（二）体检结果及思维提示

　　T：37.0℃，P：102 次 /min，R：20 次 /min，BP：125/87mmHg。神清，精神可，全身皮肤潮

红，压之可退，未见明显皮疹，无脱屑和抓痕。全身浅表淋巴结未扪及肿大。双肺呼吸音清，未闻及干湿啰音。心律齐，心音有力，未闻及杂音。腹部平坦柔软，无压痛、反跳痛及肌紧张，肝脾肋下未及。四肢关节未见肿胀压痛和畸形。双上肢和双下肢肌肉未见萎缩或肿胀，肌力及肌张力无异常。

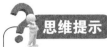

思维提示

　　患者存在躯干及四肢皮疹及肌酸激酶升高，查体未见心脏方面病变，肌酸激酶同工酶未见异常，考虑由心肌病变引起肌酸激酶升高的可能性小。患者皮疹并非为典型的皮肌炎眶周皮疹、Gottron 征或 V 字征等，无肌肉萎缩、肌无力和肌肉酸痛症状，查体肌力及肌张力均正常，目前尚不能排除无肌病性皮肌炎和其他疾病如甲状腺疾病等引起的肌酸激酶升高，需进一步完善相关检查。

四、实验室和影像学检查结果

（一）初步检查内容及目的

　　1. 血常规、尿常规、便常规、生化全项、心肌酶谱、体液免疫、凝血四项　了解患者基本情况。

　　2. 抗磷脂抗体综合征三项、抗心磷脂抗体、类风湿四项、狼疮四项、ENA 系列、ANCA 四项、风湿三项、血沉、CRP　了解风湿免疫相关抗体和炎症的情况。

　　3. 肿瘤三项、甲功三项、梅毒螺旋体抗体　了解有无其他引起肌酸激酶升高和皮疹的疾病。

　　4. 心电图、心脏彩超、肌电图　了解有无心脏和骨骼肌病变。

（二）检查结果及思维提示

　　1. 血常规　WBC：11.25×10^9/L，NE%：80.9%，Hb：163g/L，PLT：220×10^9/L。

　　2. 风湿三项　抗"O"：221IU/ml，抗 DNA 酶 B＜75.9IU/ml。

　　3. 生化　AST：34U/L，ALT：26U/L，GGT：17U/L，BUN：4.28mmol/L，CREA：74μmol/L，K^+：3.31mmol/L，UA：450.0μmol/L，CK：1 007U/L，肌红蛋白（MGB）：153.5μg/L。

　　4. 体液免疫、抗磷脂抗体综合征三项、抗心磷脂抗体、类风湿四项、狼疮四项、ENA 系列、ANCA 四项均未见异常。

　　5. ESR：3.0mm/h，CRP：1.5mg/L，炎症指标正常，未见明显炎症活动。

　　6. 甲功三项　PT_3：4.48pmol/L，PT_4：12.14pmol/L，TSH：1.875μIU/ml。

　　7. 心脏彩超提示三尖瓣反流（轻度）、左室收缩功能正常。

　　8. 肌电图正常。

思维提示

　　患者各项检查中发现抗"O"抗体升高，在住院过程中出现环形红斑，应考虑有无风湿热，进一步完善外周血淋巴细胞促凝血活性试验 PCA 检查、心肌核素检查有无心肌受损证据。血清肌酸激酶较高，未发现相关抗体如抗 Jo-1 抗体等阳性，肌电图正常，应进一步行肌肉活检明确有无肌肉病变。

（三）进一步检查结果及思维提示

1. PCA：8%，正常。
2. 肌肉活检病理示无明显肌浆溶解，间质未见明显炎细胞浸润。
3. 核素心肌代谢 + 灌注断层显像　左室前臂、下后壁小灶性心肌缺血。
4. 血清过敏原分析　总 IgE 抗体 1 强阳性，牛奶弱阳性，粉尘螨弱阳性。

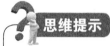

思维提示

　　患者病情反复，以皮疹和肌酸激酶升高为主要表现，在诊断方面首先需要排除心肌病变、肌炎和甲状腺疾病等。4 年来反复进行心电图、心肌酶谱等检查可基本排除心脏病变；无甲状腺功能异常的临床表现，查血清甲状腺功能未见异常，可基本排除甲状腺疾病引起。患者皮疹为多形红斑，包括风团样皮疹和环形红斑，经皮肤科会诊考虑荨麻疹，进一步完善过敏原检测提示总 IgE 抗体强阳性，牛奶弱阳性，粉尘螨弱阳性，考虑肌酸激酶升高与荨麻疹相关，予激素和抗过敏治疗后皮疹较前减轻、肌酸激酶可迅速下降至正常。

　　根据患者症状体征与检查结果，已达到风湿热的诊断标准：① ASO 升高；②血常规提示 WBC 升高，曾有低热（次要表现）；③环形红斑（主要表现），已经达到 1 项主要表现，2 项次要表现及链球菌感染的病原学证据。

五、治疗方案及理由

　　1. 治疗　清除链球菌感染是去除病因的重要措施。因存在亚临床心脏炎使用糖皮质激素进行抗风湿治疗，并辅予营养心肌，血栓通改善循环。

　　2. 理由　患者主要问题为存在链球菌感染，首选抗生素为苄星青霉素，对于体重超过 27kg 者采用 120 万 U/ 次剂量，1 次 /3～4 周。患者心肌核素检查提示心肌缺血，考虑存在心脏炎，采用糖皮质激素治疗，成人开始剂量为 30～40mg/d，病情缓解后减量至 10～15mg/d 维持治疗。患者同时存在荨麻疹，予抗过敏治疗。

六、治疗效果及思维提示

　　1. 2013-8-30 予甲泼尼龙 40mg/d 及抗过敏治疗，2013-9-2 复查生化十项、心肌酶谱和肝功五项未见异常。2013-9-5 改为甲泼尼龙 12mg 每天 3 次口服，2013-9-10 减至 8mg 每天 3 次口服，皮疹较前减少。

2. 已达到风湿热的诊断标准，2013-9-12 加用营养心肌，血栓通改善循环，2013-9-17 予长效青霉素 120 万 U 肌注一次。

? 思维提示

治疗方案是非常有效的。使用激素和抗过敏药物治疗后患者皮疹消失及肌酸激酶水平下降至正常。结合病程特点，考虑同时存在风湿热和荨麻疹，两者同为免疫性疾病，对激素反应良好；同时进行风湿热的病因治疗和改善心肌缺血等辅助治疗，患者心肌缺血症状仍需进一步随访观察。

最终诊断：风湿热、荨麻疹。

七、本疾病最新指南解读

2011 年中华医学会风湿病学分会风湿热诊断和治疗指南：指南首先对风湿热进行概述，风湿热是一种由咽喉部感染 A 组乙型溶血性链球菌后反复发作的急性或慢性的全身结缔组织炎症，主要累及关节、心脏、皮肤和皮下组织，临床表现以关节炎和心脏炎为主，可伴有发热、皮疹、皮下结节、舞蹈病等。最常见于 5～15 岁的儿童和青少年，男女患病概率大致相等。

在典型症状出现前 1～6 周，常有咽喉炎或扁桃体炎等上呼吸道链球菌感染的症状如发热、咽痛、颌下淋巴结肿大、咳嗽等症状。但临床上超过半数患者因前驱症状轻微或短暂未能主诉此病史。风湿热典型表现包括游走性多发性关节炎、心脏炎、皮下结节、环形红斑、舞蹈病。本例患者以环形红斑为主要表现，环形红斑的出现率约 6%～25%，皮疹为淡红色环形红斑，中央苍白，骤起，数小时或 1～2 天后消退，分布在四肢近端和躯干，常在链球菌感染之后较晚出现。

实验室检查可检测出链球菌感染指标，急性期反应物增高及多项免疫指标异常。咽拭子培养的链球菌阳性率为 20%～25%，抗链球菌溶血素"O"（ASO）阳性率在 50% 左右，在感染后 2 周出现。抗 DNA 酶 -B 阳性率与 ASO 相似，但两者联合阳性率可提高至 90%。急性期红细胞沉降率和 C 反应蛋白阳性率可高达 80%，并随时间下降。非特异性免疫指标如免疫球蛋白、循环免疫复合物和补体 C3 增高约占 50%～60%。外周血淋巴细胞促凝血活性试验 PCA 阳性率在 80% 以上，有较高的特异性和敏感性。心电图有助于发现窦性心动过速、P-R 间期延长和各种心律失常。超声心动图可发现早期、轻症心脏炎及亚临床型心脏炎，对轻度心包积液较敏感。心肌核素扫描可检测轻症及亚临床型心肌炎。

风湿热临床表现多种多样，临床上沿用美国心脏协会 1992 年修订的 Jones 诊断标准（表 78-1）。如有前驱的链球菌感染证据，并有 2 项主要表现或 1 项主要表现加 2 项次要表现者，高度提示可能为急性风湿热。但对于以下 3 种情况，又找不到风湿热病因者，可不必严格遵循上述诊断标准。即：以舞蹈病为唯一临床表现者；隐匿发病或缓慢发生的心脏炎；有风湿热史或现患风湿病心脏病，当再感染 A 组链球菌时，有风湿热复发高度危险者。

表78-1 修订的Jones诊断标准

主要表现	次要表现	链球菌感染证据
1. 心脏炎	1. 临床表现	1. 近期患过猩红热
(1)杂音	(1)既往风湿热病史	2. 咽培养溶血性链球菌阳性
(2)心脏增大	(2)关节痛	3. ASO或风湿热抗链球菌抗体增高
(3)心包炎	(3)发热	
(4)充血性心力衰竭		
2. 多发性关节炎	2. 实验室检查	
3. 舞蹈症	(1)ESR增快，CRP阳性	
4. 环形红斑	白细胞增多、贫血	
5. 皮下结节	(2)心电图：P-R间期延长，Q-T间期延长	

注：如关节炎已列为主要表现，则关节痛不能作为1项次要表现；如心脏炎可列为主要表现，则心电图不能作为1项次要表现

对于不典型或轻症风湿热，临床上往往达不到上述标准。近年来余步云等提出"可能风湿热"的诊断方案。步骤如下：

（1）细心问诊及检查以确定有无主要或次要表现。如轻症的心脏炎常表现为无任何原因出现逐渐加重的心悸、气短。低热需做定期体温测量才能发现，临床上可仅有头晕、疲乏主诉。

（2）有条件的医院可作特异性免疫指标检查，如ASP和PCA阳性高度提示风湿性心脏炎存在。

（3）彩色多普勒超声心动图、心电图和心肌核素检查可发现轻症及亚临床型心脏炎。

（4）排除其他需要与风湿热鉴别的疾病：①类风湿关节炎，与本病的区别是关节炎呈持续性，伴晨僵，类风湿因子升高，骨与关节损害明显；②反应性关节炎，有肠道或泌尿道感染史，以下肢关节炎为主，伴肌腱端炎、腰痛、人类白细胞抗原B27阳性；③结核感染过敏性关节炎，有结核感染史，结核菌素皮试阳性，非甾体抗炎药疗效不佳，抗结核治疗有效；④亚急性感染性心内膜炎，有进行性贫血、瘀斑、脾肿大、栓塞、血培养阳性；⑤病毒性心脏炎，有鼻塞、流涕、流泪等病毒感染前驱症状，病毒中和试验、抗体效价明显增高，有明显及顽固的心律失常。上述疾病的早期与风湿性关节炎或心脏炎常易混淆，容易造成误诊，排除性诊断是确诊风湿热的一个不可缺少的诊断步骤。

该病治疗目标是清除链球菌感染，去除诱发风湿热病因，控制临床症状，使心脏炎、关节炎、舞蹈病及风湿热症状迅速缓解，处理各种并发症，提高患者身体素质和生活质量。

一般治疗包括注意保暖，避免潮湿和受寒。有心脏炎者应卧床休息，待体温正常、心动过速控制、心电图改善后，继续卧床休息3～4周后恢复活动。急性关节炎早期应卧床休息，至ESR、体温正常后开始活动。

清除链球菌感染灶首选苄星青霉素。对于初发链球菌感染，体重在27kg以下者可肌注苄星青霉素60万U/次，27kg以上者用120万U/次，注射一次。复发者，每3～4周肌内注射苄星青霉素120万单位，预防注射期限至少5年，最好持续至25岁，有风湿性心脏病者，预防期限最少10年或至40岁，甚至终身预防。对青霉素过敏者可改用红霉素类药物口服，每月口服6～7天，持续时间同前。

抗风湿治疗：对于单纯关节受累首选非甾体抗炎药，常用阿司匹林，开始剂量成人3～4g/d，小儿80～100mg/（kg·d），分3～4次口服。对于已发生心脏炎者，一般采用糖皮质激素治疗，

常用泼尼松，开始剂量成人30～40mg/d，小儿1.0～1.5mg/（kg·d），分3～4次口服，病情缓解后减量至10～15mg/d维持治疗。为防止停用激素后出现反跳现象，可在停用激素前2周或更早一些时间加用阿司匹林，待激素停用2～3周后才停用阿司匹林。对于病情严重者，如有心包炎、心脏炎并急性心力衰竭可静脉滴注地塞米松5～10mg/d或氢化可的松200mg/d，至病情改善后，改口服激素治疗。抗风湿疗程，单纯关节炎为6～8周，心脏炎疗程最少12周，如病情迁延，应根据临床表现及实验室检查结果，延长疗程至病情完全恢复为止。

亚临床心脏炎的处理：既往无心脏炎病史，近期有过风湿热，只需定期追踪及坚持长效青霉素预防，无需特殊处理。

八、结合指南对本病例的思考

本例患者的诊断较为复杂，无典型风湿热的前驱症状和典型表现，在反复4年的皮疹后出现环形红斑，根据修订的Jones标准可诊断风湿热。同时存在荨麻疹，伴肌酸激酶升高，在排除肌肉病变、心肌病和甲状腺功能异常等后，考虑荨麻疹引起的肌酸激酶升高。按照2011年风湿热指南和荨麻疹进行治疗，效果较好。因存在心肌缺血，按照指南需要进行激素治疗，辅以改善循环和营养心肌治疗，患者心脏炎较轻，预后相对较好，需进行抗链球菌的预防治疗，并观察心肌受累情况。综上所述，对于非典型风湿热的诊断，要不停地寻找临床上的蛛丝马迹，再通过辅助检查来验证，才能最大程度地做到少漏诊少误诊。治疗方面主要是做到病因治疗，坚持链球菌治疗的预防注射；另外心脏炎的规范治疗非常关键，是影响预后的主要因素。

（涂柳丹　吕　青）

病例 79　咳嗽半年、耳郭红肿 2 个月，红眼 1 个月，眩晕 20 天

女，66 岁，待业，2016 年 4 月来诊。

一、主诉

咳嗽半年、耳郭红肿 2 个月，红眼 1 个月，眩晕 20 天。

二、病史询问

（一）初步诊断思路及问诊目的

从症状上看，患者主要症状集中在呼吸系统，耳郭、眼部等处，并有眩晕。病史的询问应围绕呼吸系统表现特点，耳郭肿痛起病时情况、红眼的临床表现，以及眩晕发作的特点，各种临床表现随时间演变的过程、受影响的程度，相应的治疗和治疗后病情的变化展开。同时应该询问伴随症状以及有鉴别意义的症状等。

（二）问诊主要内容及目的

1. 呼吸系统的情况　咳嗽有无痰，有无发热，痰的颜色，有无呼吸困难，呼气困难为主还是吸气困难为主，有无胸闷胸痛，有无腹胀，有无乏力肌痛，有无咽痛等。有无声音改变。

2. 耳郭肿痛的诱因、部位、程度，以及耳周围组织器官情况　耳郭肿痛是否有诱因，肿痛是否伴随全身症状，反复发作还是一过性。有无眩晕和听力下降，耳垂、外耳道等部位有无症状，耳周围组织器官如腮腺、乳突等部位是否有症状等。

3. 红眼的情况　红眼累及的部位，有无分泌物，有无结膜水肿，有无结膜下出血或滤泡等。

4. 眩晕的情况　眩晕与体位的关系，眩晕有无发作间歇，有无恶心呕吐，出汗和面色苍白等，有无听力障碍，有无脑功能损害等。

5. 伴随症状　有无口腔溃疡，外阴溃疡，发热等情况。

6. 既往史的询问　包括有无支气管炎病史。其他还有无慢性病史，吸烟、饮酒史、传染病史、个人史等。

（三）问诊结果及思维提示

1. 患者半年前出现咳嗽，伴有咳痰，量少，白色，无呼吸困难，未予诊治。

2. 2 个月前曾出现右耳郭肿痛，可自行缓解，耳郭无疱疹，未予重视及诊治。近 20 天来右侧耳郭红肿加重。

3. 1 个月前出现双侧结膜充血、流泪，至当地医院就诊，诊断为"结膜炎"，予眼药水治疗

（具体不详），流泪症状可缓解，但仍有双侧结膜充血。

4. 20天前无明显诱因出现持续性眩晕，为天旋地转感，不能睁眼，平躺休息未能缓解，低热，伴有呕吐，非喷射性，呕吐物为胃内容物。当地医院予"前列地尔、倍他司汀"治疗，眩晕有所减轻。现为进一步诊治收入院。病程中患者无口腔溃疡和外阴溃疡。自发病来，患者精神弱，睡眠欠佳，进食差，大便、小便如常，无黑便，近20天患者体重减轻5kg。

5. 曾患高血压4年余，规律服药（具体不详）后血压控制稳定。否认"糖尿病、冠心病"等慢性疾病史，否认"肝炎、肺结核"等慢性传染性疾病史，否认重大手术外伤史，否认食物药物过敏史，否认输血史，免疫接种史不详。生于广东省，于原籍长大，在原籍生活，高中文化程度。无业。否认毒物放射性物质接触史。否认冶游史、吸烟史、饮酒史。未婚，无子女。月经初潮：15岁，3～5d/28～30d，45岁绝经。绝经后无异常阴道流血、阴道排液等。否认家族中有类似病患者，否认遗传病史。

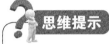

思维提示

患者病史特点主要是咳嗽，反复耳郭肿胀，红眼及眩晕。近期因眩晕、呕吐加重收住院。

三、体格检查

（一）重点检查内容及目的

根据问诊的结果，症状主要集中在呼吸道、耳郭、眼，并有眩晕。查体应重点据此进行。检查呼吸系统各项体征，包括口腔、咽部、鼻腔、肺部听诊呼吸音等，了解判断患者咳嗽是感染性还是非感染性因素所致。患者诉耳郭肿胀，也需了解是耳郭本身肿胀还是耳周围组织炎症所牵涉，了解有无外耳道炎症等。红眼方面，需检查红眼累及的眼部具体部位，考虑鉴别感染性还是非感染性因素导致红眼，有无脓性分泌物，有无滤泡形成等。关于眩晕，要考虑鉴别梅尼埃病，耳石症及短暂性脑缺血发作等。

（二）体检结果及思维提示

T：36.5℃，P：82次/min，R：16次/min，BP：164/103mmHg，神清，对答切题。全身无皮疹，皮肤和巩膜无黄染。全身浅表淋巴结未扪及肿大。双眼球结膜充血，未见滤泡。双侧耳郭红肿，耳垂部无肿胀，外耳道未见疖肿与分泌物，双侧听力正常。鼻形态正常，鼻中隔无缺损，未见分泌物。口腔黏膜完整，伸舌居中，咽无充血，双侧扁桃体无肿大。气管居中，甲状腺无肿大。双肺叩诊呈清音，双肺呼吸音稍粗，未闻及湿啰音。心脏听诊无特殊。腹软，未及压痛，反跳痛。四肢关节均无压痛，无活动受限，浮髌试验（－），骨摩擦（－），全脊柱无压痛、叩击痛。四肢活动功能正常，四肢肌力、肌张力基本正常。双下肢无水肿。眼震试验阴性，闭目难立征阳性，双侧Babinski征阳性。

思维提示

　　双肺听诊未闻及干、湿性啰音，呼吸音稍粗，患者咳嗽时间较长，需考虑慢性支气管炎，肺间质纤维化等。双侧耳郭红肿，耳垂未累及，外耳道未见异常，耳周围组织未见红肿等表现，考虑耳郭软骨受累。双眼球结膜充血，考虑结膜炎可能，需请眼科进行进一步检查确定。患者眩晕、呕吐，需鉴别外周性眩晕还是中枢性眩晕，抑或颈性眩晕，全身病症性眩晕或眼源性眩晕，该患者除眩晕、呕吐外，未见其他运动障碍、语言障碍等，不支持中枢性眩晕；无眼震，不支持眼源性眩晕；该患者眩晕发作时间较长，也不支持颈性眩晕，颈性眩晕多发生在颈部突然转动时，眩晕持续时间较短暂。而全身病症性眩晕，如高血压，贫血等，目前仅高血压存在支持点。是否因高血压引起眩晕，控制血压后观察眩晕改善情况便可了解两者之间的相关性，其他是否有贫血等因素参与，需进一步检查了解。患者闭目难立征阳性，如排除中枢病变引起共济失调，需考虑前庭病变，因而分析患者眩晕为外周性眩晕可能性大。

四、实验室和影像学检查结果

（一）初步检查内容及目的

1. 血常规、尿常规，生化全项，血沉，CRP，甲状腺功能，肿瘤标志物　了解患者基本情况。
2. 胸部 CT　了解咳嗽原因。
3. 头部 MRI　查找眩晕和呕吐的原因，了解中枢病变和头部占位病变可能性。

（二）检查结果及思维提示

1. 血常规　WBC：12.02×10^9/L，NE%：67.4%，Hb：117g/L，PLT：427×10^9/L。
2. 尿常规　潜血：（++），白细胞：（+），尿蛋白：（−）。
3. 生化检查　AST：30U/L，ALT：18U/L，CREA：72μmol/L，总胆固醇：6.25mmol/L，低密度脂蛋白胆固醇：3.78mmol/L，血糖：3.91mmol/L。
4. 甲状腺功能正常。肿瘤标志物：CA19-9：28.07U/ml，CA125：37.7U/ml，CA15-3：13.8U/ml，CEA：0.3ng/L，APF：2.5ng/ml。
5. 炎症指标 C 反应蛋白：5.1mg/L，血沉：66mm/h。
6. 胸部 CT　双肺胸膜下可见多发透亮影，大者大小约 12mm×9mm，双肺多发斑片状、条索状、网格状稍高密度影，边界欠清。双肺上叶见条索影。气管支气管通畅。主动脉管壁见钙化灶。所见骨性胸廓未见破坏。考虑双肺炎症，以间质性肺炎为主。双肺上叶少量纤维灶，主动脉硬化。肺部改变见图 79-1。
7. 头部 MRI　双侧脑室周围白质脱髓鞘病变。空蝶鞍。左侧上颌窦、双筛窦、右侧乳突炎。轻度脑动脉硬化改变。

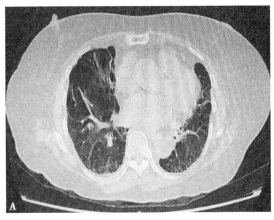 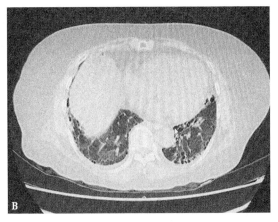

图 79-1　胸部 CT

思维提示

患者多项检查有阳性发现，白细胞计数升高，需鉴别感染还是疾病活动或者药物因素导致。尿常规见红细胞，提示可能存在肾脏损害或泌尿系结石，需进一步行泌尿系超声检查及检查有无结缔组织病如系统性红斑狼疮、系统性血管炎可能性。炎症指标中，血沉升高，需追查是感染还是非感染性炎症性疾病所致。胸部 CT 提示肺部炎症，间质性肺炎为主，考虑该病变为患者咳嗽原因，需进一步了解是否合并感染，以及了解间质性肺炎的病因。患者有发热，白细胞升高 $>10 \times 10^9/L$，胸部 CT 见多发斑片状影，考虑肺炎可能性。头部 MRI 检查可排除脑血管意外及占位性改变所致头晕可能性。

（三）进一步检查结果及思维提示

1. 抗核抗体谱　ELISA 法（参考值均小于 120AU/ml），ANA：246AU/ml，抗 dsDNA：56AU/ml，抗 Sm：4AU/ml，抗 Scl-70：246AU/ml。免疫荧光法抗核抗体谱全阴性。ANCA：（-）。

2. 体液免疫　IgG：13.09g/L，IgM：0.95g/L，IgA：2.32g/L，补体 C3：1.46g/L，补体 C4：0.47g/L。

3. 降钙素原：0.078ng/ml，1-3-D 葡聚糖：<10pg/ml。

4. 腹部彩超　双肾、输尿管、膀胱未见异常。心脏彩超示左房稍增大，室间隔增厚。主动脉瓣和三尖瓣轻微反流。

思维提示

患者病情复杂，全身多个部位器官受累，应首先试用一元论解释诊断。患者符合复发性多软骨炎的分类标准：双耳复发性多软骨炎；眼炎症、结膜炎、角膜炎、巩膜炎，外巩膜炎及葡萄膜炎等；耳蜗和 / 或前庭受损。符合 1975 年 McAdam 关于复发性多软骨炎的诊断标准6条标准中的3条或3条以上即可确诊复发性多软骨炎，无需组织学证实。如果不足3条需软骨活检证实诊断。Damiani认为要达到早期诊断，应扩大McAdam的诊断标准，只要有下述中的1条即可诊断：即① McAdam诊断标准；②1条以上的McAdam征，加上病理证实，如做耳、鼻、呼吸道软骨活检；③病变累及2个或2个以上的解剖部位，对糖皮质激素或氨苯砜有效。患者尿红细胞目前既无系统性红斑狼疮证据，也无血管炎证据，也无泌尿系结石证据，患者系绝经期女性从而排除月经对尿常规的影响，所以尿红细胞考虑复发性多软骨炎引起。患者ELISA方法查抗核抗体和抗Scl-70抗体阳性，但是免疫荧光法检查均阴性，同时患者无雷诺现象，皮肤水肿硬化等表现，目前不符系统性硬化病。患者体重下降5kg，可能由复发性多软骨炎导致，但是也需排除肿瘤性疾病，目前肿瘤标志物检查未见有意义结果，进一步排查可考虑PET-CT检查。

五、治疗方案及理由

1. 治疗　使用广谱抗生素治疗，糖皮质激素静脉或口服治疗。免疫抑制剂环磷酰胺治疗。对症止咳治疗。

2. 理由　患者肺部改变考虑肺炎可能性，经验性抗感染治疗。同时患者主要问题是复发性多软骨炎引起肺间质改变，耳郭肿痛，结膜炎，外周性眩晕，治疗需主要针对基础疾病进行治疗。同时，对相应症状也行对症治疗。

六、治疗效果及思维提示

1. 第1~3天抗感染治疗后体温正常，咳嗽减少。

2. 第3天起糖皮质激素应用后，患者耳郭红肿逐渐消退，眩晕症状明显减轻，恶心呕吐症状消失，结膜充血消退。

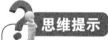

思维提示

目前治疗方案是有效的。患者抗感染治疗后体温恢复正常，支持肺部感染。糖皮质激素治疗后，耳郭红肿和结膜充血症状消失，眩晕症状明显减轻进一步证明本病的诊断准确性。

最终诊断：复发性多软骨炎、肺部感染、间质性肺炎、高血压病（2级极高危）。

七、本疾病最新指南解读

由于复发性多软骨炎为少见病，治疗方面，多依据疾病活动情况和器官受累的情况进行经验治疗。临床表现轻微的通常给予非甾体抗炎药、氨苯砜或秋水仙碱，然而严重的病例治疗需要高剂量糖皮质激素或者大剂量激素冲击治疗。在阻止病情进展或器官损害方面，目前还缺乏研究数据。免疫抑制剂，像硫唑嘌呤、甲氨蝶呤、环磷酰胺可能用于治疗反应不佳的患者，或者为减少糖皮质激素剂量的情况下。

2011年中华医学会风湿病学分会发布了复发性多软骨炎诊断和治疗指南：

对急性发作期应卧床休息，视病情给予流质或半流质饮食。注意保持呼吸道通畅。

药物治疗方面，非甾体抗炎药可用吲哚美辛25mg/d或双氯芬酸钠75～100mg/d，或其他非甾体抗炎药。糖皮质激素可抑制病变的急性发作，减少复发的频率及严重程度，用于较重的患者，开始剂量为：泼尼松30～60mg/d，分次或晨起一次口服。重度急性发作的病例，如喉、气管、眼、内耳受累时，泼尼松剂量可酌情增加，甚至行甲泼尼龙冲击治疗。临床症状好转后，泼尼松逐渐减量。剂量在15mg/d以下时可维持1～2年。

免疫抑制剂方面，环磷酰胺400mg静脉注射每周一次，或200mg静脉注射每周2次，根据患者耐受程度调节剂量，病情稳定后减量。甲氨蝶呤10～30mg每周一次口服或静脉注射。也可选用硫唑嘌呤等免疫抑制剂口服。使用免疫抑制剂时，应定期查血、尿常规、肝肾功能等防止不良反应产生。

氨苯砜在人体内可抑制补体激活和淋巴细胞转化，也能抑制溶菌酶参与的软骨退行性变。氨苯砜平均剂量为75mg/d，剂量范围25～200mg/d，开始从小剂量试用，以后逐渐加量，其疗效尚未得到肯定。因有蓄积作用，服药6天需停药一天，持续约6个月。

生物制剂方面，抗CD4单克隆抗体是最早用于治疗复发性多软骨炎的生物制剂，后来相继用肿瘤坏死因子拮抗剂英夫利昔单抗和依那西普治疗严重病例获成功。近来有报道经用上述两种生物制剂无效者，改用阿那白滞素可以有效控制患者病情。生物制剂已被报道疗效肯定，但病例数尚少，有待进一步临床观察验证。

除此之外，眼部症状可局部用泼尼松眼膏，或用氢化可的松滴眼液点眼。但要注意预防继发感染。当继发性白内障或青光眼时，可给予针对性治疗。本病约半数患者累及喉、气管及支气管软骨，当气管软骨塌陷引起重度呼吸困难的患者，应立即行气管切开术，必要时用人工呼吸机辅助通气，以取得进一步药物治疗的机会。已有报道对于软骨炎所致的局限性气管狭窄可行外科手术切除。应积极预防和治疗肺部炎症，一旦发生肺部感染，应使用有效抗生素治疗。本病约30%患者可累及心血管系统，表现为心肌炎、心内膜炎或心脏传导阻滞，主动脉瓣关闭不全，大、中、小动脉炎，其他还有包括升主动脉和降主动脉动脉瘤，血管炎导致的血栓形成等。因心脏瓣膜病变引起难治性心功能不全时，应使用强心剂和减轻心脏负荷的药物。若有条件可行瓣膜修补术或瓣膜成形术，以及主动脉瘤切除术。

八、结合指南对本病例的思考

本例患者病程中累及多个器官，如呼吸系统，耳郭、前庭以及眼。起病初期各部位症状先后次序发生，耳软骨炎常可自行消退，呈反复发作倾向，发病初期不易引起重视。眼部病变初期也易当作单纯眼病治疗。呼吸系统病变初期仅表现为咳嗽症状时也不易诊断。本病病程晚期，起支撑作用的软骨组织遭破坏后，患者表现为松软耳、鞍鼻以及嗅觉、视觉、听觉和前庭功能障碍等，因此为降低病死率，改善预后，应早期诊断和及时治疗。本病目前临床上还没有特异性的抗体，早期诊断存在困难，诊断要根据典型的临床表现，同时要与其他临床表现类似的疾病相鉴别。本例患者诊断时，尚未发生耳郭变形，也无气管狭窄或塌陷。在疾病早期得到诊断，重要的一点即是：尽量应用一元论解释患者病情。本例患者入院时属急性发作，病情较重，累及眼、前庭，按照指南，激素用量起始时给予 30mg/d 泼尼松口服治疗。免疫抑制剂方面，使用环磷酰胺，既是考虑到后期激素减量的需要，也因患者肺部间质病变的治疗之考虑。综上所述，对多器官受累的疾病，患者病情中的每一处症状均需要仔细鉴别，而最终诊断遵照一元论分析病情至关重要，有利于疾病早期诊断和及时治疗。

（祁　军　古洁若）

病例 80　反复腰背痛 2 年，左足跟肿痛 2 个月

男，18 岁，学生，2007 年 1 月 3 日来诊。

一、主诉

反复腰背痛 2 年，左足跟肿痛 2 个月。

二、病史询问

（一）初步诊断思路及问诊目的

从症状上看，患者主要症状集中在中轴脊柱和左侧足跟的肌腱端炎，病史询问应该首先要围绕：①中轴脊柱的症状，腰背痛，分清是炎性腰背痛还是机械性腰背痛，炎性腰背痛的 ASAS 诊断标准的症状（40 岁前发病、隐袭起病、夜间痛、活动后症状改善、休息后症状无改善，5 条标准中至少符合 4 条），炎性腰背痛在 AS 诊断中有很高的特异性和敏感性；②同时还要进一步询问外周症状，左足跟肿痛，具体发病时间，有无其他部位的肌腱端炎，还需询问有无虹膜炎、关节炎等外周表现；③在询问中轴及外周症状时，主要还需询问症状随时间演变的过程、相应的治疗和治疗后病情的变化（如使用 NSAIDs 后，疼痛是否有改善）以及有鉴别意义的症状等。

（二）问诊主要内容及目的

1. 腰背痛的诱因、部位、程度、发作时间、缓解方式　腰背痛的发生是否有诱因，要详细询问。腰背痛的部位很关键，是否主要在骶髂关节位置，是否从骶髂关节位置开始起病，部分人还伴有腹股沟疼痛；疼痛的程度往往随病程时间的发展由轻到重，发作持续时间也逐渐延长，这个也就是隐匿起病的表现；发作时间多为下半夜、凌晨或晨起时；活动后可缓解，休息后可加重；上述症状都是炎性腰背痛的典型症状，也是很重要的诊断标准。还要询问诊疗过程及变化，如有无 NSAIDs 药物治疗，治疗后是否好转，炎性腰背痛在用 NSAIDs 治疗时，很多会有一定程度的改善，这也是辅助诊断的依据。

2. 左足跟肿痛程度、有无其他位置肌腱端肿痛。左足跟肿痛，具体发病时间，有无其他部位的肌腱端炎，还需询问有无虹膜炎、关节炎等外周表现。

3. 既往史的询问　包括有无炎性肠病、银屑病等其他病史，因为炎性肠病和银屑病与 AS 可以有部分症状的重叠；有无慢性病史，吸烟史、饮酒史、传染病史、个人史等。

4. 询问脊柱关节病的家族史也非常重要，有助于诊断。

（三）问诊结果及思维提示

1. 患者 2 年前无明显诱因出现腰背痛，后半夜、晨起明显，有夜间痛醒，间伴腹股沟疼痛，活动后可缓解，休息时加重，自行于药店购买双氯芬酸钠肠溶片服用，症状可缓解，曾于当地医院就诊，考虑腰肌劳损。予以"双氯芬酸钠肠溶片"、理疗等对症治疗，症状反复。近半年，患者自觉腰背痛持续时间较前明显增加，疼痛程度也有所加重。

2. 2 个月前，患者出现左足跟肿痛，伴行走障碍，于当地市人民医院就诊，查 HLA-B27：(+)，WBC：4.63×10^9/L，NE%：63.4%，Hb：110g/L，PLT：328×10^9/L，ESR：92mm/h，CRP：68mg/L，C3：1.25g/L，C4：0.4g/L，AST：14U/L，ALT：13U/L，尿常规：PRO（−），X 线：左侧骶髂关节左侧Ⅱ级，右侧Ⅱ级，符合强直性脊柱炎表现。予以"双氯芬酸钠肠溶片 75mg 每日 2 次，柳氮磺吡啶 1.0g 每日 2 次，泼尼松 10mg/d"治疗，症状有所缓解，但足跟肿痛仍较明显，为求进一步诊治至我院就诊起病以来，精神睡眠不佳，食欲可，大小便正常，体重无明显改变。

3. 既往无克罗恩病、溃疡性结肠炎、银屑病等病史，无乙肝等传染病史，未发现冠心病、高血压等慢性病病史，否认家族类似病史。否认外伤史。否认药物过敏史。生于东莞，否认疫区旅居史，无吸烟、饮酒嗜好。未婚未育。

4. 无脊柱关节病的家族史。

> **思维提示**
>
> 患者病史分为 2 个阶段，主要特点为 2 年前以炎性腰背痛起病，为确诊，半年前，腰背痛有所加重；2 个月前，患者出现了左足跟肿痛的典型肌腱端炎表现，于当地医院查 HLA-B27（+）、CRP、ESR 升高，X 线：左侧骶髂关节左侧Ⅱ级，右侧Ⅱ级；既往无炎性肠病、银屑病，考虑强直性脊柱炎收入院诊治。

三、体格检查

（一）重点检查内容及目的

根据问诊的结果，症状主要集中在中轴脊柱及足跟等肌腱端炎外周表现的专科体检，应重点据此进行查体。中轴脊柱活动度体检主要包括：改良 Schober 试验、扩胸度、枕墙距、耳壁距、脊柱侧弯活动度、颈活动度；外周症状体检：肌腱端炎压痛肿胀位置（图 80-1）；无其他关节肿胀、压痛；髋关节体检："4"字征，其余常规全身情况体检：有无皮疹、皮肤有无脱屑；有无腹部各项体征，如腹膜刺激征、腹部压痛等，心肺体格检查等。

（二）体检结果及思维提示

双侧骶髂关节有压痛，改良 Schober 试验：4.0cm，扩胸度：4.0cm，枕墙距：0cm，耳壁距：11cm；脊柱侧弯活动度：左侧：16cm、右侧：16cm，颈活动度：左侧 75°，右侧 75°；右侧"4"字征(+)，左侧"4"字征(+)，左足跟有肿胀、压痛（图 80-2，见文末彩图）。无皮疹，无皮肤脱屑，无关节肿胀、压痛；心肺查体未见明显异常，腹软，无压痛、反跳痛。

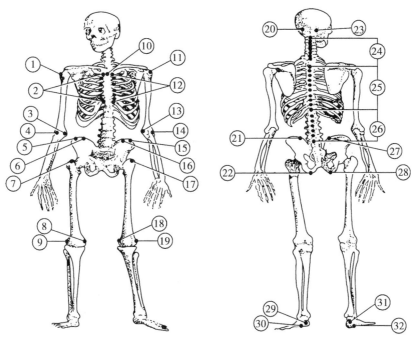

其中8、9、12、18、19、5、15、29、30、31、32等这几个部位是最常见部位

图 80-1　ASAS 的外周型脊柱关节病分类研究中，32 个肌腱端炎评价体系

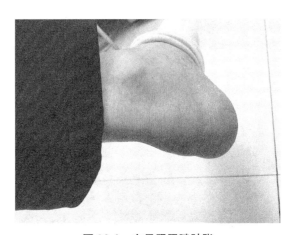

图 80-2　左足跟跟腱肿胀

思维提示

　　中轴脊柱检查：改良 Schober 试验提示脊柱腰椎活动稍受限，骶髂关节有压痛。双侧"4"字征(+)，需进一步检查髋关节 MRI 确认是否有髋关节受累。患者专科体检提示脊柱活动度尚可，结合病程，考虑病程相对早期。

四、实验室和影像学检查结果

（一）初步检查内容及目的

1. 血常规、肝肾功能、尿常规、乙肝五项、血沉、CRP，了解患者基本情况及炎症情况。
2. 影像学　骨盆正位片（图 80-3）、腰椎正侧位片（图 80-4）、骶髂关节 MRI（图 80-5）、胸部正侧位片。
3. 评价病情活动指数 BASDAI 及功能活动指数 BASFI。

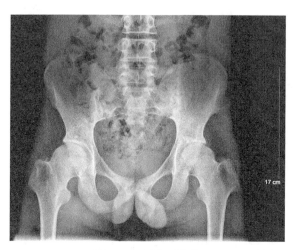

图 80-3　骨盆正位片

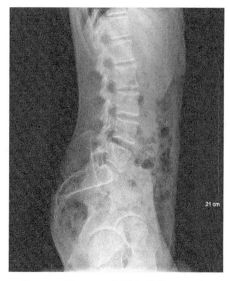

图 80-4　腰椎侧位片

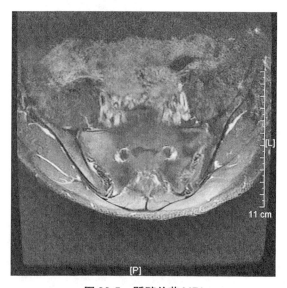

图 80-5　骶髂关节 MRI

（二）检查结果及思维提示

1. 血常规　WBC：10.63×10^9/L，NE%：66%，Hb：135g/L，PLT：305×10^9/L。

2. 生化　AST：24U/L，ALT：32U/L，TBIL：5.85μmol/L，CREA：55.2μmol/L，CRP：67mg/L，ESR：55mm/h。

3. HBsAg：（−）。

4. HLA-B27：（+）。

5. 尿常规：未见异常。

6. PPD皮试：5U：48h（−），72h（−）。

思维提示

患者血常规、肝肾功能检查未见明显异常，乙肝表面抗原（−），一般情况可；查CRP、ESR明显升高，提示炎症明显；HLA-B27（+），在AS患者中，90%的患者为HLA-B27（+），可辅助AS的诊断，但不是确诊AS的主要标准；骨盆正位片提示双侧骶髂关节炎改变，符合AS的X线分级：双侧Ⅱ级，左侧髋关节髋臼处可见囊样性改变；腰椎正侧位片未见明显异常，未见腰椎有骨赘形成；骶髂关节MRI可见双侧骶髂关节有急性炎症（骨髓水肿），有慢性炎症改变。提示患者目前炎症水平高，中轴受累主要在骶髂关节，腰椎未见明显改变，这与2年的病程相符，强直性脊柱炎诊断明确。

（三）进一步检查结果及思维提示

髋关节MRI（图80-6）。

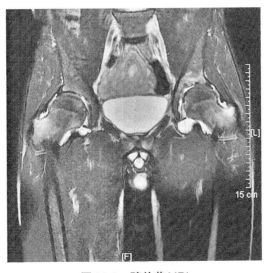

图80-6　髋关节MRI

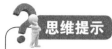
思维提示

　　患者双侧"4"字征(+)，CRP、ESR 明显升高，提示患者炎症程度高，不排除有髋关节受累，患者骨盆正位片提示左侧髋臼骨面有囊样改变，因为髋关节受累是强直性脊柱炎预后不良的表现，因此需尽早发现，及早治疗；因此，进一步行髋关节 MRI，结果发现双侧髋关节股骨头骨髓水肿、髋臼骨髓水肿、关节腔可见大量积液。因此患者除了中轴骶髂关节受累，还有髋关节受累，目前处于急性炎症期，左侧髋臼面虽有囊样改变，但双侧髋关节骨结构尚未出现明显改变，髋关节炎处于相对早期。

五、治疗方案及理由

　　1. 治疗　患者一直在用双氯芬酸钠肠溶片，使用时间已超过 12 周，予以依那西普 50mg 皮下注射每周 1 次，继续服用双氯芬酸钠肠溶片 75mg 每日 2 次，加以埃索美拉唑镁肠溶片 20mg/d 治疗。

　　2. 理由　患者骶髂关节、髋关节炎症明显，髋关节骨结构尚未明显改变，且患者已使用双氯芬酸钠肠溶片 75mg 每日 2 次超过 12 周，症状反复，MRI 提示骶髂关节、髋关节炎症明显。因此，应尽快采用针对炎症治疗最有效的方案，也就是生物制剂治疗，且患者已查胸片、PPD 皮试、乙肝五项均未见异常，有使用生物制剂安全性指征。

六、治疗效果及思维提示

　　患者经过超过 12 周的 NASIDs 治疗后，症状缓解不明显，足跟仍肿痛；根据诊断思路，患者强直性脊柱炎诊断明确，但患者超过 12 周的 NASIDs 治疗效果不佳；此次就诊，通过体检发现患者有可能有髋关节受累，及时予以髋关节 MRI 检查，明确还有髋关节受累，髋关节受累是 AS 预后不良类型，因此在治疗方面需要更加积极；通过完善胸片、PPD 皮试、乙肝五项均未见异常，在原来 NASIDs 使用基础上，予以生物制剂 TNF 拮抗剂依那西普治疗，患者中轴、外周症状明显改善，复查 CRP 降至正常，复查 MRI 示骶髂关节、髋关节 MRI 炎症明显改善，评估患者炎症活动指数 BASDAI、功能活动指数 BASFI 也明显改善。

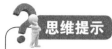
思维提示

　　治疗方案是非常有效的。患者炎性腰背痛、髋关节炎、足跟肌腱端炎表现，结合实验室检查及影像学检查，强直性脊柱炎诊断明确；予以患者超过 12 周的 NSAIDs 治疗，症状缓解不明显；患者临床症状及实验室检查提示炎症明显，且有髋关节受累预后不佳表现，积极加以生物制剂 TNF 拮抗剂依那西普，患者症状明显改善，复查 MRI 也提示骶髂关节、髋关节炎症明显改善。通过积极治疗，对于髋关节这类预后不良类型的治疗，生物制剂治疗可以更好地延长髋关节的使用年限。

最终诊断: 强直性脊柱炎。

七、本疾病最新指南解读

2010 年更新的国际脊柱关节炎评估工作组(Assessment of SpondyloArthritis International Society, ASAS)和欧洲抗风湿病联盟(European League against Rheumatism, EULAR)联合制定的指南,以及 2015 年美国风湿病学会(American College of Rheumatology, ACR)/ 美国脊椎炎协会(Spondylitis Association of America, SAA)/ 脊柱关节炎研究治疗网络(Spondyloarthritis Research and Treatment Network, SPARTAN)合作组的推荐。国际专题工作组倡议对脊柱关节炎采取"达标治疗"方法,理想目标为病情缓解,替代目标(特别适合于某些疾病更为持久的患者)是使疾病活动度最小化。每位患者的 AS 治疗将持续终生,患者与其临床医生的共同决策对于疾病治疗非常重要。

(一)治疗的目标

AS 患者治疗的主要目标是通过以下方面最大限度地提高与健康相关的长期生活质量:

1. 缓解症状——消除诸如疼痛、僵直、乏力等症状,或将其降至尽可能低的水平。
2. 维持功能——维持最大可能的功能能力。
3. 预防脊柱疾病并发症——防止出现屈曲挛缩,尤其是背侧脊柱后凸。
4. 最小化脊柱外和关节外的表现和共病——最大程度地减少葡萄膜炎和主动脉瓣关闭不全等 AS 相关疾病的影响。

AS 的症状以及疾病进展率会随着时间波动,并且患者间的个体差异性很大。患者的功能受限除了可直接由疾病的活动引起外,也可间接由无助感和抑郁引起,无助感和抑郁也可能与疾病活动相关,并且也需要进行识别和给予适当的干预治疗。

(二)评估与监测

治疗决策取决于对疾病影响的准确评估。一般情况下,需要采取 4 种方法:

1. 根据患者病史得出信息以评估疾病活动程度、功能残疾和健康相关的生活质量。
2. 体格检查用于发现炎症、关节挛缩以及活动受限程度。
3. 血液检查可帮助评估疾病活动度。
4. 影像学检查用于证实诊断并评估骨损伤,对于部分患者,它还能用于评估疾病活动度。

Bath 强直性脊柱炎疾病活动度指数(bath ankylosing spondylitis disease activity index, BASDAI)疾病活动度调查问卷和 / 或强直性脊柱炎疾病活动度评分(ankylosing spondylitis disease activity score, ASDAS)。

功能残疾和心理状况——在临床实践中,特定日常活动和生活质量参数的评估取决于临床医师的判断。在 AS 的临床研究中,可分别通过 Bath 强直性脊柱炎功能指数(bath ankylosing spondylitis functional index, BASFI)与 AS 生活质量问卷表(AS quality of life instrument, ASQoL)对功能残疾和健康相关生活质量进行数值上的评分。BASFI 侧重于功能能力,而 ASQoL 还涉及社会和心理领域。

需要特别注意的是体格检查除了一般体格检查外,AS 的体格检查应着重关注 3 个部位:中轴关节(包括髋关节)、外周关节和附着点。

（三）影像学检查

根据既往经验，所有 AS 患者的 X 线平片检查均显示骶髂关节显著改变，表现为侵蚀或融合。在研究中，采用颈椎和腰椎侧位对脊柱损伤进行放射影像检查评估，并且逐个脊椎进行分级和评分，例如：采用改良 Stokes 强直性脊柱炎脊柱评分（modified stokes ankylosing spondylitis spine score，mSASSS）。在临床实践中，采用脊柱侧位片检查腰椎前上缘和前下缘，并记录出现韧带骨赘的腰椎很有益处。在疾病晚期，脊柱 X 线平片检查将会显现"竹节样脊柱"，脊柱几乎完全融合。在该疾病阶段，骶髂关节通常出现融合。由于疾病进展缓慢，除非怀疑有所改变，否则无需进行频率超过每 2 年 1 次的椎骨 X 线摄片。

急性期反应物——若红细胞沉降率（erythrocyte sedimentation rate，ESR）和 / 或 C 反应蛋白（C-reactive protein，CRP）在治疗基线时是升高的，则它们有助于监测疾病活动度。

关节外共病——关节外受累（例如葡萄膜炎）的监测方法是基于所累及器官使用的标准。AS 患者出现骨质疏松和心血管疾病的风险增加。

（四）药物治疗

包括以下一种或多种药物：非甾体抗炎药、镇痛药、柳氮磺吡啶（sulfasalazine，SSZ）以及抗 TNF 制剂。糖皮质激素全身用药的作用有限，但其关节内注射可能对部分患者有益。

1. 非甾体抗炎药——对所有症状性 AS 患者，除非具有禁忌证，否则都应将 NSAIDs 作为治疗的一线药物。对于许多患者而言，NSAIDs 是唯一需要的药物。但 NSAIDs 使用需要关注胃肠道、心血管方面的不良反应。

2. TNF 拮抗剂治疗 AS 临床反应通常较为快速，长期疗效显示较为持久。对某种抗 TNF 药物无治疗反应或不能耐受的患者，可能会对另一种抗 TNF 药物治疗有反应。抗 TNF 治疗还可能降低 AS 患者葡萄膜炎复发的频率。

自 TNF 抑制剂问世以来，使用 TNF 抑制剂能带来获益的额外间接证据是：相比于非炎症性病症，延迟需要进行关节置换术的时间以及关节成形术相对减少。这点是本病例使用生物制剂的一项重要依据。

抗 TNF 治疗的研究观察到极早期疾病患者的缓解率最高，并且晚期疾病患者也能从抗 TNF 治疗中获益。

3. 其他缓解病情抗风湿药

（1）甲氨蝶呤：2006 年的一项关于甲氨蝶呤对 AS 疗效的荟萃分析并未发现该药对 AS 有益处的证据。然而，有些风湿病科医师确实会为 AS 伴外周关节炎的患者开具甲氨蝶呤的处方。

（2）来氟米特：有限的数据表明，对于 AS 患者而言，来氟米特的益处较少或者没有益处。

（3）糖皮质激素：建议不对 AS 患者进行长期的糖皮质激素全身用药治疗。虽然据我们所知，还没有任何设计良好的临床试验对关节内注射糖皮质激素进行过评估，但是关节内注射和疼痛的足底筋膜内局部糖皮质激素注射可分别对外周关节炎和足底筋膜炎有所帮助。不推荐对跟腱区进行局部注射，因为糖皮质激素在此部位浸润后可能会导致肌腱断裂。

八、结合指南对本病例的思考

本例患者完全按照 2010 ASAS 和 EULAR 指南里提示的要点，对患者进行诊疗，首先，先明确诊断，评估患者的病情活动指数、功能指数等，完善影像学检查，明确是否有髋关节受累等预后不良因素，在一线用药 NSAIDs 治疗超过 12 周的基础上，积极采用抗 TNF 治疗以改善患者病情，改善其髋关节炎症，提高其使用年限。综上所述，强直性脊柱炎的诊治，难点在如何早期诊断并判断是否有髋关节预后不良因素，并在判断不良因素后尽早采用积极 TNF 拮抗剂治疗；这需要一定的临床经验的积累，遵照指南原则，结合临床实际灵活运用，是最终成功的关键。

（林智明　古洁若）

病例 81　反复双耳肿痛 1 年，四肢关节肿痛 10 个月，加重伴发热 1 周

男，39 岁，混凝土工人，2015 年 4 月 3 日来诊。

一、主诉

反复双耳肿痛 1 年，四肢关节肿痛 10 个月，加重伴发热 1 周。

二、病史询问

（一）初步诊断思路及问诊目的

患者以反复双耳、四肢关节肿痛来诊，考虑"复发性多软骨炎"可能性较大。询问病史应围绕该疾病的诊断和鉴别诊断，病情严重程度及既往诊治情况进行。

（二）问诊主要内容及目的

1. 双耳肿痛的部位、性质、起病特点及耳相关功能的改变均应详细询问。双耳肿痛的部位和性质很重要，单侧或双侧突然发作的耳郭红、肿、热、痛，是复发性多软骨炎典型的耳郭症状，但应与感染性耳炎区别。应注意红肿疼痛部位是耳郭还是耳垂软组织，红肿累及耳局部还是耳郭大部分，询问是否伴有全身症状、听力异常或减退、恶心、眩晕等。

2. 关节肿痛的部位、性质、加重缓解因素和发病情况。关节肿痛的部位和性质在风湿免疫病的问诊中尤为重要：我们需要关注肿痛的主要关节是大关节还是小关节、是外周关节还是中轴关节，是单关节还是多关节。例如，类风湿关节炎主要累及小关节，而强直性脊柱炎则一般以中轴关节痛为主。当然也不能忽视发病情况和加重缓解因素，痛风性关节炎或感染性关节炎急性起病，疼痛剧烈而不能活动，而复发性多软骨炎多表现为间歇性、游走性关节炎。

3. 其他系统受累情况。复发性多软骨炎除累及耳、鼻、气管、肋等软骨组织，还累及眼睛、关节、心血管、皮肤、神经等，因此要通过询问初步掌握疾病累及部位及判断病情严重程度。

4. 就诊史及既往史。诊治经历、用药情况也能对疾病的诊治提供帮助，不应忽略。既往史包括慢性病史、磺胺等药物过敏史、外伤手术史、传染病史、烟酒史及个人史。

（三）问诊结果及思路提示

1. 患者 1 年前无明显诱因出现双耳红肿疼痛，无发热、皮疹、外耳流脓等，至市军区医院就诊为"复发性多软骨炎"，经住院治疗后好转出院（具体诊疗不详）。

2. 10 个月前上述症状再发，并出现四肢关节肿痛，初为踝关节肿痛，后累及双手近端指

间关节、双腕、双肩、双膝等关节，伴有晨僵，每天 20～30 分钟，疼痛时轻时重，严重时影响日常活动和睡眠。再次至市军区医院就诊，诊断为"复发性多软骨炎"，予"泼尼松片 40mg/d、甲氨蝶呤 5mg/周"治疗。起初症状能明显缓解，但疗效逐渐"失灵"，遂自行停药改服中药（具体不详）。

3. 1 周前四肢关节肿痛加重，并伴发热、胸闷、心悸、乏力。热型无规律，体温最高 38.4℃，不伴寒战、咽痛、咳嗽咳痰，无咯血、潮热、盗汗。为求进一步诊治，遂至我院就诊。发病以来无胸痛、声嘶、呼吸困难，无皮疹、黏膜溃疡、大量脱发，无眩晕、恶心呕吐、口眼干燥等。精神饮食可，睡眠差，大小便正常，体重无明显变化。

4. 否认高血压、糖尿病等慢性病史，否认肝炎、结核、梅毒等传染病史，否认外伤手术史，否认磺胺等药物过敏史，生于云南禄劝，否认疫区旅居史，吸烟 10 余年，3～6 支 /d，不饮酒。23 岁结婚，现育有一子一女。

> **思维提示**
>
> 病史提示双耳和四肢关节肿痛反复发作，症状逐渐加重，最后伴发热、乏力、胸闷等系统症状。曾多次在外院诊断为"复发性多软骨炎"，激素治疗有效，但病情并未完全控制，随着疾病缓慢演进，泼尼松片的减量，甲氨蝶呤片的不足量运用，致使患者认为治疗方案无效，改为中药治疗，导致 1 周前的疾病全面复发。

三、体格检查

（一）重点检查内容及目的

根据病史询问结果，症状主要集中于双耳、四肢关节和心肺系统，应据此进行重点体格检查。检查五官的外形、触压痛及功能状态，确认是否存在软骨发作性炎症。检查四肢关节肿痛的部位、性质及程度，关注心肺查体，均能为诊断和鉴别诊断寻找体征依据，并对脏器受累情况作出初步判断。

（二）体检结果及思维提示

T：37.3℃，P：100 次 /min，R：18 次 /min，BP：112/70mmHg。神清、精神差，慢性病貌，右耳耳郭红肿，鞍鼻畸形（图 81-1，见文末彩图），口腔黏膜无破溃、巩膜未见充血水肿。气管居中，双肺呼吸音清，未闻及干湿性啰音，心率 100 次 /min，律齐，未闻及病理性杂音。腹平软，肝脾未触及。双手指间关节、掌指关节肿胀、压痛，双腕、双肘、双胸锁关节压痛，左膝、双踝关节肿胀、压痛，屈曲、背伸活动受限，双足背凹陷性水肿。脑神经检查未见异常，闭目难立征阴性，病理征未引出。

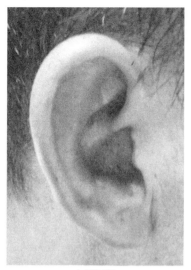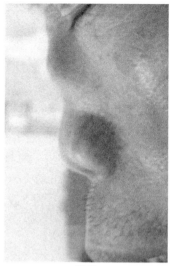

右耳红肿　　　　　　　　　　　　　　鞍鼻

图81-1　右耳耳郭红肿,鞍鼻畸形

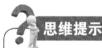　**思维提示**

　　耳郭红肿塌陷(松软耳)和鞍鼻畸形是复发性多软骨炎典型表现,是软骨炎反复发作导致软骨破坏的外在表现。当然鞍鼻畸形也出现在肉芽肿性多血管炎、先天性梅毒、直接创伤的患者,应注意与之鉴别。

　　此例患者贫血貌、心率稍快提示疾病累及血液系统可能,这可能也是患者胸闷、心悸、乏力的原因。四肢关节,特别是近端指间关节、掌指关节和腕关节肿胀、压痛,应特别注意与类风湿性关节炎鉴别。

四、实验室和影像学检查

(一)初步检查内容及目的

　　1. 血常规、尿常规、便常规、血生化全套、免疫球蛋白和补体定量、血沉、CRP、降钙素原、自身抗体谱了解患者基本情况,并进行感染筛查。

　　2. 手部X线片了解双手关节病变情况。

　　3. 心电图了解患者心电情况。

　　4. 胸部CT了解心、肺、纵隔是否受累。

(二)检查结果及思维提示

　　1. 血常规　WBC:8.49×10^9/L, NE%:61.4%, Y%:32.3%, Hb:56g/L, PLT:683×10^9/L, MCV:83.5fl, MCH:23.7pg, MCHC:28.4%。

　　2. 超敏CRP:70.9mg/L,血沉:139mm,降钙素原:0.31μg/L。

3．血生化　ALB：24.9g/L，GLB：35.3g/L，总蛋白：60.2g/L，AST：42.9U/L，ALT：29.5U/L，总胆红素：3.5μmol/L，磷酸肌酸激酶：18.1IU/L，葡萄糖：4.1mmol/L，钾：4.19mmol/L，钙：2.21mmol/L，钠：140.1mmol/L。

4．免疫球蛋白与补体　C3：1.14g/L，C4：0.23g/L，IgA：2.84g/L，IgG：19.70g/L，IgM：0.71g/L。

5．自身抗体谱抗核抗体谱、ANCA、RF、AKA、CCP、RA33、LA、aCL 等均阴性。

6．感染筛查肝炎病原学：（-），结核抗体：（-），梅毒螺旋体抗体：（-），快速血浆反应素试验：（-），HIV：（-）。

7．尿常规　蛋白尿：（-），尿潜血：（-）。

8．手 X 线片双手关节骨端骨量减少，关节间隙未见明显狭窄，部分关节周围软组织肿胀，请结合临床及实验室检查综合分析。

9．心电图　窦性心动过速，短 PR 间期。

10．胸部 CT　右肺中叶少许渗出灶，心包少量积液。

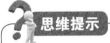
思维提示

　　实验室检查发现患者重度贫血，且为小细胞低色素性贫血；炎症指标很高，但降钙素原不高，也无常见病毒感染，提示自身免疫性炎症活动。结合临床表现，根据 1986 年复发性多软骨炎分类标准，该患者满足 2 条主要标准（耳软骨炎＋鼻软骨炎）和 1 条次要标准（血清阴性多关节炎），可确诊为复发性多软骨炎。同时，抗核抗体、CCP、ANCA 等自身抗体全阴，补体系统正常，球蛋白升高，也符合复发性多软骨炎的实验室表现。

五、治疗方案及理由

1．治疗　激素联合免疫抑制剂治疗，适当补充白蛋白、铁剂、钙剂、B 族和 D 族维生素辅助治疗。治疗期间注意预防感染和监测药物不良反应。

2．理由　患者诊断复发性多软骨炎明确，除耳、鼻和四肢关节软骨受累以外，血液系统（贫血）和心血管系统（心包炎）也不同程度受累，属于中重度病情患者，应在大量糖皮质激素控制急性期症状的同时加用适当的免疫抑制剂（如环磷酰胺、环孢素、硫唑嘌呤等）。另一方面，复发性多软骨炎 5 年和 10 年生存率分别为 74% 和 55%，中位生存期为 4.2～5.2 年，特别是在气管和支气管受累、鞍鼻畸形、贫血、血管炎、发病年龄小于 50 岁的情况下，更应该采取早期诊断和糖皮质激素联合免疫抑制剂的方法改善患者预后。

六、治疗效果及思维提示

1．住院当天，行急诊检查排除感染，予每天甲泼尼龙针 80mg 静滴，同时给予泮托拉唑 40mg/d 静滴，氯化钾缓释片 1g 每天 3 次口服，骨化三醇 0.25μg/d 口服，碳酸钙胶囊 0.5g 每天 2 次口服等治疗，当天晚上体温降至 37℃ 以下，之后未再升高（图 81-2，见文末彩图）。

2．前 3 天完善相关检查后，检查结果提示患者存在心包炎、重度贫血和低蛋白血症，故在积极治疗原发病的基础上，加用铁剂和水解蛋白口服。

3. 住院1周后患者双耳和关节症状明显减轻，复查结果示 WBC：17.81×10^9/L，NE%：78.8%，LY%：22.5%，Hb：63g/L，PLT：737×10^9/L，网织红细胞百分率：6.49%。提示目前治疗有效，但贫血仍重，白细胞和血小板增生明显，予加用免疫抑制剂环磷酰胺针200mg/d静滴巩固疗效，同时更改激素为甲泼尼龙针40mg/d静滴，醋酸泼尼松片20mg/d口服治疗。

4. 经治疗，患者症状明显好转，体温正常，乏力改善、胸闷心悸消失。环磷酰胺累积至1g后给予带药出院。出院前1天检查示超敏CRP：62.4mg/L，血沉：38mm，WBC：13.37×10^9/L，NE%：68.5%，LY%：26%，Hb：90g/L，PLT：408×10^9/L，肝肾功无异常，心脏彩超示少量心包积液。

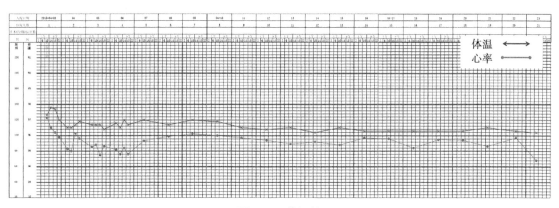

图81-2 体温单

思维提示

通过大剂量糖皮质激素联合环磷酰胺治疗后，患者系统症状逐渐改善，血红蛋白逐渐升高，炎症指标下降，说明该治疗方案是十分有效的。但年轻医生一定会发现，环磷酰胺的毒副作用包含骨髓抑制，为什么还用于此例贫血患者的治疗？事实上，环磷酰胺对血液系统的影响以白细胞减少最常见，低值多在用药后1～2周出现，停药后2～3周后恢复，对血小板影响较小。另一方面，此例患者的贫血是原发病累及血液系统引起，大部分患者都可以在积极控制原发病的情况下，辅以叶酸、维生素B、铁剂等使贫血得到快速改善。

最终诊断：复发性多软骨炎、心包炎、重度贫血、低蛋白血症。

七、最新指南解读

2011年复发性多软骨炎诊断和治疗指南：复发性多软骨炎（relapsing polychondritis，RP），作为一种病因不明的少见病，是一种自身免疫反应介导的软骨组织复发性退化性炎症。该病多于30～60岁发病，一般起病较急，部分呈爆发性发作，迅速出现全身衰竭。RP常可累及软骨和软骨共同基质成分的组织如葡萄膜、心脏瓣膜、气管黏膜下基底膜、关节滑膜等，其典型表现为耳、鼻部软骨的发作性炎症损害："菜花耳""鞍鼻"。这两种典型损害是由于软骨炎反复发作引起的软骨破坏，韧性下降，支持结构损坏导致的耳郭松软塌陷和鼻背塌陷，但并非所有患者都有这种典型表现。部分患者以关节肿痛、呼吸系统症状、眼部症状、听力或前庭功能障碍为首发症状，常常导致误诊。

因而在诊断方面，我们不仅仅参考 1976 年 Mcadam 的分类标准，还可结合临床情况使用 1979 年 Damlani 和 1986 年 Michet 修订的分类标准（表 81-1）。

表 81-1　复发性多软骨炎诊断分类标准

标准	内容
1976 年 Mcadam 分类标准	1. 双侧耳郭软骨炎 2. 非侵蚀性、血清阴性、炎症多关节炎 3. 鼻软骨炎 4. 眼炎 5. 呼吸道软骨炎（喉和／或气管软骨炎） 6. 耳蜗和／或前庭功能不全 ≥3 项并由病理活检证实方可确诊
1979 年 Damlani 分类标准	1. 符合 Mcadam 标准 3 项表现或更多者，不必组织学证据 2. 符合 Mcadam 标准至少 1 项表现，并有组织学证据 3. 有两处或更多不同解剖部位的软骨炎，肾上腺皮质激素和／或氨苯砜治疗有效 符合以上 1 项即可诊断
1986 年 Michet 分类标准	1. 主要标准：①耳软骨炎；②鼻软骨炎；③喉气管软骨炎 2. 次要标准：①眼部症状：结膜炎、巩膜炎、色素膜炎；②听力障碍；③眩晕：前庭综合征；④血清阴性多关节炎 2 项主要条件，或 1 项主要条件加 2 项次要条件可确诊

上述三种诊断标准体现着人类对 RP 认识不断加深。RP 的组织学改变并无特异性，而且疾病本身容易合并感染，活组织取材也会激发急性发作引起新的畸形，所以 Damlani 分类标准中，组织学证据并非硬性指标，而 Michet 分类标准则直接删除组织学证据，这大大方便了临床实践。但 RP 诊断分类标准需要较强经验性，需要临床医生进行详细的病史采集和系统的体格检查，尽可能发现较多的临床证据帮助诊断和鉴别诊断，避免漏诊和误诊发生。

RP 的诊断中，由于缺少实验室或影像学的支持，鉴别诊断显得十分重要。例如耳肿痛，需要排除外耳感染、创伤、麻风、冻疮等，鞍鼻应与其他引起鞍鼻畸形的疾病鉴别（先天性梅毒、肉芽肿性多血管炎、直接创伤等），多关节炎应与类风湿关节炎、感染性关节炎、反应性关节炎、痛风、脊柱关节病等鉴别。临床上，RP 可合并其他风湿性病，当一元论无法解释的时候应当考虑合并症的情况。

目前 RP 的治疗尚无统一的治疗方案，指南推荐的治疗方案是对既往文献报道和专家经验的总结，需要根据疾病活动程度和受累器官范围进行临床决策。但治疗目标是明确的：缓解症状、阻断病情进展、延长生存期和改善患者生活质量。

糖皮质激素是一线治疗，起始剂量为 $0.5\sim1mg/(kg\cdot d)$，用于控制急性期症状，同时可减少 RP 复发率及严重程度。当 RP 累及眼睛、内耳、支气管、心血管或严重系统损害时剂量宜大，甚至可给予糖皮质激素 $0.5\sim1g/d$ 联合丙种球蛋白 $400mg/(kg\cdot d)$ 冲击治疗 3～5 天后，激素减量联合免疫抑制剂治疗。在病情控制后，糖皮质激素应尽早缓慢减量，以小剂量（≤15mg）维持1～2年。

免疫抑制剂多用于病情严重或糖皮质激素减量时，环磷酰胺、硫唑嘌呤、环孢素、苯丁酸氮芥、甲氨蝶呤及吗替麦考酚酯均可用于本病。临床医生应根据患者病情、意愿及药物毒副作用综合考虑。

非甾体抗炎药仅适用于轻症患者，秋水仙碱可能对耳郭软骨炎有效，且起效迅速。氨苯砜临床疗效并未得到证实，而且不能用于磺胺过敏者和葡萄糖-6-磷酸酶缺乏者，加之市面上较难购买，目前已较少使用。若需处方氨苯砜，务必交代用法：25～200mg/d，从小剂量开始试用，逐渐加量，服用6天停药1天，持续约半年。

对于RP并发感染者，应在糖皮质激素治疗的基础上联合抗感染治疗；对于气管软骨受累引起严重呼吸困难者，应行气管切开造瘘术，必要时进行人工机械辅助通气。由于气管插管可引起气道突然闭塞导致死亡，故不建议选用气管插管。但客观原因限制时，可在充分谈话签字的情况下选择较细的插管。

除上述治疗措施外，RP的治疗还包括生物制剂、手术治疗、介入治疗等。生物制剂治疗RP的经验有限，目前有病例报道认为TNF-α拮抗剂、CD20单克隆抗体、IL-1受体拮抗剂、IL-6受体单克隆抗体治疗难治性RP有效。RP选择手术治疗应严格把握手术指征，并要联合免疫内科控制好病情。

RP属于慢性疾病，应交代患者进行规律随访，目的是监测病情控制情况、调整用药和监测药物毒副反应。

RP的5年和10年生存率分别为74%和55%，中位生存时间为4.2～5.2年，特别是在气管和支气管受累、鞍鼻畸形、贫血、血管炎、发病年龄小于50岁的情况下，更应采取早期诊断和糖皮质激素联合免疫抑制剂的方法改善患者预后。

八、结合指南对本病例的思考

本病例根据1986年Michet诊断分类标准进行诊断，治疗上依据指南给予激素联合免疫抑制剂治疗，并根据疾病需要补充白蛋白、铁剂、钙剂、B族和D族维生素等辅助治疗，最终病情得到有效控制。该病例是指南践行的一次成功案例。

（王兴强　徐　健）

病例 82 口眼干 1 年,加重伴多关节痛半年余

女,50 岁,农民,2014-6-5 来诊。

一、主诉

口眼干 1 年,加重伴多关节痛半年余。

二、病史询问

(一) 初步诊断思路及问诊目的

患者中年女性,慢性病程,以多关节痛及口眼干为主要症状,病史采集应围绕该主要症状进行,旨在为下一步进行体格检查和实验室检查提供线索,也为疾病的诊断、鉴别诊断和治疗方案的制定提供依据。

(二) 问诊主要内容及目的

1. 口眼干的程度、可能原因和伴随症状。由于口眼干为主观症状,因此询问时应具体到生活细节:如进食馒头等干食是否需要水送服,是否需要人工泪液缓解眼干,是否存在腮腺肿大、牙齿片状脱落、眼磨砂感的症状、是否安装过义齿及其原因等,眼干还可能是用眼过度或工作生活环境干燥所致,应注意区分。再者,询问是否存在畏光、眼充血、眼痛、视物模糊、异常分泌物等伴随症状也是十分必要的。

2. 多关节痛的部位、数目、起病时间、诱因、加重缓解因素和伴随症状。①关节肿痛的部位和数目在风湿免疫病的诊断和鉴别诊断中尤为重要:我们需要关注疼痛的主要关节是大关节还是小关节、是外周关节还是中轴关节,是单关节还是多关节。例如,类风湿关节炎主要累及小关节,强直性脊柱炎一般以中轴关节痛为主,痛风、反应性关节炎等多表现为寡关节疼痛。②起病时间要详细询问,如自身免疫性疾病、代谢性骨病等常常难以陈述确切的起病时间,化脓性关节炎、痛风、创伤等常可问出具体发病时间。③发病诱因方面,风湿热发病前几周常有链球菌感染史,痛风常在饮酒或高嘌呤饮食后诱发,骨性关节炎常在关节过度负重或活动过多时诱发加重。④伴随症状包括关节局部红肿灼热,活动障碍、肌肉萎缩以及发热、乏力等。此外,病史采集不能忽略关节痛的加重缓解因素、患者工作居住环境及有无慢性病史和用药史等。

3. 就诊史、既往史及个人史。诊治经历、用药情况能对疾病的诊治提供线索,不应忽略;既往史包括糖尿病等慢性病史,丙型肝炎等传染病史,手术、外伤及输血史,现服药物及过敏史;个人史包括烟酒嗜好、疫区旅居史、放射性物质接触史和婚育史,女性患者尤其注意婚育

史的采集（是否绝经、经量是否正常、妊娠次数、流产次数及原因等）。

4. 家族史。家族中有无类似疾病等。

（三）问诊结果及思维提示

1. 患者 1 年前无明显诱因出现双眼干涩、异物感，口干、进食干食需水送服，无用眼过度，无发热、腮腺肿大等其他症状，未予重视。

2. 半年前受寒后出现全身多关节痛，伴肌肉酸痛，自服镇痛药可缓解。此后关节痛反复发作，多在阴天下雨时出现，与饮食、睡眠、运动无关，无关节红肿、畸形、皮温升高，无皮疹、晨僵和指端雷诺现象；近期关节肌肉酸痛加重，容易疲乏，为求明确诊治，遂至我院就诊。发病以来无光过敏、口腔溃疡、大量脱发，无发热、咳嗽、呼吸困难，无血尿、泡沫尿等。精神、饮食、睡眠可，大小便正常，体重无明显变化。

3. 否认"糖尿病、心脏病"等慢性病史，否认"肝炎、结核、伤寒"等传染病史，对"阿莫西林、磺胺"过敏；否认输血史，否认外伤史，2002 年因胆囊结石行"胆囊切除术"；生于当地，否认疫区旅居史。现绝经 1 年，末次月经 2013 年 3 月，妊娠 2 次，顺产 2 次，流产 0 次。

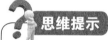

> **思维提示**
>
> 患者外分泌腺功能障碍：口干、进食干食时需水送服提示唾液分泌减少，双眼干涩、异物感提示泪液减少。患者多关节疼痛，且与饮食无关，不伴关节红肿，暂不考虑痛风性关节炎。患者为中老年女性，慢性病程，口、眼干为首发症状，随后出现全身关节痛，自服镇痛药可缓解，阴天下雨可诱发，与睡眠、运动无关，临床疑诊风湿免疫病可能。但还需排除感染、肿瘤、内分泌等疾病，需进一步行体格检查及辅助检查收集证据。

三、体格检查

（一）重点检查内容及目的

根据问诊结果，我们需要关注口腔唾液池、牙齿、舌质情况，观察腮腺是否肿大，是否有眼炎表现，泪腺是否肿大，注意是否有皮疹、淋巴结肿大、肝脾肿大等情况，并重视双肺及全身关节肌肉的检查。由于风湿免疫性疾病常累及多系统多脏器，除进行常规大内科查体外，还要注意检查神经系统和观察是否存在精神性疾病。

（二）体检结果及思维提示

T: 35.6℃, P: 73 次 /min, R: 18 次 /min, BP: 97/55mmHg。神清、精神可，对答切题，无焦虑抑郁，慢性病容，颜面四肢无皮疹，舌质干、口腔唾液池不明显，无义齿和猖獗龋齿，口腔内未见溃疡，双侧腮腺无肿大，全身浅表淋巴结未触及，心肺腹部查体无阳性发现。左手远侧指间关节（DIPJ2）、右手 PIP3 压痛、无肿胀，腕关节及其余关节无压痛，双膝骨擦感（－）。四肢肌肉无压痛，四肢肌力、肌张力正常。生理反射正常，病理反射未引出。

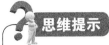

思维提示

患者有明确的口眼干燥表现，并伴有全身关节疼痛，疑诊为干燥综合征，首先应完善自身抗体（ANA、抗SSA、抗SSB）、口腔科及眼科检查等相关检查了解患者身体情况；其次应评估干燥综合征容易受累的脏器，包括血液系统、肺、肝、肾等；最后还应考虑患者是否存在其他弥漫性结缔组织病，尤其是系统性红斑狼疮（SLE）和类风湿性关节炎（RA）。

四、实验室和影像学检查

（一）初步检查内容及目的

1. 血常规、生化全项、尿常规、便常规、自身抗体谱、ESR、CRP、免疫球蛋白及补体定量测定、肝炎病原学标志物全项、血浆纤溶系统检测三项、凝血四项、心电图等了解患者的基本情况。

2. 双手正位片了解双手关节病变情况。

3. 胸部后前位片了解呼吸系统和心脏外形的基本情况。

4. 腹部超声及甲状腺超声了解患者是否存在肝、脾、淋巴结、甲状腺等脏器病变。

（二）检查结果及思维提示

1. 血常规　WBC: 3.44×10^9/L, GR: 2.2×10^9/L, LY: 1.87×10^9/L, Hb: 56g/L, PLT: 114×10^9/L。

2. 生化全项　球蛋白: 40g/L↑, 钙: 2.16mmol/L↓。

3. 尿常规未见异常。便常规未见异常。

4. 抗核抗体谱　ANA筛查:（+），ANA滴度: 1:320, 着丝点型, SSA-RO 60KD:（+）, SSA-RO 52KD:（+）, SSB-La:（+）, 抗着丝点抗体:（+）; RF: 112.5U/ml, RFIgG: 21.8U/ml, RFIgM: 110.4U/ml; CCP、RA33等其余自身抗体均阴性。

5. 炎症指标CRP: 1.23mg/L, ESR: 7mm/L。

6. 免疫球蛋白及补体定量补体　C3: 0.828g/L↓, IgG、IgM、IgA、补体C4均正常。

7. 血浆纤溶系统检测三项纤维蛋白/纤维蛋白原、D-二聚体定量、抗凝血酶Ⅲ均未见异常。

8. 凝血四项凝血酶原时间、纤维蛋白原、凝血酶时间、活化部分凝血活酶时间未见异常。

9. 双手正位片示双手掌、指、腕诸骨骨质无明显异常发现。

10. 胸部后前位片示心、肺、膈未见明显异常。

11. 腹部超声及甲状腺超声　肝、胆管显示段、胰腺、脾脏、左肾、子宫双附件区未见明显异常声像; 右肾囊肿（右肾中下部探及一囊性结节, 大小约3.4cm×3.4cm）; 甲状腺左侧叶下段实性结节（倾向良性, 结节性甲状腺肿可能）。

12. 心电图无异常。

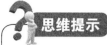

思维提示

　　实验室检查发现：ANA 强阳性，着丝点型，抗 SSA、抗 SSB、抗着丝点抗体、类风湿因子（RF）均为阳性，球蛋白明显升高，血钙降低，补体 C3 降低，但患者炎症指标正常。根据患者口眼干、多关节痛临床表现，诊断倾向于干燥综合征。B 超示甲状腺左侧叶下段实性结节（倾向良性，结节性甲状腺肿可能），进一步检查要确定干燥综合征的诊断，并查找甲状腺病变可能原因和结局。

（三）进一步检查结果及思维提示

　　1. 甲状腺功能未见异常。

　　2. 唾液腺核素显像腮腺摄取功能中度减低、分泌功能重度减低；颌下腺摄取功能、分泌功能重度减低，唾液排出大致通畅；甲状腺不大，摄锝功能基本正常（连续动态显像 31 分钟，并于第 15 分钟给含服维生素 C）（图 82-1，见文末彩图）。

　　3. 眼科检查　泪膜破碎时间，双侧均为 8 秒，角膜染色左眼（+）、右眼（-）；眼科诊断：干眼症、眼底未见异常。

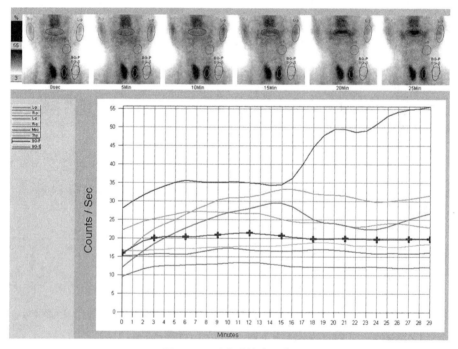

图 82-1　唾液腺核素显像

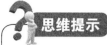

思维提示

　　患者多关节痛，RF 高滴度阳性，但 CCP、RA33 等阴性，炎症指标不高，双手 X 线片未见骨侵蚀，根据美国风湿病学会（American College of Rheumatology，ACR）

1987 年类风湿关节炎分类标准,暂不考虑类风湿关节炎。患者虽有补体 C3 降低,但无发热、蝶形红斑、口腔溃疡,也无尿蛋白、浆膜腔积液、dsDNA、Sm 等阳性,根据 1997 年 ACR 系统性红斑狼疮分类标准,暂不考虑系统性红斑狼疮。同时患者无肝炎、HIV 感染证据,无放射性物质接触史,无特殊药物服用史,无发热肝脾淋巴结肿大,根据 2002 年干燥综合征国际分类标准,该患者在排除"必须除外"疾病外,符合 6 条中的 5 条(符合口腔症状,眼部症状,角膜染色阳性,唾液腺放射性核素检查提示腮腺颌下腺分泌功能重度减低,抗 SSA 或抗 SSB 阳性),可明确诊断为原发性干燥综合征。

五、治疗方案及理由

1. 治疗　以羟氯喹为基础,联合免疫调节剂和对症支持治疗。

2. 理由　该患者存在高球蛋白血症,血小板轻度减少,低补体 C3 血症,可能伴有关节炎,ESSDAI 评分 2~3 分,属于轻症干燥综合征患者。所以治疗方案应以羟氯喹为基础(除外禁忌证),联合白芍总苷等免疫调节剂及镇痛、缓解口眼干、防治骨质疏松等对症支持治疗。

六、治疗效果及思维提示

1. 入院前 3 日,根据患者病情完善相关检查以了解患者的基本情况。针对患者口眼干、周身关节不适等,嘱其少量多次饮水,给予聚乙二醇滴眼液滴眼,双氯芬酸钠缓释片缓解疼痛。

2. 入院后第 4 日,根据实验室及多学科检查结果,诊断为原发性干燥综合征,给予完善治疗方案:羟氯喹 200mg 每日 2 次口服,白芍总苷胶囊 0.6g 每日 2 次口服,骨化三醇软胶囊 0.25μg/d 口服,碳酸钙胶囊 1g/d 口服等。

3. 根据甲状腺超声,进一步行甲状腺功能检查后考虑患者为结节性甲状腺肿可能,暂不需特殊处理,嘱患者隔期复查,必要时内分泌科随诊。

4. 治疗后,患者口眼干及双手关节痛稍缓解,嘱患者带药出院,遵医嘱服药,定期门诊复查。

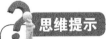 **思维提示**

　　患者诊断明确,治疗有效。但目前尚没有彻底根治原发性干燥综合征的治疗方案,该病治疗的目标是缓解患者症状,改善患者生存质量、阻止疾病的发展和延长患者的生存期。目前的研究及专家共识推荐羟氯喹为干燥综合征的一线用药,特别是存在高球蛋白血症、疲劳、关节肌肉痛的患者尤为适用。白芍总苷胶囊是一种新型糖苷类药物,具有双向免疫调节作用,已有随机、多中心、双盲、安慰剂对照的临床试验证实其具有改善干燥综合征患者口眼干,减低免疫球蛋白和抗炎的作用,且不良反应小的特点,值得推广使用。

　　总之该病例是典型的原发性干燥综合征,治疗过程遵循临床指南,结合临床实际,治疗方案安全有效,也是一例成功的病案范例。

最终诊断：原发性干燥综合征、胆囊切除术后、结节性甲状腺肿可能。

七、本疾病最新指南解读

我国2010年干燥综合征诊断及治疗指南：干燥综合征（Sjögren's syndrome，SS）是一种以外分泌腺高度淋巴细胞浸润为特征的自身免疫性疾病。该病除累及泪腺、唾液腺之外，还可累及其他多个脏器而出现复杂的临床表现。SS的血清学表现多为高免疫球蛋白血症、抗SSA抗体、抗SSB抗体、类风湿关节炎阳性。本病根据是否能明确诊断系统性红斑狼疮（SLE）、类风湿关节炎（RA）等其他结缔组织病，可区分为原发性和继发性两类。

SS累及泪腺，主要表现眼睛干涩、异物感、畏光、泪少等，严重者可出现眼睑反复化脓性感染，甚至引起角膜溃疡；累及唾液腺时常表现为口干、频繁饮水、进食固体食物需水送服等，猖獗龋齿是本病的特征性表现之一。约半数的患者有成人腮腺炎，对部分有腮腺持续性肿大者，应警惕有恶性淋巴瘤的可能；若累及其他外分泌腺，还表现为皮肤干燥，鼻腔黏膜干燥、充血，外阴和外阴黏膜干燥、瘙痒，性交痛或外阴溃疡等。

除此之外，SS还可累及全身各个系统，出现复杂的临床表现，常常引起漏诊和误诊。累及皮肤可出现过敏性紫癜样皮疹、多形红斑、结节性红斑、雷诺现象等；累及呼吸系统可出现支气管炎、肺大疱、间质性肺炎，甚至肺动脉高压，少数患者可因呼吸衰竭而死亡；累及消化系统可出现萎缩性胃炎、消化不良、胃酸分泌减少等表现，偶尔也引起肝脏增大、肝酶或胆酶增高，极少患者可累及胰腺出现慢性胰腺炎；累及血液系统可出现轻度正细胞正色素性贫血、白细胞减少、血小板减少，若持续腮腺肿大、紫癜、白细胞减少、冷球蛋白血症及低C4水平则可能发展为淋巴瘤；累及肾脏多为肾小管病变，表现为肾小管酸中毒引起的周期性低血钾性肌肉麻痹，严重者可出现肾钙化、肾结石、肾性尿崩症及肾性软骨病等；累及骨骼肌肉可表现为关节痛，关节炎少见，性质多为非侵蚀性、一过性表现，部分患者伴有肌痛肌无力，但极少数患者出现肌酶持续性增高，注意与肌炎区分；此外，SS还可累及神经精神系统，引起神经精神损害，周围和中枢神经系统均可受累，但以周围神经系统受累多见，部分患者还存在焦虑、抑郁等精神状态。

在SS的诊断方面，自1965年Ibcoh首先提出原发性与继发性干燥综合征的诊断标准之后，各国又陆续提出了多套诊断标准如哥本哈根标准、圣地亚哥标准、Fox标准以及欧洲标准等。目前国际上应用较多的是2002年干燥综合征国际分类标准（表82-1），2012年美国风湿病学会又在此基础上进行了修订，删除了主观症状，保留自身抗体、眼科和口腔科的客观检查依据，提高了标准特异性，排除了主观因素和药物的影响（表82-2）。目前两套分类标准均在临床使用，短期使用经验表明，对于大多数患者而言两种标准有较好的一致性。

值得注意的是，SS的鉴别诊断除了必须除外分类标准中"必须除外"的疾病外，还应与系统性红斑狼疮、类风湿关节炎、IgG4相关性疾病以及非自身免疫病的口干、眼干（如糖尿病引起的口干、药物性口干）等相鉴别。若患者可诊断为系统性红斑狼疮、类风湿关节炎等其他结缔组织病，则应参考表82-1、表82-2诊断继发性干燥综合征。

目前，SS的治疗旨在缓解患者症状，改善患者生存质量、阻止疾病的发展和延长患者的生存期，尚无根治疾病的治疗方案。SS的治疗包括两个层次：对症支持治疗和系统治疗。

表 82-1　2002 年干燥综合征国际分类标准（特异性 95.2%，敏感性 89.5%）

Ⅰ	口腔症状：3 项中有 1 项或 1 项以上
	1. 每日感口干持续 3 个月以上
	2. 成年后腮腺反复或持续肿大
	3. 吞咽干食性食物时需用水帮助
Ⅱ	眼部症状：3 项中有 1 项或者 1 项以上
	1. 每日感到不能忍受的眼干持续 3 个月以上
	2. 有反复的沙子进眼或沙磨感觉
	3. 每日需人工泪液 3 次或 3 次以上
Ⅲ	眼部体征：下述检查任 1 项或 1 项以上阳性
	1. Schirmer 试验（+）（≤5mm/5min）
	2. 角膜染色（+）（≥4van Bijsterveld 计分法）
Ⅳ	组织学检查：下唇腺病理示淋巴细胞灶≥1（指 4mm² 组织内至少有 50 个淋巴细胞聚集于唇腺间质为一个灶）
Ⅴ	唾液腺受损：下述检查任 1 项或 1 项以上阳性
	1. 唾液流率（+）（≤1.5mm/15min）
	2. 腮腺造影（+）
	3. 唾液腺放射性核素检查（+）
Ⅵ	自身抗体：抗 SSA 或抗 SSB（+）（双扩散法）
	1. 原发性干燥综合征　无任何潜在疾病的情况下，符合下述任 1 条则可诊断
	（1）符合上述 4 条或 4 条以上，但必须含有条目Ⅳ（组织学检查）和/或条目Ⅵ（自身抗体）
	（2）条目Ⅲ、Ⅳ、Ⅴ、Ⅵ条中任 3 条阳性
	2. 继发性干燥综合征　患者有潜在的疾病（如任一结缔组织），而符合上表中的Ⅰ和Ⅱ中任 1 条，同时符合条目Ⅲ、Ⅳ、Ⅴ中任 2 条
	必须除外颈头面部放疗史、丙肝病毒感染、艾滋病、淋巴瘤、结节病、移植物抗宿主病、抗乙酰胆碱药的应用（如阿托品，莨菪碱溴丙胺太林、颠茄等）

表 82-2　干燥综合征 2012 年 ACR 分类标准（特异性 95%，敏感性 93%）

具有 SS 相关症状/体征的患者，以下 3 项客观检查满足 2 项或 2 项以上，可诊断为 SS

　1. 血清抗体抗 SSA 和/或抗 SSB 抗体（+），或类风湿因子阳性同时伴 ANA≥1∶320

　2. 唇腺病理示淋巴细胞灶>1 个/4mm²（4mm² 组织内至少有 50 个淋巴细胞聚集）

　3. 眼着色评分≥3 分的干燥性角结膜炎（患者当前未因青光眼而日常使用滴眼液，且近 5 年内无角膜手术及眼睑整形手术史）

必须除外：颈头面部放疗史、丙型肝炎病毒感染、艾滋病、结节病、淀粉样变、移植物抗宿主病、IgG4 相关性疾病

　　对症支持治疗主要是缓解患者眼干、口干、肌肉关节疼痛及低钾血症等症状。使用人工泪液和唾液，可以缓解症状并减少口、眼并发症的发生，同时也应嘱患者注意眼卫生，保持环境的湿润。当唾液或泪液替代效果不满意时，可使用毒蕈碱胆碱能受体激动剂（如毛果芸香碱和西维美林）刺激外分泌腺分泌，但腺体破坏严重时效果较差。非甾体抗炎药对缓解肌肉、关节疼痛有一定效果，如洛索洛芬钠片、双氯芬酸、塞来昔布胶囊和美洛昔康等，但不宜长期服用。低钾性肌肉麻痹以静脉补钾为主，平稳后改为口服钾盐，有些患者需终身服用以防低血钾再次发生。此外，许多研究表明风湿免疫病患者普遍存在骨质疏松，而 SS 患者约 32.5% 存在不同程度骨质疏松，所以提倡尽早进行一级预防，减少骨质疏松及骨折的发生。

当 SS 出现系统受累表现时应给予系统治疗，包括免疫抑制剂、免疫调节剂、糖皮质激素和生物制剂治疗等。

羟氯喹是 SS 治疗的一线用药，特别是存在高球蛋白血症、疲劳、关节肌肉痛的患者尤为适用。中重度 SS 和靶器官受损者应给予糖皮质激素联合恰当免疫抑制剂如甲氨蝶呤、环孢素、环磷酰胺等治疗，但病情稳定后，应尽早逐渐减量至停药。在少见的情况下，短程小剂量糖皮质激素（例如泼尼松 5～10mg/d）还可缓解关节剧痛等症状。

白芍总苷胶囊是一种新型糖苷类药物，具有双向免疫调节作用，已有随机对照试验证明其治疗 SS 安全有效，类似的还有维生素 D、双嘧达莫等经典老药也被认为具有免疫调节作用。

生物制剂方面，一些小规模的临床试验表明，利妥昔单抗、抗 CD22 单抗治疗活动性 SS 有一定疗效，但由于价格昂贵，还没有经过大样本临床验证等原因，推荐难治性 SS 患者可以尝试使用。

SS 属于慢性疾病，出院时应交代患者进行规律随访，旨在监测病情控制情况、调整用药和监测药物毒副反应。

SS 仅累及唾液腺、泪腺、皮肤黏膜等外分泌腺体时，预后良好；出现进行性肺纤维化、中枢神经病变、肾小球受损伴肾功能不全、恶性淋巴瘤时，提示预后不良，其余系统损害者经恰当治疗大多病情缓解，甚至恢复日常生活和工作，但停止治疗后可复发。

八、结合指南对本病例的思考

本病例根据 2002 年 ACR 修订的干燥综合征分类标准诊断，治疗上依据 2010 年我国指南给予恰当治疗，治疗后病情好转，院外规律随访，病情控制良好，是一次成功的指南践行案例。

（王兴强　徐　健）

病例 83 左下肢肿胀 20 年，体检发现血小板减少 4 个月

女，39 岁，农民。

一、主诉

左下肢肿胀 20 年，体检发现血小板减少 4 个月。

二、病史询问

（一）初步诊断思路及问诊目的

患者的主要症状表现为下肢肿胀，因此问诊应首先围绕患者下肢肿胀的部位、范围、是否对称，起病诱因及有无加重因素，既往检查结果、治疗药物及治疗转归。有鉴别诊断意义的伴随症状问询。

（二）问诊主要内容及目的

1. 下肢肿胀的部位及范围，是否为凹陷性水肿，有无眼睑水肿，有无尿量减少，有无肢端发凉发黑，有无间歇性跛行，有无皮肤发红。有无关节肿痛。

2. 有无皮肤瘀点瘀斑，有无鼻出血及牙龈出血，有无咯血、呕血，有无便血、有无血尿等脏器出血表现。

3. 既往史　有无肝肾疾病史，有无心脏病史。有无寄生虫病史。有无放射性物质、化工试剂接触史，有无特殊药物服用史，有无异常妊娠史及血栓病史。

（三）问诊结果及思维提示

1. 患者 20 年前无明显诱因下出现左下肢肿胀，以膝盖远端肿胀为主，伴局部皮肤发红，无肢端发凉，无明显关节肿痛，无颜面红斑，无脱发及光过敏，无口腔溃疡，无口干、眼干，无雷诺现象。当地医院住院治疗，诊断为"静脉血栓"，予药物静滴治疗（具体不详）后症状可缓解。4 个月前患者体检时发现血小板减少，无鼻出血及牙龈出血，无咯血、呕血，无便血、血尿。今为进一步诊治入院。起病以来，患者神志清，精神、食欲、睡眠一般，大小便正常。体重较前无明显变化。

2. 否认高血压、心脏病及糖尿病病史。否认既往慢性肝肾疾病史，否认寄生虫病史。否认既往放射性物质、化工试剂接触史。否认药物、食物过敏史。出生于浙江嵊州，否认吸烟饮酒史。适龄婚育，配偶体健。孕 2 产 1，有难免流产史一次。否认两系三代遗传病史。

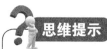

思维提示

　　青年女性，有下肢血栓病史及难免流产史，伴血小板减少。

三、体格检查

（一）重点检查内容及目的

　　根据问诊结果，患者症状主要集中在左下肢肿胀，应重点注意肿胀位置及范围，是否对称，有无皮肤表现，有无关节肿胀、压痛，肢端皮温如何，有无肢端破溃，有无雷诺现象。足背动脉搏动是否两侧对称。且患者后续出现血小板减少，有无皮肤黏膜出血体征。其次注意心肺及腹部体检，观察有无多系统受累体征。

（二）体检结果及思维提示

　　T: 36.3℃, P: 86 次 /min, R: 19 次 /min, BP: 128/70mmHg，神清，精神可，双颊红斑，浅表淋巴结未及肿大，皮肤巩膜无黄染。双肺呼吸音清，未闻及干湿性啰音及哮鸣音。心律齐，三尖瓣听诊区可闻及Ⅲ/6 级收缩期杂音。腹平软，未及压痛反跳痛，肝肾叩击痛（-），移动性浊音（-），Murphy 征（-）。左下肢浅表静脉迂曲，凹陷性水肿，右下肢正常。双侧足背动脉搏动对称。四肢关节肿胀（-），压痛（-）。神经系统病理征阴性。

思维提示

　　左下肢凹陷性水肿（单侧），首先考虑血栓性水肿，不考虑肝肾源性、营养不良性水肿及甲状腺功能减退性的黏液性水肿。听诊心脏杂音提示可能合并心脏瓣膜病变。

四、实验室和影像学检查结果

（一）初步检查内容及目的

　　1. 血常规、尿常规、便常规 + 隐血、生化常规、凝血功能 +D- 二聚体、血沉、抗核抗体、抗磷脂抗体、免疫球蛋白 + 补体、类风湿全套。了解患者一般情况，排查常见结缔组织病。
　　2. 腹部 B 超、心脏彩超及下肢动静脉彩超。排查水肿原因，有无合并血栓。

（二）检查结果及思维提示

　　1. 血常规　白细胞计数: 3.3×10⁹/L，红细胞计数: 5.19×10¹²/L，血红蛋白: 147g/L，血小板计数: 47×10⁹/L。
　　2. 尿常规　隐血:（-），蛋白质: ±(0.1)g/L，pH 值: 6.00，细菌: 272.3/μl。

3. 便常规 + 隐血　隐血试验阴性。

4. 生化常规　总蛋白：80.6g/L，白蛋白：45.2g/L，球蛋白：35.4g/L，白球蛋白比例：1.3，丙氨酸氨基转移酶：14U/L，天冬氨酸氨基转移酶：17U/L，碱性磷酸酶：56U/L，谷氨酰转肽酶：13U/L，肾小球滤过率：74.31ml/min，肌酐：79μmol/L，尿素：5.5mmol/L，尿酸：426μmol/L。

5. 凝血功能 + D- 二聚体　国际标准化比值：1.03，纤维蛋白原：2.53g/L，活化部分凝血活酶时间：70.1s，凝血酶时间：17.1s，凝血酶原时间：11.9s，D- 二聚体：224μg/L。

6. 血沉：2mm/h。

7. 抗核抗体　抗核抗体：(+)，双链 DNA 阴性，可溶性核蛋白抗体阴性，RNP 阴性，Sm 阴性，SSa 阴性，ssa52 阴性，抗 SSB 阴性，抗 Scl-70 阴性，抗 Jo-1 阴性，着丝点抗体阴性，核小体抗体阴性，组蛋白阴性，核糖体（Rib）阴性。

8. 抗磷脂抗体　aCL-IgG：82.61GPL，aCL-IgM：35.08MPL，aCL-IgA：23.40APL，抗 β2 糖蛋白 1 抗体 > 200.00RU/ml。

9. 免疫球蛋白 + 补体　免疫球蛋白 G：1 407.0mg/dl，免疫球蛋白 A：105.0mg/dl，免疫球蛋白 M：328.0mg/dl，补体 C4：10.0mg/dl，补体 C3：80.0mg/dl。

10. 类风湿全套　类风湿因子 < 20.0U/ml，抗环瓜氨酸肽抗体 < 7.0U/ml，超敏 C 反应蛋白：1.20mg/L，抗链球菌溶血素“O”：45.4IU/ml。

11. 腹部 B 超　肝内脂质沉积，脾肿大，双肾实质回声稍增强。

12. 心脏 B 超　三尖瓣瓣叶增厚伴脱垂，三尖瓣关闭不全（中重度），肺动脉收缩压增高（68mmHg），右心增大。

13. 双下肢动静脉彩超　左下肢动脉血流通畅。左下肢股浅静脉、胫后静脉陈旧性血栓，血流通畅。右下肢动静脉血流通畅。

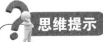

思维提示

　　青年女性，下肢静脉血栓伴血小板减少，既往难免流产史。伴血 ANA 1∶20 +，分类阴性。抗磷脂抗体高滴度阳性。符合抗磷脂抗体综合征诊断。且合并心脏瓣膜病变。患者双颊红斑，抗核抗体低滴度阳性，血小板减少，有慢性肾病表现，需考虑合并系统性红斑狼疮可能，但诊断依据尚不足。

五、治疗方案及理由

1. 原发病　结缔组织病（系统性红斑狼疮可能），因患者系统损害较轻，予泼尼松 0.5mg/（kg·d）口服治疗，辅以补钙及对症支持治疗。

2. 抗凝　患者有异常妊娠及血栓病史，合并高滴度抗磷脂抗体阳性且合并心脏瓣膜病变。需常规抗凝治疗，予华法林 1.25mg/d 起始，并予逐渐加量，调整至 INR（国际标准化比值）2.5 左右。

3. 择期行心脏瓣膜置换手术。

六、治疗效果及思维提示

半个月复查，患者血常规：血小板 97×10^9/L。凝血功能：INR 2.05。左下肢肿胀较前略改善。予激素逐渐减量，继续调整华法林剂量。

最终诊断：抗磷脂综合征。

七、本疾病最新指南解读

抗磷脂抗体综合征确诊必须同时具备临床表现（血栓形成或流产）和确切的抗磷脂抗体阳性，有研究表明 IgA 型抗磷脂抗体、心脏瓣膜病变、血小板减少、先兆子痫以及网状青斑等也有助于诊断该疾病。抗磷脂抗体综合征主要进行抗凝治疗，适用于抗磷脂抗体阳性并有血栓形成和有流产史的妊娠期妇女。对于无症状的患者进行预防性治疗是不合适的。抗凝治疗时可先用标准量肝素，再用华法林维持，一般需达到 INR 2.5。因华法林有致畸性，因此怀孕时只能用低分子肝素或传统肝素。

八、结合指南对本病例的思考

育龄女性，反复不明原因的流产或血栓病史均应考虑抗磷脂抗体综合征可能，常规筛查抗核抗体和抗磷脂抗体十分必要。心脏瓣膜病变是该病的晚期表现，必要时需行换瓣手术。

（曹 恒 林 进）

病例 84　多关节痛 2 个月，双下肢多发痛性红斑 1 个月

女，44 岁，工人。

一、主诉

多关节痛 2 个月，双下肢多发痛性红斑 1 个月。

二、病史询问

(一)初步诊断思路及问诊目的

患者的主要症状表现为关节痛和皮肤红斑，因此问诊应首先围绕患者的关节症状和皮肤黏膜损害，起病诱因及有无加重因素，相关伴随症状，进而有无合并其他系统受累表现。

(二)问诊主要内容及目的

1. 多关节痛的部位、是否对称，有无关节肿胀、皮温升高，有无活动受限，有无晨僵以及晨僵持续时间，有无明显诱发因素，有无前驱感染史。对称性多关节肿痛需考虑类风湿关节炎、结缔组织病和骨关节炎可能。下肢不对称性关节肿痛伴足跟痛、静息痛及炎性腰背痛需考虑血清阴性脊柱关节病和强直性脊柱炎可能。发作性关节肿痛伴明显诱发因素需考虑晶体性关节炎可能。

2. 皮肤红斑的大小、部位、分布范围，是否逐渐增多、局部融合。有无触痛，边界是否清晰，有无瘙痒，有无皮肤破溃，有无其他伴随症状如发热、口腔溃疡等。

3. 既往史询问　包括有无慢性病史，药物过敏史，吸烟、饮酒史，传染病史及个人史等。

(三)问诊结果及思维提示

1. 患者 2 个月前无明显诱因下出现双膝、踝关节疼痛，无关节肿胀，无活动受限，无晨僵，无足跟痛，无腰背痛及夜间翻身痛。

2. 1 个月前出现双小腿多发红斑，伴触痛，无瘙痒，表面无破溃，近日红斑较前逐渐增多，无发热及口腔溃疡，无脱发及光过敏，无口干、眼干，伴咳嗽、无咳痰，无腹痛、腹胀，无颜面及双下肢水肿，无胸闷、心悸，无头晕、头痛。当地医院查"类风湿因子阴性，ANA:(+)1:100。超敏 CRP: 22.37mg/L。胸部 CT: 两肺门增大，纵隔淋巴结多发肿大"，予双氯芬酸钠抗炎镇痛治疗，患者关节痛稍好转。今为进一步诊治入院，起病以来，患者精神可，食纳睡眠可，大、小便正常，近期体重无明显增减。

3. 患者否认高血压、糖尿病史，否认肾病史；无肺结核、病毒性肝炎史；否认食物药物过

敏史;无手术史;无外伤史;无输血史;无长期用药史。出生于浙江龙游,适龄结婚,配偶体健,育有2女。否认两系三代遗传病史。

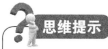

思维提示

患者以关节痛和下肢痛性红斑为主要表现,有呼吸系统症状,影像学检查提示肺门及纵隔淋巴结肿大。

三、体格检查

(一)重点检查内容及目的

根据问诊结果,症状主要集中在关节、皮肤及呼吸系统,应重点据此进行查体。检查关节各项体征,如关节肿胀程度、有无压痛、有无皮温升高、关节活动度等。检查皮肤红斑的部位、大小、有无触痛、边界是否清晰。浅表淋巴结有无肿大。肺部听诊有无啰音。

(二)体检结果及思维提示

T: 37.6℃,P: 83次/min,R: 20次/min,BP: 104/63mmHg,神志清,精神可,皮肤巩膜无黄染,双下肢胫前多发红斑,伴触痛,边界清晰,活动度可。浅表淋巴结未及肿大。双肺呼吸音清,未闻及干湿性啰音。心律齐,各瓣膜听诊区未及杂音。腹软,全腹无压痛及反跳痛,肝脾肋下未及,肠鸣音3次/min。双膝、踝关节压痛(+),肿胀(−)。病理征阴性。

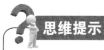

思维提示

低热、皮肤与关节体征为主,体格检查尚未发现其他系统受累表现。

四、实验室和影像学检查结果

(一)初步检查内容及目的

1. 血常规、尿常规、生化常规、凝血功能、类风湿全套、抗核抗体、抗中性粒细胞胞浆抗体(ANCA)、免疫球蛋白及补体、血沉,人类白细胞抗原B27(HLA-B27)。评估患者一般情况及脏器受累,初步排查类风湿关节炎、强直性脊柱炎、系统性红斑狼疮、ANCA相关性血管炎等常见风湿性疾病。

2. 肺部增强CT扫描 明确患者肺部病灶性质。

(二)检查结果及思维提示

1. 血常规 白细胞计数: 7.1×10^9/L,红细胞计数: 3.64×10^{12}/L,血红蛋白:107g/L,血小板计数: 311×10^9/L。

2. 尿常规 蛋白质：(−)，隐血：(−)。

3. 生化 总蛋白：60.4g/L，白蛋白：35.4g/L，球蛋白：25.0g/L，丙氨酸氨基转移酶：13U/L，天冬氨酸氨基转移酶：19U/L，肾小球滤过率：112.60ml/min，肌酐：50μmol/L，尿素：3.0mmol/L，尿酸：213μmol/L。

4. 类风湿全套 类风湿因子＜20U/ml，抗环瓜氨酸肽抗体＜7U/ml，抗链球菌溶血素"O"＜25U/ml，C反应蛋白：5.3mg/L。

5. 抗核抗体阴性。可溶性核蛋白抗体阴性，RNP阴性，Sm阴性，SSa阴性，ssa52阴性，抗SSB阴性，抗Scl-70阴性，抗Jo-1阴性，着丝点抗体阴性，核小体抗体阴性，组蛋白阴性，Rib阴性。

6. pANCA：(−)，cANCA：(−)。MPO：(−)，PR3：(−)。

7. 免疫球蛋白＋补体 免疫球蛋白A：265.0mg/dl，免疫球蛋白G：1 050.0mg/dl，补体C4：27.0mg/dl，补体C3：146.0mg/dl，免疫球蛋白M：86.0mg/dl。

8. 血沉：27mm/h。

9. HLA-B27阴性。

10. 肺部增强CT扫描 两肺散在多发小结节，病灶边界较清，未见明显斑片状实变。两肺门及纵隔多发肿大淋巴结，病灶融合不明显，密度均匀，强化一致。气道通畅。

？ 思维提示

患者以皮肤和关节表现为主，常规实验室指标及免疫学相关结果无明显阳性发现。肺部增强CT提示患者肺部多发小结节伴肺门及纵隔多发肿大淋巴结。结合上述表现及辅助检查结果，需重点考虑结节病、结节性红斑、肺结核、肺肿瘤、系统性血管炎等可能。需进一步检查SACE（血清血管紧张素转化酶），PPD（结核菌素试验），T-SPOT（结核感染T细胞检测），EBUS（超声支气管镜）下黏膜及淋巴结活检。

（三）进一步检查结果及思维提示

1. 血清血管紧张素转换酶（SACE）：67U/L。

2. PPD：阴性。

3. T-SPOT阴性。

4. EBUS 两侧支气管均通畅，未见新生物，行黏膜及淋巴结活检。

5. EBUS活检 （左下基底段活检）黏膜慢性炎。（淋巴结穿刺）肉芽肿性炎。特殊染色：PAS(−)，AB(−)，六胺银(−)，抗酸(−)。

？ 思维提示

患者合并皮肤、关节及肺部等多个器官受累，合并SACE明显升高，EBUS活检提示非干酪性肉芽肿，排除其他可产生类似病变的疾病，包括感染性疾病、自身免疫性疾病（如系统性血管炎、系统性红斑狼疮、类风湿关节炎等），诊断考虑结节病。

五、治疗方案及理由

糖皮质激素仍是结节病的一线治疗方案，可缓解症状，降低疾病活动度，减少重要脏器受累。本患者予醋酸泼尼松 40mg/d 口服，辅以补钙对症支持治疗。

六、治疗效果及思维提示

1 个月后复查，患者关节肿痛改善，双下肢胫前多发红斑较前减少，表面遗留色素沉着。复查血沉 12mm/h。予糖皮质激素逐渐减量口服，直至一个既能耐受而又不至于引起症状反复或发生器官功能障碍的最小剂量，通常为泼尼松每日或隔日 5～10mg。

最终诊断： 结节病。

七、本疾病最新指南解读

目前关于激素的最佳起始剂量及减量方案尚无统一标准，美国胸科学会建议常用起始剂量为泼尼松 20～40mg，每日或隔日。对激素治疗敏感的患者，疗程最少维持一年。如患者对于激素副作用不能忍受或者病情恶化，应考虑加用免疫抑制药物，如甲氨蝶呤、环孢素、硫唑嘌呤、氯喹及环磷酰胺等，但尚缺乏循证依据支持。

八、结合指南对本病例的思考

如果患者出现皮肤、关节及多器官症状，且病理组织学提示肉芽肿性炎，应考虑结节病诊断。但需排除其他有类似病理表现的疾病。

（曹　恒　林　进）

病例 85　反复四肢疼痛 7 个月余，低热 1 周

女，64 岁，农民。

一、主诉

反复四肢疼痛 7 个月余，低热 1 周。

二、病史询问

(一) 初步诊断思路及问诊目的

患者的主要症状表现为四肢疼痛，因此问诊应首先围绕患者疼痛部位、性质、起病诱因及有无加重因素，相关伴随症状。后患者出现低热，低热与四肢疼痛的关联如何，以及有鉴别诊断意义的伴随症状。

(二) 问诊主要内容及目的

1. 四肢疼痛的具体部位、是否对称，有无关节肿胀、皮温升高，有无活动受限，有无肌肉疼痛，有无晨僵以及晨僵持续时间，有无明显诱发因素，有无前驱感染史。

2. 发热的时间、热型，有无寒战、盗汗，有无皮疹、咽痛，有无皮肤红斑及光过敏，有无口腔溃疡，有无其他系统受累表现。

3. 既往史询问　包括有无慢性病史，药物过敏史，吸烟、饮酒史，传染病史及个人史等。

(三) 问诊结果及思维提示

1. 患者 7 个月前无明显诱因出现颈肩及腰背、双大腿酸痛，程度较剧，伴双臂上举及双腿下蹲受限，无关节红肿、畸形，无发热、皮疹及光过敏，患者遂就诊于当地医院，查颈椎正侧位提示"颈椎退变"，予"塞来昔布胶囊 200mg/d"口服，膏药外敷 (具体不详)，患者疼痛症状略缓解，仍反复发作。

2. 一周前患者无明显诱因出现夜间低热，体温最高 37.9℃，无畏寒、盗汗，无咳嗽、咳痰，无皮疹、咽痛，仍伴四肢疼痛不适。

3. 患者否认高血压、糖尿病史，否认肝肾疾病史；无肺结核、病毒性肝炎史；否认食物药物过敏史；无手术史；无外伤史；无输血史；无长期用药史。出生于浙江杭州，适龄结婚，配偶体健，育有 1 子 1 女。否认两系三代遗传病史。

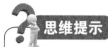

思维提示

患者以反复四肢疼痛，近端肢体活动受限为主要表现，伴低热。口服 NSAIDs 有效。

三、体格检查

（一）重点检查内容及目的

根据问诊的结果，症状主要集中在四肢疼痛症状，应重点据此进行查体。检查关节各项体征，如关节肿胀程度、有无压痛、有无皮温升高、关节活动度等。检查四肢肌力，有无肌肉压痛。有无其他系统受累的体征，如浅表淋巴结有无肿大，胸骨有无压痛，心肺部听诊有无异常等。

（二）体检结果及思维提示

T: 37.9℃，P: 90 次 /min，R: 22 次 /min，BP: 110/70mmHg，神志清，精神可，皮肤巩膜无黄染，浅表淋巴结未及肿大。双肺呼吸音清，未闻及干湿性啰音。心律齐，各瓣膜听诊区未及杂音。腹软，全腹无压痛及反跳痛，肝脾肋下未及，肠鸣音 2 次 /min。双肩、肘、髋、膝关节轻压痛，肿胀（−）。四肢肌力Ⅴ级，肌张力正常，肌肉压痛（−）。病理征阴性。

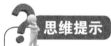

思维提示

患者以对称性大关节受累为主要体征，伴低热。其他系统体检无明显阳性发现。

四、实验室和影像学检查结果

（一）初步检查内容及目的

1. 血常规、尿常规、生化常规、降钙素原、类风湿全套、抗核抗体、抗中性粒细胞胞浆抗体（ANCA）、免疫球蛋白及补体、血沉、人类白细胞抗原 B27（HLA-B27）、结核感染 T 细胞检测（T-SPOT）和肿瘤标记物全套。评估患者一般情况，排查常见感染性、肿瘤性以及自身免疫病。

2. 双手正位片、双膝、髋关节 X 线、肺部 CT 扫描、腰椎磁共振检查。

（二）检查结果及思维提示

1. 血常规　白细胞计数：6.2×10^9/L，红细胞计数：3.42×10^{12}/L，血红蛋白：102g/L，血小板计数：302×10^9/L。

2．尿常规　蛋白质：（−），隐血：（−）。

3．生化　总蛋白：69.7g/L，白蛋白：32.8g/L，球蛋白：36.9g/L，丙氨酸氨基转移酶：8U/L，天冬氨酸氨基转移酶：13U/L，碱性磷酸酶：88U/L，谷氨酰转酞酶：30U/L，肾小球滤过率：102.26ml/min，肌酐：55μmol/L，尿素：6.8mmol/L，尿酸：336μmol/L。

4．降钙素原正常。

5．类风湿全套　类风湿因子＜20U/ml，抗环瓜氨酸肽抗体＜7U/ml，抗链球菌溶血素"O"＜25U/ml，C反应蛋白：76.2mg/L。

6．抗核抗体阴性。可溶性核蛋白抗体阴性，RNP阴性，Sm阴性，SSa阴性，ssa52阴性，抗SSB阴性，抗Scl-70阴性，抗Jo-1阴性，着丝点抗体阴性，核小体抗体阴性，组蛋白阴性，Rib阴性。

7．pANCA：（−），cANCA：（−）。

8．免疫球蛋白＋补体　免疫球蛋白G：1 530.0mg/dl，免疫球蛋白A：217.0mg/dl，免疫球蛋白M：178.0mg/dl，补体C3：89.8mg/dl，补体C4：14.3mg/dl。

9．血沉：95mm/h。

10．HLA-B27阴性。

11．T-SPOT　混合淋巴细胞培养有反应，TB群体反应抗体检测有反应，MTB抗原ESAT-6：3，MTB抗原CFP-10＞20，T-SPOT结论阳性。

12．肿瘤标记物全套　甲胎蛋白：1.1ng/ml，癌胚抗原：0.6ng/ml，糖抗原199：2.7U/ml，糖抗原125：6.1U/ml，铁蛋白：187.4ng/ml，糖抗原153：5.5U/ml。

13．双手正位片，双膝、髋关节X线　未见明显异常。

14．肺部CT扫描　两下肺间质性改变。

15．腰椎磁共振检查　腰椎退行性变。

思维提示

老年女性，反复四肢疼痛伴活动受限，伴低热。血沉及超敏CRP显著升高。T-SPOT强阳性。肿瘤指标正常。ANA、ANCA及类风湿因子均正常范围。需首先除外结核感染，其次肿瘤性疾病及非感染性炎性疾病仍不能除外。

（三）进一步检查结果及思维提示

1．痰涂片找抗酸杆菌：阴性（3次）。

2．PPD：阴性。

3．肌电图　未见明显肌源性损害。

4．胸腹主动脉CTA　未见明显异常。

5．PET/CT（正电子发射断层扫描）　双肩关节、双侧胸锁关节、腰椎附件关节处、双侧髋、膝关节、双侧坐骨结节及周围软组织FDG代谢轻度增高，标准摄取值（SUV）2.7，胸、腹主动脉及双侧锁骨下动脉管壁弥漫性FDG代谢轻度增高，SUV值3.1，首先考虑免疫性疾病可能，建议继续临床随访（图85-1，见文末彩图）。

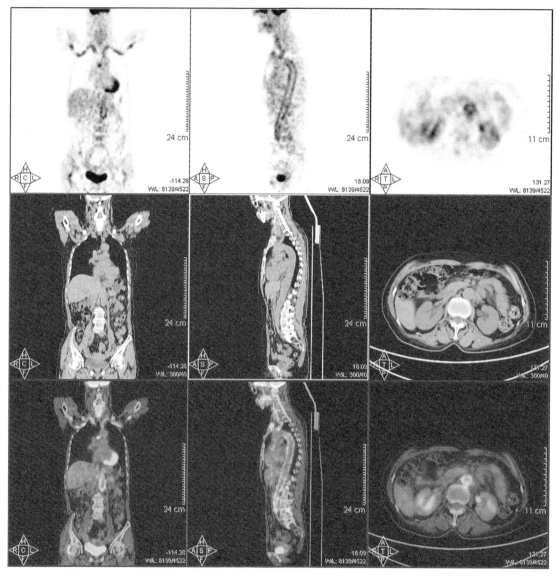

图 85-1　PET/CT

思维提示

患者年龄大于 50 岁，血沉大于 40mm/h，累计颈、肩和骨盆带区的疼痛，持续至少一个月。虽然患者胸腹主动脉 CTA 未见明显异常，但 PET/CT 提示胸腹主动脉及双侧锁骨下动脉管壁弥漫性代谢增高。纵然缺乏动脉活检的病理依据，排除恶性肿瘤、多发性肌炎、血清阴性脊柱关节病等其他可导致肌肉骨骼症状的疾病，诊断考虑巨细胞动脉炎（GCA）合并风湿性多肌痛（PMR）。

五、治疗方案及理由

诊断考虑 GCA,应立即开始糖皮质激素的治疗,因需要长程激素治疗,因此应及早采用预防骨质疏松的措施。予醋酸泼尼松 0.5mg/(kg·d)联合雷公藤 0.5mg/(kg·d)口服,辅以补钙及对症支持治疗。

六、治疗效果及思维提示

上述治疗后患者体温正常,四肢疼痛较前明显缓解,两周复查血沉 32mm/h,超敏 CRP 8mg/L,患者随即好转出院。1 个月后患者复诊,体温正常,无明显肢体疼痛及活动受限,复查血沉 16mm/h,超敏 CRP 5.6mg/L。

最终诊断:巨细胞动脉炎。

七、本疾病最新指南解读

2012 年 Chapel Hill 会议根据受累血管的大小对系统性血管炎进行了分类和定义,其中大血管炎(LVV)主要包括大动脉炎和巨细胞动脉炎。1990 年美国风湿病学会提出的 GCA 分类标准有助于与其他血管炎相鉴别。年龄大于 50 岁的患者出现不明原因的肢体疼痛、伴或不伴发热、合并风湿性多肌痛或者血沉升高都应考虑巨细胞动脉炎的可能。但也需要与血清阴性脊柱关节病、隐匿性感染(如结核、细菌性心内膜炎、人类免疫缺陷病毒感染等)或恶性肿瘤相鉴别,也凸显了血清学及影像学检查的重要性。

八、结合指南对本病例的思考

PET/CT 可辅助诊断早期巨细胞动脉炎,评估全身大血管受累范围及程度,但临床应用仍存在局限性,其诊断价值仍需要大规模临床研究证实。

(曹 恒 林 进)

病例 86　咳嗽、胸痛 3 个月

女,45 岁,工人,于 2012 年 6 月 27 日就诊。

一、主诉

咳嗽、胸痛 3 个月。

二、病史询问

(一)初步诊断思路及问诊目的

从症状上看,患者主要症状集中在呼吸系统,病史的询问应围绕咳嗽、胸痛的程度、持续时间、影响因素、伴随症状以及如何治疗和治疗后病情的变化等进行。

(二)问诊主要内容及目的

1. 咳嗽的性质、音色、时间与规律　详细询问咳嗽的性质、音色,是否有咳痰,若伴咳痰,需问诊痰的性质和痰量。咳嗽的时间与规律能够帮助判断原因,突发性咳嗽常见于吸入刺激性气体或异物引起;发作性咳嗽可见于百日咳、支气管结核及咳嗽变异性哮喘等;长期慢性咳嗽多见于慢性支气管炎、支气管扩张、肺脓肿及肺结核等;夜间咳嗽常见于左心衰竭和肺结核患者。此外,还要注意有无发热、呼吸困难、咯血、杵状指等伴随症状。

2. 胸痛的部位、性质、持续时间及影响因素　胸部伴有咳嗽,首先考虑肺部疾病,应询问胸痛的部位、性质、持续时间、影响因素及与呼吸是否有关,是否伴有呼吸困难、咯血等。

3. 既往史的询问　包括有无慢性病史,吸烟史、饮酒史、传染病史、个人史等。

(三)问诊结果及思维提示

1. 3 个月前无明显诱因出现咳嗽、胸痛,呈间断性,钝痛为主,胸骨后方明显,无放射性疼痛,伴胸闷、气短,无咳痰、发热,无声音嘶哑,无夜间阵发性呼吸困难,无反酸、烧心,无皮疹、关节痛,无口腔溃疡等,持续约 10 分钟可自行缓解。

2. 外院行胸部 CT 示双肺门区及纵隔内多发肿大淋巴结,双肺散在多发小结节(图 86-1);PET-CT 提示淋巴瘤可能,不除外结节病。外院予以泼尼松 60mg/d 抗炎治疗,咳嗽、胸痛症状有所改善,为进一步明确病因收入我院。自发病来,精神、食纳可,夜休可,大小便无异常,体重较前无变化。

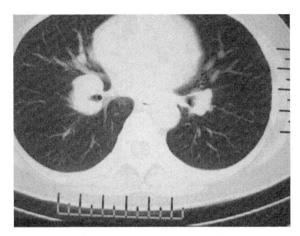

图 86-1　胸部 CT（2012-3-29）

3. 既往体健，否认肝炎、结核史。否认高血压、糖尿病及心脏病史。否认外伤、输血史。否认食物、药物过敏史。生于陕西，否认疫区旅居史，无吸烟、饮酒史，平素月经规律。24 岁结婚，育有 1 子，爱人体健。否认家族遗传病史。

思维提示

　　患者系中年女性，病史 3 个月，主要症状表现为咳嗽、胸痛，胸部 CT 示双肺门区及纵隔内多发淋巴结肿大，双肺散在多发小结节，需进一步明确是否存在结节病、肿瘤或结核等疾病。

三、体格检查

（一）重点检查内容及目的

　　根据问诊的结果，症状主要集中在肺部，应重点对此进行查体。根据视触叩听检查肺部各项体征，如胸廓有无畸形、胸骨有无压痛、呼吸动度、语颤、双肺叩诊及听诊等。该患者双肺听诊右肺呼吸音略低，未闻及干湿性啰音。

（二）体检结果及思维提示

　　T：36.3℃，P：66 次 /min，R：19 次 /min，BP：123/80mmHg，身高 165cm，体重 70kg。神志清，精神可，右肺呼吸音略低，未闻及干湿性啰音，心腹未见明显异常，双下肢不肿。

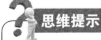
思维提示

　　该患者虽然有咳嗽、胸痛症状，但无明显发热、乏力、盗汗，无明显体重下降，无严重消耗及全身中毒症状，查体仅右肺听诊呼吸音略低。

四、实验室和影像学检查结果

（一）初步检查内容及目的

1. 常规检查　血气分析、血、尿、便常规、生化全项、凝血六项、结核感染 T 细胞斑点实验（T-SPOT）、PPD、肿瘤标志物、病毒系列、半乳甘露聚糖（GM）、1-3-β- 葡聚糖、血沉、CRP、自身抗体、免疫八项、抗中性粒细胞胞浆抗体（ANCA）等明确病因。

2. 支气管镜　了解气道内有无病变，同时可行支气管镜黏膜活检，还可做支气管肺泡灌洗液（BALF）细胞学检查。

3. 肺功能检查　了解肺受损的程度。

4. 腹部超声　了解其他脏器是否受累。

（二）检查结果及思维提示

1. 血气分析　pH: 7.412, PCO_2: 21.6mmHg, PO_2: 80.2mmHg, SaO_2: 93.8%, BE: −1.0mmol/L。

2. 血常规　WBC: 4.67×10^9/L, NE%: 73.5%, Hb: 95g/L, PLT: 171×10^9/L。

3. 尿便常规:（−）,生化:（−）,凝血六项:（−）。

4. 血沉: 34mm/h, CRP:（−）,免疫八项: IgG: 19g/L,自身抗体:（−）,ANCA:（−）。

5. PPD:（−）,T-SPOT:（−）,病毒系列:（−）,GM:（−）,1-3-β- 葡聚糖:（−）。

6. 肿瘤标志物　NSE: 18.09ng/ml。

7. 支气管镜　右肺下叶背段、亚段闭塞,支气管黏膜 - 肺组织慢性炎。

8. 肺功能检查　限制性通气功能障碍。

9. 腹部超声　肝胆胰脾未见明显异常。

思维提示

患者临床表现为咳嗽、胸痛,无发热、乏力、盗汗、胸腔积液,无明显体重下降,无严重消耗及全身中毒症状,T-SPOT-TB 检查阴性,且在外院用大剂量激素治疗,肺部病变无扩散,结合目前常规、病原学、肿瘤学等各项检查仅提示轻度贫血,血沉稍增快,免疫球蛋白 G 略升高,支气管镜检查示慢性炎症,抗酸染色阴性,故结核及实体肿瘤证据不足。考虑结节病可能性大,下一步应完善组织活检及骨髓穿刺进一步证实,并排除血液系统肿瘤。

（三）进一步检查结果及思维提示

1. 骨髓细胞学检查　增生性骨髓象。

2. 超声内镜（EUS）引导下细针穿刺抽吸术病理　"纵隔淋巴结穿刺"小块组织肉芽肿性病变,片内结构倾向结节病。

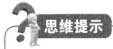**思维提示**

　　根据结节病诊断标准：①多脏器受累，症状随受累脏器而不同；②X 线胸片示双侧肺门及纵隔对称性淋巴结肿大，伴有或不伴有肺内网状、片状阴影；③组织活检证实或符合结节病；④Kveim-Siltzbach 皮肤活检阳性；⑤血清 ACE 活性升高；⑥5u 旧结核菌素皮肤试验为阴性或弱阳性反应；⑦高钙血症、钙尿症、碱性磷酸酶升高；⑧血浆免疫球蛋白升高，支气管肺泡灌洗液中 T 淋巴细胞及其亚群的检查结果阳性；⑨^{67}Ga 扫描。具有第 2、3 条或 2、4 条可诊断为结节病。该患者符合 2、3 条指标，且排除结核、肿瘤疾病，故诊断结节病明确。

　　下一步根据胸部 X 线表现进行临床分期，该患者胸部影像学可见肺部弥漫性病变并伴有肺门淋巴结肿大，符合结节病 2 期。

五、治疗方案及理由

1. 治疗　主要采用糖皮质激素及免疫抑制剂。

2. 理由　患者系有症状的 2 期结节病，符合糖皮质激素使用指征，故予以糖皮质激素抗炎治疗，目的在于控制结节病活动，保护重要脏器功能。初始剂量 40mg/d，6 个月内逐渐减至 10mg/d 的剂量维持，激素减量过程中，为避免疾病复发，可加用免疫抑制剂，如甲氨蝶呤等。

六、治疗效果及思维提示

1. 患者口服泼尼松 40mg/d，2 周减至 30mg，2 周，再减至 25mg，20 余日，联合免疫抑制剂甲氨蝶呤 10mg/ 周抗炎治疗，症状改善，2 个月后复查胸部 CT：肺门区类圆形软组织密度影较前缩小（图 86-2）。

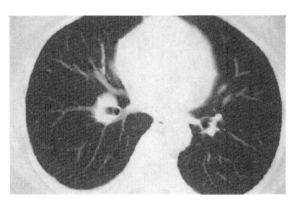

图 86-2　胸部 CT（2012-5-4）

2. 1 个月余后再次出现咳嗽症状，胸部 CT 示：右肺下叶炎症，左肺下叶小结节，纵隔淋巴结肿大（图 86-3）。

　　病情稳定期出现肺部结节影，定位不同于原发病灶，考虑：①结节病复发？②合并感染？

收入院全面评估，病原学、免疫学均阴性，胸部增强CT显示：右肺下叶内基底段斑片状稍高密度影，增强扫描静脉期轻度强化，考虑感染性病变可能（图86-4）。

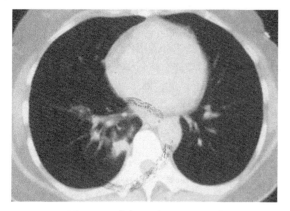

图86-3　胸部CT（2012-6-26）

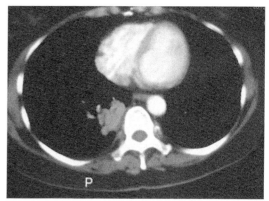

图86-4　胸部增强CT（2012-7-10）

3. 治疗上停用甲氨蝶呤，将泼尼松减量至15mg/d，控制原发病，建议行CT引导下经皮肺穿刺明确肺部病变，但患者拒绝。给予经验性莫西沙星400mg/d静滴10日联合伊曲康唑口服液0.2g每日2次试验性抗真菌治疗。1个月后复查胸部CT：右肺下叶结节仍无明显缩小（图86-5）。

4. 患者同意行CT引导下经皮肺穿刺，故再次入院，将泼尼松减量至10mg/d，最终病理结果回报："右肺下叶穿刺"极小块组织，可显示异物肉芽肿灶状改变，在异物巨细胞质内可见大小不等透亮类似隐球菌结构，提示真菌性肉芽肿性炎（隐球菌）（图86-6，见文末彩图）。

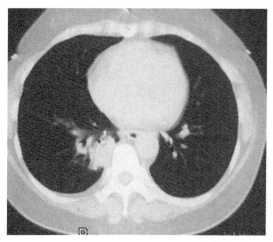

图86-5　胸部CT（2012-8-10）

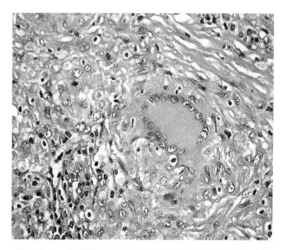

图86-6　CT引导下经皮肺穿刺病理（2012-8-26）

5. 继续予以伊曲康唑口服液0.2g每日2次抗真菌治疗2个月后停用，复查胸部CT右肺下叶片状稍高密度影，与之前比较，病灶缩小、密度减低（图86-7）。

6. 随访期间，1年前（2014-4）将泼尼松减量至5mg/d口服，2015-3-13复查胸部CT：双肺未见明显异常。

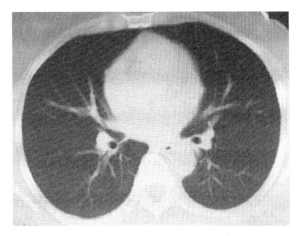

图86-7 胸部CT(2013-1-22)

　　糖皮质激素及免疫抑制剂对原发病的治疗,其疗效是肯定的。但在治疗过程中出现肺部新发病灶,除了考虑原发病活动,还应排除继发感染,要考虑到药物治疗潜在的不良反应。此外抗真菌治疗疗程要足够长,本例患者抗真菌治疗长达3个月之久。注意用药期间监测肝肾功能。

最终诊断:结节病2期、肺部感染(真菌感染)。

七、本疾病最新指南解读

　　2009年英国胸科学会(BTS)提出的结节病治疗指南:BTS指南详细探讨了结节病的治疗,使用糖皮质激素应充分权衡其风险,最主要的治疗作用及可能的益处。一般当器官功能受到威胁时需要考虑治疗。主要的结论如下:

　　1. 许多患者未经治疗可自发缓解。

　　2. 结节性红斑可能是痛性的,短期使用对乙酰氨基酚和非甾体抗炎药是有帮助的。

　　3. 对于无症状1期结节病,或仅有轻微的肺功能异常的无症状稳定期2或3期结节病患者可不予以治疗。

　　4. 2或3期伴有中至重度症状或进行性加重或肺部影像学变化的患者可能使用口服糖皮质激素有效。

　　5. 口服糖皮质激素的绝对指征包括高钙血症,神经、心脏及眼部受累。

　　6. 作为初始或维持治疗,吸入糖皮质激素弊大于利,尽管对于顽固性咳嗽患者有用。

　　指南推荐泼尼松作为初始治疗,0.5mg/(kg·d)连续4周,在随后的6个月内糖皮质激素逐渐减量至≤10mg/d维持,疗程至少应维持1年。避免糖皮质激素诱导的骨质疏松,经验性给予口服二磷酸盐,基线及治疗中需监测骨密度,通常至少6~24个月。

　　一些患者需要超过10mg/d泼尼松控制原发病,或服用糖皮质激素效果不佳,应考虑加用免疫抑制剂。羟氯喹、甲氨蝶呤、硫唑嘌呤及环磷酰胺这些药物的疗效尚未经大型的临床试验证实。若使用这些药物仍未能控制病情，建议予以肿瘤坏死因子拮抗剂治疗，最常用的是英夫利昔单抗，还包括依那西普和阿达木单抗，对于严重肺部疾病、慢性肺外疾病，长病程患者更为有益，可改善生活质量。

现阶段糖皮质激素使用剂量、疗程多久或者是否治疗可改变病程均不清楚。对于有重要脏器受累的患者，尽早使用糖皮质激素可挽救生命。通过系统回顾 8 项口服及吸入糖皮质激素随机安慰剂对照试验，结果显示：口服糖皮质激素 6～24 个月后，肺部影像学好转，肺功能和气体交换功能轻度改善，仅有一项研究表明能轻度改善临床症状，且较少证据显示长期口服糖皮质激素能够影响疾病进展。

肺部是结节病患者最常累及的脏器，BTS 推荐多学科治疗。初始每 3～6 个月进行临床评估，包括临床症状、体征，肺部影像学及肺功能检测，如果开始药物治疗后更需监测频繁，几乎很少进展性肺结节病患者需要考虑肺移植治疗。

总体来说，结节病预后较好。60% 患者表现为无症状及自发缓解，而有的患者表现为慢性进展性，有报道其死亡率 1%～6%。起病时即有多器官受累者，预示疾病更为迁延，临床表现更重。即使获得明显的缓解，一部分患者在数月或数年后仍然会复发。预后不良的因素包括：诊断时年龄较大、非裔美国人、病程 6 个月以上、肺部浸润、脾大、冻疮样狼疮和多个器官受累。表达 HLA-DR3 和 DQ2 的急性结节病患者，无论是否存在结节性红斑，预后均较好。

八、结合指南对本病例的思考

本例患者诊断结节病 2 期明确，且有咳嗽、胸痛症状，肺部影像学有进展，根据 BTS 指南推荐，尽早开始糖皮质激素治疗能够控制原发病，保护重要脏器功能，在糖皮质激素减量过程中，避免疾病复发，可加用免疫抑制剂治疗。但治疗期间，需严密监测患者症状、体征、肺部影像学变化，充分评估及防治药物副作用。该患者选用泼尼松 40mg/d 作为起始治疗剂量，且联用甲氨蝶呤 10mg/ 周，病情稳定的状况下肺部再次出现结节影，注意感染性疾病及原发病的鉴别，故结节病应强调个体化治疗，定期随诊及监测。

（王妍华　何　岚）

病例 87 双下肢无力 4 年，间歇性跛行 3 年，加重 3 个月

女，46 岁，农民，2016 年 3 月来诊。

一、主诉

双下肢无力 4 年，间歇性跛行 3 年，加重 3 个月。

二、病史询问

（一）初步诊断思路及问诊目的

患者的突出症状为间歇性跛行，其病因可分为有血管源性、神经源性两大类，应详细询问伴随症状及有鉴别意义的症状，既往的检查、治疗等。

（二）问诊主要内容及目的

1. 间歇性跛行的特点、伴随症状　血管源性间歇性跛行主要以动脉病变为主，常见的有动脉粥样硬化、血栓闭塞性脉管炎，少见的有免疫相关性血管炎。最常见为动脉粥样硬化，老年男性高发，常伴有高脂血症、肥胖及高血压、糖尿病等。血栓闭塞性脉管炎多见于青壮年男性，与吸烟关系密切，主要累及下肢中小型动脉，无高血压、高血脂及糖尿病等病史。免疫相关性血管炎累及肢体动脉可出现间歇性跛行，可有不同程度的心肺及肾脏等多器官受累，同时伴有发热、乏力、皮疹、关节炎等全身非特异性炎症症状。血管源性间歇性跛行表现为患肢发凉、麻木感，活动后加重，可出现小腿或足部肌肉发生胀痛，早期症状站立休息后即可缓解，而神经源性间歇性跛行需要弯腰或下蹲等动作才能缓解症状。

神经源性间歇性跛行又分为马尾源性、脊髓源性两种，两者病理基础基本相同。前者较多见，往往出现放射性神经根性疼痛，部位以所累及的神经分布区域为主，包括腰骶部、臀后部、大腿后外侧、小腿外侧至足背部。脊髓病变所致间歇性跛行主要以双下肢无力、抬腿有沉重感等开始，症状往往表现为双侧，行走时常常难以走直线，易跌倒，手持物易坠落，可出现因脊髓压迫所致的感觉和运动传导障碍的一系列体征，包括部分浅反射消失，四肢肌张力、肌力的异常，锥体束征阳性，且不少患者可伴随排便排尿功能障碍，自主神经紊乱等症状。

详细询问患者间歇性跛行发作的特点，伴随症状、加重或减轻的诱因等，据此做出初步的鉴别诊断。

2. 院外的检查及治疗。

3. 既往史的询问　包括有无慢性病史，吸烟史、饮酒史、传染病史、个人史、家族史等。

（三）问诊结果及思维提示

1. 患者 4 年前无明显诱因出现双下肢无力，伴双足冰冷感，夜间为甚，无下肢静脉曲张、溃疡、水肿、疼痛及颜色改变，无肌痛、皮疹，二便如常。

2. 3 年前出现左下肢间歇性跛行，表现为行走约 100m 左右即出现左下肢酸困、疼痛，停止行走数分钟后症状减轻，可继续行走，无放射性疼痛，不易跌倒，可走直线，无双上肢无力、麻木，无头晕、心慌、视物模糊，不伴雷诺现象。

3. 6 个月前就诊于西安某医院，行下肢血管彩超示"左股总静脉瓣膜功能不全，血流通畅，未见动静脉瘘；左侧髂外动静脉血流通畅，血流频谱未见异常，未见动静脉瘘；左侧股总动脉内径正常，血流通畅，未见动静脉瘘"，双下肢 MRA 示"左侧腘动脉、胫前动脉（上下段）、胫后动脉（上下段）及腓动脉（上下段）、足背动脉未见显影，考虑闭塞；右侧胫后动脉、腓动脉、足背动脉远端形态改变，考虑狭窄"，诊断为"双下肢血栓闭塞性脉管炎"，行"左下肢动脉造影 + 机械性血栓清除 + 球囊扩张术"。下肢动脉 CTA（图 87-1）示左髂外动脉普遍狭窄，左股动脉起始部及上段未显影、闭塞，中段再现，推测侧支代偿所致；双侧腘动脉未显影、闭塞，右侧胫前动脉显影良好，肺动脉与胫后动脉上段或中段闭塞；左腘动脉闭塞，并行球囊扩张术。术后规律口服"西洛他唑片、贝前列素钠片"。

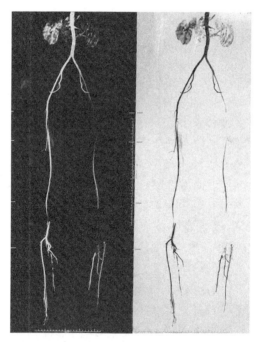

图 87-1　下肢动脉 CTA

4. 3 个月来症状加重，出现双下肢间歇性跛行，行走 300m 左右即出现下肢酸困、疼痛，休息后可减轻。未予特殊处理，症状逐渐加重，进展为静息状态下双下肢疼痛、影响夜间睡眠，伴麻木感。

5. 支气管哮喘病史 10 余年，间断使用"沙美特罗替卡松气雾剂"效不佳。半年前因左侧腹股沟皮肤包块就诊于西安市某医院，包块活检病理：考虑嗜酸性脂膜炎，建议排除寄生虫感染。无高血压病、糖尿病及冠心病史。否认肝炎结核病史。无外伤、手术史。无食物、药物过敏史。生于陕西当地，否认疫区旅居史，无烟酒等不良嗜好。适龄婚育，育有一女。

思维提示

中年女性患者，病史4年，主要临床表现为进行性加重的间歇性跛行，支气管哮喘病史10余年，半年前皮肤活检病理考虑嗜酸性脂膜炎，既往无吸烟史，无高血压病史。院外血管彩超及MR检查提示病因为双下肢动脉闭塞、狭窄，按"双下肢血栓闭塞性脉管炎"行"机械性血栓清除＋球囊扩张术"，疗效不佳。

三、体格检查

（一）重点检查内容及目的

根据问诊的结果，该患者间歇性跛行的病因主要考虑为血管源性，即由动脉狭窄、闭塞、痉挛等引起下肢动脉慢性缺血所致的一系列临床表现。可见于闭塞性动脉粥样硬化、血栓闭塞性脉管炎、多发性大动脉炎及可能累及动脉的ANCA相关性血管炎：如结节性多动脉炎、肉芽肿性多血管炎等疾病，而前两种疾病多见于男性，闭塞性动脉粥样硬化常有动脉粥样硬化的其他临床表现和危险因素，血栓闭塞性脉管炎多见于年轻男性，有吸烟史。故进一步主要与多发性大动脉炎、ANCA相关性血管炎鉴别诊断，检查的重点包括：①颈部及四肢动脉搏动有无减弱或消失、听诊有无血管杂音；②有无皮肤黏膜病变、肌肉关节痛、眼部受累、上呼吸道症状等。

（二）体检结果及思维提示

T: 36.3℃，P: 84次/min，R: 20次/min，BP: 右上肢114/87mmHg、左上肢107/81mmHg、右下肢110/80mmHg、左下肢100/70mmHg，身高：160cm，体重：65kg。神志清，精神可。双肺呼吸音粗，可闻及喘鸣音。心律齐，心音有力，未闻及杂音。腹平软，无压痛、反跳痛，肝脾肋下未及。颈部血管未闻及杂音，双下肢末端皮温低，双侧足背动脉搏动未触及。双下肢不肿。神经系统查体无明显异常，四肢肌力、肌张力大致正常，生理反射存在，病理反射未引出。

思维提示

双下肢末端皮温低，双侧足背动脉搏动未触及，符合血管检查提示的外周动脉受累。该患者发病年龄＞40岁，无明显颈部血管及上肢血管受累的证据。而多发性大动脉炎多发于40岁以下年轻女性，病变主要累及主动脉及其主要分支，头部及上肢缺血多见。

四、实验室和影像学检查结果

（一）初步检查内容及目的

1. 血常规、尿常规、肝肾功能、血脂、血气分析　了解患者基本情况，有无血液系统、肾脏等受累，有无高脂血症、低氧血症。

2. 免疫指标　有无ANCA阳性、炎性指标升高等系统性血管炎诊断依据。

3. 动脉血管彩超、心动超声　进一步明确有无颈动脉、腹主动脉、肾动脉、主动脉受累，以及术后下肢动脉狭窄闭塞情况的变化。

4. 胸部CT　了解肺部病变的特点。

（二）检查结果及思维提示

1. 血常规　WBC：13.35×10^9/L↑，嗜酸性粒细胞（E）：7.12×10^9/L↑，E%：53.31%↑，Hb：130，PLT：332×10^9/L↑。

2. 血气分析　pH：7.435，PCO_2：36mmHg，PO_2：67mmHg。

3. 生化　ALB：39.9g/L，GLB：31.4g/L，CREA：39.0μmol/L。

4. 血脂　CHOL：3.99mmol/L，TG：0.68mmol/L，HDL-C：0.94mmol/L↓，LDL-C：2.02mmol/L↓。

5. 尿常规　蛋白微量。

6. 免疫学检查　ESR：25mm/1h↑，CRP：11mg/L↑，IgE、IgG：（−），RF：（−），自身抗体谱：（−），抗中性粒细胞胞浆抗体：（−）。

7. 动脉血管彩超　左侧桡动脉下1/3段、右侧足背动脉、右侧胫前动脉下段闭塞性病变，不考虑大动脉炎；左侧腘、胫后动脉、双侧足背动脉闭塞可能；右侧股浅动脉、胫后动脉、双侧胫前动脉粥样斑点形成；双侧颈动脉、椎动脉、锁骨下动脉未见明显异常；腹主动脉及肾动脉未见明显异常。

8. 心动超声　三尖瓣轻度关闭不全，二维超声心动图大致正常。

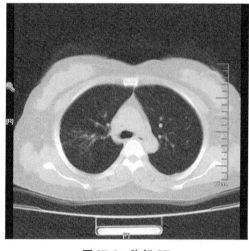

图87-2　胸部CT

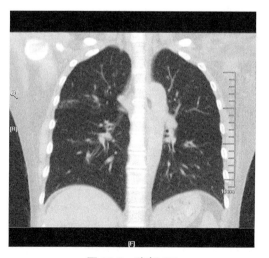

图87-3　胸部CT

9. 胸部CT　两肺血管纹理未见明显异常，两肺叶段、亚段支气管分支明显不均匀增厚，黏膜面不光滑，右肺上叶、中叶可见树芽征、腺泡结节影、淡薄渗出影（图87-2、图87-3）。

> **思维提示**
>
> 　　患者的血常规提示嗜酸性粒细胞计数及百分比显著升高，免疫学指标示炎性指标升高，ANCA阴性，动脉彩超示中小动脉闭塞，无颈动脉、胸腹主动脉等大动脉受累，不考虑大动脉炎。结合患者既往有哮喘病史，曾行皮肤包块活检示嗜酸性脂膜炎，考虑原发病可能为嗜酸性肉芽肿性多血管炎（EGPA）。EGPA的特征性表现之一为外周血嗜酸性粒细胞增多，ANCA阳性率＜50%，故ANCA阴性并不能排除本病。为进一步明确诊断：①可行支气管镜肺活检寻找嗜酸性粒细胞浸润的病理依据；②患者有下肢麻木，可行肌电图了解有无神经病变。

（三）进一步检查结果及思维提示

1. 支气管镜　镜下见右侧主支气管上叶尖后段管口黏膜充血，管腔狭窄，行灌洗液细菌、结核等检查，并刷片及盲检送病理。支气管灌洗液结核菌涂片、真菌、一般细菌培养未见明显异常。支气管镜活检病理：小块黏膜慢性炎伴间质嗜酸性粒细胞浸润（图87-4、图87-5，见文末彩图）。

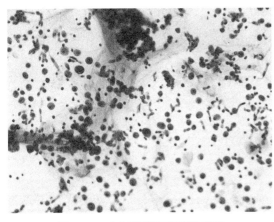 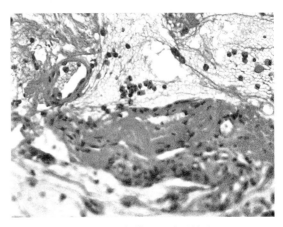

图87-4　支气管镜下肺活检病理　　　　图87-5　支气管镜下肺活检病理

2. 肌电图　右侧腓总神经损伤，损伤部位可能在腓骨小头处，双侧胫神经运动传导动作电位波幅减低。

> **思维提示**
>
> 　　再次分析患者的临床特点：有哮喘病史，血中嗜酸性粒细胞增多，支气管镜肺活检病理示嗜酸性粒细胞浸润，有外周神经病变。依据1990年美国风湿病学会

（ACR）EGPA的分类标准，该患者可诊断为EGPA，但其特殊之处在于突出表现为中小动脉闭塞，ANCA阴性，这正是该病例诊断困难之处。

五、治疗方案及理由

1. 治疗　甲泼尼龙80mg/d 5天，序贯为泼尼松60mg/d［足量，1mg/(kg·d)］口服，联合环磷酰胺冲击治疗：0.8g/月。

2. 理由　对于EGPA，糖皮质激素是首选治疗。对于病情相对局限的患者，可用泼尼松1～2mg/(kg·d)；对病情进展快、伴有重要器官损害的患者，可用大剂量激素冲击。多数EGPA患者对激素反应良好，约20%患者需要加用免疫抑制剂。多选用环磷酰胺、硫唑嘌呤、霉酚酸酯等。

六、治疗效果及思维提示

1. 治疗后患者双下肢疼痛明显减轻，双肺啰音减少。
2. 复查嗜酸性细胞计数及百分比逐渐降至正常，血小板计数、CRP、ESR亦降至正常。

思维提示

　　治疗方案有效，此后的治疗上应注意激素逐渐减量，规律环磷酰胺冲击治疗，密切观察临床表现的改善，血象、炎性指标变化，定期复查血管超声、胸部CT，根据病情变化调整治疗方案。

最终诊断：嗜酸性肉芽肿性多血管炎。

七、本疾病最新指南的解读

嗜酸性肉芽肿性多血管炎（eosinophilicgranulomatosis with polyangiitis，EGPA），以嗜酸性粒细胞浸润和坏死性肉芽肿性血管炎为特征，多累及呼吸道，与哮喘和嗜酸性粒细胞增多有关。本病多发于50～60岁中老年人，男女发病比为2:1，发病率为每年2.5/10万。

EGPA突出的症状表现在肺、神经系统、皮肤、心血管系统等。

1. 全身症状　多数患者有乏力、体重下降、肌痛、流感样症状等全身表现。

2. 呼吸系统

（1）过敏性鼻炎常常是EGPA患者的初始症状，约70%以上患者可以有此类表现，出现鼻塞、流脓涕或血性分泌物。

（2）约80%以上患者出现哮喘。病变早期症状轻，发作次数少，间隔时间长，随着病情进展哮喘加重，可反复发作，听诊肺部可闻及哮鸣音和干啰音。哮喘的严重程度与全身系统损害的严重程度不一定相符。

（3）肺内浸润性病变嗜酸性肺炎是 EGPA 肺部病变的主要表现，影像学易变性是其特点，可呈结节影或斑片状阴影，边缘不整齐，弥漫分布，很少形成空洞，阴影可迅速消失，也可发展为慢性嗜酸性粒细胞性肺炎。

（4）其他一部分患者可以合并胸腔积液，严重者可以出现咯血、呼吸困难等。

3．约 50% 以上 EGPA 患者可以出现神经系统损害，主要为外周神经病变，以多发单神经炎、多神经病变常见，患者出现肢体麻木、感觉减退、甚至疼痛。少数有脑神经受累，出现缺血性视神经炎。中枢神经系统受累较少，脑出血或脑梗死不常见，但预后差。

4．半数以上 EGPA 患者可以出现多种皮肤病变，其中以红色斑丘疹性皮疹、出血性皮疹、皮肤和皮下结节最为常见，其中皮肤和皮下结节对诊断 EGPA 有特异性。

5．心血管系统中心脏是 EGPA 主要受累的器官之一，由嗜酸性粒细胞浸润心肌和冠状动脉引起，主要病变为急性缩窄性心包炎、心力衰竭和心肌梗死。心脏受累是 EGPA 患者的主要死亡原因之一。

6．大量嗜酸性粒细胞浸润胃肠道可以引起嗜酸性粒细胞胃肠炎，以腹痛、腹泻和消化道出血多见，缺血严重时可引起胃肠道黏膜损伤导致穿孔。如形成严重肉芽肿，可出现结节性肿块，压迫胃肠道引起胃肠梗阻。

7．泌尿系统肾脏病变主要表现为镜下血尿、蛋白尿，部分患者可以出现肾性高血压，极少进展为肾功能衰竭。EGPA 还可以累及下尿道和前列腺，引起尿不尽感、排尿困难，但极少数患者出现尿潴留。

8．EGPA 患者较少出现眼部受累，偶有嗜酸性粒细胞浸润引起的结膜、巩膜、色素膜炎，表现为角膜边缘溃疡和巩膜结节。

9．约 30% 患者有关节病变，表现为单关节或多关节肿胀、疼痛，受累的关节可为对称性、非对称性或游走性。在有关节表现的 GPA 患者中约有半数类风湿因子阳性，需与类风湿关节炎鉴别。

常规检查外周血嗜酸性粒细胞增高，绝对计数一般在 1.5×10^9/L 以上，占外周血 10%～50%，此为 EGPA 特征性指标之一。部分患者可有轻、中度贫血。肾脏受累是尿液检查异常，出现蛋白尿、镜下血尿和管型。免疫学检查血清中 IgE 增高是 EGPA 另一特点，随病情缓解而下降，血管炎反复发作者 IgE 可持续增高。典型病例约 70% ANCA 阳性，以胞浆型 c-ANCA 为主，ANCA 阴性不能排除本病。病情活动时，血沉、C 反应蛋白、γ 球蛋白增高，类风湿因子阳性，无特异性。影像学检查胸部 X 线和胸部 CT 无特征性，多变性肺部阴影是其特点。多数患者表现为肺内浸润性病变，呈结节状或斑片状阴影，边缘不整齐，弥漫性分布，很少形成空洞，阴影可迅速消失。少数患者可有胸腔积液、肺门淋巴结增大等。病理检查肺活检可见特征性病理改变，包括小的坏死性肉芽肿和小静脉、小动脉坏死性血管炎。肉芽肿中心为嗜酸性粒细胞，放射性地围绕着巨噬细胞和上皮样巨细胞。肾脏受累时肾活检可见局灶性或新月体性肾小球肾炎。其次，皮肤、神经、肌肉均可进行组织活检，有助于诊断。

目前 EGPA 的诊断仍采用 1990 年美国风湿病学会（ACR）的分类标准：①哮喘史或呼气时肺部有弥漫高调啰音；②白细胞分类中嗜酸性粒细胞 >10%；③单神经病、多发性单神经病，多发性神经病；④游走性或一过性肺浸润，固定性浸润不属于此项；⑤鼻窦病变，病史中有急性或慢性鼻窦痛或压痛，或影像学检查示鼻窦区模糊；⑥血管外嗜酸性粒细胞浸润，活检示动脉、微动脉、微静脉外组织有嗜酸性粒细胞堆积。具备上述 4 条或 4 条以上者可诊断 EGPA，其敏感性和特异性分别为 85% 和 99.7%。

八、结合指南对本病例的思考

依据 2012 修订的 CHCC 分类（根据病理、病因及受累血管的大小），EGPA 属于小血管炎中的 ANCA 相关性血管炎。本例患者根据脏器受累的模式、病理学特点等，符合 EGPA 诊断，但特殊之处在于突出的损害为中小动脉闭塞，ANCA 阴性。最新资料显示 EGPA 患者 ANCA 阳性率约 38%，ANCA 阴性不能排除本病。若未能详细询问病史，综合分析实验室及影像学检查，极易漏诊。本例患者在外院按"双下肢血栓闭塞性脉管炎"行"机械性血栓清除 + 球囊扩张术"，疗效不佳，而查明病因，给予激素联合免疫抑制剂环磷酰胺治疗后症状改善。综上所述，系统性血管炎等风湿免疫病，临床表现复杂，需熟知各个疾病的病理特征、临床特点及分类诊断标准，详细询问病史、体格检查，结合患者的发病年龄、临床表现、既往病史，及常规、免疫学等辅助检查，全面分析脏器受累模式，免疫指标异常特点等，才能及时做出诊断，早期治疗控制病情。

（樊　萍　何　岚）

病例 88　全身多关节疼痛伴双手遇冷变白变紫 2 年

女，49 岁，无业，2016 年 4 月 14 日来就诊。

一、主诉

全身多关节疼痛伴双手遇冷变白变紫 2 年。

二、病史询问

（一）初步诊断思路及问诊目的

从症状上看，主要考虑风湿免疫性疾病，病史的询问应围绕关节疼痛、雷诺现象的起病诱因、程度、随时间演变的过程、相应的治疗和治疗后病情的变化展开，同时应该询问伴随症状以及有鉴别意义的症状等。

（二）问诊主要内容及目的

1. 关节疼痛的部位、性质、程度、规律、起病的缓急、发作的频度及持续时间、是否双侧对称、有无放射、有无晨僵、起病诱因、加重或缓解的因素等；关节痛常见的病因有外伤、感染、变态反应和自身免疫、退行性关节病、代谢性骨病、骨关节肿瘤等。关节痛的发生是否有诱因，要仔细询问，有无外伤、感染、钙磷缺乏等。问诊时要有针对性的询问加以排除。此外，还要注意有无发热、关节肿胀、腰背痛、臀部痛及足跟痛、皮疹及皮下结节、眼炎、口干、眼干、脱发、口腔溃疡等伴随症状。

2. 雷诺现象的部位、程度、规律、起病的缓急、发作的频度及持续时间、起病诱因、加重或缓解的因素等。患者多在受凉或紧张时发生手足发冷、指（趾）端苍白，还需了解其他关节、黏膜、肌肉等常见受累器官或组织有无异常症状。

3. 其他系统有无累及有无头晕、乏力，有无头痛、心悸，有无咳嗽、咳痰，有无活动后胸闷、气喘，有无进食后发噎和吞咽困难等。

4. 既往史的询问包括有无外伤史、慢性病史，吸烟史、饮酒史、传染病史、个人史、家族史等。

（三）问诊结果及思维提示

1. 患者 2 年前无明显诱因下出现全身多关节疼痛，主要累及双手近端指间关节、掌指关节、腕、肘、肩、膝、踝关节，伴晨僵，伴多关节肿胀，同时伴有双手遇冷皮肤变白再变紫现象。

2. 于 2014 年 12 月前往南方医院住院诊治，查自身抗体 ANA>300U/ml，Sm 抗体 64.36U/ml，

U1nRNP（+++），RF（+）、抗 ccp 抗体（-），查胸部 CT 示双肺散在性慢性间质性炎症。经检验、检查确诊为"混合性结缔组织病、间质性肺炎"。给予泼尼松 25mg/d、甲氨蝶呤 10mg/周治疗，症状好转出院。患者未予重视及规律服药，关节疼痛反复。

3. 近 2 个月，患者关节疼痛突发加重，影响日常活动，伴有双手掌散在皮疹、脱发及口干症状，无胸闷、气喘、口腔溃疡、牙齿片状脱落等。于 2015 年 4 月再次入住南方医院，给予泼尼松 20mg/d、环磷酰胺 0.4g 治疗 1 次。症状缓解后出院，患者未再复查及坚持用药。现为求进一步诊治收入我院。自发病来，患者精神一般，睡眠欠佳，进食可，大小便正常，体重未见明显减轻。

4. 既往无高血压、糖尿病、心脏病、血脂异常，无肝炎、结核、伤寒、淋病等传染病及性病史。无外伤、手术史，无输血及输血制品。无药物过敏史，预防接种史情况无。无吸烟、饮酒史。适龄婚育，育有 2 子，家人体健。月经经量正常，周期规律，经期正常，无痛经，白带正常。父母亲均健在，否认家族中有类似病患者，否认遗传病史、传染病史、肿瘤史、冠心病、高血压病史及糖尿病史。否认两系三代家族性遗传病史。

思维提示

患者主要病情特点为全身多关节疼痛及雷诺现象明显，血清中有高滴度的斑点型抗核抗体（ANA）和抗 U1RNP（nRNP）抗体，胸部 CT 提示间质性肺病，曾予激素、DMARDs 治疗，因未规律用药，病情反复。

三、体格检查

（一）重点检查内容及目的

根据问诊的结果，症状主要集中在关节痛及雷诺现象，应重点据此进行查体。检查全身各关节受累情况，有无关节肿胀、畸形、活动度变小等，有无压痛，有无放射痛，有无肌痛。检查手指或足趾颜色、形态等，检查皮肤有无皮疹、皮下结节等。

（二）体检结果及思维提示

T：36.5℃，P：90 次/min，R：18 次/min，BP：125/80mmHg。神清，精神可，对答切题，查体配合。皮肤黏膜无黄染，双手掌散在红色点状皮疹，无瘀点、瘀斑、面颊红斑、黏膜溃疡、杵状指。双肺呼吸音粗，未闻及干湿啰音。心律齐，心音有力，未闻及杂音。腹膨隆，无压痛、反跳痛及肌紧张，肝脾肋下未及，肠鸣音 4 次/min，未见胃肠型及蠕动波，移动性浊音阴性。双手肿胀，双手近端指间关节、掌指关节、腕、肘、肩、膝、踝关节压痛，活动范围减小，无关节畸形。双下肢无水肿。

思维提示

多个关节存在压痛、肿胀、活动范围减小等，提示关节病变。双手肿胀、双手掌散在红色点状皮疹提示皮肤黏膜病变。MCTD 75% 的患者可有肺部受累，早期通常没有症状。30%～50% 的患者可发生间质性肺病，早期症状有干咳、呼吸困难、胸痛等，该患者无胸闷、气喘、咳嗽、咳痰等症状，但胸部 CT 已提示间质性肺病，因此心肺查体也应作为重点检查。

四、实验室和影像学检查结果

（一）初步检查内容及目的

1. 血、尿、便常规、生化全项、凝血四项、心肌酶谱、结核分枝杆菌抗体、肿瘤三项、肝炎系列、血沉、CRP，了解患者基本情况。

2. 常规心电图、腹部 B 超、心脏彩超，了解是否有其他系统受累。

（二）检查结果及思维提示

1. 血常规　WBC：3.22×10^9/L，NE：2.26×10^9/L，RBC：4.51×10^{12}/L，PLT：201×10^9/L，Hb：133g/L，网织红细胞计数：78.9×10^9/L。

2. 尿、便常规、结核分枝杆菌抗体、肿瘤三项、凝血四项、乙肝系列、CRP 未见异常。

3. 生化　ALB：34.30g/L，GLB：39.10g/L，β2-微球蛋白：4.960mg/L。

4. 心肌酶谱　乳酸脱氢酶：353U/L，α-羟丁酸脱氢酶：269U/L。

5. 红细胞沉降率测定（ESR）：31.0mm/h。

6. 常规心电图　窦性心动过速，T 波改变。

7. 腹部彩超　轻度脂肪肝声像，肝无明显增大或缩小，肝内暂未见明显占位病变。胆囊超声检查未见明显异常。肝内外胆管未见扩张。胰腺超声检查未见明显异常。脾脏超声检查未见明显异常。双肾集合系统回声增多。双侧输尿管未见扩张。膀胱超声检查未见明显异常。子宫萎小（绝经期）。双侧附件区未见明显肿块回声。

8. 心脏彩超　未见明显异常。

思维提示

该患者血液系统方面，血常规未见明显异常，无三系减少，无贫血。CRP 不高，血沉稍快。常规心电图示窦性心动过速、T 波改变，心肌酶谱示乳酸脱氢酶、α-羟丁酸脱氢酶升高。MCTD 患者心脏全层均可受累。20% 的患者心电图（ECG）不正常，一些患者的心肌受累是继发于肺动脉高压，而肺动脉高压在早期阶段常无症状。仔细询问患者的病史，尚未发现特殊的心肺症状，因此是否提示心肌受累有待进一步观察和检查。其他系统未见明显累及。

（三）进一步检查结果及思维提示

1. 自身抗体系列　类风湿因子、抗角蛋白抗体、抗环瓜氨酸多肽抗体、抗核抗体、ENA 谱、抗磷脂抗体、抗心磷脂抗体、补体等。

该患者类风湿因子 80.7U/ml。抗磷脂抗体综合征三项（APS 三项）：狼疮抗凝物质 39U/ml。狼疮三项：抗核抗体阳性 1∶3 200 颗粒。ENA 谱：抗 RNP 抗体（+），抗 SM 阴性，抗 SS-A（RO60）阳性（+），抗 SS-A（RO52）阳性（+）。抗核抗体十项：抗 RNP 抗体 325AU/ml，抗 SS-A 抗体 214AU/ml，抗核抗体 401AU/ml。抗心磷脂抗体未见异常。

2. 肺部螺旋 CT　双肺见多斑片及发条索状实变影，下叶为著，未见蜂窝状改变。肺门纵隔未见异常。气管支气管通畅，未见狭窄及扩张（图 88-1）。

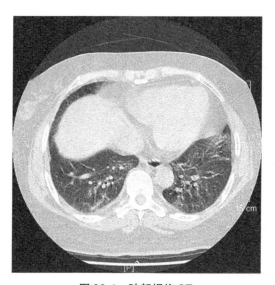

图 88-1　肺部螺旋 CT

？ 思维提示

对于有雷诺现象、关节痛或关节炎、手肿胀的患者，如果有高滴度斑点型 ANA 和高滴度抗 U1RNP 抗体阳性，而抗 Sm 抗体阴性者，要考虑 MCTD 的可能，高滴度抗 U1RNP 抗体是诊断 MCTD 必不可少的条件。抗 Sm 抗体阳性，应首先考虑 SLE。该患者多个自身抗体阳性，其中抗核抗体阳性 1∶3 200 颗粒型，抗 RNP 抗体 325AU/ml，结合其他检查考虑 MCTD 的可能大。患者胸部螺旋 CT 提示肺部间质纤维化改变，间质性肺病是 MCTD 最多见的肺部并发症，继发于肺间质纤维化病变的肺动脉高压是 MCTD 最主要的死亡原因之一。因此临床上要长期监测肺部病变情况。该患者相关检查并不完善，建议完善肺功能检查、心脏彩超、肺部高分辨率 CT。肺动脉高压在早期阶段常无症状，对存在劳累性呼吸困难的患者，应注意筛查肺动脉高压。多普勒超声估测右室收缩压能检测到亚临床的肺动脉高压，确定诊断需要通过右心导管显示休息时平均舒张期肺动脉压 >25mmHg。

五、治疗方案及理由

1. 治疗　治疗上给予塞来昔布胶囊 0.2g/d 消炎止痛、改善症状，予泼尼松 40mg/d 控制炎症，予乙酰半胱氨酸片 1 片每日 3 次等改善肺纤维化，予碳酸钙 D_3 片、阿法骨化醇胶丸等补钙。于 2016 年 4 月 19 日—2016 年 4 月 21 日行血液灌流治疗，于 2016 年 4 月 22 日给予环磷酰胺 0.4g 静滴。

2. 理由

（1）MCTD 以关节炎为主要表现者，轻者可应用非甾体抗炎药，重症者加用激素、抗疟药或甲氨蝶呤或肿瘤坏死因子（TNF）抑制剂。

（2）雷诺现象的治疗应注意保暖，避免手指外伤和使用 β- 受体阻滞剂等。本例患者就诊时为夏天，未出现雷诺现象，暂未予处理。

（3）肺动脉高压是 MCTD 患者致死的主要原因，应该早期发现、早期治疗，积极治疗原发病。无症状的肺动脉高压可试用糖皮质激素和环磷酰胺、小剂量阿司匹林和血管紧张素转换酶抑制剂（ACEI）、酌情使用内皮素受体拮抗剂。伴有症状的肺动脉高压：静脉注射前列环素、应用 ACEI、抗凝、内皮素受体拮抗剂，酌情使用西地那非。

六、治疗效果及思维提示

出院情况：患者一般情况可，无胸闷、气喘，无咳嗽、咳痰，未诉明显不适。全身多关节疼痛、肿胀较入院前好转。出院继续予：泼尼松 40mg/d、塞来昔布、阿法骨化醇胶丸、碳酸钙 D_3 片、乙酰半胱氨酸片、泮托拉唑钠肠溶片，静脉使用环磷酰胺 1.0～1.2g/ 周等治疗。

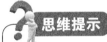

思维提示

治疗方案是有效的。患者病情较前好转。但需长期坚持用药，定期复查。

最终诊断：混合性结缔组织病、间质性肺病。

七、本疾病最新指南解读

1. 国内较权威的诊疗指南是 2011 年中华医学会发表的混合性结缔组织病诊断及治疗指南。

混合性结缔组织病（mixed connective tissue disease，MCTD）是一种血清中有高滴度的斑点型抗核抗体（ANA）和抗 U1RNP（nRNP）抗体，临床上有雷诺现象、双手肿胀、多关节痛或关节炎、肢端硬化、肌炎、食管运动功能障碍、肺动脉高压等特征的临床综合征。部分患者随疾病的进展可成为某种确定的弥漫性结缔组织病，如系统性硬化病（SSc）、系统性红斑狼疮（SLE）、多发性肌炎 / 皮肌炎（PM/DM）、类风湿关节炎（RA）。该病病因及发病机制尚不明确。目前认为 B 细胞的高反应性导致高滴度的抗 U1RNP 抗体及抗 U1-70k 抗体，外周血中抗 U1-70k 反应性 T 细胞的存在及 T 细胞的活化。U1-70k 抗原的凋亡修饰和针对修饰抗原的自身免疫以及与人类白细胞抗原（HLA）-DRBl*04/*15 的遗传学相关因素参与 MCTD 发病。我国 MCTD 发病率不明，但并非少见。

患者可表现出组成本疾病的各种结缔组织病（SLE、SSc、PM/DM 或 RA）的临床症状，然而 MCTD 具有的多种临床表现并非同时出现，重叠的特征可以相继出现，不同的患者表现亦不尽相同。在该病早期与抗 U1RNP 抗体相关的常见临床表现是双手肿胀、关节炎、雷诺现象、炎性肌病和指端硬化等。

对有雷诺现象、关节痛或关节炎、肌痛、手肿胀的患者，如果有高滴度斑点型 ANA 和高滴度抗 U1RNP 抗体阳性，而抗 Sm 抗体阴性者，要考虑 MCTD 的可能，高滴度抗 U1RNP 抗体是诊断 MCTD 必不可少的条件。如果抗 Sm 抗体阳性，应首先考虑 SLE。目前尚无 MCTD 的美国风湿病学会（ACR）诊断标准，对照研究显示：Alarcon-Segovia（1986 年）和 Kahn（1991 年）提出的 2 个诊断标准敏感性和特异性最高（分别为 62.5%～81.3% 和 86.2%），见表88-1。部分患者起病时倾向 MCTD 诊断，进一步发展的临床表现更符合 SLE 或 RA；在长期随诊中仍有 50% 以上的患者符合 MCTD 的诊断标准。

表88-1　MCTD 诊断标准

项目	Alarcon-Segovia 标准	Kahn 标准
血清标准	抗 U1RNP≥1∶1 600（血凝法）	存在高滴度抗 U1RNP 抗体，相应斑点型 ANA 滴度≥1∶1 200
临床标准	1. 手肿胀	1. 手肿胀
	2. 滑膜炎	2. 滑膜炎
	3. 肌炎（生物学或组织学证实）	3. 肌炎
	4. 雷诺现象	4. 雷诺现象
	5. 肢端硬化	
确诊标准	血清学标准及至少 3 条临床标准，必须包括滑膜炎或肌炎	血清学标准及至少 3 条临床标准，必须包括滑膜炎或肌炎

MCTD 首先应与 SLE、SSc、PM、DM、RA、SS 6 种弥漫性结缔组织病鉴别。依据 ACR 或传统分类标准，对典型的弥漫性结缔组织病诊断并不困难。MCTD 患者有高滴度斑点型 ANA 和抗 U1RNP 抗体，并有雷诺现象、滑膜炎或肌炎、手肿胀，可与弥漫性结缔组织病鉴别。把临床上具有 SLE、SSc、PM/DM 等重叠症状，无肾损害，血清学检查有高滴度斑点型 ANA 及高滴度抗 U1RNP 抗体的，且又不能诊断为某一明确的结缔组织病患者，从那些尚未分化为典型的、表现得十分混杂的结缔组织病中区分出来，有着一定的临床意义。此外，MCTD 可能在某一时间以 SLE 样症状为主要表现，在另一时期又以 SSc 或 PM/DM、RA 症状为主要表现，或最终转为某一特定的结缔组织病。因此，即使对已确诊为 MCTD 的患者，仍要密切观察病情发展。

本病的治疗以 SLE、PM/DM、RA 和 SSc 的原则为基础。①疲劳、关节和肌肉痛者，可应用非甾体抗炎药、抗疟药、小剂量泼尼松（<10mg/d）。②以关节炎为主要表现者，轻者可应用非甾体抗炎药，重症者加用抗疟药或甲氨蝶呤或肿瘤坏死因子（TNF）抑制剂。③雷诺现象：注意保暖，避免手指外伤和使用 β- 受体阻滞剂、戒烟等。应用二氢吡啶类钙通道阻滞剂，如硝苯地平（nifedipine），每日 30mg；α- 受体阻滞剂，如哌唑嗪（prazosin）。④急性起病的指坏

疸：局部药物性交感神经阻断（受累指趾基部利多卡因浸润）、抗凝、局部应用硝酸盐类药物；输注前列环素；可使用内皮素受体拮抗剂，如波生坦（bosentan）。⑤以肌炎为主要表现者，给予泼尼松1～1.5mg/（kg·d），难治者加用甲氨蝶呤、静脉注射免疫球蛋白（IVIG）治疗。⑥肺动脉高压是MCTD致死的主要原因，应该早期、积极治疗原发病。无症状的肺动脉高压：试用糖皮质激素和环磷酰胺、小剂量阿司匹林和血管紧张素转换酶抑制剂（ACEI）如卡托普利12.5～25mg，每日2～3次；酌情使用内皮素受体拮抗剂，口服波生坦。伴有症状的肺动脉高压：静脉注射前列环素、应用ACEI、抗凝、内皮素受体拮抗剂，口服波生坦；酌情使用西地那非。⑦肾脏病变者、膜性肾小球肾病：轻型不需要处理；进展性蛋白尿者试用ACEI或小剂量阿司匹林联合双嘧达莫；严重者酌情使用泼尼松15～60mg/d，加环磷酰胺冲击治疗每个月1次或苯丁酸氮芥（chlorambucil）每日给药。肾病综合征：单独应用肾上腺皮质激素通常效果不佳；小剂量阿司匹林联合双嘧达莫预防血栓形成并发症；ACEI减少蛋白丢失；试用泼尼松15～60mg/d，加环磷酰胺冲击治疗每个月1次或苯丁酸氮芥每日给药。必要时可进行透析。⑧食管功能障碍者，吞咽困难：轻者无需治疗；伴反流者应用质子泵抑制剂，严重者使用抑酸与促动药联合治疗；内科治疗无效者，可采取手术治疗。肠蠕动减退：使用胃肠促动药，如甲氧氯普胺。小肠细菌过度繁殖可应用四环素、琥乙红霉素。胃灼热、消化不良：升高床头、戒烟、减轻体质量、避免咖啡因；应用H2受体阻断药、质子泵抑制药；酌情使用甲氧氯普胺和抗幽门螺杆菌药物。⑨心肌炎：试用糖皮质激素和环磷酰胺，避免应用地高辛。不完全传导阻滞：避免应用氯喹。

既往认为MCTD预后相对良好且对皮质激素治疗显效。目前已明确，携带高滴度U1RNP抗体者较少发生严重肾脏并发症和危及生命的神经系统病变；由此而言，MCTD比SLE预后良好。但进展性肺动脉高压和心脏并发症是MCTD患者死亡的主要原因。心肌炎、肾血管性高血压、脑出血亦可导致死亡。Sharp's研究组随访47例MCTD患者29年，62%的患者预后良好，38%的患者疾病持续活动，死亡的11例（23%）患者中9例与肺动脉高压相关，2例与MCTD无关。显示，大多数MCTD患者预后相对良好，与早期诊断、早期治疗有关。重要脏器受累者预后差。

2. 2016年发表于*Clinical Rheumatology*杂志上的一文对混合性结缔组织病的定义、病因学、诊断及治疗等内容做了一些更新。

文献指出，目前国际上仍然没有关于混合性结缔组织病（MCTD）的定义、分类标准以及与其他结缔组织病之间关系的统一共识。一些专家认为，MCTD是一个独立的疾病；然而，另一些专家认为MCTD是一个重叠综合征或是一些特定的结缔组织病早期的、非特异的、呈进展性的阶段。

MCTD的免疫学特征是高滴度抗U1RNP抗体，它是诊断MCTD必不可少的条件。但是抗RNP抗体在MCTD发病机制中的作用仍然是未知的，并且，也没有研究证实它在其他结缔组织病（CTDs）发病中的作用。

经过长期的随访，MCTD患者的临床特征，除了一些常见的表现，如多关节炎、雷诺现象、肿胀指、指端硬化等，还可能出现一些新症状，如食管运动障碍、神经系统症状（如三叉神经病变、感觉神经异常）、肺动脉高压、间质性肺病、皮肤症状（如面部红斑、光敏感、色素沉着等）、脱发、血液系统表现（贫血、白细胞减少等）、肾脏系统病变等，这些症状也应引起注意。

MCTD的治疗基于患者的临床表现以及治疗其他结缔组织病的经验。传统的治疗用药在这不一一详诉。需要指出的是，一些专家认为，抗疟药（如羟氯喹等）可以作为MCTD免疫调节治疗的基础用药。合并有胸膜炎、心包炎、关节炎、肌炎和/或间质性肺病的 MCTD，糖皮质激素仍是治疗的基石，当然要与其他药物联用。目前，对于生物制剂在 MCTD 上的使用，我们仍缺少经验。少数案例显示，一些使用利妥昔单抗获得较好效果的案例，主要是用于难治性关节炎、肌炎、血小板减少症。只有很少的报道显示在 MCTD 情况下用 TNF-α 拮抗剂治疗，可能是由于最初的报告显示 TNF-α 拮抗剂可能造成的不利影响。但是，仍然有一些对难治性关节炎的 MCTD 患者使用 TNF-α 拮抗剂治疗获得成功的案例。

八、结合指南对本病例的思考

本例患者按照混合性结缔组织病诊断及治疗的相关指南提示的要点进行诊断、治疗，注意与 SLE、RA、SSc、DM/PM 等进行鉴别，诊断明确后予控制炎症、调节免疫、改善肺纤维化等治疗方案，患者病情得到好转。该患者仍需长期用药，并监测肺间质病变、肺动脉压力、心肺功能等。

（郭兴华　潘云峰）

病例 89　全身红斑、鳞屑伴瘙痒5年余，加重伴关节痛1个月

男，退休，58岁，2016年4月15日来就诊。

一、主诉

全身红斑、鳞屑伴瘙痒5年余，加重伴关节痛1个月。

二、病史询问

（一）初步诊断思路及问诊目的

从症状上看，主要考虑皮肤病、风湿免疫性疾病，病史的询问应围绕关节疼痛、皮损的起病诱因、特点、程度、随时间演变的过程、相应的治疗和治疗后病情的变化展开，同时应该询问伴随症状以及有鉴别意义的症状等。

（二）问诊主要内容及目的

1. 关节疼痛的部位、性质、程度、规律、起病的急缓、发作的频度及持续时间、是否双侧对称、有无放射、有无晨僵、起病诱因、加重或缓解的因素及与皮疹发生的先后顺序等。关节痛常见的病因有外伤、感染、变态反应和自身免疫、退行性关节病、代谢性骨病、骨关节肿瘤等。关节痛的发生是否有诱因，要仔细询问。问诊时要有针对性。此外，还要注意有无发热、关节肿胀、腰背痛、臀部痛及足跟痛、皮疹及皮下结节、眼炎、口干、眼干、脱发、口腔溃疡等伴随症状。

2. 皮损的部位、程度、特点、有无诱因、起病的急缓、持续的时间、加重或缓解的因素等。

3. 其他系统有无累及，有无头晕、乏力，有无头痛、心悸，有无咳嗽、咳痰，有无活动后胸闷、气喘，有无进食后发噎和吞咽困难等。

4. 既往史的询问包括有无外伤史、慢性病史，吸烟史、饮酒史、传染病史、个人史、家族史等。

（三）问诊结果及思维提示

1. 患者5年前无明显诱因出现头皮、躯干、四肢散在境界清楚的红斑，红斑上覆干燥的白色鳞屑，轻微瘙痒。于当地医院就诊，诊断为"银屑病"，予"甲氨蝶呤、依巴斯汀、酮替芬、水杨酸硫软膏等"治疗后可好转，脱屑减轻、红斑大部分消退。5年来皮疹反复，与季节无关。

2. 半年前出现左腕关节、指间关节疼痛，同时全身红斑鳞屑伴瘙痒，于广东省皮肤病医院就诊，住院第2天畏寒发热、气促及双下肺干湿啰音，经检查、检验诊断为"红皮病型银屑

病、右中下肺感染"，予转综合医院进一步治疗。

3. 转入广州医科大学附属第一医院，检查发现类风湿因子阴性，痰培养示肺炎克雷伯(+)，诊断为"双肺肺炎、红皮病型银屑病"，予抗感染、柳氮磺吡啶、混合鱼肝油软膏及糠酸莫米松外用，治疗后全身皮疹明显好转，未诉气促、双肺未闻及干湿啰音。

4. 1 个月前患者双膝关节肿痛剧烈影响行走、双手指间关节肿痛僵硬较前加重，同时出现全身糜烂性潮红伴大量鳞屑、轻微瘙痒，为进一步治疗收入我科。此次起病以来睡眠、精神一般，有咳嗽、咳脓痰，无咽痛发热、腹痛腹泻等，大便正常，小便不畅，近期无体重骤减。

5. 既往有高血压、糖尿病数年，未规律治疗，否认"肝炎、结核"等传染病史，否认"心脏病"等病史，否认食物及药物过敏史，否认手术、外伤史，否认输血史。预防接种史不详。无吸烟、饮酒史。已婚已育，子女体健。否认家族中有类似病患者，否认遗传病史、传染病史、肿瘤史、冠心病、高血压病史及糖尿病史。否认两系三代家族性遗传病史。

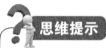
思维提示

患者主要病情特点为全身皮肤广泛淡红斑、脱屑样皮疹、多关节疼痛、肿胀，肺部感染，曾予激素、DMARDs、外用药等治疗，病情反复加重。

三、体格检查

（一）重点检查内容及目的

根据问诊的结果，症状主要为关节痛及皮肤病变，应重点据此进行查体。检查全身各关节受累情况，有无关节肿胀、畸形、活动度变小等，有无压痛，有无放射痛，有无肌痛。检查皮损的特点、颜色、形态、分布部位等，还要特别注意隐藏部位的皮损如头发、会阴、臀、脐等。

（二）体检结果及思维提示

T: 36.5℃，P: 95 次/min，R: 20 次/min，BP: 125/80mmHg。神清，精神可，对答切题，查体配合。全身皮肤广泛淡红斑、肿胀、脱屑，浸润不明显，头皮、四肢可见大片多层灰白鳞屑，其间未见正常皮肤。蜡滴现象、薄膜现象、点状出血阳性。口腔黏膜未见明显异常，外阴少量鳞屑。指趾甲纵嵴、变形，未见顶针样改变。头发未见明显束状发，无断发、脱发。双肺呼吸音粗，闻及双肺底湿啰音。心律齐，心音有力，未闻及杂音。腹膨隆，无压痛、反跳痛及肌紧张，肝脾肋下未及，肠鸣音 4 次/min，未见胃肠型及蠕动波，移动性浊音阴性。双手指间关节、双膝关节肿胀，压痛，活动度轻度受限。双下肢无水肿。

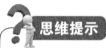
思维提示

患者双手指间、膝关节存在肿胀、压痛，活动度轻度受限等，提示关节病变。皮肤银屑病变好发于头皮及四肢伸侧，尤其肘、膝部位，呈散在或泛发分布，皮损表现为丘疹或斑块，圆形或不规则形，表面有丰富的银白色鳞屑，去除鳞屑后为发亮的薄膜，除去薄膜可见点状出血（Auspitz 征），该特征对银屑病具有诊断意义。存在银屑病是与其他炎性关节病的重要区别，但是值得注意的是皮肤病变严重性和关节炎症程度无直接关系，仅 35% 两者相关。约 80% 银屑病关节炎（PsA）患者有指（趾）甲病变，而无关节炎的银屑病患者指甲病变为 20%，因此指（趾）甲病变是 PsA 的特征之一。该患者指趾甲纵嵴、变形，符合 PsA 特征。

四、实验室和影像学检查结果

（一）初步检查内容及目的

1. 血、尿、便常规、生化全项、凝血功能、结核分枝杆菌抗体、肿瘤指标、肝炎系列、血沉、C 反应蛋白了解患者基本情况。

2. 真菌 D- 葡聚糖、降钙素原、痰培养、胸片了解肺部感染情况。

3. 常规心电图、腹部 B 超、心脏彩超了解是否有其他系统受累。

（二）检查结果及思维提示

1. 血常规　WBC：19.4×10^9/L，淋巴细胞绝对值：0.82×10^9/L，中性粒细胞绝对值：18.3×10^9/L，RBC：2.7×10^{12}/L，HB：69g/L，MCH：25.6pg，MCV：81.10fl。

2. 尿、便常规、结核分枝杆菌抗体、肿瘤筛查组合（PSA、F-PSA、CA19-9）、真菌 D- 葡聚糖、乙肝系列未见异常。

3. 生化　血糖：3.590mmol/L，尿素氮：9.670mmol/L，HCO_3^-：17.7mmol/L，尿酸：678μmol/L，甘油三脂：2.86mmol/L，总胆固醇：2.840mmol/L，总蛋白：50.3g/L，白蛋白：22.1g/L，血清前白蛋白：25.0mg/L。

4. 血浆 D- 二聚体测定（D-dimer）> 20.0μg/ml。

5. C 反应蛋白：325.30mg/L。

6. 红细胞沉降率测定（ESR）：31.0mm/h。

7. 血清降钙素原：0.566ng/ml。

8. 痰检　一般细菌涂片：未找到细菌；真菌涂片检查：未找到酵母样孢子；真菌培养及鉴定：无真菌生长。

9. 胸片　双肺散在炎症，主动脉弓硬化，气管向右偏移，左侧第 6 前肋形态失常，请结合临床。建议进一步 CT 检查。

10. 常规心电图、腹部 B 超、心脏彩超　未见异常。

思维提示

本病无特殊实验室检查，病情活动时红细胞沉降率（ESR）加快，C 反应蛋白（CRP）增加。IgA、IgE 增高，补体水平增高等。该患者 WBC、中性粒细胞绝对值升高，

CRP、PCT、ESR 升高，胸片示双肺散在炎症，考虑肺部感染及本身病情活动。血常规规示 RBC：2.7×10^{12}/L，Hb：69g/L，MCH：25.6pg，MCV：81.10fl，考虑小细胞低色素性贫血，应查找贫血原因（自身免疫性？慢性失血性？遗传性原因？），完善相关检查如元素六项、地贫常规筛查、胃镜结肠镜等。有广泛皮肤病变的患者血尿酸可以增高，该患者尿酸 678μmol/L，但仍应注意询问日常饮食情况、有无痛风家族史、有无局部关节疼痛急性发作史，监测尿尿酸、血尿酸。其他系统未见明显累及。

（三）进一步检查结果及思维提示

1. 自身抗体系列类风湿因子、抗角蛋白抗体、抗环瓜氨酸多肽抗体、抗核抗体、ENA 谱、抗磷脂抗体、抗心磷脂抗体、抗中性粒细胞胞浆抗体（ANCA）补体等。

该患者类风湿因子阴性，AKA 阴性，抗 CCP 阴性。抗心磷脂抗体：56.1RU/ml。免疫球蛋白 M：2.690g/L，免疫球蛋白 A：4.030g/L，C3：1.060g/L，C4：0.050g/L，血清总补体：3.0U/ml。ENA、抗核抗体十项、APS 三项、ANCA 四项未见异常。

2. 肺部螺旋 CT 双肺见多斑片及发条索状实变影，以双上肺为著，未见明显蜂窝状改变。支气管及其各大分支气管未见明显狭窄、阻塞。双侧腋窝、纵隔多发稍大淋巴结。双侧胸膜增厚、粘连；双侧胸腔见少量水样密度影；心脏及大血管未见异常，主动脉及冠状动脉壁内见钙化影。骨性胸廓未见明显破坏。结合所见：①考虑双肺炎症，双上肺为著；双侧少量胸腔积液，建议治疗后复查。②双侧腋窝、纵隔多发稍大淋巴结。③主动脉、冠状动脉硬化（图 89-1）。

3. 膝关节双正位 X 线片　双膝关节在位，内侧关节间隙变窄。所示诸骨骨质密度减低，骨皮质变薄，骨小梁稀疏，双侧髁间隆突、胫骨平台边缘骨质增生，关节面骨质硬化。周围软组织稍肿胀。双膝关节所见，考虑退行性骨关节病改变可能，建议 MRI 检查（图 89-2）。

4. 双腕关节正位 X 线片　双手及腕部骨质密度普遍性减低，双侧部分近节、远节指间关节面毛糙，指间关节间隙稍变窄，关节面下可见多个小囊状骨质密度减低区，以远节指间关节为著。意见：双手部分近、远节指间关节改变，考虑为银屑病性关节炎可能性大（图 89-3）。

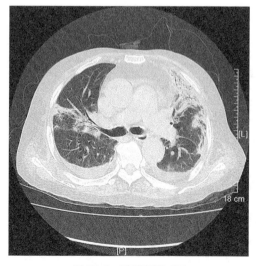

图 89-1　肺部螺旋 CT

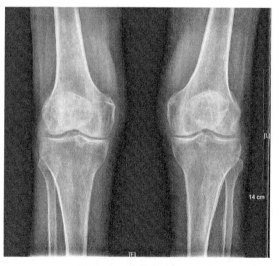

图 89-2　膝关节双正位

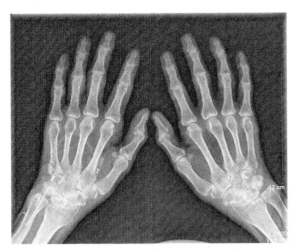

图 89-3　双腕关节正位片

思维提示

　　该患者多关节对称性肿痛，注意与 RA 鉴别。IgA、IgM 增高，C4、总补体降低，CRP、ESR 升高，提示病情活动。影像学检查方面：双腕关节正位片提示以远节指间关节为主的改变，符合银屑性关节炎常见周围关节的改变。肺部螺旋 CT 提示双肺多斑片及条索状实变影，考虑双肺肺炎、间质性肺病，建议完善心肺功能检查，并监测肺动脉压力。

五、治疗方案及理由

　　1. 治疗　入院后予头孢哌酮舒巴坦 1.5g 静滴每日 2 次控制感染，予醋酸泼尼松 20mg/d、甲氨蝶呤 10mg/ 周、艾拉莫德 25mg/d、白芍总苷胶囊 0.6g 每日 2 次等抑制免疫、改善病情，予阿维 A 20mg/d 口服，维生素 E 100mg 口服每日 3 次，外用卡泊三醇软膏、复方尿素鱼肝油乳膏等改善皮损。

　　2. 理由　PsA 治疗目的在于缓解疼痛和延缓关节破坏，兼顾治疗关节炎和银屑病皮损，制订的治疗方案应因人而异。DMARDs 可防止病情恶化及延缓关节组织的破坏；小剂量糖皮质激素起到抗炎、抑制免疫的作用，可缓解患者症状，并在 DMARDs 起效前起"桥梁"作用。治疗银屑病的外用药常以还原剂、角质剥脱剂以及细胞抑制剂为主，常用药有钙泊三醇、维 A 酸类药、皮质类固醇激素等。

六、治疗效果及思维提示

　　出院情况：患者一般情况可，无胸闷、气喘，咳嗽、咳痰较前好转。全身红斑明显变淡、鳞屑明显减少，关节肿痛较前缓解，未诉明显不适，予以出院。

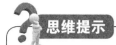

思维提示

治疗方案有效，患者病情较前好转。但需长期坚持用药，定期复查。

最终诊断：银屑病关节炎、红皮病性银屑病、间质性肺病、肺部感染。

七、本疾病最新指南解读

（一）国内较权威的诊疗指南是2011年中华医学会发表的银屑病关节炎诊断及治疗指南

指南首先对银屑病关节炎进行概述。银屑病关节炎（psoftaticarthritis，PsA）是一种与银屑病相关的炎性关节病，具有银屑病皮疹并导致关节和周围软组织疼痛、肿胀、压痛、僵硬和运动障碍，部分患者可有骶髂关节炎和/或脊柱炎。病程迁延、易复发、晚期可关节强直，导致残疾。约75% PsA患者皮疹出现在关节炎之前，同时出现者约15%。皮疹出现在关节炎后者约10%。该病可发生于任何年龄，高峰年龄为30～50岁，无性别差异，但脊柱受累以男性较多。美国的PsA患病率为0.1%，银屑病患者约5%～7%发生关节炎。我国PsA患病率约为1.23‰。

1. 本病起病隐袭，约1/3呈急性发作，起病前常无诱因。

（1）关节症状多种多样，除四肢外周关节病变外，部分可累及脊柱。受累关节疼痛、压痛、肿胀、晨僵和功能障碍，依据临床特点分为5种类型。60%类型间可相互转化，合并存在。①单关节炎或少关节炎型：占70%，以手、足远端或近端指（趾）间关节为主，膝、踝、髋、腕关节亦可受累，分布不对称，因伴发远端和近端指（趾）间关节滑膜炎和腱鞘炎，受损指（趾）可呈现典型的腊肠指（趾），常伴有指（趾）甲病变，此型患者约1/3～1/2可演变为多关节炎类型。②远端指间关节炎型：占5%～10%，病变累及远端指间关节，为典型的PsA，通常与银屑病指甲病变相关。③残毁性关节炎型：占5%。是PsA的严重类型，好发年龄为20～30岁，受累指、掌、跖骨可有骨溶解，指节为望远镜式的套叠状，关节可强直、畸形，常伴发热和骶髂关节炎，皮肤病变严重。④对称性多关节炎型：占15%，病变以近端指（趾）间关节为主，可累及远端指（趾）间关节及大关节如腕、肘、膝和踝关节等。⑤脊柱关节病型：约5%，男性。年龄大者多见，以脊柱和骶髂关节病变为主，常为单侧。

（2）皮肤表现：根据银屑病的临床特征，一般可分为寻常型、脓疱型、关节病型及红皮病型4种类型。皮肤银屑病变好发于头皮及四肢伸侧，尤其肘、膝部位，呈散在或泛发分布，要特别注意隐藏部位的皮损如头发、会阴、臀、脐等；皮损表现为丘疹或斑块，圆形或不规则形，表面有丰富的银白色鳞屑，去除鳞屑后为发亮的薄膜，除去薄膜可见点状出血（Auspitz征），该特征对银屑病具有诊断意义。存在银屑病是与其他炎性关节病的重要区别，皮肤病变严重性和关节炎症程度无直接关系，仅35%两者相关。

（3）指（趾）甲表现：顶针样凹陷（>20个），指甲脱离、变色、增厚、粗糙、横嵴和甲下过度角化等。指（趾）甲病变是银屑病可能发展为PsA的重要临床表现。

（4）其他表现：①全身症状，少数有发热、体重减轻和贫血；②系统性损害，7%～33%患者有眼部病变，如结膜炎、葡萄膜炎、虹膜炎和干燥性角膜炎等；接近4%患者出现主动脉瓣关闭不全，常见于疾病晚期，另有心脏肥大和传导阻滞等；肺部可见上肺纤维化；胃肠道可有炎性肠病，罕见淀粉样变。③附着点炎，特别在跟腱和跖腱膜附着部位。足跟痛是附着点炎的表现。

也有学者将 PsA 分为 3 种类型：①类似反应性关节炎伴附着点炎的单关节和寡关节炎型；②类似类风湿关节炎的对称性多关节炎型；③类似强直性脊柱炎的以中轴关节病变为主（脊柱炎、骶髂关节炎和髋关节炎），伴有或不伴有周围关节病变的脊柱病型。

本病无特殊实验室检查，病情活动时红细胞沉降率（ESR）加快，C 反应蛋白（CRP）增加。IgA、IgE 增高，补体水平增高等；滑液呈非特异性反应，白细胞轻度增加，以中性粒细胞为主；类风湿因子（RF）阴性，少数患者可有低滴度的 RF 和抗核抗体。骶髂关节和脊柱受累的患者中约半数患者人类白细胞抗原（HLA-B27）阳性。影像学检查方面，周围关节炎可有周围关节骨质破坏和增生表现。末节指（趾）骨远端有骨质溶解、吸收而基底有骨质增生；可有中间指骨远端因侵蚀破坏变尖和远端指骨骨质增生，两者造成铅笔帽（pencil-in-cup）样畸形；或望远镜样畸形；受累指间关节间隙变窄、融合、强直和畸形。长骨骨干绒毛状骨膜炎。中轴关节炎：表现为不对称骶髂关节炎，关节间隙模糊、变窄、融合。椎间隙变窄、强直，不对称性韧带骨赘形成，椎旁骨化，其特点是相邻椎体中部之间的韧带骨化形成骨桥，并呈不对称分布。

银屑病患者有上述炎性关节炎表现即可诊断。因部分 PsA 患者银屑病出现在关节炎后，此类患者的诊断较困难，应注意临床和放射学线索，如银屑病家族史，寻找隐蔽部位的银屑病变，注意受累关节部位，有无脊柱关节病等来作出诊断并排除其他疾病。关于 PsA 的诊断标准，目前尚未统一，较简单而实用的标准有 Moll 和 Wright 的 PsA 分类标准：①至少有 1 个关节炎并持续 3 个月以上；②至少有银屑病皮损和 / 或 1 个指（趾）甲上有 20 个以上顶针样凹陷的小坑或甲剥离；③血清 IgM 型 RF 阴性（滴度 <1：80）。

2. 本病需与类风湿关节炎、强直性脊柱炎、骨关节炎等加以鉴别。

（1）类风湿关节炎（RA）：两者均有小关节炎，但 PsA 有银屑病皮损和特殊指甲病变、指（趾）炎、附着点炎，常侵犯远端指间关节，RF 阴性，特殊的 X 线表现如笔帽样改变，部分患者有脊柱和骶髂关节病变；而 RA 多为对称性小关节炎，以近端指间关节和掌指关节，腕关节受累常见，可有皮下结节，RF 阳性，X 线以关节侵蚀性改变为主。

（2）强直性脊柱炎（AS）：侵犯脊柱的 PsA，脊柱和骶髂关节病变不对称，可为跳跃式病变，发病常在年龄大的男性，症状较轻，有银屑病皮损和指甲改变；而 AS 发病年龄较轻，无皮肤、指甲病变，脊柱、骶髂关节病变常呈对称性。

（3）骨关节炎（OA）：两者均侵蚀远端指间关节，但 OA 无银屑病皮损和指甲病变，可有赫伯登（Heberden）结节，布夏尔（Bouchard）结节，无 PsA 的典型 X 线改变，发病年龄多为 50 岁以上老年人。

3. PsA 治疗目的在于缓解疼痛和延缓关节破坏，应兼顾治疗关节炎和银屑病皮损，制订的治疗方案应因人而异。

（1）一般治疗：适当休息，避免过度疲劳和关节损伤，注意关节功能锻炼，忌烟、酒和刺激性食物。

（2）药物治疗：参照类风湿关节炎用药。①非甾体抗炎药（NSAIDs）适用于轻、中度活动性关节炎者，具有抗炎、止痛、退热和消肿作用，但对皮损和关节破坏无效。治疗剂量应个体化；②改善病情的抗风湿药（DMARDs）防止病情恶化及延缓关节组织的破坏。如单用 1 种DMARDs 无效时也可联合用药，以甲氨蝶呤（MTX）作为联合治疗的基本药物。MTX 对皮损和关节炎均有效，可作为首选药。其他常用药有柳氮磺吡啶（SSZ）、硫唑嘌呤（AZA）、环孢素（CsA）、来氟米特（LEF）。③阿维 A 酯属芳香维甲酸类。开始 0.75～1mg/（kg•d），病情缓解后逐渐减量，疗程 4～8 周。④糖皮质激素用于病情严重，一般药物治疗不能控制时。因不良反应大，突然停用可诱发严重的银屑病，且停用后易复发，因此一般不选用，也不长期使用。但也有学者认为小剂量糖皮质激素可缓解患者症状，并在 DMARDs 起效前起"桥梁"作用。⑤近年来用生物制剂治疗 PsA 已有大量报道，也取得了很好的疗效，也可与 MTX 合用。目前研究较多的用于治疗生物制剂有依那西普、英夫利昔单抗、阿达木单抗等；⑥局部治疗银屑病的外用药：以还原剂、角质剥脱剂以及细胞抑制剂为主。根据皮损类型、病情等进行选择。稳定期可以使用作用较强的药物，如 5% 水杨酸软膏、焦油类油膏、0.1%～0.5% 蒽林软膏等。稳定期皮损可以选用的药物还有钙泊三醇（calcipotriol，一种维生素 D_3 的衍生物）、他扎罗丁（tazarotene，维甲酸类药）等。稳定期病情顽固的局限性皮损可以配合外用皮质类固醇激素。⑦物理疗法包括紫外线治疗、长波紫外线照射（PUVA）治疗、水浴治疗等。⑧对已出现关节畸形伴功能障碍的患者考虑外科手术治疗，如关节成形术等。

一般病程良好，只有少数患者（<5%）有关节破坏和畸形。家族银屑病史、20 岁前发病、HLADR3 或 DR4 阳性、侵蚀性或多关节病变、广泛皮肤病变等提示预后较差。

（二）2015 年 EULAR 发布的《EULAR 推荐：银屑病关节炎的药物治疗（更新版）》对银屑病关节炎的药物治疗和管理等内容做了一些更新

自从 2012 年欧洲抗风湿病联盟（EULAR）发布银屑病关节炎（PsA）药物治疗建议以来，新证据和新治疗药物不断涌现。为了更新这些治疗建议，EULAR 组织了由多名风湿病学、感染病学、皮肤病学专家组成的工作组，对 PsA 的药物治疗进行了一项系统回顾研究，并以系统回顾研究的证据和 34 位工作组专家意见为依据，形成了本次新的 PsA 药物治疗建议。

本次建议的内容包括 5 项主要治疗原则和 10 条建议，内容涵盖了 PsA 的药物治疗，涉及非甾体抗炎药（NSAIDs）、传统改善病情抗风湿药（csDMARDs）和生物类改善病情抗风湿药（bDMARDs）。本次更新发表在 *Ann Rheum Dis* 上，具体内容如下：

五项治疗原则：① PsA 是一种异质性疾病，临床表现多样，可发展为危重症，需要多学科联合治疗。② PsA 患者的治疗当追求最佳治疗，需结合疗效、安全性及费用，医患共同沟通达成治疗决策。③风湿病学医师是处理 PsA 患者肌肉骨骼症状的主要角色，当出现严重的皮肤病变时，风湿病科医师应当联合皮肤科医师共同诊治管理患者。④ PsA 患者治疗的主要目标是，最大程度改善健康相关生活质量，全程控制临床症状，防止结构损伤，恢复患者关节正常功能和社会活动；而消炎是达到这些目标的重要方法。⑤在 PsA 患者的管理过程中，应当考虑到关节外症状，代谢综合征，心血管疾病以及其他合并症的处理。十条建议：①治疗应当以缓解病情为目标，或者通过日常监控、调整治疗方案将疾病活动水平最小化 / 降低（证据水平 1b，推荐等级 A）。②对于 PsA 患者，可使用 NSAIDs 缓解肌肉骨骼症状、改善相关体征（证据水平 1b，推荐等级 A）。③对于存在外周关节炎的 PsA 患者，尤其是炎症发作时伴有多关节水肿、组织结构损伤，ESR/CRP 升高和 / 或其他关节外症状者，应早期使用 csDMARDs；此外，对于病变累及皮肤者，推荐使用甲氨蝶呤（推荐等级 B）。④局部注射糖皮质激素可作为 PsA 的辅助疗法，但全身性应用糖皮质激素需谨慎，建议按最低有效剂量使用（推荐等级 C）。⑤对于存在外周关节炎的 PsA 患者，若患者对至少 1 种 csDMARDs 反应欠佳时，应当考虑使用 bDMARDs，往往选用 TNF 抑制剂（证据水平 1b，推荐等级 B）。⑥对于存在外周关节炎的 PsA 患者，若患者对至少 1 种 csDMARDs 反应欠佳，且不适用 TNF 抑制剂时，可考虑使用 IL12/23 或 IL17 靶向 bDMARDs（证据水平 1b，推荐等级 B）。⑦对于存在外周关节炎的 PsA 患者，若患者对至少 1 种 csDMARDs 反应欠佳，且不适用 bDMARDs 时，可考虑使用靶向合成类 DMARDs，如 PDE4 抑制剂（证据水平 1b，推荐等级 B）。⑧对于伴有活动性附着点炎和 / 或指（趾）炎的 PsA 患者，若 NSAIDs 或糖皮质激素局部注射应答不佳时，可考虑使用 bDMARDs，根据目前治疗经验可选用 TNF 抑制剂（证据水平 1b，推荐等级 B）。⑨对于伴有主要轴向关节疾病的 PsA 患者，若 NSAIDs 治疗应答不佳，应当考虑 bDMARDs 治疗，根据目前治疗经验可选用 TNF 抑制剂（证据水平 1b，推荐等级 B）。⑩对于 bDMARDs 应答不佳的 PsA 患者，应当考虑用换用另外一种 bDMARDs，包括不同 TNF 抑制剂之间的转换（证据水平 1b，推荐等级 B）。

八、结合指南对本病例的思考

本例患者按照银屑病关节炎诊断及治疗的相关指南提示的要点进行诊断、治疗，需要注意与 SpA、OA、RA 等进行鉴别，诊断明确后结合患者实际情况用药，患者病情得到好转。该患者仍需长期用药，并监测肺间质病变和皮损情况。

（谢 雅 潘云峰）

病例 90 反复双下肢肿痛、少尿伴胸闷 10 个月，加重 2 个月

女，16 岁，学生，2015 年 7 月 26 日来诊。

一、主诉

反复双下肢肿痛、少尿伴胸闷 10 个月，加重 2 个月。

二、病史询问

（一）初步诊断思路及问诊目的

患者主要症状集中在泌尿系统、心血管、呼吸系统，存在多系统损伤。病史询问应围绕下肢肿痛、少尿、胸闷的特点、症状演变的进程、接受的治疗及疗效等展开，同时详细询问伴随症状以及有鉴别意义的阴性症状等。

（二）问诊主要内容及目的

1. 下肢肿痛的诱因、部位、程度　下肢肿痛是否有诱因，要详细询问。肿痛的部位及伴随症状很关键，能帮助判断病变性质。关节肿痛提示关节受累；如单侧下肢肿胀并局部疼痛、活动后加剧，考虑下肢静脉栓塞、局部回流障碍，其程度提示血管病变范围或炎症剧烈程度。要注意是否伴随皮温、皮色等改变，是否呈凹陷性水肿等。肿痛是否曾予治疗、疗效如何，病程中如何变化。

2. 少尿的程度　如与水肿伴行，首先考虑肾病综合征、肾功能不全导致的肾性少尿。需询问少尿开始时间，是否进行性加重，现尿量多少，是否进行性伴随尿路刺激症、呼吸困难等。

3. 胸闷的诱因、程度　胸闷首先考虑心血管、呼吸系统受累，要询问胸闷发生时间、可能诱因、持续长短，是否伴随心悸、胸痛、发绀等。对硝酸酯类等治疗的反应。

4. 既往史的询问　包括有无慢性病史，吸烟史、饮酒史、传染病史、个人史、婚育史、家族史等。

（三）问诊结果及思维提示

1. 患者 10 个月前无明显诱因出现双下肢肿痛、少尿，伴有胸闷。表现为不对称小腿及足背凹陷性水肿，下肢肌肉胀痛，活动后加剧，抬高下肢疼痛可稍缓解，自觉双下肢发热。2014 年 10 月于当地医院诊断为左下肢深静脉血栓形成，予以抗凝治疗，肿痛仍反复发作。2014 年 11 月就诊于广州某医院，查尿蛋白（+），抗核抗体阳性，抗 SSA:（+++），抗 Ro-52:（+++），抗双链 DNA:（++），核小体:（++），抗增殖细胞核抗体:（+），补体 C4: 0.042g/L，C3: 0.41g/L，血清白蛋

白：32.4g/L，血红蛋白：88g/L，肌酐：129μmol/L，肾穿刺活检示：狼疮性肾炎（Ⅳ型），心脏彩超示：左房、左室大，肺动脉高压、心包积液（少量）、二尖瓣反流（中量），EF 46%。考虑为系统性红斑狼疮、狼疮性肾炎、慢性肾功能不全、继发性高血压、下肢静脉栓塞，予泼尼松 9 片、未使用免疫抑制剂，治疗后好转出院，出院后未遵嘱规律服用激素，2015 年 5 月激素减量至 4 片。

2．2 个月前患者下肢肿痛、少尿及胸闷再发加重，活动后气促，有咳嗽、咳黄痰，间有头痛、胸痛，有咽痛、鼻塞不适，脱发明显，且出现颜面部红斑，遂到当地医院就诊，予泼尼松、沙利度胺等治疗，服用激素早 3 片、晚 4 片，症状仍缓慢进展。

3．2015-7-26 至我院就诊，以系统性红斑狼疮收入我科。近期患者无畏寒、发热，有泡沫尿。自发病来，患者精神、睡眠、胃纳欠佳，大便正常，尿量逐渐减少至约 500ml/24h。体重较前无变化。

4．否认糖尿病及冠心病史。否认肝炎结核史。否认慢性肾脏病史。有阑尾切除术后。否认外伤史。否认食物、药物过敏史。生于清远，否认疫区旅居史，不饮酒、吸烟。平素月经规律，最后一次月经为 2015-7-16，未婚未育。家族无类似病史，无家族性遗传病史。

> **思维提示**
>
> 患者病史分为 3 个阶段，主诉为双下肢肿痛、尿少并胸闷，患者不规律治疗，病情反复，出现蛋白尿、肾功能不全，治疗效果欠佳，病情进行性加重。

三、体格检查

（一）重点检查内容及目的

根据问诊的结果，症状主要集中在心肺、肾脏及下肢血管，应重点据此进行查体。检查应鉴别下肢肿痛的原因。低蛋白血症可引起全身性水肿，低垂处为著；右心功能不全表现为双下肢水肿；肾病综合征以眼睑及颜面部水肿起病，晨轻暮重，但这些水肿很少伴有疼痛。下肢静脉血栓形成表现为患肢肿胀、疼痛，活动后加重，抬高下肢后可缓解；关节炎引起的疼痛以局部关节肿痛为主。胸闷、活动后气促应检查心肺各项体征，如呼吸频率、心率、血压、心音心律、呼吸音等。

（二）体检结果及思维提示

T：36.4℃，P：110 次 /min，R：25 次 /min，BP：150/96mmHg。神清，精神差，慢性病容，头发稀疏。颈软，瞳孔等大等圆，对光反射灵敏，满月脸，颜面部可见片状样红斑，微凸出皮面，上覆少量鳞屑，散在分布。双肺呼吸音清，未闻及干湿啰音。心律齐，心音有力，未闻及杂音。腹平软，无压痛、反跳痛及肌紧张，肝脾肋下未及，肠鸣音正常，未见胃肠型及蠕动波，移动性浊音阴性。四肢肌力 Ⅴ 级，肌张力正常，病理征未引出，双下肢轻度可凹性水肿，皮温升高，腓肠肌压痛。

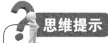
思维提示

　　下肢肿痛、既往有下肢静脉血栓病史,考虑系血栓再发。尿少合并大量蛋白尿、低蛋白血症、血压升高,病程中曾有肾功能受损,提示合并肾性水肿,原因为肾脏蛋白丢失及水钠潴留。胸闷、呼吸频率及心率增快,原因考虑合并肺栓塞。

四、实验室和影像学检查结果

(一)初步检查内容及目的

　　1. 血常规、尿常规、便常规、生化全项、凝血四项＋D- 二聚体、自身抗体谱、免疫五项、血沉、CRP、抗心磷脂抗体　了解患者基本情况。

　　2. 腹部 B 超　了解双肾大小、肾皮质厚度、腹腔脏器大致情况。

　　3. 心脏彩超　了解心脏大小、瓣膜、心包积液、肺动脉压、射血分数。

(二)检查结果及思维提示

　　1. 血常规　WBC: 10.35×10^9/L, NE%: 72.9%, Hb: 110g/L, PLT: 170×10^9/L, MCV: 101.2fl。

　　2. 生化　ALB: 29.3g/L, AST: 23U/L, ALT: 36U/L, GGT: 26U/L, DBIL: 1.6μmol/L, IBIL: 1.7μmol/L, BUN: 8.2mmol/L, CREA: 50.2μmol/L, URIC: 441μmol/L, Na^+: 140mmol/L, K^+: 3.87mmol/L。

　　3. 凝血四项　PT: 9.70s, PT%: 175%, INR: 0.86, APTT: 22.4s, Fbg: 1.8, TT: 16.60s, D-dimer: 8.54。

　　4. 尿常规　LEU: (-), RBC: 50 个 /HP, BLD: (++), KET: (-), PRO: (++), SG: 1.009。

　　5. 大便潜血阴性。

　　6. 血脂　CHOL: 7.66mmol/L, TG: 3.15mmol/L, HDL-C: 1.48mmol/L, LDL-C: 5.3mmol/L。

　　7. 免疫五项　IgA: 1.0g/L, IgG: 5.4g/L, IgM: 0.8g/L, C3: 0.7g/L, C4: 0.18, 血沉: 20mm/h。

　　8. 抗核抗体谱　总 ANA 定量: 226AU/ml, 抗 dsDNA 抗体: 262IU/ml, 抗 Sm 抗体定量: 14AU/ml, 抗 SSA 抗体: 136AU/ml, ACA-IgG: 阴性。

　　9. 24 小时尿蛋白: 4.825g/24h, 尿微量白蛋白: 244.8mg/24h。

　　10. 血气分析正常。

　　11. 腹部 B 超　未见异常。

　　12. 心脏彩超　二尖瓣反流、三尖瓣反流、肺动脉压 58mmHg, 左室收缩功能正常。

思维提示

　　患者各项检查均有阳性发现,血尿及大量蛋白尿,但肾功能、肾脏超声正常,结合既往抗体谱结果、肾穿刺活检报告,考虑为系统性红斑狼疮、狼疮性肾炎。患者既往有下肢栓塞病史,现双下肢肿痛再发加重,查 D- 二聚体升高,抗心磷脂抗体阴性,可用狼疮性血管炎解释，活动后有胸闷、气促，间有胸痛、头痛，肺动脉压升高，不排除肺动脉栓塞、脑血管病变可能。应行双下肢血管彩超、头颅 MRI、MRV 及 MRA、肺 CTA，进一步了解重要脏器受累情况。

（三）进一步检查结果及思维提示

1. 头颅 MRI　双侧上颌窦炎、筛窦炎，垂体信号欠均匀，建议垂体平扫并增强，MRV 及 MRA 未见异常。

2. 肺 CTA　考虑右肺动脉中、下支、左肺动脉下支多发栓塞（图 90-1）。

3. 双下肢血管彩超　右侧股浅、右侧股深静脉、右侧腘静脉血栓形成（完全型），右侧股总静脉远段、左侧股浅静脉中远段、左侧腘静脉、双侧胫前、后静脉血栓形成（部分型）（图 90-2）。

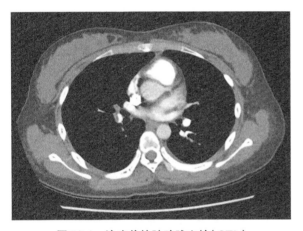

图 90-1　治疗前的肺动脉血栓（CTA）

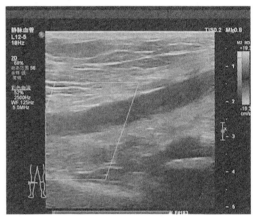

图 90-2　治疗前的腘静脉（彩超）

思维提示

　　患者病情复杂，应首先试用一元论解释诊断。符合 SLE 的诊断标准：①颜面部红斑；②尿蛋白定量 >0.5g，病理为狼疮性肾炎（Ⅳ型）；③ dsDNA 阳性；④抗核抗体阳性，符合诊断标准中 11 项中的 4 项。患者有蛋白尿、血尿、脱发、新发皮疹、狼疮性头痛，目前 SLEDAI 评分大于 15 分，狼疮重度活动。D- 二聚体如此之高提示血栓形成活跃，由于患者抗心磷脂抗体阴性，故暂无血栓与抗磷脂抗体综合征有关证据，而考虑与狼疮患者产生异常的循环免疫复合物、补体激活及抗内皮细胞抗体等易致血管内皮损伤因素，导致血管炎、易发生血栓形成。再有与狼疮性肾炎继发的肾病综合征有关，肾病综合征时由于血液浓缩导致血液黏稠度增加、机体凝血纤溶系统失衡、糖皮质激素及利尿剂的使用等进一步加重高凝等。下肢血栓逐渐脱落，随血液循环进入右心腔、肺动脉，导致肺动脉栓塞。

五、治疗方案及理由

1. 治疗 溶栓、抗凝治疗应积极进行。患者家属拒用溶栓治疗，给予华法林、低分子肝素抗凝。给予强有力免疫抑制治疗，使用激素（甲泼尼龙500mg/d静滴3天）、环磷酰胺（0.4g/d静滴2天）、丙种球蛋白20g静滴3天。嘱卧床休息，补足入量，前列腺素E改善循环、加强护胃，氯己定含漱。予羟氯喹改善皮肤症状。

2. 理由 患者主要问题为系统性红斑狼疮重度活动、血栓形成、肺动脉栓塞、狼疮性肾炎、继发肾病综合征。目前对患者生命威胁最大的是肺动脉栓塞，终止血栓形成以阻断其脱落导致肺栓塞进一步加重很关键。患者有大量下肢静脉血栓形成，予华法林、低分子肝素抗凝预防血栓继续形成，为血栓机化、血管再通争取时间。卧床休息是预防血栓脱落造成肺动脉栓塞加重。重型SLE是导致血栓形成的根本原因，所以迅速控制狼疮活动同样必不可少。诱导SLE缓解目的在于迅速控制病情，阻止或逆转内脏损害，力求疾病完全缓解。患者自身免疫异常活跃，使用大剂量激素与环磷酰胺冲击治疗是为了迅速抑制免疫及抗炎，能有效地诱导疾病缓解，阻止和逆转病变的发展，改善远期预后。使用免疫球蛋白是为封闭自身抗体及抗感染免疫支持，提高机体抵抗力。护胃是为了预防激素副作用即胃肠道损害，漱口是为了预防口腔真菌感染。前列腺素E用于扩张血管、改善循环。

六、治疗效果及思维提示

1. 入院前三天根据诊断思路完善检查，发现患者存在多部位栓塞，请介入科会诊，建议行下腔静脉滤网置入术及右侧深静脉血栓介入溶栓治疗，患者家属拒绝，故第2天开始给予华法林抗凝、密切监测INR等出凝血功能指标，调整华法林用量至INR达标。同时予以改善循环对症及营养支持等治疗。第3~5天开始给予大量甲泼尼龙和丙种球蛋白治疗，第6天改用甲泼尼龙片40mg/d。第6、7天环磷酰胺冲击。

2. 经治疗，第5天开始下肢肿痛明显缓解，胸闷改善，第10天尿量增多至每天1 500ml。继续使用华法林抗凝、甲泼尼龙片等治疗。住院20天后出院时下肢肿痛完全消失，复查肺部CTA显示右肺动脉中、下支、左肺动脉血栓较前明显减少（图90-3，图90-4，见文末彩图）。此

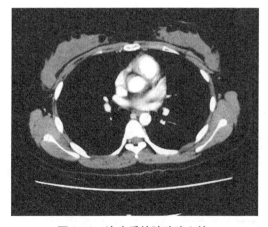

图90-3 治疗后的肺动脉血栓

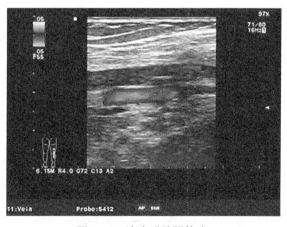

图90-4 治疗后的腘静脉

后门诊规律复诊治疗，调整 INR 波动于 2.5 左右。激素缓慢减量至以每天 5mg 维持，半年后停用。每个月一次定期返院行环磷酰胺冲击，6 个月后改为口服硫唑嘌呤（100mg/d）、羟氯喹维持至今。至今狼疮无复发，尿蛋白阴性，复查肺部 CTA、下肢血管彩超示血栓基本消失。

思维提示

　　治疗方案非常有效。患者双下肢肿痛、胸闷消失，尿蛋白转阴，肺动脉栓塞、双下肢血管血栓基本消失，狼疮进入稳定缓解期。结合病程特点，考虑为系统性红斑狼疮、狼疮性肾炎合并血栓形成，原因为狼疮重度活动时异常的循环免疫复合物、补体激活及抗内皮细胞抗体等损伤因素引起血管炎症，导致血栓形成和栓塞。狼疮性肾炎所致肾病综合征引起血液高凝，加重血栓形成。及时有效的抗凝治疗能有效终止血栓形成；规范的免疫抑制治疗可以诱导狼疮缓解、预防复发，早期狼疮性肾炎能得到完全恢复。

最终诊断：系统性红斑狼疮，狼疮性肾炎，继发性高血压，右侧股浅静脉、右侧股深静脉、右侧腘静脉血栓形成（完全型），右侧股总静脉远段、左侧股浅静脉中远段、左侧腘静脉、双侧胫前、后静脉血栓形成（部分型），右肺动脉中、下支、左肺动脉下支多发栓塞。

七、本疾病最新指南解读

　　2010 年系统性红斑狼疮诊疗指南：中华医学会风湿病学分会于 2010 年重新修订的 SLE 诊断和治疗指南是迄今最新的指南，具体全面地阐述了对系统性红斑狼疮的诊断、评估及治疗，内容非常实用。

　　指南首先对 SLE 的一般治疗进行论述，把患者宣教放在首要位置：正确认识疾病，消除恐惧心理，明白规律用药的意义，学会自我认识疾病活动的征象，配合治疗，遵从医嘱．定期随诊，懂得长期随访的必要性；避免过多的紫外线暴露，使用防紫外线用品，避免过度疲劳。

　　重点是基于活动度的不同类型 SLE 的药物治疗。目前还没有根治的办法，但恰当的治疗可以使大多数患者达到病情缓解。强调早期诊断和早期治疗，以避免或延缓不可逆的组织脏器的病理损害。SLE 是一种高度异质性的疾病，临床医生应根据病情的轻重程度掌握好治疗的风险与效益之比。既要清楚药物的不良反应，又要明白药物给患者带来的生机。

　　轻型 SLE 的药物治疗：患者虽有疾病活动，但症状轻微，仅表现光过敏、皮疹、关节炎或轻度浆膜炎，而无明显内脏损害。药物治疗包括：①非甾体抗炎药（NSAIDs），可用于控制关节炎。②抗疟药，可控制皮疹和减轻光敏感。③沙利度胺，对抗疟药不敏感的顽固性皮损可选择。④可短期局部应用激素治疗皮疹。⑤小剂量激素有助于控制病情。⑥权衡利弊，必要时可用硫唑嘌呤、甲氨蝶呤等免疫抑制剂。应注意轻型 SLE 可因过敏、感染、妊娠生育、环境变化等因素而加重，甚至进入狼疮危象。

　　中度活动型 SLE 的治疗：个体化糖皮质激素治疗是必要的，需要联用其他免疫抑制剂，如：①甲氨蝶呤，为二氢叶酸还原酶拮抗剂，通过抑制核酸的合成发挥细胞毒作用。②硫唑嘌呤，为嘌呤类似物，可通过抑制 DNA 合成发挥淋巴细胞的细胞毒作用。

重型 SLE 的治疗：治疗主要分 2 个阶段，即诱导缓解和巩固治疗。诱导缓解目的在于迅速控制病情，阻止或逆转内脏损害，力求疾病完全缓解，但应注意过分免疫抑制诱发的并发症，尤其是感染。常用药物包括：①糖皮质激素，通常重型 SLE 的激素标准剂量是泼尼松 1mg/kg。②环磷酰胺，能抑制 B 细胞增殖和抗体生成，且抑制作用较持久，是治疗重症 SLE 的有效的药物之一，尤其是在 LN 和血管炎的患者中，环磷酰胺与激素联合治疗能有效地诱导疾病缓解，阻止和逆转病变的发展，改善远期预后。③霉酚酸酯（MMF），治疗 LN 有效，能够有效地控制Ⅳ型 LN 活动；其不良反应总体低于环磷酰胺，但尚不能替代环磷酰胺。④环孢素，是一种非细胞毒免疫抑制剂。对 LN（特别是 V 型 LN）有效。

狼疮危象的治疗：治疗目的在于挽救生命、保护受累脏器、防止后遗症。通常需要大剂量甲泼尼龙冲击治疗，针对受累脏器的对症治疗和支持治疗，以帮助患者度过危象。甲泼尼龙冲击疗法对狼疮危象常具有立竿见影的效果，疗程多少和间隔期长短应视病情而异。

系统性红斑狼疮患者合并血栓形成的治疗，包括非手术治疗和手术治疗。非手术治疗应卧床休息，抬高患肢，当症状缓解后，起床活动时穿弹力袜以促进静脉回流。并予溶栓治疗：以尿激酶药物为代表。抗凝治疗：抗凝剂包括肝素和香豆素衍化物两类。祛聚治疗：药物有右糖酐、阿司匹林、双嘧达莫和丹参等，这些药物可防止血小板聚集，预防血栓形成，还能扩充血容量，降低血液黏稠度等。手术治疗用于髂 - 股静脉血栓形成而病期不超过 48 小时者，或是病情加重的患者。术后应口服抗凝剂，防止血栓复发。

八、结合指南对本病例的思考

本例患者完全按照 2010 年重型系统性红斑狼疮提示的要点进行治疗，诊断符合重型系统性红斑狼疮，以血栓形成、蛋白尿为突出表现。强有力、规范地抗炎、抑制自身免疫、抗凝为改善预后做出了突出贡献，尽早进行、持续进行，最终使患者的血栓溶解，血流恢复，挽救了肺梗死、下肢坏疽等风险。在病情危重时刻我们选择了激素及环磷酰胺冲击治疗，同时使用了免疫球蛋白封闭自身抗体及提高免疫力，遵从了及早、足量等治疗原则。实践证明，正确地使用激素、免疫抑制剂是迅速控制病情，阻止或逆转内脏损害，力求疾病完全缓解的主要手段。积极抗凝，目的在于挽救生命、保护受累脏器，以帮助患者度过危象。综上所述，重型系统性红斑狼疮的诊治，难点在于对疾病及并发症的判断及确诊，这需要丰富的临床经验的积累，遵照指南原则，结合临床实际灵活运用，是最终成功的关键。

（袁舒茵　彭　翔）

病例91 四肢关节肿痛、晨僵伴双下肢紫癜5个月余

男，61岁，退休，2011年5月9日来诊。

一、主诉

四肢关节肿痛、晨僵伴双下肢紫癜5个月余。

二、病史询问

（一）初步诊断思路及问诊目的

从症状看，患者主要症状集中在关节疼痛，呼吸系统、血液系统及泌尿系统病史，首先应该围绕关节肿胀疼痛部位、数目、程度，晨僵时间长短进行询问，其次应该围绕紫癜的部位、形状，伴随症状进行询问，随时间演变的过程、相应的治疗和治疗后病情的变化进行展开，同时应该询问伴随症状以及有鉴别意义的症状等。

（二）问诊主要内容及目的

1. 关节肿痛的诱因、部位、数目、程度，晨僵的时间　关节疼痛的诱因，有无外伤，急、慢性感染及家族史；部位是大关节还是小关节、多发还是单发，有无游走性、对称性、局部有无红肿及发热；病程长短，关节痛是持续性还是间断性，与季节、气候的关系，有无活动障碍或变形及伴随症状。如风湿热的关节痛多呈游走性，急性期伴有局部红、肿、热、痛、皮下结节或红斑，反复发作与气候有一定关系，多不发生畸形；类风湿关节炎病变以四肢对称性小关节为主，晨僵明显，常引起关节变形及强直；感染性关节炎多为单关节受累。如伴有低热、盗汗、乏力、食欲不振等见于结核性关节炎，若起病急剧，伴寒战、高热等见于化脓性关节炎。

2. 紫癜　紫癜的发生是否有诱因，要详细询问。紫癜发生的部位，形状，是否伴有皮疹，是否伴有皮屑，是否伴有消化道不适，是否有肾脏表现，是否伴有血泡、血尿等。此外，还要注意有无恶心、呕吐、腹痛、腹泻等伴随症状，是否排便排气。是否予以治疗，治疗后的反应，要全程跟踪该症状在整个病程中的变化情况。

3. 既往史的询问　包括有无慢性病史，吸烟史、饮酒史、传染病史、个人史等。

（三）问诊结果及思维提示

1. 患者5个月前无明显诱因出现四肢关节肿痛，以膝关节、踝关节肿痛明显，伴有晨僵。
2. 双下肢胫前反复出现米粒大小的紫癜，不伴瘙痒，不伴皮屑。

3．咳嗽、咳痰量中等，为白色黏液痰，有午后低热，最高38℃，有寒战，就诊于三都县人民医院，给予螺内酯、头孢地嗪对症支持治疗，住院期间有好转。

4．出院后2天双下肢又出现水肿，自行利尿治疗后，水肿明显消失。患者为进一步治疗，到贵州医科大学第三附属医院，查尿蛋白（++），隐血（++++），类风湿因子45kU/L，CRP增高，ANA（+），1∶40，斑点型。现患者为进一步治疗收住我科。自起病以来，患者无视力下降、口腔溃疡、肌肉疼痛、肢体麻木。自觉小便减少，有尿频、尿急，无尿痛，大便次数增多，4～5次/d，精神饮食睡眠好，体重无明显增减。

5．高血压病史16年，血压控制尚可，否认糖尿病及冠心病史。否认肝炎结核史。否认慢性肾脏病史。否认手术、外伤史。否认食物及药物过敏史。生于山西榆次，否认疫区旅居史，吸烟20余年，10余支/d，不饮酒。适龄婚育，育有一子一女。

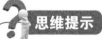

思维提示

患者病史分为3个阶段，主要特点为四肢关节肿痛同时伴紫癜，伴发热，经抗感染治疗后症状好转，后病情反复，出现肾脏受损，出现自身抗体。患者序贯出现皮肤、肺、肾的表现。高血压病史16年，是原发性高血压，还是继发性高血压，是否与原发性相关。

三、体格检查

（一）重点检查内容及目的

根据问诊的结果，症状主要集中在关节、呼吸道及肾脏，应重点据此进行查体。检查关节包括形态和功能两个方面，形态检查有观察肢体有无成角、短缩或旋转畸形，关节有无红肿，关节附近肌肉有无萎缩等；局部皮温、压痛点、肿块等，功能检查如关节活动度、双手握力，检查部位包括手指、腕、肘、肩、髋、膝、踝、脊柱，有"4"字试验、骨盆挤压分离试验、直腿抬高试验、浮髌试验、扩胸试验、枕墙距、颈颌距、Schober试验、指地距、针刺试验等。患者有发热、咳嗽，是否有咳血、胸痛等，应考虑是上呼吸道感染及肺部感染，应检查咽喉部及听诊肺部啰音。存在紫癜，应进行皮肤检查，是否有网状青斑、皮肤溃疡、皮肤坏死、坏疽、肢端缺血、坏死结节等。

（二）体检结果及思维提示

T：38.5℃，P：69次/min，R：22次/min，BP：125/80mmHg。神清，精神正常，皮肤黏膜无苍白、黄染，双小腿可见散在米粒大小瘀斑、瘀点，色暗红。咽部充血、红肿，扁桃体无肿大。双肺呼吸音粗，双肺底可闻及湿啰音。心律齐，心音有力，未闻及杂音。腹软，无压痛、反跳痛及肌紧张，肝脾肋下未及，肠鸣音弱，未见胃肠型及蠕动波，无移动性浊音。双下肢轻度水肿。专科检查："4"字试验、骨盆挤压分离试验、直腿抬高试验、浮髌试验、扩胸试验、枕墙距、颈颌距、Schober试验、指地距阴性。

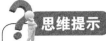

思维提示

　　关节为非对称性肿痛，大关节为主，无变形及活动受限，未见皮下类风湿结节等，伴晨僵，但晨僵的持续时间与疾病活动程度不一致，不考虑类风湿关节炎。无口干、眼干、皮肤干燥、猖獗龋齿、口角炎等症状，暂不考虑原发性干燥综合征。存在双下肢紫癜，考虑过敏性紫癜及特发性血小板减少性紫癜，建议进行骨髓穿刺除外血液系统疾病。

四、实验室和影像学检查结果

（一）初步检查内容及目的

1. 血常规、尿常规、便常规、生化全项、凝血四项、D-dimer、血沉、CRP　了解患者基本情况。
2. 胸部 CT　了解肺部感染情况。
3. 腹部 B 超　了解双肾大小、肾皮质厚度、腹腔积液是否存在、肠管的情况。
4. 化验类风湿因子、抗核抗体、抗 ENA 多肽谱、ANCA 等。

（二）检查结果及思维提示

1. 血常规　WBC：12.14×10^9/L，NE%：81.7%，Hb：92g/L，PLT：140×10^9/L。
2. 尿常规　尿蛋白（++），隐血（++++），透明管型、粗颗粒管型阳性。
3. 便常规　阴性。
4. 生化　ALB：23.9g/L，GLB：35.3g/L，AST：14U/L，ALT：9U/L，GGT：71U/L，DBIL：8.5μmol/L，IBIL：8.7μmol/L，BUN：27.58mmol/L，CREA：695.1μmol/L，UA：667μmol/L，Na^+：139.8mmol/L，K^+：3.8mmol/L，Ca^{2+}：1.7mmol/L，P^+：2.23mmol/L。
5. 凝血四项　PT：6.70s，PT%：45.6%，INR：1.75，APTT：38.5s，TT：18.70s。
6. D-dimer 阴性。类风湿因子：48KU/L。血沉：38mm/h，C 反应蛋白：32.6mg/L。
7. 抗核抗体　ANA：（+），1∶40，斑点型。
8. 血管炎四项　cANCA：（-），pANCA：（+），MPO：（+），PR3：（-）。
9. 抗 ENA 多肽谱　抗 Sm 抗体、抗 RNP 抗体、抗 SSA 抗体、抗 SSB 抗体、抗 Scl70 抗体、抗 Jo-1 抗体、抗 PM-Scl 抗体、抗 dsDNA 抗体阴性。
10. 胸部 CT 示无特征性肺部浸润影或小泡状浸润影、双侧不规则的结节片状阴影，肺空洞少见，可见继发于肺泡毛细血管炎和肺出血的弥漫性肺实质浸润影，肺间质改变。
11. 腹部 B 超　肝、脾，胆囊未见明显异常，门脉系未见明显异常，双肾饱满，双肾实质回声增强。

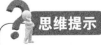

思维提示

　　根据患者各项检查，①血常规示正细胞正色素性轻度贫血，白细胞总数及中性粒细胞增高；②尿液检查示镜下血尿、透明管型、粗颗粒管型阳性，蛋白尿，血肌酐升高，内生肌酐清除率下降；③血沉明显增快，补体略降低；④肺部间质性改变；⑤pANCA（+），考虑诊断为：过敏性紫癜（混合型）？系统性血管炎？显微镜下多血管炎。

要与韦格纳肉芽肿病相鉴别，韦格纳肉芽肿病为坏死性肉芽肿性血管炎，病变累及小动脉、静脉及毛细血管，偶可累及大动脉，临床表现为上、下呼吸道的坏死性肉芽肿、全身坏死性血管炎和肾小球肾炎，严重者发生肺肾综合征，cANCA阳性（活动期阳性率达88%～96%）而本例患者cANCA（−），pANCA（+），故除外该病。要与肺出血-肾炎综合征相鉴别，肺出血-肾炎综合征以肺出血和急进性肾炎为特征，可能系病毒感染和/或吸入某些化学性物质引起原发性肾损害，由于肺泡壁毛细血管基膜和肾小球基底膜存在交叉反应抗原，故可以引起继发性肾损伤。特征是咯血、肺部浸润、肾小球肾炎、血和累及的组织中抗肾小球基底膜抗体阳性，肾病理可见基底膜有明显免疫复合物沉积。要与变应性肉芽肿性血管炎相鉴别，变应性肉芽肿性血管炎是累及小、中型血管的系统性血管炎，较为罕见，有三个显著的病理组织学特点，即坏死性血管炎、组织嗜酸性粒细胞浸润及血管外肉芽肿形成常见多器官受累，包括肺、心脏、肝脏、脾、皮肤、周围神经、胃肠道和肾脏，患者常表现为变应性鼻炎、鼻息肉及哮喘，可侵犯肺及肾脏，出现相应症状，可有ANCA阳性，但以pANCA阳性为多。本病例没有鼻炎及哮喘症状，故暂不考虑该病。要与狼疮性肾炎相鉴别，狼疮性肾炎具有典型系统性红斑狼疮表现，加上肾脏受累即可诊断，肾活检见大量各种免疫复合物沉着，而本病例没有狼疮的特异性抗体，表现与狼疮不符，故可排除该病。要与结节性多动脉炎相鉴别，结节性多动脉炎主要累及中型和/或小型动脉，无毛细血管、小静脉及微动脉累及。是一种坏死性血管炎，极少有肉芽肿，肾损害为肾血管炎、肾梗死和微动脉瘤，无急进性肾炎，无肺出血。周围神经疾患多见（50%～80%），约20%～30%有皮肤损害，表现为痛性红斑性皮下结节，沿动脉成群出现。ANCA较少阳性（<20%），血管造影见微血管瘤、血管狭窄，中小动脉壁活检有炎性细胞浸润，建议行肾脏血管造影排除该病。

患者有紫癜、轻度贫血，需除外溶血方面的疾病，查Ham试验、Coombs试验，查网织红细胞比例，并可行骨穿及血小板抗体检测除外血液系统疾病；有血尿及蛋白尿，考虑除外肾脏其他疾病；有发热，血象升高，是否有病毒、支原体、衣原体及其他感染。

（三）进一步检查结果及思维提示

1. 发热系列　支原体、衣原体、布鲁氏菌、伤寒杆菌阴性，EB病毒、HIV病毒阴性。

2. 肾脏血管造影　未见异常。

3. 骨穿　骨髓增生活跃，粒系、红系及巨核细胞形态及数量大致正常，未见寄生虫。

4. 网织红细胞比例：5.26%，Ham试验及Coombs试验均阴性，血小板相关抗体：5 385.01ng/107PA。

5. 心脏彩超　心房、心室无扩大，二尖瓣及三尖瓣轻度关闭不全，主动脉瓣退行性改变，左室射血分数69%。

6. 肾脏活检 肾脏小血管的节段性纤维素样坏死,无坏死性肉芽肿性炎,在小动脉、微动脉、毛细血管和静脉壁上,有多核白细胞和单核细胞的浸润,可有血栓形成。在毛细血管后微静脉可见白细胞破碎性血管炎。肾脏病理特征为肾小球毛细血管丛节段性纤维素样坏死、血栓形成和新月体形成,坏死节段内和周围偶见大量中性粒细胞浸润。免疫学检查无或仅有稀疏的免疫球蛋白沉积。极少有免疫复合物沉积。

7. 肺组织活检 肺毛细血管炎、纤维化,无或极少免疫复合物沉积。

思维提示

　　患者病情复杂,应首先试用一元论解释诊断。患者符合显微镜下多血管炎的诊断标准:本病尚无统一诊断标准,如出现系统性损害并有肺部受累、肾脏受累及出现可触及的紫癜应考虑本病,尤其是 MPO-ANCA 阳性者。肾活检及皮肤或其他内脏活检有利于本病诊断,部分患者需除外感染性心内膜炎。以下情况有助于诊断:

　　1. 中老年,以男性多见;

　　2. 具有上述起病的前驱症状;

　　3. 肾脏损害表现:蛋白尿、血尿和 / 或急进性肾功能不全等;

　　4. 伴有肺部或肺肾综合征的临床表现;

　　5. 伴有关节、眼、耳、心脏、胃肠道等全身各器官受累表现;

　　6. pANCA 阳性;

　　7. 肾、肺活检有助于诊断。

　　患者感染,可除外衣原体、支原体、病毒感染;肾脏血管造影检查可除外结节性多动脉炎;骨髓穿刺及网织红细胞、溶血系列检查可除外血液系统疾病。肾脏、肺组织活检进一步证实诊断。

最终诊断:显微镜下多血管炎。

五、治疗方案及理由

1. 治疗 采用激素、免疫抑制剂治疗,持续血液透析,间断血浆置换。治疗可分为 3 个阶段,诱导期、维持缓解期和治疗复发。诱导和维持缓解期的治疗给予糖皮质激素:泼尼松(龙)1mg/(kg·d),晨顿服或分次服用,一般服用 4~8 周后减量,等病情缓解后以维持量治疗,维持量有个体差异。建议小剂量泼尼松(龙)(10~20mg/d)维持 2 年或更长。对于重症患者和肾功能进行性恶化的患者,可采用甲泼尼龙冲击治疗,每次 0.5~1.0g 静脉滴注,每天或隔天 1 次,3 次为 1 个疗程,1 周后视病情需要可重复。激素治疗期间注意防治不良反应。不宜单用泼尼松治疗,因缓解率下降,复发率升高。环磷酰胺:可采用口服,剂量一般 2~3mg/(kg·d),持续 12 周。亦可采用环磷酰胺静脉冲击疗法,剂量 0.5~1g/m²,每个月 1 次,连续 6 个月,严重者用药间隔可缩短为 2~3 周,以后每 3 个月 1 次,至病情稳定 1~2 年(或更长时间)可停药观察。口服不良反应高于冲击治疗。用药期间需监测血常规和肝功能、肾功能。由于环磷酰胺长期使用不良反应多。诱导治疗一旦达到缓解(通常 4~6 个月后)也可以改用硫唑嘌呤,

1～2mg/(kg·d)口服，维持至少1年。应注意不良反应。霉酚酸酯：1.0～1.5g/d，用于维持缓解期和治疗复发的MPA，有一定疗效，但资料较少，且停药可能引起复发。

2．理由　患者主要问题为血管炎及肺部感染，在给予有效抗生素的前提下，给予糖皮质激素和环磷酰胺的联合应用治疗，90%的肾脏受累患者能达到完全缓解或部分缓解，仍有20%的患者最终进展到终末期肾病，该病死亡率高。可行血浆置换或肾移植治疗，可试行英夫利昔单抗治疗。

六、治疗效果及思维提示

1．入院前3天，根据诊断思路完善检查，做骨穿1次，化验类风湿因子、抗核抗体、抗ENA多肽谱、血管炎四项等，明确感染原因，给予头孢哌酮抗感染治疗。期间血小板进行性下降，肌酐上升至696μmol/L，患者普通透析过程中血压下降不能耐受，且有憋气症状，第3天转急诊ICU行连续性静脉血液透析（CVVHD）治疗。

2．第4天至第14天入住急诊ICU继续完善检查，给予血液透析，CVVHD模式，余治疗给予注射用亚胺培南西司他丁钠抗感染，丙种球蛋白20g静点3天，甲泼尼龙0.5g/d静滴，连续3天。3天后给予泼尼松1mg/(kg·d)，控制血压及营养支持、输注血浆及白蛋白治疗，同时进行血浆置换。第六天患者下腹部及背部散在出现红色斑疹，考虑不除外G+球菌感染，加用利奈唑胺（斯沃）0.6g每天2次静滴联合抗感染。感染控制后并给予环磷酰胺1.0g，4周1次。第14天患者病情平稳，转入风湿免疫科。

3．经治疗，转回风湿免疫科后给予头孢曲松抗感染、规律透析，讨论结果停止使用甲泼尼龙治疗。第35天，患者症状减轻，白蛋白增高，最后肾功能恢复正常。

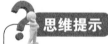

思维提示

　　治疗方案是非常有效的。患者症状减轻，肾功能最终恢复正常。结合病程特点，考虑为肾功能受损，原因为肾血管炎、肾小血管坏死和感染。文献报道，感染引起的肾小管功能障碍并非不可恢复，随着感染控制，肾小管有再生能力，肾功能能够得到一定程度的恢复。

七、本疾病最新指南解读

显微镜下多血管炎（microscopic polyangiitis，MPA）又称显微镜下多动脉炎（microscopic polyarteritis），是一种系统性、坏死性血管炎，属自身免疫性疾病。该病主要侵犯小血管，包括毛细血管、小静脉或微动脉，但也可累及小和／或中型动脉，故需与结节性多动脉炎相鉴别。免疫病理检查特征是血管壁无或只有少量免疫复合物沉积。可侵犯全身多个器官，如肾、肺、眼、皮肤、关节、肌肉、消化道和中枢神经系统等，在临床上以坏死性肾小球肾炎为突出表现，但肺毛细血管炎也很常见。

本病男性多见，男女比约2:1，多在50～60岁发病，我国的确切发病率尚不清楚。

（一）临床表现

症状与体征　好发于冬季，多数有上呼吸道感染或药物过敏样前驱症状。非特异性症状有不规则发热、疲乏、皮疹、关节痛、肌痛、腹痛、神经炎和体重下降等。

1. 肾　约70%～80%的患者肾脏受累，几乎全有血尿，肉眼血尿者约占30%，伴有不同程度的蛋白尿，高血压不多见或较轻。约半数患者呈急进性肾炎综合征，表现为坏死性新月体肾炎，早期出现急性肾功能衰竭。

2. 肺　为仅次于肾脏的最易受累的器官（约占50%），临床上表现为哮喘、咳嗽、咯血痰、咯血。严重者可表现为肺肾综合征，表现为蛋白尿、血尿、急性肾功能衰竭、肺出血等，其与肺出血 - 肾炎综合征很相似，后者抗肾小球基底膜抗体阳性以资鉴别。

3. 消化道　可出现肠系膜血管缺血和消化道出血的表现，如腹痛、腹泻、黑便等。

4. 心脏　可有心衰、心包炎、心律失常、心肌梗死等。

5. 耳　耳部受累可出现耳鸣、中耳炎、神经性听力下降，眼受累可出现虹膜睫状体炎、巩膜炎、色素膜炎等。

6. 关节　常表现为关节肿痛，其中仅10%的患者有关节渗出、滑膜增厚和红斑。

7. 神经　约0～25%的患者有神经系统受累，可有多发性神经炎、末梢神经炎、中枢神经血管炎等，表现为局部周围感觉或运动障碍、缺血性脑病等。

8. 皮肤　约30%左右的患者有肾 - 皮肤血管炎综合征，典型的皮肤表现为红斑、斑丘疹、红色痛性结节、湿疹和荨麻疹等。

（二）实验室检查

1. 一般实验室检查　白细胞增多、血小板增高等及与出血不相称的贫血，血沉升高、C反应蛋白增高、类风湿因子阳性、γ球蛋白升高、蛋白尿、血尿、血尿素氮、肌酐升高等。

2. 抗中性粒细胞胞浆抗体（anti-neutrophil cytoplasmic antibody，ANCA）　是本病诊断、监测病情活动和预测复发的重要血清学指标，阳性率50%～80%，其滴度通常与血管炎的活动度有关。ANCA针对的两个主要抗原是丝氨酸蛋白酶3（PR3）和髓过氧化物酶（MPO）。MPO-ANCA又称为pANCA（核周型），70%的MPA该抗体阳性；PR3-ANCA又称为cANCA（胞浆型），多见于韦格纳肉芽肿病，但无肾外表现的坏死性新月体肾小球肾炎患者中有20%～30% PR3-ANCA阳性。

3. 肾活检　病理特征为肾小球毛细血管丛节段性纤维素样坏死、血栓形成和新月体形成，坏死节段内和周围偶见大量嗜中性粒细胞浸润。免疫学检查无或仅有稀疏的免疫球蛋白沉积，极少有免疫复合物沉积，这具有重要的诊断意义。肺组织活检示肺毛细血管炎、纤维化，无或极少免疫复合物沉积。

（三）诊断要点

本病尚无统一诊断标准，以下情况有助于MPA的诊断：

1. 中老年，以男性多见。

2. 具有上述起病的前驱症状。

3. 肾脏损害表现　蛋白尿、血尿和 / 或急进性肾功能不全等。

4. 伴有肺部或肺肾综合征的临床表现。

5. 伴有关节、眼、耳、心脏、胃肠道等全身各器官受累表现。

6. pANCA 阳性。

7. 肾、肺活检有助于诊断。

（四）鉴别诊断

1. 结节性多动脉炎（polyarteritis nodosa，PAN） 本病主要累及中型和 / 或小型动脉，无毛细血管、小静脉及微动脉累及。是一种坏死性血管炎，极少有肉芽肿，肾损害为肾血管炎、肾梗死和微动脉瘤，无急进性肾炎，无肺出血。周围神经疾患多见（50%～80%），约 20%～30% 有皮肤损害，表现为痛性红斑性皮下结节，沿动脉成群出现。ANCA 较少阳性（＜20%），血管造影见微血管瘤、血管狭窄，中小动脉壁活检有炎性细胞浸润。

2. 变应性肉芽肿性血管炎（Churg-Strass syndrome） 本病是累及小、中型血管的系统性血管炎，有血管外肉芽肿形成及高嗜酸细胞血症，患者常表现为变应性鼻炎、鼻息肉及哮喘，可侵犯肺及肾脏，出现相应症状，可有 ANCA 阳性，但以 pANCA 阳性为多。

3. 韦格纳肉芽肿病（Wegener granulomatosis） 本病为坏死性肉芽肿性血管炎，病变累及小动脉、静脉及毛细血管，偶可累及大动脉，临床表现为上、下呼吸道的坏死性肉芽肿、全身坏死性血管炎和肾小球肾炎，严重者发生肺肾综合征，cANCA 阳性（活动期阳性率达 88%～96%）。

4. 肺出血 - 肾炎综合征（Goodpasture syndrome） 以肺出血和急进性肾炎为特征，抗肾小球基底膜抗体阳性，肾病理可见基底膜有明显免疫复合物沉积。

5. 狼疮性肾炎 具有典型系统性红斑狼疮表现，加上蛋白尿即可诊断，肾活检见大量各种免疫复合物沉着，借以与 MPA 鉴别。

（五）预后

经治疗 90% 的 MPA 患者能得到改善，75% 的患者能完全缓解，约 30% 的患者在 1～2 年后复发。本病治疗后的 2 年、5 年生存率大约为 75%、74%。与 PAN 相似，本病的主要死亡原因是不能控制的病情活动、肾功能衰竭和继发感染以及肺脏受累。疾病过程中应密切监测 ESR 水平。MPA 中 ANCA 的滴度与病情活动相关性较差。

八、结合指南对本病例的思考

本例患者完全按照中华医学会风湿病学分会 2011 年显微镜下多血管炎诊断及治疗指南提示的要点进行治疗。患者经多项检查，确诊为显微镜下多血管炎，给予抗感染基础上，激素联合免疫抑制剂治疗，并肾脏透析及血浆置换，使病情得到明显控制，最后肾功能恢复正常。提示持续的肾脏透析为改善预后做出了突出贡献，挽救了可能进入肾功能不全期的肾脏，说明尽早、持续肾脏透析的重要性。抗感染治疗要重拳猛击，采用降阶梯方法，可控制肺部感染，对疾病预后有一定帮助。综上所述，显微镜下多血管炎难点在疾病的诊断。这需要一定的临床经验的积累，遵照指南原则，结合临床实际灵活运用，是最终成功的关键。

（李美玲　李　龙）

病例 92 关节痛 1 年余，加重 2 周

男，33 岁，无业，2014 年 4 月 11 日来诊。

一、主诉

关节痛 1 年余，加重 2 周。

二、病史询问

（一）初步诊断思路及问诊目的

从症状上看，患者主要症状集中在关节痛。引起关节痛的疾病种类繁多，病因复杂，可以是单纯的关节病变，也可以是全身疾病的局部表现。常见的病因有外伤、感染、变态反应和自身免疫、退行性变、代谢以及肿瘤。病史的询问，围绕关节疼痛部位、疼痛的性质、范围和程度，有无诱因，出现时间、持续时间，加重与缓解因素，有无其他系统的症状，随时间演变的过程、相应的治疗和治疗后病情的变化进行展开，同时应该询问伴随症状以及有鉴别意义的症状等。

（二）问诊主要内容及目的

1. 问诊应先明确疼痛的部位是关节或非关节，关节受累时明确受累程度是单关节还是多关节，局部还是广泛，主要累及部位为外周、中轴或者均有。发病急性关节痛还是慢性关节痛。关节痛是游走还是间歇，推测关节痛的本质是炎性或非炎性，以及有无伴发其他表现。

具体地讲，首先明确疼痛的部位是关节或非关节，关节疾病：表现为深在而弥漫性疼痛、主动和被动活动受限，肿胀、骨擦音、不稳、绞锁现象或畸形；非关节疾病一般主动活动疼痛而被动活动无痛。一般无骨擦音、不稳或畸形。

其次描述关节疼痛部位、疼痛的性质、范围和程度，有无诱因，出现时间、持续时间，加重与缓解因素，有无其他系统的症状等。

确定关节累及部位主要在外周、中轴还是两者均有，常见累及外周关节的疾病特点：类风湿关节炎、系统性红斑狼疮常见为双侧、对称性大小关节；骨性关节炎、银屑病关节炎易累及远端指间关节；第一跖趾关节常为痛风的首发关节。累及中轴或中轴并外周的疾病特点：炎症性疾病主要包括脊柱关节病、幼年特发性关节炎、SAPHO 综合征等；非炎症性主要包括骨性关节炎、弥漫性特发性骨肥厚等，系统性红斑狼疮、血管炎极少累及中轴。强直性脊柱炎常有炎性腰背痛，后期呈完全骨性强直，无跳跃性区域受累。脊柱关节病包括瑞特综合征，银屑病关节炎、肠病性关节炎等，表现为单侧不对称的骶髂关节炎；少数可发展为脊柱炎，呈

跳跃性区域受累,表现为不完全的非对称性强直。而感染性疾病亦可累及中轴,如脊柱结核(POTT 病)常发生在胸椎下段和腰椎,时刻需要警惕。

确定受累关节多少:单关节指一个关节,寡关节指 2~4 个关节,多关节大于 4 个关节,急性单关节炎多见于晶体性关节炎、外伤;感染性关节炎:细菌、病毒、分枝杆菌、莱姆病、回纹型风湿病;慢性单关节炎诊断需仔细、慎重!病因复杂。寡关节多见于反应性关节炎、银屑病关节炎,对称性多关节炎多见于类风湿关节炎、结缔组织病、风湿热(成人起病)、病毒性莱姆病、幼年型关节炎(全身型、多关节型);非对称包括脊柱关节病、晶体性关节炎等。

关节疼痛出现时间:反复发作的慢性关节疼痛,疼痛不剧烈,如自身免疫性疾病,代谢性骨病等常难以陈述确切的起病时间,外伤性、化脓性关节炎常可问出起病的具体时间。

关节炎症持续时间,类风湿关节炎:关节晨僵,肿痛时间至少 6 周,出现关节损伤,轻者滑膜肥厚、重者关节强直。骨性关节炎:初期可能无症状或仅有轻微不适感,后期可产生骨性结节或畸形,关节痛可能加重或无改变。痛风:多于 2 周内发作的关节可完全恢复正常,数月、数年后间歇发作;大多数病例侵犯的关节越来越多,最终成为永久性慢性痛风性关节炎,晚期可导致关节畸形和病残。反应性关节炎:无论症状持续长短,最终完全恢复,一般无关节和骨质破坏,不留后遗症。

疼痛的出现的缓急程度及性质:急性外伤、化脓性关节炎以及痛风起病急剧,疼痛剧烈,呈烧灼切割样疼痛或跳痛;骨折或者韧带拉挫伤呈锐痛;骨关节肿瘤呈钝痛;系统性红斑狼疮、类风湿关节炎、增生性骨病,起病缓慢,呈酸痛胀痛。

加重或缓解因素:化脓性关节炎局部冷敷可缓解疼痛;痛风多因为饮酒加重,关节肌肉劳损休息时疼痛减轻,活动则加重;炎性腰背痛休息时明显,活动后减轻。

伴随症状:关节痛伴高热、畏寒,局部红肿灼热见于化脓性关节炎;伴低热、乏力、盗汗、消瘦、食欲下降见于化脓性关节炎;全身小关节对称性疼痛,伴有晨僵和关节畸形见于类风湿关节炎;关节痛呈游走性,伴有心肌炎,舞蹈病见于风湿热;关节痛伴有血尿酸升高,局部有红肿灼热见于痛风;关节痛伴有皮肤红斑、光过敏、脱发、多器官损害见于系统性红斑狼疮;关节痛伴有皮肤紫癜。腹痛腹泻见于关节受累型过敏性紫癜。其他免疫性疾病,除关节症状之外,如多发性肌炎/皮肌炎可出现颈肌、肩带肌、髋带肌的疼痛,无力与萎缩;纤维肌痛综合征常有全身性疼痛,压痛点及压痛;干燥综合征一般有口干、眼干、牙齿块状脱落;系统性硬化病可以发现皮肤的水肿和硬化;贝赫切特综合征一般易出现口腔溃疡、阴部溃疡及下肢结节红斑;银屑病关节炎关节痛之前或者之后可出现特有的银屑样皮疹;瑞特综合征常伴有尿道炎、虹膜炎和结膜炎等眼部表现;肠病性关节炎常伴有溃疡性结肠炎或者克罗恩病。需要仔细询问伴随症状。

最后要推测关节痛的本质是炎性或非炎性,炎性疾病一般会有红、肿、痛,全身表现、晨僵、实验室证据等,炎性疾病包括感染性疾病(淋球菌、结核等)晶体诱发疾病(痛风、假痛风等),免疫相关性疾病(类风湿关节炎、系统性红斑狼疮、反应性关节炎等);而非炎性疾病,无炎症和全身表现,无晨僵和轻晨僵,实验室检查阴性。而非炎性疾病包括外伤、修复不良(骨性关节炎)、肿瘤、疼痛放大(纤维肌痛)等。

2. 关节痛是否予以治疗,治疗后的反应,要全程跟踪该症状在整个病程中的变化情况。治疗后的变化均应询问。

3. 既往史的询问 包括有无慢性病史,吸烟史、饮酒史、传染病史、个人史等。特别应该仔细追问有无家族史。

（三）问诊结果及思维提示

1. 该患者关节痛 1 年，加重 1 周，关节痛部位以右手远端指间关节为主。关节僵硬、肿胀、疼痛，无局部发红以及功能障碍，有晨僵，持续时间约 20 分钟，活动后可改善，有腰背疼痛不适，休息时明显，活动后可改善。近 1 周关节痛加重，累及右手近端指间关节，远端 3～4 指间关节，有晨僵，持续时间约 30 分钟，无发热、咽痛、畏光、流泪，无腹痛、腹泻，间断有尿频、尿痛，乏力明显。

2. 既往有银屑样皮疹 10 年，皮疹主要分布于双下肢伸侧，为斑片状鳞屑样皮疹，伴瘙痒，搔抓鳞屑后可见点状出血，上述皮疹间断出现并逐渐加重，反复就诊于多家中医院，经中草药以及烤电、外敷药物等治疗（具体不详），疗效欠佳。

3. 母亲有关节痛病史。

4. 否认高血压、糖尿病及冠心病史。否认肝炎结核史。否认外伤史。否认药物过敏史。

5. 生于太原，否认疫区旅居史，吸烟 20 余年，20 余支 /d，不饮酒。适龄婚育，育有一女。

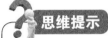

> **思维提示**
>
> 　　该患者为中青年男性，慢性病程急性加重，以关节痛尤其以双手远端指间关节痛为主要临床表现，伴晨僵，持续时间约 30 分钟。同时有炎性腰背痛，提示外周、中轴两者均有受累，既往有银屑样皮疹 10 年余，从病史来看，倾向考虑银屑病关节炎；近期关节症状加重，尿频、尿痛，应该注意除外类风湿关节炎，反应性关节炎；发作时关节局部无发红，痛风暂不考虑。病程中无光过敏、脱发、多器官损害，系统性红斑狼疮可除外。

三、体格检查

（一）重点检查内容及目的

根据问诊的结果，症状主要集中在关节及皮肤，关节痛查体时应该确定疼痛的具体部位，查体重点在于关节的视诊和触诊，两者互相配合，对关节进行位置与形态异常、运动障碍的检查。因为银屑病关节炎早期脊柱受累症状隐匿，同时注意脊柱弯曲度、脊柱活动度、脊柱压痛与叩击痛的检查，明确有无脊柱受累。皮疹应该仔细观察其分布部位、形态大小、颜色及压之是否褪色，平坦或者隆起，有无瘙痒及脱屑。

（二）体检结果及思维提示

皮疹主要分布于右小腿伸侧，形态不规则，表面银白色鳞屑、剥离时有点状出血，脊柱生理弯曲存在，活动度正常，各棘突无压痛，椎旁肌肉压痛阴性，枕墙距 0cm，Schober 试验大于 4cm，指地距 2cm，双侧"4"字试验阳性，关节无红肿，运动正常，肌力及肌张力正常，双下肢无水肿。

四、实验室和影像学检查结果

(一)初步检查内容及目的

1. 血常规、尿常规、生化全项、凝血四项 + D-dimer、心电图,胸片评估患者的重要脏器功能。

2. 人类白细胞抗原B27,骶髂关节平片及CT辅助诊断银屑病关节炎。

3. 类风湿筛查、抗ENA多肽谱查自身抗体明确是否为存在自身抗体阳性的自身免疫性疾病如类风湿关节炎。

4. 术前免疫、病毒、结核筛查,警惕感染相关的反应性关节炎,同时筛查患者是否存在慢性乙肝和潜伏结核。

5. 血沉、C反应蛋白、免疫球蛋白 + 补体　评估疾病的活动性。

(二)检查结果及思维提示

1. 血常规　2014-4-11,WBC: 6.11×10^9/L, Hb: 120.0g/L, PLT: 279.0×10^9/L, LY: 1.54×10^9/L; 2014-4-18,WBC: 7.54×10^9/L, Hb: 119.0g/L, PLT: 287.0×10^9/L, LY: 1.63×10^9/L。

2. 尿常规　pH: 7.5, PRO: (−), BLD: (+/−)。

3. 便常规:正常,便潜血:(−)。

4. 凝血系列:正常。

5. 肝功能　ALT: 12.00U/L, AST: 19.30U/L, TP: 89.90g/L, ALB: 42.10g/L, GLB: 47.80g/L。

6. 肾功能　BUN: 4.70mmol/L, CREA: 47.60μmol/L, UA: 213.0μmol/L。

7. 电解质　2014-4-11, K: 3.83mmol/L, Na: 141.00mmol/L, Cl: 105.00mmol/L, Ca: 2.24mmol/L。

8. 血糖:4.54mmol/L。

9. 血沉　2014-4-11, ESR: 26.0mm/h; 2014-4-18, ESR: 19.0mm/h。

10. C反应蛋白:29.80mg/L。

11. 免疫球蛋白　IgG: 20.30g/L, IgA: 2.62g/L, IgM: 1.99g/L。

12. 补体　C3: 0.96g/L, C4: 0.23g/L。

13. 术前免疫　乙肝表面抗原:(−),乙肝e抗体:(−),核心抗体:(−),乙型肝炎病毒DNA:0拷贝/ml。

14. 结核感染T细胞斑点试验:(−)。

15. EB病毒:(−)。

16. 类风湿筛查　类风湿因子:(−),葡萄糖6磷酸异构酶:(−),抗突变型瓜氨酸波形蛋白抗体:(−),抗环瓜氨酸肽抗体:(−),抗核抗体(鼠、猴肝、Hep-2):(−),抗角蛋白抗体:(−),抗核周因子:(−)。

17. 抗ENA多肽谱　抗SSA抗体:52kD,抗rRNP抗体:(−),抗Jo-1:(−),抗Sc1:(−),抗SSB抗体:(−),抗U1RNP:(−),抗Sm抗体:(−),抗SSB:(−),抗SSA:(−),抗RNP:(−),抗Sm:(−),抗ENA:(−)。

18. 多肿瘤标志物　未见异常。

19. 心电图　窦性心律,心电轴正常,心电图正常。

20. 胸片　未见异常(图 92-1)。

21. 双手平片　未见异常(图 92-2)。

22. 骶髂关节 CT(2014-4-11)　双侧骶髂关节炎(图 92-3)。

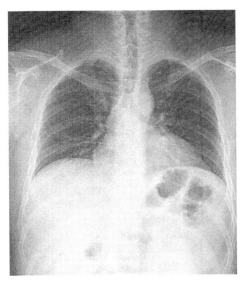

图 92-1　胸片

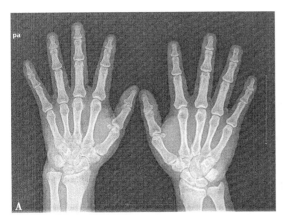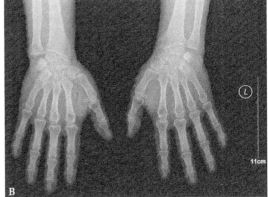

图 92-2　双手平片

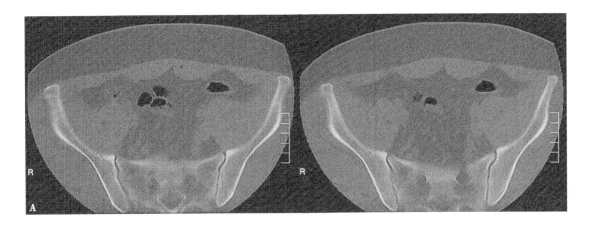

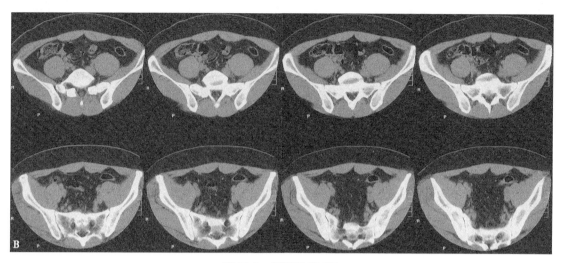

图92-3　骶髂关节CT

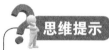

　　患者病情相对简单，根据症状、体征，结合化验检查结果，银屑病关节炎诊断成立，类风湿关节炎目前不成立，可除外反应性关节炎。

五、治疗方案及理由

　　1. 治疗　该患者疾病属于轻型银屑病关节炎，治疗给予非甾体抗炎药（洛索洛芬钠60mg，3次/d），甲氨蝶呤（每周12.5mg），依那西普（每周50mg）。建议其适当休息，避免过度疲劳和关节损伤，注意关节功能锻炼，忌烟、酒和刺激性食物。

　　2. 理由　PsA治疗目的在于缓解疼痛和延缓关节破坏，应兼顾治疗关节炎和银屑病皮损，制订的治疗方案应因人而异。入院后根据诊断思路完善检查，属于轻度活动性银屑病关节炎，治疗给予非甾体抗炎药（洛索洛芬钠），具有抗炎、止痛、退热和消肿作用，但其对皮损和关节破坏无效。甲氨蝶呤（MTX）为治疗的基本改善病情的抗风湿药（DMARDs）药物，可防止病情恶化及延缓关节组织的破坏，每周15～25mg，对皮损和关节炎均有效。依那西普3次，每周50mg，皮下注射注射用重组人Ⅱ型肿瘤坏死因子受体-抗体融合蛋白，使用前已检查血常规、尿常规、肝功能、肾功能、肝炎及结核等相关检查，无活动性感染、活动性结核、肿瘤、充血性心力衰竭。

六、治疗效果及思维提示

　　1. 经治疗，患者关节痛疼痛症状完全缓解。
　　2. 定期复诊期间皮疹明显消退（图92-4，见文末彩图）。

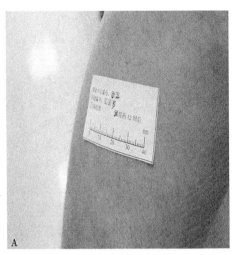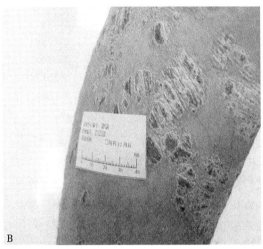

图92-4　皮疹

 思维提示

治疗方案是非常有效的。患者症状明显改善。

最终诊断：银屑病关节炎。

七、本疾病指南解读

（一）银屑病关节炎的诊断标准

关于银屑病关节炎的诊断标准，目前尚未统一，有1973年Moll-Wright标准，1979年Bennett标准，1984年Vasey-Espinoza标准，1991年修订ESSG标准，1999年McGonagle标准，1999年Fournié标准，2006年CASPAR分类标准等。其中Moll-Wright标准应用最广泛。

Moll-Wright分类标准：①至少有1个关节炎并持续3个月以上；②至少有银屑病皮损和/或1个指（趾）甲上有20个以上顶针样凹陷的小坑或甲剥离；③血清IgM型RF阴性（滴度<1:80）。临床分五型：非对称性少关节炎型、远端指间关节型、残毁性关节炎型、对称性多关节炎型、脊柱炎型。

1. Bennett标准

（1）必要条件：①临床可见的银屑病，皮肤或指（趾）甲；②至少一个关节疼痛、肿胀和/或活动受限（经医生诊断并持续6周以上）。

（2）辅助条件：①1个或1个以上关节疼痛、软组织肿胀和/或活动受限（经医师诊断）；②远端指（趾）间关节炎性关节炎，应排除Bouchard或Heberden结节；③腊肠指（趾）；④手、足关节炎，不对称分布；⑤无皮下结节；⑥血清RF阴性；⑦炎性滑膜液中C3或C4水平正常或升高，无感染（包括抗酸杆菌）和尿酸盐或焦磷酸盐结晶；⑧滑膜活检显示为滑膜内层增生，以单核细胞浸润为主，排除肉芽肿或肿瘤；⑨外周关节X线检查显示无明显骨质疏松的小关节侵蚀性关节炎，应排除侵蚀性骨关节炎；⑩中轴关节 X 线检查有以下任一表现：骶髂关节炎、韧带骨赘和脊柱旁骨化。

2．Vasey-Espinoza 标准

（1）标准Ⅰ：银屑病，累及皮肤或指甲。

（2）标准Ⅱ：①外周关节病变；②远端指间关节疼痛、肿胀和 / 或活动受限，持续 4 周以上；③不对称性外周关节疼痛、软组织肿胀和 / 或活动受限，持续 4 周以上。④括腊肠指（趾）。⑤对称性外周关节炎，持续 4 周以上，RF 阴性和无皮下结节。⑥放射学检查示"铅笔帽"样畸形，末端指骨变尖，羽毛状骨膜炎和骨关节强直。

（3）标准Ⅲ：①中轴关节病变；②脊柱疼痛、僵硬伴运动受限，持续 4 周以上；③2 级对称性骶髂关节炎（符合纽约标准）；④3 级或 4 级单侧骶髂关节炎；⑤修订 ESSG 标准；⑥炎性脊柱痛或滑膜炎（不对称性或以下肢关节受累为主）；⑦下列 1 项或 1 项以上，银屑病家族史、伴有银屑病。

3．Mcgonagle 标准

（1）银屑病或银屑病家族史

（2）加以下任意 1 项：①临床炎性肌腱端炎；②放射学检查证实的肌腱端炎（代替 MRI 检查）；③远端指间关节病变；④骶髂关节炎或脊柱炎症；⑤少见关节病（SAPHO 综合征、椎间盘炎、残毁性关节炎、厚皮性骨膜炎和慢性多病灶性复发性骨髓炎）；⑥指（趾）炎；⑦单关节炎；⑧少关节炎（4 个或少于 4 个关节肿痛）。

4．Fournié 标准

（1）银屑病先发或与关节病变同时起病。

（2）银屑病家族史（如果标准 1 阴性）或银屑病临床表现出现在关节症状发作之后。

（3）远端指间关节炎。

（4）不对称性单关节炎或少关节炎。

（5）臀区痛、足跟痛、特发性前胸壁痛或肌腱末端弥散性炎性疼痛。

（6）放射学标准（出现任意 1 项）：远端指间关节侵蚀、骨质溶解、关节强直、关节旁骨膜炎和指（趾）簇状吸收。

（7）HLA-B16（38、39）或 B17 阳性。

（8）RF 阴性。

目前国际上比较推崇的 PsA 诊断标准是 2006 年发表的 PsA CASPAR 分类标准（表 92-1）：

表 92-1

炎性关节病（关节、脊柱、肌腱）伴有 3 个或 3 个以上下述表现者	分值
① 现发银屑病、银屑病既往史或家族史的证据	
现发银屑病指就诊时由风湿病医师或皮肤病医师诊断具有银屑病性皮肤或头皮病变	2
银屑病既往史指由患者本人、家庭医师、皮肤病医师、风湿病医师或其他可信任的健康中心证实患者曾患有银屑病	1
家族史指患者陈述其一级或二级亲属中曾患银屑病	1
② 就诊时可见典型的银屑病指甲改变，包括甲剥离、顶针样改变、过度角化等表现	1
③ 类风湿因子阴性，用除凝胶法外的其他方法检测，但最好采用酶联免疫吸附试验或比浊法，按当地实验室检查的参考值范围	1
④ 具有整个指（趾）肿胀的指（趾）炎表现，或由风湿病医师记录的指（趾）炎病史	1
⑤ 影像学显示为关节周围新骨形成，手足平片可见关节周围异常骨化（而非骨赘形成）	1

（二）CASPAR 分型

建议按照 CASPAR 将 PsA 分为 5 种主要临床表现类型即周围关节炎型、皮肤损害型、脊柱炎型、附着点炎型、指趾炎型，同时根据疾病严重程度将各个临床亚型的表现分为轻、中、重 3 级。

1. 周围关节炎型

（1）轻度：受累关节 < 5 个，X 线未见破坏，无躯体功能受损，生活质量下降极轻微，患者自我评估：轻度。

（2）中度：受累关节 ≥ 5 个（肿胀或触痛），X 线无可见破坏轻度，治疗反应不足，躯体功能轻度受损，生活质量中度下降，患者自我评估：中度。

（3）重度：受累关节 ≥ 5 个（肿胀或触痛），X 线可见严重破坏，中重度治疗反应不足，躯体功能严重受损，生活质量严重下降，患者自我评估：重度。

2. 皮肤损害型　轻度：BSA < 5PASI < 5，无症状。中度：局部用药无效，DLQI、PASI < 10。重度：BSA > 10PASI5 > 10DLQI > 10。

3. 脊柱炎型　轻度：轻度疼痛且无功能受损。中度：功能受损或 BASDAI > 4。重度：既往治疗无效。

4. 附着点炎型　轻度：受损部位 1～2 个且无功能受损。中度：受损部位 > 2 个或功能受损。重度：受损部位 > 2 个或功能受损且既往治疗无效。

5. 指趾炎型　轻度：无疼痛或功能轻度受限。中度：清浊性损害或功能受限。重度：既往治疗无效。

（三）PsA 药物治疗建议

自从 2012 年欧洲抗风湿病联盟（EULAR）发布银屑病关节炎（PsA）药物治疗建议以来，新证据和新治疗药物不断涌现。为了更新这些治疗建议，EULAR 组织了由多名风湿病学、感染病学、皮肤病学专家组成的工作组，对 PsA 的药物治疗进行了一项系统回顾研究，并以系统回顾研究的证据和 34 位工作组专家意见为依据，形成了本次新的 PsA 药物治疗建议。

本次建议的内容包括 5 项主要治疗原则和 10 条建议，内容涵盖了 PsA 的药物治疗，涉及非甾体抗炎药（NSAIDs）、传统改善病情抗风湿药（csDMARDs）和生物类改善病情抗风湿药（bDMARDs）。本次更新发表在 *Ann Rheum Dis* 上，具体内容如下：

1. 五项治疗原则

（1）PsA 是一种异质性疾病，临床表现多样，可发展为危重症，需要多学科联合治疗。

（2）PsA 患者的治疗应当追求最佳治疗，需结合疗效、安全性及费用，医患共同沟通达成治疗决策。

（3）风湿病学医师是处理 PsA 患者肌肉骨骼症状的主要角色，当出现严重的皮肤病变时，风湿病科医师应当联合皮肤科医师共同诊治管理患者。

（4）PsA 患者治疗的主要目标是：最大程度改善健康相关生活质量，全程控制临床症状，防止结构损伤，恢复患者关节正常功能和社会活动；而消炎是达到这些目标的重要方法。

（5）在 PsA 患者的管理过程中，应当考虑到关节外症状，代谢综合征，心血管疾病以及其他合并症的处理。

2. 十条建议

（1）治疗应当以缓解病情为目标，或者通过日常监控、调整治疗方案将疾病活动水平最小

化 / 降低（证据水平 1b，推荐等级 A）。

（2）对于 PsA 患者，可使用 NSAIDs 缓解肌肉骨骼症状、改善相关体征（证据水平 1b，推荐等级 A）。

（3）对于存在外周关节炎的 PsA 患者，尤其是炎症发作时伴有多关节水肿、组织结构损伤、ESR/CRP 升高和 / 或其他关节外症状者，应早期使用 csDMARDs；此外，对于病变累及皮肤者，推荐使用甲氨蝶呤（推荐等级 B）。

（4）局部注射糖皮质激素可作为 PsA 的辅助疗法，但全身性应用糖皮质激素需谨慎，建议按最低有效剂量使用（推荐等级 C）。

（5）对于存在外周关节炎的 PsA 患者，若患者对至少 1 种 csDMARDs 反应欠佳时，应当考虑使用 bDMARDs，往往选用 TNF 抑制剂（证据水平 1b，推荐等级 B）。

（6）对于存在外周关节炎的 PsA 患者，若患者对至少 1 种 csDMARDs 反应欠佳，且不适用 TNF 抑制剂时，可考虑使用 IL12/23 或 IL17 靶向 bDMARDs（证据水平 1b，推荐等级 B）。

（7）对于存在外周关节炎的 PsA 患者，若患者对至少 1 种 csDMARDs 反应欠佳，且不适用 bDMARDs 时，可考虑使用靶向合成类 DMARDs，如 PDE4 抑制剂（证据水平 1b，推荐等级 B）。

（8）对于伴有活动性附着点炎和 / 或指（趾）炎的 PsA 患者，若 NSAIDs 或糖皮质激素局部注射应答不佳时，可考虑使用 bDMARDs，根据目前治疗经验可选用 TNF 抑制剂（证据水平 1b，推荐等级 B）。

（9）对于伴有主要轴向关节疾病的 PsA 患者，若 NSAIDs 治疗应答不佳，应当考虑 bDMARDs 治疗，根据目前治疗经验可选用 TNF 抑制剂（证据水平 1b，推荐等级 B）。

（10）对于 bDMARDs 应答不佳的 PsA 患者，应当考虑换用另外一种 bDMARDs，包括不同 TNF 抑制剂之间的转换（证据水平 1b，推荐等级 B）。

PsA 的预后：大部分患者预后良好。预后较差的原因：年轻发病，HLA-DR3 或 DR4 阳性，侵蚀性关节炎或多关节受累，广泛皮肤病变，既往使用过 DMARDs。

（谢戬芳　李小峰）

病例 93 双下肢麻木、乏力半年

男,61岁,退休教员。2016-11-8首诊于我院神经内科,后由风湿免疫科、神经内科联合查房诊治。

一、主诉

双下肢麻木、乏力半年。

二、病史询问

(一)初步诊断思路及问诊目的

从症状上看,患者症状主要表现在神经系统,涉及感觉异常、运动异常。病史的询问应围绕神经系统展开。因患者为双下肢同时受累,也应考虑全身性、系统性病因所致,故应询问各系统伴随症状以及有鉴别意义的症状等。

(二)问诊主要内容及目的

1. 神经系统症状的进一步询问。麻木、乏力的起病诱因、发病情况、症状特点,各种临床表现随时间演变的过程、受影响的程度,相应的治疗和治疗后病情的变化进行展开等。询问有无其他感觉、运动异常,如有无深感觉异常、肌张力、运动协调性异常相关症状。还应了解有无外周单发多神经炎及继发的运动障碍、感觉异常,如足下垂、麻木、浅感觉减退等。有无脑神经受累表现,或者脑出血、脑梗死早期症状或后遗症表现。

2. 询问全身一般情况及非特异症状 如有无发热、消瘦、乏力、关节疼痛等全身表现。

3. 询问有无呼吸道病变的表现。如有无哮喘、变应性鼻炎、鼻息肉、鼻窦炎等。因为支气管哮喘、过敏性鼻炎等疾病患病率较高,故对具有以下特点的哮喘尤应警惕:病史较长、诱因不明显、症状有加重趋势、需较大量糖皮质激素方可控制症状、改用其他药物效果差等。

4. 询问有无皮肤症状 重点了解有无红色斑丘疹、出血性皮疹(可为瘀点、紫癜或瘀斑)、皮肤或皮下结节、网状青斑、眶周红斑等。

5. 询问有无骨关节表现 有无肌肉疼痛,关节肿痛,骨骼肌萎缩等。

6. 注意询问其他多系统损害表现。如有无心脏疾病、脑血管意外、进行性心力衰竭,近期出现的进行性肾功能不全、蛋白尿,不明原因腹痛、腹泻、血便等。

7. 有无其他过敏史。在系统性损害基础上发生的过敏性疾病,尤其值得注意。

（三）问诊结果及思维提示

患者主要表现为左侧小腿外侧、足部，以及右侧小腿后部、右足等部位麻木感、刺痛感，夜间、休息时尤甚，难以忍受。伴有双足乏力，双足下垂，偶有双侧腓肠肌疼痛。伴有低热、乏力、消瘦。无关节痛，无脱发，无口腔溃疡。此前在外院按"神经炎"予营养神经等对症治疗，疗效欠佳。自发病来，患者精神弱，睡眠欠佳，进食差，大便、小便如常，无黑便，患者体重减轻5kg。

追问病史，患者既往有"鼻炎"，症状反复。曾患高血压3年余，规律服药（具体不详）后血压控制稳定。否认"糖尿病、冠心病"等慢性疾病史，否认"病毒性肝炎、肺结核"等慢性传染性疾病史，否认重大手术外伤史，否认食物药物过敏史，否认输血史，免疫接种史不详。生于广东省，在原籍生活，小学文化程度。无业。否认毒物放射性物质接触史。否认冶游史。否认吸烟及饮酒史。

婚育情况：患者育有三子，其中次子现年28岁，有多年"难治性哮喘"病史，在当地医院检查曾发现尿蛋白（+）、尿红细胞（+），有贫血、血沉增快、C反应蛋白升高，肺功能提示支气管舒张、激发试验均为阳性，一直按"支气管哮喘"治疗，病情反复。

思维提示

患者麻木、乏力主要考虑为神经系统多发性单神经炎的表现，但同时存在低热、乏力、消瘦等全身性症状，以及变应性鼻炎病史，其子有"支气管哮喘"病史及肾脏损害情况。提示患者疾病特点为多系统性损害，且与过敏、变态反应关系密切。

三、体格检查

（一）重点检查内容及目的

1. 生命体征及一般项目　尤其注意体温监测、血压监测，神志、步态等。
2. 皮肤黏膜　注意皮疹、皮下结节、出血性皮疹（可为瘀点、紫癜或瘀斑）等。
3. 头颅五官　尤其注意有无视力异常、视野异常、鼻咽部黏膜病变等。
4. 心肺体检　有无哮喘的相应体征，肺实变体征，心包积液体征等。
5. 神经系统　有无痛觉、温觉、感觉、深感觉异常，肌力、肌张力、运动协调性检查。有无脑神经受累体征。有无脑出血、脑梗死早期症状或后遗症表现。

（二）体检结果及思维提示

T: 37.8℃, P: 82次/min, R: 16次/min, BP: 164/103mmHg，神清，对答切题。贫血貌，双下肢可见散在结节性红斑。皮肤和巩膜无黄染。全身浅表淋巴结未扪及肿大。双眼球结膜充血，未见滤泡。双侧听力正常。鼻黏膜充血明显，形态大致正常，鼻中隔无缺损，可见少量脓性分泌物。口腔黏膜完整，伸舌居中，咽无充血，双侧扁桃体无肿大。气管居中，甲状腺无肿大。双肺叩诊呈清音，双肺呼吸音稍粗，未闻及湿啰音。心脏听诊无特殊。腹软，未及压痛、反跳痛。双下肢远端肌力 4 级，双下肢远端皮肤不同程度浅感觉减退。四肢关节无明显肿胀或压痛，无活动受限，浮髌试验（−），骨摩擦（−），全脊柱无压痛、叩击痛。双下肢无水肿。

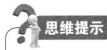

思维提示

体格检查进一步确定神经系统表现为多发性单神经炎所致，且有低热、乏力、消瘦等表现，鼻黏膜有炎症表现，结合变应性鼻炎病史，家族中"支气管哮喘"及"肾脏损害"病史，提示应警惕变应性、自身免疫性疾病。

四、实验室和影像学检查结果

（一）初步检查内容及目的

1. 血常规、尿常规、生化全项、血沉、CRP、炎症标记物等了解患者基本情况。
2. 神经系统影像学检查，有利于疾病的定性和定位。
3. 神经系统电生理检查，有利于疾病的定性和定位。

（二）检查结果及思维提示

外周血常规 WBC：10.5×10^9/L，嗜酸性粒细胞：3.3×10^9/L，Hb：83g/L（正细胞、正色素性贫血）。血沉：45mm/h，C 反应蛋白：34mg/L。肌酶学正常。神经电生理检查提示：双侧腓神经、腓浅神经、腓肠肌不同程度神经损害（感觉、运动功能均受累）。头颅、全脊柱 MRI 无特殊发现。

思维提示

患者多项检查有阳性发现，其中白细胞计数升高，尤其是嗜酸性粒细胞计数明显升高，且有贫血、非特异性炎症指标升高。肌酶学正常，神经系统电生理检查提示外周神经损害，但影像学并未提示中枢神经系统的明显器质性病变，进一步确定为多发性单神经损害、结合发热、消瘦等表现，及变应性鼻炎、"支气管哮喘"相关病史，提示应警惕变应性、炎症性、自身免疫性疾病。既要考虑结缔组织病、尤其系统性血管炎的可能，也要注意排除特殊病原体如寄生虫感染或恶性肿瘤的可能性。故下一步检查应以免疫性检查、排查感染、肿瘤作为重点，如有可能尽量获取组织学证据。

（三）进一步检查结果及思维提示

随后检查的主要阳性发现血清 IgE：2.3mg/L，补体 C3：0.72g/L。自身抗体：RF34IU/ml，抗核抗体：1∶320 阳性（均质型），ENA 系列阴性。cANCA、pANCA、PR3-ANCA、MPO-ANCA 均为阳性。受累部位肌肉/神经活检组织学提示存在"神经包膜小血管壁嗜酸性粒细胞浸润，可见坏死性血管炎，肌肉组织未见明显炎症细胞浸润"。完善寄生虫（华支睾吸虫、肝吸虫、血吸虫、蛔虫、钩虫等)相关影像学病原学检查,均无特殊发现。PET-CT、全身系统检查未明显肿瘤线索。

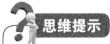

思维提示

患者外周血嗜酸性粒细胞升高,IgE 升高,cANCA、pANCA、PR3-ANCA、MPO-ANCA 均为阳性,组织学提示存在嗜酸性粒细胞浸润和坏死性血管炎,存在多发性单神经炎、变应性鼻炎,且充分排除感染、肿瘤因素,按 ACR 最新分类诊断标准,诊断嗜酸性肉芽肿性多血管炎成立,可依此治疗。

五、治疗方案及理由

后续给予足量糖皮质激素、CTX、雷公藤制剂、免疫吸附等治疗。患者外周血嗜酸性粒细胞升高,IgE 升高,cANCA、pANCA、PR3-ANCA、MPO-ANCA 均为阳性,组织学提示存在嗜酸性粒细胞浸润和坏死性血管炎,存在多发性单神经炎、变应性鼻炎,且充分排除感染、肿瘤因素,按 ACR 最新分类诊断标准,可按嗜酸性肉芽肿性多血管炎给予上述治疗。

六、治疗效果及思维提示

患者体温迅速恢复正常,双下肢麻木、乏力、腓肠肌疼痛等症状逐渐缓解,鼻炎症状基本缓解,一般情况逐渐改善,总体效果满意。

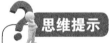

思维提示

采取抗炎、抑制变态反应、免疫抑制的治疗方案有效,患者体温迅速恢复正常,双下肢麻木、乏力、腓肠肌疼痛等症状逐渐缓解,鼻炎症状基本缓解,一般情况逐渐改善,总体效果满意。进一步证实了我们对疾病性质的预判无误,诊断正确。

最终诊断:嗜酸性肉芽肿性多血管炎。

七、本疾病最新指南解读

系统性血管炎作为一类病因未明、发病机制复杂、临床表现多样、个体差异极大的疾病,其分类一直较为复杂和混乱。2012 年 Chapel Hill 会议(CHCC)对血管炎分类标准有新的阐述。CHCC 2012 分类标准根据血管壁上免疫复合物沉积的多寡将小血管炎分为 ANCA 相关性血管炎(AAV)和免疫复合物性小血管炎。依据 ANCA 的类型将 AAV 再细分为 3 类:MPO-ANCA 相关性 AAV、PR3-ANCA 相关性 AAV、ANCA 阴性 AAV。根据组织病理学特点将 AAV 分为显微镜下多血管炎(MPA)、肉芽肿性多血管炎(GPA)、嗜酸性肉芽肿性多血管炎

（EGPA）和单器官 AAV，临床上一般也应用该分类法。上述分类诊断标准对提高广大医务人员对该病的认识、提高该病诊治水平具有重要意义。

值得注意的是，该病具有一系列特征性病理组织学改变，但该病的病理组织学形态随空间、时间的不同可产生极大的变化，即使是在相当短的时间段内病理取材部位不同，病理组织学差异可以十分明显。所以该病的诊断不能单纯依赖病理发现，临床依据十分重要。另外，我国广大基层医疗单位病理组织学检查的普及度和质量参差不齐，如果过于强调病理诊断，可能导致较多的误诊、漏诊。同时，鉴于该病早期治疗可以极大改善预后，如能早期诊断意义重大。其次，随着支气管哮喘、过敏性鼻炎等疾病发病机制研究的深入，两者是"同一个气道、同一种疾病"的理念逐渐深入人心。据统计约 1/3 的过敏性鼻炎患者合并哮喘，哮喘患者合并过敏性鼻炎的比例高达 3/4。同时，我国与美国等发达国家国情不同，疾病谱差异显著。我国南方地区地处亚热带，而卫生事业相对落后，寄生虫感染流行广泛（如华支睾吸虫、肝吸虫、血吸虫、蛔虫、钩虫等），寄生虫感染可导致外周血嗜酸性粒细胞升高。上述两个因素对该病的诊断无疑会造成一定的干扰，这要求我们充分熟悉掌握国际最新分类指南，夯实相关领域知识基础。

八、结合指南对本病例的思考

本例以神经系统、鼻部过敏性症状为首发表现的 EGPA，最终得以确诊并有效治疗，其关键环节在于充分的鉴别诊断。该病重点需要与三类疾病鉴别：存在变应性呼吸道症状的疾病、外周血嗜酸性粒细胞升高的疾病、其他类型的系统性血管炎。

因该病常以鼻炎、哮喘为早期表现，同时可发现肺内浸润阴影、肺组织嗜酸性粒细胞浸润等，常常是诊断的重要线索。但类似情况可发生于多种疾病，包括呼吸道变应性疾病，如支气管哮喘、职业性哮喘、花粉症等，也包括尘肺、外源性过敏性肺泡炎、结节病、肺泡蛋白沉积症、慢性嗜酸性粒细胞性肺炎等，此外尚要排除大气道器质性梗阻的疾病，如中央性肺癌等。

该病绝大多数患者存在嗜酸性粒细胞增多情况。但许多疾病也存在嗜酸性粒细胞增多且具有类似 EGPA 的临床表现，必须仔细甄别。包括血液系统疾病，如慢性粒细胞白血病、淋巴瘤、多发性骨髓瘤等。

在我国，嗜酸性粒细胞增多的病例尤应充分排除寄生虫感染。其表现为外周血嗜酸性粒细胞增多。同时可存在发热、消瘦、贫血，寄生虫释放过敏性物质可致哮喘症状，幼虫移行至皮下可形成类似 CSS 的皮下结节，移行至肺组织可表现为游走性浸润影，肠道寄生虫常有腹痛、大便潜血阳性等情况。有时由于警惕性不够、忽略流行病学调查、缺乏有效的病原学检查方法，更易误诊。

此外，过敏性疾病，如接触性皮炎、食物药物过敏、血清病、血管神经性水肿等；部分内分泌疾病，如脑腺垂体功能低下、肾上腺皮质功能减低症等，均可能与该病混淆。

故该病的诊断和鉴别诊断是一个细致、全面的过程。作为风湿免疫科医生，应尽量避免"先入为主"的临床思维。

（方霖楷　金　欧）

附 病例诊断结果

病例 1　骨关节炎（双膝）
病例 2　类风湿关节炎伴 Felty 综合征
病例 3　贝赫切特综合征
病例 4　系统性红斑狼疮
病例 5　干燥综合征
病例 6　混合性结缔组织病
病例 7　成人斯蒂尔病
病例 8　系统性硬化病
病例 9　系统性红斑狼疮
病例 10　复发性多软骨炎
病例 11　风湿热
病例 12　干燥综合征
病例 13　结节病
病例 14　混合性结缔组织病
病例 15　风湿性多肌痛
病例 16　反应性关节炎
病例 17　多发性肌炎
病例 18　皮肌炎
病例 19　幼年特发性关节炎（全身型）
病例 20　混合性结缔组织病
病例 21　骨关节炎
病例 22　贝赫切特综合征
病例 23　类风湿关节炎
病例 24　强直性脊柱炎
病例 25　痛风
病例 26　巨细胞动脉炎
病例 27　自身免疫性肝炎
病例 28　结节性多动脉炎
病例 29　系统性红斑狼疮
病例 30　原发性抗磷脂综合征
病例 31　强直性脊柱炎
病例 32　原发性痛风性关节炎急性发作
病例 33　脊柱关节炎（外周型）

病例 34　系统性红斑狼疮
病例 35　成人斯蒂尔病
病例 36　类风湿关节炎
病例 37　系统性红斑狼疮
病例 38　结节病
病例 39　自身免疫性肝病
病例 40　银屑病关节炎
病例 41　成人斯蒂尔病
病例 42　肉芽肿性多血管炎
病例 43　大动脉炎
病例 44　反应性关节炎
病例 45　痛风
病例 46　显微镜下多血管炎
病例 47　反应性关节炎
病例 48　纤维肌痛综合征
病例 49　骨关节炎
病例 50　双膝骨关节炎
病例 51　结节性多动脉炎
病例 52　大动脉炎
病例 53　大动脉炎
病例 54　皮肌炎
病例 55　纤维肌痛综合征
病例 56　类风湿关节炎
病例 57　复发性多软骨炎
病例 58　炎性肠病关节炎
病例 59　肉芽肿性多血管炎
病例 60　系统性红斑狼疮
病例 61　系统性硬化病
病例 62　肉芽肿性多血管炎
病例 63　风湿性多肌痛
病例 64　巨细胞动脉炎
病例 65　嗜酸性肉芽肿性多血管炎
病例 66　系统性硬化病
病例 67　自身免疫性肝炎
病例 68　系统性硬化病
病例 69　纤维肌痛综合征
病例 70　显微镜下多血管炎
病例 71　银屑病性关节炎
病例 72　强直性脊柱炎
病例 73　贝赫切特综合征

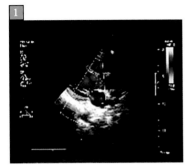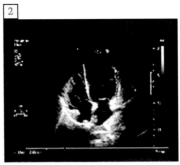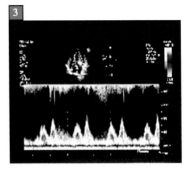

图 8-3　心脏彩超

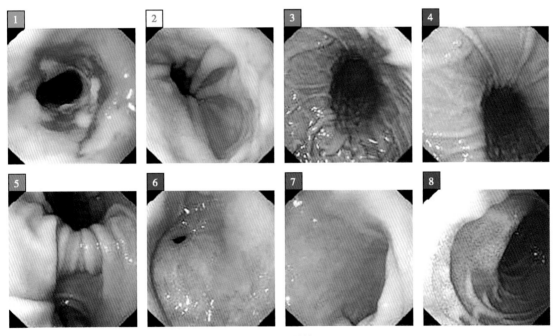

图 8-4　胃镜

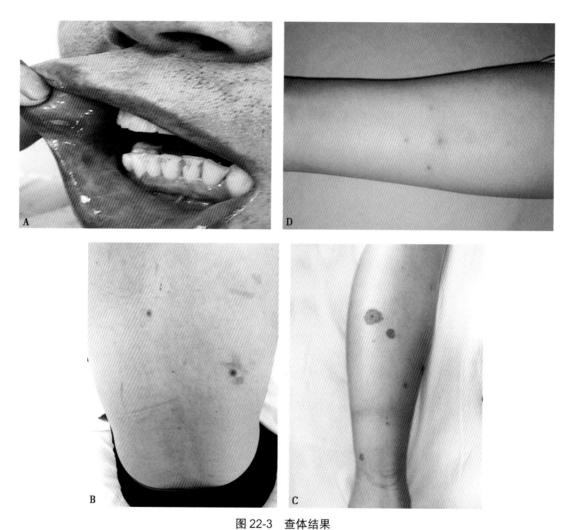

图 22-3　查体结果

A. 口腔黏膜多发阿弗他溃疡；B. 后背脓疱疹；C. 下肢脓疱疹并肢轻度水肿；D. 针刺反应阳性（48h）

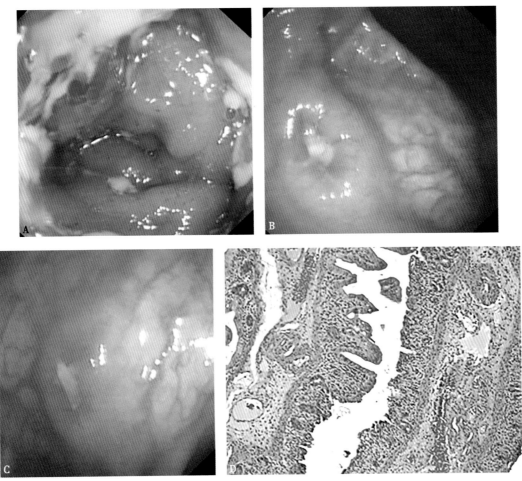

图 22-4　A～C. 肠镜下回盲部多发溃疡、结肠多发溃疡并黏膜白斑，垂直于肠腔长轴，部分呈火山口样改变。溃疡周围黏膜水肿；D. HE×100 多数溃疡呈 V 型穿透黏膜肌层达黏膜下浅层，表面附渗出物。平滑肌纤维组织见水肿、出血伴纤维素性渗出并见血管充血、闭塞，管壁纤维素样变性及白细胞碎裂性血管炎改变

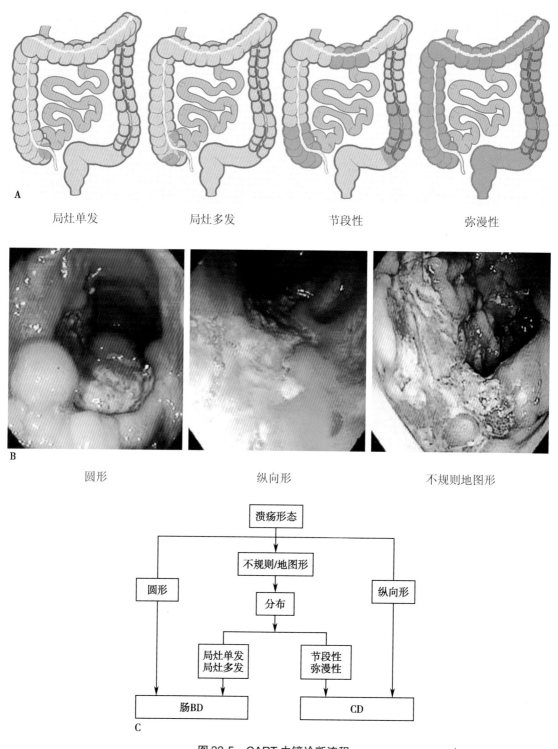

图 22-5　CART 内镜诊断流程

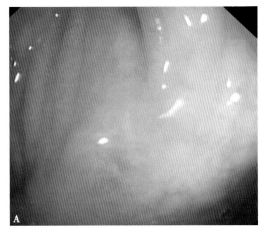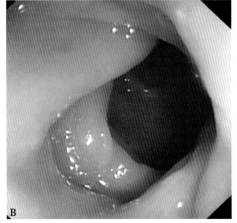

图 22-7　肠镜下回盲部溃疡已痊愈

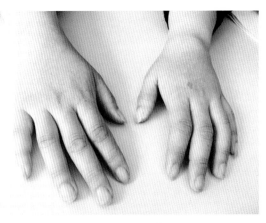

图 23-1　双手外观

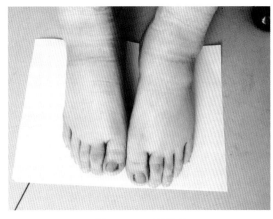

图 23-2　双足外观

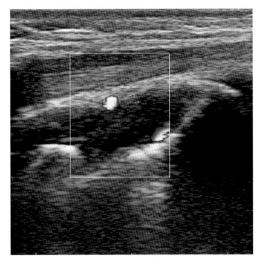

图 23-5　手关节超声

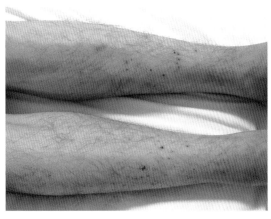

图 28-1　患者双下肢可见散在暗红色点状皮疹，不高出皮肤，压之不褪色

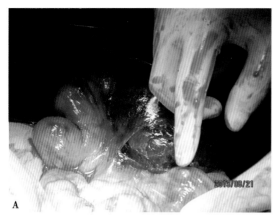
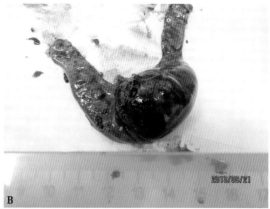
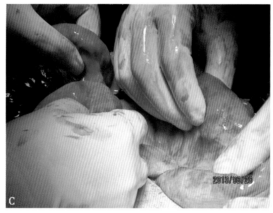

图28-2 A、B.肠管表面见多个结节状肿块；C.距屈氏韧带约20cm处空肠一肿瘤，大小约10cm×12cm，表面破裂，充血水肿明显，创面渗血

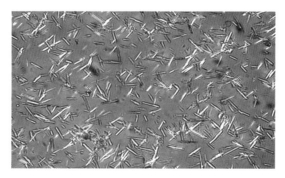

图32-1 踝关节处结节及骶髂关节穿刺偏振光显微镜检查示大量针尖样尿酸盐晶体

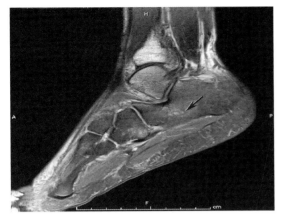

图 33-1 足跟骨多发异常信号（箭头）

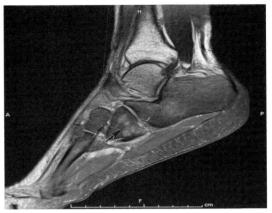

图 33-2 骰骨多发异常信号（箭头）

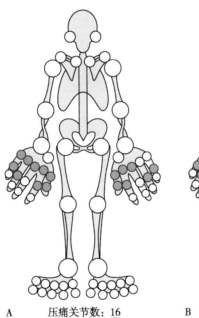

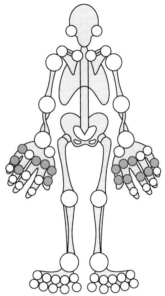

A 压痛关节数：16 B 肿胀关节数：15

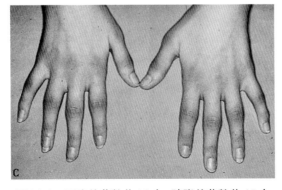

图 36-1 压痛关节数共 16 个，肿胀关节数共 15 个

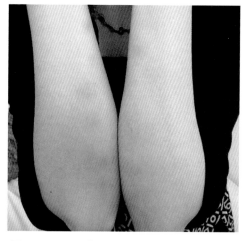

图 38-1 2009 年 5 月 5 日体征前臂皮肤散在皮下结节红斑,压痛明显

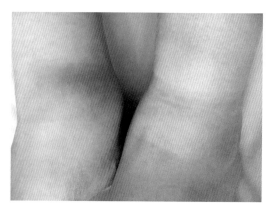

图 38-2 双踝红肿压痛

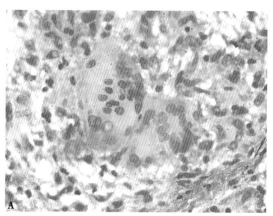

图 38-5 前臂皮肤结节红斑活检

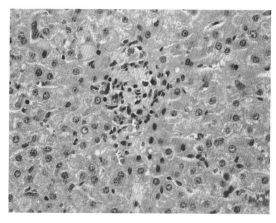

图 39-1 肝脏病理

肝细胞灶性坏死,慢性炎症细胞浸润,周围肝细胞水肿伴气球样变性

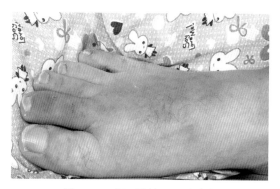

图 40-1 右下肢第二足趾肿胀

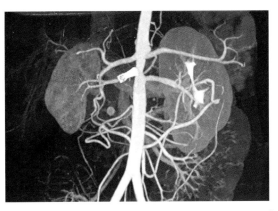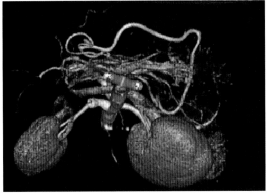

图 43-2　2014 年复查下腹部 CTA

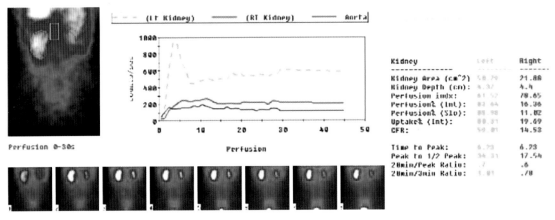

图 43-3　双肾 ECT

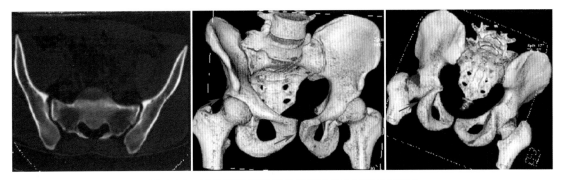

图 44-1　骨盆双源 CT（箭头所指绿色为尿酸盐沉积）

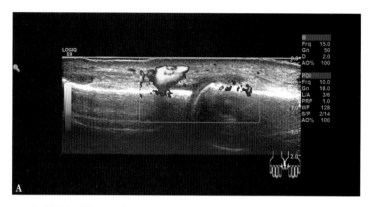

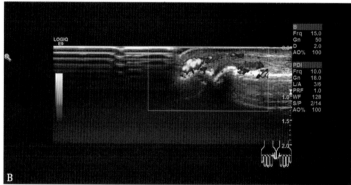

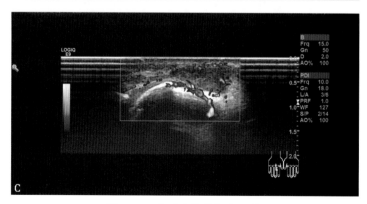

图 56-2　右手小关节超声评分

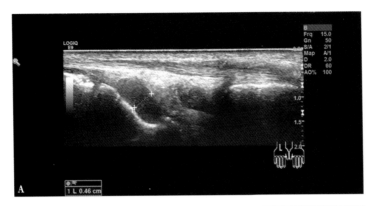

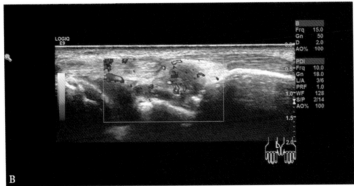

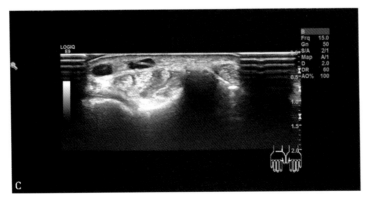

图 56-3 右腕关节超声
A～C. 右腕关节多处滑膜增生

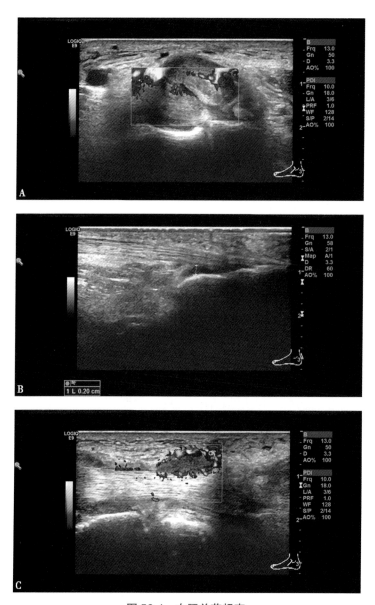

图 56-4 右踝关节超声

A～C. 多处滑膜增生,右侧胫骨后肌腱腱鞘炎,右侧跟骨后滑囊少量积液

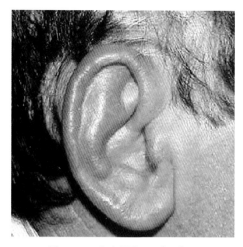

图 57-1　患者耳郭红肿,畸形

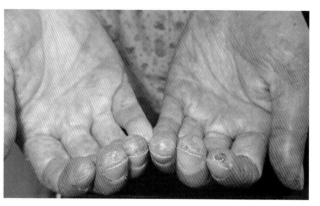

图 61-2　双手指尖凹陷样瘢痕

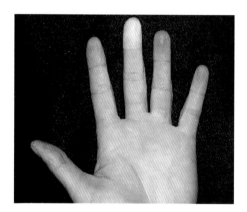

图 61-1　雷诺现象

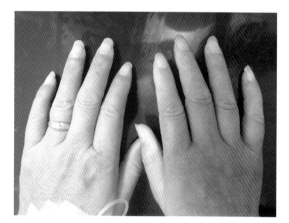

图 68-1　右手指雷诺现象

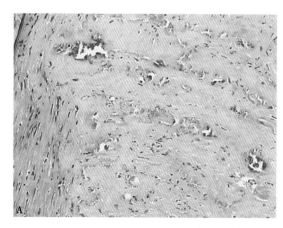

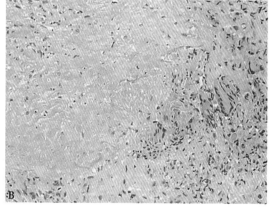

图 64-1　颞浅动脉活检病理图片

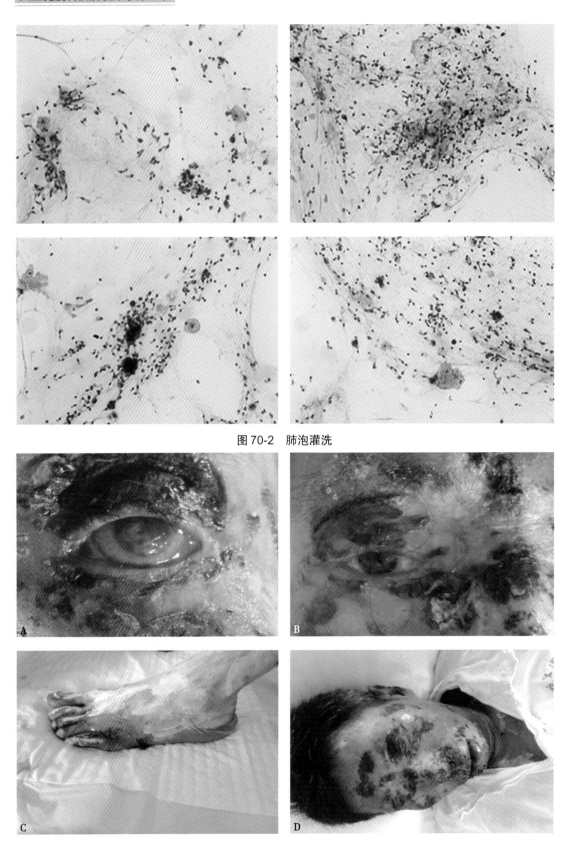

图 70-2　肺泡灌洗

图 73-1　全身广泛皮肤和黏膜损害并角膜损害

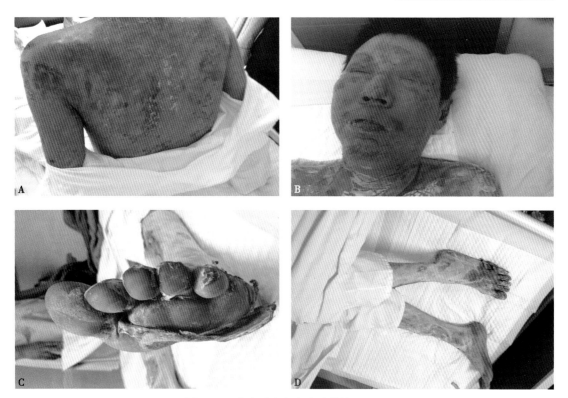

图73-3 治疗后患者皮疹改善情况明显

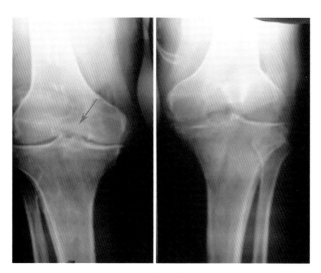

图75-1 膝关节X线片

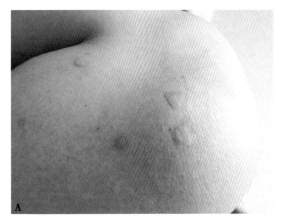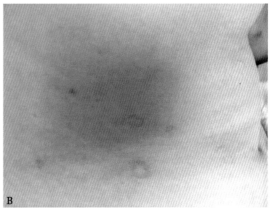

图 78-1　环形红斑

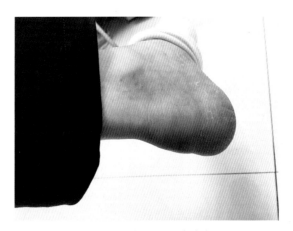

图 80-2　左足跟跟腱肿胀

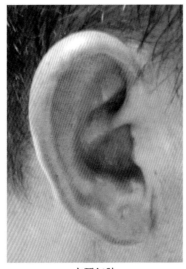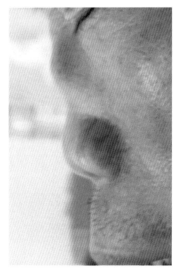

右耳红肿　　　　　　　　　鞍鼻

图 81-1　右耳耳郭红肿,鞍鼻畸形

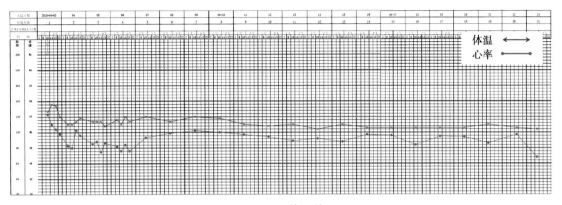

图81-2　体温单

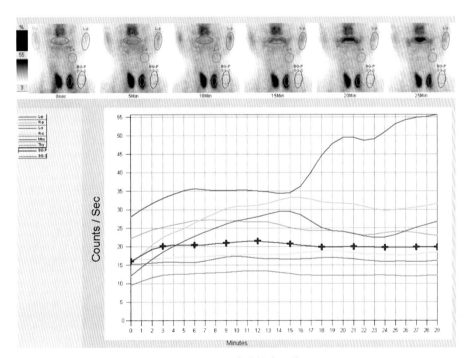

图82-1　唾液腺核素显像

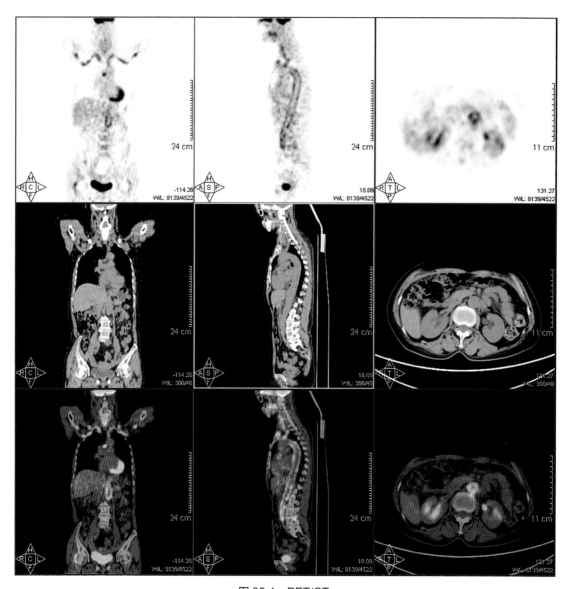

图 85-1 PET/CT

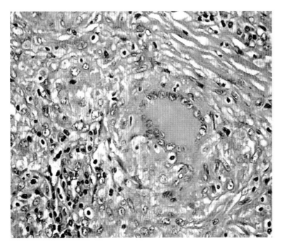

图 86-6　CT 引导下经皮肺穿刺病理（2012-8-26）

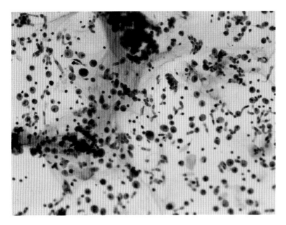

图 87-4　支气管镜下肺活检病理

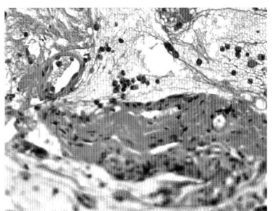

图 87-5　支气管镜下肺活检病理

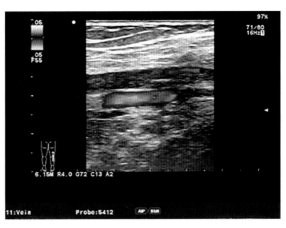

图 90-4　治疗后的腘静脉

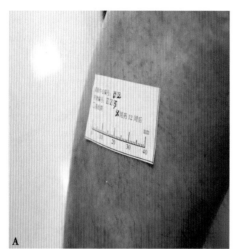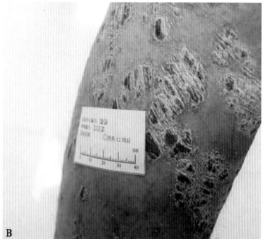

图 92-4　皮疹